AF667044

HANDBUCH DER STIMM- UND SPRACH-HEILKUNDE

VON

R. LUCHSINGER UND G. E. ARNOLD

DRITTE, VÖLLIG UMGEARBEITETE
UND WESENTLICH ERWEITERTE AUFLAGE
IN ZWEI BÄNDEN

ERSTER BAND

DIE STIMME UND IHRE STÖRUNGEN

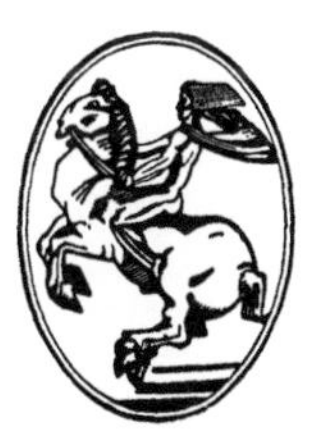

1970
SPRINGER-VERLAG
WIEN · NEW YORK

DIE STIMME UND IHRE STÖRUNGEN

VON

RICHARD LUCHSINGER

MIT BEITRÄGEN VON
FRITZ WINCKEL · FRITZ WUSTROW

MIT 181 ABBILDUNGEN

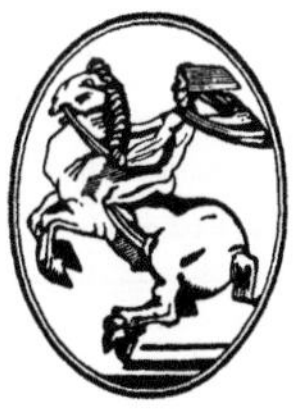

1970
SPRINGER-VERLAG
WIEN · NEW YORK

Professor Dr. med.
Richard Luchsinger
Privatdozent an der Universität Zürich, Schweiz,
Vorsteher der phoniatrischen Abteilung der Universitätsklinik
für Hals-, Nasen- und Ohrenkranke in Basel, Schweiz

Professor Dr. med.
Gottfried E. Arnold
Director, Division of Otolaryngology, The University of
Mississippi Medical Center, Jackson, Mississippi, U.S.A.

Softcover reprint of the hardcover 1st edition 1970
Library of Congress Catalog Card Number 71-122514

ISBN-13: 978-3-7091-7129-5 e-ISBN-13: 978-3-7091-7128-8
DOI: 10.1007/978-3-7091-7128-8

Titel Nr. 8478

Vorwort zur ersten Auflage

Die Stimme und Sprache ist von derart großer Bedeutung für die Menschheit, daß man leicht begreift, wie umfangreich die diesbezügliche Literatur geworden ist. Den wechselnden Gesichtspunkten der einzelnen Autoren entsprechend, sind die kaum zählbaren Arbeiten aber zumeist in speziellen Fachzeitschriften verstreut, so daß sich nur wenige Ärzte der Mühe unterziehen, die vielen Probleme der Phoniatrie verstehen zu lernen. Im französischen und englischen Sprachgebiete gibt es zwar mehrere Bücher, welche es den Ärzten sowie den Stimm- und Sprachpädagogen in wissenschaftlicher Weise erleichtern sollen, sich sowohl über die anatomischen, physiologischen und physikalischen, als auch über die psychologischen Grundlagen der Lehre von Stimme und Sprache zu informieren. In deutscher Sprache hingegen ist seit mehr als zehn Jahren kein Lehrbuch für den angehenden Phoniater und den Facharzt für Hals-, Nasen-, Ohrenheilkunde erschienen. Nun sind aber in der vergangenen Dekade auf dem Gebiete der akustischen Technik außerordentlich wichtige Fortschritte erzielt worden. Neben ihrem Hauptzwecke vermitteln diese auch der Laryngologie und im besonderen dem phoniatrischen Spezialgebiete neue Erkenntnisse. Darüber hinaus vermögen sie die fachärztliche und pädagogische Praxis weitgehend zu fördern.

Das vorliegende Buch soll diese Lücke ausfüllen, indem es von modernen Forschungen sowie von alten und neuen Problemen der Sprach- und Stimmheilkunde berichtet und dem Hals-, Nasen-, Ohrenarzt und Physiologen, dem Phonetiker und Linguisten, aber auch dem gebildeten Gesangspädagogen alles Wissenswerte bietet.

Seit der Erfindung des Kehlkopfspiegels hat man zu allen Zeiten der Geschichte unserer laryngologischen Wissenschaft die vielfachen Beziehungen der Laryngologie zur experimentellen Phonetik zu verwerten gesucht, um — gemäß einem bedeutsamen Worte des älteren Hermann Gutzmann — das Gesamtgebiet der Laryngologie zu erweitern. Deshalb soll auf den folgenden Seiten der experimentellen Methodik ein breiter Raum zugemessen werden. Nichts kann unsere Absicht besser erläutern, als ein Gedenken an die mutigen Sätze Claude Bernards aus dem Jahre 1859: ,,Das experimentelle Vorgehen ist die wissenschaftliche Methode, welche die Freiheit des Geistes und der Gedanken proklamiert. Sie stemmt sich zwar gegen die philosophische und theologische Einengung, läßt aber auch keine persönliche wissenschaftliche Autorität zu. Das ist nicht Stolz oder Prahlerei; der Experimentator ist im Gegenteil bescheiden, indem er von der persönlichen Autorität Abstand nimmt, und er unterwirft die Herrschaft der Menschen der des Experimentes und der Naturgesetze.''

Dagegen kann in diesem Rahmen auf eine ausführliche Darstellung von Bau und Aussehen des Kehlkopfes, seiner Muskeln, Nerven und Gefäße oder der übrigen Sprechorgane verzichtet werden. Es dürften durchwegs einige anatomische Vorbemerkungen genügen, um die Verbindung mit den entsprechenden Lehrbüchern der Anatomie oder Laryngologie herzustellen. Um so wichtiger war jedoch die Mitarbeit von Prof. Dr. phil. FRIEDRICH KAINZ und Dr. phil EDELTRUD BAAR in den psychologischen Kapiteln.

Zahlreiche phoniatrische Arbeiten befaßten sich in den letzten Jahren damit, die bislang gewonnenen experimental-phonetischen Erkenntnisse durch röntgenologische und klanganalytische Untersuchungen zu überprüfen und zu ergänzen. Mit Hilfe der neuen Geräte zur elektrischen Klanganalyse gelingt es denn auch, das Problem der phonischen Leistungen des Kehlkopfes weiter zu klären. Ebenso verspricht die moderne, durch die Röhrentechnik weitgehend verbesserte Stroboskopie genauere Einblicke in den schwer enthüllbaren Mechanismus des Stimmorganes. Zu diesem großen Aufgabenkreis ist zuletzt noch die Erbbiologie getreten. Neben bedeutsamen theoretischen Ergebnissen erlaubt sie auch, praktische Schlußfolgerungen zu ziehen. Spielt doch die erbliche Herkunft der Stimme, die Form und Größe des Kehlkopfes oder die Konstitution der Schleimhaut, z. B. für den Sänger, eine lebenswichtige Rolle.

Zwar sieht es so aus, als ob die sinnvolle Methodik unserer Arbeitsweise weitgehend spezialisiert sei; sie führt aber immer wieder zur Gesamtmedizin zurück. Man denke bloß an den untrennbaren Zusammenhang der Atmung mit den Stimmstörungen, an die pathognomonisch wichtigen oder lebensbedrohenden Kehlkopflähmungen oder an die endokrin bedingten Veränderungen der Stimme.

Begreiflicherweise bestehen auch heute große Schwierigkeiten, die Vorgänge der menschlichen Stimme und Sprache restlos zu erklären. Immer noch wird an Teilproblemen eifrig gearbeitet: die Physiologen und Laryngologen studieren die Bewegungen der beteiligten Organe; deren hörbares Ergebnis wird vom Phonetiker graphisch registriert und für praktische Zwecke zergliedert, während der Akustiker die als Stimmklänge und Sprechgeräusche imponierenden Phänomene analysiert; dem Psychologen zuletzt obliegt die geisteswissenschaftliche Definition der dem Sprechen zugrunde liegenden Hirnfunktionen und die Antwort auf die Frage nach Wesen und Leistungen der Sprache. Zur immer besseren Erforschung von Stimme und Sprache bedarf es also einer langen Reihe von möglichst koordinierten Arbeiten zahlreicher Gelehrter aus allen Ländern unserer Welt. Es scheint im Wesen der Sprache zu liegen, daß uns auch zum Erkennen ihrer Geheimnisse mehr gegenseitiges Verstehen not tut, im Sinne der alten und doch unerfüllten humanistischen Ideale.

Zürich und Wien, Weihnachten 1948

Richard Luchsinger **Gottfried E. Arnold**

Vorwort zur zweiten Auflage

Nach zehn Jahren erscheint das vorliegende Buch in erweiterter Form nunmehr in der zweiten Auflage. Die im Vorwort der ersten Auflage gekennzeichneten Absichten sind die gleichen geblieben. Wie zu erwarten war, haben die großen technischen Fortschritte nicht nur der experimentellen Phonetik, sondern auch der Phoniatrie und der Audiologie eine große Ausweitung gebracht. So müssen die Vertreter dieser Gebiete sich möglichst eingehende Kenntnisse der technischen Akustik aneignen. Wir haben uns daher entschlossen, den akustischen Grundlagen und der experimentellen Technik einen breiteren Raum für die Darstellung einzuräumen. Für diese konnten wir Prof. Dr.-Ing. FRITZ WINCKEL von der technischen Hochschule in Berlin gewinnen. Über alle modernen Forschungen, die den Phoniater, den Nasen-, Hals-, Ohrenarzt, den Phonetiker, den Stimm- und Sprachtherapeuten, den Taubstummenlehrer und den gebildeten Gesangspädagogen interessieren müssen, wird ausführlich berichtet. Die Fachliteratur ist außerordentlich angeschwollen, so daß bei der Bearbeitung des Stoffes der Hauptabschnitte eine Reduktion auf das Wesentliche unumgänglich war. Umfangreicher ist auch das Literaturverzeichnis geworden, das möglichst vollständig aufgestellt wurde.

Allen Freunden, Kollegen der Kliniken, Fachkollegen in der Praxis und Praktikern auf dem Gebiete der Singstimmen- und Sprachbehandlung und Gesangspädagogen, die uns teils durch einschlägige Mitteilungen, teils durch Übersendung von Separatabdrucken ihrer Arbeiten über den Gegenstand unterstützten, sei hier ebenfalls herzlichst gedankt.

Nicht unterlassen möchten wir, dem Verlage Springer in Wien für die außerordentlich bereitwillige Erfüllung aller unserer Wünsche hinsichtlich des Druckes und der Ausstattung dieses Buches unseren herzlichsten Dank zu sagen.

Zürich und New York, Weihnachten 1958

Richard Luchsinger **Gottfried E. Arnold**

Vorwort zur dritten Auflage

Wiederum nach zehn Jahren erscheint das vorliegende Werk nunmehr in der dritten Auflage. Die Neuauflage wurde vollständig überarbeitet, um mehrere Kapitel erweitert und mit neuen Bildern und schematischen Zeichnungen versehen. Im Zuge der großen technischen Fortschritte werden auch dieses Mal die Ergebnisse der experimentellen Phonetik und besonderer elektro-akustischer Experimente betont, welche die funktionelle Laryngologie und Phoniatrie so sehr gefördert haben. Wie früher finden die technischen Grundlagen und die experimentelle Methodik einen breiten Raum. Prof. Dr.-Ing. F. WINCKEL (Berlin) unternahm es, auch in dieser Auflage den Vertretern unserer Fachgebiete möglichst eingehende Kenntnisse in akustisch-technischer Beziehung zu vermitteln.

Das zunehmend rasche Anwachsen der Information und die dadurch bedingte vermehrte Seitenzahl machten es notwendig, das Werk den thematischen Gegebenheiten entsprechend in zwei Bänden herauszubringen: Der erste Band umfaßt die Physiologie und Pathologie der Stimme, der zweite die Physiologie und Pathologie der Sprache. Derart ist das frühere Lehrbuch zu einem Handbuch herangewachsen.

Die Bearbeitung verschiedener Grenzgebiete haben hervorragende Sachkenner übernommen. Für die Bearbeitung des Abschnittes über Elektromyographie des Kehlkopfes konnten wir einen besonderen Kenner dieser Technik gewinnen: Prof. Dr. med. Dr. med. dent. F. WUSTROW (Köln). Prof. Dr. med. J. F. JACKSON (Jackson, Miss.) lieferte eine Einführung in die Erblehre. Über die für die Logopädie zunehmend wichtigen Grundlagen der akustischen Phonetik berichtet Prof. Dr. Ing. G. FANT (Stockholm). Frau Dr. phil. CHRISTA SEIDEL (Heidelberg) hat den in der zweiten Auflage von Frau Dr. phil. EDELTRUD BAAR (Wien)† verfaßten Abschnitt über die psychologische Untersuchung von tauben schwerhörigen und sprachgestörten Kindern auf die noch gültigen Teile verkürzt und in einem neuen Abschnitt durch ihre eigenen gegenwärtigen Ansichten ergänzt. Darauf folgt ein kurzer Abschnitt über allgemeine klinische Psychodiagnostik von dem amerikanischen Psychiater Dr. med. L. HEAVER (Tulsa, Okla.). Das bereits traditionelle Kapitel über Psychologie der Sprache von Prof. Dr. phil. F. KAINZ (Wien) wurde ebenfalls wesentlich vergrößert.

Umfangreicher sind damit auch die Literaturverzeichnisse geworden, welche als möglichst vollständig geplant wurden. Wir haben alle uns zugänglichen Quellen von 1957 bis Ende 1966 studiert und im Text verwertet. Trotz aller menschenmöglichen Mühe bemerken wir aber immer wieder, daß wir nur einen Teil der

Weltliteratur tatsächlich erfassen können. Auch diesbezüglich sind wir für alle Hinweise dankbar.

Einige Worte über die programmatische Ausrichtung unserer Arbeitsweise sind hier am Platze. Seit dem Anfang der logopädisch-phoniatrischen Forschung war es üblich, die untersuchten Störungsbilder der menschlichen Kommunikation nach rein *phänomenologisch-symptomatischen* Kennzeichen zu beschreiben und zu ordnen, also als Stimmschwäche, Falsettstimme, verzögerte Sprachentwicklung, Stammeln, Stottern usw. Eine solche Beschreibung nach dem hervorstechenden Symptom oder der wesentlichen subjektiven Beschwerde entspricht der ebenso symptomatischen Krankheitslehre der mittelalterlichen Medizin, welche die Krankheiten in verschiedene Fieber, Kongestionen, Gelbsuchten oder veränderte Farben des Harnes einteilte.

Erst mit dem Aufschwung der pathologischen Anatomie, Bakteriologie, Immunitätslehre und anderer Fächer entwickelte sich die moderne, *ätiologisch und pathogenetisch* ausgerichtete Medizin. Aus vielen Gründen konnte die medizinische Sprach- und Stimmheilkunde mit diesen Entwicklungen nicht Schritt halten. Es gibt noch keine pathologische Anatomie oder Physiologie des Stotterns. Die Biochemie oder Neurophysiologie der psychoneurotischen Störungen von Stimme und Sprache sind noch weit hinter den entsprechenden Forschungen etwa in der Psychiatrie zurück. Am wenigsten Einigung herrscht über die seit langem vorhandenen hirnpathologischen Befunde bei den Aphasien und deren Einteilung.

Es macht sich jedoch die zunehmende Tendenz bemerkbar, auch die verschiedenen symptomatischen Störungsbilder der menschlichen Kommunikation nach medizinischen Gesichtspunkten ätiologisch einzuteilen. Dazu eignen sich zunächst die modernen Forschungsweisen der Neurologie, Psychiatrie und der klinischen Psychologie. Ein Beispiel ist die Umwälzung in der Lehre vom Schwachsinn seit der Entdeckung der chromosomalen Aberrationen und der angeborenen metabolischen Fehler durch die Erblehre.

Ebenso ist man zunehmend bemüht, die klinischen Erscheinungen etwa des kindlichen Stammelns neurologisch und psychologisch besser zu erfassen. Es gibt gewiß mehrere klinische Einheiten des Stammelns, welche sich in ätiologischer, symptomatischer und prognostischer Weise unterscheiden. Das gleiche gilt für das Stottern.

Wir bemühten uns daher, eine *globale (ganzheitliche) Darstellung* zu bieten, welche zu vertiefter ätiologisch orientierter Forschungsweise anregen soll. Dazu gehört die engste Symbiose aller an der Kommunikation interessierten Wissensgebiete, von der Akustik bis zur vergleichenden Zoologie. Wir müssen dabei möglichst viel von der neuen Kommunikationsforschung lernen.

Aus dieser holistischen Einstellung ergaben sich einige neuartige Erkenntnisse. Nachdem LUCHSINGER den Begriff der familiär angeborenen *Sprachschwäche* erarbeitet hatte, wurde dieses stereotype Syndrom von ARNOLD als Ursache vieler Fälle von gestörter Sprachentwicklung mit deren Endstadium des Polterns bestätigt. Daraus erwuchsen ferner Erklärungen für gewisse seit langem vermutete Zusammenhänge zwischen bestimmten Sprachstörungen und abwegiger Händigkeit sowie Unmusikalität. Zur Besprechung dieser Probleme wurden zwei neue Kapitel über Lateralität und Musikalität (samt Amusie) nötig.

Als gesichert steht fest, daß die Sprache als ureigenste menschliche Fähigkeit auf der unaufhörlichen Wechselbeziehung zweier Grundtatsachen beruht: *Erbe und Umwelt*. Daraus ergibt sich ein erster Anhaltspunkt zum Unterscheiden der ererbten Sprachschwäche von der erworbenen frühkindlichen Aphasie. Diesbezüglich hat sich ARNOLDS Arbeitshypothese der LLMM-Theorie der Sprachentwicklung als fruchtbar erwiesen. Das Endprodukt der Sprechtüchtigkeit hängt von mehreren erblichen Faktoren ab: dem linguistischen (L) Talent, der Differenzierung der Lateralität (L) sowie dem Verhältnis zwischen musikalischer (M) und mathematischer (M) Begabung.

Solche Ausblicke führten zu einer wesentlichen Veränderung gegenüber den früheren Ausgaben. Immer dringender wird schließlich das Verlangen nach einer neuen international genormten *Nomenklatur*. Keine Einzelperson hat das Recht noch die Fähigkeit, eine solche Aufgabe allein zu bewältigen. Daher mußten wir uns damit begnügen, die altgewohnten europäischen Bezeichnungen mit gewissen neuen amerikanischen Ausdrücken zu vergleichen oder in Beziehung zu setzen. Manche Ausdrücke sind gewiß veraltet und revisionsbedürftig, wie etwa die Übersetzung von Stottern als „Balbuties" oder der widersinnige Begriff der „sensorischen" Hörstummheit. Auch darüber berichtet ein gesondertes Kapitel.

Erneut danken wir allen Freunden, den Kollegen der Kliniken, den Fachkollegen in der Praxis, den Praktikern auf dem Gebiete der Stimm- und Sprachbehandlung sowie den Sonderlehrern und Gesangspädagogen, die uns teils durch kritische Mitteilungen, teils durch Übersendung von Sonderdrucken ihrer Arbeiten über den Gegenstand unterstützten.

Unser Dank gilt auch dem Springer-Verlag in Wien für die außerordentlich bereitwillige Erfüllung unserer Wünsche hinsichtlich des Druckes und der Ausstattung der zwei Bände.

Zürich und Jackson, Weihnachten 1969

Richard Luchsinger **Gottfried E. Arnold**

Inhaltsverzeichnis

A. Physiologie der Stimme

B. Pathologie der Stimme

Inhaltsübersicht des zweiten Bandes

Die Sprache und ihre Störungen

Von

Professor Dr. med. Gottfried E. Arnold, Jackson

Mit Beiträgen von

Dr. phil. Edeltrud Baar †, Wien, Prof. Dr. Ing. Gunnar Fant, Stockholm, Dr. med. Lynwood Heaver, Tulsa, Prof. Dr. med. John F. Jackson, Jackson, Prof. Dr. phil. Friedrich Kainz, Wien, Dr. phil. Christa Seidel, Heidelberg

A. Allgemeiner Teil

B. Besonderer Teil

A. Physiologie der Stimme

I. Physiologie der Atmung

Einleitung

Die Stimmheilkunde bezweckt, die Kenntnisse des Stimmorgans und dessen Funktionen, im Zusammenhang mit dem übrigen körperlichen und physischen Geschehen, zu vertiefen, zu verfestigen und, darauf aufbauend, die Therapie auszuarbeiten und im besonderen Maße darzustellen.

Die im lateinischen Sprachkreis gebräuchliche Benennung „*Phoniatrie*", die jedenfalls seit der Gründung der französischen Gesellschaft für Phoniatrie im Jahre 1932 offiziell, und auch durch Berichterstattung im deutschen Sprachgebiet, bekannt geworden ist, ergibt eigentlich eine für unsere Zwecke genauere Aussage. Der Arzt (*ιατρος*) tritt in den Vordergrund. Er soll zweifellos in dieser Domaine die Führung haben. Zahlreich sind ja die Beziehungen der Stimm- und Sprachheilkunde zur Pädagogik, zur Akustik, zur Psychologie, zur Orthodontie und zu verschiedenen anderen Disziplinen. Es hat sich nach weltweiter Rundfrage gezeigt, daß überall da die besten Resultate erreicht werden, wo sich eine enge konstruktive Zusammenarbeit des Phoniaters mit den Stimmtherapeuten und Logopäden eingespielt hat. Damit sind gleichzeitig auch die verantwortungsbewußten Klinikchefs der otolaryngologischen Kliniken aufgerufen, zum Rechten zu sehen und nicht einseitige Lösungen anzustreben.

In diesem Zusammenhang sei erwähnt, daß im deutschen Gebiet (Österreich, Westdeutschland, Schweiz) eine phoniatrische Arbeitsgemeinschaft Normen für die Ausbildung und Tätigkeit der Stimm-Sprachheilärzte ausgearbeitet hat und die Zusammenarbeit mit den pädagogischen Berufsorganisationen regeln will. Es zeigt sich deutlich, daß etwa nach einem halben Jahrhundert die Anerkennung der Phoniatrie als Teilgebiet der Otolaryngologie — als dem nächstliegenden Fachgebiet — sich abzeichnet. Damit nimmt der in einer Abteilung für Sprach- und Stimmkranke der ORL-Klinik führende Spezialarzt Gestalt an. Seine Tätigkeit, die auch sozial wichtig ist, wird durch Einreihung in eine spezielle Gehaltsstufe, durch Auszeichnung in Form akademischer Benennung und durch die besondere Wahl ausgezeichnet. Damit sind bereits die Möglichkeiten des Unterrichts, etwa im Rahmen der Postgraduate-Kurse für Ärzte, für die Heranziehung jüngerer

Phoniater und Vorlesungen für Sprach- und Stimmheilpädagogen angedeutet. Manche medizinische Fakultät, mancher Vertreter des ORL-Gebietes verhält sich allerdings der Phoniatrie gegenüber noch spröde oder gar ablehnend.

Es soll auch das vorliegende, neugestaltete Werk ein weiteres Dokument der Wichtigkeit der Stimm- und Sprachheilkunde für eine umsichtig geführte ORL-Klinik sein. Untersuchungsmethoden allein, mögen sie auch noch so mühsam zu erlernen sein, berechtigen noch nicht, aus ihnen eine Spezialität aufzubauen. Dieses Recht kann man wohl erst einer Disziplin zuerkennen, die *neben speziellen Untersuchungsmethoden* auch *therapeutische Belange* in sich schließt, zu deren Erlernung und Anwendung eine *besondere Übung notwendig* ist. Die Phoniatrie ist kein steriles Gebiet. Betrachtet man die früheren und die heute vorliegenden zahlreichen Bände der internationalen Gesellschaften für Stimm- und Sprachheilkunde, so liegt hier wohl ein Beweis für die fruchtbare wissenschaftliche Arbeit dieses Fachgebietes vor. So besitzt dieses für einen wissenschaftlichen Forscher noch Aufgaben genug. Wie betont, hat die Stimmheilkunde zahlreiche Verbindungen mit der inneren Klinik, mit der Chirurgie, der Neurologie, der akustischen Physik, der Pädagogik und anderen Disziplinen. Es handelt sich also um ein *Randgebiet* der Laryngologie. Aber richtig angewandt führt es immer wieder — wie bei jedem Spezialgebiet — mitten in die allgemeine Medizin hinein.

Aufgaben der Phoniatrie

Auf dem Gebiete der Sprach- und Stimmheilkunde ist es die erste Aufgabe, die normalen Funktionen des Stimmapparates kennenzulernen. So beschäftigt sich die Phonetik damit, die normalen Phonationsvorgänge zu beobachten, sie zu zergliedern, zu ordnen und die Bedingungen ihrer Veränderungen zu erforschen; ausgehend von der Betriebsluft der Lunge als Motor und dem Kehlkopf als Impulsgenerator für die Stimmgebung. Die Physik wird in unserem Bereich einen breiten Raum einnehmen und soll in einem besonderen Abschnitt behandelt werden. Die Stimmphysiologie schafft die Grundlage für die Pathologie der Stimmgebung. Sie untersucht aber weiter im einzelnen den Vorgang der Atmung beim Sprechen und Singen mit Rücksicht auf die Frequenz, Dauer, Größe sowie die Strömungsgeschwindigkeit; dann die Bewegungsart, den Luftverbrauch und den Druck. Am Kehlkopf kommen in Betracht: die Bewegungen des ganzen Organs bei der Phonation, ferner die Bewegungen der Stimmlippen beim Einsatz und Absatz der Stimme. CONFUZIUS soll gesagt haben, daß *ein* Bild tausend Worte aufwiege. Jedenfalls haben die Autoren und der Verleger keine Mittel gescheut, um mit instruktiven Abbildungen den Text zu ergänzen und zu erläutern.

Nicht zu vergessen ist die Erbbiologie. In neuerer Zeit hat die Ähnlichkeitsdiagnose der Zwillinge und besondere Methoden der erbbiologischen Forschung zahlreiche Kenntnisse für die Erfassung der Vererbung der Stimme geliefert, welche auch im darliegenden Buch neben den Darstellungen der Stimme in den verschiedenen Lebensaltern berücksichtigt werden sollen.

Den Stimmpädagogen interessieren vor allem die wichtigen anlagemäßigen Asymmetrien des Kehlkopfes, die der Arzt verifizieren und deren Dignität für den Sänger, resp. für den Vertreter eines Sprechberufes eruieren soll. Es ist zu bedenken, daß davon wichtige berufliche Entscheidungen abhängen. Unter den pathologischen Zuständen verdienen die im ganzen wenig bekannten endokrinen Störungen der Stimme volle Beachtung, weshalb in diesem Lehrbuch diesem Kapitel ein breiter Raum gewährt wurde.

Weitere Erkrankungen der Stimme (Lähmungen, Zustände nach Verletzungen des Kehlkopfes, Schädigungen des Zentralnervensystems und der Stimme) werden ausführlich im Inhaltsverzeichnis benannt. Von besonderem Interesse für die Wiedererziehung der Stimme für die Stimmtherapeutin ist die Ersatzstimme nach Entfernung des Kehlkopfes (infolge krebsiger Wucherungen im Larynx); ferner die zahlreichen Heiserkeiten infolge einer Über- oder Unterfunktion des Kehlkopfes und schließlich die verschiedenen psychogenen Dysphonien. Immer wieder — und das muß hier erneut hervorgehoben werden — ist in solchen Fällen, zum Wohl des kranken Menschen, eine enge konstruktive Zusammenarbeit des Pädagogen mit dem zuständigen Arzt notwendig. Gehen wir zur Gesangsstimme über, die uns hier im besonderen Maße beschäftigt, so handelt es sich dabei nicht nur um physikalische Gegebenheiten, sondern um die eigentliche belebte Natur, und wir können mit Joubert bereits beim Atem feststellen, was er in sich trägt: „Quelques vertus propre à agir sur l'esprit."

Wir haben es als unsere besondere Aufgabe betrachtet, die naturwissenschaftlichen Fakten dem Arzt und dem gebildeten Stimmtherapeuten und Gesangspädagogen zu erschließen. Vieles ist aber noch ein Problem und es bleiben zahlreiche offene Fragen, die der weiteren Klärung bedürfen. So mag kaum das vorliegende Werk ein Schulbuch sein, obwohl es dem Lernenden ein Grundwissen vermitteln will.

Die Kenntnis des Aufbaues und die rechte Pflege der Stimme, die es nötig macht, diejenigen Organe und Funktionen zu studieren, welche die Bildung der Stimme erst ermöglichen, ist längst bei den Phoniatern Allgemeingut geworden.

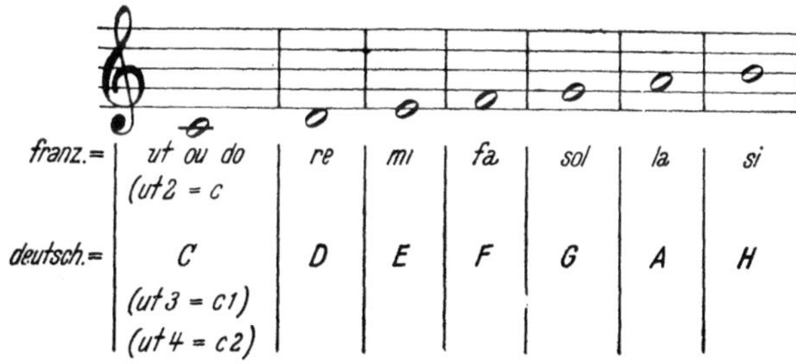

Abb. 1. Diatonische Skala.

Allgemeines über die Atmung

Man unterscheidet in der Stimmphysiologie seit langem

1. das als Windkessel dienende Atmungsorgan,
2. den Kehlkopf (samt Schlund) als Stimmerzeuger,
3. das Artikulationsorgan, das Ansatzrohr.

Bei dieser Einteilung spielt das physikalische Geschehen naturgemäß eine große Rolle, wie in der gesamten Physiologie. Wir werden bei der Besprechung der Stimmfunktion und ihrer Abweichungen nicht um diese Dreiteilung herumkommen. Die einzelnen Teile sind jedoch eng verknüpft, so daß bei der Darstellung immer wieder von einem Teil auf den anderen übergegriffen wird. So entsteht sukzessive ein Gesamtbild. Nicht zu vergessen ist das Zentral-Nervensystem, dem die einzelnen Organe unterstehen und dessen Regulation am Schluß im Zusammenhang mit dem Ansatzrohr besprochen werden soll. Die Stimme ist ja ein menschlicher Klang, der bis heute noch mit keinem unbelebten Apparat genau nachgeahmt werden konnte. So sagt JOUBERT mit Recht: «Ce n'est pas seulement de l'air, c'est l'air modulé par nous, imprégné de notre chaleur, et comme enveloppé par la vapeur de notre atmosphère, dont quelque émanation l'accompagne et qui donne une certaine configuration et de certaines vertues propres à agir sur l'esprit.»

Wir beginnen mit der *Atmung*, welche die Vorbedingung für die Stimmgebung ist, denn es gibt ohne Atmung keine Stimme. Voraussetzung für das Studium derselben ist die Kenntnis der Anatomie der Brust- und Halsorgane. In Anbetracht der Gedrängtheit des Stoffes kann hier keine ausführliche Darstellung derselben gegeben werden.

Für das Verständnis des Atmungsvorganges sei daran erinnert, daß es im wesentlichen zwei Bewegungen sind, durch welche der Brusthohlraum in seiner Größe verändert werden kann. Diese zwei Bewegungen sind: 1. die Rippenbewegungen und 2. die Exkursionen des Zwerchfelles. Die ihm luftdicht eingefügte Lunge folgt diesen Raumveränderungen und besorgt damit den Luftwechsel in den Bronchien und den Lungenbläschen. Die Lunge befindet sich in der Ruhelage in Spannung, da sich der Atmosphärendruck bis in die Lungenbläschen fortpflanzt, während der Druck in dem sich vorfindenden spaltförmigen Raum zwischen Lungenoberfläche und innerer Brustwand wesentlich kleiner ist. (Gemessen nach DONDERS, HUTCHINSON (1849) $4^1/_2$ bis 6 mmg Hg an der Leiche.)

1. Beschreibung der Atembewegungen

a) Bauchatmung

Die Erweiterung des Thorax und damit die Einatmung erfolgt vor allem durch die Bewegungen des Zwerchfelles, dem kuppelförmigen, die Brust- und Bauchhöhle voneinander scheidenden Muskel, dessen Randteile in der Atmungsstellung an die innere Brustwand zu liegen kommen. Auf dem Röntgenschirm lassen sich die Bewegungsvorgänge bei der Atmung außerordentlich gut verfolgen. R. SCHILLING hat den Atmungsbewegungen des Zwerchfelles beim Singen und Sprechen eine große Arbeit gewidmet. Er benutzte einen sinnreich konstruierten Apparat zur röntgenologischen orthographischen Feststellung der Zwerchfellbewegungen (den *Diaphragmographen*), der aber nur relative Werte gibt. Es muß dabei die durch den psychologischen Fehler eintretende Verspätung für den Untersucher bestimmt werden.

Die ideale Registrierung, die *Röntgenkinematographie*, wobei nach dem Vorgehen von GRÖDEL, A. HERRMANN und H. GUTZMANN JUN. (1930) für die Messung und Analyse Maßgitter aufgenommen werden, liefert fehlerfreie Resultate, dürfte aber nur auf einzelne Institute beschränkt bleiben. Recht instruktive Einblicke in den Atemablauf bietet die relativ leicht anzuwendende „Röntgenkymographische Methode", die auf S. 125 behandelt werden soll.

b) Brustatmung

In zweiter Linie geschieht die Erweiterung des Brustkorbes durch das aktive Heben der Rippen. Dieselben bilden an jeder Seite Halbringe mit verschiedenen Drehachsen, und zwar findet die Drehung je nach Lage der Rippen in verschiedenen Richtungen statt:

a) die unteren Rippen verlaufen zunächst ziemlich stark nach unten, um dann nach oben umzubiegen und sich an das Brustbein zu heften. Die Drehungsachse jeder Rippe verläuft hier von vorn nach hinten, während

b) die oberen, weniger steil nach unten verlaufenden Rippen sich um eine frontale Achse zu drehen scheinen. In Wirklichkeit verläuft sie mehr in der Linie der Fortsetzung des hinteren Rippenendes.

Die Rippenbewegungen können wir selbst sehr gut wahrnehmen, wenn wir die Hände flach auf die Brustseiten legen und einatmen. Diese sogenannte *Flankenatmung*, als Teil der Brustatmung, trägt zur flachen Einstellung des Zwerchfelles sehr viel bei. Während wir die Zwerchfellatmung in keiner Weise bewußt aktiv beeinflussen können — da wir bekanntlich in bezug auf das Zwerchfell nicht das geringste Muskelgefühl haben und es daher falsch ist, wenn Gesangslehrer von „Zwerchfellübungen" sprechen — gelingt es auf die erwähnte Weise diesen großen Atemmuskel gewissermaßen passiv zu dehnen. So bildet die Flanken- und Zwerchfellatmung die tiefste und kräftigste Atmung, über die der Mensch verfügt.

2. Untersuchungsmethoden der Atmung

a) Pneumographie

Um genaue Einblicke in die Atmungsvorgänge beim Singen und Sprechen zu bekommen, können wir uns nicht auf die bloße Beobachtung verlassen, sondern wir werden auch die objektiven Untersuchungsverfahren verwenden. Weil psychische Einflüsse die automatisch ablaufende Atmung, deren Zentrum sich im verlängerten Mark befindet, außerordentlich leicht zu beeinflussen vermögen, ist es wichtig, daß solche Apparate die Atmung in keiner Weise behindern und hinlänglich genau arbeiten. Der (1895) von GUTZMANN angegebene *Gürtelpneumograph* (s. Abb. 2) wird zwar heute nur noch selten verwendet, hat aber einen sehr instruktiven Wert. Er besteht aus einem 2 cm (im Lumen) messenden, vollständig geschlossenen Schlauch aus weichem Gummi, der bei der Erweiterung des Brustumfanges zusammengedrückt wird. In der Mitte trägt er ein kleines Ableitungsrohr, das in Verbindung mit einer MAREYschen Schreibkapsel steht. Auf diese Weise lassen sich die Atembewegungen der Brust- und Bauchorgane einfach und sicher mit einem berußten *Kymographion* aufzeichnen. Es ist hervorzuheben, daß der Gürtelpneumograph nicht ausschließlich die Veränderungen des Thoraxumfanges und die Bewegungen eines bestimmten Punktes der Thoraxoberfläche

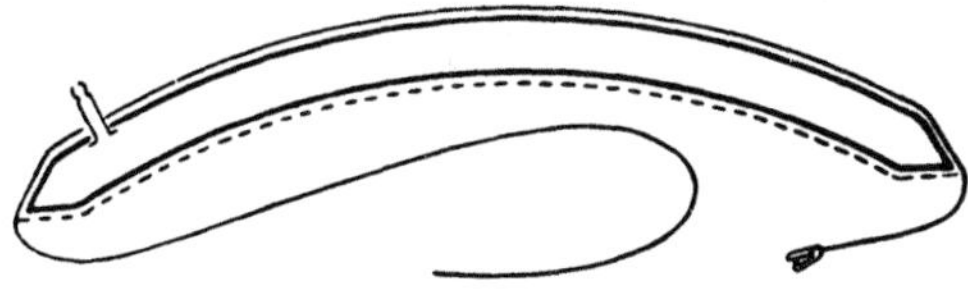

Abb. 2. Gürtelpneumograph nach GUTZMANN.

registriert, sondern einen *komplexen Vorgang* zeichnet. So werden Veränderungen sowohl des Umfanges als auch des Durchmessers und das Verhältnis, in welchem sich die Durchmesser gegeneinander verändern, aufgeschrieben (R. SCHILLING). Mit der Gürtelpneumographie gewinnt man demnach eine respiratorische Querschnittsanalyse des atmenden Rumpfes in der Höhe der angelegten Gürtel. Man kann daher bloß die Gesamtbewegung dieser einzelnen Querschnitte untereinander vergleichen (G. ARNOLD). Bewährt hat sich der stark gekrümmte Gürtelpneumograph (R. SCHILLING, F. WETHLO).

Der Pneumograph läßt sich sogar über eine leichte Kleidung anlegen. Zahlreiche vergleichende pneumographische Untersuchungen zeigten ferner, daß es gleichgültig ist, ob die Vp. sitzt oder steht, sofern sie nicht in gebückter Haltung die Bauchmuskeln ungenügend braucht (H. LOEBELL). Da dies aber gelegentlich vorkommen kann, ist die Aufnahme beim Sitzen vorzuziehen. Wichtig ist, daß der zu Untersuchende die Aufnahme nicht mit den Augen beobachten kann.

Einen Fortschritt in der Registrierung der Atembewegungen brachte die *mehrfache Kapselpneumographie*. Dabei wird die isolierte Ableitung der Bewegungen bestimmter Gebiete des Atemapparates studiert. Der Apparat besteht aus einem festen laryngologischen Untersuchungsstuhl. An diesem sind Metallarme befestigt, mit deren Hilfe vier oder noch mehr Gummikapseln an die zu untersuchenden Stellen der Brust-, Bauch- oder Flankenwand der Vp. gelegt werden. Auf diese Weise lassen sich die normalen und pathologischen Bewegungen jedes beliebigen Punktes der an den Atmungsvorgängen beteiligten Körperwänden gesondert oder gleichzeitig registrieren. Es handelt sich also um eine respiratorische *Ortsanalyse* der Bewegungen von Einzelpunkten.

Über die Fehlerquellen, die sich bei experimentell-phonetischen Untersuchungen leicht einstellen, haben H. LÖBELL und F. WETHLO ausführlich berichtet (1931). In neuester Zeit wird diese Methode nur noch selten gebraucht.

Um den Unterschied zwischen der Ruhe- und der Sprechatmung zu beobachten, muß man warten, bis die Ruheatmung ein gleichmäßiges Verhalten zeigt. In der Rauhe dauert die Inspiration etwas weniger lang als die Expiration. I:E verhält sich nach GUTZMANN etwa wie 1:1,5 nach HERZOG 1:1,1 bis 1:1,9. Der Ausatmungsluftstrom beim Singen und Sprechen dauert wesentlich länger und übertrifft die Einatmung um etwa das Drei- bis Vierfache. Die Einatmungskurve ist hier auch steiler als in der Ruhe, weil schneller eingeatmet wird. Je länger der zur Verfügung stehende Ausatmungsluftstrom anhält, desto mehr kann in einem Atemzug gesprochen und gesungen werden. Dies ist das Geheimnis der Atmungssteuerung für den Sänger und Redner, durch eine richtige Muskelkoordination eine möglichst lange Expiration zu erzielen. Es ist begreiflich, daß daher für das Singen und Sprechen tiefer eingeatmet wird als in der Ruhe.

b) Spirometrie

Leistungsprüfungen der Atmung kennt man in zahlreichen Formen als statische oder dynamische Lungenfunktionsproben. Am geläufigsten ist die Bestimmung der *Vitalkapazität* mittels der statischen Spirometrie. Sie ist die älteste und einfachste Methode. Beim Atemvolumeter setzt die bewegte Luft einen Mechanismus in Gang, der die Luftmengen aufzeichnet, d. h. addiert. Die Spirometer sind teils dem Gasometer nachgebildete, teils mit Wasser gefüllte Apparate. Am gebräuchlichsten ist das 5 l fassende Spirometer nach J. Hutchinson. Bei der sich auf dem Wasser bewegenden Glocke muß mit der Reibung auf dem Wasser als Fehlerquelle gerechnet werden.

Gemessen werden neben der Gesamtgröße der vitalen Lungenkapazität auch ihre Untervolumina (Atemvolumen, Komplementärvolumen, Reservevolumen). Eine deutliche Einschränkung dieser Volumendifferenz zwischen tiefer Ein- und Ausatmung zeigen die sogenannten *restriktiven Veränderungen an der Lunge und dem Brustkorb*, also bei einer Verringerung des funktionstüchtigen Lungengewebes, sowie bei einer Behinderung der Ausdehnungsfähigkeit von Lunge und Thorax. Als Normalwerte gelten für den Mann 3′600 ml, für die Frau 2′500 ml.

Seit der grundlegenden Arbeit von J. Hutchinson aus dem Jahre 1849 sind zahlreiche physiologische und pathologische Untersuchungen ausgeführt worden (Arnold, Wintrich, Ziemssen, an Sängern von Lasagna mit Manfredi, von Sanchirico).

Mit dem von ihm konstruierten Spirometer hat Hutchinson an 2130 Untersuchungspersonen bereits die Abhängigkeit der Lungenkapazität von Höhe und Gewicht des Menschen nachgewiesen. Die Zunahme von Körpergröße und Vitalkapazität (V. K.) geht nach ihm annähernd in arithmetischer Progression. Dem Gewicht und dem Alter mißt er nur bei extremen Fällen wesentlichen Einfluß bei; auch der Umfang der Brust hat keinen unmittelbaren Zusammenhang mit der V. K.

Ein von Cournand angegebene Normogramm ermöglichst es, auf einfache Weise diese Faktoren zu berücksichtigen. Waldenburg erwähnt — zwar ohne Literaturangabe — schon in seinem Buch (1880), daß bei Sängern (nach Wassiliew) die V. K. relativ größer sei als bei Nichtsängern. Spätere Nachuntersuchungen ergaben, daß man bei Sängern und Sängerinnen sowie bei trainierten Sportsleuten eine größere V. K. findet als bei Nichtsängern und -sängerinnen (Nadoleczny und Luchsinger (1934)). Die V. K. liefert also einen Test zur Beurteilung der Leistungsfähigkeit eines Sängers oder einer Sängerin *und sollte in einem einschlägigen Gutachten nie fehlen.*

Neben dieser spirometrischen Methode zur Gütebeurteilung der Lungenventilation eignet sich nach I. Schmidt-Voigt (1963) für die Praxis die Messung der *Brustumfangsdifferenz.* Sie soll mindestens 5 cm betragen. Ebenso die *Atemstoßprobe:* ein Streichholz muß in einer Entfernung von mindestens 60 cm bei normaler Lungentätigkeit ausgeblasen werden können.

c) Volumetrie

Der Experimentalphonetiker, dem es weniger auf die Registrierung der V. K. als auf die Bestimmung einer im gegebenen Fall verbrauchten Luftmenge ankommt, braucht eher das einfach zu bedienende *Atemvolumenmeter*, einen Rezipienten, der anfangs leer ist, sich aber im Verlauf des Versuchs mit der ausgeatmeten Luft anfüllt.

Am bekanntesten ist der von Wethlo-Gutzmann angegebene Apparat geworden (s. Abb. 3).

Im Schrifttum über die Phonationsatmung fanden sich früher nur wenige Arbeiten, die sich auf das Atemvolumen bezogen. Die meisten Schriften brachten nur rohe Werte des Atemvolumens, welche die Möglichkeiten eines Vergleichs ausschlossen. Schon SCALORI (1932) wies darauf hin, daß die V. K. für phonetische Zwecke nicht brauchbar sei. E. HÜLSE stellte fest, daß die absolute Gesamtmenge der ausgeatmeten Luft geradezu irreführend sei, wenn man sie zur Beurteilung der Phonation heranziehen wollte. Man kann jedenfalls nicht sagen, die Größe der V. K. gebe ein Maß für die Güte der Stimmführung. Die Autorin hat versucht, den Phonationsvorgang als Funktion der Zeit zu erfassen, um vor allem vergleichbare Ergebnisse zu ermöglichen. Es war dabei wichtig, alle Vp. unter möglichst gleichbleibenden Bedingungen zu halten. Die Höhe, Klangfarbe, Stärke und die Art der Laute mußten stets dieselben bleiben.

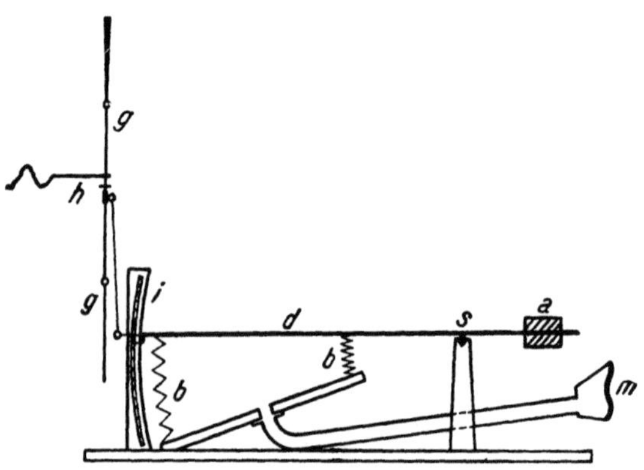

Abb. 3. Atemvolumenmeter von WETHLO-GUTZMANN.

Die Methodik ist die folgende: ein Atemvolumenschreiber (8 l fassend nach WETHLO und SCHNEIDER) ist nur für die Ausatmung des Atemvolumens bestimmt, ein zweites Atemvolumeter nur für die Einatmung. Jeder Atemvolumenschreiber wird durch ein Ventil mit der Mund-Nasen-Maske verbunden. Die Vp. atmet aus, setzt die Maske auf das Gesicht und atmet die im Volumenschreiber enthaltene Luft ein. Hierauf dreht sich das Ventil, so daß die Luftmenge der Phonation in den Atemvolumenschreiber strömt und auf diese Weise registriert wird. Steht der Vp. keine Luft mehr zur Verfügung, so dreht sich das Ventil wieder und sie atmet die Luft aus dem Atemvolumenschreiber ein, worauf sich der Phonationsvorgang wiederholt und weiter fortsetzt.

Auf diese Weise wurde versucht, das durchschnittliche Luftvolumen bei der Einatmung und Ausatmung für eine Reihe von Vp. zu bestimmen. Die optimalen Werte (d. h., die von ausgezeichneten Sängern und Sängerinnen) sind aber noch immer ausstehend. Gerade diese wären, wie E. HÜLSE mit Recht betont, wegweisend für die weitere Forschung.

Begreiflicherweise steigt mit der wachsenden Stärke der Stimme der Luftverbrauch so, wie auch der subglottische Druck zunimmt. Aber die Steigerung des Atemvolumens und die des Atemdruckes geht nicht parallel. Der Druck wächst stärker als die ausgeatmete Luft. Bei gleicher Stimmstärke und gleicher Tonhöhe hängt das ausgeatmete Luftvolumen erheblich vom gesungenen Vokal, also von der Form des Ansatzrohres ab, aber auch vom Register, von der Singart (offenes oder gedecktes Singen) und vom Stimmeinsatz.

d) Neuere Lungenfunktionsprüfung

Zweck. Da die Beziehungen zwischen Atmung und der Stimmgebung außerordentlich eng sind, sei in diesem Zusammenhang auf die besonders wichtige *Lungenfunktionsprüfung*, wie sie von P. R. ROSSIER und seinen Schülern ausgearbeitet wurde, näher eingegangen. Die Physiopathologie der Lunge ist vor allem durch das Studium der funktionellen Schwäche des Atemorgans beherrscht. Ähnlich wie beim Kehlkopf ist es auch in diesem Gebiet nicht immer möglich, einen Parallelismus zwischen Funktion und Morphologie aufzustellen. Die Lunge kann im Röntgenbild vollkommen frei erscheinen und trotzdem der Sitz schwerer funktioneller Störungen sein. Andererseits findet man auch das Gegenteil.

Während die eher seltene manifeste *Lungeninsuffizienz* (welche etwa mit der Asystolie der Herzkranken oder mit der Azotämie der Nierenkranken vergleichbar wäre) in unserem Gebiet selten eine Rolle spielt, sind die *latenten Zustände* von großer Wichtigkeit. Es handelt sich also darum, die Verminderung der Reaktionskraft der Lunge durch die Spirometrie zu erkennen und durch die Untersuchung des arteriellen Blutes die Zeichen der manifesten oder latenten Lungeninsuffizienz festzustellen.

Um den Mechanismus der Lungenfunktion zu prüfen, sind nach ROSSIER folgende drei Kennzeichen der alveolären Funktion zu bestimmen:

a) das Luftquantum, welches in einer Minute durch die Gesamtheit der Lungenalveolen hindurchstreicht (*alveoläre Ventilation*)

b) die Sauerstoffmenge, welche vom Blut aus jedem Liter der die Alveolen passierenden Luft gewonnen wird (*alveolärer Ausnützungswert* des Sauerstoffs)

c) der Druck des Sauerstoffs, der in den Alveolen herrscht (*alveolärer Sauerstoffdruck*).

Von englisch geschriebenen Publikationen seien folgende Autoren erwähnt: ANDREW (1941), MENEELY (1957), DAYMAN (1956), DONALD (1953), FRENCKNER (1951), NEERGARD und WIRZ (1961), NORIS et al. (1948), WORTON und BEDELL (1957).

Bei dieser besonderen Untersuchungstechnik ist nun die erste Aufgabe, von der alveolären Kohlensäurespannung und der Kohlensäureproduktion des Organismus ausgehend, die *alveoläre Ventilation* festzustellen; dann kann man den Ausnützungswert des Sauerstoffes in den Alvolen leicht errechnen, wenn man die vom Organismus verbrauchte Sauerstoffmenge und die Alveolarventilation kennt. Ist dieser erstere Wert bekannt, so kann weiterhin der Sauerstoffdruck bestimmt werden. Das Besondere bei diesen Rechnungen ist nun die Bestimmung der alveolären Kohlensäurespannung. Wie zahlreiche Forscher gezeigt haben, stimmt sowohl in normalen als auch bei zahlreichen pathologischen Zuständen die alveoläre Kohlensäurespannung mit derjenigen, die im arteriellen Blutplasma herrscht, genau überein.

Methode. Was die spezielle Methodik betrifft, so geht P. H. ROSSIER von den pH-Werten und dem Gehalt an Kohlensäure im arteriellen Blutplasma aus, woraus er unter Verwendung der HESSELBACH-HENDERSONschen Formel die Kohlensäurespannung im arteriellen Plasma bestimmt. Dies ist ein Vorgehen, welches sich für die Klinik bewährt hat, indem es gestattet, die verschiedenen Formen von Lungeninsuffizienten sowohl bei der Verminderung des parenchymatösen Anteils der Lunge als auch bei der relativen Starrheit des Thorax zu erkennen. Die Beeinträchtigung der reaktionallen Lungenkapazität in der Ruhelage ist nicht so groß, dementsprechend bleibt das arterielle Blut unverändert. Die Störung tritt erst dann in Erscheinung, wenn man den Patienten so rasch und tief wie möglich in das Spirometer atmen läßt. Man erkennt dann, daß trotz einer normalen oder sogar erhöhten V. K. das Gesamtvolumen der sich in der Lunge bewegenden Luft tatsächlich sehr gering ist.

Diese Technik der über die Dauer von einer Minute *forcierten Atmung* orientiert über die eigentliche Leistungsfähigkeit der Lunge und ist als wichtiger funktioneller Test zu bewerten. Nach KNIPPING wird der erhaltene Wert *Atemgrenzwert* genannt.

Mit dem TIFFENEAU-Test wird schließlich die *Sekundenkapazität* bestimmt. Man bestimmt ihn mit Hilfe eines Spirometers, das in ein geschlossenes System eingebaut ist und die Atembewegungen registriert. Während früher die Untersuchungen der Atembewegungen entweder durch Aufzeichnung der mechanischen Bewegungen des Brustkorbes oder durch die Registrierung des gesamten Luftquantums mittels des Spirometers erfolgten, steht für die Messung der Stimmleistung, wie das geatmete Luftquantum befördert wird, das folgende neuere Verfahren zur Diskussion:

1. Pneumotachographie

Der Vorteil der Geschwindigkeitskurve bei der genauen Analyse der Atmungsform ist darin gegründet, daß sie als Differentialkurve Details erkennen läßt, die

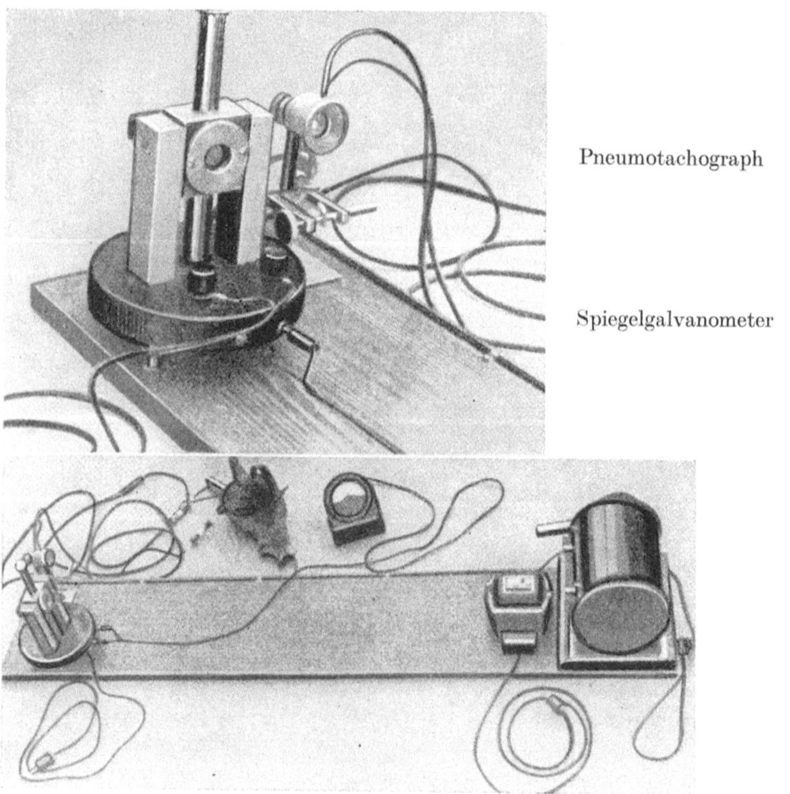

Abb. 4. Pneumotachographie nach A. FLEISCH.

in einer Integralkurve (geatmetes Luftquantum) nicht zur Geltung kommen. Durch die Konstruktion eines geeigneten Pneumotachographen hat A. FLEISCH die Möglichkeiten, für die Phoniatrie die Atemtechnik zu beurteilen, wesentlich erweitert.

Der Pneumotachograph von A. FLEISCH beruht auf dem Prinzip, daß in einem starren Rohr beim Luftstrom das Luftvolumen proportional der Druckdifferenz ist. Die Registrierung dieser Druckdifferenz (auf optischem Wege) liefert eine Geschwindigkeitskurve, deren Ordinatenwerte dem Stromvolumen pro Zeiteinheit, also der Stromgeschwindigkeit entsprechen. Die Vermeidung von Wirbelbildung bei den Geschwindigkeitsmessungen wird im Pneumotachographen durch die Aufteilung des gesamten, zu messenden Luftstromes auf eine größere Anzahl von parallelen, engen Einzelröhrchen erreicht. Der Druck aus einem Röhrchenpaar wird in eine Druckdifferentialkapsel für optische Registrierung geleitet. Die Scheidewand derselben bildet eine feine Gummimembran von 14 mm Durchmesser, die sich bei einer Druckdifferenz ausbuchtet und durch ein angeklebtes Spiegelchen den Strahl einer elektrischen Lampe auf eine photographische Vorrichtung wirft.

2. Schalldruckmessung der Singstimme

Zur synchronen Registrierung der Atemgeschwindigkeit und des *Schalldrucks* der Stimme wurde eine besondere Apparatur konstruiert.

Die technische Beschreibung findet man bei G. VOGELSANGER.

3. Leistungsprüfung des Atem- und Stimmapparates

Für die Leistungsprüfung des Atem- und Stimmapparates eignete sich bei einer ersten Untersuchungsreihe am besten der Schwellton, der auf gleicher Tonhöhe gehalten werden mußte. Beim An- und Abschwellen des Tones soll die Überleitung von einer Phase zur anderen automatisch und reibungslos vor sich gehen, „unterstützt durch die kontinuierliche Atemstütze, welche das Ausmaß des Luftnachschubes regelt“ (IRO).

Für die Diagnostik ist der Schwellton (Messa di voce) ein unentbehrliches Probemittel; vor allem zeigt sich dabei im Falle einer Stimmüberlastung bzw. Störung die sogenannte Registerdivergenz (Auseinanderfallen der Brust- und Falsettfunktion) beim Abschwellen. Man wird daher für eine solche Prüfung gut trainierte Künstler und Künstlerinnen hinzuziehen, denn schon W. MARPURG (1763) schrieb in seiner „Anleitung zur Musik und überhaupt zur Singkunst“: „Das Anschwellen der Stimme (Messa di voce), vermittels dessen man eben denselben Ton allmählich an Stärke wachsen und abnehmen läßt, ist kein Werk für die erste Anfangsstunde“.

Mit der Zunahme der Stimmlippen- und Thoraxmuskelspannung und des daraus resultierenden Atemdruckes kommt es auch zu einer Zunahme des Schalldrucks, wobei der Stimmton im forte bis 75 Dezibel betragen kann (WOLF, S. K. STANLEY und W. J. SETTE, 1935). Bei diesen Autoren zeigen die Schalldruckkurven einen gleichmäßigen Anstieg mit zunehmender Tonhöhe.

Der Begriff der Qualität der Singstimme bezieht sich hier auf die Fähigkeit, den Ton elastisch zu variieren, ihn auf einer bestimmten Höhe und einer bestimmten Stärke zu halten (vgl. hierzu das Testverfahren von WINCKEL).

Die Vp. hatten in verschiedener Tonhöhe die Stimmstärke bis zu einer bestimmten Stufe der Lautstärken-Skala zu treiben, so daß die einzelnen Atemgeschwindigkeitswerte miteinander verglichen werden konnten. Dem Sänger stand dafür der Lautstärkenmesser zur Verfügung, um seine Stimmintensität laufend zu beurteilen, ohne daß er dabei die Atemregistrierung sehen konnte.

Mit dieser Methodik gelang es, bei Sängern und Gesangsschülern den Atemverbrauch in Brust-, Mittel- und Kopfstimme bei gleich großer Lautstärke aufzuzeichnen. Bei geübten Künstlern von Rang fand sich im allgemeinen eine Abnahme des Luftverbrauchs der Höhe zu, was teilweise mit Beobachtungen früherer Autoren und der Gesangspädagogen im Einklang steht. In gleicher Weise konnte der vermehrte Luftverbrauch beim sogenannten „gedeckten“ Gesangston gegenüber dem „offenen“, bei gleicher Lautstärke gezeigt werden (vgl. Abb. 5).

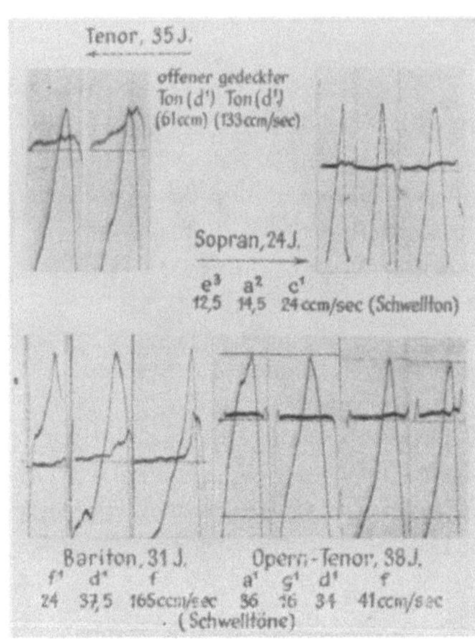

Abb. 5. Pneumotachogramm. Vorschub 1,4 mm pro Sekunde.

Durch die Einbeziehung der Registrierung der Stimmintensität und der Differentialkurve (Pneumotachogramm) ist es also möglich geworden, die Stimmleistung der Sänger und Sängerinnen genauer zu erfassen und die Beschreibung der Kehlkopffunktion zu ergänzen. Vor allem scheint auch ein Ausgangspunkt gewonnen zu sein, die vielen aerodynamisch wenig erfaßten hyper- und hypokinetischen Stimmstörungen, die sich bereits in der Mittelstimme äußern, besser zu beurteilen und frühzeitig gesangstechnisch günstig zu beeinflussen.

Einen wichtigen Beitrag mittels des Pneumotachographen brachte N. Isshiki (1964) zur Frage der *Stimmintensität beim Tonhalten* in verschiedener Tonhöhe. Es wurde bei 22 Vp. die Kurve der Lautstärke gleichzeitig mit derjenigen des Luftstromes, Vokal [a] registriert. Es zeigte sich, daß die Schwankungen der Stimmintensität im allgemeinen bei hohen Tönen größer sind als bei tiefen, obgleich dabei mit beträchtlichen Verschiedenheiten gerechnet werden muß. Die Verschiedenheit der Luftstromvariationen zwischen einem gehaltenen Ton und dem Sprechen wurde durch die Feststellung der Wirkung häufiger Öffnungen der Stimmritze während des Sprechens erklärt.

Hier fügen sich die neuesten pneumographischen Untersuchungen desselben Autors (1965) ein. Diese beziehen sich auf 18 Vp., darunter auch geübte Sänger, die einen Ton, Vokal [a], im Bereich von zwei Oktaven halten konnten. Er hebt als erstes hervor, daß die Stimmintensität beim Gesunden durch 2 Faktoren bestimmt wird:

1. durch die Kontraktion der Adduktionsmuskeln im Kehlkopf und

2. durch die Exspirationskraft.

Um die Stimmstärke zu steigern, müssen beide Komponenten in ihrer Funktion zusammenwirken. Aber es stellt sich ein antagonistischer Effekt ein: mit der gesteigerten Zunahme des Widerstandes der Glottis wird die Luftströmungsquote verringert. Es zeigte sich dann auch bei seinen Messungen, daß im allgemeinen die

Unterschiede der Luftströmungsquoten als Funktion der Stimmintensität bei hohen Tönen größer sind als bei tiefen, obgleich beträchtliche individuelle Unterschiede gefunden wurden.

Lehrreiche Untersuchungen der Phonation haben in neuester Zeit H. COBLENZER und F. MUHAR durchgeführt. Es wurde das Gerät der Fa. Godart, Holland mit einem Pneumotachographenkopf der Größe 1 bzw. 2 nach FLEISCH benützt.

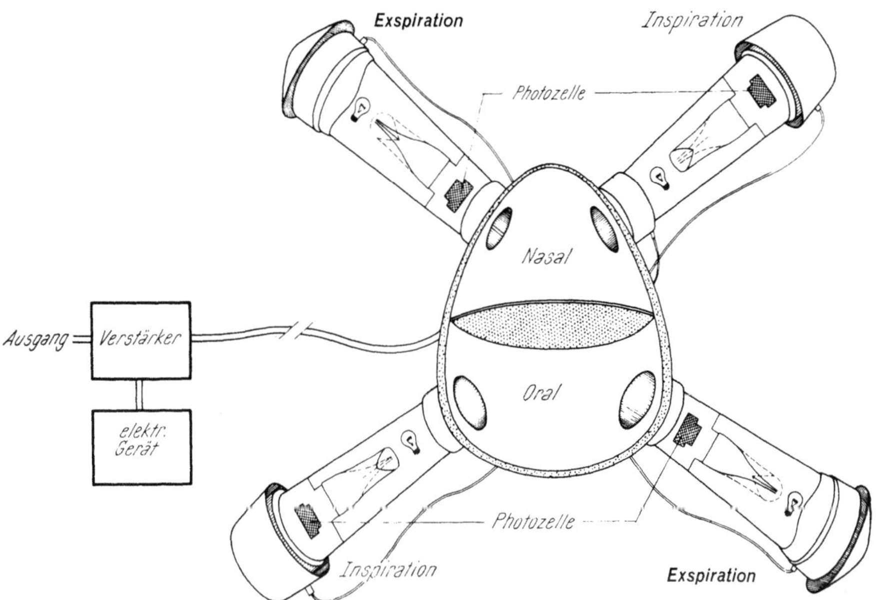

Abb. 6. Elektro-Aerometer nach SMITH, S. und B. FROEKJAER-JENSEN (1960). Die Torsionsmeter bestehen aus konischen Glasröhren, die mit kleinen, schwebenden Turbinen versehen sind. Die Doppelventile des Aerometers (Inspiration und Exspirationsventile) arbeiten im Prinzip gleichartig. Je größer die zugeführte Luftmenge ausfällt, desto größer werden die Ausströmungsöffnungen. Durch diese fällt Licht auf die Photozelle. Die resultierenden Gleichstromänderungen werden auf zwei oszillographische Kanäle übertragen.

Diese Apparatur lieferte das Signal für die Strömungskurve und für das elektronisch integrierte Atemvolumen. Intrathorakale Druckschwankungen wurden mittels Oesophagussonde aus Polyäthylen über einen Druckwandler (ETM 32, Fa. Elema, Schweden) registriert. Mit einem Mingograph (81) der gleichen Firma ließen sich auch die Schalleistungen der Stimme synchron aufzeichnen. Als optimal — vor allem für die stimmliche Ausdruckgestaltung — wurde eine dem Atmungsrhythmus angepaßte Stimmgebung erkannt, weil sie der harmonischen Bildung, der Geräuschlosigkeit und der schnellen Lufterneuerung adäquat ist.

„Der Mechanismus der Ausatmung", so hat M. GARCIA in seiner „Art du chant" (1856) geschrieben, „besteht darin, daß man durch den Brustkorb und das Zwerchfell einen langsamen, stufenmäßigen Druck auf die mit Luft gefüllte Lunge ausübt. Die Bruststöße, das voreilige Fallenlassen der Rippen und die plötzliche Erschlaffung des Zwerchfelles würden die Luft im gleichen Augenblick entfliehen lassen".

Die obengenannten Verf. kommen zum Schluß, daß die atemrhythmisch angepaßte Phonation anlagemäßig vorhanden ist. Im Laufe der Entwicklung geht diese bei vielen Menschen durch exogen und endogen bedingte Fehlhaltungen verloren.

S. SMITH (1960) hat ein *Elektro-Aerometer* für phonetische Zwecke konstruiert, das 2 Systeme in einem Tubus enthält, das eine für die Ein-, das andere für die Ausatmung. Jedes System trägt ein Gummiventil, das sich entsprechend dem Wert der Luftströmung öffnet. Die Öffnungsweite wird elektronisch registriert. Der Apparat

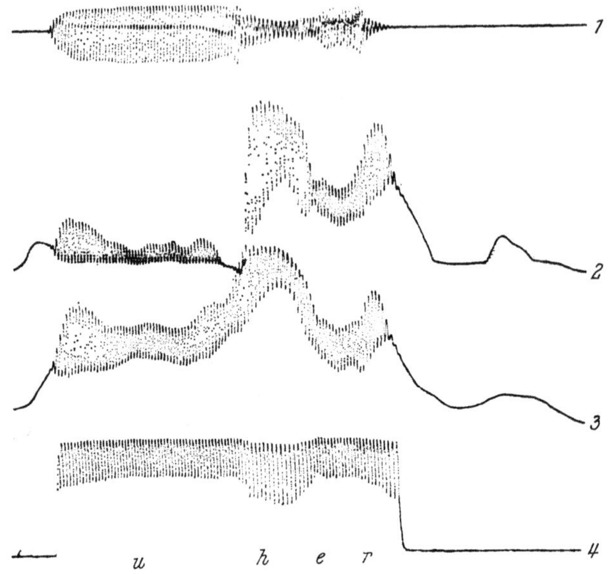

Abb. 7. Aerometerkurven nach S. SMITH.

1 Oszillogramm mit einem Kehlkopfmikrophon aufgenommen.
2 Exspiratorische und inspiratorische Luftbewegung, elektronisch auf der gleichen Linie aufgeschrieben.
3 Das gleiche für die Luftströmung des Mundes.
4 Intonation (nach S. SMITH). Der Apparat konnte dank der Forschungshilfe des nationalen Institutes für das Gesundheitswesen (Bosma) durchgeführt werden.
Aktuelle Problem eder Phoniatrie und Logopädie, Vol. 1, 1960, Basel: S. Karger, und persönliche Mitteilung.

arbeitet linear zwischen 15—125 cm/sek., kann aber auch außerhalb dieses Bereiches verwendet werden. Die Reaktionszeit der Ventile ist kleiner als 0,1 Sek. bei den größten Strömungsunterschieden und die Verzögerungszeit zwischen den beiden Ventilen soll kleiner als 0,01 Sek. sein. VAN DEN BERG (1962) hat Luftströmungsmesser angegeben, deren Einstellzeit bei 0,003 Sek. liegt. Er betont besonders, wie wichtig es sei, solche obengenannten Konstruktionen zu verwenden, die es erlauben, genaue Messungen der Schwankungen des mittleren Luftstromes im Zusammenhang mit der Tonhöhe synchron mit dem subglottischen Druck durchzuführen (vgl. Abb. 6 u. 7).

3. Die Atemtypen

E. BARTH (1911) hat zum ersten Mal die Vitalkapazität mit den Atmungstypen bei Sängern in Zusammenhang gebracht. Die für die Stimmleistung zur Verfügung stehende Luftmenge ist je nach der Ausdehnungsart des Brustkorbes bei den einzelnen Atemtypen (vorwiegend kostal, abdominal oder kostoabdominal) sehr verschieden. Gewöhnlich wird die Brust und Bauchatmung gleichzeitig ausgeführt. Dies fand ich denn auch bei spirometrischen Messungen an 50 Sängern unter pneumographischer Kontrolle mit dem Kymographen bestätigt. Es ist also richtig, die Gesangsschüler anzuhalten, in natürlicher Weise mit Brust und Bauch zu atmen, da ein ungemischter Atemtypus nicht vorkommt und daher eine spezifische Einübung etwas künstliches darstellt.

Bei der Bauchatmung senkt sich während der Einatmung das Zwerchfell. Das führt zu einer Vergrößerung des Vertikaldurchmessers. Das Zwerchfell kann sich auch kontrahieren, ohne daß die Rippen bewegt werden, wenn sie durch die

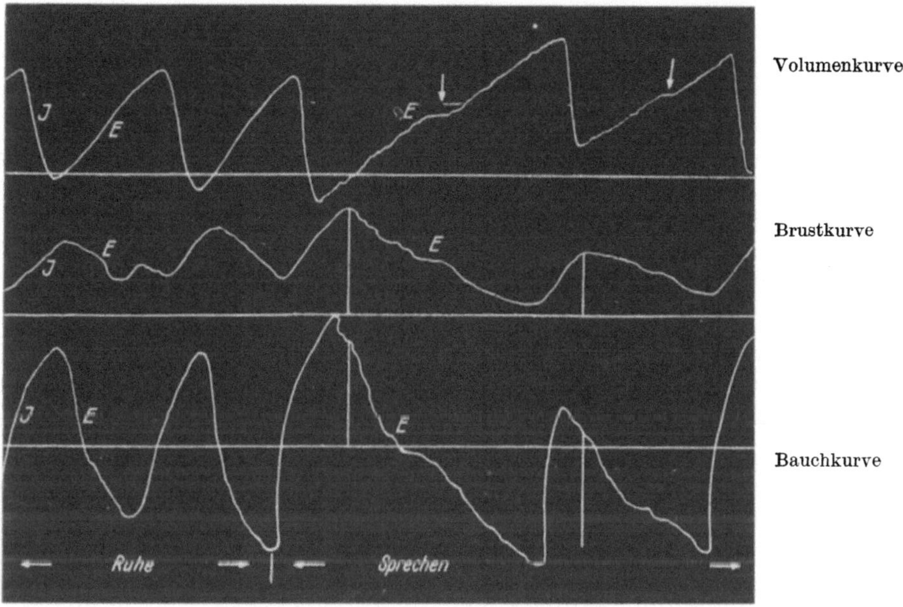

Abb. 8. Asynchronismus während des Sprechens.

Mm. intercostales und Mm. serrati posteriores fixiert sind (Braus). Dabei kommt es immer zu einer passiven Vorwölbung der Bauchdecken. Da die Muskelfasern des Zwerchfelles in dem Maße, wie diese nach unten tritt, verkürzt werden und an Kraft abnehmen, können nur durch gleichzeitig starke Hebungen der Rippen die Komplementärräume des Sinus phrenico-costalis ganz erweitert werden, weil dadurch das Zwerchfell an Hubhöhe gewinnt.

Bei forcierter Atmung setzt deshalb sofort die Rippenatmung ein: sie ist naturgemäß eine kostoabdominale Atmung. Wir wissen aber, daß der einzelne Mensch durch Übung mehr kostal, kostoabdominal oder ausschließlich abdominal atmen kann.

Vergleicht man bei der Ruheatmung synchrone Punkte der pneumographischen Kurve, so sieht man, daß die Bewegungen der Brust- und Bauchatmung zeitlich nahezu übereinstimmen. Sowie nun die Vp. zu sprechen beginnt, ändert sich das Verhalten der Kurve. Die Brustkurve wird dabei stärker beeinflußt: sie steigt noch, während die Bauchkurve bereits abfällt. Es besteht also *während des Sprechens normalerweise ein Asynchronismus* (Abb. 8). Die Brustkurve ist also außerordentlich empfindlich, wie dies auch bei der Hinlenkung der Aufmerksamkeit der Vp. auf den Atmungsvorgang festgestellt werden kann. Während die Bauchatemkurve dabei wenig verändert wird, sieht man die Brustkurve abflachen.

Die Registerübergänge zeichnen sich deutlich in den graphischen und volumetrischen Kurven der Atembewegungen ab. Die Fistelstimme benötigt wegen des unvollständigen Glottisschlusses mehr Luft.

4. Der Stützvorgang

Definition. Wichtig ist für den Sänger bei einer Höchstleistung die Atemstütze. Diese allein leitet eine gesangshygienische und ästhetische Atemregulierung, wobei durch eine bewußte Verlangsamung der Ausatmung, unter Kontrolle des Muskelempfindens und des Drucksinns, das Stützen der Tongebung erreicht wird (Nadoleczny).

Das *Stützen* (Appoggiare) zeigt die enge Verbundenheit der Atmung mit dem Kehlkopf und dem Ansatzrohr besonders eindrucksvoll.

Fast alle Autoren stimmen im wesentlichen darin überein, daß die Stütze die eigentliche Atemregulierung gewährleistet, wobei der Sänger bei der Ausatmung eine sogenannte „inspiratorische Spannung" als Widerstand empfindet.

R. Schilling erklärt das Stauprinzip derart, daß ein bestimmtes Spannungsverhältnis zwischen den antagonistischen Muskelgruppen der Ein- und Ausatmungsmuskulatur hergestellt wird. Das gilt allgemein auch für die Stütze.

Bei der Inspiration wird das Atemorgan während einer mehr oder weniger kurzen Zeitspanne vor der Tongebung potentiell aufgeladen. Beim Beginn der Stimmgebung wandelt sich dieser Spannungszustand in einen kinetischen Vorgang um. Dabei verschiebt sich das Spannungsverhältnis der verschiedenen Muskelgruppen in zahlreichen Abstufungen und in sehr verschiedener Reihenfolge. Der Spannungsgrad schwankt in weiten Grenzen: von der höchsten Stufe, wobei die Muskelkontraktion äußerlich ohne weiteres sichtbar und eventuell mit nachweisbarer Blutdrucksteigerung verbunden sind, bis zu den leichtesten, eben noch merklichen Spannungsgraden oder noch weiter bis zu der nur noch im Bewußtsein des Sängers sich abspielenden und mit der Tonvorstellung verbundenen Einstellungstendenz, die in den Muskeln zu einer von Nadoleczny pneumographisch nachgewiesenen motorischen Erregung führt. In diesem weiten Sinne deckt sich das Stauprinzip mit dem Appoggio. In manchen Fällen kann man nach Nadoleczny aus den pneumographschen Kurven herauslesen, daß der Ton gestützt wird.

Einteilung. Nach den Röntgenuntersuchungen von R. Schilling kann man zwei Stützarten unterscheiden, je nachdem die durch maximale Inspiration aufgespeicherten Luftvolumen zuerst von der Thoraxmuskulatur oder zuerst vom Zwerchfell freigegeben werden. Im ersten Fall verharrt das Zwerchfell noch längere Zeit (bis zu 8 Sek.) nach dem Beginn der Stimmgebung in der Einatmungsstellung, während der gehobene Brustkorb sich langsam senkt (Zwerchfellstütze). Im letzteren Fall bleibt der Thorax länger in der Inspirationsstellung stehen, während das Zwerchfell aufwärts steigt (Thoraxstütze). (Curry und Guthrie nannten diesen Typus „rib reserve".) Besonders beim Legato- und Stakkatosingen sowie auch beim Jodeln sieht man diese extreme Stützstellung.

K. Hartlieb (1952) hat auf die interessante Tatsache hingewiesen, daß sich der Vorgang der rhythmischen Sängeratmung durch ein auch von Bartholomew erwähntes Schallplattenexperiment akustisch demonstrieren läßt. So wie die Zeitlupe die Bewegungsvorgänge verlangsamt sehen läßt, kann uns eine mit verminderter Drehzahl laufende Schallplatte den akustischen Aufbau des Schwingungsvorganges in verlangsamter Entstehung zeigen. Das Sinken der Tonhöhe (eine Folge der in der Zeiteinheit auftretenden geringeren Zahl der Gesamtschwingungen) ist kein Hindernis, den rhythmischen Atemvorgang zu erkennen, da schon das Gefälle etwa einer Quinte den Atemvorgang sehr deutlich macht. Am besten eignen sich Sopran- und Tenorstimmen, während Alt- und Baßstimmen eine zu starke Verdunklung zeigen. Die für die Sängerstimme typische Ausatmung bringt das akustisch deutliche und einwandfreie Merkmal einer meistens gleichmäßigen Frequenz, aber einer mit wechselnder Amplitude schwingenden „akustischen Welle", die neben einer geringeren Schwankung der Tonhöhe besonders eine Schwankung der Tonintensität aufweist. Wenn man den rhythmischen Atemvorgang und die durch ihn bewirkten Klangerscheinungen beobachtet, so lassen sich einzelne besondere Phänomene der Sängerstimme gut verstehen. Für jede Stimme gilt die gleichmäßige strömende Ausatmung. Die Sängerstimme dagegen ist charakterisiert durch eine mit rhythmisch wechselnder Intensität verlaufende elastische Ausatmung, die eine dem Rhythmus entsprechende akustische Gliederung des Tones ergibt. Die Untersuchung einer größeren Anzahl von Sängerstimmen ließ eine mehr oder weniger stabile Schwankung der Frequenz zwischen vier und acht Perioden pro Sekunden erkennen.

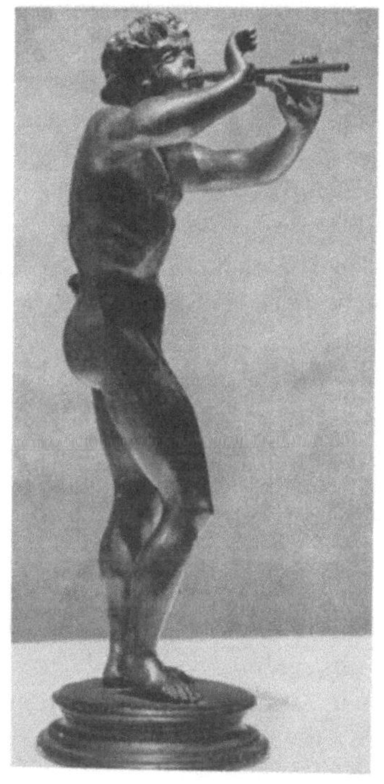

Abb. 9. Kopie eines die Schalmei spielenden Faunes aus dem Museum in Neapel. Man sieht deutlich an der antiken Skulptur, wie trefflich der Plastiker das Einziehen des Oberbauches bei der Atmung dargestellt hat. Aufnahme des Verf.

Ebenso kann die Amplitude des Atemstoßes zwischen „flach" und „weit ausholend" schwanken.

Die Beobachtung des rhythmischen Atemstoßes beim Sänger führt auch zum Begriff der Stütze. „Jeder auf dem rhythmischen Atem schwingende Ton ist gestützt." Sobald aber — was für die Stimmen *mit labilem Vibrato* typisch ist — die nicht automatisch und ebenmäßig verlaufende Bewegung von Zwerchfell und Glottis schwankt oder aussetzt, verliert der Ton die Stütze. Er wird „gerade" oder „bricht ab". Als Beispiel für das Schwinden der Stütze sei genannt: B. Gigli, Aida-Arie, hohes B am Schluß: der wellige Ton wird gerade und bricht ab (Electrola, DB 3225).

Eine neue Begriffsformulierung der Stützfunktion hat F. Winckel, in Zusammenarbeit mit einem Kollegium von Berliner Stimmbildnern gegeben. Auch er ist der Ansicht, daß die bisherigen Definitionen des Begriffs „Stütze“ unbefriedigend seien, und daß eine zentrale Bedeutung nicht genügend gewürdigt worden sei. Er schreibt: „Stütze ist der Halt, den die Einatmungsmuskulatur dem Zusammensinken des Atembehälters entgegensetzt“ (s. Abb. 9). Die Stütze dient dazu, den zur Phonation notwendigen subglottischen Atemdruck auf den kritischen Druck (optimaler Betriebsdruck) zu reduzieren. An dem Stützvorgang ist im allgemeinen die ganze Rumpfmuskulatur beteiligt. Das Schwergewicht liegt vornehmlich in der Brust-Flanken-Muskulatur. Wichtig ist der Hinweis auf die Klangveränderungen beim Mangel jener Spannkräfte. Wenn Abweichungen vom „optimalen Betriebsdruck“ auftreten, so verarmt das Teiltonspektrum wegen des zu geringen Gehaltes an Teiltönen. Die Stützversuche werden methodisch allerdings sehr verschieden durchgeführt. F. WINCKEL konnte in einem Fall (Sopran D) zeigen, daß die dritte Stütze („Tiefstütze“, „Tiefgriff“) eine deutliche Erweiterung des Spektrums bis zum neunten Teilton bringt. In diesem Zusammenhang sei auch ein Versuch einer geübten Sängerin erwähnt, die sich vornahm, während unserer Untersuchungen über den Atemvolumenverbrauch bei Schallmessungen, in der höchsten Tonlage (c‴, 1024 Hz) bei den üblichen dreistufigen Prüfungen, den Ton nicht zu sützen. Sie konnte die geforderte, sowohl in der Tiefe wie in der Höhe gleichzuhaltende Tonintensität nicht erreichen; der Ton brach sogar ab.

5. Die Atmung beim Lachen

Interessante pneumographische Untersuchungen führte G. HABERMANN (1955) beim lauthaften Lachen durch. Diese zeigten, daß bei der Lachatmung in der Ausatmungsbewegung ständig inspiratorische effektive Impulse einbrachen, so daß es, wie bei der spastischen Dysphonie, zu großen Unregelmäßigkeiten des Ausatmungsablaufes kam. Diese wurden zudem durch Unterbrüche und Lautstärkeunterschiede noch verstärkt. In der Monographie G. HABERMANNS findet man Angaben von lebhaften und unruhigen Bewegungen, Vertiefungen, Vergrößerungen der exspiratorischen Geschwindigkeitskurven. Daneben zeigen sich *Dikrotie und Polykrotie*, die in den Formenkreis der Atembewegung einzubeziehen sind.

MOORE und VAN LEDEN (1958) untersuchten so die variablen Schwingungsvorgänge der Stimmlippen während des Lachens mittels der Zeitdehner-Photokamera und vervollständigten so unsere Kenntnisse der Physiologie des Lachens.

Abweichungen der normalen Atmung fallen durch ihren besonderen Respirationstyp häufig bei einem Stimmkranken schon rein gehörsmäßig auf. J. PAHN macht in neuester Zeit besonders darauf aufmerksam, daß auf Grund funktioneller Störungen beim Singen und Sprechen im Kindesalter im allgemeinen jeder Gesangsschüler *seine Ausbildung unter Vorbelastung verschiedener Verspannungen beginne.* Es würden viele Gesangslehrer statt die vorhandenen Fehlleistungen zu korrigieren, ihre Schüler gleich mit schwierigen Übungen erziehen. Auf diese Weise sollen häufig funktionelle Stimmerkrankungen entstehen, die in *phoniatrischen Abteilungen* mitbehandelt werden sollten.

6. Der subglottische Druck und die Atmung

In seinem wichtigen Referat über neuzeitliche Forschungen der experimentellen Phoniatrie führt J. van den Berg (1962) aus, daß in der älteren Literatur Angaben über Tracheotomierte zu finden seien, deren subglottische Druckwerte mittels Wasser- oder Hg-Manometer geprüft wurden. Diese Instrumente hatten aber eine zu große Trägheit. Sie konnten nur mittlere Druckwerte während eines gehaltenen Tones angeben. Er und seine Mitarbeiter haben verschiedene Experimente bei Tracheotomierten mit normalen Kehlköpfen mittels eines speziell konstruierten Halsmikrophons durchgeführt, welches eine zuverlässige Anzeige des subglottischen Druckes bis 2000 Hz gestattete. Die Mittelwerte stimmten mit denjenigen früherer Forscher überein, erlaubten aber wegen der kürzeren Einschwingungszeit zusätzliche Einblicke in subglottische Druckschwankungen.

In der folgenden Zeit konstruierte J. van den Berg einen schmalen luftgefüllten Ballon, den er ohne Tracheostoma und relativ wenig Belästigung durch die Nasengänge in die Speiseröhre brachte und mit einem Manometer verband. Der Druck bei offener Glottis, wie auch während der Atmung und das gleiche Volumen in der Lunge, wurde als Bezugsdruck gebraucht. Die Zunahme des mittleren Oesophagusdruckes während der Stimmgebung ergab ein gutes Maß für den mittleren subglottischen Druck. Dies konnte mittels eines synchron angewendeten Katheters, der ebenfalls an ein Manometer mit der gleichen Einschwingzeit angeschlossen war und derselben Vp., durch den anderen Nasengang durch die Glottis hindurch mit der Mündung gerade unterhalb des Kehlkopfes eingeführt werden. Die Resultate stimmten mit denjenigen der älteren Autoren überein. Strenger, Draper, Ladefoged und Whitterridge (1957) bestätigten diese Befunde.

Viele Forscher haben akzeptiert, daß mit steigendem subglottischen Luftdruck auch eine Tonerhöhung im Kehlkopf eintritt. Dunker und Schlosshauer messen dem subglottischen Druck in bezug auf die Tonhöhenbewegung wenig Bedeutung bei. Es ist noch hinzuzufügen, daß R. Husson und Mitarbeiter auf Grund von Tierversuchen die Ansicht vertreten haben, daß die Tonerzeugung direkt durch Nervenimpulse bestimmt werde und der subglottische Druck nur die Intensität der Stimme steuern würde (S. Kap. F. Winckel).

Einen ganz neuen Weg beschritt N. Isshiki (1961). Er verwendete eine 5 cm lange Nadel mit einem Innendurchmesser von 1 mm, die er bei gesunden Vp. durch die Haut in die Luftröhre steckte, wobei ihre schiefabgeschnittene Fläche nach unten schaut. Die Nadel wurde mit einem 1,5 m langen Gummischlauch mit einem Lumen von 6 mm, der zu einer Metalltrommel führte, verbunden. Diese Kapsel war speziell dazu konstruiert worden, eine geringe Trägheit und eine möglichst große Linearität des Frequenzumfanges aufzuweisen. Durch Eichung konnte erreicht werden, daß der Druckwert fast unabhängig von der Größe der verwendeten Nadel war, wenn ein konstanter Druck während einer bestimmten kurzen Zeit andauerte. Die Fehlerquellen, die sich daraus ergaben, betrafen lediglich die zeitliche Verzögerung, d. h. die verzögerte Aufschreibung des Druckes im Bereich von 0,05 bis 0,2 Sek. Aus diesem Grunde wurden hohe Frequenzschwankungen des subglottischen Druckes im Zusammenhang mit der Tonhöhe bei der Anwendung der Nadel nicht aufgeschrieben.

Es wurde ein Quecksilber-Kondensor-Manometer verwendet, welches eine lineare Beziehung zum Druck aufweist. Auf diese Weise konnte, wie dies auch frühere Untersucher fanden, nachgewiesen werden, daß im allgemeinen *die Tonhöhensteigerung mit einem Druckanstieg parallel ging*, nämlich dann, wenn die *Intensität der Stimme* (gemessen in phon) *konstant* gehalten wurde. Es war interessant festzustellen, daß bei zu tiefen, schwierig zu bildenden Tönen, der Druck ausnahmsweise höher ausfiel als bei hohen Tönen, bei gleicher Intensität der Stimme. Wurde die gleiche Tonhöhe festgehalten, so ergaben sich bei zunehmender Stimmintensität höhere Druckwerte.

Es zeigt sich, daß bei der Steigerung der Tonhöhe die Luftströmung zunimmt, nämlich dann, wenn die Stimmlippen relativ wenig gespannt sind. Stehen die Stimmlippen unter einer starken Spannung, so kann der erhöhte Luftstrom jedoch eine *Verminderung* der *Tonhöhe* erzeugen, besonders etwa bei den Registerbruchstellen zwischen Kopf- und Falsettregister. Diese Feststellungen zeigen eine gewisse Ähnlichkeit mit den Untersuchungen von F. WETHLO am künstlichen Kehlkopf (vgl. S. 37).

Schließlich sei erwähnt, daß der Physiologe M. HAST (University Columbus, Ohio) bei Tierversuchen ebenfalls feststellte, daß die Grundfrequenz der Stimme, signifikant mit jeder Zunahme des subglottischen Druckes zunahm.

II. Pathologie der Atmung

1. Störungen der Singatmung

Um sich ein Urteil über die Stimmleistung eines Sängers zu bilden, muß man systematisch die Respirationsbewegungen während des Singens beobachten, um sie mit der Stimmqualität in Beziehung zu bringen. Es wird von den Laryngologen leicht übersehen wie häufig mangelhafte Atmung an einer Stimmstörung schuld ist. Im Gegensatz dazu wenden die meisten Gesangspädagogen der Atemführung ihre besondere Aufmerksamkeit zu, da sie ihre große Bedeutung nicht verkennen. Auch J. TARNEAUD, der als früherer Laryngologe des Musik-Konservatoriums in Paris ausgedehnte Erfahrungen sammeln konnte, hat erneut bestätigt, daß nur wenige Sänger während des Singens richtig zu atmen verstehen. Gesangsschüler, die nach zwei- bis dreijährigem Gesangsstudium eine wirklich gute Atemführung zeigen, sollen kaum 25% übersteigen. Sogar bei berühmten Sängern beobachtete er auffallende Fehler der Atemführung.

a) Funktionelle, gewohnheitsmäßige Störungen der Singatmung

1. Das übermäßige Anheben des Brustkorbes. Bei diesem häufigen Fehler hat man den Eindruck, daß die Luft den Brustkorb plötzlich und übertrieben füllt. Auf diese Weise kommt eine krampfhafte Kontraktion der Bauchmuskeln zustande, wobei der Sänger eine steife Gesamthaltung einnimmt. Dadurch schwellen die Venen des Halses an, während die Muskeln des Halses sich anspannen.

2. Die sogenannte umgekehrte Exspiration. Während bei einer korrekten Atmung der Sänger die Bauchwand beim Singen nicht nach vorn weichen läßt, da er sonst den Atem nicht genügend stützen kann, zeigen gewisse Sänger, entsprechend dem allmählichen Ausströmen der Atemluft, eine immer stärkere Vorwölbung der Bauchwand. Vor dem Röntgenschirm kann man ein unregelmäßiges Steigen des Zwerchfelles beobachten. Es ist begreiflich, daß solche Sänger schließlich detonieren und beim Singen rasch ermüden.

3. *Die Steifheit der Bauchmuskulatur.* Im Bestreben, möglichst ausgiebig zu stützen, kontrahieren manche Sänger die Bauchmuskulatur zu stark und singen mit maximal eingezogenem Bauch, was also gerade das Gegenteil des vorher beschriebenen Fehlers bedeutet. Jede Steifheit der Bauch- und Brustmuskulatur aber führt zu einem gepreßtem Atem. Der Gesang wird infolgedessen wenig konstant, die Höhe erklingt unsicher und abgeschnürt.

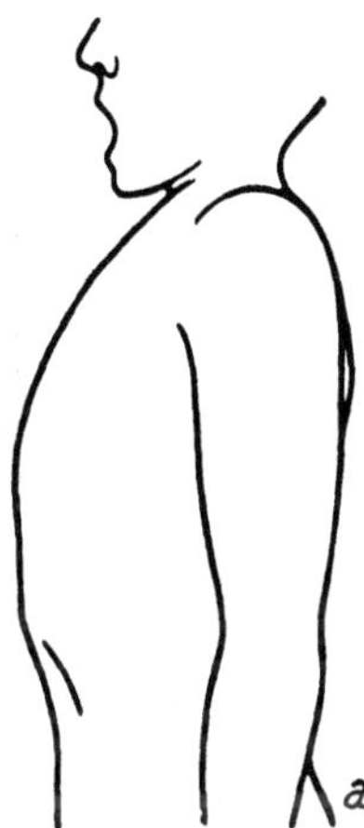

Abb. 10a. *Falsche* Stellung des Körpers während des Singens. Der Brustkorb und die Schultern sind übermäßig gehoben. Die Brust ist aufgeblasen. Die Thoraxwände und die Bauchmuskulatur werden steifgehalten und der Hals sieht verkürzt aus. Die Bewegungen des Kehlkopfes werden behindert.

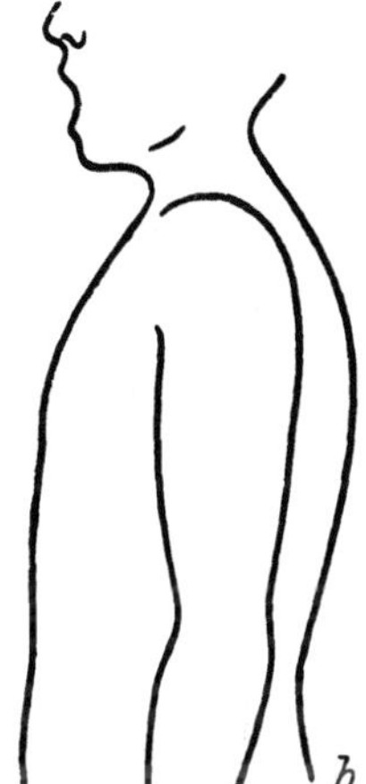

Abb. 10b. *Richtige* Stellung des Körpers während des Singens, keine Steifheit der Brust- und Bauchmuskulatur. (Nach J. TARNEAUD, Le chant, sa construction, sa destruction, 1946.)

4. *Die Schwäche der Bauchwandmuskulatur*, die besonders bei Frauen beobachtet wird, ist eine Folge von Fettleibigkeit, einer Eingeweideptose, einer Rektusdiastase nach einer Schwangerschaft oder einer Bauchoperation. Auch in diesem Fall wird zur Kompensation das zu starke Zusammenziehen der Brust-, Hals- und Gesichtsmuskulatur eintreten. Der Ton wird unsicher und tremolierend.

5. Im Rahmen der vier Umkreise *körperlicher Verspannungen* (Hals, mimische Muskulatur, Ansatzrohr, Stimmeinsatz [nach FRÖSCHELS, KRECH, ORTHMANN, TROJAN, WEISS u. a.]) sei besonders auf die allgemeinen körperlichen Verspannungen, Mitbewegungen, nervöse Reaktionen, Fehlhaltungen des Kopfes und hörbare Atmung hingewiesen.

NADOLECZNY (1923) hat die Atembewegung beim Singen einfacher Töne sowie von Tonleitern und musikalischen Phrasen an zahlreichen Sängern und Sängerinnen studiert. Was *die Form der Atemkurven* anbelangt, so beobachtet man bei guten Sängern ebenmäßig und schön absteigende, bei schlechteren steil abstürzende, unregelmäßige Kurven, wobei jedoch die Vortragsart berücksichtigt werden muß. *Anzeichen der Atemstütze gehen meist hohen Tönen voraus.* Zur Beurteilung der *Qualität der stimmlichen Leistung* ließen sich aber aus den Berechnungen der relativen Dauer, der Höhe und mittleren Geschwindigkeit der Atembewegung nur insofern Anhaltspunkte gewinnen, als das allzu starke Überwiegen der Brustatmung unter fast völliger Ausschaltung der Bauchmuskulatur nicht als Zeichen *guter technischer Singleistung* angesehen werden kann. Die überwiegende Mehrzahl der Sänger atmet mit der Brust etwas schneller als mit dem Bauch, wie denn auch die vom Bewußtsein stark abhängige Brustatmung bei der ersten Inspiration überwiegt. Synchronismus beider Atemkurven ist beim Singen selten.

b) Organische Störungen der Atemfunktion

Zunächst seien einige Beispiele von Stimmstörungen infolge Mängel organischer Natur der Atemfunktion angeführt, welche die Wichtigkeit der Zusammenarbeit des Phoniaters mit dem Internisten deutlich zeigen:

Fall 1: B. Elisabeth, 27 Jahre, hatte bei ihrer Gesangsausbildung die größten Schwierigkeiten in der Höhe bei stärkerer Belastung. Sie wurde als Rhythmik- und Gesangslehrerin für die Schule ausgebildet. Eine Untersuchung während der Ausbildungszeit ergab folgenden Befund:

Nasenrachenorgane: o. B., *Kehlkopf:* die Stimmlippen sind glatt und von normaler Farbe. Sie bewegen sich beidseits gleich. Der Stimmritzenschluß gelingt in der Tonlage der Sprechstimme vollständig. Die Stimmlippen sind mittellang, etwas schmal, keine weiten Morgagnischen Räume. Stimmumfang d bis f^2, die höheren Töne klingen gepreßt und unrein; *mittlere Sprechstimmlage:* h; Registerübergang Bruststimme/Kopfstimme ohne krankhaften Befund.

Verlauf: Zwei Jahre später erschien Frl. B. wieder zur Kontrolle. Die Stimme hatte sich recht und schlecht gehalten. In der Höhe beim üblichen Schulgesang bestanden weiter Schwierigkeiten. Das Kommandieren beim Turnen belastete sie körperlich in keiner Weise. Es bestand ein leichtes Trockengefühl im Rachen. Entzündliche Erscheinungen in den oberen Luftwegen fehlten auch dieses Mal vollständig. Die Kopftöne klangen deutlich überhaucht und wurden abgeschnürt. Bei der Kehlkopfspiegelung fanden sich beide Stimmlippen im vorderen Drittel leicht verdickt, so daß von flach aufsitzenden Knötchen gesprochen werden konnte. Nach zweimonatiger Stimmruhe und harmonischer Vibration bildeten sich diese aber vollständig zurück.

Das gleiche wiederholte sich in jedem Semester, besonders dann, wenn sie infolge gehäufter Turnstunden die Stimme beim Kommandieren besonders belasten mußte. Die Kommandostimme wurde richtig gesetzt und nach dem Unterricht bemerkte sie keine Zeichen von Müdigkeit der Stimmorgane. Es war keine Frage, daß die Schwierigkeit in der falschen Atemtechnik zu suchen war, nach welcher auch ihr Gesangspädagoge fahndete.

Die *Lungenfunktionsprüfung* in der medizinischen Poliklinik (früherer Dir. Prof. Rossier) ergab folgende Werte: *Spirometrie:* Grundumsatz normal. Hyperventilation bei langsamer Frequenz. Inspiratorische Atemlage (Komplementärluft vermindert), Vitalkapazität und Atemgrenzwert normal. *Lungenfunktion:* Alveoläre Ventilation nur wenig über der Norm. Starke Totraumerhöhung.

Beurteilung: Die inspiratorische Atemlage und die Totraumerhöhung sprechen für das Vorhandensein eines Effort-Syndroms im Sinne einer Atemneurose.

Fall 2: Frau K., 35 Jahre, bereits vor elf Jahren wurden neben chronisch entzündeten Tonsillen in der otolaryngologischen Poliklinik (früherer Dir. Prof. Dr. Nager) als Grund einer bestehenden Heiserkeit im vorderen Drittel der Stimmlippen sitzenden Knötchen erkannt. Nach der Tonsillektomie litt die Pat. häufig an starker Trockenheit im Hals, hustete viel und räusperte sich oft. 1945 wurde in der medizinischen Poliklinik (früherer Dir. Prof. Dr. Rossier) eine asthmoide Bronchitis festgestellt. Laryngologisch erneut ein Stimmknötchen (rechts). Die Probeexzision zeigte histologisch eine von mehrschichtigem, nicht verhorntem Plattenepithel bedeckte Schleimhaut. Im subepitheliaden Bindegewebe fanden sich Schleimdrüsen und mitteldickrandige Gefäße (Pathol. Institut der Universität Zürich, früherer Dir. Prof. v. MEYENBURG). Seit dieser Maßnahme blieb die Stimme weiter immer belegt.

Befund: Nase: Septumdeviation nach links, Schleimhaut trocken. *Rachen:* Status nach Tonsillektomie, die Rachenhinterwand sieht trocken aus. *Kehlkopf:* beidseits flache, kleine Stimmlippenknötchen im vorderen Drittel. *Phonetische Untersuchung:* Stimme heiser, Stimmumfang: d bis a'; mittlere Sprechstimme: ais. Tonhalten 14″ auf Vokal [o] piano.

Stroboskopie: Unregelmäßige Schwingungen beider Stimmlippen, die abwechseln. Der Rand der Stimmlippen ist unscharf.

Die internistische Untersuchung ergab eine *herabgesetzte Vitalkapazität* und ein *Vitium cordis* (med. Poliklinik).

Hier sei besonders das *Lungenemphysem* genannt, das schon manchen Sänger im fortgeschrittenen Alter zur vorzeitigen Aufgabe der Bühnentätigkeit gezwungen hat. Der Ausdruck „Emphysem" leitet sich vom Griechischen Aufblähen, Aufblasen ab und bezieht sich auf sämtliche Zustände von vermehrter Luftfüllung bzw. Luftansammlung. Das Lungenemphysem im engeren Sinne geht auf den vermehrten Luftgehalt des Alveolarraumes zurück. Liegt dazu noch ein Substanzverlust vor, so spricht man vom *chronisch-substantiellen Emphysem.* Das Emphysem ist nach K. LOTTENBACH (1956) in irgendeiner Form eine obligate Begleiterkrankung fast sämlicher Lungenaffektionen, insbesondere aber chronisch indurativer Prozesse (als Folge zunächst kompensatorisches Emphysem; später kommt es zum Substanzverlust durch Überdehnung).

Ob man dafür die verstärkte funktionelle Belastung des Atemapparates durch körperliche Arbeit — in unserem Falle das forcierte Atmen beim Singen (Effort-Syndrom) — als ätiologischen Faktor annehmen darf, ist nach wie vor fraglich; es fehlen einschlägige statistische Untersuchungen. Dabei wäre die Familienanamnese von höchstem Interesse, weil dadurch ein mögliches primär existentes degeneratives Merkmal eruiert werden könnte. Innige Zusammenhänge bestehen zwischen chronischer Bronchitis, bzw. bronchospastischen Zuständen und Emphysemen. R. CHRISTIE (1934) konnte zeigen, daß von 72 autoptisch kontrollierten Emphysemfällen, 67 eine Vorgeschichte von chronischem Muster aufwiesen. Als objektive Zeichen findet man in den Frühstadien *Dyspnoe* bei körperlicher Belastung, in einem späteren Zeitabschnitt bereits Ruhedyspnoe. Der Husten ist Ausdruck der begleitenden Bronchitis.

Es ist hinzuzufügen, daß seit langer Zeit eine angepaßte *Atemgymnastik* (HOFBAUER) neben der ev. antiallergischen, antiinfektiösen Therapie durchgeführt wird. Das Ziel der aktiven vom Patienten selbst intendierten gymnastischen Maßnahmen besteht darin, die inspiratorische Ruhelage rückgängig zu machen, die Atemexkursionen zu vergrößern und die Koordination der Atemmuskulatur zu verbessern.

Die Krankengeschichten demonstrieren, daß unter den Fällen von Stimmlippenknötchen eine Gruppe abzutrennen ist, bei der die objektive Lungenfunktionsprüfung bereits in der Ruhelage oft einen stark gestörten Atemmechanismus aufdeckt. Die Fälle sind begreiflicherweise hartnäckig. Wenn auch nach wie vor die stimmliche Überlastung im Vordergrund steht, so zeigt auch hier die genaue Untersuchung, wie sich die Atmung mit dem Schwingungsmechanismus des Kehlkopfes verbindet. Bei solchen Stimmkranken sollte eine genaue Lungenfunktionsprüfung durchgeführt werden. Noch genauere Einblicke in diese Zusammenhänge gestattet jedoch die allerdings technisch schwieriger durchzuführende Beobachtung der spirometrisch registrierten Atemfunktion mittlerer Atemvolumen während der Stimmgebung.

Genaue spirometrische Untersuchungen zahlreicher Patienten zeigen, daß es nicht immer die falsche Atemtechnik ist, die eine Stimmstörung verursacht. Manchmal liegen konstitutionell bedingte Atemstörungen vor, z. B. spastisch-funktionelle Zustände im Kehlkopf. Wichtig ist, daß der Phoniater diese nicht übersieht, da diese Kenntnis sowohl den Sänger als auch den Stimmpädagogen vor Enttäuschungen bewahrt.

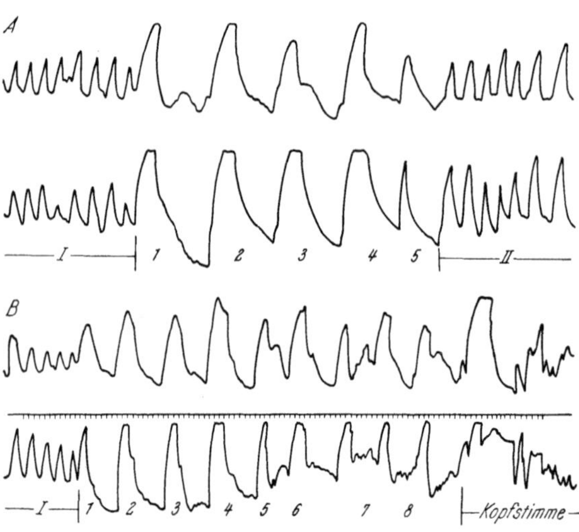

Abb. 11. Die Kurven A und B folgen einander. Die obere bezieht sich auf die Brustatmung, die untere auf die Bauchatmung.

Pneumogramm von Enrico Caruso, aufgenommen am 1. Juli 1911 von Dr. Biaggi, HNO-Arzt in Mailand. G. Panconcelli-Calzia (1956) schreibt dazu: „Caruso (1873—1921) war von Natur aus Bariton und hatte sich durch gewaltsame Kunstgriffe zum Tenor ‚emporgearbeitet'". Dieses widernatürliche Verhalten rief mit der Zeit Sängerknötchen hervor.

Aus: Nova Acta Leop., Neue Folge 18, Nr. 123, p. 27. Leipzig: Joh. Ambrosius Barth, 1956.

Ein historisches Beispiel eines Pneumogrammes des großen Enrico Caruso hat Dr. Biaggi (1911) gegeben, welches den Verfall der Atemkontrolle bei *Stimmknötchen* zeigt. In der gürtelpneumographischen Kurve sieht man die erhöhte Frequenz der Ruheatmung (siehe Abb. 11, A, I. Teil der Kurve) und die unregelmäßigen Brustbewegungen im Brustregister (A, 1—5). Beim Kopfregister (B, 1—8) werden die Kurven sowohl der Brust als auch des Bauches vollständig unregelmäßig, mit dikrotischen Bildungen, wiederholten Ansätzen und unmäßigen Bewegungen. Schließlich, im Kopfregister, wird die Atmung vollständig regellos, auseinandergerissen und zitternd (B, rechts).

In seinen Schallplattenbeispielen gestörter Atmung gibt J. Schmidt-Voigt (1963) auch instruktive Beispiele des nervösen Atemsyndroms und der Atembeklemmung beim *Effort-Syndrom* wieder. Verschiedenste Beispiele bei den geläufigsten Veränderungen der Atmung sollen zeigen, wie sehr klinische Diagnose und Differentialdiagnose solcher Störungen allein durch den Hörbefund als einem wegweisenden Leitsymptom möglich sind.

Weitere Fälle, die kurz geschildert seien, konnten *tomographisch* erfaßt werden: Sänger X, Tenor, Dilettant, 20 Jahre. Die Tomogramme beim Falsetton (g^1) und beim Vollton der Kopfstimme sind im Arch. f. Ohren-Nasen- und Kehlkopfheilkunde Bd. 155, H. 5, 516—517 (1949) abgebildet. Dieser geübte Sänger zeigte im Tomogramm beim Singen des Volltones (g^1) jedesmal ein Vordrängen der linken Taschenfalte.

Laryngologisch ist der Verlauf der linken aryepiglottischen Falte auf der linken Seite steiler als auf der rechten und auch der Aryknorpel erscheint stärker nach innen gedreht, so daß die Asymmetrie nicht zu verkennen ist. Die stärkere Anspannung beim Singen äußert sich akustisch in matten, etwas abgeschürten Tönen. Die Stroboskopie deckt denn auch einen (scheinbaren) Stillstand der linken Stimmlippe in dieser Stimmlage auf, während beim Falsetton die Randschwingung beidseits einwandfrei vor sich geht. Tomographisch wies der Sänger beim Falsetton auf gleicher Tonhöhe (gleicher Vokal — offenes „a") ganz normale Verhältnisse auf. Bei dieser Vp. zeigte die Messung des Atemvolumens pro Sekunde bei festgelegter Stimmintensität (10 Skalenteile) beim Ton h 52,5 cm³, beim d′ 52,5 cm³, beim g′ 82,5 cm³. Wurde die Intensität des Schwelltones gesteigert (15 Skalenteile), so kam der paradoxe Atemverbrauch noch deutlicher zum Ausdruck. Beim Ton h 73 cm³, beim d′ 109 cm³ und beim g′ 92,5 cm³ pro Sekunde. Bei einer Sängerin Y, Mezzosopran, die seit langem ein auffallendes Tremolo der Singstimme zeigt, konnten folgende Werte festgestellt werden: (10 Skalenteile) bei a 155 cm³, bei f′ 170 cm³ und beim c″ 320 cm³. Die Sängerin machte auch die Angabe, daß ihr die hohen Töne nicht gut gelängen. Ein weiterer Fall betraf einen Bassisten Z., dessen Stimme ein auffallend starkes Vibrato, besonders in der Mittellage aufwies. Die Werte waren bei a 330 cm³ pro Sekunde (10 Skalenteile) g 410 cm³, c^1 335 cm³ pro Sekunde. Dieser Sänger, der im Chor singt, soll, wie er sagte, belehrt worden sein, daß man für höhere Töne *mehr* Luft brauche! Hier ergeben sich Zusammenhänge mit der von K. Hartlieb beobachteten „rhythmischen Atemwelle der Sängerstimme", wobei dieser Autor mit Hilfe der Schallplatte in solchen Fällen allerdings nur die akustischen Erscheinungen erfaßt.

Hier zeigen auch bereits die tomographischen Untersuchungen, welche Fehlhaltungen in bezug auf die Stellung des Kehlkopfes und der Wirbelsäule bei ungeübten Sängern und andererseits bei hervorragenden Künstlern im Röntgenbild bestehen, allerdings ohne entsprechende Atemregistrierungen (vgl. S. 134).

2. Störungen der Sprechatmung

Mannigfaltig sind die Ursachen der Atemstörungen, welche die Stimme und Sprache beeinflussen. Im Vordergrund stehen natürlich alle *raumbeengenden Prozesse* der Lunge, die ohne weiteres die Atemnot deutlich werden lassen. Weniger offensichtlich zeigen sich diejenigen Krankheitsprozesse im Brustkorb, die mehr oder weniger funktioneller Natur sind. Charakteristisch ist in erster Linie bei solchen Krankheiten (z. B. bei *Lungenemphysem*, bei *Bronchialasthma* und bei *Gefäß-* und *Herzerkrankungen*) die *Herabsetzung der Vitalkapazität*, oder aber bei normaler Vitalkapazität eine *herabgesetzte Exspirationsstärke* (Hadorn). In die gleiche Gruppe gehört die Stimmschwäche („Pseudo-Asthénie Vocale"), wie sie bei *Basedow* und bei der *Addison*schen Nebennierenschwäche beobachtet werden. Auch hier wird eine Abnahme der V. K. in einer wesentlichen Abhängigkeit von der Schwere der Erkrankung festgestellt. Das *Tonhalten* (z. B. auf dem Vokal o) ist bei diesen Fällen entsprechend stark verringert, obwohl die Stimmritze keine abnorme Weite (etwa infolge einer Lähmung) zeigt.

Aber nicht nur in der Lunge oder deren Umgebung kann die Ursache der Atemveränderung liegen. Auch im weiteren Verlauf des Luftstromes können sich

Hindernisse einstellen und die Stimmgebung stören. So bewirken *Lähmungen des Kehlkopfes* außerordentlich deutliche Veränderungen der Atmung: einmal dadurch, daß sich die Stimmlippen bei der Stimmgebung nicht aneinanderlegen, wobei unter starker Heiserkeit oder vollständiger Tonlosigkeit der Stimme viel zu viel Luft entweicht. Der Patient muß viel häufiger als normal Luft schöpfen, was außerordentlich ermüdet. Ein Patient mit Rekurrensparalyse, bei welchem sich die gelähmte Stimmlippe in Intermediärstellung befindet, weist also eine *Polypnoë* auf. Andererseits können bei der Unfähigkeit der Stimmlippen, beim Ausatmen auseinander zu weichen (doppelseitige Postikuslähmung), Stauungserscheinungen eintreten, die ihre Wirkung auf das Herz haben, so daß man gezwungen ist, bei hochgradiger Atemnot den Luftröhrenschnitt auszuführen und eine Kanüle einzulegen. Dies sind einzelne Beispiele aus dem Gebiet des Halses. Dann sei aber noch die nächst höhergelegene Region, die so augenfällige Gaumenspalte mit dem offenen Näseln, erwähnt, wobei die Patienten infolge des zu starken Luftabflusses durch die Nase an dauerndem Luftverlust leiden und daher auch bei der Artikulation ebenfalls häufiger als normal atmen müssen. Aber auch Atemveränderungen können eintreten, die in einer *Störung des Zentralnervensystems* ihren Ursprung nehmen. Am bekanntesten sind die überaus schweren Atemstörungen der *Stotterer*, die in den ausgeprägten Fällen nie vermißt werden. Wenn wir sie experimentell untersuchen, so finden wir beim Stottern, auch wenn keine Sprechstörung mehr beobachtet wird, eine Störung des Zusammenspiels der Brust- und Bauchatmung, welche sich folgendermaßen umreißen lassen:

1. Ein *abnormer Synchronismus* der Atemkurven unterscheidet diese von den üblichen Verlaufsformen; dabei wird oft ungewöhnlich tief eingeatmet.

2. *Tonische Atemstillstände* unterbrechen den normalen Atemablauf. Sie treten sowohl in der Ein- als auch in der Ausatmungsstellung auf.

3. *Klonische Unruhebewegungen* sind ebenfalls sehr häufig.

Darunter versteht man krampfartige, in einem Rhythmus zuckende, auf- und abgehende Bewegungen der Atemkurve.

Leichtverständlich ist, daß die Kurven bei ein und derselben Person nicht immer gleich ausfallen. Man kann daher die Atemkurve nicht zur Bewertung eines Stottererfalles heranziehen, höchstens wäre aus einer durchschnittlichen Kurve zu Beginn und am Schluß der Behandlung ein gewisser Schluß zu ziehen. Die Verkrampfung der Atmung zeigt sich oft auch beim Tonhalten, das bei Stotterern manchmal stark verkürzt ist (z. B. 4 bis 5″), aber dann rasch unter der Suggestion und Übung steigt. Die V. K. ist aber normal.

Die Atemstörung des Stotterns kann auch *röntgenologisch* am Zwerchfell beobachtet werden, wie dies R. SCHILLING als erster festgestellt hat. Beim Patienten hört man das oft keuchende Einatmen und das hauchende Ausatmen, man sieht den krampfhaften (tonischen) Atemstillstand und das Pressen, das meist unter den verschiedensten Mitbewegungen der Gesichts- und Extremitätsmuskeln vor sich geht. *Dabei ist die Ruheatmung vollständig ungestört.*

Eine ähnlich gelagerte Atemstörung beobachten wir bei der ziemlich seltenen, sogenannten *spastischen Dysphonie,* einer krampfartigen Stimmstörung beim Sprechen, wobei die betonten Vokale in zwei sakkadierten Stößen (i-ich, ha-abe) hervorgebracht werden. Der Kehlkopfbefund ist normal. Das Singen macht gewöhnlich keine Schwierigkeiten. Pneumographische Registrierung des Atemvorganges von NADOLECZNY und J. BERENDES (1930) deckten zahlreiche pathologische Erscheinungen auf. Sie fanden z. B. stoßartige Luftverschwendung, Brusthochatmung u. a. Man kann also sagen, die spastische Dysphonie sei eine Koordinationsstörung des gesamten Respirations- und Phonationsapparates.

Schon früh wurde auch auf die wesentlichen Unterschiede der Atmung bei Vollsinnigen und *Taubstummen* hingewiesen (GUTZMANN, STERN (1912), PARTKE u. a.). SOKOLOWSKY konnte an Hand von Aufnahmen mit dem Gürtelpneumographen nachweisen, daß die Kurven durchaus einen ataktischen Eindruck machen und eine erhebliche phonatorische Luftverschwendung verraten. Da der Sprech- und Singvorgang beim normalen Kinde automatisch abläuft, bedeutet dieser für den Taubstummen eine große Anforderung an seine Willens- und Vorstellungskraft. Das zweite Moment für die häufige Stimmstörung der Taubstummen bildet die fast durchwegs zu hohe Sprechstimmlage des Taubstummen.

A. MITRINOVITCH (1937) hat an 100 taubstummen Kindern mittels der Atemregistrierung und Röntgenuntersuchung die Atemstörungen bei den Taubstummen bestätigen können. Vor allem entdeckte die Autorin bei der Durchleuchtung, daß die beiden Diaphragmahälften sich nicht symmetrisch bewegen. Die pathologischen Erscheinungen sind bei der angeborenen Taubstummheit stärker ausgeprägt als bei der erworbenen. Bei der erworbenen Taubstummheit hängt ihr Ausmaß von Dauer und Grad der Taubstummheit ab.

Vergleichende phoniatrische, röntgenkymographische und ventilatorische Untersuchungen an hörenden und gehörlosen Vp. während der Ruhe und während des Sprechens haben in neuester Zeit BRANKEL, O., HARMS, H., ORTHMANN, W. und RODEWALDT, G. durchgeführt (1965).

Oszillographische Untersuchungen der Brust- und Bauchatmung beim Sprechen zeigten, daß taube männliche Vp. eine um 30% und weibliche eine um 75% höhere Anzahl der Atemzüge gegenüber den normalhörenden Versuchspersonen aufwiesen. Die Unregelmäßigkeit der Atemzüge beim lauten Lesen war bei den Ertaubten vielmal stärker als bei den Normalhörenden. Die Röntgenkymogramme des Zwerchfelles von relativ gutsprechenden Ertaubten wichen nicht sehr von den Röntgenkymogrammen von gutsprechenden normalhörenden Versuchspersonen ab. Bei schlechtsprechenden Tauben wies das Zwerchfell größere Spasmen auf. Bei diesen Vp. wird stets eine übermäßige Luftverschwendung beim Sprechen beobachtet. Die Untersuchungen der Ventilation und des Gaswechsels hörender und tauber Vp. ergaben, daß das Atemminutenvolumen von Hörenden und Tauben beim Sprechen abnimmt; unterschiedlich waren jedoch das Atemhubvolumen und die Atemfrequenz. Während beim Hörenden das Atemhubvolumen steigt und die Atemfrequenz abnimmt, liegen die Verhältnisse beim Tauben genau umgekehrt. Der Gaswechsel ist bei Normalhörenden während der Ruhe und während des Sprechens unterschiedlos. Beim Tauben sinkt der Sauerstoffverbrauch während des Sprechens um etwa $^1/_4$ des Ruhewertes.

An dieser Stelle sind auch die wertvollen pneumotachographischen Untersuchungen von ISSHIKI und H. VON LEDEN (1964) *bei Heiserkeit* zu nennen.

Bei 36 gesunden Vp. wurde mittels eines im Munde bei verschlossener Nase gehaltenen Rohres, das zum Pneumotachographen führte, das Atemvolumen gleichzeitig mit Schalldruck der Stimme registriert. Da die meisten Patienten mit Stimmstörungen nicht fähig waren, eine verlangte Intensität und Tonhöhe innezuhalten, wurde dazu übergegangen, „die am leichtesten zu bewerkstellenden Tongebungen" zu prüfen. Bei den genannten gesunden Vp. fanden die Autoren 76—182 cm³ pro Sekunde. Die Spanne der Luftströmung für extreme Werte (tiefe und hohe Töne als Grenzwert) variierten zwischen 60—62 cm³/Sek. bei Männern und 315—34 cm³/Sek. bei Frauen. Diese Werte wurden mit dem im Munde festgehaltenen Rohr erreicht; bei Anwendung einer Maske fielen die Resultate besser aus, weil dann die Stimmgebung leichter zu beherrschen ist.

In pathologischen Fällen mit (*einseitiger Stimmlippenlähmung* und einem großen *Tumor* auf der einen Stimmlippe) erwiesen sich die Strömungsmengen, wie das zu erwarten war, erheblich größer als bei normalen. Dabei spielte die Stellung der erkrankten Stimmlippe begreiflicherweise eine große Rolle. Die Befunde stehen im Einklang mit den experimentellen Resultaten von T. NIHIKAWA (1962). Wenn auch gelegentlich bei Stimmkranken normale Werte festgestellt wurden, so ließ sich doch sagen, daß bei Heiserkeit die Grenzen der Normalität überschritten wurden. Ist doch diese im allgemeinen mit einem unvollständigen Stimmritzenschluß verbunden. Es muß aber beachtet werden, daß trotzdem bei indirekter Laryngoskopie festgestellter unvollständiger Schließung der Glottis normale Strömungsmengen gefunden werden können, nämlich dann, wenn eine *Hyperfunktion* des Kehlkopfes im Spiele ist. Diese wurde vor allem in Fällen von Ödem der Stimmlippenränder, Knötchen, Kontaktulzera gesehen, bei welchen sie zu erhöhter Anspannung der Kehlkopfmuskulatur verleiten.

Einen wichtigen Beitrag lieferten diese Forscher auch zur genaueren Erfassung des normalen und abnormalen *Stimmeinsatzes*. Sie stellten fest, daß beim weichen Stimmeinsatz der Luftverbrauch bereits vor dem vollen Stimmklang schon 30 bis 100 cm³/Sek. beträgt. Beim harten Stimmeinsatz konnte dagegen kein Luftverbrauch vor der Phonation registriert werden. Andererseits, wie das zu erwarten war, zeigte der gehauchte Stimmeinsatz mehr als 150 cm³/Sek. vor der Stimmgebung. Diese Erkenntnisse sind sehr bedeutungsvoll für den korrekten Stimmeinsatz (vgl. S. 200).

Hier sind auch die interessanten Versuche von H. G. ARION und M. KLEIN (1961) zu erwähnen, die sie bei Menschen während des experimentellen Tauchens durchgeführt haben. Es wurde dazu die Stimme einer Vp. in einem *Caisson*, wie man es für submarine Tauchversuche verwendet, bei zunehmend hohem Druck auf Band aufgenommen und mit dem Sonagraph (Kap. F. WINCKEL, mit Abb.) das Spektrum analysiert. Es ist bekannt, daß die Stimme im Innern eines Caissons heiser wird, je mehr der Druck sich erhöht. Unter den Bedingungen des erwähnten Experimentes, wenn man die Regeln der Dekompression beachtet, wird der Mensch nicht gestört; insbesondere zeigen sich keine Veränderungen der sensorischen Organe (z. B. des Gehörs).

Man stellte anfangs eine gewöhnliche *Dysphonie* fest, obgleich die Vp. während der Dauer des Experimentes kein unangenehmes Gefühl im Kehlkopf verspürte Darauf trat ein *genäselter Stimmklang* auf und schließlich bei 10 kg absolutem Druck wurde die Stimmgebung undeutlich und *unverständlich*. Ähnlich lieferte aber eine angeblasene Pfeife ein Geräusch.

Literatur

Physiologie und Pathologie der Atmung (I)

CHRISTOPHE, J., B. POMMÉ et L. MARIETTE: Troubles du rythme respiratoire avec clonies rythmiques et synchrones des cordes vocales et du diaphragme. Origine encéphalitique probable. Soc. Franç. de Neurol. 2. II. 1950. Rev. neurol. **82**, 122—125 (1950).

FERNAU-HORN, H.: Prinzip der Weitung und Federung in der Stimmtherapie. HNO-Wegweiser **5**, 365—368 (1956).

HADORN, W.: Ein neues Pneumometer zur Bestimmung des Exspirationsstoßes (maximale Ausatmungsstromstärke). Schweiz. med. Wschr. **72**, 946 (1942.) — HART, C., u. E. MEYER: Atmungswege und Lungen. Handbuch der speziellen pathologischen Anatomie und Histologie von F. HENKE und LUBARSCH, III: 1. Berlin: J. Springer. 1928. — HARTLIEB, K.: Die Sängeratmung und Wirkung in neuer Sicht. Manuskript (1952); — Wie sang Caruso? Folia Phoniatr. **4**, 53 (1952). — HOFBAUER, L.: Atemregelung als Heilmittel. Wien: W. Maudrich, 1948.

LUCHSINGER, R.: Über die Vitalkapazität und Atemtypus bei Sängern. Schw. med. Wschr., **64**, 453 (1934); — Schalldruck und Geschwindigkeitsrigistrierung der Atemluft beim Singen. Folia Phoniatr. **3**, 25—51 (1951); — Physiologie der Stimme. Folia Phoniatr. **5**, 58—127 (1953).

MANDL, L.: De la fatigue de la voix dans ses rapports avec le mode de respiration. Gaz. méd. Paris, Bd. X: 1855. — MITRINOVITCH, A.: De la modification de la respiration chez les sourds-muets. Rev. franç. phoniatr. 7, 1939. — MOHR, E.: Therapie des Atemmessens bei Stimmstörungen. Mschr. Ohrenheilk., Nr. 10, 1936; — u. STÄHELIN: Störungen der Respirationsorgane durch Verlegung der Luftwege. Hdb. d. inn. Med., II, 1930. — MOTTA, R.: Alcuni Problemi della voce dal punto di vista laryngologico e foniatrico. Milano: Edizioni Corbaccio, 1940; — Compartamento del spiro nasale nella insuffizienza respiratoria toracica sperimentale. Università di Roma. 1932.

NADOLECZNY, M.: Tic respiratoire. Rev. franç. phoniatr. 7: 1939.

PANCONCELLI-CALZIA, G.: Die Stimmatmung — das Neue — das Alte. Nova Acta Leopoldiana. Leipzig: Joh. Ambrosius Barth, 1956. — PÜSCHEL, E.: Über die Spirometrie und ihre Ergebnisse im Kindesalter. Erg. inn. Med. u. Kinderheilk., 61: 1942.

RENGGER, L.: Anthropometrische und atemphysikalische Untersuchungen an 30 Davosern. Inaugural-Diss. Zürich, 1927. — RICHTER: Die Atemtechnik und Zwerchfellbewegungen. Fortschr. Röntgenstr. **51**; 357 (1935). — ROSSIER, P. H. et H. MEAN: L'insuffisance pulmonaire globale. Helv. med. acta. **10**; (1943). — Insuffisance pulmonaire, ses diverses formes. Schw. med. Wschr., 73; 1943; — Bronchialspasmen und Adrenalinversuch. „Praxis" No. 49. 1944.

SOKOLOWSKY, R. u. A. BLOHMKE: Über Stimmstörungen bei Taubstummen. Arch. exp. klin. Phon. 1: Nr. 4. 1914.

TARNEAUD, J.: Etude du geste respiratoire. J. franç. Oto-Rhino-Laryng. **1**, 191—193 (1952).

VOGELSANGER, G.: Experimentelle Prüfung der Stimmleistung beim Singen. Folia Phoniatr. **6**, 193—227 (1954).

WEISS, D.: Z. N.-H.-O.-heilk. **30**, Nr. 3 (1932). — WETHLO, F.: Zur Registrierung von Atembewegungen. Die Stimme. 20: Nr. 8. 1926.

Physiologie und Pathologie der Atmung — neuere Literatur (II)

ADERHOLD, E.: Körpermotorik und Sprechmotorik — ein Beitrag zur Sprecherziehung des Schauspielers. Wiss. Z. Halle **11**, 1529 (1962). — ARION, H. G., et M. KLEIN: La turbulence aérienne serait-elle le phénomène fondamental de la phonation? J. franç. ORL **10**, 79—94 (1961).

VAN DEN BERG, J.: Folia Phoniatr. 8, 1—24 (1956). — BRANKEL, O.: Sinn und Grenzen der Atemtherapie bei der Behandlung des Stotterns. Medizin heute 8, 491 (1959). — BRANKEL, O., H. HARMS, W. ORTHMANN u. G. RODEWALD: Vergleichende phoniatrische, röntgenkymographische und ventilatorische Untersuchungen an hörenden und gehörlosen Versuchspersonen während der Ruhe und während des Sprechens. Phonetica **13**, 162—176 (1965). — Buerger, M.: Dyspnoe in Pathologie u. Physiologie. 5. Aufl. Leipzig: G. Thieme, 1956.

Cagniard-Latour: C. R. Acad. Sci. IV 101 (1937). — Coblenzer, H.: Physiologische Atem- und Stimmführung im Lichte künstlerischer Transparenz. Atem u. Mensch **3**, 20 (1961). — Coblenzer, H. u. F. Muhar: Die Phonationsatmung. Wien. klin. Wschr. **48**, 945—953 (1965). — Cornut, G.: La mécanique respiratoire dans la parole et le chant Cahiers d'Audio-Phonologie. Paris: Presses Universitaires de France, 1959.

Damsté, P. H.: Over de noodzakelijkheid van neusademhaling. Logopedie en Foniatrie **35**, 33 (1963). — Dinville, C.: La respiration dans le chant. J. franç. Oto-rhino-laryng **7**, 165 (1958). — Draper, M. H., P. Ladefoged and D. Whitteridge: Physiologie, London, **138**, 17 (1957); — Respiratory muscles in speech. J. Speech, Hear. Res. **2**, 16 (1959). — Dunker, E. u. Schlosshauer: Arch. Ohr.-, Nas.-, Halsheilk. **172**, (1958).

Fleisch, A.: Neue Methoden zum Studium des Gasaustausches und der Lungenfunktion. Leipzig: Thieme, 1961. — Friedberg, C. K.: Erkrankungen des Herzens. Stuttgart: G. Thieme, 1959.

Hadorn, W.: Dyspnose in: Vom Symptom zur Diagnose. Basel—New York. S.: Karger, 1960. — Hasslinger, F.: Z. Hals.-Nasen-Ohrenheilk. **16**, 306 (1926). — Hegglin, R.: Differentialdiagnose innerer Krankheiten. 9. Aufl. Stuttgart: G. Thieme, 1963. — Hildebrandt, B.: Atemstoß und Vitalkapazität. Sprachheilarbeit. **6**, 48 (1961). — Hsien-Chi: Sci. Abstr. Med. II, 4, 597 (1964).

Gruetzner, P.: Physiologie der Stimme u. Sprache im Hermanns Handbuch der Physiologie, I. Leipzig (1879). — Gutzmann, H. u. Loewy: Pflüg. Arch. Ges. Physiol. **180**, 111 (1920).

Isshiki, N.: Regulatory mechanism of the pitch and volume of voice. ORL Clinic, Kyoto **52**, 1065 (1959); — Voice and subglottic pressure Stud. Phonol. **1**, 86—94, (1961); — Vocal Intensity and Air Flow Rate. Folia Phoniatr. **17**, 92—104 (1965); — Regulatory mechanism of voice intensity variation. J. Speech Hearing Res. **7**, 17—29 (1964).

Kleinsorge, H.: Relaxation und Yoga-Übungen. Med. Bild **4**, 124 (1961). — Krech, H.: Atmung und Sprechwissenschaft in Sprechkunde und Sprecherziehung, Emsdetten: Lechte, 1959; — Zur Beeinflussung der Stimmatmung durch den Sprechantrieb. Wiss. Z. Univ. Halle **11**, 927 (1962); — Die Grundlagen des Sprechens. Phoniatrie. Hals-Nasen-Ohrenheilk. **14**, 55. Leipzig: Barth, 1963; — Die kombiniert-psychologische Übungsbehandlung. Phoniatrie. Hals-Nasen-Ohrenheilk. **14**, 90. Leipzig: Barth, 1963. — Kumpf, W.: Akustische Rückkoppelung des Atemgeräusches analog dem Lee-Effekt. Hals-Nas.-Ohrenarzt **12**, 195—196 (1964). — Kurka, E.: Zur Beeinflussung der Stimme durch inneres Sprechen bei maschineller Schreibarbeit. Wiss. Z. Martin-Luther-Univ. **8**, 1249 (1959).

Ladefoged, P.: The regulation of sub-glottal pressure. Folia Phoniat. **12**, 169—175 (1960). — Use of palatography. J. Speech Dis. **22**, 764 (1957). — Langer-Ruehl, H.: Atemzeitschrift. H. **4**. Bad Homburg: Helferverlag, 1965. — von Leden, H. and N. Isshiki: Hoarseness: Aerodynamic studies. Arch. Otolaryng. **80**, 206—214 (1964). — Luchsinger, R.: Atemstütze. Enzyklopädisches Handbuch der Sonderpädagogik und ihrer Grenzgebiete. Berlin: C. Marhold, 1965.

Moore, P. and L. Thompson: Comments on Physiologie of Hoarseness. Arch. Otolaryng. **81**, 97 (1965). — Muhar, F. u. H. Coblenzer: Experimentelle Untersuchungen zur atmungsrhythmisch angepaßten Phonation. De Therapia vocis et loquelae der Int. Gesellsch. für Logopädie und Phoniat. Int. Kongreß Wien 67—71 (1965).

Nishikawa, T.: Study on relationship between voice and status of vocal cords. J. Otol. Rhinol. Laryng. Soc. Jap. **65** 545—575 (1962).

Orthmann, W.: Atmungstypus. Enzyklopädisches Handbuch der Sonderpädagogik und ihrer Grenzgebiete. Berlin: C. Marhold, 1965. — O'Neil, J. J.: The role of the vocal cords in human respiration. Observations on respiratory function in the human with paralyzed vocal cords and totally absent vocal cords. Laryngoscopie **69**, 1494 (1959).

Panconcelli-Calcia, G.: Die Atmung. Das Neue — das Alte. Leipzig: Barth; 1956. — Paschen, P.: Die Angst als Ursache aller Atem- und Sprechstörungen. Hippokrates **30**, 1 (1959). — Paunescu, C., I. Iliescu, M. Baiulescu u. L. Florea: Reeducarea respiratorie a adenectomizatilor. Oto-Rino-Laring. Bukarest **8**, 19 (1963).

ROSSIER, P. H.: Physiologie und Pathophysiologie der Atmung, 2. Aufl. Berlin—Göttingen—Heidelberg: Springer, 1958. — ROUDET: La Parole **2**, 599 (1900).

SCHILLING, A.: Röntgen-Zwerchfell-Kymogramme bei Stotterern. Folia Phoniatr. **12**, 145 (1960). — SCHMIDT-VOIGT, J.: Störungen der Atmung. München: Lehmann, 1963. — SCHMITT, L.: Haltung und Atmung. Atem und Mensch. **3**, 4 (1961). — SMITH, S.: Ein Mittel zur Bestimmung der Luftströmung durch die Nase. Akt. Probleme Phoniat. Logopäd. Vol. I, 81—87. Basel: Karger, 1960. — STAMPA, A.: Atem und Gesang. Atem und Mensch. H. 1 (1960). — Atem und Sprache. Atem u. Mensch H. 4 (1959). — STRENGER, F.: J. franç. oto.-rhino.-laryng. **7**, 101 (1958). — SUPACEK, J. and O. LACINA, O.: Pneumographic findings in cases of hyperkinetic and spastic dysphonia. Logos. **4**, 19 (1961).

TARNEAUD, J. et CORNUT, G.: La respiration dans la phonation. J. franç. Oto-thino-laryng. **8**, 121 (1959). — THAUSING, A.: Die Sängerstimme. Hamburg: H. H. Nölke, 1957. — TROJAN, F.: Zur Kategorienlehre der Sprechkunde; in Sprechkunde und Sprecherziehung, Vol. IV. Emsdetten: Lechte, 1959.

VENNARD, W.: Singing, the mechanism and the technic. Ann Arbor, Michigan: Edwards Broth, 1950.

WEBER, H. H.: Radiologische Exploration des Hustenaktes. Fortschr. Röntgenstr. **90**, 275 (1959). — WETHLO, F.: Arch. Ohr-Nas-Kehlkopfheilk. **155**, 283 (1949). — WYSS, F.: Asthma bronchiale. Stuttgart: G. Thieme, 1955.

III. Theorien der Stimmerzeugung

1. Geschichtliches

Die Medizin des 18. Jahrhunderts ist dadurch ausgezeichnet, daß zumal in Deutschland — wohl unter dem Einfluß der rationalen Philosophie eines LEIBNIZ (1710) und CHRISTIAN WOLFF — sich eine Systematik in der Forschung entwickelte, die an den großen Leistungen der Naturwissenschaften wesentlich Anteil hatte. Unter dem Einfluß BOERHAAVES und ALBRECHT VON HALLERS schritt man zu sorgfältigen Krankheitsschilderungen; man untersuchte die Kranken mit Hilfe von Thermometer und Lupe und die Anatomen und Physiologen schritten in diesen Bahnen weiter. In den Anfang des Jahrhunderts fällt die Beschreibung der Seitenventrikel des Kehlkopfes und MORGAGNIS erste Abbildung derselben. Den frühesten Hinweis auf die Ventrikel gab allerdings GALEN, so daß man ihn ihren eigentlichen Entdecker nennt. Auch MORGAGNI drückt sich (1714) in diesem Sinne aus (PANCONCELLI-CALZIA).

GALEN kennt die Knorpel des Kehlkopfes und bezeichnet sie mit den heute noch geläufigen Namen (er nimmt allerdings nur einen Gießbeckenknorpel an). Er kennt die hauptsächlichsten Muskeln und ihre Wirkungsweise und weiß, oder behauptet es wenigstens, daß eine Stimme nur zustande kommen könne, wenn die Stimmritze verengt, die betreffenden Knorpel einander genähert sind. Der Kehlkopf selbst und die in ihm liegenden Stimmbänder werden mit der Zunge einer Flöte verglichen, welche das wesentliche an diesem Instrument sei. An einer anderen Stelle (de voce et inhalatione.) vergleicht er freilich den Kehlkopf mit der darauf sitzenden Epiglottis mit einer Flöte und spricht diesem Knorpel, vermögé seines Querstandes, eine große Bedeutung bei der Tonbildung zu. Verstärkt werde der Ton des Kehlkopfes durch den Gaumen, der wie eine Wand vorliege und durch das Zäpfchen, welches nach Art eines Plektrums wirke. Letzteres ist, wenn man unter Plektrum den Schlagring der Zitherspieler versteht, unverständlich. Die spätere

Zeit bietet nichts wesentlich Neues. Die Aristotelischen und Galenischen Anschauungen zeigen sich in dem individuellen Spiegel der mittelalterlichen Forscher, die nur aus Büchern, nicht aus der lebendigen Natur selbst ihre Kenntnisse schöpfen konnten. Zwar machte im 16. und 17. Jahrhundert die Anatomie des menschlichen Körpers und besonders auch die des Kehlkopfes derartige Fortschritte, daß sie als Grundlage der physiologischen Vorgänge durchaus als genügend betrachtet werden konnte. Indessen erst das 18. Jahrhundert wies Forscher auf, die nicht bloß den Kehlkopf genau kannten, sondern auch seine Tätigkeit, und die die Erzeugung der Stimme mit Erfolg zu analysieren versuchten.

In den Memoiren der Pariser Akademie vom Jahre 1700—1707 veröffentlichte Dodart mehrere Aufsätze über die Ursachen der menschlichen Stimme. Er vergleicht das Zustandekommen der menschlichen Stimme mit dem Ton und dem flatternden Geräusch, welches man hört, wenn man ein Papierblatt schlecht vor die Spalte eines Fensters geklebt hat, durch die der Wind pfeift. Wie hier der Ton lediglich durch die mit großer oder geringer Kraft sich bewegende Luft erzeugt werde, so entstehe auch die menschliche Stimme in der Glottis, durch welche die Luft mehr oder weniger schnell gepreßt wird. Die Höhe des Tones aber sei abhängig von der Schnelligkeit, mit welcher die Stimmbänder analog dem Papier flatterten. Bei starkem Luftdruck, der die Luft schnell durch die Öffnung hindurchtreibt, sei auch das Flattern schneller und der Ton also höher. Obwohl der Wahrheit so ungemein nahe, kommt Dodart doch zu keinem befriedigenden Resultat, indem er bald der Größe der Öffnung und des Luftdruckes, bald wieder den Bändern die Tonbildung und Erhöhung zuschreibt (nach P. Grützner).

Über die Tätigkeit der Kehlkopfmuskeln hatte man allgemein noch keine genauen Vorstellungen. So heißt es noch in der Physiologie A. v. Hallers (1747): Der untere Teil der Gießbeckenknorpel ist durch viele Fleischfasern — die teils quer, teils schief verlaufen — so vereinigt, daß man zwar die Richtung sehe, die Muskeln aber nicht voneinander trennen könne.

Als der eigentliche Begründer der experimentellen Stimmphysiologie kann Antoine Ferrein bezeichnet werden, der 1741 in den Memoiren der Pariser Akademie der Wissenschaften seine an den ausgeschnittenen Kehlköpfen des Hundes gewonnenen Ergebnisse schildert: „Ich näherte die Lippen der Glottis und blies stark in die Luftröhre; sofort schien sich das Organ zu beleben und ließ — ich sage nicht bloß einen Laut — sondern eine Stimme hören, angenehmer für mich als die ergreifendsten Konzerte.“ Antoine Ferrein, geboren 1693 in Agen, kam als Arzt nach Montpellier und war Professor der Chirurgie und Anatomie in Marseille und Paris. Er wurde der erste Arzt der französischen Armee in Italien, Professor des Collège de France und Mitglied der wissenschaftlichen Akademie. Alle Welt glaubte bis dahin, daß man dem toten Stimmorgan keinen Klang mehr verleihen könne. Freilich hatten schon frühere Ärzte an Tieren Stimmexperimente ausgeführt. „In quadrupedibus urgendo aerem per asperam arteriam impulsum, ut ex glottide exeat etiam resecta larynge vox oritur“ (Schellammer). Ein kritischer Zeitgenosse, Exuper Josephe Bertin (1748), schreibt in seinen „Lettres sur le nouveau système de la voix“ in bezug auf die Experimente von Ferrein: « On entendit seulement une espèce de mugissement; on l'auroit entendu en souflant dans une corne . . . on vouloit entendre les sons differents dans des cordes de la glotte, l'octave, la tierce, la quinte, en un mot, se violon dont l'air est l'archet, selon A. F. » Erwähnenswert ist, daß zur Demonstration dieses epochemachenden Versuches die berühmtesten Physiker der damaligen Zeit, Réaumur, de Maupertius und andere, erschienen waren. Der am günstigsten Urteilende soll gesagt haben, « qu'il avoit entendu *quelche chose* ». Wenig bekannt ist, daß Bertin, der selbst diesbezügliche Experimente durchgeführt hatte, A. Ferrein entgegenhielt, daß, wenn der Kehlkopf ein Saiteninstrument wäre, auch eine Saite allein alle Töne, deren die Stimme fähig ist, von sich gäbe (Les Lettres, S. 33). Wenn man auf eine Saite drückt, müßten außerdem zwei Töne entstehen, ein tiefer Ton der freien Saite und ein Ton der geteilten Saite. Man hört aber nur einen höheren Ton (Les Lettres, S. 42). Ferrein untersuchte den Einfluß der Weite der Glottis und fand, daß der Ton sich kräftiger bildet, wenn die Stimmbänder weiter auseinander stehen. Die Stimmlippen sind für ihn bereits der Erreger des Tones, und er vergleicht sie mit den Saiten einer Aeolsharfe, die von der vorbeistreichenden Luft, wie von einem Violinbogen, in tönende Schwingungen versetzt werden. Die Stimmlippen nennt er daher auch « Cordes vocales ». Bläst man stark, so sind ihre Exkursionen größer, und der Ton wird laut; werden sie am Schwingen verhindert, so kann auch kein Ton entstehen. Verkürzte er die Länge durch teilweises Aneinanderdrängen ihrer hinteren oder ihrer vorderen Partien, so stieg die Höhe des Tones wie bei der Verkürzung der Saiten. Die Verkürzung kommt aber im Leben nach Ferrein kaum vor; hier bewirke vielmehr die verschiedene Spannung der Stimmlippen und die damit verbundene Verlängerung die Verschiedenheit der Tonhöhe. Auch den Spannungsmechanismus beim Kehlkopf hat er beobachtet. Drehe man den vorderen Teil des Schildknorpels nach abwärts, so daß der Raum zwischen ihm und dem Ringknorpel verkleinert werde, so fand er den Ton wegen stärkerer Spannung der Stimmbänder erhöht. Er hat also richtig beobachtet, daß der Abstand zwischen Ringknorpel und Schildknorpel immer kleiner wird, wenn man in aufsteigender Tonhöhe singt.

A. Ferrein beschreibt seine Experimente folgendermaßen: « J'avois un cadavre humain destiné à des usages publics. Je ne pus pas m'empecher de le sacrifier à mon impatiente curiosité; les mêmes moyens dont j'ai parlé ayant été mis en œuvre, le larynx répondit par un éclat de voix qui étonnat les assistants.» Aber A. Ferrein begnügte sich nicht, die Stimmlippen nur mit den gewöhnlichen Augen zu betrachten. Mit einer Lupe entdeckte er auch die Stimmlippenschwingungen (« des vibrations totales à tons égards à celles des cordes d'un clavecin »).

Dodart (1706) und Liskovius (1814) lassen die menschliche Stimme nach Art der Töne entstehen, wenn die Luft durch eine Ritze (ohne schwingenden festen Körper von bestimmter Größe und Gestalt) gewaltsam getrieben wird. Die Massen, welche die Stimmritze begrenzen, schwingen und tönen infolge der Resonanz. Die Tonhöhe hängt dabei von der Größe der Öffnung und von der Stärke des Luftantriebes ab, Je kleiner die Öffnung gehalten und je stärker der Luftdruck wird, desto höher steigt der Ton. Der Ton läßt sich durch bloße Verstärkung des Luftantriebes um eine Quinte erhöhen.

Dutrochet (1806) und Magendie (1816) hatten in ihren Werken dargetan, daß die Mm. thyreoarytaenoidei für den Tonwechsel das Wesentliche sind. Je stärker sich diese Muskeln zusammenziehen, desto größer ist ihre Elastizität und desto geeigneter sind sie, rasch zu schwingen und hohe Töne zu erzeugen.

Für die weiteren Forschungen sind vor allem die experimentellen Untersuchungen von Joh. Müller (1837) wichtig gewesen. Er hat am Objekt eines präparierten Kehlkopfes zeigen können:

1. daß die Stimmlippen bei enger Stimmritze durch Anblasen von der Luftröhre aus volle und reine Töne geben, welche dem Klang der menschlichen Stimme sehr nahe kommen;

2. daß es einen Unterschied ausmacht, ob bei dem präparierten Kehlkopf die Taschenfalten und der Kehldeckel vorhanden seien oder nicht. Sind diese Teile noch vorhanden, so schwingen sie mit, und die Töne fallen stärker aus;

3. daß die Töne sich in der Höhe verändern — mit zunehmender Spannung — wenn die ganzen Stimmlippen vom vorderen Ansatz bis zu den Proc. vocalis ohne Berührung schwingen — nicht ganz wie Saiten oder an zwei Enden gespannte Membranen. Wichtig war

4. die Erkenntis, daß der Unterschied der beiden Register (Bruststimme — Falsettstimme), darin besteht, daß bei den Falsettönen die freien Ränder der Stimmlippen schwingen, während bei den Brusttönen die ganzen Stimmlippen lebhaft und mit großen Exkursionen sich bewegen. Diese Tatsache hat zum erstenmal Lehfeldt (1835) beobachtet.

Auch C. Lehfeldt hat verschiedene Experimente am ausgeschnittenen Kehlkopf vorgenommen. Bei schwach angeblasenen Stimmbändern brachte er einmal flageolettähnliche Töne zustande. Er nahm darauf an, daß der Luftstrom nicht kräftig genug sei, die volle Stimmbandlänge in Schwingungen zu versetzen: „Ich wurde zu diesem Schluß geführt, weil ich, sobald der herausgeschnittene Kehlkopf Töne im Brustregister angab, *vermittelst einer Lupe* die Schwingungen der Stimmbänder sehen konnte. Bei den Falsettönen schienen dagegen nur die Ränder in Tätigkeit zu sein“, (Soli margines videbantur agere) in: Non nulla de vocis formatione, Berolini (1835), p. 58. Diese wichtige Beobachtung wird ausdrücklich vom großen Physiologen J. Müller (1844) zitiert.

5. Bei gleicher durch ein Gewicht erzeugter Spannung der Stimmlippen ließ sich der Ton durch stärkeres Blasen beinahe um eine Quinte erhöhen.

6. Die Deckung der oberen Kehlkopfhöhe durch Herabdrücken des Kehlkopfes vertiefte den Ton etwas und machte ihn zugleich dumpfer.

Bemerkenswert sind die Kompensationsversuche, die J. Müller ebenfalls beim präparierten, menschlichen Kehlkopf gemacht hat. Soll ein Schwellton seine Höhe behalten, so müssen, da ein stärkeres Blasen den Ton erhöhen würde, Kompensationserscheinungen zur Erniedrigung des Tones eintreten. Dies wird nur durch eine Entspannung der Stimmlippen erreicht. D. Weiss konnte auf Grund seiner experimentellen Untersuchungen (Polsterpfeifenversuche) das „Gesetz der Kompensation der Kräfte“ nur für die Kopfstimme als gültig erklären, was auch mit meinen Leistungsprüfungen der Atmung übereinstimmt.

Joh. Müller hat damals geschrieben: „In dieser Hinsicht ist also dem menschlichen Stimmorgan eine neue Bedingung zu einer sehr umfangreichen Änderung des Klanges gegeben, und man erstaunt, daß die Mittel, welche wir in der Modulation der Sänger bewundern, sich so weit physikalisch am Stimmorgan nachweisen lassen. Jedes Organ kann dieselben Töne frei und gepreßt geben in den mannigfachsten Verschiedenheiten; die Übung und Schule des Gesanges bringt dem Sänger alle seine Mittel zum Bewußtsein und lehrt die Mittel so anzuwenden, daß er nur die angenehmsten Töne produziert.“

Interessant sind die Bewegungen der Kehlkopfmodelle, welche die Stimmlippenfunktion nachahmen. Schon Harless (1853) hat Froschmuskeln als

Stimmlippen verwendet, die über ein Rohr befestigt werden können, durch das Luft geblasen wird. RICHARD EWALD (1902) stutzte eine vierseitige, im Querschnitt rechteckige (5 × 10 cm Seitenlänge) Röhre oben schräg dachförmig ab. Auf die schrägen Schnittflächen brachte er die Musc. sartorii eines curarisierten Frosches, die in der Art von Gummimembranen auf einem künstlichen Kehlkopf befestigt werden. Diese wurden mit einem giebelförmigen, aufschraubbaren Rahmen festgeklemmt. Wurde der Kehlkopf angeblasen, so zeigten die beiden Muskeln Schwingungen, und sie konnten während des Tones in Kontraktion versetzt werden, wobei Tonerhöhung eintrat. EWALD führte nämlich den Muskeln die Induktionsströme mittels kleiner und biegsamer Pinsel zu, welche die Schwingungen der Stimmlippen durch Berührung nicht störten, da sie an deren seitlichem Rande angebracht waren. Durch Verschiebung der Pinsel wurden bald die medialen, bald die lateralen Hälften gereizt. Der Höhenunterschied des entstandenen Tones war deutlich erkennbar und dieses Phänomen bedeutete einen wichtigen Beitrag zur Stimmphysiologie. Ferner nahm er gemäß dem Experiment an, daß die Stimmlippen nach Art der *Polsterpfeifen* wirken.

R. EWALD hat aber die Frage, wie weit die in vieler Beziehung unverkennbare Analogie zwischen dem natürlichen Kehlkopf und einer Polsterpfeife gehe, offen gelassen; er vermutete, daß der Kehlkopf eine Mittelform zwischen einer Membranpfeife und einer Polsterpfeife darstelle. Schon vor der Erfindung des Kehlkopfspiegels war demnach die Kenntnis der Funktion der menschlichen Stimme sehr beachtlich.

MANUEL GARCIA hat als Erster die Tonbildung der menschlichen Singstimme auf Grund seiner Beobachtungen des Phonationsvorganges am Lebenden beschrieben und das Ergebnis seiner Untersuchungen am 22. März 1855 (Physiological observations on the human voice) der Royal Society of London vorgelegt.

Die Einfachheit seiner Untersuchungsmethode des Kehlkopfinnern und des von ihm dabei verwendeten Spiegels — eines Zahnarztspiegels — die von ihm erstmals erkannte und beschriebene Tatsache, daß sich die Epiglottis bei tiefer Einatmung hebt und so den Einblick auf einen größeren Teil der Glottis bei einer bestimmten Phonation gestattet, bedeutete die endgültige Lösung eines Problems, das die wissenschaftliche Forschung seit langem beschäftigte. Weil GARCIA als Erster gesehen hat, wie sich der Ton der menschlichen Stimme beim Lebenden bildet, nannte HABÖCK den geborenen Spanier „*Columbus der Stimme*“ (F. CUNO 1954). Sein Bericht enthielt bemerkenswert genaue Beobachtungen der Stimmlippentätigkeit während der Einatmung, während der Stimmgebung vom Brustregister bis zur Kopfstimme und während besonderer Singarten. Er hat sein besonderes Vorgehen folgendermaßen beschrieben: „Wenn der Beobachtende an sich selbst experimentiert, soll er mit Hilfe eines zweiten Spiegels die Strahlen der Sonne auffangen, um sie auf den kleinen Spiegel zu lenken, der an die Uvula gelegt wird.“

Der Wert der Laryngoskopie für die Arztkunst blieb zunächst noch unerkannt. Nur zwei Jahre später hat sie aber der Neurologe LUDWIG TÜRK im Sommer 1857 in Wien bei seinen Kranken im Spital verwendet. Er hatte dabei die größten Schwierigkeiten bei seinen untrainierten und empfindlichen Patienten und gab sie wieder auf nach einem Bericht über seine Erfahrungen, von denen man allerdings nicht sicher weiß, ob er die GARCIAschen Experimente gekannt hat.

Um diese Zeit hatte sich JOHANN N. CERMAK, Professor für Physiologie in Prag, den *Türkschen Spiegel* ausgeborgt und etwas modifiziert. In seiner wenig bekannten ersten Veröffentlichung „Der Kehlkopfspiegel und seine Verwertung für Physiologie und Medizin" (Österreichische Revue, II. Bd., Wien (1863)) schreibt er auch, daß R. LISTON, der englische Chirurg, dem es als Erster (Practical Surgery, 1840) gelungen war, auf einfache Weise die erkrankten Teile des Kehlkopfes zu sehen. Er hat sich dabei eines Zahnarztspiegels bedient, den er an einer verlängerten Handhabe in den Schlund einführte, nachdem er den Spiegel vorher erwärmt hatte. CERMAK zollte aber MANUEL GARCIA seine volle Anerkennung für dessen angestellte Beobachtungen über die Erzeugung der menschlichen Stimme. Er schreibt (auf Seite 210): „GARCIA war der erste, welcher den Kehlkopfspiegel mit glänzendem Erfolg zu physiologischen Zwecken benutzt und eine genaue Beschreibung der vermittelst derselben sichtbaren Teile und ihrer Bewegungen geliefert hat." Der technisch gewandte Prager Physiologe kam bei der trüben Witterung der späten Jahreszeit dann auf die Idee, das Sonnenlicht durch künstliches Licht zu ersetzen. Er verwendete daher im verdunkelten Zimmer den großen durchbohrten Konkavspiegel des RUETEschen Ophthalmoskopes, der das von einer gewöhnlichen Lampe kommende Licht auf den Kehlkopfspiegel lenkte. Von CERMAK stammt auch der seither gebräuchliche Name „Laryngoskopie" für dieses Vorgehen.

Er hat auch erkannt, daß das kleine langgestielte Spiegelchen zur Besichtigung des oberen Teiles der Schlundröhre und zur Behandlung von Kehlkopfkrankheiten benutzt werden könnte.

Schließlich (1861) war es sogar gelungen, *stereoskopische Photographien* seines Kehlkopfes während des Singens herzustellen. Zahlreiche Demonstrationen des unermüdlichen Forschers in Berlin, Breslau, Paris und in London führten zu einem weiten Gebrauch des Laryngoskopes und haben ihm schließlich 1860 den Prix Montyon eingebracht. Aber auch Dr. TÜRK, welcher der Academie des Sciences gleichfalls seine Arbeiten eingeschickt hatte, erhielt dieselbe Auszeichnung.

In Fortführung früherer experimenteller Arbeiten an *künstlichen Kehlköpfen* konnte F. WETHLO experimentell nachweisen, daß mit steigendem Atemdruck nicht nur eine Tonerhöhung, sondern auch eine Tonvertiefung eintreten kann. Er führte folgende Versuche durch:

Es wurde ein künstlicher Kehlkopf benutzt, der dem Modell JOH. MÜLLERS ähnlich war. Die Stimmlippen wurden durch ein Stück Fahrradschlauch dargestellt. Sie waren wie bei JOH. MÜLLER durch Heranziehen des Schildknorpels an den Ringknorpel längs zu spannen. Diese Spannung bewirkte man wie üblich durch Gewichte, die dem Schildknorpel angehängt wurden.

Das Versuchsergebnis war: Bei geringer Spannung erfolgte mit steigendem Anblasedruck *Tonerhöhung*. Bei mittlerer Spannung war keine wesentliche Höhenänderung durch stärkeres Anblasen feststellbar. Beim Anhängen stärkerer Gewichte ergab sich eine *Tonvertiefung* als Folge erhöhten Blasedruckes. Diese Abweichung gegenüber den Resultaten bei den ähnlichen Versuchen JOH. MÜLLERS erklärt sich dadurch, daß er zum Bespannen des Kehlkopfes weit dünneren Membrangummi benutzte.

2. Eine Polsterpfeife nach WETHLO ergab bei gebräuchlichen Werten des Winddrucks regelmäßig eine *Tonvertiefung* als Folge verstärkten Anblasens. Wurde aber

mit starken Druckwerten gearbeitet, so stieg die Tonhöhe bei gesteigertem Blasedruck.

Beide Versuchsreihen, wenn auch in der Anordnung verschieden, erwiesen sich als gleichlaufend, wenn man das gegenseitige Verhältnis von Windkraft und Stimmlippenkraft in Betracht zieht. Ist die elastische Spannung der Stimmlippen *relativ* groß, so haben wir die Erscheinung der *Tonvertiefung*. Ist der Winddruck im Verhältnis zur federnden Kraft der Stimmlippen zu hoch, so ist *Tonerhöhung* die Folge verstärkten Anblasens.

Diese Erscheinung erklärte F. Wethlo durch die Wechselwirkung des Anblasens, welches die Stimmlippen auseinandertreibt und der „Rückstellkraft", welche die Stimmlippen wieder einander nähert und zu Stimmritzenschluß führt. Auf die Strömungsgesetze der Phasen an der Glottis hat Tonndorf aufmerksam gemacht. Man kann sich leicht vorstellen, daß ein stärkerer Anblasestrom das Auseinanderweichen wie auch den Rückschwung der Stimmlippen beschleunigt und damit den Ton erhöhen muß. Ist die Tension stärker, so ist ein stärkerer Winddruck der Rückstellkraft entgegengesetzt. Es stellt sich nach einem starken Abschwingen eine Verzögerung des Rückschwingens ein, und dies bewirkt eine *Vertiefung*. Wichtige Erkenntnisse der Bewegungsvorgänge bei Polsterpfeifen brachten auch die Untersuchungen von H. Gutzmann jun. (1933).

„Jeder Gegenstand exakt beobachtet, wird unendlich groß und die Betrachtung ist ein Mikroskop, welches ihn vergrößert und ihn immer mehr vervielfältigt in dem Maße, daß er schließlich vollkommener erscheint." Dies schrieb weitblickend der historische Referent der Académie des Sciences in Paris (1707).

2. Die neueren Theorien der Stimmerzeugung

Die klassische Theorie beschreibt die Tonerzeugung in der Glottis folgendermaßen:

a) Die klassische musculo-elastische Theorie

Die klassische Theorie erklärt die Stimmerzeugung damit, daß die Stimmlippen ein selbstgesteuertes Vibrationssystem bilden. Ein bestimmtes Atemvolumen von einem bestimmten Druck bewegt die durch das Zentralnervensystem eingestellten elastischen Stimmlippen, die in ein Muskel-Knorpelsystem eingefügt sind.

Die Luft unterhalb der Stimmritze macht zu Beginn und am Ende jeder Schwingung Druckschwankungen durch, entsprechend dem Öffnen und Schließen der Stimmlippen. Dabei werden die Stimmlippen gemäß den aerodynamischen Gesetzen für Stromlinien (Bernoulli) in Engpässen nicht nur auseinandergetrieben, sondern in gleicher Weise wieder zusammengeführt, also angesaugt. Die Veränderungen der Stimmlippenstellung können bei hohen und höchsten Tönen der menschlichen Stimme durch die wachsende Spannung der Stimmlippenmuskeln zustande kommen.

E. Lindemann hat schon 1930 wichtige experimentell-neurophysiologische Studien *über das Verhalten der Aktionsströme* des Hundes während der Phonation durchgeführt. Nach dem Erwachen der Tiere aus der Narkose ließ sich nachweisen, daß zur gleichen Zeit mit der Stimme die Aktionsströme im N. laryngeus cranialis und caudalis sich einstellten. Interessant ist, daß die Frequenz der Oszillationen sich mit dem Stimmton änderte. Wenn man die Elektroden vom Nerven wegnahm und auf ein benachbartes Muskelgewebe setzte, verschwand die Konstanz der Schwingungen. Wurde der N. laryngeus caudalis durchgeschnitten, so wies der kraniale Teil des Nerven noch immer regelmäßige Oszillationen auf, die dem Stimmton entsprachen. Es wurden Frequenzen von 380—1800 gemessen. Hier seien auch die fast in Vergessenheit geratenen experimentellen Arbeiten von KATZENSTEIN und ROTHMANN erwähnt, nach denen es beim Hund zu einer sechs- bis achtwöchigen Aufhebung des Bellvermögens kam, nachdem die Lautgebungszentren der Groß- und Kleinhirnrinde exstirpiert worden waren. Das Bellen stellte sich aber nachher wieder ein. Den Tierversuchen nach zu schließen, muß jedenfalls ein für die Stimme recht gut ausgebildeter Reflexmechanismus bereits subkortikal vorhanden sein.

LINDEMANN glaubt aber die Quelle dieser Potentialschwankungen nicht in höhergelegenen Koordinationszentren zu finden. Vielmehr möchte er den N. laryngeus cranialis als die wahrscheinlich afferente Bahn eines propriorezeptiven Reflexmechanismus ansehen, der den N. laryngeus caudalis als die efferente Bahn beansprucht. Daß die propriorezeptive Bahn eine wichtige Rolle spielt, die der Stimmphysiologe nicht übersehen darf, hat R. HUSSON in einem eindrucksvollen Selbstversuch (1950) nach Cocainisation seines Kehlkopfes nachgewiesen. Die Bildung der Kopfstimme war nicht mehr möglich; das sogenannte „vorwiegend gedeckte" Singen gelang nur mühsam. Dementsprechend fand der kontrollierende Laryngologe (Dr. E. GARDE) gewisse Einschränkungen der Stimmlippenschwingungen. Die Amplitude war allerdings nur geringfügig verkleinert.

Da die Versorgung mit sensiblen Fasern vom N. laryngeus (innerer Ast) geleistet wird, kann der Effekt sehr wohl im Sinne des oben geschilderten Vorgehens von E. LINDEMANN als Reflexmechanismus erklärt werden, denn die nahezu gleichbleibenden Amplitudenverhältnisse ließen erkennen, daß die Atemvolumina und Druckverhältnisse fast die gleichen blieben.

Histologische Untersuchungen am M. vocalis des Menschen und des Hundes (K. PAULSEN, 1958) haben allerdings gezeigt, daß im M. vocalis nur sehr wenige, in einigen der untersuchten Muskeln überhaupt keine Muskelspindeln enthalten sind, so daß einem solchen propriozeptiven Regulationsmechanismus bei der Phonation kaum eine größere Bedeutung zukommen könnte. Um die Bedeutung der Muskelspindeln und der Eigenreflexe an schwingenden Muskeln, die sicher Muskelspindeln enthalten, zu prüfen, hatte er Versuche an einem „Stimmbandmodell", mit zwei geeignet montierten Mm. gastrocnemii des Frosches angestellt, die in ihrer Form den Stimmlippen des Kalbskehlkopfes recht nahe kommen und durch Anblasen in Schwingungen versetzt werden können (E. MÜLLER, 1938). Es wurde zu diesen Untersuchungen ein Reflexpräparat benutzt und von den Hinter- bzw. Vorderwurzeln die beim Anblasen des Modells auftretenden Aktionspotentiale abgeleitet. Auf Grund seiner Ergebnisse glaubt K. PAULSEN, die Vermutung, daß die Stimmbandschwingungen über einen propriozeptiven Reflexmechanismus *von der Muskulatur her* wesentlich unterstützt werden, ablehnen zu müssen.

Die Stimmlippenschwingungen können nach seinen Darlegungen nur durch einen anblasenden Luftstrom zustande kommen, wobei den *Muskelspindeln* höchstens eine Kontrolle des Spannungszustandes zukommt. Aber selbst diese Wirkung muß sich, da es in der Stimmlippenmuskulatur nur außerordentlich wenige, mitunter gar keine Muskelspindeln gibt, in engen Grenzen halten. Der Spannungszustand der Kehlkopfmuskeln bei der Phonation würde also überwiegend zentral gesteuert werden. Er glaubt, aus dem besonders spärlichen Vorkommen von Spindeln in den inneren Kehlkopfmuskeln schließen zu können, daß die Phonation sogar besser und exakter ohne die Rezeptoren ablaufen kann. Er schreibt: „Neben der für eine bestimmte Tonhöhe notwendigen Dauerspannung wird ja während des Schwingungsvorganges der Muskel noch zusätzlich periodisch gespannt. Da die Spindeln jedoch nur während der stärksten Dehnung antworten, würden sie zum Zentralnervensystem eine stärkere als die tatsächliche Spannung des Muskels melden, was wiederum fehlerhafte Rückwirkungen auf die Muskulatur zur Folge haben könnte." Demgegenüber findet man in der Schleimhaut des Kehlkopfes zahlreiche Rezeptoren. Diese können über einen polysynaptischen Reflexbogen kontrollierend und regelnd die Vorgänge im Larynxbereich merklich beeinflussen.

b) Die neuro-chronaxische Theorie

Der heute herrschenden musculo-elastischen Erklärung gegenüber hat R. Husson (1950) seine „neuro-chronaxische Theorie" aufgestellt. Diese hebt als souveränes Element die Kehlkopfinnervation hervor. Das ist im Grunde nichts Neues gewesen, denn diese bildet auch die Basis der myolastischen Theorie. Das Revolutionäre war die hartnäckige Vertretung der Ansicht, daß die Frequenz, mit der die Stimmlippen schwingen, d. h., der Grundton der geäußerten Stimme — die gleiche sei, wie die Frequenz der Aktionsströme, welche über den N. recurrens den M. vocalis innervieren („Coup par Coup"-Innervation). Zahlreiche Autoren, die sich eingehend mit dieser Theorie beschäftigt haben, sind zu einer vollständigen Ablehnung gekommen: J. van den Berg, M. Hast, V. Negus, B. Vallancien, D. Weiss, F. Wustrow u. a. Es besteht aber kein Zweifel, daß die Vertretung der neurochronaxischen Theorie der funktionellen Forschung der Laryngologie einen mächtigen Antrieb gegeben und viele Forscher zu einschlägigen Arbeiten veranlaßt hat. Wichtig waren auch die Befunde von *Zeitdehnerfilmen* von K. Mündnich (1958) und L. Ruedi (1959), welche zeigten, daß *bei Abwesenheit des Luftstromes im Kehlkopf die Stimmlippenschwingungen aufhörten.* Heute sind es nur noch wenige Husson-Anhänger, die sich auf das Prinzip des modifizierten *Glottographen* stützen (Th. Fabre, (1957), Chevrie-Müller und C. van Michel).

Es handelt sich bei dieser Apparatur um einen Generator hoher Frequenzen und einen oszilloskopischen Registrierapparat, welcher die Veränderungen der Amplituden beider Stimmlippen während der Phonation erkennen läßt. Auf Grund seiner eingehenden Studien und der verbesserten Atemtechnik hat C. van Michel (Liége) mittels der elektrographischen Methode das *phonatorische Verhalten während eines Tones* untersucht[1]. Er stellte bei 38 von 50 normalen Vp. — unabhängig von den untersuchten Phänomenen — eine Dissoziation zwischen den Kehlkopfvibrationen und der äerodynamisch geäußerten Stimme fest.

[1] (S. Kap. F. Winckel.)

Es sei hier noch die „*Schwingungstheorie der Schleimhaut der Stimmlippen*" (Théorie muco-ondulatoire de la phonation von J. Perelló (1962) erwähnt.

Man weiß, wie außerordentlich verschieblich und locker die Schleimhaut des Kehlkopfes auf deren Grundlage ruht. Zahlreiche ödematöse und atrophische Zustände derselben führen zu Dysphonien. Stroboskopisch sieht man ja auch die Bewegungswelle der Schleimhaut subglottisch aufsteigen, den Rand der Stimmlippe überschreiten, um sich lateralwärts zu bewegen.

Diese Theorie der Schwingungsbewegung der Schleimhaut von J. Perelló würde auch erklären, warum die beiden Stimmlippen mit einer Phasendifferenz schwingen können. Tatsächlich kann eine Stimmlippe, bei einer totalen Hemmung der anderen, doch schwingen. Allerdings sagt J. Perelló auch, daß es schwierig sei, die Schleimhautschwingung selbst genau zum gewünschten Ton zu bringen.

Die hyperkinetische Dysphonie kann durch das starke Zusammenpressen der Stimmlippen erklärt werden, welches die Schwingung der *Stimmlippenschleimhaut* behindert.

J. van den Berg hat bereits (1955) nachgewiesen, daß das Frequenzspektrum am Eingang. der Resonatoren von der Weite der *Seitenventrikel* abhängt. Er konnte zeigen, daß sich der Sinus Morgagni während des Sprechens ändert (Tomogramme während mehrerer Vokale, Schalldruck bei 75 dB im Abstand von 1 m vom Mund).

Offen läßt J. van den Berg noch die Frage, ob der Sänger die erwähnten Möglichkeiten wirklich ausnützen kann. Es kann hinzugefügt werden, daß bei einer Verlegung im oberen Teil des Stimmkanals Klangänderungen eintreten können. Die ausgeatmete Luft wird dann nicht nur durch die Stimmlippen, sondern auch durch die Taschenfalten in Schwingungen gesetzt, nämlich dann, wenn die Taschenfalten einander genähert sind. Dann entsteht eine Stimme mit Doppeltönen, wobei der tiefere Klang von den Ventrikelfalten erzeugt wird (J. van den Berg, 1955).

Es muß allerdings nach diesem Autor in Betracht gezogen werden, daß die Doppeltöne auch durch eine Annäherung der Epiglottis an die hintere Rachenwand zustande gebracht werden.

Auf Grund neuerer neuro-physiologischer Forschungen (R. Husson, R. Vallancien, Eschlin, Fessard u. s.) kann als erstes wichtiges Ergebnis der bedeutende, primäre propriorezeptive Regulationsmechanismus als weitgehend gesichert werden.

Zusammenfassung. Die Entstehung des Tones im Kehlkopf kann also heute folgendermaßen betrachtet werden: der Kehlkopf wird als selbstgesteuertes Vibrationssystem angesehen, das einen Dämpfungsfaktor hat und durch den Druck unterhalb der Stimmritze in erzwungener Schwingung gehalten wird. Die Luft unterhalb der Stimmritze unterliegt Druckschwankungen zu Beginn und am Ende jeder Schwingung, entsprechend dem Öffnen und Schließen der Stimmlippen.

Veränderungen der Stimmlippenstellungen werden durch die vom Nervensystem (Rekurrensfunktion) gesteuerte wachsende Spannung und Starrheit des Stimmlippenmuskels für die hohen und höchsten Töne zustande gebracht.

Der Stimmklang

Theoretisch wichtig ist auch der *Stimmklang*, der beim rhythmischen Eintreten der Luft durch die Stimmlippenschwingungen im mittleren und oberen Kehlraum entsteht. W. TRENDELENBURG hat bereits (1942) am ausgeschnittenen menschlichen Kehlkopf mittels des Kondensatoren-Verfahrens die Kurven der gesamten Stimmlippenbewegung gleichzeitig mit der Stimmritzenbewegung als Schattenkurve registriert. Es ist interessant, festzustellen, daß der Luftklang sich als sehr obertonreich erwiesen hat auch dann, wenn die Epiglottis und die Taschenfalten ganz entfernt worden waren und die Luft aus der Stimmritze in den freien Raum getreten ist. Die Bewegung der Stimmlippen zeigte im Experiment einen sinusförmigen Verlauf und die Teilschwingungen hatten auf deren Bewegung keinen Einfluß.

Weiter sind die *elektroakustischen Untersuchungen über den Kehlkopfton* von G. BECKMANN (1956) zu nennen. Dieser Forscher hatte die seltene Gelegenheit, bei einer 54jährigen Kranken, die sich wegen einer bösartigen Geschwulst (und nach Entfernung des linken Unterkiefers wegen Röntgennekrose) einer Pharyngotomie unterziehen mußte, einen ausgedehnten, freien Einblick auf die Glottis zu bekommen. Trotz Teilresektion der Zunge und des Unterkiefers konnte die Patientin die Vokale in typisch einwandfreier Weise bei zugehaltener Pharyngostoma aussprechen, im Gegensatz zur Bildung der Vokale bei offener Wunde, bei der eine Unterscheidung der Vokale nicht möglich war. Die Ähnlichkeit des Klanges war noch auffallender, wenn der untere Pharynx zur Ausschaltung jeglicher Einflüsse des Ansatzrohres austamponiert worden war.

Bei der spektrographischen Analyse zeigte sich entsprechend dem Gehöreindruck, daß der „primäre Kehlkopfklang" (Generatorspektrum) trotz der wechselnden Stellung des Artikulationsapparates entsprechend der fünf Hauptvokale einen *weitgehend ähnlichen* Kurvenverlauf aufwies (Abb. 12, vgl. Abschnitt F. WINCKEL).

In der Kurve trat während $^1/_6$ der Periode eine hohe Zacke auf, welche mit der Öffnungs- und Schließbewegung in Beziehung gebracht werden kann, während die flachen Nachschwingungen (*Wirbelbildungen*) im mittleren Kehlkopfraum auf Luftklangschwingungen zurückgeführt werden. G. BECKMANN schreibt: „Man kann diesen Befund als Bestätigung der Theorie (F. WINCKEL) ansehen, die den Schwingungsmechanismus der Glottis als einen Impulsgenerator auffaßt, dessen Impulse die Räume des Ansatzrohres zu Schwingungen anregen.

Allerdings bringen die tonfrequenten Spektrogramme gewisse Einschränkungen infolge der Filtergruppen. Auch dürfte hier die gezielte Gegenüberstellung einer Klangfarbenänderung mit Klanganalysen unter Verwendung der modernen Zeitdehnerapparatur dahin klärend wirken, ob nicht wirklich stark differenzierte Bewegungen in den Stimmlippen vorhanden sind, die durch die übergeordneten, *angepaßten* Räume nur noch verstärkt werden müssen.

Konsequent hat sich derselbe Forscher (1956) dann mit der Frage beschäftigt, ob die *Kehlkopfventrikel* die Stimmbildung akustisch beeinflussen. Bereits (1955) konnte er nachweisen, daß die Ventrikel eine Tiefpaßfilterung bewirken und zu einer Abschwächung der oberen Teiltöne führen. G. BECKMANN hat mittels spektrographischer Aufnahmen an 15 Kehlkopfpräparaten gezeigt, daß nach Ausschaltung der Ventrikel durch mit Öl benetzte Wattebausche eine Abschwächung im Teilton-Amplitudenbereich auftritt. Eine sichere Beeinflussung des Grundtonbereiches wurde nicht gefunden.

F. W. Öken (1962) überprüfte und ergänzte an einem ähnlichen Fall bei einem weiteren Pharayngostoma an einem Pat., der wegen eines Epiglottiskarzinoms nach der Alonsoschen Methodik horizontal teilreseziert worden war, die Beckmannschen Untersuchungen. Wurde das Pharyngostoma durch eine Schaumgummimasse oder eine einfache Mullkompresse zugehalten, so vernahm man eine volle, normale, gut verständliche Sprache mit etwas rauhem Beiklang. Bei offener Rachenspalte wurde die Sprache sofort unverständlich; man hörte nur ein scharrendes Geräusch. Ein Vergleich mittels der Suchtonanalyse ergab übereinstimmend mit den Beckmannschen Tonfrequenz-Spektrogrammen beim primären Kehlkopfton ein noch völlig undifferenziertes, relativ schmales Frequenzband (50—1500Hz).

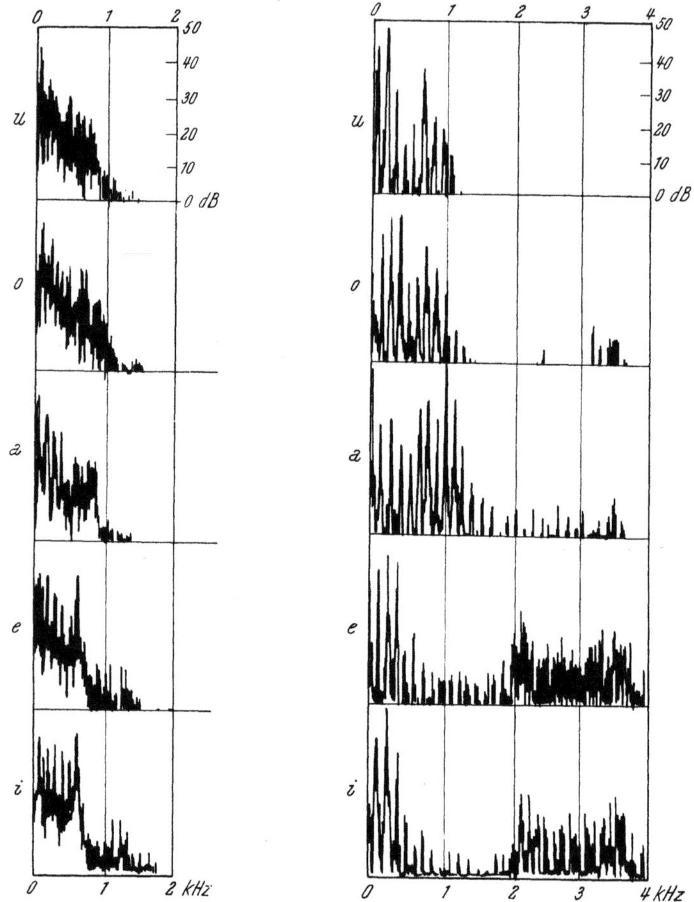

Abb. 12. Suchtonanalysen des primären Kehlkopftones von Vokalen. (Direkte supraglottische Schallaufzeichnung bei einem nach dem Vorgehen von Alonso operierten Patienten.)
Suchtonanalysen der Hauptvokale desselben Patienten bei verschlossenem Pharyngostoma. Nach F. W. Öken, Arch. Ohr.-Nas.-Kehlk.-Heilk. **180**, 800 (1962).

c) Die akustischen Grundlagen der Stimmbildung

Von Prof. Dr.-Ing. Fritz Winckel, Berlin

Die Struktur der menschlichen Stimmlaute ist ein Komplex akustischer Schwingungen, deren unterschiedliche Größen den spezifischen physiologischen Eigenschaften des Lauterzeugers zugeordnet sind. Man kann daher aus den physikalischen Erscheinungen Rückschlüsse auf physiologische Beschaffenheit und Funktion ziehen. Die Lautwirkung auf das Gehör ist von einer Reihe von Umwelterscheinungen und auch psychischen Phänomenen abhängig, die die Klanganalyse erschweren. Zum Verständnis der phoniatrischen Probleme ist ein Studium der Schwingungslehre unerläßlich.

Grundzüge der akustischen Schwingungslehre

Wenn ein irgendwie gearteter materieller Körper in mechanische Schwingungen versetzt wird, dann wird die umgebende Luft zu Schwingungen von derselben Frequenz angestoßen, die sich rings im ganzen Raum ausbreiten, bis sie irgendwo die Membran eines menschlichen Ohrs — das Trommelfell — zu Schwingungen anstoßen, was dann als Schall empfunden wird. Die Luft ist also das Übertragungsmedium. Im luftleeren Raum, z. B. im Weltraum, kann kein Schall akustisch übertragen werden.

Jedoch können Schallschwingungen auch durch feste Medien übertragen werden, was als „Körperschall" bezeichnet wird. Schall kann durch Knochenleitung übertragen werden, vgl. Abb. 13. Jedoch ist die Abstrahlung von der Körperoberfläche als Luftschall so gering, daß die Stimmklangfarbe dadurch nicht verändert wird.

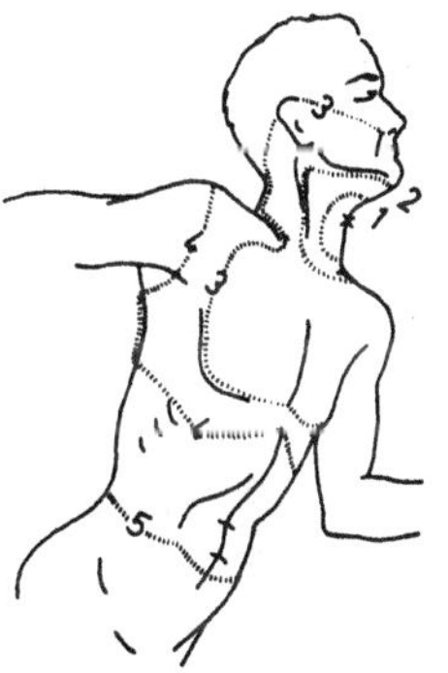

Abb. 13. Ausbreitung der Stimmbandschwingungen längs der Körperoberfläche, abnehmend in den Stärkegraden *1—5* (G. v. Békésy, Akust. Z. 1939).

Wenn ein Stein ins Wasser fällt, so verdrängt er das Wasser um sich herum zu einem „Wellenberg", der sich kreisförmig immer weiter vom Zentrum des Einwurfs entfernt. Ähnlich werden die von einem schwingenden Körper, z. B. einer Saite, angestoßenen Luftmoleküle verdichtet, und diese Verdichtung pflanzt sich durch lange Ketten von Molekülen — oder besser gesagt, mehrfachen Ketten — fort. Infolge der elastischen Eigenschaft der Luft kehren die angestoßenen Moleküle zu ihrer Ausgangslage zurück. Zwischen je zwei aufeinanderfolgenden Verdichtungen muß naturgemäß eine Verdünnung entstehen. Die Filmaufnahme von in Richtung a nach q angestoßenen Molekülketten in schneller zeitlicher Folge $t = 1, 2, 3 \ldots$ sieht etwa wie in Abb. 14 aus. Die Schwingungsbewegung in Fortpflanzungsrichtung der Welle nennt man *longitudinale* Schwingung. Schwingungen quer zur Fortpflanzungsrichtung, wie sie das Kennzeichen bei der Ausbreitung des Lichts sind, nennt man transversale Schwingungen.

Es wird also eine periodische Folge von Stößen durch Übertragung von Schwingungsenergie über Ketten von Luftteilchen fortgepflanzt, ohne daß dabei eine Luftströmung entsteht. Eine vor den Mund eines Sängers gehaltene Kerze wird bei einer Vokalintonation nicht ausgeblasen, wenn er alle Atemluft mittels des Kehlkopfs vollständig in Schall zu verwandeln vermag. Beim Singen mit zu großem Atemdruck (Staudruck) bzw. nicht vollkommener Schließungsbewegung der Stimmlippen würde außer dem Schalldruck noch Luftströmung durch den Kehlkopf gehen, was die Kerze zum Verlöschen bringen würde[1].

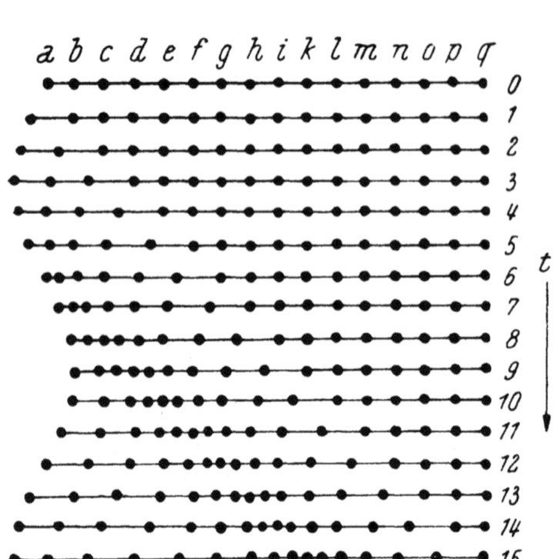

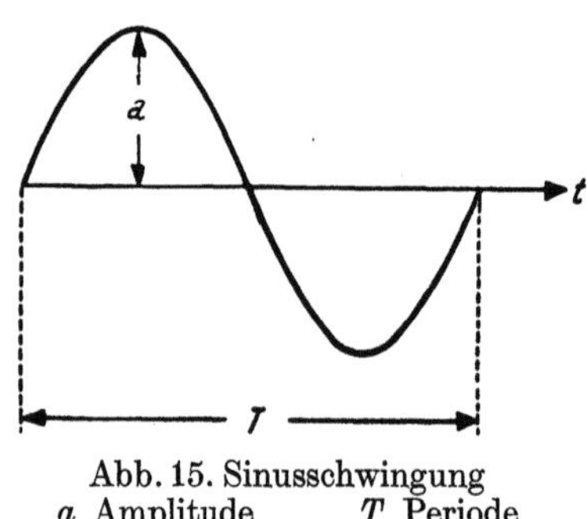

Abb. 15. Sinusschwingung
a Amplitude T Periode

←
Abb. 14. Fortpflanzung einer sinusförmigen Erregung in einem Feld elastisch gebundener Teilchen, dargestellt in 15 aufeinander folgenden Momentbildern. (Zeile 0 Ruhezustand)

Abb. 15 zeigt die einfachste Form einer Schwingung, symbolisch die Verdichtung und Verdünnung der Luft als Maximum und Minimum andeutend, mathematisch charakterisiert als „*Sinusschwingung*". Eine Vollschwingung hat die zeitliche Periode T, während die örtliche Ausdehnung im Raum mit Wellenlänge λ bezeichnet wird. Der in der Zeit T zurückgelegte Weg λ ergibt die Fortpflanzungsgeschwindigkeit der Schwingung

$$\text{Geschwindigkeit} = \frac{\text{Weg}}{\text{Zeit}} \text{ oder } c = \frac{\lambda}{T} \text{ [m/sec]}.$$

Die Fortpflanzungsgeschwindigkeit einer Schallwelle in Luft beträgt 340 m/sec und ist konstant für alle Wellenlängen bzw. was dasselbe bedeutet — für alle Tonhöhen. Die Anzahl der Schwingungen in einer Sekunde wird mit Frequenz f bezeichnet und in der Maßzahl „Hertz" (Hz) (nach dem deutschen Schwingungsforscher Heinrich Hertz), ausgedrückt. Die Frequenz ist umgekehrt proportional zur Schwingungsdauer $f = 1/T$ (vgl. Tab. 1). Eine Frequenz von 50 Hz ist demnach das gleiche wie 50 Perioden von je $^1/_{50}$ sec. Die Größe des Schwingungsausschlags (Abb. 15) wird mit Amplitude (a) bezeichnet.

Alle die genannten Begriffe kann man sich an einem schwingenden Seil klarmachen, an dem man auch die Fortpflanzung der Welle erkennen kann.

Die Schwingungen der Stimmlippen bzw. die dadurch ausgelösten Schallschwingungen sind jedoch nicht sinusförmiger Art, sondern komplizierter, wie noch gezeigt werden wird (s. S. 80).

[1] Mit sehr hohem Schalldruck könnte man allerdings die Kerze auch ausblasen, wie es der klassische Versuch von John Tyndall (1820—1893) gezeigt hat.

Tabelle 1. *Schwingungszahlen des 12stufigen gleichteilig temperierten Tonsystems, bezogen auf $a^1 = 440{,}0$ Hz, nebst Quotienten*

C_1		C_2	C	c^0	c^1	c^2	c^3	c^4	Quotienten
c	16,35	32,70	65,41	130,81	261,63	523,25	1046,50	2093,00	1,000000
c♯ d♭	71,32	34,64	69,29	138,59	277,18	554,37	1108,73	2217,46	$\sqrt[12]{2} = 1{,}05946$
d	18,35	36,71	73,42	146,84	293,67	587,33	1174,66	2349,31	$\sqrt[12]{2^2} = 1{,}12246$
d♯ e♭	19,45	38,89	77,78	155,56	311,13	622,25	1244,51	2489,01	$\sqrt[12]{2^3} = 1{,}18921$
e	20,60	41,41	82,40	164,81	329,63	659,25	1318,51	2637,02	$\sqrt[12]{2^4} = 1{,}25992$
f	21,83	43,65	87,31	174,61	349,23	698,46	1396,91	2793,82	$\sqrt[12]{2^5} = 1{,}33484$
f♯ g♭	23,13	46,25	92,50	185,00	369,99	739,98	1479,98	2959,95	$\sqrt[12]{2^6} = 1{,}41421$
g	24,50	49,00	98,00	196,00	392,00	783,99	1567,98	3135,95	$\sqrt[12]{2^7} = 1{,}49831$
g♯ a♭	25,96	51,92	103,83	207,65	415,30	830,61	1661,22	3322,43	$\sqrt[12]{2^8} = 1{,}58740$
a	27,50	55,00	110,00	220,00	**440,00**	880,00	1760,00	3520,00	$\sqrt[12]{2^9} = 1{,}68179$
a♯ h♭	29,14	58,27	116,54	233,08	466,16	923,33	1864,65	3729,30	$\sqrt[12]{2^{10}} = 1{,}78180$
h	30,86	61,73	123,47	246,94	493,88	987,77	1975,53	3951,06	$\sqrt[12]{2^{11}} = 1{,}88775$

C_2 = Subkontra-Oktave, C_1 = Kontra-O., C = große O., c^0 = kleine O., c^1 = eingestrichene O. usw.

$^{10}\log \sqrt[12]{2} = 0{,}025085832972.$

Entnommen aus: Physikalisches Wörterbuch.

Herausg. W. Westphal. Berlin—Göttingen—Heidelberg: Springer-Verlag.

Eigenschwingung und Resonanz: Wenn ein Körper in Schwingungen geraten soll, dann muß er außer Masse noch Elastizität enthalten. Das gilt auch für die Luft als ein kompressibles Gas. Die Schraubenfeder, als ein Modell von deutlich erkennbarer Masse und Elastizität, kann zu Schwingungen von einer bestimmten Frequenz angestoßen werden, gleichgültig wie stark der Anstoß ist. Die Feder hat demnach eine „Eigenschwingung", die nur von deren Masse und Elastizität abhängig ist. Ein schwingender Körper hat eine Eigenschwingung von der Frequenz f_0, die man nach der grundlegenden Formel

$$f_0 = \frac{1}{2\pi}\sqrt{\frac{D}{M}}$$

ausrechnen kann. M ist die Masse, D eine für die Elastizität maßgebende Kennzahl.

Diese Formel läßt sich für die Eigenschwingung eines in einem geöffneten Hohlraum eingeschlossenen Luftvolumens wie folgt spezifizieren:

$$f_0 = \frac{c}{2\pi}\sqrt{\frac{2R}{V}}.$$

Darin bedeutet V das Volumen des Hohlraumes in cm³, c die Schallgeschwindigkeit, R den Radius einer kreisförmigen Öffnung in cm. Dies ist das Modell des „HELMHOLTZ-Resonators", benannt nach dem Forscher, der als erster mit seinen ans Ohr gehaltenen „Vasen" (Abb. 16) experimentell eine Klanganalyse entwickelt hat. Auch für Mund- und Rachenraum kann man nach der obigen Formel entsprechende Eigenfrequenzen ausrechnen, wobei man aus der Größe R den Einfluß der Größe der Mundöffnung ermessen kann.

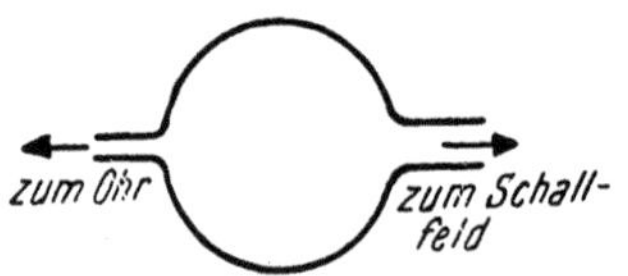

Abb. 16. HELMHOLTZ-Resonator für die gehörsmäßige Teiltonanalyse von Klängen.

Stößt man ein schwingungsfähiges Gebilde periodisch in seiner Eigenfrequenz an, so werden die Schwingungsausschläge zunehmend größer. Vergleiche z. B. das periodische Anstoßen einer Schaukel oder einer zentnerschweren Kirchenglocke, die sich am Seil im Kirchturm ganz leicht bewegen läßt, wenn das periodische Ziehen am Seil in der Eigenschwingung der Glockenaufhängung geschieht. Singen wir einen Ton bestimmter Tonhöhe in einen offenen Flügel bei gleichzeitigem Treten auf das rechte Pedal, so tönt die Saite von der betreffenden Tonhöhe an. Dieses Phänomen bezeichnet man als „Resonanz".

Man beobachtet es vor allem an dem bekannten Grundversuch, in dem eine angeschlagene Stimmgabel eine zweite, gleich hoch abgestimmte Gabel zum Mitschwingen, d. h. zum Ertönen bringt. Verstimmen wir nun die zweite Gabel etwas durch einen aufgesetzten Reiter, so werden die Ausschläge der Gabelzinken kleiner und der Ton wird leiser. Wir stellen dies in einem Diagramm nach Abb. 17 dar. Über der Waagerechten (Abszisse genannt) tragen wir eine Skala der Tonhöhen oder entsprechend die Frequenzskala auf und zu jedem Wert in der Vertikalen (Ordinate genannt) den Ausschlag der schwingenden Gabelzinken. In der Mitte der Skala, der Resonanzfrequenz f_0, ist der Ausschlag am größten, rechts und links — also mit zunehmender Verstimmung — nehmen die

Amplituden ab. Dieses Diagramm bezeichnen wir als Resonanzkurve. In einem ungedämpften System kann die Resonanzkurve theoretisch bis unendlich anwachsen.

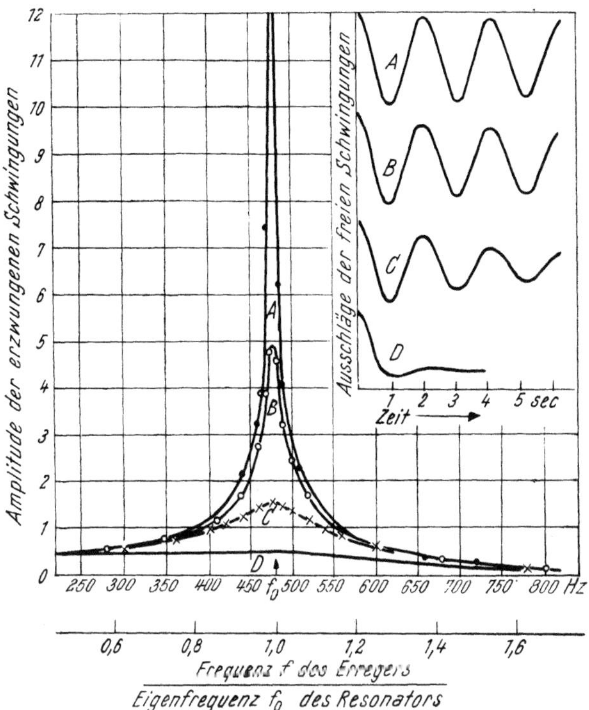

Abb. 17. Resonanzkurven bei verschiedenen Dämpfungen. Ein mechanisches Schwingungssystem mit der Frequenz f_0 wird fortlaufend mit verschiedenen Frequenzen f erregt. Es entstehen Schwingungsausschläge, die von der Frequenz des Erregers abhängen. Je nach der Dämpfung des Systems entstehen die Schwingungen A bis D, s. rechts oben (nach ROB. W. POHL).

Der Resonanzeffekt erweist sich etwa wie ein Verstärker und kann für solche Zwecke nutzbar gemacht werden, z. B. für die Vokalbildung in den Artikulationsräumen, wie noch gezeigt werden wird (s. S. 67).

Dämpfung: In der Praxis sind alle Schwingungssysteme mehr oder weniger gedämpft. Unsere als Modell benutzte Schraubenfeder möge jetzt nicht mehr frei schwingen, sondern ein daran gehängtes Gewicht wird beim Eintauchen in einen Trog mit Flüssigkeit die angestoßenen Schwingungen dämpfen (Abb. 18). Nun werden die Schwingungsausschläge der Feder kleiner, aber der Amplitudenabfall der Frequenzen oberhalb und unterhalb der Resonanzfrequenz ist verhältnismäßig nicht mehr so erheblich. Mit zunehmender Dämpfung (vgl. die Schwingungskurven rechts oben in Abb. 17) werden die Resonanzkurven von B über C nach D auch flacher. Entsprechend der Dämpfung des Vokaltrakts dürfte die Kurve C bei der Vokalbildung typisch sein, wenn man von den Obertönen absieht.

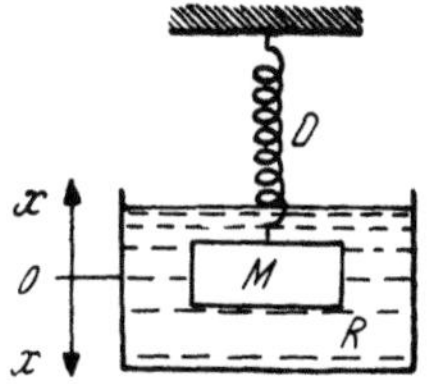

Abb. 18. Modell eines gedämpften Schwingungssystems. M Masse, D Federspannung, R Reibung, o bis x Schwingungsausschlag.

Als Maß für die Dämpfung hat man das Amplitudenverhältnis zweier aufeinander folgender Schwingungen eingeführt. Den natürlichen Logarithmus dieses Verhältnisses bezeichnet man als das „Dekrement". Der Mund und die Rachenhöhle sind infolge der Schleimhautauskleidung stark gedämpft. Ihr Dekrement ist zu $d = 0{,}1$ bis 0,4 gemessen worden. Die sich daraus ergebende ziemlich flache Resonanzkurve (etwa Kurve C in Abb. 17) ist für die Vokalbildung sehr bedeutsam, denn bei einer bestimmten Vokaleinstellung des Artikulationsorgans würde im Fall einer scharfen Resonanzabstimmung bei der entsprechenden Frequenz der Vokal sehr laut klingen, auf anderen Tonhöhen dagegen sehr leise. Man strebt daher eine möglichst ausgeglichene „Frequenzkurve" an, wie sich als Vorteil noch bei der Besprechung der elektrischen Meßgeräte herausstellen wird.

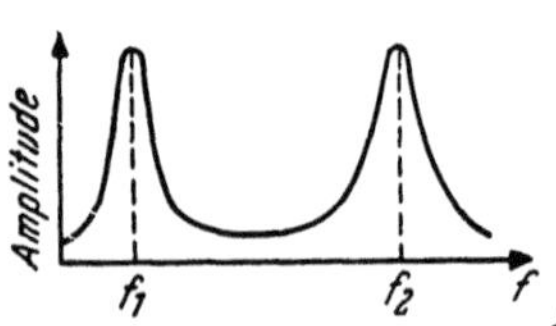

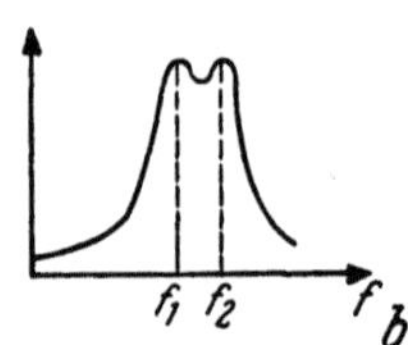

Abb. 19. Resonanzfrequenzen gekoppelter Räume.
a feste Kopplung b lose Kopplung

Kopplung: Findet zwischen zwei benachbarten Schwingungssystemen ein Energieaustausch statt, so spricht man von einem gekoppelten System. Beispiele: Zwei nebeneinander aufgehängte Pendel, die durch eine Feder als Koppelglied miteinander verbunden sind, wodurch sich die Eigenschwingungen der beiden Pendel gegenseitig beeinflussen, oder zwei Hohlräume, die durch einen Kanal miteinander Verbindung haben.

Ein Maß für die Kopplung bildet die Stärke der Feder bzw. der Querschnitt des die beiden Räume verbindenen Kanals. Nehmen wir an, die beiden Einzelsysteme seien auf die gleiche Frequenz abgestimmt, und man erregt das gekoppelte Gebilde mit Tönen von tiefen bis zu hohen Frequenzen, so kann man zwei Resonanzfrequenzen messen, die einen um so größeren Abstand voneinander haben, je stärker die beiden Einzelsysteme miteinander gekoppelt sind (Abb. 19). Bei loser Kopplung gehen die beiden Resonanzfrequenzen fast ineinander über. Dies läßt sich auch mathematisch zeigen, vgl. hierzu einführende Werke der Schwingungslehre (z. B. H. Barkhausen).

Das Phänomen der Kopplung Ansatzrohr-Kehlkopf kann man durch eine Übertreibung bewußt machen: Setzt man nach dem bekannten Versuch von D. Weiss (1932) ein langes Rohr (z. B. 1,50 Meter) an die Mundöffnung, so wird man beim Durchsingen einer chromatischen Tonskala bei einem bestimmten Ton eine sehr ausgeprägte Resonanz spüren, wozu das ungedämpfte Rohr Anlaß gibt, während dies bei dem sehr stark gedämpften Ansatzrohr nicht möglich ist. Bevor die Resonanzstelle beim Singen der Skala erreicht ist, kommt es jedoch vor, daß die Stimme plötzlich abreißt oder mutationsartige Tonsprünge in der Oktave macht (labiler Zustand), bisweilen mit dem Gefühl, der Ton schlüge auf die Stimmlippen zurück. Dies läßt sich als Rückkopplung auf den Generator, nämlich den Kehlkopf, erklären. Je stärker diese Kopplung ist, um so deutlicher treten die genannten Phänomene auf. W. Trendelenburg (1937) hat gezeigt, daß die Registerübergänge nichts mit dieser Kopplung zu tun haben, denn sie sind unabhängig von der Einstellung des Ansatzrohres.

Die Kopplungsvorgänge können auch durch Änderung der Dämpfung des Kehlkopfgenerators — z. B. infolge Schleim oder Laryngitis — geändert werden [4]. In diesem Fall läßt sich nur ein reduzierter Tonhöhenbereich hervorbringen.

Man braucht hier nicht das Nachlassen von Muskelspannungen im Kehlkopf als Erklärung heranzuziehen.

Seit HELMHOLTZ stellte man sich das Ansatzrohr als zwei gekoppelte Resonatorenräume — Rachen- und Mundhöhle — vor, von denen jeder resonatorisch einen der beiden Hauptformanten erzeugt. Gemäß dieser Vorstellung hat H. K. DUNN 1950 ein akustisches Modell gemäß Abb. 20 entwickelt, das er in eine elektrische Ersatzschaltung übersetzt hatte, woran er die komplexen Schwingungsvorgänge studieren konnte [1].

Diese Vorstellung war aber nur aufrechtzuerhalten, solange man nur die zwei ersten Formanten F_1 und F_2 in Verbindung bringen konnte mit den Räumen des

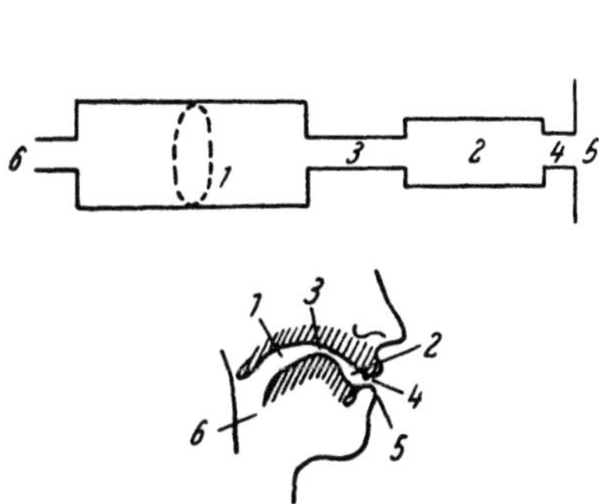

Abb. 20. Gekoppelte Räume (*1*) und (*2*) mit Kupplungsverbindungen (*3*) und (*4*); (*5*) Schallabstrahlung vom Mund; (*6*) Eingang des Schallwechseldrucks von der Glottis her. Beispiel der Einstellung für den Vokal [*i*]. (H. K. DUNN, 1950.)

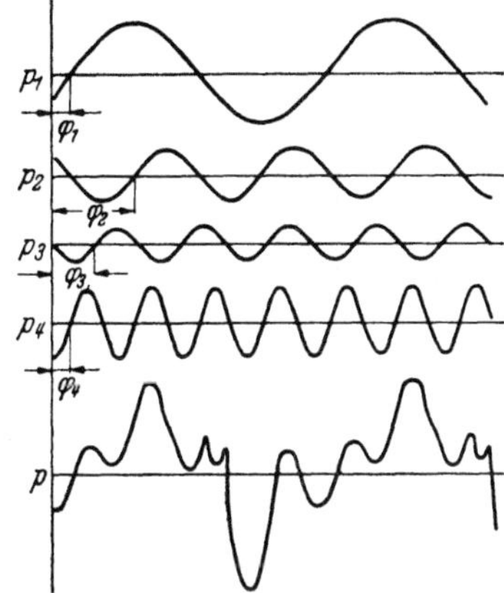

Abb. 21. Zusammengesetzte Schwingungen des Luftdrucks p, entstanden durch Überlagerung von vier Sinuswellen p_1 — p_4, deren Frequenzen im Verhältnis 1:2:3:4 stehen (Teiltöne 1—4); φ Schwingungsphase (F. TRENDELENBURG).

Mund- und Nasenraumes. Das ist aber nach dem Studium neuerer Röntgenaufnahmen nicht zulässig — allenfalls noch für die Vokale [u] und [o] — während die übrigen Vokale sich eher in die Tendenz eines trichterförmigen Rohrs ausbilden. Eine bessere Annäherung für die Behandlung des artikulatorischen Schwingungssystems unter Berücksichtigung der höheren Formanten erhält man durch Anwendung der Websterschen Horngleichung, wie es G. UNGEHEUER durchgeführt hat (s. S. 58).

Eine andere Art von Kopplung besteht zwischen Mundraum und dem umgebenden Raum. Von der jeweiligen Größe des Mundraumes bei der Phonation und der Dämpfung des umgebenden Raums mit einer charakteristischen akustischen Absorption hängt der Wirkungsgrad der phonatorischen Abstrahlung ab. Deshalb ist die richtige Gestaltung eines Konzertsaales und dessen Nachhallzeit wichtig, um eine optimale akustische Energieverteilung im Raum zu erzielen. Günstige Betriebswerte hierfür hat R. HUSSON angegeben [3].

Akustisches Spektrum: In der bisherigen Betrachtung haben wir elementare Sinusschwingungen als Erreger eines Systems vorausgesetzt. Bei der menschlichen Stimme haben wir es jedoch stets mit komplizierten Schwingungen zu tun (vgl. z. B. die unterste Schwingung in Abb. 21). Nach einer Theorie des französischen Mathematikers J. B. FOURIER (1800) kann man sich jedoch jede komplizierte

Kurve, wenn sie sich periodisch wiederholt, als eine Zusammensetzung von einer Anzahl von Sinusschwingungen verschiedener Frequenz und Amplitude vorstellen, in unserem Beispiel die unterste Kurve als eine Superposition der vier darüber dargestellten Schwingungen, deren Frequenzen in einem Zahlenverhältnis 1:2:3:4 stehen.

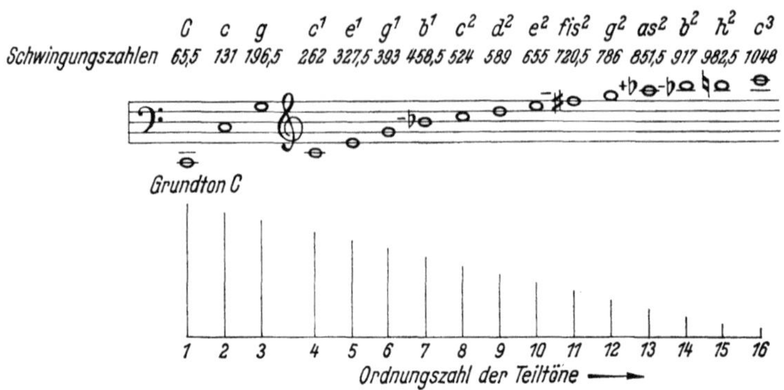

Abb. 22. Naturton- oder Obertonreihe. Die mit — versehenen Noten klingen etwas tiefer als notiert, die mit + versehenen etwas höher. Darunter die Darstellung in Spektrallinien mit abfallenden Amplituden, ohne Berücksichtigung von Formanten.

Ein „Klang" ist danach charakterisiert als eine Superposition von Sinusschwingungen, deren Frequenzen in einem ganzzahligen Verhältnis zueinander stehen. Man spricht deshalb auch von „Harmonischen", die in ihrer Folge die Naturtonreihe oder Obertonreihe bilden (Abb. 22). Besonders obertonreiche Gemische sind die Typen der Kippschwingung und noch mehr der Rechteckschwingung (Abb. 23 und 24).

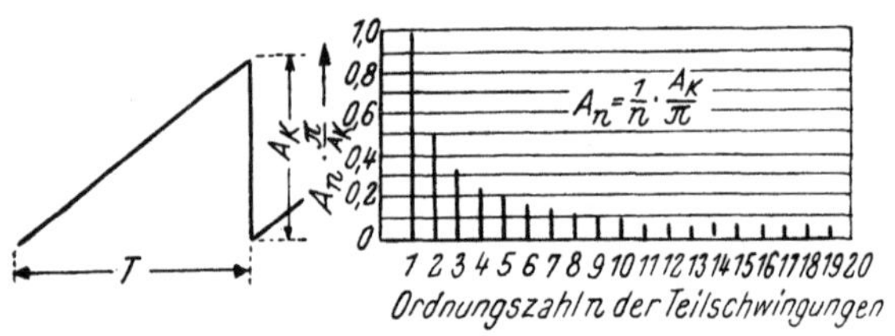

Abb. 23. Teiltonzusammensetzung der Kippschwingung mit Teiltönen 1—20. Beispiel: Die durch Anstreichen einer Saite mit dem Geigenbogen entstehende ursprüngliche Schwingung (ohne Kopplung mit dem Geigenkörper).

Man kann die Teiltöne eines Klanges analog dem Spektrum eines farbigen Lichts darstellen. Wie sich eine Komplexfarbe aus den Teilschwingungen des Lichts, die in einem Analysator als Spektrallinien erscheinen, zusammensetzt, so werden auch die Teiltöne symbolisch als Linien dargestellt, wobei die jeweilige Länge der Stärke des Teiltons entspricht. Unser Beispiel zeigt das theoretische Harmonischen-Spektrum des Lauterzeugers im Kehlkopf (Abb. 24) gemäß Berechnung.

Dieses Spektrum erfährt infolge des Durchgangs durch das Ansatzrohr eine Amplitudenmodulation, wie später noch genauer erklärt wird, wodurch es verformt wird gemäß dem Beispiel Abb. 25.

Würde nur eine einzelne Linie im Spektrum vorhanden sein, so würde dies eine Sinusschwingung einer bestimmten Frequenz bedeuten und wäre als „Ton" im Vergleich zum Klang zu bezeichnen. Würde das Spektrum dicht ausgefüllt sein mit Linien, würden also außer den harmonischen auch alle unharmonischen

Teiltöne vorkommen, so würde dies ein „Geräusch" bedeuten, wie wir es z. B. bei den Zischlauten vorliegen haben (Abb. 26).

Erstrecken sich die dichten Linien des Geräusches über alle denkbaren Frequenzen im Hörbereich, so spricht man — wiederum in Analogie zum Spektrum des weißen Lichts — von „Weißgeräusch".

Explosivlaute. Schließlich gibt es noch eine Quelle impulsartiger Laute. Wird im Vokaltrakt an einer Stelle (labial, dental oder palatal) ein Verschluß gebildet, so entsteht dahinter ein Druckstau, der sich bei plötzlicher Öffnung explosionsartig entlädt. Die nachströmende Luft kann an der Verengung noch ein frikatives Geräusch erzeugen. Den gesamten Vorgang bezeichnet man als *burst of noise.* Es entstehen auf diese Weise die Explosivlaute. Der zeitliche Verlauf kann in der Visible-Speech-Darstellung (Abb. 83) genauer studiert werden. Er bestätigt sich dann in den handgezeichneten Spektrogrammen, die später noch erläutert werden (vgl. Abb. 49 bis 51).

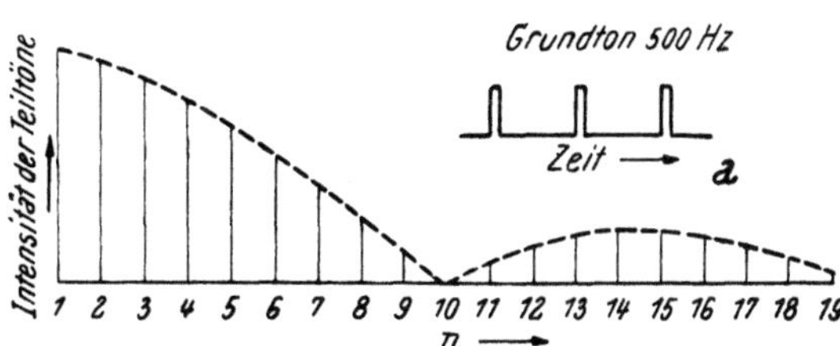

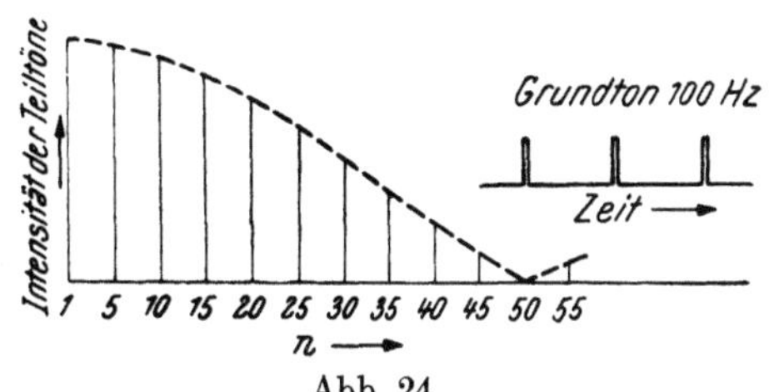

Abb. 24.
Teiltonzusammensetzung der Rechteckschwingung. Beispiel: Die in der Glottis entstehenden akustischen Impulse (theoretisch). a Sopranstimme. Der Rechteckstoß währt während 1/10 der Periode. b Baßstimme. Der Rechteckstoß währt 1/50 der Periode (nach M. Joos).

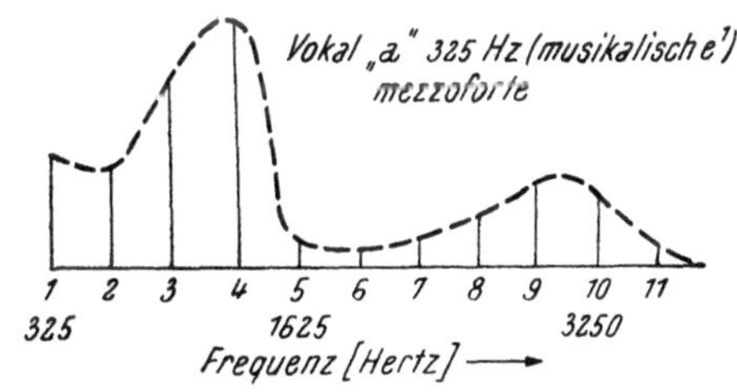

Abb. 25. Linienspektrum einer Sopranstimme. Vokal [*a*] gesungen auf e^1 = 325 Hz, 11 Teiltöne.

Die Maßeinheiten in der Akustik. Um physikalisch-akustische Messungen in der Phoniatrie durchführen zu können, ist eine genaue Kenntnis der Deformation aller Meßgrößen und des verwendeten Maßsystems notwendig. Damit alle Messungen international vergleichbar werden, sind die physikalischen Größen und ihre Übersetzungen in psychoakustischen Größen genormt.

Die Schallintensität bestimmt sich aus den beiden Größen der Schallschnelle und des Schalldrucks. Die Schnelle ist die Geschwindigkeit, mit der die einzelnen Luftteilchen hin-

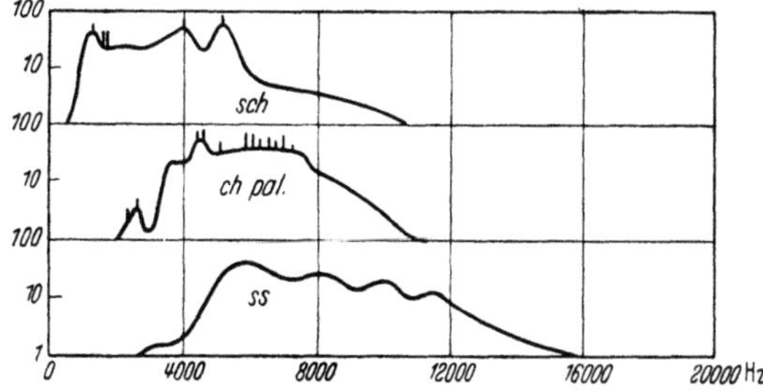

Abb. 26. Hüllkurve von Geräuschspektren dreier verschiedener Zischlaute. Keine Spektrallinien, statt dessen Dichteverteilung der Schallenergie über die Frequenz.

und herschwingen — nicht zu verwechseln mit der Fortpflanzungsgeschwindigkeit des Schalls, die 340 m/s in Luft bei 18 °C beträgt. Das Ohr reagiert vorwiegend auf Schalldruckänderungen, so daß wir uns im folgenden vorwiegend mit dieser Größe befassen werden.

Messung der Schallfeldgrößen. Das Schallfeld tritt physikalisch als Teilchenbewegung, als Schallschnelle, Dichteschwankung oder Temperaturschwankung der Luft auf. Aus der Wellengleichung lassen sich die Druckschwankung p und die Schnelle v ableiten.

Es genügt, nur eine der Größen des Schallfeldes zu messen, da beide Größen miteinander in einem bekannten Funktionszusammenhang stehen. In der Praxis bevorzugt man die Messung der Druckschwankung, weil diese technisch am einfachsten ist, und bezeichnet diese Größe abgekürzt als „Schalldruck".

Tab. 2 zeigt die Beziehung verschiedener Schallfeldgrößen zu den Wahrnehmungsgrößen [2].

Die Messung des Schalldrucks erfolgt sehr einfach mittels eines Mikrophons, und zwar in der hochwertigen Form des Kondensatormikrophons, an das ein Verstärker mit einem Anzeigeinstrument anzuschließen ist. Die Eichung des Instruments kann mit einem kalibrierten Meßmikrophon erfolgen, im übrigen kann die Kalibrierung im freien Schallfeld (schalltoter Raum) mittels der Rayleighschen Scheibe vorgenommen werden. Die Skala wird logarithmisch geeicht, um auf die Dezibel-Skala zu gelangen.

Anstelle des Anzeigeinstruments kann ein Pegelschreiber angeschlossen werden — früher als Neumann-Schreiber eingeführt, heute in neuer Konstruktion von Brüel und Kjaer.

Zu beachten ist, daß der Mikrophonkörper im Schallfeld als Störung wirkt und deshalb möglichst geringe Abmessungen haben soll.

Schnelle v und Schalldruck p stehen im selben Verhältnis zueinander wie Strom i und Spannung u, so daß man das Ohmsche Gesetz der Elektrotechnik auch auf die Akustik anwenden kann,

$$u = i \cdot r \text{ (Volt)} \qquad p = v \cdot z \text{ (}\mu\text{bar)},$$

wobei r den elektrischen Widerstand und $z = \varrho \cdot c$ den Schallwellenwiderstand der Luft als eine konstante Größe darstellt, beide gemessen in Ohm. ϱ ist die Dichte der Luft und c die Fortpflanzungsgeschwindigkeit des Schalls. Der akustische Widerstand z beträgt 41 g/cm^2 sec. Die Gleichung zeigt, daß Druck und Schnelle sich proportional zueinander verhalten, so daß es tatsächlich genügt, sich mit einer der beiden Größen weiter zu befassen.

Die Schallintensität als die Schalleistung, bezogen auf die Flächeneinheit, läßt sich analog der elektrischen Leistung bestimmen aus dem Produkt von Schnelle und Schalldruck unter Berücksichtigung der gegenseitigen Phasenbeziehung; in der Praxis ist die Messung jedoch leichter mit der Beziehung

$$\text{Schallintensität } I = \frac{P^2}{\varrho_0 \cdot c} \cdot 10^{-7} \text{ [Watt/cm}^2\text{]}.$$

$$\text{Analog elektrisch: Leistung}_{\text{el}}\ N = \frac{U^2}{R} \quad U \text{ Spannung, } R \text{ Widerstand.}$$

Tabelle 2

Physikalische Größen	Psychoakustische Größen
A. Schallintensität I[W/cm²] bzw. *Schalldruck* p in Mikrobar [μb] oder dyn/cm²	*Lautstärke* L in Dezibel (dB) oder Phon, auch *Schallpegel* (Dezibel ist eine Verhältniszahl 10 log I_1/I_2 oder 20 log p_1/p_2)
	Lautheit L in sone (Bezug 1 sone entspr. 40 Phon, n sone bedeutet n-mal so laut, s. Tab. 3
Schalldruckbereich $\Delta p = p_2 - p_1$	Dynamik $\Delta L = L_2 - L_1$
B. *Frequenz* in Schwingungen/sec Maß: Hertz (Hz) Frequenzabweichung [Hz]	*Tonhöhe* in mel Tonhöhenabweichung bzw. Verstimmung in Cent
Grundton-Frequenzbereich $\Delta f = f_2 - f_1$	Melodiebereich mel-Bereich
C. *Mehrwelliger Wechselstrom* (Grundton und Harmonische) rel. Maß: Spektraldarstellung nach Fourier	*Klangfarbe* keine Maßeinheit der Farbvalenz, Analogiebezeichnung nach Vokal- u. Instrumentenfarben (Valenzklassen), Darstellung in der Formantkarte
Gemisch aus Schwingungen beliebiger Frequenzen in einem bestimmten Frequenzbereich (kontinuierliches Spektrum), Maß: mittlerer Leistungsinhalt bzw. Leistungsdichte über die Bandbreite	*Geräuschfarbe* rel. Maß: mittlere Tonhöhenangabe
D. *Zeitdauer* in sec	rel. *Zeitempfindung* ohne Maß (kein Außenreiz) quantisierte Einheit: 50 msec

Tabelle 3

Schallereignis	Lautstärke in Phon	Lautheit in sone
Hörschwelle	0	
Blättersäuseln (Windstille)	10	
Uhrenticken (*ppp*)	20	0,25
Flüstern (*pp*)	30	0,5
ruhige Unterhaltung (*p*)	40	1
geringer Verkehrslärm (*mf*)	50	2
Staubsauger, Bürolärm (*f*)	60	4
lautes Rufen, Lastauto (*ff*)	80	16
Motorrad ohne Schalldämpfer (*fff*)	100	64

Für überschlägige schnelle Rechnung kann man annehmen

$$I = \frac{P^2}{400}\ \mu\text{Watt/cm}^2.$$

Die Schallintensität nimmt mit dem Quadrat der Entfernung r von der Schallquelle ab ($1/r^2$), der Schalldruck mit $1/r$. Dies gilt im freien Schallfeld. Im geschlossenen Normalraum bleibt der Schalldruck in jeder Entfernung annähernd konstant.

Bei normaler Unterhaltungssprache gelangt ein Schalldruck von 1 dyn/cm² = = 1 µbar = $^{1}/_{1\,000\,000}$ bar = 74 phon in 50 cm Entfernung an unser Ohr. Das ist der millionste Teil des atmosphärischen Drucks. Das Gehör vermag Druckamplituden von 0,0002 bis 2000 µbar bei einem Ton von 1000 Hz — das ist ein Bereich von 7 Zehnerpotenzen — wahrzunehmen.

Es ist unmöglich, einen derart ausgedehnten Bereich in einer linearen Skala darzustellen. Man wendet daher die logarithmische Skala an, wie sie auch etwa der gehörsmäßigen Lautstärkenbewertung nach dem FECHNERschen Gesetz entspricht, d. h. wir zählen nicht 1, 2, 3 . . ., sondern 10^0, 10^1, 10^2, 10^3, d. h. die Skala wird in eine Potenzreihe mit der Basis 10 aufgeteilt. Das entspricht dem BRIGGschen Logarithmus mit der Basis 10, abgekürzt *log*.

Das Verhältnis zweier Schallenergien I_1 und I_2 wird dann ausgedrückt durch den Lautstärkenunterschied 10 log I_1/I_2, in der Maßbezeichnung Dezibel (abgekürzt dB).

Verhält sich z. B. I_1/I_2 wie 10:1, so beträgt der Lautstärkenunterschied 10 dB. Bezieht man auf den Schalldruck, so wird das Lautstärkenverhältnis n unter Berücksichtigung, daß Schallstärke und Schalldruck nach einem quadratischen Gesetz verbunden sind,

$$n = 10 \cdot \log (P_1/P_2)^2 = 20 \log P_1/P_2.$$

Es entsprechen sich also

I_1/I_2	P_1/P_2	dB
10^1 :1	3,16:1	10
10^2 :1	10 :1	20
10^4 :1	10^2:1	40
10^6 :1	10^3:1	60
10^{12}:1	10^6:1	120

Das Dezibelmaß drückt also das Verhältnis bestimmter Größen aus, es ist keine physikalische Maßgröße.

Als absolutes Maß für die Lautstärkebewertung wurde das „Phon" eingeführt, das auf einen Normalton von 1000 Hz bezogen, mit 0 Phon an der Hörschwelle ($2 \cdot 10^{-4}$ µb) beginnt und in der erläuterten logarithmischen Skala fortschreitet über 13 Zehnerpotenzen bis zur Schmerzschwelle von 130 Phon.

Die mittlere Lautstärke von Gesangsstimmen kommt von 65 bis 85 Phon vor, der Heldentenor erreicht beim Fortissimo 100 Phon.

Der Eichpunkt der Skala liegt bei 74 Phon = 1 µbar. Da die Empfindlichkeit des Ohres stark von der Frequenz abhängt, entsprechen die Stufen der Phonskala bei den einzelnen Tonhöhen verschiedenen Werten des Schalldrucks. Die genauen Werte hierfür findet man in den Kurven gleicher Lautstärke nach FLETCHER-MUNSON [30].

Es zeigt sich nun weiterhin, daß ein Ton, der gegenüber einem anderen die doppelte Phonzahl an einem Meßinstrument anzeigt, durchaus nicht doppelt so laut ist. Man hat deshalb noch eine weitere Skala eingeführt, die angibt, wann ein Ton doppelt so laut oder halb so laut klingt wie ein anderer. Zur Unterscheidung von der Lautstärke spricht man dann von „Lautheit" mit der Meßgröße „Sone". In dieser psychologisch definierten Skala ist dem Wert 40 Phon willkürlich die Einheit 1 Sone zugeordnet. In neueren Tabellenwerken der Akustik findet man für die Phonwerte die jeweiligen Sonewerte angegeben.

Nach diesen Erläuterungen haben wir uns klar zu machen, daß wir das Klangspektrum auf S. 51 linear in einem physikalischen Maß, z. B. als Schalldruck aufgetragen haben. Wir kommen der angenähert logarithmischen Abhängigkeit der Sinnesempfindungen näher, wenn wir dieses Spektrum in Dezibel bzw. Phonmaßstab aufzeichnen, noch besser, wenn wir die Amplituden im Sonemaßstab angeben, weil in dieser letzten Korrektur das unmittelbare Lautheitsempfinden berücksichtigt ist. In Abb. 27 sind Spektren im Sonemaßstab angegeben, wobei

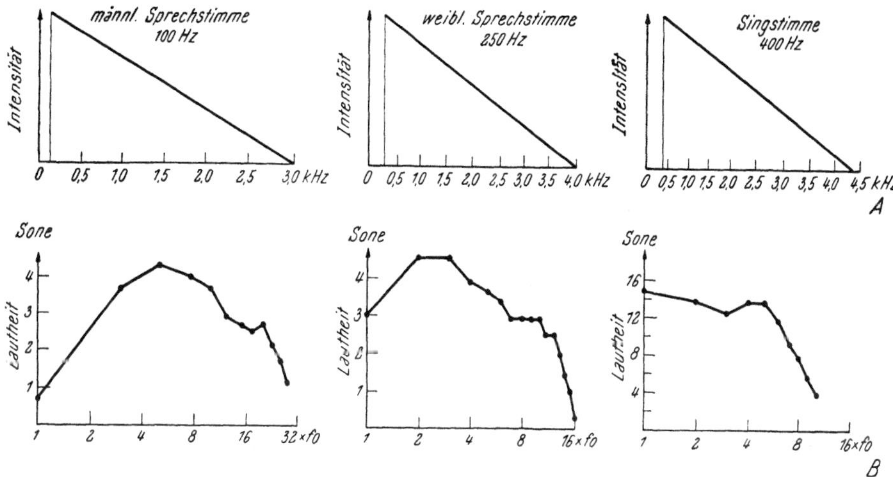

Abb. 27. Die hörmäßige Bewertung der Spektren bei verschiedenen Tonhöhen bzw. Frequenzen. A Glottisspektrum (schematisch) im linearen Maßstab (physikalisch), B Umzeichnung in die Lautheitsbewertung (Sone-Maßstab).

der Einfachheit halber schematisch die in der Glottis entstehenden Ursprungslaute in verschiedenen Tonhöhen aufgezeichnet wurden. Es fällt dabei auf, daß im ersten Beispiel der erste Teilton, der physikalisch das Intensitätsmaximum darstellt, in der Lautheitsbewertung als Minimum erscheint. Man sollte daher bei der Beurteilung von Spektren vorsichtig sein, dem Grundton ein allzu großes Gewicht beizumessen.

Trotz dieser Erkenntnisse zieht man es häufig vor, Spektren in physikalischer Intensität oder Schalldruck zu zeichnen, um Unterschiede zwischen den einzelnen Teiltönen besser erkennen zu können. Da man dabei jedoch gemäß unserem Beispiel leicht zu Fehlschlüssen gelangen kann, sollte man in wichtigen Fällen noch eine Umzeichnung in Sone vornehmen. In der Abb. 27 ist noch eine kleine notwendige Korrektur zu berücksichtigen. Die Lautheit ist noch von einem Summationseffekt abhängig, der bei der Umsetzung des Schallreizes in die Nervenleitung im Cortischen Organ entsteht. Es handelt sich um die Bewertung der „Frequenzgruppen" [29], die um der Übersichtlichkeit willen hier vernachlässigt wurde.

Die Tonhöhenskala: Auch die Tonhöhenempfindung steht mit der physikalisch meßbaren Größe der Frequenz in einem angenähert logarithmischen Zusammenhang. Es wird hier von dem einfachsten Zahlenverhältnis 1:2, dem Oktavverhältnis, Gebrauch gemacht. Die Frequenzskala, die sich für die hörbaren Töne etwa von 16 bis 16000 Hz erstreckt, baut man auf der Potenzreihe von 2 auf

2	4	8	16	32	64	128	256	512	1024	2048	4096	8192	16384
2^1	2^2	2^3	2^4	2^5	2^6	2^7	2^8	2^9	2^{10}	2^{11}	2^{12}	2^{13}	2^{14}

Deutsche Notierung:

C_2 C_1 C c c^1 c^2 c^3 c^4 c^5 c^6 c^7

Amerikanische Notierung:

c_0 c_1 c_2 c_3 c_4 c_5 c_6 c_7 c_8 c_9 c_{10}

So ist auch die Tastenanordnung des Klaviers in Oktaven, also im Logarithmus zur Basis 2 eingeteilt. Für die Meßtechnik ist es praktischer, die Zahlen abzurunden und so geht man von 1000 Hz (c^3) in Oktavensprüngen nach oben und unten. Auch die musikalische Skala weicht etwas ab, indem man die Stimmung von einem Ausgangston von $a^1 = 440$ Hz an vornimmt. Die Oktave ist in sich wiederum in 12 gleiche Stufen geteilt, eingeführt durch Andreas Werckmeister (1700), vgl. hierzu temperiertes System. Darin kommt jeder Stufe einer Zunahme der Schwingungszahl zu von

$$\sqrt[12]{2} = 1{,}0595 \approx 6\% = 1 \text{ Halbton.}$$

Die diatonische Skala der 7 Haupttöne zeigt Abb. 28.

Der Grundtonbereich der männlichen Sprechstimme bewegt sich zwischen 80 und 150 Hz, derjenige der weiblichen Sprechstimme liegt eine Oktave höher. Die Lagenbereiche der Singstimme sind aus Abb. 29 zu entnehmen. Dem Stimmbildner A. Wolfsohn, London, gelang es, Stimmen über acht Oktaven auszu-

ital.	do (ut)	re	mi	fa	sol	la	si
	ut 2 = c						
deutsch	C	D	E	F	G	A	H
Frequenz [Hz]	523	294	330	349	392	440	494

Abb. 28. Diatonische Skala.

bilden. Das subjektive Tonhöhenempfinden weicht oberhalb von 1000 Hz (c^3) von der logarithmischen Frequenzskala zunehmend ab, was in der mel-Skala dargestellt ist (vgl. hierzu akustische Handbücher, z. B. [30]).

Neurochronaxische Theorie. Im Gegensatz zu der klassischen aerodynamischen Theorie der Selbststeuerung (myoelastische Theorie) hat Husson (1950) die überraschende These aufgestellt [3], daß die Schwingungserzeugung nicht selbstgesteuert ist, sondern die Schwingungen *coup pour coup* — wie der Autor sich ausdrückt — vom Nervensystem her erregt werden, also ebenfalls erzwungene Schwingungen darstellen. Danach soll das periodische Öffnen der Stimmlippen durch Aktionspotentiale von der gleichen Periode gesteuert werden. Diese werden über den Recurrensnerv zu den Fasern des musculus vocalis übertragen. Die Gegenbewegung zum Schließen kann dann durch die elastische Entspannung des musculus vocalis erfolgen.

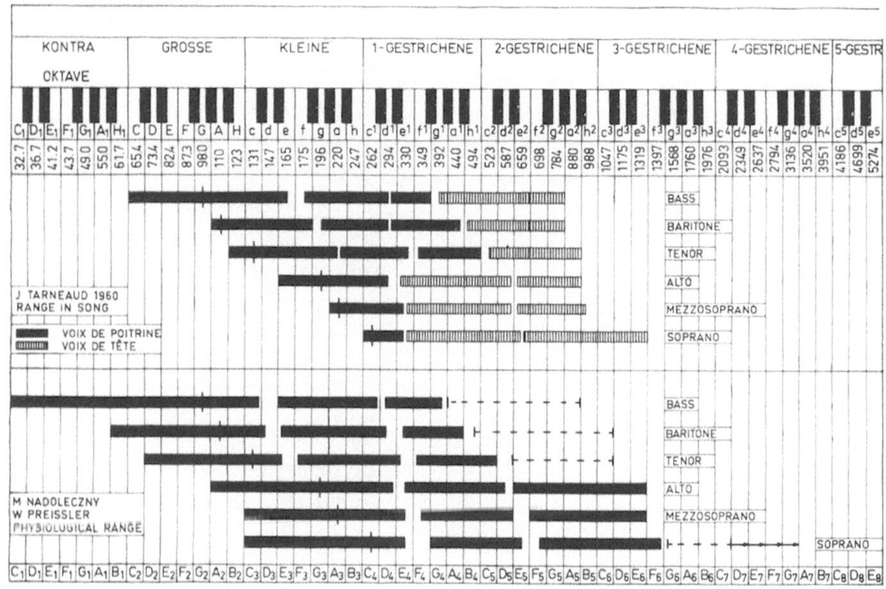

Abb. 29. Die Register und der Umfang der Singstimme.
Zusammenstellung nach verschiedenen Autoren durch Marianne Woerner, Stockholm 1962.

In diesem neuromuskulären Prozeß soll der subglottische Druck lediglich die Funktion haben, die Öffnungsamplitude zu vergrößern. Diese Hypothese sei erhärtet durch Versuche an Mensch und Tier. Im Gegensatz zu der allgemeinen Auffassung soll die Tonhöhe nicht durch entsprechende Spannungseinstellung der Stimmlippen vom Recurrensnerv reguliert werden.

Um diese *neuro-chronaxische Theorie* zu stützen, hat Husson eine Reihe von Annahmen gemacht. Sie beziehen sich teils auf die organische Struktur des musculus vocalis und teils auf den Prozeß der Innervation. Der erste Komplex wird später diskutiert (S. 72, 78). Zum zweiten Komplex wäre die Aufgabe einer grundlegenden Regel in der Neurophysiologie notwendig, nämlich, daß die motorischen Nerven mit nicht mehr als 50 bis 100 Impulsen/sec erregt werden können. Messungen am freigelegten Recurrens von Hunden sollen Impulsfrequenzen bis zur Grenze der Refraktärperiode und sogar darüber hinaus ergeben haben. Da Sopranstimmen Töne von beträchtlich höherer Frequenz erzeugen, hat der Autor eine neue Registertheorie angenommen (vgl. hierzu Abb. 30). Er macht Gebrauch von dem Innervationsschema der Hörnerven gemäß der Theorie von Stevens, Davies und Lurie (1935). Nach der Registertheorie von Husson sollen Impulse von höherer Frequenz als es der Grenzfrequenz entspricht, auf eine zweite Nervenfaser parallelgeschaltet werden, bei der nächsten Registergrenze auf eine dritte Faser und dann eine vierte. Vom Standpunkt der Neurophysiologie ist entgegenzuhalten, daß die gemessenen elektrischen Potentiale von *propriozeptiver Erregung* herrühren können, die während der Stimmlippen-Schwingungen entstehen. Überdies können die Potentiale auch als *mikrophonischer* Effekt erklärt werden, was von der Funktion des Innenohrs her bekannt ist. Als ein positives Resultat dieser Untersuchungen muß gewertet werden, daß ein Regulationsprozeß der Stimme auf dem propriozeptiven Ansprechen und einer cochleo-recurrentiellen Reflexwirkung beruht (s. auch S. 72).

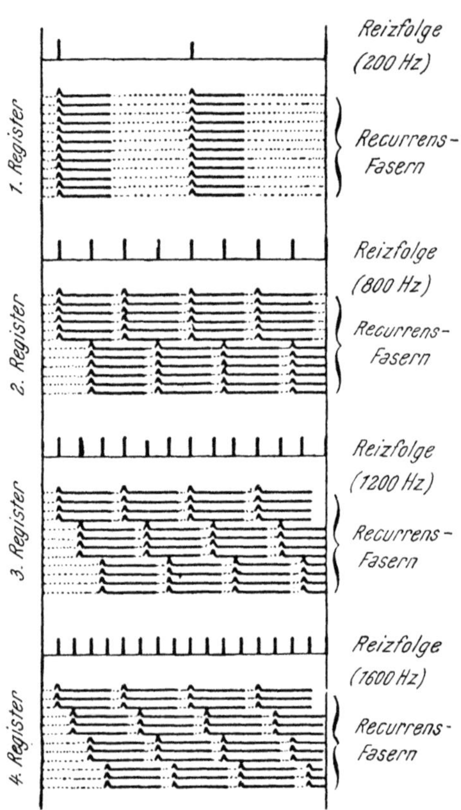

Abb. 30. Vier Stufen der Innervation über den Recurrens, wovon jede einem Stimmregister zugeordnet ist (nach Husson).

Es ist unmöglich, die inzwischen veröffentlichten zahlreichen Arbeiten zur Verteidigung oder Ablehnung der Hussonschen Theorie hier aufzuführen. Der Autor brachte eine Zusammenfassung seiner Argumente in seinem Buch über die Singstimme [3]. Die treffendsten Gegenargumente stammen von van den Berg [4] und D. Weiss [5], wodurch die bisherige klassische Theorie weiterhin ihre Gültigkeit behalten hat.

Die Berechnung der Schwingungen im Vokaltrakt kann unter der Bedingung, daß der Querschnitt sich angenähert kontinuierlich ändert, auch mittels einer Differentialgleichung aus der Theorie des Horns, der Websterschen Horngleichung, erfolgen [6].

Eingehende experimentelle Untersuchungen sind an elektrischen Nachbildungen des Vokaltrakts angestellt worden. Der Vokaltrakt ist von einer mannigfaltigen Verformbarkeit. Abb. 31 zeigt die Querschnittsverhältnisse des Vokaltrakts für die Bildung des Vokals [*i*] [7]. In roher Annäherung werden die Vokalbildungen durch Einstellung des Zungenbuckels später in Abb. 74 gezeigt. Für die weitere Berechnung stelle man sich ein mechanisches Modell des Vokaltrakts vor, das nach Vorlage von Röntgenbildern in 35 Rohrabschnitte von je $^1/_2$ cm Länge verschiedenen Durchmessers unterteilt worden ist. Man kann sich nun die Funktion der Lautverfärbung ersatzweise durch die gleichartige Funktion einer elektrischen Schaltung vorstellen, einer Filterkette aus 35 Abschnitten (Abb. 32).

In der Schwingungslehre kann man das Schwingungsverhalten mechanischer Gebilde durch elektrische Schaltungen ersatzweise darstellen. Es entspricht dann der Masse die Induktivität L einer Spule, der Elastizität oder Federnachgiebigkeit die Kapazität eines Kondensators C und dem mechanischen Widerstand der elektrische Widerstand R. Es ergibt sich dann die Ersatzschaltung nach Abb. 33. Dieses elektrische Analogsystem wird durch einen Impulsgenerator angetrieben,

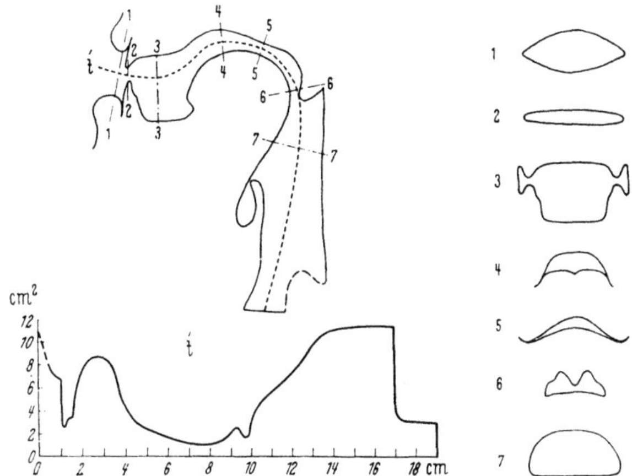

Abb. 31. Querschnittsverlauf und einige Querschnittsflächen bei Artikulation des Vokals [i] (nach FANT).

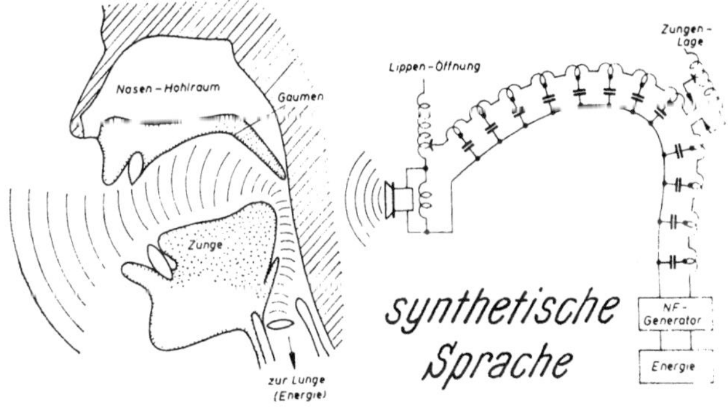

Abb. 32. Funktion der Vokalbildung, dargestellt durch eine variable Filterkette, gesteuert durch eine variable Impedanz entsprechend der Zungenstellung [15].

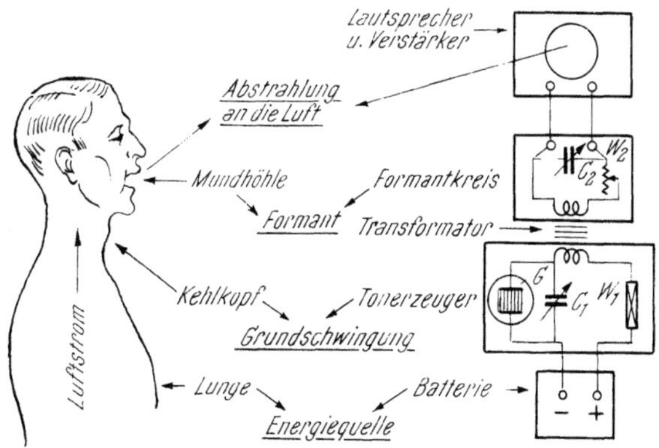

Abb. 33. Elektrische Ersatzdarstellung des Phonationssystems. Der Stimmerzeuger ist nachgebildet durch einen Generator mittels Glimmröhre mit angeschlossenem Schwingungskreis, abstimmbar auf die Tonhöhe (nach TRAUTWEIN 1931).

und der Ausgang (Mund) wird durch eine Impedanz von der Größe des Strahlungswiderstandes abgeschlossen. Die Impedanz ist ein komplexer Widerstand, bestehend aus der Kombination der Größen L, C und R. Der Strahlungswiderstand ist eine äquivalente Größe für die abgegebene Strahlungsleistung der Stimme am Mundausgang.

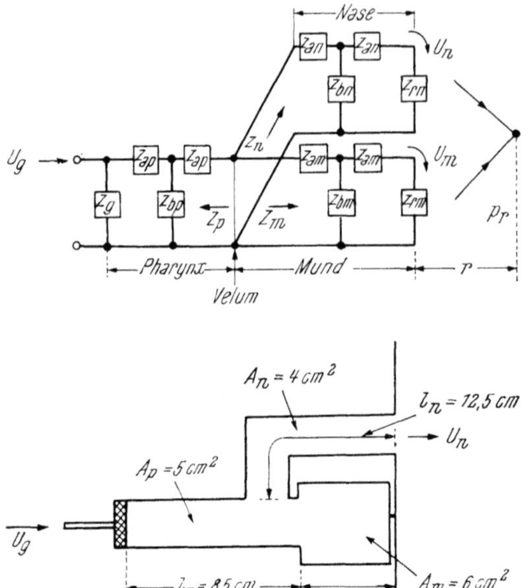

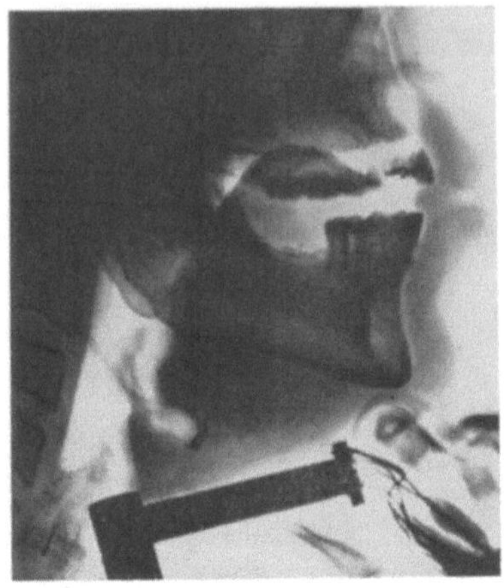

Abb. 35. Röntgenaufnahme der experimentellen Anordnung nach Abb. 37 (nach VAN DEN BERG).

Abb. 34. Berücksichtigung des nasalen Trakts im pneumatischen und im elektrischen Modell Beispiel Lautgebung [m]. Ug Glottisfluß, Z Impedanzgrößen in den verschiedenen Abschnitten des Vokaltrakts, A Querschnittsgrößen (nach FLANAGAN [9]).

In einer systematischen Vermessung wurden über 300 Konfigurationen des Vokaltrakts gebildet und daraus Lautgruppen ermittelt, die in Diagrammen, abhängig von den Parametern der Vokaltrakt-Abmessungen, eingetragen wurden, woraus sich Abhängigkeiten der Formantfrequenzen von den Konfigurationen ergeben [8].

Bisher hatten wir den Einfluß des *Nasaltrakts* vernachlässigt. Bei der Bildung der nasalen Konsonanten ist die Mundöffnung geschlossen, das Velum geöffnet, womit der Schall durch die Nasenöffnung abgestrahlt wird. Der geschlossene Mundraum muß jedoch als Resonatorbeitrag berücksichtigt werden. Die Schaltung wird nun komplizierter und die Berechnung umfangreicher. Eine einfache Annäherung ist modellmäßig in Abb. 34 dargestellt [9].

Eine direkte Messung der frequenzabhängigen Wirkung des physiologischen Lufttrakts hat VAN DEN BERG an einer laryngektomierten Versuchsperson durchgeführt [10]. An der Luftöffnung des Kehlkopfs nach außen hat er einen Miniatur-Lautsprecher angebracht und mit Impulsen, ähnlich dem Glottisgenerator, beschickt und am Mundausgang ein Mikrofon angebracht, um den Schalldruck bei verschiedenen Artikulationsstellungen aufzunehmen (Abb. 35). Die Analyse des Schalldrucks in Abhängigkeit von der Frequenz ergibt sich dann für die Vokallaute gemäß Abb. 36 mit der Schaltung nach Abb. 37.

Subglottisches System. Den Vorgang der Stimmerzeugung hat FLANAGAN [9] auch für den subglottischen Bereich untersucht (Abb. 38). Der in der Lunge unter Druck stehende Luftvorrat wird als akustische Kapazität mit einem Verlust infolge des schwammigen Gewebes durch den Verlustwiderstand G_L dargestellt. Das quasi-periodische Öffnen und Schließen der Stimmlippen verhält sich wie

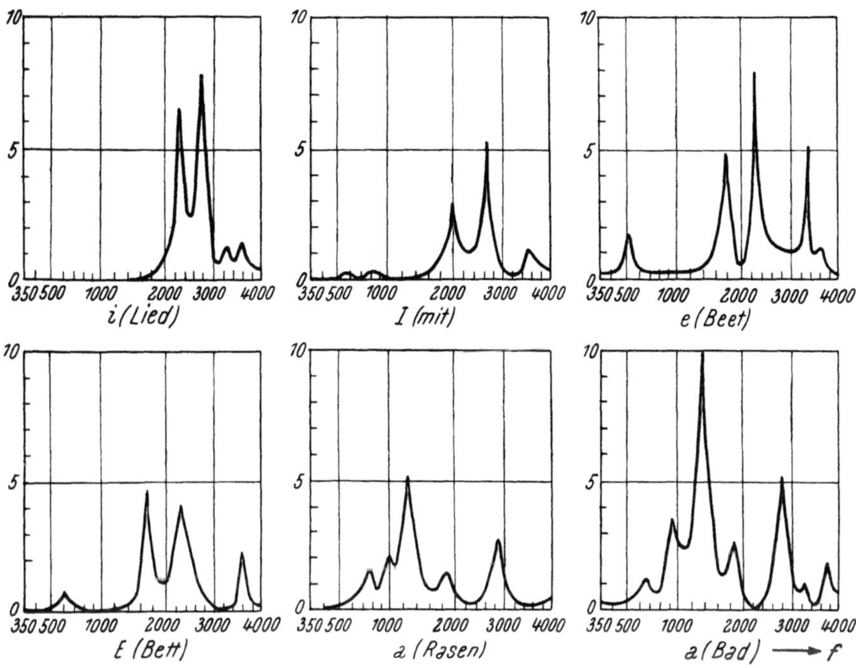

Abb. 36. Übertragerkurven für den Vokaltrakt bei verschiedenen Vokaleinstellungen mittels Meßeinrichtung nach Abb. 37.

eine variierende Impedanz der Größe $R_g + j\omega L_g$, wodurch der Luftstrom moduliert wird. Die Größen z sind die Verlustwiderstände in den einzelnen Leitungsabschnitten. Ein Ersatzschema zur Vorstellung der mechanischen Schwingungsvorgänge in der Glottis und als Voraussetzung für die Schwingungsberechnung ist in Abb. 38c wiedergegeben.

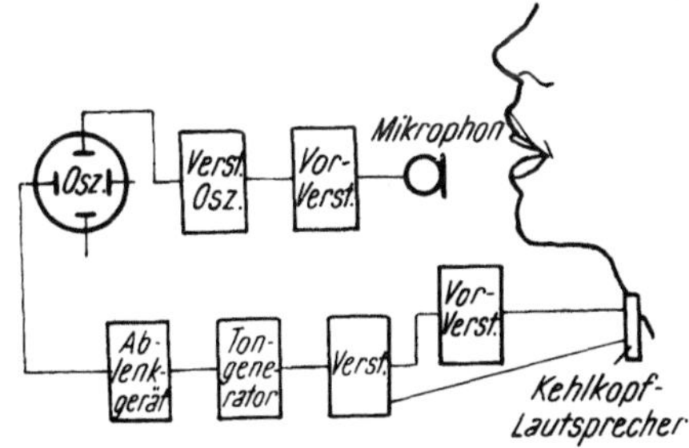

Abb. 37. Prinzipschaltung zur Messung des Übertragungsfaktors (Frequenzkurven) des Vokaltrakts, aufgenommen an einem Hemilaryngektomierten (nach VAN DEN BERG).

Folgende physiologische Betriebsdaten werden von FLANAGAN mitgeteilt: Der Luftdruck von der Lunge her beträgt für die leiseste Vokalphonation 4 cm H_2O, für sehr laute hohe Töne 20 cm H_2O und mehr. Die Rechnung ergibt ein Ansteigen der Tonhöhe mit dem Anwachsen des subglottischen Drucks bis zu 10 cm H_2O um eine Quinte und mehr, für die Phonation des Vokals [*u*] stärker als beim Vokal [*a*].

Die Entstehung der Stimmlippenschwingungen kann man als Analogon beobachten an den Mundlippen beim Blasen einer Trompete, wenn man ein gläsernes

Mundstück und eine stroboskopische Beleuchtung verwendet. Man sieht dann deutlich, daß die Mundschwingungen nicht sinusförmig sind, sondern dreieck- bis rechteckförmig (Winckel 1953).

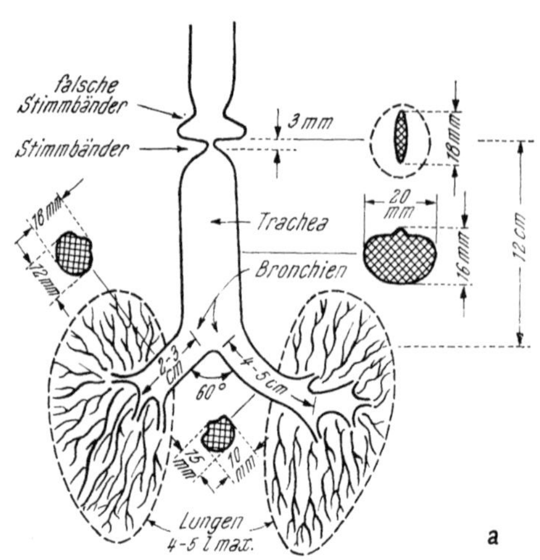

Abb. 38a. Physiologisches Schema des subglottischen Systems.

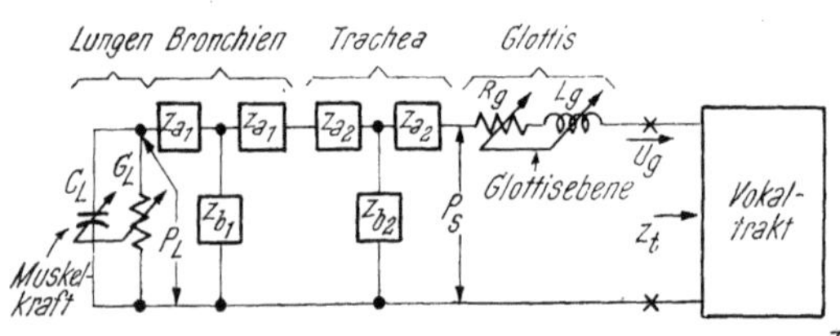

Abb. 38b. Ersatzstromkreis für das subglottische System, dargestellt vom Generatoreingang (Lungen-Kompressionsaktivität) $C_L G_L$ bis zur Transformation des Schalldrucks in den Vokaltrakt.

Formant-Darstellung. Wenn man die beiden Maxima F_1 und F_2 im Spektrum (z. B. Abb. 25) als besonders charakteristisch für die Vokalfarbenbildung erkannt hat, gelangt man zu einer noch deutlicheren Kennzeichnung, indem man die Frequenzen F_1 und F_2 zueinander ins Verhältnis setzt. Dies ist zu einem Diagramm mit den Koordinaten F_1 und F_2 geschehen (Abb. 39). Die Frequenzen F_1 und F_2 für die Grundvokale (s. Tab. 4) lassen sich durch einen Kurvenzug verbinden, der angenähert ein Dreieck ergibt (Abb. 40). Dies hatte übrigens Hellwag 1781 bereits intuitiv erkannt und Lepsius 1855 näher belegt. Physiologisch entsprechen F_1 und F_2 den Resonanzfrequenzen von Mundraum und Rachenraum. Dementsprechend ergeben sich für Mann, Frau, Kind gewisse Unterschiede aus den verschiedenen Abmessungen des Vokaltrakts [11]. Dagegen sind die individuellen Unterschiede nur gering, und außerdem ist die frequenzbestimmende Lage des Vokaldreiecks, also die Formantfrequenzen, unabhängig von der Tonhöhe. Die Vokaltraktlänge von der Glottis bis zur Mund-

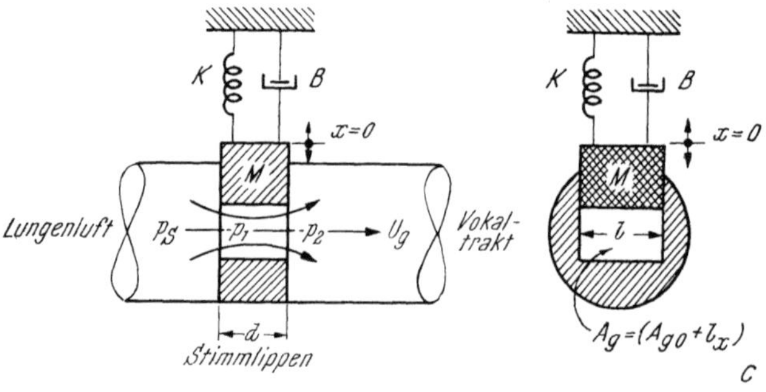

Abb. 38c. Pneumatisches Modell der Wechsellufterzeugung im nachgiebigen System, gekennzeichnet durch die schwingende Masse M, die Steifigkeit K und die Viskosität B. A_g Öffnungsfläche der Glottis (nach Flanagan 1967).

öffnung beträgt im Mittel 17,5 cm beim Mann. Der weibliche Vokaltrakt ist im Durchschnitt 15 Prozent kürzer als der männliche.

In das F_1/F_2-Diagramm lassen sich weiter Sprachlautänderungen im Sprechakt einzeichnen, z. B. Diphtonge (Abb. 41) oder ganze Worte (Abb. 42). Außer-

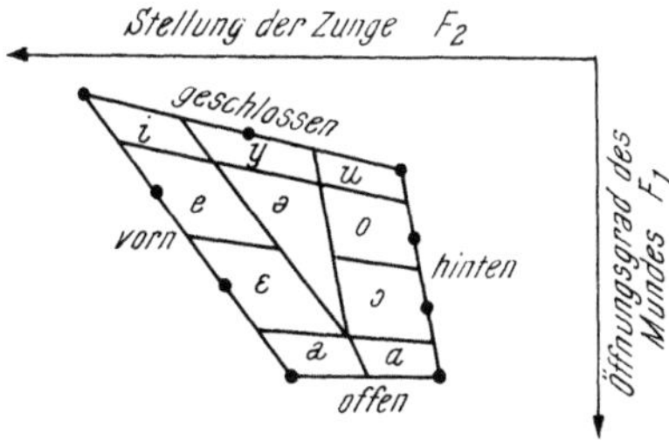

Abb. 39. Das Vokalsystem der API (Association Phonétique Internationale), hergeleitet aus der Funktion der Artikulationsstellungen (nach CRAMER NTZ 1964).

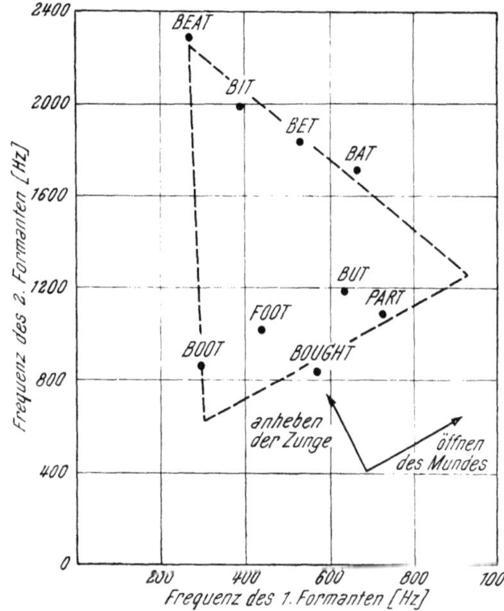

Abb. 40. Frequenzen des ersten und zweiten Formanten für neun englische Vokale (D. L. RICHARDS 1964).

Tabelle 4. *Tabelle der Formantfrequenzen von zehn Vokalen englisch-amerikanischer Aussprache* [11]

(*M* = *Mann*, *F* = *Frau*, *K* = *Kind*)

Vokale		i	I	ε	æ	a	ɔ	U	u	Λ	e
Grundfrequenz F_0	M	136	135	130	127	124	129	137	141	130	133
(Hz)	*F*	235	232	223	210	212	216	232	231	221	218
	K	272	269	260	251	256	263	276	274	261	261
Formanten (Hz)	*M*	270	390	530	660	730	570	440	300	640	490
F_1	*F*	310	430	610	860	850	590	470	370	760	500
	K	370	530	690	1010	1030	680	560	430	850	560
F_2	*M*	2290	1990	1840	1720	1090	840	1020	870	1190	1350
	F	2790	2480	2330	2050	1220	920	1160	950	1400	1640
	K	3200	2730	2610	2320	1370	1060	1410	1170	1590	1820
F_3	*M*	3010	2550	2480	2410	2440	2410	2240	2240	2390	1690
	F	3310	3070	2990	2850	2810	2710	2680	2670	2780	1960
	K	3730	3600	3570	3320	3170	3180	3310	3260	3360	2160
Formant-Amplituden											
(dB)	L_1	−4	−3	−2	−1	−1	0	−1	−3	−1	−5
	L_2	−24	−23	−17	−12	−5	−7	−12	−19	−10	−15
	L_3	−28	−27	−24	−22	−28	−34	−34	−43	−27	−20

halb der Dreieckskurve lassen sich Sprachlaute nicht mehr nachweisen, da die entsprechenden Volumenvergrößerungen für kleinere Resonanzfrequenzen F_1 und

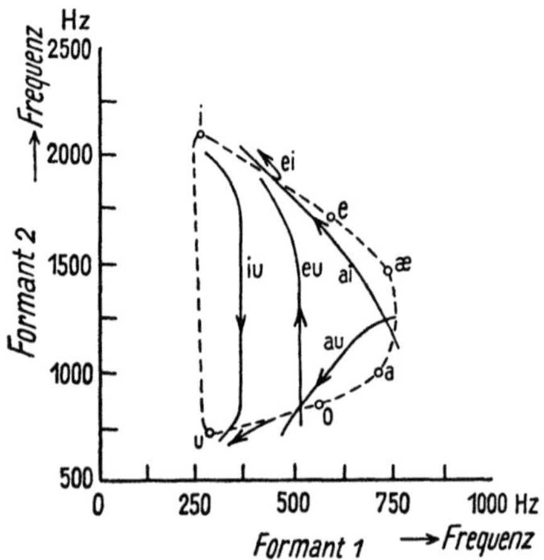

Abb. 41. Verlauf von Diphtongen im Vokaldreieck (POTTER u. PETERSON 1948).

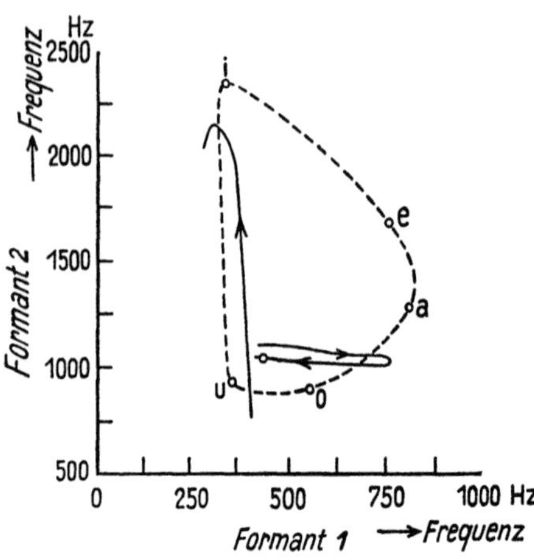

Abb. 42. Verlauf der Wörter „we talked“ im Vokaldreieck (POTTER u. PETERSON 1948).

F_2 durch weitere Dehnung des Vokaltrakts nicht erreicht werden können, ebenso würden übermäßige Konstriktionen des Trakts den Sprechakt behindern. Dies würde sich lediglich bei der Singstimme mit steigender Tonhöhe ereignen, besonders wenn der Sänger nicht den Anstieg des Kehlkopfs (Verkleinerung des Pharynxraums) kompensieren kann, was dem „Decken“ gleichkommt. HUSSON hat versucht, diesen Sachverhalt dreidimensional darzustellen [3]. Mit ansteigender Tonhöhe (Vertikalrichtung) verändert sich das Basisdreieck von Register zu Register (Abb. 43). Wenn die Tonhöhe der Singstimme oberhalb des unteren Formantbereichs F_1, der sich ungefähr von 250 Hz bis 800 Hz erstreckt, ansteigt, kann nur noch der Formant F_2 (800 bis 2300 Hz) sich auswirken, die Stimme verliert die Dunkeltönung bzw. sie entfärbt sich dann immer mehr nach einem [*i*]-ähnlichen Timbre.

Es sei noch bemerkt, daß die im Dreieck eingezeichneten Vokalpunkte für jeweils einen Sprecher gelten. Tatsächlich wird jedoch in einem weiten Streubereich F_1/F_2 um die angegebenen Vokalpunkte

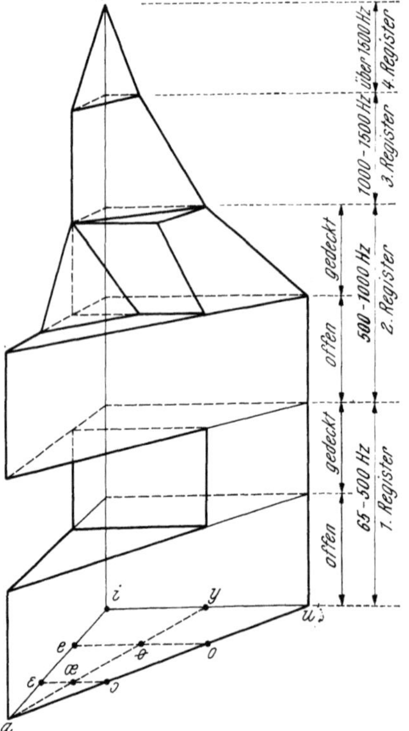

Abb. 43. Auf dem Vokaldreieck der Basisfläche für Sprachlaute bauen sich die Formantbeziehungen mit zunehmender Tonhöhe auf. Die Phonationsfläche reduziert sich immer mehr bis zum Punkt, der die Vokalfarbe [*i*] bedeutet (R. HUSSON).

der bezeichnete Vokal von Testpersonen als von gleicher Vokalfarbe empfunden. Die Bereiche gleicher Vokalfarbe sind in Abb. 44 dargestellt, wobei Überschnei-

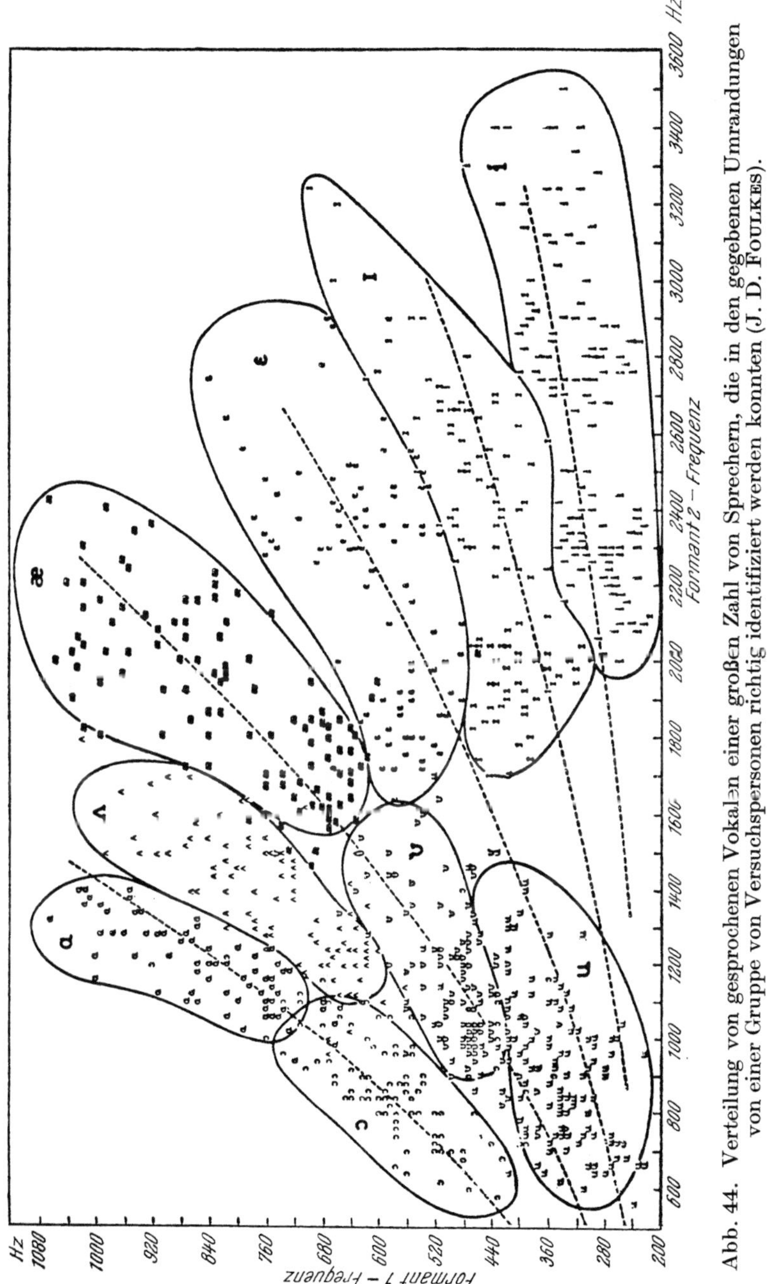

Abb. 44. Verteilung von gesprochenen Vokalen einer großen Zahl von Sprechern, die in den gegebenen Umrandungen von einer Gruppe von Versuchspersonen richtig identifiziert werden konnten (J. D. FOULKES).

dungen vorkommen, d. h. Bezirke verwechselbarer Erkennung von zwei Vokalfarben. Die statistische Ermittlung erfolgte mittels Computer [12].

Legt man Koordinaten durch den Mittelpunkt des Dreiecks, so läßt sich in diesem Mittelpunkt mit $F_1 = 500$ Hz und $F_2 = 1500$ Hz ein Vokal ʌ oder ə bestimmen, den man als den neutralen Vokal (auch schwa genannt) bezeichnet (vgl. Abb. 45). Er ergibt sich bei entspannter Artikulationsmuskulatur und flach legender Zunge, daher ist es der erste Laut beim Kleinstkind. Der Vokaltrakt kommt dann am ehesten einer Rohr-Konfiguration nahe, für die man Resonanzfrequenzen dann leicht berechnen kann, hier für den Fall, daß das Rohr am unteren Ende als geschlossen und am oberen Ende als offen angenommen wird;

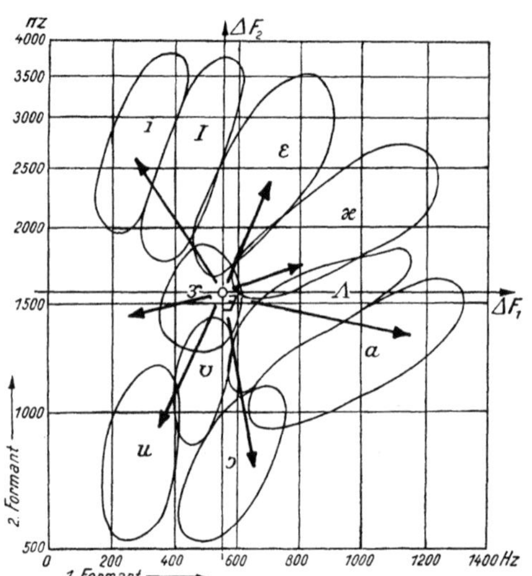

Abb. 45. Mit zunehmend schnellerem Sprechen reduziert sich der Phonationsbereich konzentrisch auf den neutralen Vokal [ə] (nach G. Ungeheuer).

Abb. 46. Klassifizierung der Vokale in den Koordinaten der Formanten F_1 und F_2 gemäß einem binären Schema (nach R. Jakobson). Die Vokale werden charakterisiert nach hell-dunkel, kompakt-diffus, tief-flach. Auf dieser Basis haben Hemdal-Hughes 1964 in den USA ein Computerprogramm für automatische Spracherkennung entwickelt.

das bedeutet einen hohen Impedanzwert für den Eingang an der Glottis und einen niedrigen am Mundausgang. Impedanzwerte kann man dann im Vokaldreieck angeben für alle möglichen Vokalkonfigurationen und Tonhöhenregister.

So gewinnt man für die Dreiecksfläche die Vorstellung des Umfangs der Artikulationsmotorik. Man wird dann verstehen, daß die Artikulationsdeutlichkeit bei einer Atrophie des beteiligten Muskelsystems nachläßt, der Akzent in den Sprachlauten schwächer wird, was gleichbedeutend ist mit einer Reduktion aller Laute in Richtung auf den neutralen Vokal (Abb. 45). Bei mangelnder Zungenmotorik (z. B. Lallen) wird nur ein Teil der Dreiecksfläche genutzt. Sprachlautveränderungen stellen sich auch unter Stress sowie Ermüdung ein. Ferner zeigt es sich, daß beim Übergang zu sehr schnellem Sprechen die Artikulationsmotorik sich nicht voll entfalten kann, also ebenfalls eine Schrumpfung des Dreiecks in Richtung des neutralen Vokals eintritt, s. Abb. 45 [13]. Man kann somit aus dem Vokaldreieck diagnostische Hinweise erhalten.

Schließlich ist noch darauf hinzuweisen, daß die Vokaleintragung nach den Formantfrequenzen F_1 und F_2 zu einem Schema der Klassifizierung nach akustischen Parametern führt, woraus sich dann Überlegungen zur Invariantenbestimmung der natürlichen und elektronischen Sprachlauterkennung ableiten lassen wie in Abb. 46 dargestellt ist [14]. Die hier versuchte Klassifizierung geht aus von der Einteilung (Distinctive Features) nach Roman Jakobson, die das Gesamtgebiet der Phonetik sehr befruchtet hat [15].

Formantbestimmung aus dem Ansatzrohr. Wenn man sich den Vokaltrakt gestreckt und völlig entspannt (Vokal ə) vorstellt, so gelangt man zu dem Modell einer Orgelpfeife, die auf der Seite der Wechsellufterzeugung ziemlich geschlossen (Glottisende) und auf der anderen Seite relativ weit geöffnet ist (Mundöffnung). Also ist die Impedanz am Erzeugerende ziemlich groß, an den Lippen ziemlich klein. Die Verteilung einer stehenden Welle als Eigenschwingung im Rohr gehört zum Grundwissen in der Physik. In Abb. 47 ist die Ausbildung einer Viertelwellenlänge ($\lambda/4$ für den Schallfluß) gemäß den gegebenen Impedanzbedingungen gezeigt, die Schalldruckverteilung ist umgekehrt, d. h. das Schallfluß-Minimum entspricht einem Schalldruck-Maximum. Eine zweite Resonanzfrequenz ergibt sich zu $3/4\ \lambda$, eine dritte zu $5/4\ \lambda$ usw., was mit den noch zu beschreibenden Formanten identisch ist. Stets ergibt sich das Schallfluß-Maximum an den Lippen, folglich müssen bei einer Verringerung der Lippenöffnung die entsprechenden Formantfrequenzen kleiner werden.

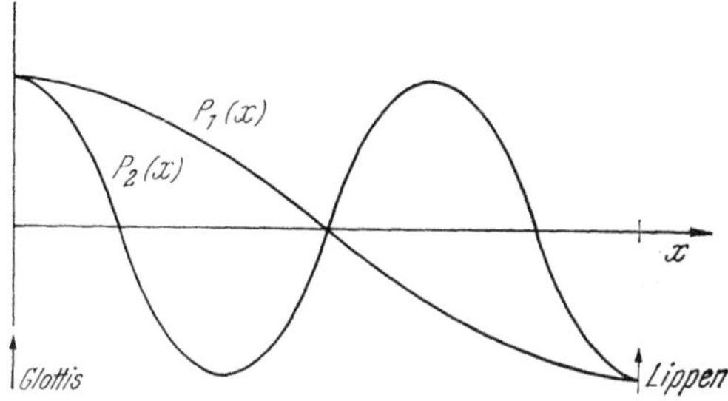

Abb. 47. Wellenverteilung des Strahlungsdrucks entlang dem gestreckten Vokaltrakt von gleichem Durchmesser für $\lambda/4$ und $3/4\ \lambda$ (nach M. Schroeder 1967)

Wenn nun durch die Artikulation das Rohr an einer Stelle verengt wird, so werden die entsprechenden Resonanzfrequenzen kleiner oder größer, je nachdem ob die Einschnürung näher der Maximumstelle des Schallflusses N oder dem Schalldruckmaximum liegt [16].

Diese Kenntnis der geometrischen Verhältnisse des Vokaltrakts in Zusammenhang mit der Ausbildung der Eigenfrequenzen kann aufwendige Röntgen-Aufnahmen und deren Auswertung ersparen. Man kann die erwünschten Informationen über den Vokaltrakt durch ausschließlich akustische Messungen erhalten. Es genügt, die Eigenfrequenzen (Formanten) des Vokaltrakts und die akustische Impedanz an den Lippen zu messen, um angenähert die Querschnittsverhältnisse des Rohrs als Funktion der Entfernung vom Anfang entlang der Achse zu bestimmen.

Aus diesen Vorstellungen kann man die Formanten in der Geometrie des Ansatzrohres angeben, wie Abb. 48 zeigt [17].

Bildung der Konsonanten. Eine Lautquelle für nichtperiodische Laute (Konsonanten) wird dadurch gebildet, daß die durch die offene Glottis strömende Luft an verengten Stellen des Vokaltrakts beschleunigt wird und dadurch Wirbel bildet, was als zischendes Geräusch hörbar wird (Zischlaute). Solche Verengungen können sich entlang des Vokaltrakts an verschiedenen Stellen bilden, z. B. wird ein [S]-Laut hörbar, wenn der Luftstrom durch eine Verengung zwischen Zungenbuckel und Gaumenwölbung durchgetrieben wird. Eine Modifikation dieses Geräuschs kann dadurch eintreten, daß die Wirbelluft auf ein Hindernis trifft,

z. B. die Zähne, oder an scharfen Kanten vorbeistreift (ebenfalls Zähne), z. B. dental Fricative [*f*]. Der Glottisgenerator, der bei dieser frikativen Lautbildung außer Funktion ist, kann durch die Engebildung der Stimmlippen den frikativen Konsonanten [*h*] bilden. Indessen gibt es Laute, die sich beider Lautquellen bedienen, wie z. B. [*v*] wie in „was", das einen periodischen und einen geräuschhaften Anteil aufweist — vom Charakter Tonhöhen-synchroner Geräuschstöße. Der Mechanismus der Geräuschbildung ist allerdings nicht so genau bekannt wie derjenige der Vokalbildung. Durch den Bau von Rohren mit Verengungen hat man Modelle geschaffen, mit denen man ersatzweise akustische Versuche zur Sprachlautbildung durchführen kann. Es ergibt sich aus solchen Modellversuchen, daß bei der Bildung der Frikative der vor dem Mund gemessene Schalldruck proportional dem Druckabfall an der Konstriktion und dem Quadrat der effektiven Breite des Durchgangs ist. Ein Frikativlaut wie z. B. [*s*] erfordert einen Querschnitt von 0,2 cm². Bei den Engebildungen entstehen ganz erhebliche Strömungsgeschwindigkeiten, z.B. für den [s]-Laut bei dem sehr hohen Druck von 10 cm Wassersäule $u \cong 4100$ cm/s, was immerhin in der Größenordnung von 0,1 Mach liegt! Es zeigt sich, daß die Zischlaute im Spektrum einen sehr flachen Verlauf der Enveloppe aufweisen (Abb. 26) und sich daher keine ausgeprägten Formanten bilden.

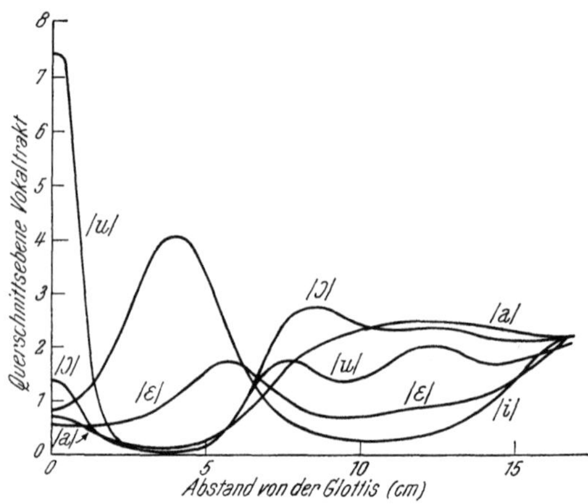

Abb. 48. Geometrische Vokaltraktformen bei gleichen Werten der Lippenöffnung für fünf amerikanische Vokale — als Grundlage für vereinfachte Formantbestimmungen (nach M. SCHROEDER 1967).

Wie einleitend bereits ausgeführt wurde, ist mit der Beschreibung des stationären bzw. quasistationären Verhaltens der isolierten Sprachlaute noch nicht das Sprechverhalten in seinen laufend veränderlichen akustischen Parametern charakterisiert.

Unterscheidungsmerkmale bestimmter konsonantischer Lautgruppen bilden sich in den *Ausgleichvorgängen* (transients) zwischen benachbarten stimmhaften Lauten, wobei der Frequenzübergang wie auch die Dauer des Ausgleichs eine Rolle spielen. Analysen in dieser Richtung hatte zuerst W. BACKHAUS durchgeführt durch Feststellung des Einschwingverhaltens der einzelnen Teiltöne von Sprachlauten [18]. Es wurde der Intensitätsverlauf in einem Satz von Filtern für Frequenzbereiche von je $^1/_2$ Oktaven aufgezeichnet und dabei wurden Unterscheidungsmerkmale z. B. in der Kombination von Explosivlauten mit Vokalen erkannt. Andererseits haben Experimente, die den Übergangsvorgang zwischen Lauten unterdrücken, weitere Aufklärung gebracht. Es sind die Verfahren der Segmentation, die darin bestehen, Phonem-Einheiten aus Tonbandaufnahmen auszuschneiden und in neuen Kombinationen von Lautgruppen der Sprache wieder zusammenzukleben, was zu weitgehend unverständlicher Sprache führte [19].

Man war sich zunächst nicht bewußt gewesen, welch hoher Informationsinhalt in den Lautübergängen steckt, und daß man nicht ohne weiteres Vokale und Konsonanten auseinanderschneiden kann als wären sie selbständige Einheiten wie Druckbuchstaben. Die enge Verknüpfung Vokal-Konsonant-Vokal (VCV) und umgekehrt (CVC) zeigt sich dann weiter in gewissen Modifikationen der Vokalfarben vor und nach dem Konsonanten unter dem Einfluß desselben, was aus den motorischen Veränderungen bei der Artikulation verständlich wird [20].

Die in den Ausgleichsvorgängen enthaltene Information konnte von der Forschergruppe der Haskins Lab. New York nach dem Krieg experimentell eingehend ermittelt werden [21], indem die Analyse

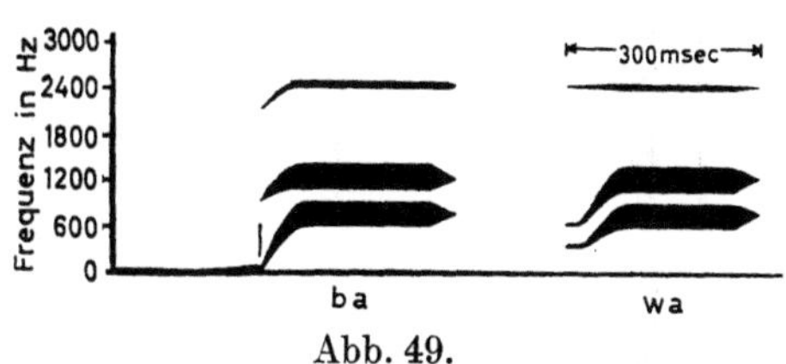

Abb. 49.

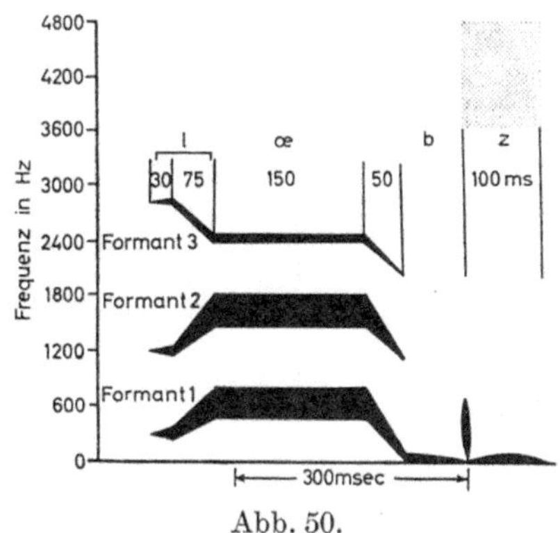

Abb. 50.

Abb. 49. Handgezeichnete Spektrogramme für lichtelektrische Abtastung zur Hörbarmachung von Sprachlauten. Die Spektrogramme wurden graphisch so lange korrigiert, bis der Unterschied zwischen dem Explosivlaut [*b*] und dem Halbvokal [*w*] bei der lichtelektrischen Abtastung deutlich hörbar wurde (Haskins Lab. New York).

Abb. 50. Synthetischer Aufbau des Wortes *Laebs* (Synthesis by rule, Liberman 1959).

der Visible-Speech-Aufzeichnung weitergeführt wurde durch die Umkehrung dieses Verfahrens, d. h. den synthetischen Aufbau der Sprachlaute durch lichtelektrische Abtastung von Bildvorlagen, die durch schwarz-weiß-Umzeichnung von Visible-Speech-Aufzeichnungen gewonnen wurden (vgl. z. B. Abb. 49). Wenn man der Tatsache gewärtig ist, daß die Sprachsynthese durch Segmentation zu so weitgehendem Versagen führt, ist man andererseits überrascht, wie eine so drastische Simplifizierung der Visible-Speech-Bilder nach Art der Abb. 49 u. 50 zu einem so hohen Grad von Lautverständlichkeit führt. Die Differenzierung in der Lautintensität ist hier völlig ausgeschaltet.

In Abb. 51 sind handgezeichnete Spektrogramme in einer Klassifizierung zusammengestellt, die gleichartigen Verläufen der hier wiedergegebenen ersten und zweiten Formanten entspricht. Mittels lichtelektrischer Abtastung dieser Bildvorlagen und elektroakustischer Wiedergabe wurden durch Probieren die gezeichneten Figuren solange verändert bis die angegebenen Sprachlaute optimal akustisch erkennbar geworden waren. Danach wurden Regeln entwickelt (synthesis by rule) [21]. Wesentliche Feststellung ist, daß für jede Gruppe je Zeile die ersten Formanten ziemlich unveränderlich sind, dagegen die Unterscheidungsmerkmale sich drastisch im zweiten Formanten herausbilden, besonders beim Übergang von der ersten zur zweiten Spalte (Abb. 51). In der ersten Reihe geht dem Übergang ein kurzer, stetiger, stimmhafter und tieferfrequenter Laut voraus mit einer Unterbrechung von 15 msec. In der zweiten Reihe ist der Übergang kürzer, beide

Formanten starten mit Aspiration. In der dritten Reihe setzt der Laut mit einer stetigen multiplen Resonanz ein.

Diese Gruppierung nach akustischen Gesichtspunkten stimmt mit derselben bekannten phonetischen Klassifikation nach Ort und Art der Artikulation ziemlich gut überein. Weitere Klassifizierungsmerkmale sind nach der gleichen Untersuchungsmethode von der Haskins-Gruppe gefunden worden. Aus solchen Versuchen geht weiter hervor, mit welcher zeitlichen Genauigkeit die einzelnen Lautabschnitte in der Lautunterscheidung vorkommen (vgl. z. B. Abb. 48).

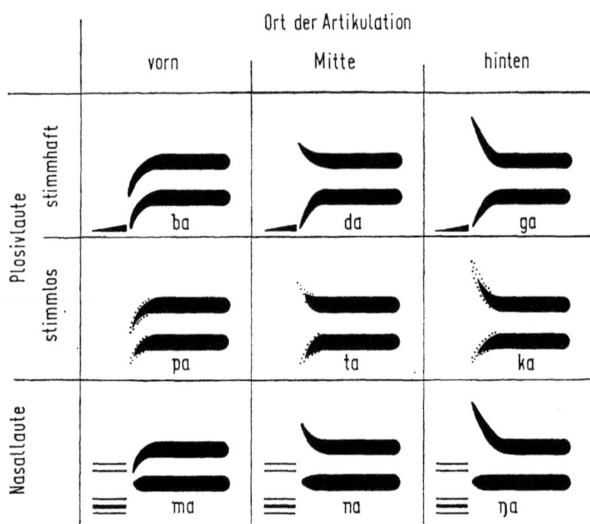

Abb. 51. Regeln zum synthetischen Aufbau der Explosivlaute und Nasallaute.

Die optimale Verständlichkeit muß nach diesen Versuchen unmittelbar von der Feinmotorik der artikulatorischen Muskelbewegungen wie auch von der neuralen Steuerfunktion abhängen, was aus Entartungen sprachpathologischer Fälle noch deutlicher erkennbar wird. Daraus folgt weiter, daß die auftretenden Lautphänomene nicht allein aus akustisch-physikalischen Grundlagen interpretiert werden können, sondern in enger Beziehung zum physiologischen Vorgang des motorisch-artikulatorischen Verhaltens betrachtet werden müssen.

Andererseits sind gewisse Effekte im Gebiet der Ausgleichvorgänge (Übergangsverhalten zwischen zwei Lauten) akustisch nur bedingt erklärlich. Es müssen hier Eigenschaften des Gehörs einbezogen werden, besonders Trägheitseigenschaften, Frequenzabhängigkeiten und Nichtlinearitäten, was unter dem Begriff Psychoakustik zusammengefaßt wird, um dem Phänomen der Lautsprache auf die Spur zu kommen.

Aus diesen Erkenntnissen hat Liberman eine „Motor Theorie" der Sprachperzeption entwickelt [22], die jedoch umstritten war und daher weiter diskutiert wird, jedoch befruchtend gewirkt hat auf die Entwicklung weiterer Modellvorstellungen der Artikulation.

Das Regelverhalten bei der Stimmgebung. Die Spektralanalysen der Stimme ergeben, daß ein stationärer Zustand der Phonation selbst bei angeblich konstant gehaltenen Vokalen überhaupt nicht erreicht wird, vielmehr ständig geringe

Schwankungserscheinungen aller Parameter — Tonhöhe, Lautstärke, Klangfarbe — vorkommen.

Die Ursache hierfür ist darin zu suchen, daß der Betriebsdruck unterhalb der Glottis infolge der Atemdynamik nicht absolut konstant gehalten werden kann, auch nicht die komplexe Muskulatur des Kehlkopfs für die Einstellung von Tonhöhe und Klangfarbe. Dies liegt im Wesen aller organischen Gebilde, bei denen das biologische Gleichgewicht durch selbsttätige Regelung in den Grenzen geringer Schwankungen aufrechterhalten wird. Die Lehre von der Kybernetik hat gezeigt, daß die seit Jahrzehnten erforschten Gesetze der Regelung von Maschinen auf Lebewesen übertragen werden können, wobei allerdings die Unbestimmtheit der Reizgrößen zu beachten ist, was eine andersartige mathematische Behandlung (Wahrscheinlichkeitsrechnung) erforderlich macht.

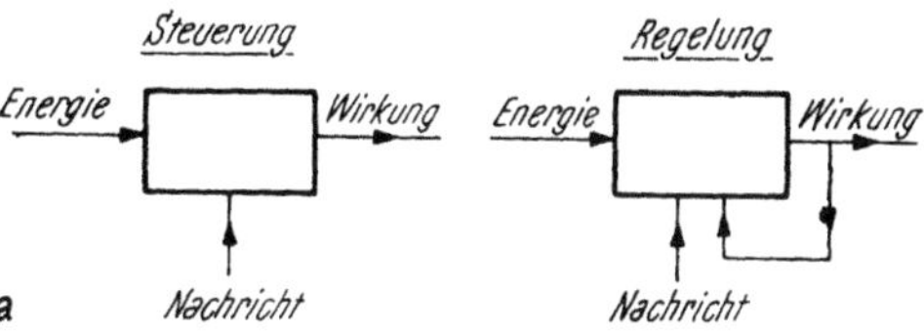

Abb. 52a. Unterschied von Steuern und Regeln.

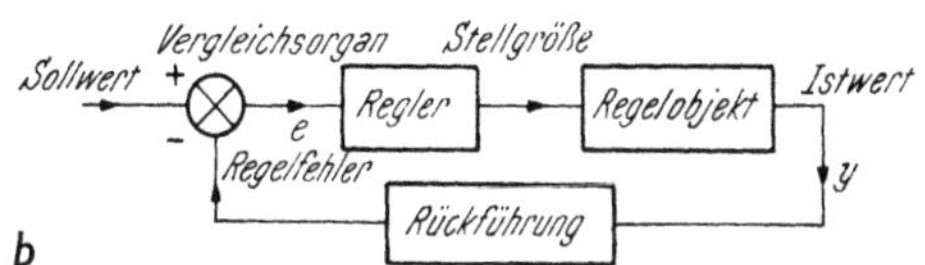

Abb. 52b. Prinzip der Regelung nach DIN 19226.

In der Kybernetik werden Maschinen und Organismen einheitlich als Systeme behandelt, dargestellt als Blockschema mit einer Eingangsenergie (Reiz bzw. Impuls) und einer Ausgangswirkgröße. „Steuerung" bedeutet die Einwirkung von Signalen (Nachricht) auf das System, z. B. werden Sinnesorgane beeinflußt, innerlich durch chemische Umsetzungen im Stoffwechsel, äußerlich durch Wahrnehmungen. Resultat der Steuerung ist als Reaktion z. B. eine Muskelbewegung.

„Regelung" ist zwar prinzipiell der gleiche Vorgang, wobei jedoch eine Rückmeldung der erzielten Wirkung (Ausgangsgröße) auf die Eingangsgröße erfolgt und diese dementsprechend reguliert wird (Abb. 52a). Dadurch entsteht der geschlossene Regelkreis, der nach der deutschen Norm DIN 19226 einheitlich wie folgt beschrieben wird (Abb. 52b):

Der Istwert der Regelgröße (eine zu regelnde physikalische Größe) muß auf einem vorgegebenen Sollwert gehalten werden. Das geschieht innerhalb der Regelstrecke (oder Regelobjekt), die — oben als System bezeichnet — zu regeln ist. Der Istwert wird durch einen Meßfühler laufend erfaßt, z. B. ist der Carotis sinus der Meßfühler für den Blutdruck, angezeigt durch eine veränderte Zahl elektrischer Impulse, die zu Schaltsynapsen im Nervensystem gemeldet werden. Dieser Meßwert dient zum Vergleich von Sollwert und Istwert. Die Differenz wird als Regelabweichung bezeichnet, mit deren Signalwert der Regler die Stellgröße solange verändert, bis die Regelabweichung wieder zu Null wird. Dieser Vorgang benötigt Zeit, z. B. einige Millisekunden, in welcher Spanne Schwankungen bemerkbar werden, z. B. des Betriebsdrucks an der Glottis. Die Regelabweichung kommt durch eine Störgröße zustande, z. B. das Nachlassen des Betriebsdrucks durch die Atemdynamik, ein ähnliches Phänomen, was bei der etwas schwankenden Druckluftversorgung der Orgelpfeifen durch ein Pumpwerk mittels einer Windlage ausgeglichen wird. Es wird die Störgröße durch die entgegengesetzte Stellgröße ausgeregelt.

Im Bereich der Phonation ist es erstaunlich, wie gering der Betriebsdruck an der Glottis schwankt. Für den Sprechvorgang hat LADEFOGED ermittelt, daß bei ruhigem gleichmäßigem Sprechen die mittlere Druckerhöhung der Lungenluft etwa 2 cm Wassersäule beträgt, bei lautem Sprechen 5 cm und bei Schreien 9 cm bis zu einem Spitzenwert von 30 cm. Die Glottis wirkt für die verschiedenen Betriebszustände wie ein Ventilwiderstand (Impedanz), der von der externen und internen Interkostalmuskulatur, externer *obliquus*, *Rectus abdominis* und *Latissimus dorsi*, geregelt wird [23].

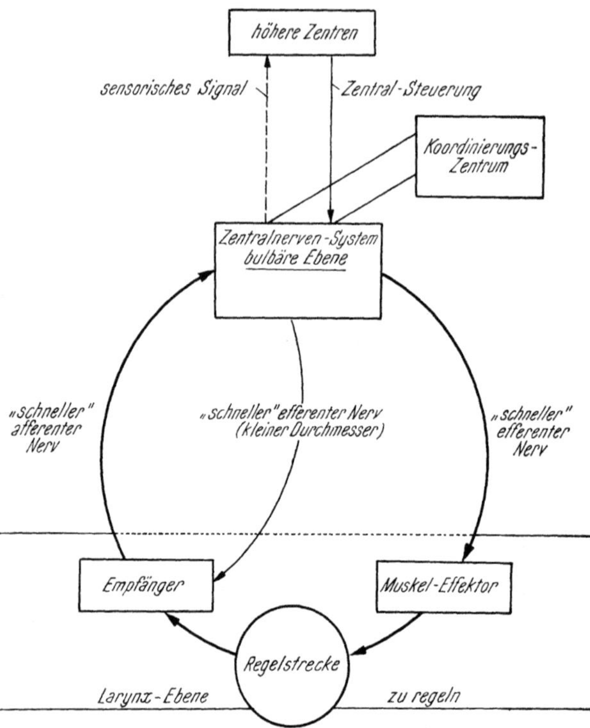

Abb. 53. Propriozeptiver Regelkreis der Aktivität des Larynxmuskels und der Empfindlichkeit der Rezeptoren (nach G. RUDOLPH).

Das Luftvolumen nimmt während des Sprechens gleichmäßig ab, und der Fluß der abströmenden Luft in der Glottis weist nur geringe Schwankungen gemäß dem Wechsel Vokal-Konsonant auf.

Wie die Stellgröße mit Hilfe propriozeptiver Reize in der Larynx-Muskulatur wieder den Istwert über die nervösen Zentren herstellt, wird in Abb. 53 dargestellt [24]. Aus histologischen Untersuchungen geht hervor, daß es in der Muskulatur der Stimmlippen Empfänger gibt, die proportional den Druckänderungen bzw. dem Differentialquotienten dp/dt reagieren und damit den Zustand der Regelstrecke an den Regler im bulbären System melden.

Mit diesem hypothetischen Ansatz eines vereinfachten neuralen Regelkreises, der die Wichtigkeit der propriozeptiven Reize erkennen läßt, ist der mechanisch-pneumatische Regelkreis zu besprechen, der die Umwandlung der Gleichluft in Wechselluft im Glottisbereich kontrolliert.

Es erhebt sich nun die Frage, bis zu welchem Grade die Lautproduktion beim Sprechen und Singen den Gesetzen der Steuerung und Regelung unterliegt. Sicherlich werden Prozesse in Organismen, die vorwiegend unbewußt erfolgen, einer selbsttätigen Regelung unterliegen, dagegen bewußte Vorgänge eher von einer Steuerfunktion ausgehen. Sprechen als ein intellektueller Prozeß des Aussagens ist daher in bezug auf die Phonation ein Problem der Regelung, dagegen wird Singen als ein mehr oder weniger bewußtes phonatorisches Gestalten, ein zusammengesetzter Prozeß von Steuern und Regeln sein.

Nun ist aber eine plötzliche Muskelanspannung durchaus nicht eine reine Steuerung, z. B. des musculus vocalis bei einem gesungenen Intervallsprung. Die Fühlorgane im Muskel wirken zum Teil über kurze Reflexbögen auf gegenläufige Muskeln ein und bewirken dadurch Dämpfung und Gegenkopplung der Bewegung, zum Teil geschieht dies auch nervös in höheren Zentren. Die Regelfunktion ist hier also erheblich und muß es auch sein, denn eine Steuerung müßte nach Programm auf eine große Zahl von vorbereiteten pattern im ganzen nervösen und muskulären System einwirken.

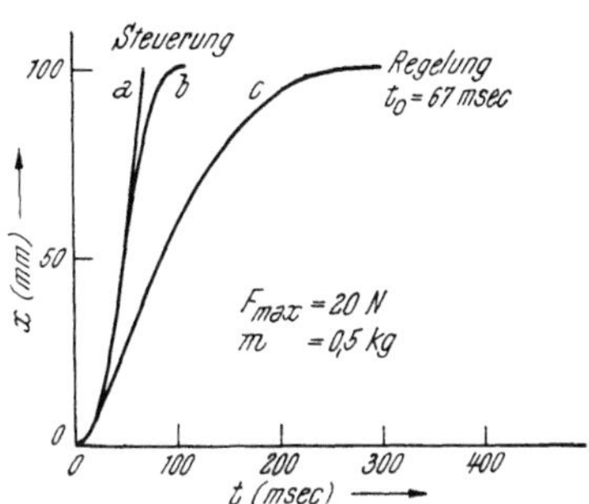

Abb. 54. Optimale Weg-Zeit-Kurven bei Steuerung und Regelung.
Steuerung *a* mit harter Begrenzung *b* mit Endgeschwindigkeit Null *c* Regelung optimal, wenn Laufzeit 67 msec (nach KÜPFMÜLLER).

Wichtig ist, die Verzugszeit bei Veränderung von muskulären Spannungen zu wissen, weil davon die Schnelligkeit der auditiven Kontrolle (cochleo-recurrentieller Regelkreis) und die Kontrolle der Phonation abhängt. Der günstigste Bewegungsverlauf, z. B. Verlängerung des musculus vocalis, erfolgt gemäß einer parabelförmigen Weg-Zeit-Kurve. Der Unterschied zwischen Steuern und Regeln ist im unterschiedlichen Zeitverlauf zu erkennen (Abb. 54), wie KÜPFMÜLLER aus mechanischen Versuchen ermittelt hat [25]. Das Diagramm zeigt, wie am Anfang einer Bewegung immer Steuerung vorliegt, da die Antriebskräfte zu Beginn noch nicht für selbsttätige Regelung ausreichen. Einen Einblick in die Probleme des phonatorischen Verhaltens gewinnt man bei der versuchsweisen Darstellung durch kybernetische Modelle.

In Abb. 55 hat FRÜH versucht, das Zusammenwirken von Regelung und Steuerung nach dem zeitlichen Phonationsprogramm darzustellen, wobei für die Auslösung der Steuervorgänge im Zentralnervensystem in Analogie zu Maschinensteuerungen der Begriff „*Prozeßrechner*" gebraucht wird, ohne daß jedoch über die „Verrechnung" in jenem Zentralorgan etwas ausgesagt wird [26]. Es sind fünf Einflußgrößen angegeben, die in sich geregelt werden, und deren Grundwerte nach einem Programm laufend eingestellt werden. Lediglich die Schwingung der Stimmlippen geschieht selbsttätig nach dem Prinzip des Selbstunterbrechers und wird willkürlich wie durch einen Schalter ein- und ausgeschaltet bei Konsonant-Übergängen und Pausen. Die Regler der fünf Regelkreise befinden sich, wie man animmt, im verlängerten Mark (Medulla oblongata). Die Muskeln des Kehlkopfsystems sind als Regelstrecken anzusehen, wobei ihre jeweiligen Betriebslagen die Regelgrößen angeben. Der Istwert der Regelgröße wird dem Regler und über sensible Fasern dem Prozeßrechner gemeldet. Die erzielte Muskelkonstellation im Glottisbereich und der eingestellten Vokaltrakt-Konfiguration bei entsprechend geregeltem Betriebsdruck (subglottischer Druck) und davon abhängiger Transformation im Wechseldruck wird als spezifische Stimmklangfarbe hörbar.

In den Muskeln sind Meßfühler eingebaut, die Propriozeptoren, die den Spannungszustand des Muskels (Istwert) messen und gegenüber dem eingeführten Sollwert den Differenzwert bilden, der als Regelabweichung dem Regler und auf der höheren Stufe dem Prozeßrechner gemeldet wird. Als Propriozeptoren erweisen sich sensible Nervenenden, die sich in steilen Windungen um ein oder zwei Muskelfasern winden. Es handelt sich hierbei um physiologische Regler all-

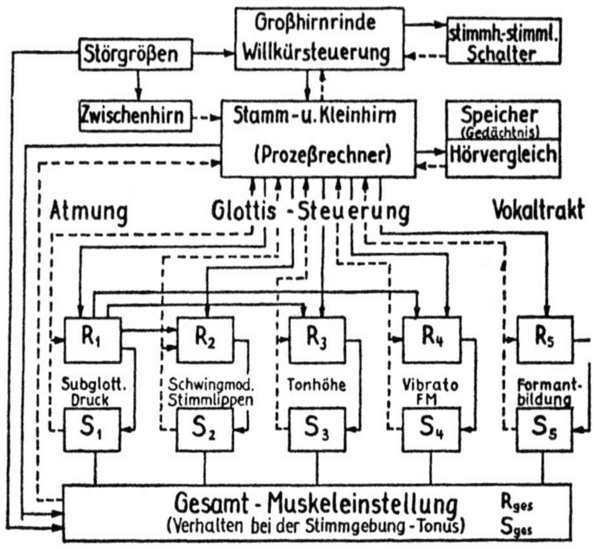

Abb. 55. Neurales Schema der Stimmgebung. Steuer- und Regelverhalten in drei Ebenen: Hirnrinde (Steuerung), Stammganglien und Kleinhirn (Prozeßrechner), medulla oblongata (Regelkreise der Phonationsparameter).
R Regler *S* Regelstrecke
——— motorische Fasern – – – – – sensible Nervenfasern
(aufgestellt von K. F. Früh, verändert durch F. Winckel).

gemeiner Art, wie bereits Ranke 1958 in einem Vortrag ausgeführt hat: „Jede beliebige Handlung . . . können wir als höheres Programm ansehen, von Programmgebern im Stammhirn und der motorischen Rinde gesteuert, von örtlichen Regelkreisen in ihrer Ausführung überwacht.“

In einem Regelschema nach Küpfmüller [27] werden alle am Sprechen beteiligten Muskeln global in dem mit *B* bezeichneten Kästchen zusammengefaßt und von den propriozeptiven Reizen (in *R* zusammengefaßt) im Zentralnervensystem als rhythmische Impulsserien „abgebildet“ und dieses wird über das Vergleichsorgan VI verglichen (Abb. 56). Aus der Differenz werden Korrekturwerte *K* gebildet, die berichtigend auf das Muskelsystem einwirken. Dieser innere Regelkreis soll nach Küpfmüller eine Laufzeit von 40 ms haben. Eine Kontrolle des Sprechvorgangs findet außerdem über das Ohr *0* im äußeren Regelkreis statt mit der „Abbildung“ des akustisch gehörten pattern in M_3 und wiederum dessen Vergleich durch *VA* mit den Speicher-pattern in M_1. Dieser äußere Regelkreis soll nach Versuchen mit dem Lee-Effekt eine Laufzeit von 70 ms haben.

Damit läßt sich abschätzen, wie die Abweichungen aller Parameter der Stimmgebung mit etwas weniger als 1/10 sec sich jeweils auf den Sollwert einstellen bzw. die Schwankungserscheinungen durch Ausgleichvorgänge in der genannten zeitlichen Größenordnung aufgefangen werden.

Einige weitere ähnliche Funktionsmodelle sind auf dem Gebiet der Spracherkennung angegeben worden, wobei die Details der Perzeption noch eingehender ausgearbeitet worden sind [28].

In dieser Betrachtungsweise erweisen sich Stimm- und Sprachkrankheiten durchweg als Regelstörungen. Man würde in der Diagnostik weiterkommen, wenn

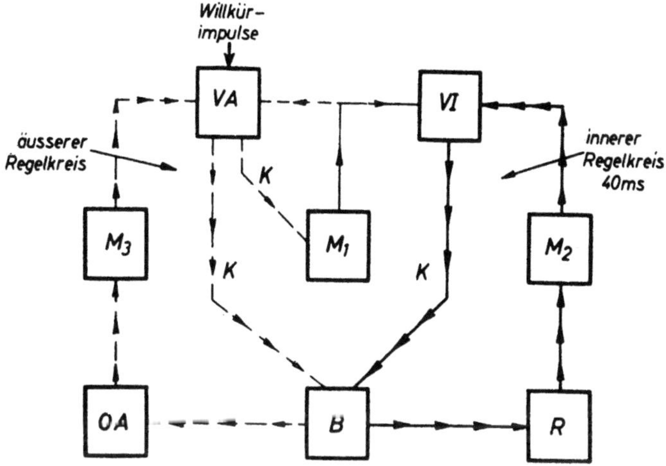

Abb. 56. Innerer und äußerer Regelkreis bei willkürlichen Bewegungen und beim Sprechen (nach KÜPFMÜLLER).

man einwandfrei die Funktionsglieder der jeweils spezifischen Regelkreise als Stellgröße, Regelgröße und Führungsgröße identifizieren würde. Hier harrt noch ein umfangreiches, vielfältiges Aufgabengebiet der Lösung, wobei die kybernetische Denkungsweise eine wertvolle Hilfe sein kann.

Spektralanalyse schwankender Töne. Bei der diagnostischen Auswertung der klassischen Stimmspektren muß man sich darüber im klaren sein, daß nur stationäre Laute in der Fourier-Analyse gültige Ergebnisse liefern, während jedoch natürliche Lautäußerungen (vokalische Ausrufe) in der Tonhöhe und in der Spektralfarbe stets schwankend sind. Dies gilt um so mehr für die Lautsprache, die in der ständigen Veränderung aller Lautparameter (Ausgleichsvorgänge) gar nicht mehr auf den Resonanzkreis als Meßglied eines Analysators anspricht. Man kann den Momentanwert eines Vokals aus einem laufenden Text bei stehendem Tonband mit einem rotierenden Hörkopf abtasten, wodurch jener Momentanwert zu einem Dauerwert wird und demgemäß korrekt nach der Fourierbedingung gemessen werden kann. Aber ein einzelner Momentanwert des Vokalspektrums ist nicht typisch für den Sänger oder Sprecher.

Natürliche Lautäußerungen, die wenig schwanken, erfaßt man mit der Kurzzeitanalyse, die eine Bewertung über einen eng begrenzten Zeitbereich vornimmt („Fensterausschnitt"). Wählt man das Fenster in Form einer Gaußkurve, so wird das Kurzzeitspektrum von der Phasenlage des jeweiligen Ausschnitts weitgehend unabhängig. In der Anpassung an Sprache (30 bis 50 Lautmodifikationen/sec) wird der Analysenausschnitt auf etwa 20 bis 30 ms je Laut festgelegt. Die Messung erfolgt mittels Bandpaßfilter für den jeweils gewünschten Frequenzbereich, dem ein Gleichrichter und ein Tiefpaß nachgeschaltet werden (Abb. 57).

In der Praxis hat es sich bewährt, als Bandfilter einen umschaltbaren Filtersatz in fortlaufenden Terzen zu verwenden, wobei vorteilhaft ist, daß die Terzbreite über einen großen Frequenzbereich dem natürlichen Hörvorgang in der Einteilung in „Frequenzgruppen" der Basilarmembran ziemlich nahe kommt [29].

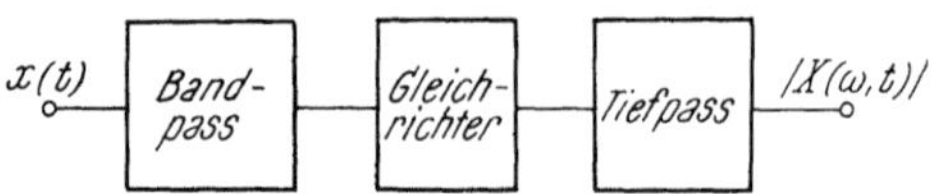

Abb. 57. Prinzip der Kurzzeit-Analyse von Sprachstrukturen.

Bei der Terzfilteranalyse irritiert es, daß mit steigender Ordnungszahl der Obertöne zwei Teiltöne und ansteigend drei und mehr in jeweils einen Terzbereich fallen (arithmetische Skala gegen logarithmische Skala). Von den verschiedenen Meßmethoden der Wechselstromtechnik gesehen, ergibt sich folgender Vergleich für den Meßfehler: Die Gleichrichtung liefert ungefähr den Effektivwert und liegt zwischen dem Scheitelwert und dem linearen Mittelwert der Halbperioden. Für ein periodisches Signal mißt man dann in einem Bandpaß, in den zwei Teiltöne von je 1 Volt fallen, folgende Werte: Scheitelwertgleichrichtung 2 V, Effektivwertgleichrichtung 1,42 V und Mittelwertgleichrichtung 1,27 V. Dies entspricht einer Abweichung von weniger als 3 Dezibel, die in dem hier vorliegenden Anwendungsbereich der relativen Stimmvergleiche vernachlässigt werden kann.

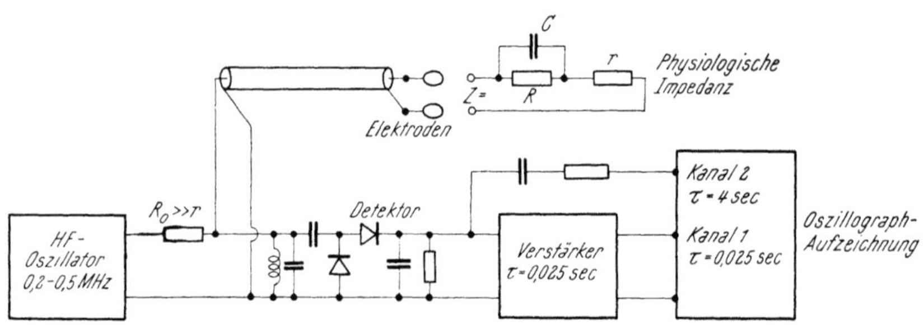

Abb. 58. Schaltung des Fabre-Glottographen mit einer Modifikation des Sprachlabors Stockholm.

Es sei noch darauf hingewiesen, daß weiterhin die Autokorrelationsanalyse und die Nulldurchgangsanalyse (zero crossing) interessieren, die für die Untersuchung von Sprachstrukturen verwendet werden [30]. Der meßtechnische Aufwand ist sehr groß, so daß eine Anwendung nur in Sprachforschungslaboratorien in Frage kommt, z. B. für Zwecke der automatischen Spracherkennung [31].

Die Registrierung des Öffnungsverlaufs der Glottis. Wenn man die Synthese von Stimme und Sprache mittels elektronischer Schaltungen durchführt, was als Kontrolle der Analyse-Ergebnisse heute ein wesentliches Hilfsmittel ist, wird man mit Enttäuschung die Unnatürlichkeit der synthetisch-akustischen Äußerung feststellen. Das hat zu der Erkenntnis geführt, daß man die Glottisfunktion nicht so einfach durch einen Kipp- oder Rechteckgenerator simulieren kann, denn winzige Unregelmäßigkeiten in der Periodizität und im Öffnungs- und Schließvorgang tragen zur natürlichen Äußerung bei, während andererseits größere Abweichungen Fehlfunktionen diagnostizieren lassen.

Die mechanische Glottisfunktion wird in ihrem Zeitverlauf durch die Aufzeichnung mittels Glottographie sichtbar, die als Problem zwar schon lange bekannt, jedoch heute erst durch die Entwicklung mehrerer physikalischer Verfahren aktuell geworden ist.

Seit 1957 ist der Fabre Glottograph bekannt [32], der die Bewegungen der Stimmlippen als elektrische Widerstandsänderungen zwischen zwei Elektroden erfaßt, die symmetrisch zu beiden Seiten des Thyroidknorpels angelegt werden. Den Elektroden wird eine Hochfrequenzspannung von 0,2 bis 0,5 Megahertz zugeführt. An einem Hochpaßfilter, das störende Gleichstromschwankungen ausschließt, sind zwei Ausgänge mit Zeitkonstanten von $\tau = 4$ sec und $\tau = 0{,}025$ sec angeordnet (Abb. 58). Der letztere erfaßt den Verlauf der Stimmlippenschwankungen, der erstere die langsameren Übergänge zwischen zwei aufeinander folgenden Lauten [33]. Die Registrierkurven, aufgenommen mit diesem Glottographen (Abb. 59), zeigen unmittelbar den Grad der Öffnung der Glottis an. In der Schaltung Abb. 58 ist der den Kehlkopf erfassende Stromkreis als Organimpedanz gezeichnet, um den Übergangswiderstand Elektrode — Haut zu erfassen. In den Kurven ist deutlich der Zeitpunkt zu bestimmen, wenn die Stimmbänder beim Schließen sich berühren.

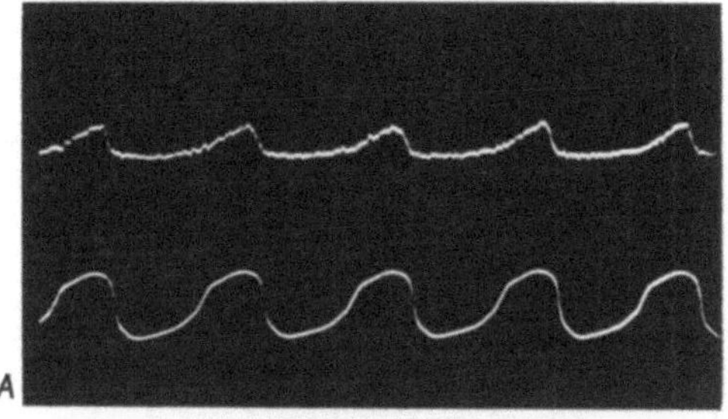

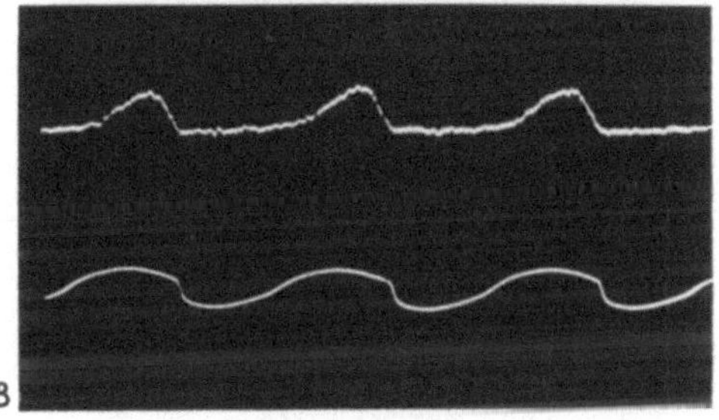

Abb. 59. Synchrone Aufzeichnung des optischen (oben) und elektrischen (unten) Glottogramms eines Sprechers (*1*) bei Vokalintonation (FANT u. Mitarb. 1967).

Eine Abart dieser elektronischen Widerstandsmessung ist die Messung mittels Ultraschall [34]. Dieser durchdringt das Gewebe und erfährt dabei eine Dämpfung oder auch Reflektion beim Übergang zwischen Medien verschiedener Dichte. Die Intensitätsänderungen in der Schallausbreitung modulieren die Ultraschallwelle.

Ein anderes Verfahren, das SONESSON 1960 vorgeschlagen hat [35], geht davon aus, die Öffnungsfläche im Glottisquerschnitt durch die hindurchgehende Lichtmenge mittels Photozelle zu messen. Die Lichtquelle wird außen am Hals unterhalb der Larynxebene angesetzt (Abb. 60). Durch Mund oder Nase wird eine Glasfaser-Lichtleitung, die die durch die Glottis hindurchgehende Lichtmenge zur Photozelle führt, bis in Höhe der Epiglottis eingeführt, was das Sprechen nicht behindert und der Versuchsperson keine Beschwerden verursacht (I. OHALA, Los

Angeles). Die veränderliche Glottisöffnungsfläche ist proportional dem Luftstrom durch die Glottis in cm³, wie es VAN DEN BERG bereits 1957 theoretisch bestimmt und 1962 erneut im Hinblick auf die neurochronaxische Theorie diskutiert hatte ([13] im 2. Lit.-Verzeichnis).

Besonders elegant ist eine Methode (MILLER, HOLMES), bei der jegliche Manipulation am Kehlkopf wegfällt [36, 37]. Das vom Mikrofon aufgenommene Sprachsignal wird einer elektrischen Schaltung zugeführt, die ein Funktionsmodell des Vokaltrakts darstellt. Jedoch ist die Schaltung so ausgebildet, daß die Über-

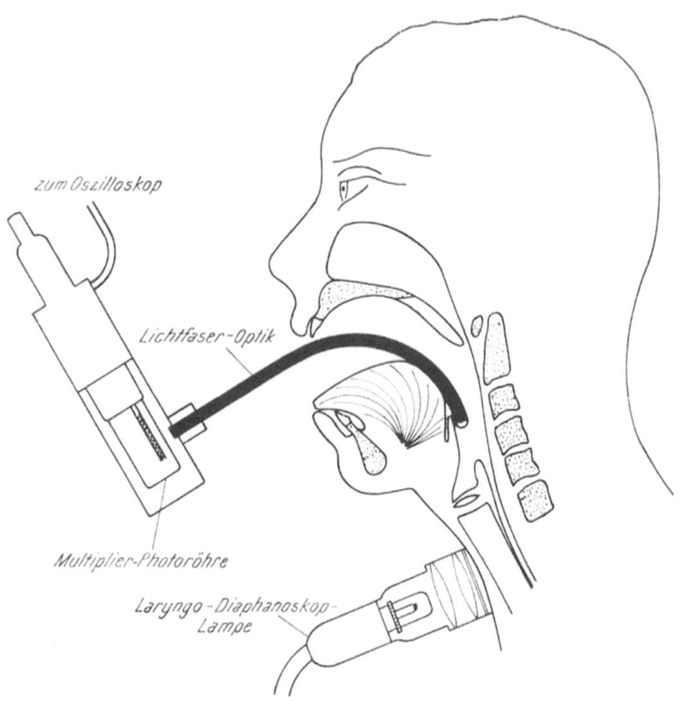

Abb. 60. Photoglottographie nach SONESSON mit Lichtführung mittels Glasfaseroptik zur photoelektrischen Messung der durch die Glottis hindurchtretenden Lichtmenge, die entsprechend dem Öffnungs- und Schließvorgang veränderlich ist.

tragungsfunktion sich als reziprok für den jeweils zu untersuchenden Vokal ergibt (Inverse filtering-Methode). Dadurch entsteht eine Null-Kompensation für den Frequenzbereich der Formanten, so daß am Ausgang der Schaltung als Rest der Stromverlauf der Glottis übrigbleibt. Die auf Tonband aufgenommenen Sprachlaute (Vokale) werden in einer Repetierschleife durch den Hörkopf abgetastet und dem erwähnten Netzwerk des negativen Vokaltrakts zugeleitet. Die Schaltelemente werden für jeden Formanten solange verstellt, bis auf dem Oszillographenschirm die Kompensation auf Minimum angezeigt und als Rest die Schnellefunktion des Glottisgenerators erkennbar wird, wovon Abb. 61 ein Beispiel gibt. Einige Korrekturen in der Formantbewertung, die im Bereich von 50 bis 5000 Hz erfolgt, sind erforderlich, und die Schaltung muß anhand von Testsignalen justiert werden.

Vorteilhaft ist bei dieser rein elektrischen Methode, daß man mittels Mikrophon aufgenommene Sprachlaute vom Tonband abnehmen kann, also ein Kehlkopfspiegel vermieden wird, ferner am inversen Netzwerk sich die Daten der einzelnen Formanten ablesen lassen, und man schließlich den Zusammenhang einzelner isolierter Formanten mit der Glottiswelle am Oszillographenschirm beobachten kann, wenn man jeweils einen zu untersuchenden Formanten im Netzwerk nicht kompensiert.

Vergleicht man die verschiedenen Methoden miteinander anhand von Registrierstreifen, so ergibt sich eine befriedigende Übereinstimmung der Kurvenverläufe. In Abb. 59 ist in *A* und *B* der Vergleich des lichtelektrischen (oben) und des elektrischen Glottogramms (unten) für die Tonhöhen 100 und 63 Hz eines Sprechers dargestellt, in *C* und *D* der Vergleich der elektrischen Methode (oben) und des akustischen Impulsflusses nach der inverse filtering Methode (Abb. 61).

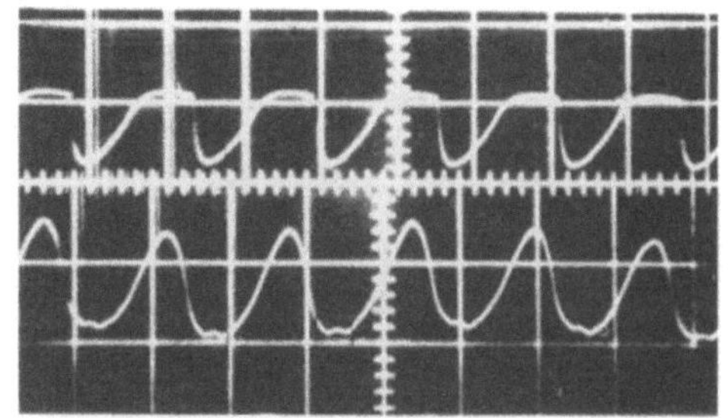

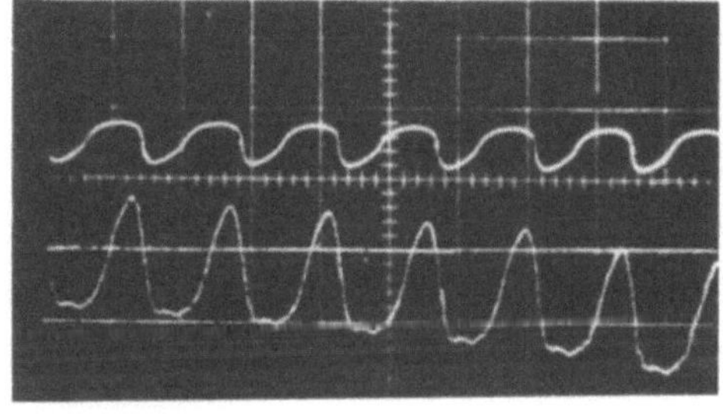

Abb. 61. Elektrische Aufzeichnung (oben) und Registrierung nach der inversen Filtermethode für Sprecher (2) und (3) (Fant u. Mitarb. 1967).

Abb. 62 zeigt für ein Wortbeispiel [38] das Zusammenwirken verschiedener Parameter (von oben nach unten): Schalldruck, aufgenommen mit Kehlkopfmikrophon, Impulsfluß

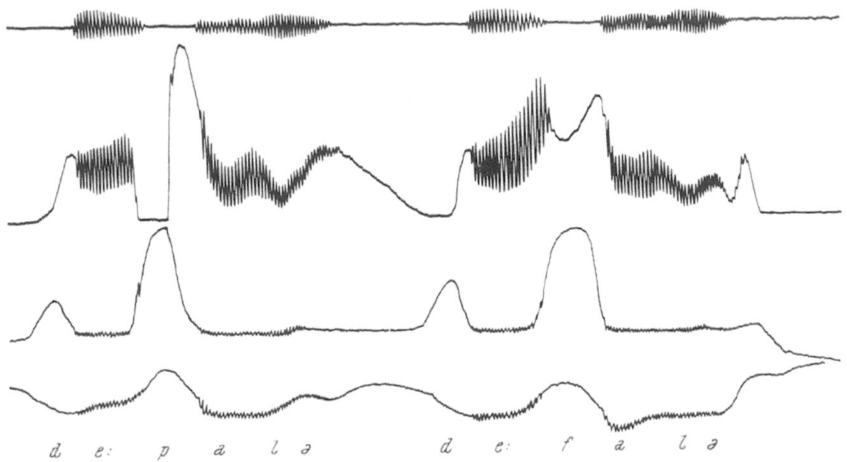

Abb. 62. Zusammenwirken aerodynamischer Größen bei der Wortartikulation von oben nach unten: Schalldruck in der Glottis, Impulsfluß in der Glottis, Schalldruck am Mundausgang, Glottogramm (Hochfrequenzmethode der Messung des Widerstandes in der Glottis-Durchgangsebene des HF-Stroms (E. Fischer-Jørgensen, Inst.-Bericht Kopenhagen 1967).

in der Glottis, Schalldruck am Mundausgang und Glottogramm. Man erkennt hieraus die weitgehende Rückwirkungsfreiheit der Vokalbildung auf den Glottisgenerator.

Die durch die moderne Glottographie erschlossene viel präzisere Untersuchungstechnik der Stimmbandschwingungen erlaubt nun die Überprüfung älterer Ergebnisse. Sehr leicht läßt sich z. B. der Öffnungsquotient ablesen, der z. B. für einen Sänger bei 140 Hz im fortissimo zu 1:2,4, im mezzoforte zu 1:20 ergeben hat [39]. Wesentliche neue Einblicke gewinnt man z. B. über den Einfluß der Explosivlaute im Wortzusammenhang. Über pathologische Abweichungen liegen bisher nur wenige Ergebnisse vor.

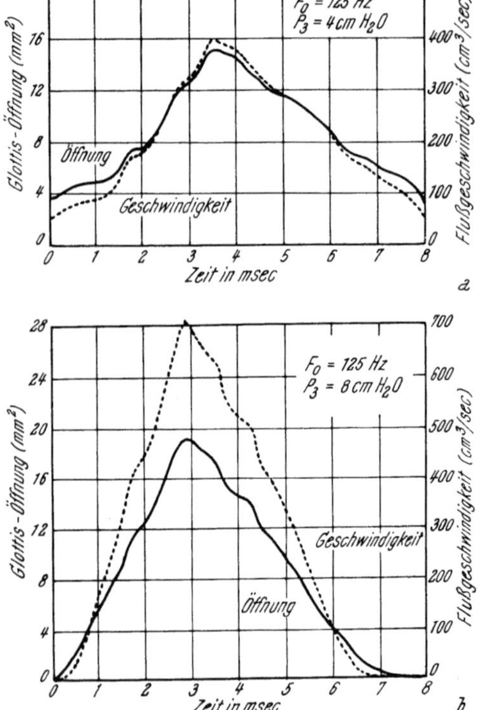

Abb. 63. Variable Öffnungsfläche der Glottis und berechnete Volumengeschwindigkeit für einzelne Vokalperioden, dargestellt für zwei Lautstärken *a* und *b*. F_0 Grundfrequenz, P_3 subglottischer Druck, Phonation Vokal [æ] (nach FLANAGAN).

Trotzdem sollte man nicht übersehen, daß man mit der alten klassischen Methode der Vermessung der Einzelbilder von Hochgeschwindigkeitsfilmen quasi mikroskopisch die Feinstruktur der Glottisbewegung viel besser verfolgen kann, wie FLANAGAN 1958 gezeigt hat. In Abb. 63 ist die glottale Öffnungsfläche und der daraus berechnete Impulsfluß für eine Vokalperiode bei mittlerer Lautstärke (oben) und größerer Lautstärke (unten) gezeigt. Im ersteren Fall schließt sich die Glottis nicht ganz, was für asthenische Stimmen charakteristisch ist. Die Fourier Berechnung des Spektrums aus diesen Kurven erweist sich als sehr kompliziert, weil es eine große Zahl von irregulären Minima und Maxima — wegen der Asymmetrie des Dreiecksverlaufs — aufweist.

Den unregelmäßigen Verlauf der Flußgeschwindigkeit in der Glottis erkennt man aus einer Computerrechnung unter Annahme der normalen aerodynamischen Betriebsgrößen, hier dargestellt für das Einsetzen des Vokals [i] in Abb. 64. Zu beachten ist der zunehmende Effekt der Einschwingvorgänge durch das aerodynamische Verhalten [30].

Ein *Tonhöhenmesser* für den Melodieverlauf von Sprache und Gesang kann nicht einfach ein Frequenzmesser sein, der auf die zu messenden Frequenzen als periodische Vorgänge mit einer Resonanzanzeige antwortet. Richtige Werte erhält man nur für einigermaßen konstante Wechselströme.

Im Gegensatz hierzu sind Sprache und im geringeren Maße auch Gesang sich ständig ändernde Vorgänge in Amplitude und Frequenz. Außerdem kann in unregelmäßiger Folge die Amplitude des Grundtons kleiner werden als die des ersten Obertons, was jeweils vom Sprecher abhängt, so daß die Anzeige dann in die Oktave springen kann. Dies ist aus den Registrierstreifen später nicht ersichtlich. Ferner hat sich in der Impulscodierung der Sprache in der Nachrichtentechnik gezeigt, daß beim Wiederaufbau der Lautsprache im Empfänger aus den übertragenen Impulsen die Sprachwiedergabe recht unnatürlich klingt, weil Zeitkonstanten der Apparatur von nur 2 bis 3 Perioden des Schwingungsablaufs eine zu große Trägheit in der Wiedergabe der Sprachmelodie bedeuten.

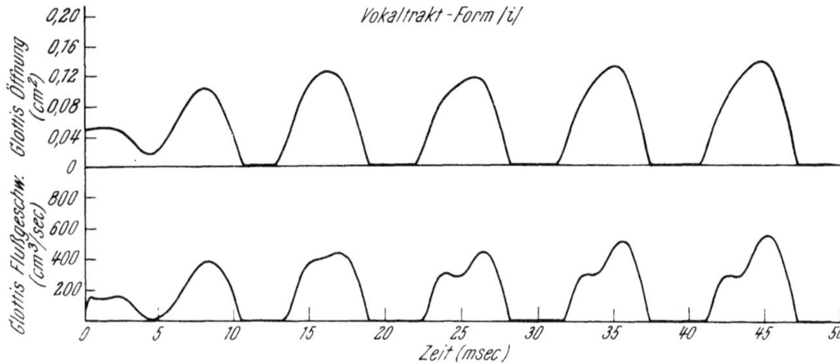

Abb. 64. Computeraufzeichnung der berechneten Öffnungsphase der Glottis und das entsprechende Verhalten der akustischen Volumengeschwindigkeit beim Einsetzen des Vokals [i] (nach FLANAGAN).

Man muß also die Tonhöhe je Schwingungsperiode trägheitsfrei messen, was zweckmäßig dadurch geschieht, daß man die Schwingungen in Impulse gleicher Größe verwandelt, wodurch man dann über Kondensatorenentladung eine Integration für die Periodenlänge erhält, die als schwankender Gleichstrom an einem Instrument angezeigt werden kann.

Der erste brauchbare Tonhöhenmesser war von GRÜTZMACHER und LOTTERMOSER, 1938 entwickelt worden [40]. Die aus den Schwingungen abgeleiteten Impulse dienten zur Modulation von Kippschwingungen, die entsprechend der Periodendauer unterschiedliche Amplituden haben, so daß die Begrenzung der fortlaufenden Kippschwingungsamplituden den Melodieverlauf auf dem Schirm eines Oszillographen erkennen lassen (Abb. 65). Um nun auch noch eine Oktavverwechslung auszuschalten, wurde der Frequenzbereich für Sprache von etwa 80 bis 450 Hz in Filterdurchlaßbereiche von etwas weniger als einer Oktave unterteilt, worauf dann in einer Diodenmatrix jeweils die tiefere Frequenz, auch wenn deren Amplitude schwächer als der erste Oberton ist, angezeigt wird [41, 42]. Ein Registrierstreifen einer Sprachmelodie ist in Abb. 66 wiedergegeben. Eine Abwandlung haben LUCHSINGER und WEBER durch Bildung eines resultierenden Vektors aus den erwähnten drei Filterbereichen mit polarer Anzeige auf dem Oszillographenschirm versucht [43].

Für Stimmtests ist das Halten der Tonhöhe auf Vokalen aufschlußreich, ferner die Bildung des Vibratos und dessen Abweichungen von der Periodizität, was alles mit dem Tonhöhenmesser gemessen werden kann. Eine aufschlußreiche Diagnose über Wucherungen an den Stimmlippen, Polypen u. dgl. ergibt sich daraus, daß die dadurch hervorgerufene zusätzliche Massenbelastung der einen Stimmlippe Unregelmäßigkeiten im Periodenablauf der Tonhöhe ergibt. Schwan-

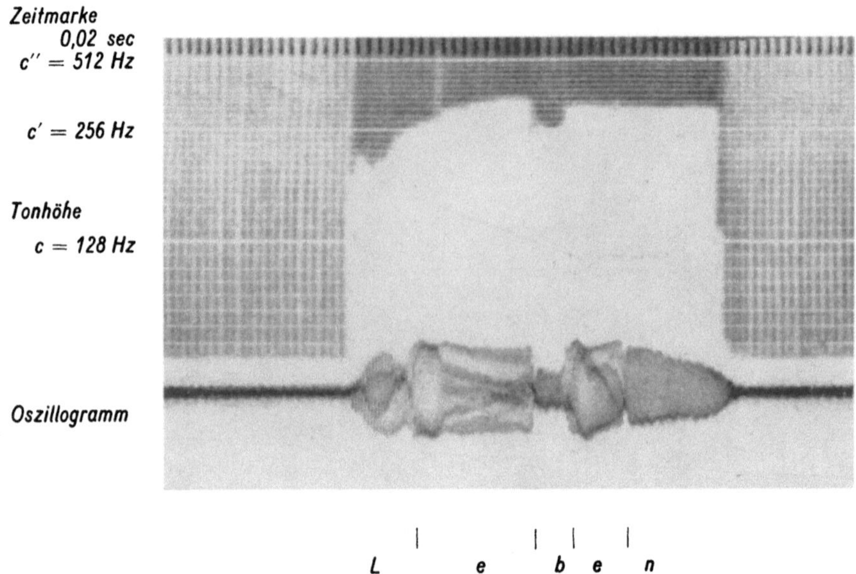

Abb. 65. Tonhöhenaufzeichnung im Mittelfeld der Sprechprobe „Leben". Darunter Schalldruckaufzeichnung (nach GRÜTZMACHER und LOTTERMOSER).

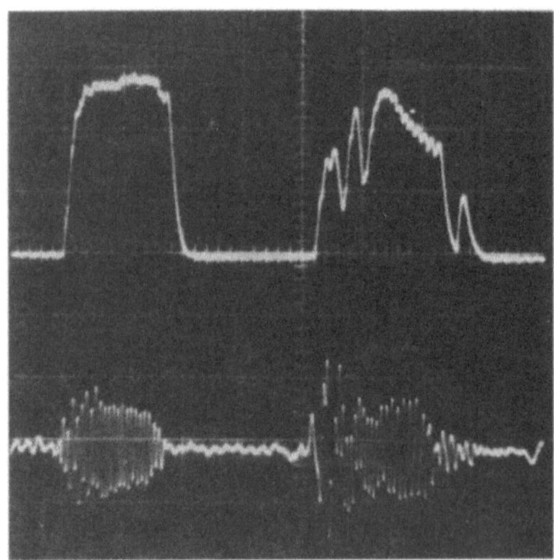

Abb. 66. Tonhöhenaufzeichnung nach WINCKEL/KRAUSE (oben), Ordinate: 1 Karo = 50 Hz, darunter die Schalldruckaufzeichnung, Sprechprobe „Otto". (Tonhöhenschreiber der Technischen Universität Berlin).

kungen von Periode zu Periode bleiben im Normalfall im stationären Bereich der Vokalintonation innerhalb von 0,5 msec. LIEBERMAN hat einen Störfaktor der Periodenveränderung der Glottisschwingung (perturbation factor) mit der mittleren Periodenabweichung in Millisekunden (T) eingeführt [44], der den Prozentsatz der Abweichungen größer als 0,5 msec angibt und für jeden Sprecher charakteristisch ist. In pathologischen Fällen ist dieser Faktor besonders groß. In Abb. 67 ist z. B. ein Störfaktor über der mittleren Tonhöhenperiode (Abszisse) entsprechend 333 bis 90 Hz für verschiedene Sprecher aufgetragen. Bei Sprecher 21 liegt ein Karzinom an der rechten Stimmlippe mit einer Masse von ca. $15 \times 5 \times 5$ mm vor, bei Sprecher 4 ein Polypoidtumor, bei Sprecher 18 ein Polyp an der vorderen Hälfte der linken Stimmlippe. Wenn sich ein Gewächs unterhalb der Stimmlippen bildet, ist dieses

Verfahren die einzig mögliche Untersuchungsmethode. In Fällen von Laryngitis ergaben sich nur geringe Unterschiede zur Normalfunktion.

Statistisches Langzeit-Spektrum. Außer der zeitlichen Veränderung des Spektrums beim Singen und Sprechen interessiert der Mittelwert von Spektren während

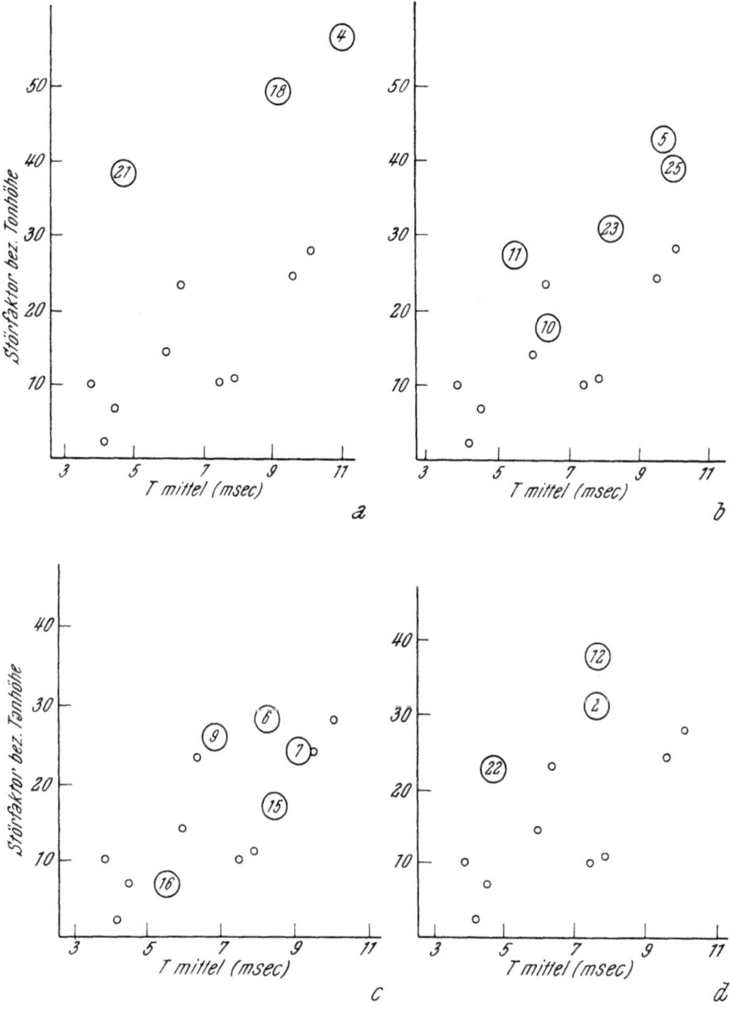

Abb. 67. Tonhöhenveränderungen bei Larynx-Erkrankung, hergeleitet aus den Periodenveränderungen der Glottisschwingung (Lieberman 1962).

einer gewissen Sprechdauer. Die Häufigkeitsverteilung der Formanten in einem solchen Langzeitspektrum gibt Auskunft über individuelles Artikulationsverhalten, über den Typus von Sängern und Sprechern und läßt auch diagnostische Schlüsse in bezug auf Stimm- und Sprachfehler zu.

Die statistische Langzeitanalyse, die seit den ersten Untersuchungen durch Dunn und White 1940 [45] ständig verbessert worden ist und zur halbautomatischen und schließlich vollautomatischen Auswertung im Computer gediehen ist, geht — wie die Kurzzeitanalyse — ebenfalls von der Terzfilterzerlegung des

Spektrums aus. Es werden dann in jedem Terzbereich die über einen vorher eingestellten Schwellwertpegel vorkommenden Amplituden ermittelt, indem sie in Impulse transformiert und als solche mittels eines elektronischen Zählers gemessen werden (Abb. 68). Dieses an der Technischen Universität Berlin entwickelte Verfahren hat zu folgenden Ergebnissen geführt [46]: Die Spektren geben in der Ordinate die Amplituden-Häufigkeitsverteilung über die Terzfilterbereiche an, die mit ihren Mittenfrequenzen auf der Abszisse angegeben sind. In den Spektren

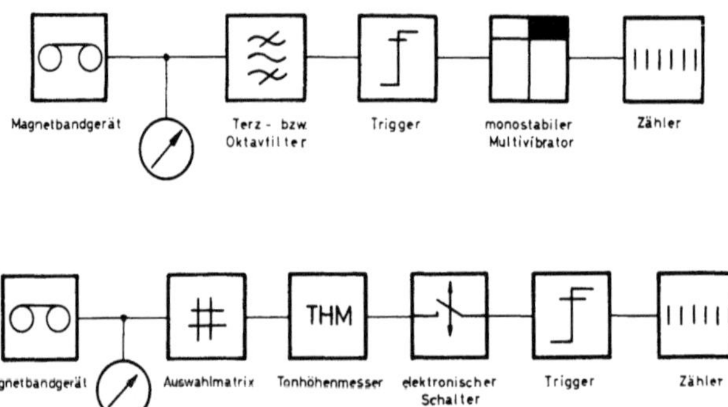

Abb. 68. Meßanordnung zur Amplituden-Dichteverteilung in der Langzeitanalyse von Sprache (oben). Abgewandeltes Meßverfahren für die Tonhöhenverteilung in der Langzeitstatistik von Sprache (unten).

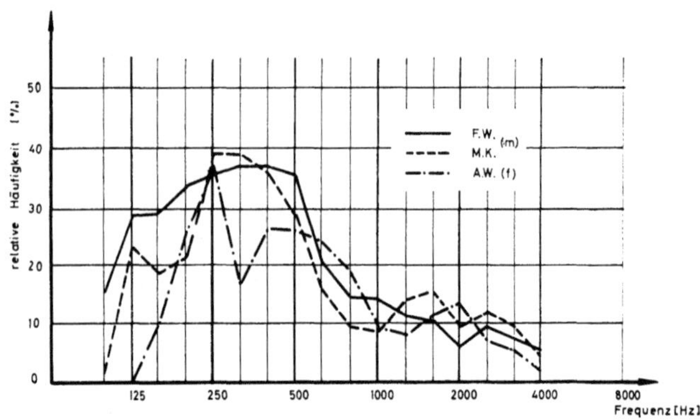

Abb. 69. Amplitudenhäufigkeitsverteilung, gemessen jeweils über Terzfilterbereiche, für zwei männliche Sprecher (*m*) und einen weiblichen Sprecher (*f*).

von drei Sprechern, die 3 min belanglosen Text gesprochen haben (Abb. 69) erkennt man Einbrüche (M. K. männlich bei 150 Hz, A. W. weiblich bei 300), die typisch sind für die meisten Stimmen. Dies läßt sich deuten als die Trennung der Tonhöhenverteilung F_0, die bei gesunden Stimmen einer Gaußverteilungskurve entspricht, gegenüber der Vokalformantverteilung F_1 bis F_3. Im Gegensatz hierzu hat die Stimme von F. W. keinen Einschnitt zwischen F_0 und F_1, was auf die breitere Tonhöhenverteilung hinweist und damit auf die Überdeckung der Werte von F_0 und F_1. Die breitere Tonhöhenvariation von F. W. deutet auf seine stärkere Sprechvitalität. Als weiteres Sprechermerkmal ist die ungleiche Verteilung der Vokalformanten zu nennen, was dialektisch bedingt sein kann und auf die spezifische Artikulationsmotorik zurückzuführen ist. Jedoch ist der Schwankungsgrad im Bereich der Formanten F_1 und F_2 nur gering.

In den statistischen Diagrammen der Abb. 70 erkennt man die Auswirkung bei Stimmstörungen. Bei Stimmwechsel ist deutlich der Oktavsprung zu erkennen, durch den die Soll-Gaußverteilung gestört ist. Bei offenem Näseln und Lähmung des Gaumensegels zeigt sich der Verlust des Grundtons. Diese und weitere Merkmale können im Diagramm zu einer Klassifikation der Stimmkrankheiten führen. Zum Beispiel erkennt man bei Stimmwechsel und Aphonie einen drastischen

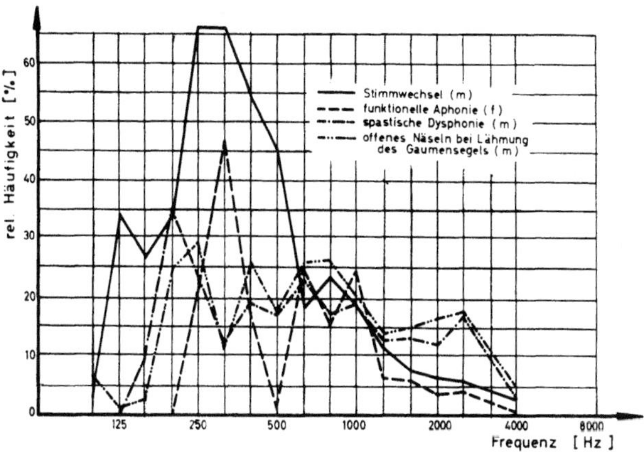

Abb. 70. Versuch der Klassifikation von Stimmstörungen mittels der Statistikkurven der Langzeitanalyse.

Obertonverlust (Abfall oberhalb des ersten Formanten), während bei Spasmen und offenem Näseln der wesentliche Formant F_3 um 3000 Hz erhalten bleibt.

Die Langzeitstatistik gibt ferner auch Einblick in das Verhalten bei Stottern und Einwirken von Störungen (z. B. dem echoartigen Lee-Effekt beim Sprechen). In Abb. 71 ist für den selben Sprecher wie bei Abb. 57 gezeigt, wie bei der verzögerten Sprachrückführung (Lee) die Variationsbreite für die Tonhöhenverteilung bis nahe zur Monotonie abnimmt, so daß die Verteilung im Formantbereich deutlich abgegrenzt wird und der Obertonbereich erheblich angereichert wird. Dies wird durch die stärkere Anstrengung beim Sprechen (erhöhter Tonus auch der Kehlkopfmuskulatur) verbunden mit erhöhter Lautstärke erzielt.

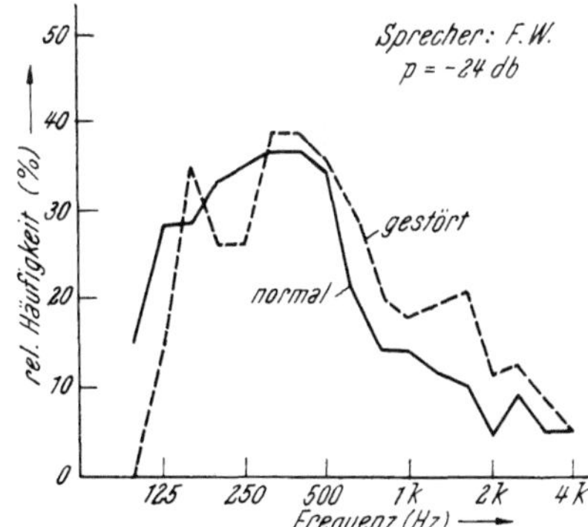

Abb. 71. Sprechverhalten bei verzögerter Sprachrückführung (Lee-Effekt). Kennzeichen: Monotonie der Tonhöhe und stärkerer Obertongehalt.

Die Untersuchung an geschulten Sprechern gegenüber Normalsprechern und Sängern ergibt einen erheblich höheren Durchschnittsgehalt an Oberton-Amplituden, insbesondere im Bereich um 3000 Hz. Davon unterrichtet die Abb. 72, in welcher der Grundtonbereich dieser Arie in der Benotung nach unten herausgezeichnet ist. Der hohe Prozentsatz der Amplitudenhäufigkeit im Bereich um 3000 Hz kann als ein Gütemerkmal einer ausgebildeten Stimme angesehen werden. In Abb. 73 erkennt man die Änderung des Sprechverhaltens nach Herausnahme der Prothese der oberen Zahnreihe. Der Einfluß zeigt sich nicht etwa nur im Bereich der Zischlaute, sondern auch in der Tendenz zum monochromen Verhalten im Farbbereich des Formanten F_1.

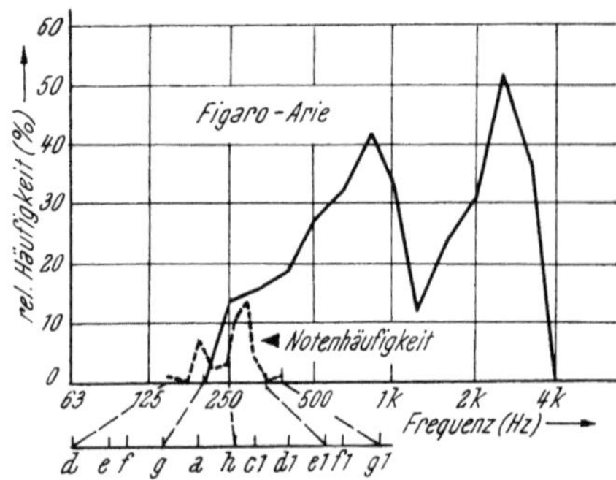

Abb. 72. Langzeitanalyse der Figaro-Arie „Ich bin das Faktotum der schönen Welt" (Rossini, Der Barbier von Sevilla). Gütekriterium ist der hohe prozentuale Amplitudenanteil im Bereich von 3000 Hz.

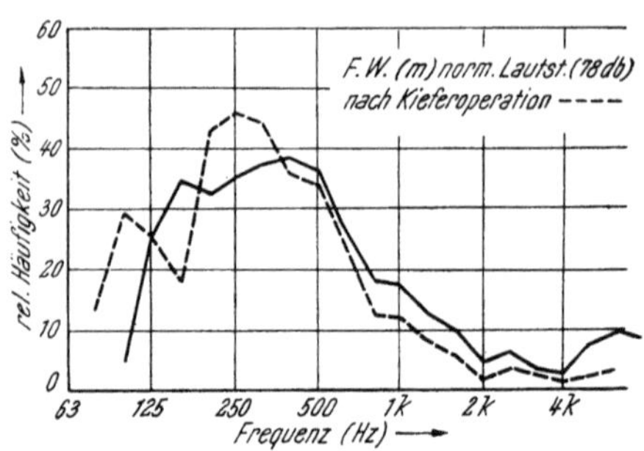

Abb. 73. Sprechverhalten mit und ohne Prothese der oberen Zahnreihe.

Prüfung der Leistungsfähigkeit von Stimmen. Aus den Enveloppenkurven der Momentan-, Kurzzeit- und Langzeitspektren lassen sich wie oben dargelegt, Merkmale herleiten, die auf die Leistungsfähigkeit von Sprech- und Gesangsstimmen schließen lassen, was von besonderem Wert für die Prüfung auf Bühnentauglichkeit ist.

Ein wesentlicher Funktionsträger im Spektrum ist das Formantgebiet von etwa 2800 bis 3200 Hz, das bei ausgebildeten Stimmen eine höhere Intensität aufweist als bei Durchschnittssprechern und bei erhöhter Dämpfung auf Phonasthenie hinweist [47]. Dies ist auch unmittelbar nach einer Tonsillektomie festzustellen, indem durch Funktionsminderung des Komplexes der Rachenmuskulatur das Maximum mit dem Mittelwert um 3000 Hz auf ein Gebiet von 2000 bis 2500 oder sogar 1500 bis 2000 Hz absinkt und damit zur Nasalität im Vokalklang beiträgt. Dies ist am besten ausgeprägt bei dem Vokal „*a*".

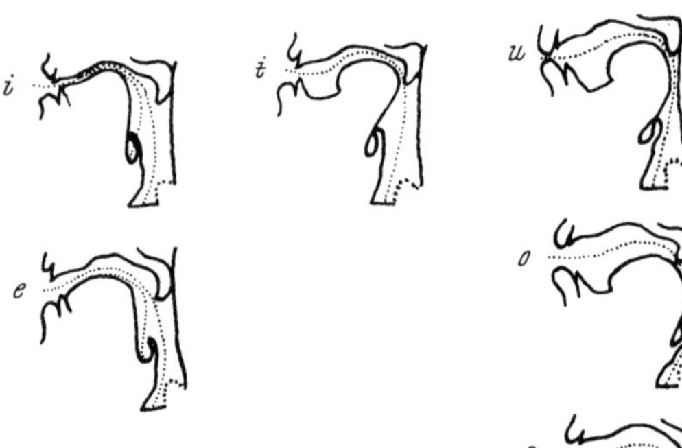

Abb. 74. Querschnittsformen der Vokaltrakträume bei der Phonation der Vokale; aus Röntgenaufnahmen [7].

Man bedenke, daß das Gebiet um 3000 Hz identisch ist mit dem Formanten „*i*" und ziehe weiter in Betracht, daß in der Ausbildung des Sängers das Training der Artikulationsmuskulatur, insbesondere Breitspannung der Mundmuskulatur mit dem Ergebnis der Verringerung des Mundresonanzraums, wodurch allen Vokalen das [i]-Timbre überlagert ist (vgl. die Artikulationseinstellungen Abb. 74 gemäß [7]), s. auch das Diagramm Abb. 72. Die Verringerung der Formantmaxima und das Absinken der Formanten zu tieferen Frequenzen läßt andererseits auf eine Atrophie der Artikulationsmuskulatur schließen.

Es zeigt sich weiter, daß das Formantmaximum um 3000 Hz die Funktion einer „Trägerfrequenz" ausübt, da hervorragende Gesangsstimmen in großen Opernhäusern auf den entferntesten Plätzen um so besser zu hören sind, je ausgeprägter jenes Maximum ist. Das tieferliegende Vokalspektrum kann als Modulation jener Trägerfrequenz aufgefaßt werden. Nach diesen Vorstellungen von

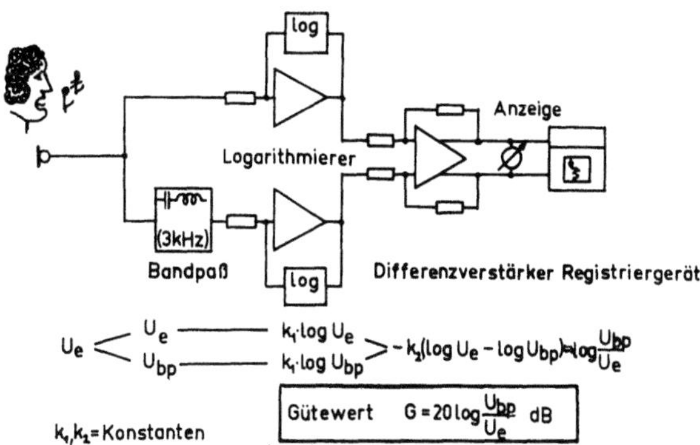

Abb. 75. Schaltung zum Messen der Tragfähigkeit (3 kHz) von Gesangsstimmen und Herleitung eines Gütekriteriums (WINCKEL/KRAUSE).

F. WINCKEL entstand in seinem Institut eine Apparatur (M. KRAUSE) zum Messen der 3000 Hz-Komponente (Abb. 75). Es wird für einen Vokal das Gebiet um 3000 Hz aus dem Spektrum herausgefiltert (unterer Zweig der Schaltung) und ins Verhältnis gesetzt zur Gesamtintensität des Spektrums (oberer Zweig). Infolge

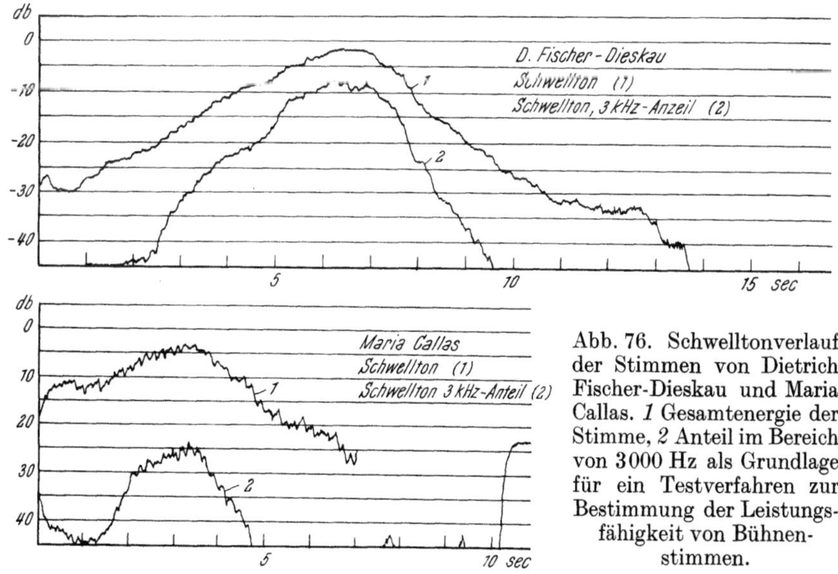

Abb. 76. Schwelltonverlauf der Stimmen von Dietrich Fischer-Dieskau und Maria Callas. *1* Gesamtenergie der Stimme, *2* Anteil im Bereich von 3000 Hz als Grundlage für ein Testverfahren zur Bestimmung der Leistungsfähigkeit von Bühnenstimmen.

Logarithmierung durch Verstärker erscheint an einem Anzeigeinstrument die Differenz der beiden Spannungen als Gütewert für die zu testenden Sprech- oder Gesangsstimmen. Man kann den Bandpaß auch in andere Frequenzgebiete umschalten und dadurch andere Stimmeigenschaften ermitteln. Die Anhebung des

3000 Hz-Formanten kann auch künstlich auf elektroakustischem Wege erfolgen, was der Tonmeister bei Mikrophon-Aufnahmen als „Präsenz" bezeichnet. Ein Qualitätsmerkmal ist auch die Präsenz um 1000 Hz (Farbe des a-Vokals).

Weitere Prüfungen der Leistungsfähigkeit von Stimmen erstrecken sich auf den Dynamikumfang der Stimme, die maximale Intonationsdauer für einzelne Vokale u. a. mehr. Alle diese Faktoren kann man in einem einzigen Test vereinen. Der Sänger hat lediglich einen Schwellton (mesa di voce) zu singen, aus dessen Registrierung man die Dauer des Tons, die Gleichmäßigkeit des An- und Abschwellens als Kriterium der Atemfunktion entnehmen kann, und schließlich aus der Differenz von maximaler und gerade einsetzender Lautstärke den Dynamikumfang. Außerdem kann man den 3000 Hz-Anteil extrahieren und auf demselben Registrierstreifen aufzeichnen (Abb. 76).

Für die laufende ärztliche Überwachung von Sängerstimmen ist somit ein Hinweis gegeben zur frühzeitigen Erkennung von Krisen und zur Diagnostizierung von Erkrankungen, außerdem auch für die Beschreibung von Stimmtypen.

Literatur

[1] Dunn, H. K.: The calculation of the vowel resonances, and an electrical vocal tract. J. Acoust. Soc. **22**, 740—753 (1950).

[2] Winckel, F.: Psychoakustik in MGG (Musik in Geschichte und Gegenwart) S. 1717 bis 1728. Music, Sound and Sensation. New York: Dover, 1967.

[3] Husson, R.: La voix chantée. Paris: Gauthier-Villars, 1960.

[4] van den Berg, Jw.: Sur les théories myoélastiques et neurochronaxiques. Rev. Laryng. Nr. 5/6 (1954).

[5] Weiss, D.: Discussion of the neurochronaxic theory, Arch. Otolaryngol. **70**, 607—618 (1959).

[6] Chiba, T., u. Kajiyama: The vowel, its nature and structure, Tokio, 1941.

[7] Fant, G.: Acoustic Theory of Speech Production. 's-Gravenhage: Mouton, 1960.

[8] Stevens, K. N., u. A. S. House: Quantitative description of vowel articulation, J. Acoust. Soc. **27**, 484—493 (1955).

[9] Flanagan, J. L.: Speech analysis, synthesis and perception, Berlin: Springer, 1965. Vocal chord Model, Speech Symposium Kyoto 1968.

[10] van den Berg, Jw.: Diss. Groningen 1953 (Auszug Folia Phoniatrica **6**, 8 (1954).

[11] Peterson, G. E. u. H. L. Barney: Study of the vowels. J. Acoust. Soc. **24**, 175—184 (1952).

[12] Foulkes, J. D.: Computer identification of vowel types. J. Acoust. Soc. **12** (1960).

[13] Ungeheuer, G.: Elemente einer akustischen Theorie der Vokalartikulation. Berlin—Göttingen—Heidelberg: Springer, 1962.

[14] Hemdal, J. F. u. G. W. Hughes: Computer recognition program in W. Wathen-Dunn, Models for the perception of speech and visual form. M. I. T. Press, 1967.

[15] Jakobson, R. u. M. Halle: Fundamentals of speech. Den Haag, 1956 (deutsch 1960).

[16] Schroeder, M.: Determination of the geometry of the vocal tract by acoustic measurements. J. Acoust. Soc. **41**, Nr. 4 (1967).

[17] Mermelstein, P.: Vocal tract shape determination. J. Acoust. Soc. **41**, 1291 (1967).

[18] Backhaus, W.: Die Ausgleichvorgänge in der Akustik. Z. Techn. Phys. **13** (1932).

[19] Küpfmüller, K. u. O. Warns: Sprachsynthese aus Lauten. Nachr. Techn. Fachber. **3**, 28—31 (1956).

[20] Öhmann, S.: Coarticulation in CVC-utterances. J. Acoust. Soc. **39**, 151—168 (1966).

[21] Liberman, A. M. et al.: Minimal rules for synthesizing speech. J. Acoust. Soc. **31**, 1490 (1959).

[22] Liberman, A. M.: A motor theory of speech perception. Proc. Speech Communication Seminar, Stockholm 1962.

[23] Draper, M. H., P. Ladefoged u. D. Witterridge: Respiratory muscles in speech. J. Speech Hearing Res. **2**, 16 (1959).

[24] Rudolph, G.: Rôle des influx proprioceptifs. Rev. Laryng. 1956 (Mai).

[25] Küpfmüller, K.: Regelvorgänge beim Sprechen und Hören. Proc. 3. Int. Kongr. Akustik Stuttgart 1959, 171—187, Elsevier, 1961.

[26] Früh, K. F.: Einfluß von Steuer- und Regelvorgängen auf die Stimmgebung, in Neuere Ergebnisse der Kybernetik, 210—223, mit Diskussion Winckel, F., 223—225, Verlag Oldenbourg 1964.

[27] Küpfmüller, K.: Informationsverarbeitung durch den Menschen. Nachr. Techn. Z. **12**, 68—74 (1959).

[28] Wathen-Dunn, W.: Models for the perception of speech and visual form. M. I. T. Press, 1967.

[29] Zwicker, E. u. R. Feldtkeller: Das Ohr als Nachrichtenempfänger. Stuttgart: S. Hirzel, 1967.

[30] Trendelenburg, F.: Einführung in die Akustik. Berlin–Göttingen–Heidelberg: Springer, 1961.

[31] Winckel, F.: Grundlagen der natürlichen und elektronischen Spracherkennung. ETZ-B **19**, 673—678 (1967).

[32] Fabre, Ph.: Un procédé électronique percutané d'inscription de l'accolement glottique. Bull. Acad. Nat. Méd. S. 66—69 (1957).

[33] Fant, G. u. Mitarb.: El. Glottography, Speech Transm. Lab. Quarterly, 15. Jan. 1967, Stockholm (Umdruck).

[34] Bordone, C. u. G. Sacerdote: Investigations on Movement of the Glottis by Ultrasounds. 5. Kongreß Intern. Akustik, Liège 1965 (A 42).

[35] Sonesson: Anatomy and Vibratory Pattern of the Human Vocal Folds. Acta Oto-Laryng. Suppl. 156 (Lund 1960).

[36] Holmes, J. N.: Investigation of Vol. Velocity Waveform at the Larynx by an Inverse Filter. Speech Communic. Seminar, Stockholm 1962.

[37] Lindquist, J.: Studies of the Voice Source by Inverse Filtering (A 35), 5. Kongreß Intern. Akustik, Liège 1965.

[38] Fischer-Jörgensen u. Mitarb.: Experiments with the Fabre Glottograph. Annual Rep. Inst. Phonetics, Univ. Kopenhagen 1967.

[39] Flanagan, J. L.: Excitation of Vocal Tract Synthesizer, 6th Int. Congress on Acoustics, Tokio 1968 (B-5-8).

[40] Grützmacher, N. u. W. Lottermoser: Tonhöhenschreiber. Akust. Z. **3**, 183, 1938.

[41] Carré, R., R. Lancia, J. Paillé u. R. Gsell: Étude et Réalisation d'un Détecteur de Mélodie. L'Onde Élect. **43**, 556 (1963).

[42] Winckel, F.: Tonhöhenmesser für Sprache. Speech Communication Seminar, Stockholm 1962; Das Gehör in informationstheoretischer Behandlung. Arch. Ohren usw. Heilk. **182**, 456 1963.

[43] Luchsinger, R.: Über die Bedeutung der synchronen Registrierung der Sprachmelodie für die Sprachpathologie. Folia Phoniatr. **10**, 84 (1958).

[44] Lieberman, P.: Pitch perturbation of normal and pathologic larynxes. Speech Communic. Seminar, Stockholm 1962.

[45] Dunn, H. K. and S. D. White: Statistical Measurements on conversional Speech, J. Acoust. Soc. **11**, 278+288 (1940).

[46] Winckel, F. u. M. Krause: Ermittlung von Sprechverhalten aus statist. Verteilungen von Amplitude und Tonhöhe, A 41, 5. Kongreß Akustik Lüttich 1965 und B-2-8 6. Kongreß Akustik Tokio 1968.

[47] Winckel, F.: Elektroakustische Untersuchungen an der menschlichen Stimme (Kriterien zur Stimmbeurteilung). Folia Phoniatr. **4**, 93, (1952); **5**, 232 (1953).

[48] Malmberg, B.: Manual of phonetics. Amsterdam: North-Holland, 1968.

d) Elektroakustische Meßtechnik

Von Prof. Dr.-Ing. Fritz Winckel, Berlin

Bis zu Kriegsbeginn waren in der experimentellen Phoniatrie vorwiegend mechanisch-pneumatische Meßgeräte üblich, deren Zuverlässigkeit fragwürdig war und deren Anzeigewerte wenig kontrollierbar waren. Das gilt besonders für die Resonanzstellen der Apparaturen. Viele Forschungsergebnisse aus der Frühzeit der Phoniatrie haben sich als wertlos herausgestellt und konnten in den letzten Jahren revidiert werden.

Inzwischen ist die elektronische Meßtechnik auf allen Teilgebieten vorherrschend geworden, wobei Fehlermöglichkeiten beim Messen auf ein Minimum reduziert werden konnten. Im ersten Jahrzehnt nach dem Kriege mußten die Anwender elektronischer Meßgeräte sich noch eingehend in die Schaltungstechnik einarbeiten, um Fehler durch ungenügend stabilisierte Spannungen, Fremdfeldeinflüsse und dgl. kompensieren zu können. Inzwischen sind alle Meßvorgänge durch Methoden der Eigenregelung so weitgehend kontrolliert, daß man sich auf die in Geräte-Prospekten angegebenen Daten verlassen kann, weil diese den Normvorschriften entsprechen und von Fachverbänden kontrolliert werden. Wie der Autofahrer heute nicht mehr die Wirkungsweise des Motors kennen muß, so braucht man auch beim elektronischen Gerät nur noch die Bedienungsweise zu kennen, darüber hinaus aber noch einige Hinweise zum Zusammenschalten mehrerer elektronischer Geräte. Zum Verständnis der Gesamtfunktion beschäftigt man sich mit dem Blockschaltbild. Die Grundlagen der Wechselstromtechnik zu beherrschen, ist in jedem Fall vorteilhaft.

Mit der grundlegenden Verbesserung der Meßtechnik haben die neueren Forschungsergebnisse mehr Gewicht bekommen und in gleichem Maße hat die Phoniatrie an Bedeutung gewonnen. Sie konnte wesentliche Ergebnisse aus dem Bereich der elektronischen Sprachverarbeitung übernehmen, wo im letzten Jahrzehnt von Ingenieuren exakte Daten über Stimme und Sprache mit neuartigen Methoden ermittelt werden konnten, worüber in den vorangehenden Abschnitten berichtet werden konnte.

Erläuterung von elektroakustischen Fachbezeichnungen[1], vgl. Abb. 77

Lineare Verzerrungen entstehen durch eine von der Apparatur verursachte Amplituden-Veränderung der Signalgröße in Abhängigkeit von der Frequenz. Zu unterscheiden sind Dämpfungsverzerrungen und Phasenverzerrungen.

Nichtlineare Verzerrungen oder Klirrverzerrungen werden in Anlehnung an DIN 45403 definiert als Veränderungen der Signalgröße, die die Kurvenform eines auf die Apparatur gegebenen Vorgangs durch nichtlineare Glieder in der Apparatur erfährt. Dadurch entstehen im Ausgangssignal zusätzliche Frequenzen (Verzerrungsprodukte), die im Spektrum des Eingangssignals nicht vorhanden gewesen sind. Der Klirrfaktor K gibt an, in welchem Maße Oberschwingungen durch ein

[1] Genaueres findet man in den DIN-Normblättern, besonders in DIN 45500 Blatt 1—8 (Beuth-Vertrieb GmbH, Berlin 30 und Köln).

verzerrendes Glied der Apparatur entstehen. Den Effektivwert dieser Obertöne $i_2, i_3, i_4 \ldots$ setzt man ins Verhältnis zum Effektivwert des Gesamtstroms $i_1, i_2, i_3 \ldots$

$$K = \sqrt{\frac{i_2^2 + i_3^2 + i_4^2 \ldots}{i_1^2 + i_2^2 + i_3^2 + i_4^2 + \ldots}}.$$

Ein Klirrfaktor von etwa 1% kann bei Stimmuntersuchungen vom Ohr wahrgenommen werden. Der Gesamtklirrfaktor einer Kette von hintereinander geschalteten Geräten ergibt sich zu

$$K_{\text{ges}} = \sqrt{k_1^2 + k_2^2 + k_3^2 + \ldots}.$$

I. *Lineare Verzerrungen*, gekennzeichnet durch die Abhängigkeit der Kenngrößen von der Frequenz allein.

1. *Dämpfungsverzerrungen*. Der Übertragungsfaktor $|A|$ ändert sich mit der Frequenz.
2. *Phasenverzerrungen* oder *Laufzeitverzerrungen* $t_L = b/\omega$ ändert sich mit der Frequenz.

II. *Nichtlineare Verzerrungen* oder *Klirrverzerrungen*. Die Kenngroßen $|A|$ und b ändern sich mit der Amplitude $\hat{x}_1$ und $\hat{x}_2$.

III. *Modulationsverzerrungen*. Die Kenngrößen $|A|$ und b schwanken zeitlich.

1. *Amplitudenmodulationsverzerrungen*. Der Übertragungsfaktor $|A|$ ändert sich mit der Zeit.
2. *Phasenmodulationsverzerrungen*. Der Übertragungswinkel b ändert sich mit der Zeit.

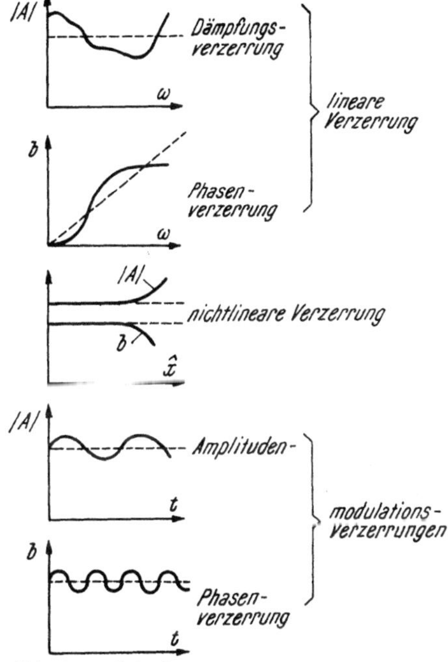

Abb. 77. Schwingungsverzerrungen, verursacht bei der Übertragung zwischen Schaltungsstufen in elektroakustischen Geräten $|A|$ Übertragungsfaktor, b Phasenwinkel der Übertragung, ω Frequenz (nach KÜPFMÜLLER [28])

Modulationsverzerrungen sind unerwünschte Modulationsvorgänge im Band- oder Plattenträger und werden unterschieden nach Amplituden-, Frequenz- und Phasenmodulation. Der Amplituden-Modulationsgrad wird als Verhältnis der Amplituden von Störschwingungen zur Nutzschwingung, der Frequenzmodulationsgrad als Verhältnis der störenden Frequenzabweichung zur Sollfrequenz bezeichnet. Bei Magnettongeräten sollen Schwankungen der Geschwindigkeit des Bandantriebs von mehr als $\pm 0{,}8\%$ nicht vorkommen.

Rauschen erzeugen alle Schaltelemente. Dies sind statistisch schwankende Spannungen, hervorgerufen durch die Wärmebewegung der Atome oder Elektronen und daher nicht vermeidbar. Diese Störspannungen überlagern sich dem Nutzsignal und können dieses bei voller Verdeckung unkenntlich machen. Maßgeblich ist der „Störspannungsabstand“ als Verhältnis von Nutzspannung zu Störspannung mit Angabe in Dezibel. Daraus ergibt sich die nutzbare „Dynamik“. Diese soll bei Leistungsverstärkern und Mikrophonverstärkern 70 bis 80 dB erreichen, bei Magnetbandgeräten 50 bis 60 dB, bezogen auf Vollaussteuerung. Das Gerät mit der kleinsten Dynamik bestimmt die Dynamik der Gesamtanlage. Das Rauschen von Magnetton-Studioanlagen kann man durch Justieren der Hf-Vormagnetisierung auf ein Minimum bringen.

Anpassung bei der Zusammenschaltung zweier Elektronikgeräte in bezug auf deren Widerstandsdaten ist notwendig, um einen hohen Übertragungsgrad zu bekommen und Klangverzerrungen zu vermeiden. Für Verstärker-Eingangsstufen (z. B. Mikrophonverstärker) gilt es, möglichst große Spannungsverstärkung zu erzielen, für Leistungs-Endstufen möglichst verlustlos die volle Leistung an den Verbraucher, z. B. Lautsprecher zu übertragen. Theoretisch ist dies der Fall, wenn der Widerstand am Verstärkerausgang zum Innenwiderstand des Verbrauchers sich wie 1:1 verhält. Mit Rücksicht auf Röhren- oder Transistoreigenschaften bestimmter Schaltungen können Abweichungen vom 1:1 Verhältnis notwendig werden. Bei der Spannungsübertragung der Vorverstärker ist eine Überanpassung von mindestens 1:4 günstig. Bei Geräten, die durch Widerstandswerte in ganz anderen Größenordnungen gekennzeichnet sind, kann man durch einen Übertrager (Transformator mit entsprechendem Übersetzungsverhältnis) die notwendige Anpassung erreichen.

Erdung. Die für Netzanschluß eingeführte „Schutzkontakt-Erdung“ (Schukostecker) dient dazu, die der Berührung zugänglichen metallischen Geräteteile auf Erdpotential zu bringen. In Meßschaltungen müssen elektronische Geräte außerdem an eine „Meßerde“ geschaltet werden, wofür folgende Richtlinien zu beachten sind:

1. Der „Meßerde“-Punkt ist auf kürzestem Wege an einen Erdleiter anzuschließen (z. B. Wasserleitung, Gasleitung).
2. Jedes Gerät darf nur einmal an die „Meßerde“ angeschlossen werden.
3. Alle Geräte müssen „sternförmig“ mit kurzen Leitungen mit möglichst großem Leiterquerschnitt an die „Meßerde“ angeschlossen werden.
4. Als „Meßerde“-Punkt empfiehlt sich der Erdanschluß des Geräts, an dem die kleinsten Eingangsspannungen auftreten (z. B. Mikrophonverstärker).
5. Werden abgeschirmte Leitungen benutzt, so ist darauf zu achten, daß die Abschirmung getrennt und nur auf einer Seite an die „Meßerde“ angeschlossen wird.

Auch bei mangelhafter Erdung muß mit Störungen gerechnet werden, die sich z. B. als Brummen im Lautsprecher bemerkbar machen oder die Nullinie des Oszillographenbildes verformen. Durch in der Nähe befindliche Rundfunksender kann Hochfrequenz in die Schaltung eindringen, die zwar nicht hörbar ist, aber Verzerrungen verursachen kann. Der Oszillograph zeigt dann meist statt einer scharfen schmalen Leuchtspur ein mehr oder weniger breites Band. In manchen Bezirken wird von den Elektrizitätswerken für die Fernsteuerung der Beleuchtung usw. ein besonderer Steuerton über die Netzleitungen gesendet. Bei verschiedenen Geräten kann dieser Steuerton, der nur zeitweise auftritt, über die Stromversorgung in den Meßkreis gelangen und die Messung stören. Bei empfindlichen Schaltungen für Dauerversuche muß dann durch elektrische Siebkreise in der Netzversorgung diese Frequenz unterdrückt werden.

Aufnahmetechnik und Registrierung von Stimme und Sprache

Das Mikrophon ist ein akustisch-elektrischer Wandler, dessen Empfindlichkeit in mV/μbar angegeben wird. Wenn bei normalem Sprechen in 0,5 m Entfernung ein Schalldruck von etwa 1 μbar auftritt, so kann man für ein elektrodynamisches Mikrophon am 200 Ω-Ausgang eine Spannung von etwa 0,2 mV, für ein Kondensatormikrophon wegen eines eingebauten Verstärkers an 200 Ω die höhere Spannung von 0,7 bis 1,5 mV erzielen. Mikrophone mit eingeschränktem Frequenzgang geben höhere Spannungen ab, z. B. ein Tauchspul-Mikrophon für den Bereich von 80 bis 9000 Hz (ausreichend für Sprachuntersuchungen) etwa 1,5 mV/μbar, dagegen für den Bereich 40 bis 10000 Hz nur 0,1 mV/μbar. Das dynamische Mikrophon ist robuster in der Handhabung, das Kondensatormikrophon ist als Meßmikrophon hochwertiger, jedoch stoßempfindlich. Alle anderen Mikrophontypen kommen für Laboranalysen nicht in Frage. Lit. DIN 45590.

Ein Mikrophon mit Richtcharakteristik ist vorteilhaft, weil es bei der Ausrichtung auf das schallabgebende Objekt die Raumgeräusche nur in vermindertem Umfang aufnimmt. Das „Körperschall"-Mikrophon, das nicht auf Luftschall anspricht, benutzt man in der Medizin zum Anlegen an den Kehlkopf oder die Herzgegend[1].

Die Sprechentfernung muß ziemlich genau eingehalten werden, da bei Annäherung an das Mikrophon während des Sprechens die Amplituden des tiefen Frequenzbereichs ansteigen. Man wird davon einigermaßen unabhängig bei Verwendung eines kompensierenden „Zweiweg-Mikrophons" [1].

Als *Lautsprecher* hat sich am meisten das elektrodynamische System durchgesetzt, in neuerer Zeit in der Ausführung in einer „Kompaktbox". Immerhin muß man in der Lautsprechertechnik mit Klirrfaktoren von 1 bis 3% bei voller Belastung rechnen, bei Spezialausführungen mit 0,5%. Schlechte Lautsprecher können infolge linearer Dämpfungsanteile normale Stimmen dumpf und matt oder auch genäselt erscheinen lassen, umgekehrt auch scharf und hart. Hochwertige Lautsprecher besitzen daher eine eingebaute Frequenzgangentzerrung, womit sich auch raumakustische Einflüsse kompensieren lassen. Die Leistungsanpassung des Lautsprecherwiderstandes in der Größenordnung von 4 Ohm auf die Endröhre des Leistungsverstärkers mit einem Ausgangswiderstand von 5000 bis 10000 Ohm anzupassen, bedarf eines Übertragers (Transformators), an den bestimmte Güteanforderungen zu stellen sind. Günstig sind Lautsprecher-Aggregate, in die der Leistungsverstärker bereits eingebaut ist. Man benötigt dann nur noch einen Spannungsvorverstärker mit Lautstärkeregler zur Aussteuerung der Sprechmodulation. Der Anschlußwert eines Heimlautsprechers beträgt ca. 1 Volt, der eines Studiolautsprechers hat den Normwert von 100 Volt. Die Lautsprecherbox für Laborzwecke soll nicht weniger als 20 bis 30 l Rauminhalt haben und nicht weniger als 3 Watt Aussteuerung. — Begriffsbestimmungen für Lautsprecher findet man in DIN 45570, die Meßmethoden in DIN 45573.

Als sehr hochwertige Lautsprecher sind übrigens auch elektrostatische Systeme verwendbar, die in manchen Ländern als Kontrollautsprecher im Rundfunk verwendet werden, sie haben aber beschränkte Lebensdauer und kleine Leistung, außerdem ist eine Gleichspannung von 300 bis 1000 V nötig.

---

[1] Körperschall breitet sich in einem festen Medium oder an dessen Oberfläche aus.

Es empfiehlt sich, außer mit Lautsprechern auch mit *Kopfhörern* abzuhören, weil in diesem Fall die als Störfaktor zu bewertende Raumakustik des Wiedergaberaums wegfällt und außerdem der Klirrfaktor geringer ist. Der bisherige Mangel an Tiefenwiedergabe ist behoben durch eine neue Konstruktion, bei der die Membran nicht auf den geschlossenen Hohlraum der Kapsel wirkt, sondern über Öffnungen der Schallaustritt zur Außenluft möglich ist (SENNHEISER). Außerdem schließt das Ohr nicht luftdicht mit dem Kopfhörer ab, sondern durch das Zwischenschalten eines luftdurchlässigen Schaumnetzpolsters ist ebenfalls Verbindung zur Außenluft vorhanden. Mit dieser Konstruktion des ,,offenen" Kopfhörers wird eine untere Grenzfrequenz von 20 Hz erreicht [2].

Aussteuerungsmesser: Die Qualität einer Aufnahme oder die Genauigkeit einer Messung hängt von der richtigen Aussteuerung ab. Durch Übersteuerung von Verstärkern und Magnetbandgeräten steigt der Klirrfaktor an, die Meßergebnisse werden dann unbrauchbar. Sehr geringe Aussteuerung ergibt zwar kleinen Klirrfaktor, jedoch wird die Nutzspannung im Verhältnis zur stets vorhandenen Geräuschspannung zu klein, um zuverlässige Meßergebnisse zu erhalten. Gemessen wird der Schalldruck bzw. die entsprechende elektrische Spannung im logarithmischen Maß, welchen Wert man als Pegel bezeichnet. Für die Anzeigeskala ist ein Bezugspunkt gewählt, der als Null Dezibel gemäß internationaler Norm festgelegt ist und dem eine Bezugsspannung von 0,775 Volt entspricht. Kleinere Werte als 0 dB werden mit Minuszeichen versehen, größere mit Pluszeichen. Oberhalb von 0 dB beginnt die Übersteuerung, was die Erzeugung nichtlinearer Verzerrungen bedeutet. In der Praxis setzt Übersteuerung jedoch erst oberhalb 6 dB ein und infolge der neueren Verstärkerentwicklung erst bei noch viel höheren Werten.

Für die Aussteuerung in der Meßtechnik ist der ,,Spitzenwertanzeiger" mit der relativ kurzen Einschwingzeitkonstante von 10 msec vorzuziehen gegenüber einem Mittelwertanzeiger, z. B. dem Volumemeter mit 200 ms-Einschwingzeit, dessen Vorzug lediglich eine ruhigere geglättete Anzeige bei schnell veränderlichen Vorgängen ist, aber er ist von erheblicher Ungenauigkeit. Dieser billigere VU-Aussteuerungsmesser ist bei Heim-Tonbandgeräten üblich, sollte aber nicht im Labor verwendet werden. Auch die Spannungsauslenkung auf den Oszillographenschirm kann als nahezu trägheitsloser Aussteuerungsmesser dienen, wenn man diese Anzeige z. B. für die Eichung eines Zeigerinstruments verwendet.

Oszillograph: Zur Beobachtung der Formen elektrischer Schwingungen diente der Oszillograph. Mit einem Zweistrahl-Oszillographen werden zwei zeitlich miteinander verknüpfte Vorgänge untereinander gleichzeitig sichtbar, womit sich z. B. die Spannungen am Ein- und Ausgang z. B. eines Verstärkers vergleichen lassen und Fehler zu prüfen sind.

Das Vergleichen von Kurvenformen komplexer Klänge hat keine allzu große Bedeutung, da die Kurvenform nicht nur von der Stärke der einzelnen Teiltöne, sondern auch von deren gegenseitigen Phasenlagen abhängt (Abb. 78), während das Ohr solche Phasenbeziehungen bei Sprache und Musik nicht wahrnimmt. Aus diesem Grund wird der Oszillograph kaum für Stimmanalysen verwendet, wohl aber für die Eichung von sonstigen Meßgeräten und deren Prüfung im Labor auf verzerrungsfreie Funktion.

Der Oszillograph ermöglicht weiterhin die Messung von Wechselspannungen und -Strömen einer Schaltung, sowie die Messung von Frequenz und Phase von

Schwingungen. Die erreichbare Genauigkeit von etwa 3% der Amplitude ist für die meisten Fälle ausreichend. In Verbindung mit einem Filter und einem Tongenerator kann der Oszillograph zur Frequenzanalyse von komplexen Klängen benutzt werden (s. unten). Durch Photographieren vor dem Schirm lassen sich Impuls- und Schwingungsvorgänge für die analytische Auswertung erfassen.

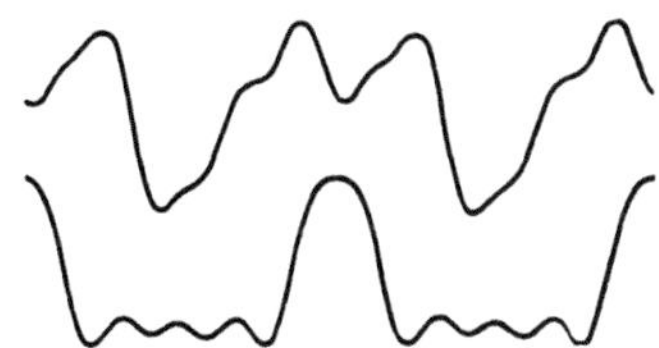

Abb. 78. Oszillogramm von zwei Schwingungen mit gleichem Anteil und gleichen Amplituden von Teiltönen, aber verschiedener Phasenzuordnung φ.

Wenn die fortlaufende oszillographische Aufzeichnung von Schallereignissen durch den scheinbar willkürlichen Verlauf wenig Aussagen bietet, so wird das Übereinanderschreiben der Perioden wesentlich mehr Informationen liefern. Die genaue Bestimmung der Periodenanfänge wird durch eine Triggerschaltung ermöglicht (Abb. 79). Die ungleichen Periodenenden (Zeilenabschluß am rechten Ende) lassen dann den Tonhöhenverlauf des Schallereignisses, hier z. B. der Sprechsilbe, erkennen. Die Bildstruktur zeigt den Unterschied von Vokalen und Konsonanten

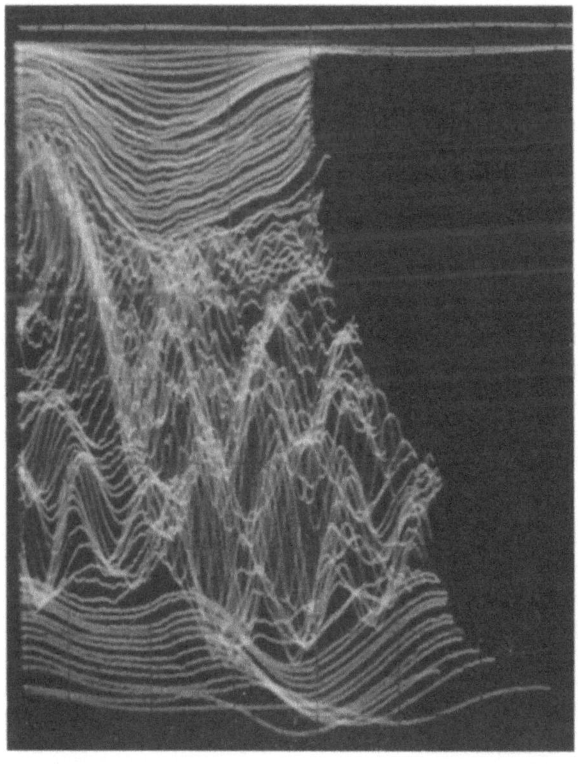

Abb. 79. Perioden-getriggertes Oszillogramm, das in Zeilen von unten nach oben geschichtet den vokalischen Charakter und in den Maxima die Formantstruktur erkennen läßt. Die Periodenverkürzungen nach oben, erkennbar am rechten Rand, lassen den Tonhöhenverlauf erkennen. Wortbeispiel: *n* — *o* — *i* — *n* (neun), Aufnahme: Kusch/Feucht, Technische Universität Berlin [27].

oder, wie hier im Beispiel, von Vokalen und Halbvokalen mit den entsprechenden Übergangsphasen. Hier eröffnet sich ein neues Feld der phonetischen Analyse.

Im Grundprinzip ist der Oszillograph eine Elektronenstrahlröhre ähnlich wie beim Fernseher. Die Röhre ist mit zwei rechtwinklig zueinander angeordneten plattenförmigen Elektrodenpaaren ausgerüstet (Abb. 80). Wenn an ein Plattenpaar eine Spannung angelegt wird, so wird ein von einer Elektronenquelle in der Achse der Röhre verlaufender Elektronenstrahl in Richtung auf die positiv

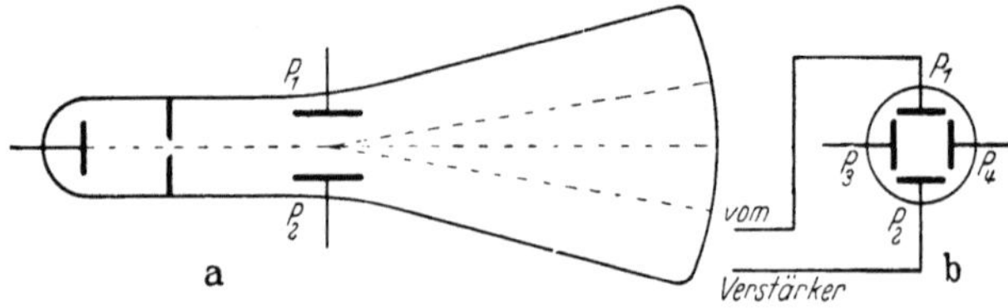

Abb. 80. Elektronenstrahlröhre stark vereinfacht, zur oszillographischen Sichtbarmachung von Schwingungsvorgängen. $P_1 - P_2$ und $P_3 - P_4$ Ablenkplattenpaare zur Darstellung der Zeit- bzw. Amplitudenkoordinate.

a Strahlengang b Querschnitt der Röhre

geladene Platte abgelenkt. Beim Auftreffen auf den mit einer Fluoreszenzschicht bedeckten „Bildschirm" leuchtet der Elektronenstrahl auf und zeichnet beim Anlegen einer Wechselspannung an ein Elektrodenpaar einen Strich auf. Beim Anlegen einer zweiten Wechselspannung von geringerer Frequenz an das zweite Plattenpaar wird der Elektronenstrahl auch in der anderen Koordinate abgelenkt, wodurch der Leuchtstrich zu einer Schwingung als Abbildung der primären Wechselspannung auseinandergezogen wird. Diese Wechselspannung kann z. B. von der menschlichen Stimme herrühren, die mit Mikrophon aufgenommen und dann verstärkt worden ist.

Es gibt auch Zweistrahl-Oszillographen, bei denen die beiden Strahlen von zwei Wechselspannungen unabhängig voneinander gesteuert werden können, so daß man hierdurch zwei Schwingungsvorgänge — untereinander aufgezeichnet — vergleichen kann. Das ist z. B. wertvoll, wenn man die Schwingung am Eingang und Ausgang eines Geräts vergleichen und dadurch einen Einblick in die Funktionsweise des Gerätes gewinnen will.

Pegelmesser: Wegen des großen Amplitudenumfangs des Schalldrucks über sechs Zehnerpotenzen zeichnet man Schallvorgänge im logarithmischen Maß auf, also als Pegel. Ein Universalgerät für solche Aufzeichnungen ist der Pegelschreiber, mit dem man den zu untersuchenden Signalverlauf als Effektivwert, Spitzenwert oder Mittelwert auf einem fortlaufenden Papierstreifen (Wachspapier) aufzeichnen kann (Abb. 81). Weitere Anwendungen sind die Aufzeichnung von Spektrogrammen unter Einbeziehung eines Terzfiltersatzes, Frequenzgängen von Geräten, Nachhallvorgängen in Räumen, von Geräuschen u. a. mehr. Die Funktion des Gerätes beruht auf dem Servoprinzip eines sich selbst auf den Meßwert einstellenden Potentiometers.

Lautstärkemesser: Für die Beurteilung einer Phonasthenie ist die mittlere Sprechlautstärke signifikant. Die Kenntnis des Dynamikumfangs von Stimmen, nicht nur von Sängern, kann frühzeitige Hinweise auf Erkrankungen im Kehlkopf- und Atembereich liefern.

Ein Lautstärkemesser (vgl. DIN 5045) für derartige Untersuchungen, besteht aus einem Mikrophon, Verstärker und Pegelanzeigegerät mit einer Skala in Dezibel bzw. Phon. Für Routine-Geräuschmessungen genügt eine transportable Standardausführung in einem Etui mit einem piezoelektrischen Mikrophon, für Messungen im Labor empfiehlt sich ein Gerät mit dem hochwertigen Kondensatormikrophon. In Verbindung hiermit gibt es ein Zusatzgerät mit einem kleinen Oktavfiltersatz, um sofort eine Spektralauswertung von Geräuschen durchführen zu können.

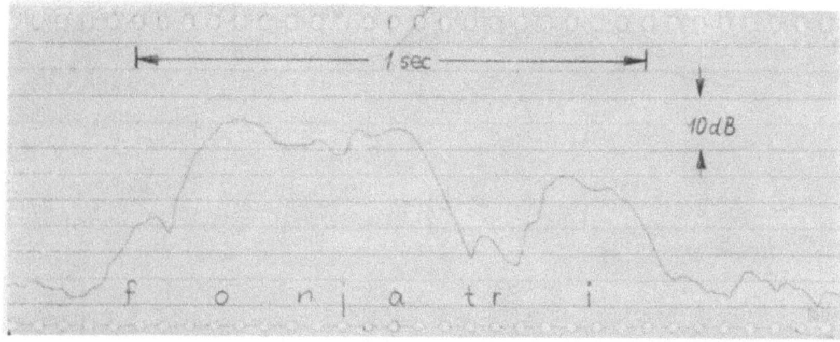

Abb. 81. Pegelschrieb (Brüel & Kjaer-Gerät) des dynamischen Verlaufs im Wort „Phoniatrie".

Direkt-Vielfachschreiber: Ein einfacher Registrierschreiber für Aufzeichnungen im Bereich von 0 bis 1000 Hz ist der Oszillomink (Mingograph), mit dem man vier Vorgänge gleichzeitig — bei Anschluß von zusätzlichen Meßverstärkern bis zu zwölf Vorgänge — aufzeichnen kann. Das Meßwerk enthält als Schreiborgan eine Spritzdüse, aus der ein scharf gebündelter Flüssigkeitsstrahl (Tinte) die Kurven auf Papierstreifen aufspritzt. Dieses Gerät hat sich besonders als Tonhöhenschreiber im phoniatrischen Labor bewährt, es wird ferner in der Kardiographie und für sonstige Vorgänge von niedriger Frequenz verwendet. Beispiel Abb. 66, S. 82.

Digitale Meßtechnik: Zu der bisher üblichen „analogen", d. h. kontinuierlichen Messung kommt neuerdings die „digitale", d. h. ziffernmäßige Aufzeichnung. Der Meßwert wird quantisiert und für die jeweilige Meßgröße die entsprechende Zahl von Quanten durch einen elektronischen Zähler angezeigt oder es wird auf einem angeschlossenen Registriergerät die Zahlenfolge der fortlaufenden Meßwerte aufgeschrieben. Es liegt im Interesse einer möglichst hohen Meßgenauigkeit, eine Auflösung der Meßwerte in möglichst kleinen Quantisierungsstufen zu erreichen, wodurch man dann dem analogen Meßprinzip ziemlich gleich kommt. Das Digitalvoltmeter findet immer größere Verbreitung. Besonders vorteilhaft ist die Anwendung des Digitalprinzips für Frequenz- und Impulsmessungen, für Perioden- und Zeitmessungen. In diesen Fällen werden Schwingungen bzw. Impulse direkt gezählt über einen vorher bestimmten Zeitabschnitt, die Taktzeit.

Spektrometer: Die quantitative Ermittlung der Zusammensetzung eines Klangs aus Grundtönen und Obertönen ist eine der wichtigsten Aufgaben der Stimmforschung und der Stimmdiagnose. Mit den theoretischen Grundlagen der verschiedenen Meßmethoden muß man sich eingehend vertraut machen, um sich vor fehlerhaften Auswertungen zu schützen.

Man kann sich die Messung derart vorstellen, daß der gesamte Frequenzbereich, in dem Energieanteile von zu untersuchenden Stimmen enthalten sein können, mit einer Art Sonde abgetastet wird, die anzeigt, bei welchen Frequenzen Teiltonenergien eines Stimmklangs vorkommen. Wollte man die einzelnen Linien des Spektrums, d.h. also die Teiltöne, sehr genau ermitteln, so würde man ein elektrisches Filter von nahezu 1 Hz Bandbreite als Sonde benötigen, um die einzelnen Sinuskomponenten des Klangs für eine Anzeige herauszufiltern. Abgesehen von der Kostspieligkeit sehr selektiver Filter würde die Messung sehr lange Zeit benötigen, denn der zu erfassende Teilton braucht eine gewisse Zeit, bis er in einem solchen Filter eingeschwungen ist. Eine zu schnelle Messung würde zu geringe Werte anzeigen.

In der Praxis hat sich das Suchtonverfahren nach M. GRÜTZMACHER besonders bewährt (Abb. 82). Ein Tongenerator, z.B. Schwebungssummer *S*, dessen Frequenz von 30 bis 15000 Hz verändert werden kann, liefert die erforderliche sinusförmige Suchspannung. Sie wird in einem Modulator mit der Spannung des zu untersuchenden Klangs, die beispielsweise von einem Magnetophon geliefert wird, zur Überlagerung gebracht, wobei sich Kombinationstöne bilden. Am Ausgang des Modulators wird nun der erste Summationston oder der erste Differenzton herausgefiltert und auf dem Schirm der Braunschen Röhre bzw. an einem Voltmeter angezeigt oder mittels Pegelschreiber registriert. Mittels Durchdrehen des ganzen Frequenzbereichs am Drehknopf des Tongenerators findet man dann die gesuchten Teiltöne, indem jeweils, wenn die Frequenz eines vorhandenen Teiltons im Klanggemisch in die Nachbarschaft der Suchtonfrequenz kommt, diese zur Anzeige gelangt. Beim Differenztonverfahren z.B. müßte theoretisch die Differenz der beiden Frequenzen weniger als 20 Hz betragen, wenn dieser Energiewert über ein Tiefpaßfilter von 20 Hz Bandbreite noch angezeigt werden soll. Ausführlichere Darstellung s. FANT [3].

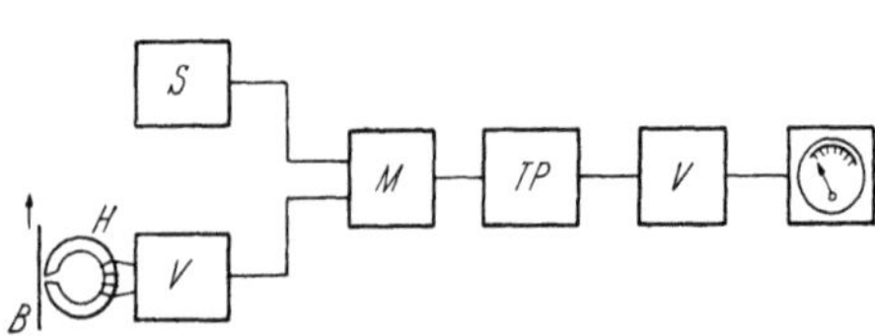

Abb. 82. Schaltung des Suchtonanalysators (nach GRÜTZMACHER).
S Schwebungssummer, *B* Magnetband, *H* Hörkopf, *M* Modulator, *TP* Tiefpaß, *V* Verstärker.

Derartige Analysiergeräte werden von der Industrie auch unter der Bezeichnung „Überlagerungsempfänger" oder „Klirranalysator" gebaut, ursprünglich gedacht zum Messen der im Klirrfaktor zusammengefaßten nichtlinearen Verzerrungen. Das hierbei angestrebte hohe Frequenzauflösungsvermögen von 5 Hz oder 20 Hz ist für Stimmanalysen gar nicht erforderlich, ja es würde sogar zu Fehlmessungen führen, denn eine Stimme kann während der Prüfung den Ton nicht genügend konstant halten, abgesehen von den Frequenzschwankungen durch das Vibrato. Eine Breite des Suchfilters von 50 Hz ist vollkommen ausreichend, zumal man die Frequenzen der Harmonischen bereits vorher kennt, wenn man die Grundtonhöhe ermittelt hat.

Für die Dauer einer Vokalanalyse, die wegen Berücksichtigung des Einschwingvorgangs ca. 1 sec dauert, muß der zu untersuchende Klang konstant gehalten werden. Da dies in der Praxis nicht möglich ist, wird ein möglichst konstant intonierter Stimmton auf Magnettonband aufgenommen, wobei die Dauer von ein bis drei Sekunden ausreicht. Man kann nämlich den aufgenommenen Tonbandabschnitt zu einer Schleife kleben und so in ein Magnettongerät einlegen, daß er ständig am Hörkopf vorbeiläuft, also ständig ein konstanter Ton hörbar wird. Man kann dazu auch ein besonderes Repetiergerät verwenden [4].

Spektrograph: Schaltet man durch einen Stufenschalter der Reihe nach die Ausgangsspannungen der einzelnen Filter an ein Voltmeter, so kann man den Energieanteil, der auf jedes Terzintervall entfällt, ablesen und danach ein Spektrum zeichnen, das nun allerdings kein Linienspektrum ist, sondern nur in roher Übersicht angibt, wie die Teiltonenergie eines Klangs im ganzen Frequenzbereich verteilt ist (vgl. S. 61).

Die Filteranzeige kann automatisiert werden, wenn man den Abtastschalter des Filters motorisch antreibt und synchron hiermit den Elektronenstrahl der Braunschen Röhre horizontal ablenkt, so daß die elektrischen Spannungen der Filterausgänge als Striche in schneller Folge nebeneinander aufgezeichnet werden und durch das Nachleuchten des Schirms als gleichzeitig nebeneinander erscheinen.

Das Prinzip der Filteranalyse ist in Amerika unter der Bezeichnung „Visible Speech" (Sonagraph) derart ausgebaut worden, daß man auch zeitlich nicht konstante Lautvorgänge in ihrem Ablauf anschaulich verfolgen kann, vgl. [5]. So wird die laufend veränderliche spektrale Zusammensetzung eines Lautvorgangs in Teiltonzeilen sichtbar. Deutlich heben sich bei Vokalen aus dem Bild der Grundton als unterster dunkler Streifen und darüber die beiden Hauptformanten mit den größeren Amplituden als weitere zwei Streifen heraus, deren Frequenzbereich an einem Ordinatenmaßstab abgelesen werden können. Die schwächeren Teiltöne treten nicht immer genügend hervor, da sie unter dem Schwellwert der Anzeige liegen. Diphtonge werden eindeutig als schräge Übergangsstreifen in andere Frequenzlagen erkannt. Konsonanten mit ihren mehr oder weniger starken Geräuschanteilen können ebenfalls unterschieden werden. Abb. 83a zeigt die Textprobe „unusual pictures", Abb. 83b Textprobe „fonjatri", die Vokalintonation einer hochwertigen Sopranstimme mit gut ausgebildetem Vibrato in den Obertonlagen. Die Spektralanalyse mit dem Sonagraph kann mit zwei verschiedenen Graden der Frequenzauflösung durchgeführt werden, nämlich mit Filterbandbreiten von 45 und 300 Hz. Für die Vokalanalyse empfiehlt sich das Schmalbandfilter (womit auch die hier wiedergegebenen Sonagramme aufgenommen worden sind) und für Geräuschanalyse, z. B. Zischlaute, das Breitbandfilter.

Nach diesem Anzeigeverfahren sind Versuche zur Verständigung für Gehörlose angestellt worden. Darüber hinaus leistet der Sonagraph wertvolle Dienste beim Studium der Lautbildung im phonetischen und phoniatrischen Laboratorium. Durch ein Zusatzgerät zum Sonagraph läßt sich für einen bestimmten Momentwert im Zeitablauf eines stimmlichen Geschehens automatisch das Kurzzeitspektrum aufnehmen, wie Abb. 83b zeigt. Abb. 85 zeigt die Wirkungsweise des Sonagraphen.

Der wesentliche Nachteil dieses Verfahrens besteht darin, daß die Amplitude der Teiltöne nur als unterschiedliche Tönung, nicht aber quantitativ erscheint. Stimm- und Sprachaufnahmen müssen nach den oben gegebenen Richtlinien meßtechnisch hochwertig, möglichst in einem akustisch reflektionsarmen Raum (camera silens) gemacht werden, jedenfalls nicht in einem Laborraum mit kahlen Wänden. Die Nachhallzeit des Aufnahmeraums soll geringer als 1 sec sein. Hohe akustische Isolation gegen Außengeräusche ist notwendig. Vokale sollen bei normaler Lautstärke und 0,5 Meter Mikrophonabstand intoniert werden.

Aus dem Sonagramm kann man die Größe der Signalamplitude nur grob abschätzen. Eine Weiterentwicklung durch Kersta [6] geht dahin, das Spektrogramm in Form von Konturen zu gewinnen, wodurch sich in der Abstufung auf sieben Konturen sieben Amplitudenstufen ergeben. Es erscheint dann eine Art topographischer Karte, aus der Unterscheidungsmerkmale verschiedener Sprecher abzulesen sind (Abb. 86). So ergibt sich ein „Voiceprint“-Verfahren — in Analogie zu fingerprint — zur Identifizierung, das in der Kriminalistik bereits angewendet worden ist. Allerdings sind nach Prüfung des Verfahrens von anderer Seite Zweifel an der Zuverlässigkeit dieser diagnostischen Methode geäußert worden [7].

Mit Hilfe des Suchtonverfahrens hat F. Winckel 1952 die wesentlichen Qualitäten der Gesangsstimme gemessen [8]. Daraus haben sich die Spektren der Idealstimme, Brust- und Kopfstimme, Fistel, gedeckt und ungedeckt, Funktion

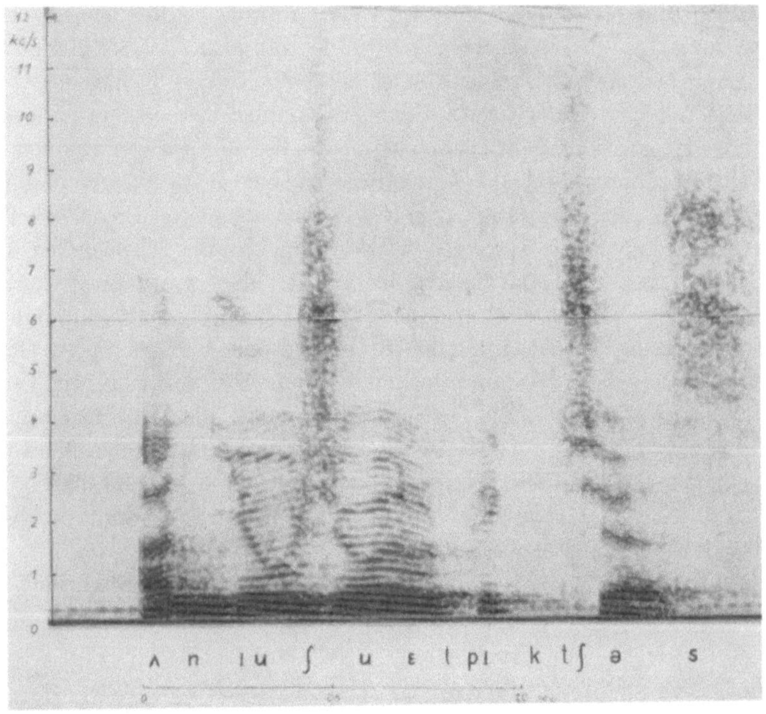

Abb. 83a. Frequenz in Abhängigkeit vom zeitlichen Verlauf Sonagrammschrieb „unusual pictures“ (männliche Stimme; Dauer 2 sec).

der Stütze, Einfluß des Raums u. a. mehr ergeben, woraus die Funktionen dieser Arten von Stimmbildung besser erklärt werden konnten. Im Anschluß daran sind die Spektren von Phonasthenie, chronischer Heiserkeit, Ösophagusstimme u. a. aufgenommen und später von anderen Autoren statistisch erweitert worden. Aus dieser Praxis hat sich die Brauchbarkeit der akustischen Spektralanalyse für die Stimmdiagnostik erwiesen, besonders für Erkrankungen des Kehlkopfs, der Atemwege und von Phonationsfehlern, die auf falschem Atemdruck beruhen [8].

Stroboskopisches Prinzip: Mit der Erfindung des Kehlkopfspiegels durch Manuel di Garcia im Jahre 1854 wurde sogleich der Wunsch laut, die schnell schwingenden Stimmlippen nach Art einer Zeitlupe betrachten zu können.

Das Stroboskop wird seit 1829 durch PLATEAU (Brüssel) und STAMPFER (Wien) verwendet und 1879 durch OERTEL in die Laryngoskopie eingeführt. Der Grundgedanke besteht darin, das zu beobachtende periodisch schwingende oder rotierende

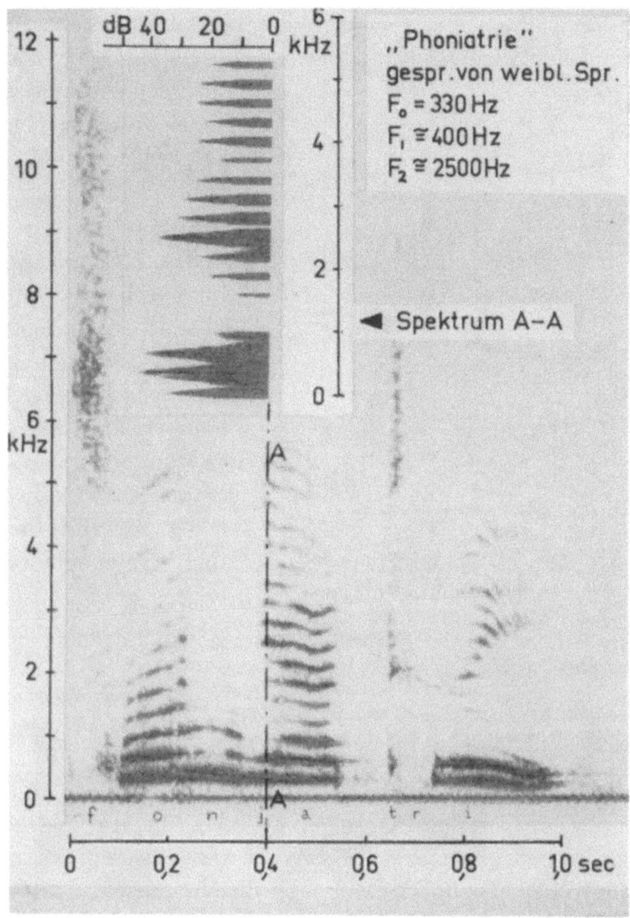

Abb. 83b. Sonagramm „Phoniatrie"; links oben Kurzzeitspektrum des Lauts *j* im Zeitpunkt *A* — *A*, aufgenommen mit einem Zusatzgerät zum Sonagraph.

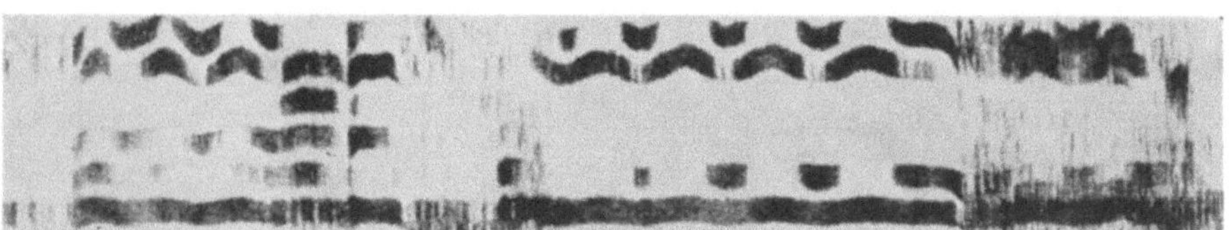

Abb. 84. Sonagramm einer Sopranstimme mit gut durchgebildetem Vibrato in den Obertonlagen (Dauer 2,4 sec).

Objekt anstelle einer Dauerbeleuchtung mit intermittierendem Licht anzustrahlen. Ist die Frequenz der Lichtblitze gleich der Frequenz der Objektschwingung (Synchronismus), so wird das Objekt stets in derselben Schwingungsphase momentan aufleuchten, so daß dem Auge ein Stillstehen des Objekts vorgetäuscht wird. Ist die Frequenz der Lichtblitze ein wenig höher oder tiefer, so wird das Objekt fortlaufend von Schwingung zu Schwingung in einer früheren oder späteren Phase angeblitzt, so daß das Objekt ganz langsam zu schwingen scheint (Zeitlupe).

Ein Stroboskop ist daher im Prinzip eine intermittierende Lichtquelle. Die ursprüngliche Methode der Unterbrechung eines Lichtstrahls durch eine rotierende Lochscheibe wird heute kaum mehr angewendet, weil die Lichtverluste durch die Lochblende zu groß sind und ein ausreichender Synchronismus des Antriebsorgans ohne besondere Kontrolleinrichtungen nicht gewährleistet ist.

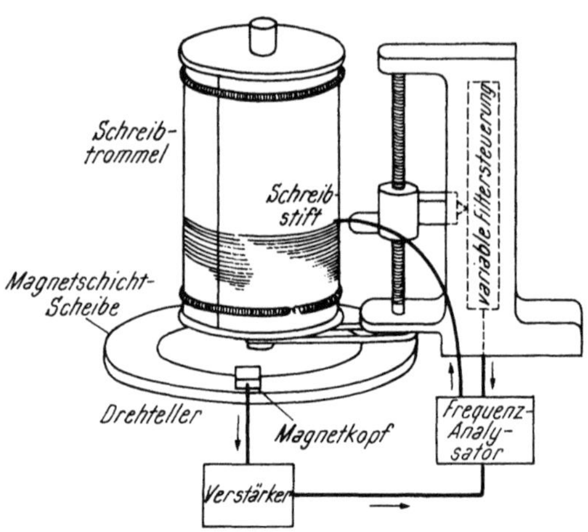

Abb. 85. Sonagraph (*Visible-Speech*-Methode) zeigt das Spektrumverhalten im Zeitablauf über 2,4 sec mit einer Frequenzselektion von 45 Hz oder 300 Hz. Der gesprochene Text ist auf der Magnetschichtscheibe aufgesprochen. Diese Modulation wird mit dem Lesekopf abgetastet und in fortlaufender Frequenzanalyse synchron auf die Trommel mit Wachsschicht aufgezeichnet.

Das Elektronenstroboskop bedient sich trägheitsloser elektrischer Lichtquellen, die ähnlich wie die Photoblitzlampen stoßweise eine erhebliche Lichtausbeute ergeben. Es sind für diesen Zweck Hochdruckgasentladungslampen entwickelt worden, von denen die rötliche Neongasfüllung für Kehlkopfbeobachtung weniger geeignet ist als die weißbeleuchtende Xenonfüllung. Eine Lampe mittlerer Leistung führt zu Beleuchtungsstärken bis 2,8 Millionen Lux, gemessen in 1 m Entfernung [9].

Die höchste Blitzfrequenz beträgt bei den Xenonlampen durchschnittlich 250 Hz, bei neueren Spezialausführungen 1000 Hz. Jedoch sind 250 Hz in der Laryngologie im allgemeinen ausreichend. Wenn z. B. eine Sopranistin einen Vokal in der Tonhöhe von 750 Hz intoniert und die Blitzfrequenz auf 250 Hz eingestellt ist, so werden die Stimmlippen nur nach jeder dritten Schwingung aufleuchten. Bei synchroner Einstellung ergibt sich ebenso ein stillstehendes Bild wie bei 750 Hz Blitzfrequenz [9].

Die Dauer der periodischen Blitze beträgt weniger als 5 µsec gleich 1/200000 sec. Bei einem intonierten Laut von 200 Hz ist dann die Belichtungszeit des Einzelblitzes 1/1000 sec, was ein genügend scharfes Bild erscheinen läßt. Ein zusätzlicher Schalter am Gerät ermöglicht für die photographische Aufnahme die Auslösung eines einzigen Blitzes.

Voraussetzung für dieses Grundprinzip der Stroboskopie ist, daß der Patient einen Vokal in konstanter Tonhöhe intoniert, damit Synchronismus mit der Vergleichsfrequenz des Tongenerators erzielt wird. Ist dies erreicht, dann kann man an der Frequenzeinstellung des Stroboskops die Tonhöhe des intonierten Vokals ablesen.

Für die erkrankte Stimme ergibt sich ein diagnostischer Hinweis, wenn die Tonhöhe stark schwankend wird, was ein unscharfes Bild der stroboskopisch beleuchteten Stimmlippen ergibt. Durch Zusatzeinrichtungen ist es möglich, den Synchronismus aufrechtzuerhalten, indem die schwankende Stimmfrequenz durch ein Mikrophon aufgenommen wird und die daraus abgeleiteten elektrischen Impulse zur Steuerung der Stroboskoplampe verwendet werden. Zu diesem Zweck hat man lediglich ein einfaches billiges Mikrophon über einen Verstärker an die „Fremdsteuerung“ des Geräts anzuschließen, wodurch die „Eigensteuerung“ der Lampe automatisch unterbrochen wird. Die Verwendung eines Spezialkehlkopfmikrophons ist bei leistungsfähigen Stroboskopen gar nicht nötig.

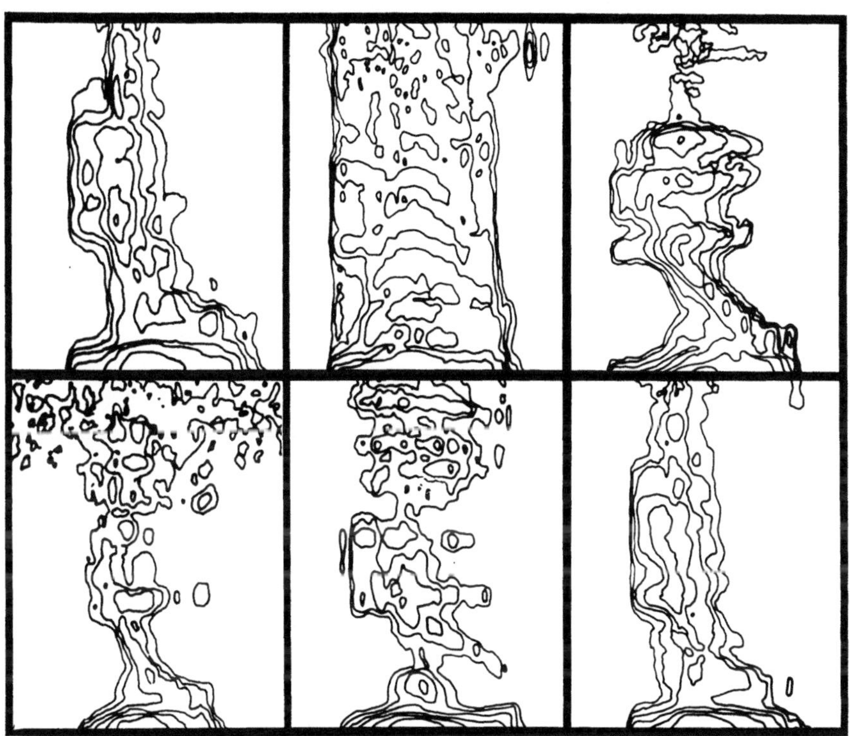

Abb. 86. Konturen-Sonagramm (*Voiceprint*-Verfahren nach KERSTA). Wortbeispiel „you“ von fünf verschiedenen Sprechern gesprochen. Graphik 1 und 6 haben die größte Ähnlichkeit sie stammen vom selben Sprecher.

In einfacher Weise kann dem Tongenerator (Multivibrator) ein Potentiometer vorgeschaltet werden, das, von einem Fußpedal gesteuert, die Frequenz in gewissen Grenzen (10 bis 30%) ändert, wodurch man durch Fußdruck den Tonhöhenänderungen des Patienten folgen kann. Durch kurzes Antippen des Pedals kann man eine andere Phasenlage der stroboskopisch scheinbar stillstehenden Stimmlippen erhalten (z. B. Stimmlippenschluß oder weit geöffnete Stellung).

Beim Arbeiten mit dem Fußpedal bemerkt man schnell, wie bei Verstimmung des Tongenerators gegen die Stimmlippenfrequenz eine beliebig langsame Schwingungsbewegung eingeleitet werden kann. Damit hat man eine Zeitlupe zur Verfügung, die die Art der Schwingung und auch das eventuell unterschiedliche Arbeiten der Stimmlippen erkennen läßt.

Die Einstellung der Phase und der Frequenzverstimmung für das langsame Wandern des Bildes kann durch ein weiteres Zusatzgerät erreicht werden. Die dazu notwendige Impulsverzögerung läßt sich durch einen besonderen Impulserzeuger (Multivibrator) gewinnen, wobei aus der Impulsbreite die Verzögerungszeit ge-

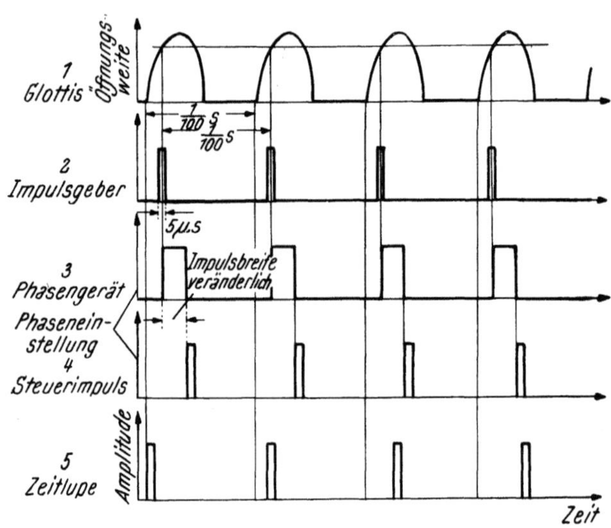

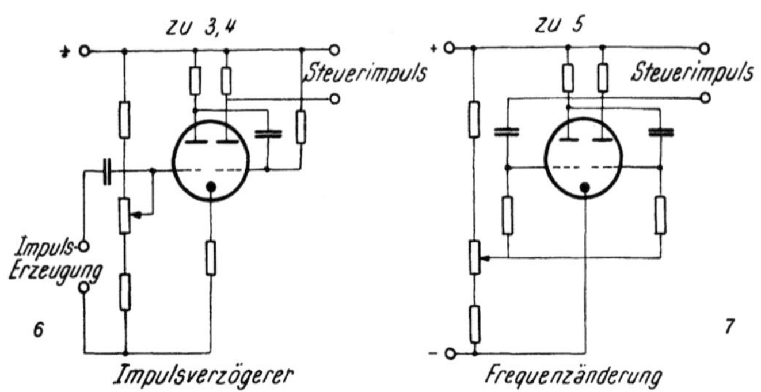

Abb. 87. Impulssteuerung beim Elektronenstroboskop.
1 Verlauf der Glottisöffnung und -schließung, *2* Synchronisierung des Impulsgebers mit der Stimmlippenfrequenz, *3* und *4* Phasenverstellung durch Ableitung des Lichtsteuerimpulses aus der abfallenden Flanke eines in seiner Breite einstellbaren Impulses (Schaltung links), *5* beliebige Frequenzänderung (Schaltung rechts) mittels Potentiometer, *6* Mikrophonsteuerung: Stimmlippen und Blitzfrequenz synchron veränderlich, *7* Mikrophonsteuerung mit Phasenverschiebung (nach W. A. E. PETERS).

bildet wird [9, 10], was in Abb. 87 näher erläutert wird, oder auch durch Frequenzversetzung mittels Trägerfrequenzmodulation, wie es von der Nachrichtentechnik her bekannt ist [11], vgl. hierzu Abb. 88 und 89. Nach einem anderen Verfahren wird die mit der Objektschwingung synchronisierte Frequenz des Generators verstimmt durch eine Vorspannung, die die Frequenz eines Sägezahngenerators regelt und damit die Größe der Verstimmung bestimmt. Bei allen diesen Verfahren läßt sich die Phase um 360° kontinuierlich durchdrehen.

Durch die geschilderten Verfahren der Erweiterung der Meßmöglichkeiten hat sich aus der einfachen stroboskopischen Lichtquelle ein elektronisches „Laryngostroboskop“ herausgebildet, das für Diagnostik und Forschung unentbehrlich werden wird. Für den Einsatz eines Elektronenstroboskops sei noch erwähnt, daß es keine Schwierigkeiten macht, an den Impulsgenerator des Stroboskops ein Reizstromtherapiegerät für Faradisationstherapie, ein Massagegerät und auch Lautsprecher, eventuell zur Hörbarmachung des den Patienten vorgegebenen Tons, anzuschließen, gegebenenfalls unter Zwischenschaltung eines Verstärkers.

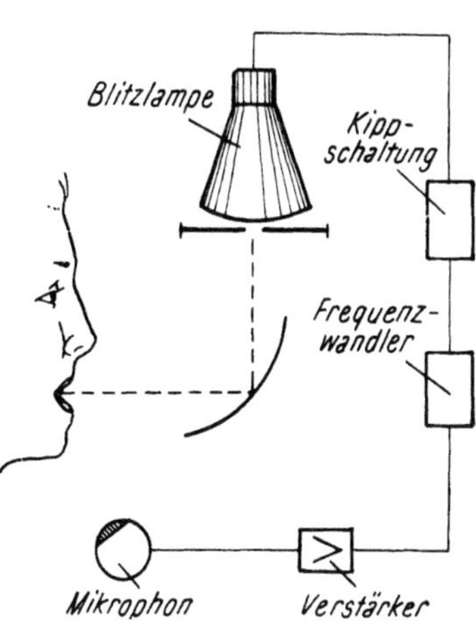

Abb. 88. Automatische Frequenzverstellung durch Frequenzwandler. Prinzipielle Anordnung beim Stroboskop für Zeitlupenbetrachtung.

Eine ausführliche Darstellung der Anwendung des Laryngo-Stroboskops findet man bei SCHÖNHÄRL [12]. Hinweise für die diagnostische Verwendung und auf Fehlermöglichkeiten hat VAN DEN BERG gegeben [13].

Die *Röntgenstroboskopie* ist durch die Hochvakuum-Röntgenblitzröhre möglich geworden [14]. Bei Spannungen von 40 kV wird eine Blitzfrequenz von 200/sec erzielt. Die Zündvorrichtung kann vom Untersuchungsobjekt gesteuert werden, wobei eine zeitliche Genauigkeit von $\pm 10^{-6}$ sec erreicht wird. Die Aufnahmedauer darf 3 bis 5 sec nicht überschreiten, da dann die Anode rotglühend wird. Die Lebensdauer der Röhre ist praktisch unbegrenzt. In den Siemens-Laboratorien sind nach diesem Prinzip mit Erfolg Kehlkopfaufnahmen gemacht worden (Abb. 90).

Hochgeschwindigkeitsfilm: Den Effekt der Zeitlupe kann man auch mit einer konstanten Lichtquelle erzielen, indem man die zeitliche Übersetzung ins Langsame

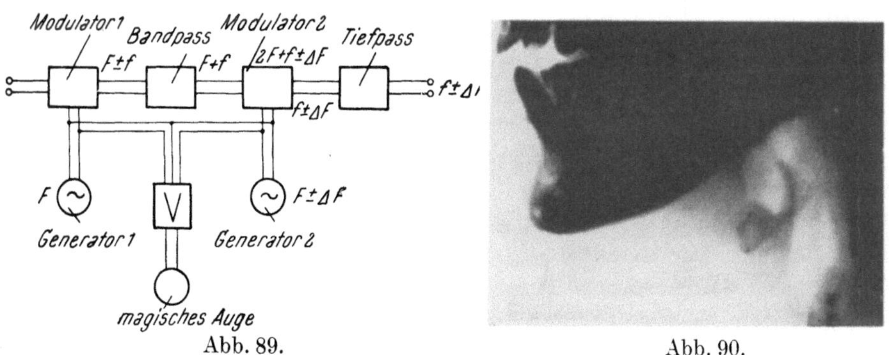

Abb. 89. Abb. 90.

Abb. 89. Schaltung des Frequenzwandlers. Trägerfrequenz F und Stimmfrequenz f bilden im Modulator *1* die Komponenten $F \pm f$, wovon $F + f$ im Bandpaßfilter herausgesiebt wird. Der Generator *2* liefert eine verstimmte Trägerfrequenz $F \pm \Delta f$, so daß im 2. Modulator $2\,F + f \pm \Delta f$ entsteht und man nach Aussiebung im Tiefpaß $f \pm \Delta F$ als konstante Frequenzverschiebung erhält. Das magische Auge zeigt die Verschiebung Δf an.

Abb. 90. Röntgenblitzaufnahme von weniger als 10^{-6} sec Belichtungsdauer. Intonation des Vokals „*i*“ (Aufnahme K. H. HERRMANN, Berlin).

durch das Filmverfahren bewerkstelligt. In den USA ist eine Hochgeschwindigkeitskamera durch die Bell Telephone Laboratories entwickelt worden, mit der man 4000 Bilder/sec aufnehmen kann. Wird der Film dann mit 16 Bilder/sec vorgeführt, so beträgt die Übersetzung ins Langsame 1:250. Der Film läuft bei der Aufnahme kontinuierlich, jedoch haben die Einzelaufnahmen scheinbaren Stillstand, da ein rotierendes Prisma, das zwischen Objektiv und Film geschaltet ist, die Bewegung des Films optisch kompensiert. Die Belichtungszeit pro Bild beträgt

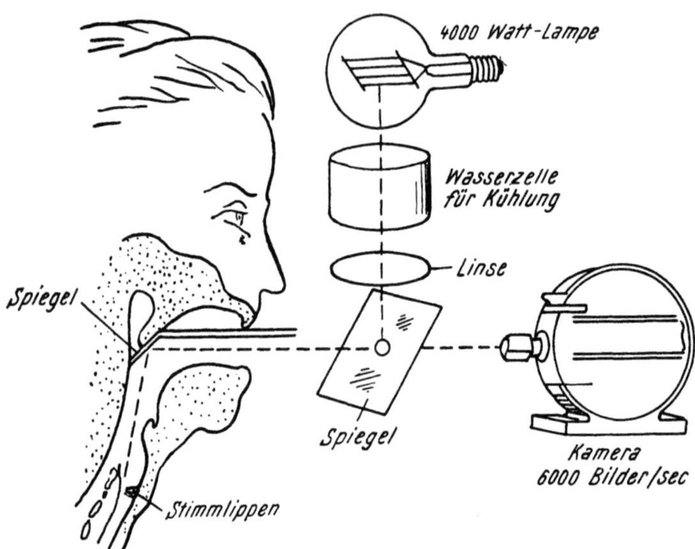

Abb. 91. Anordnung für Kehlkopfaufnahmen mit der Hochgeschwindigkeitskamera (WOLLENSAK).

1/10000 sec. Der Vorgang einer Kehlkopffilmaufnahme geht aus Abb. 91 hervor [15]. Das Licht einer 4000-Watt-Lampe wird nach Kühlung in einem Wasserbehälter über einen Lochspiegel auf den Kehlkopf geworfen und in diesen Strahlengang auch die Kamera eingerichtet. Von den Bell Tel. Laboratories ist mittels dieser Apparatur ein hervorragender Demonstrationsfilm über die wesentlichsten Stimmäußerungen des Kehlkopfs bereits vor dem Krieg hergestellt worden. 1954 ist es R. LUCHSINGER gelungen, ähnliche Aufnahmen in Verbindung mit der Technischen Hochschule Zürich herzustellen. Es folgten Filme von VAN DEN BERG, VENNARD, VALLANCIEN, VON LEDEN mit MOORE und TIMCKE [16], BERENDES, SCHLOSSHAUER, MÜNDNICH u. a., die großen aktuellen Wert bekamen als Beweis für und gegen die Hussonsche Theorie der Stimmlippen-Innervierung.

Einen bemerkenswert guten 16-mm-Kehlkopffilm konnte SVEN SMITH mit wesentlich einfacheren Mitteln herstellen. Mit einem Elektronenstroboskop (Belichtungszeit 1/100000 sec) und einer Kineexakta wurde eine Folge von Bildern aufgenommen, die dann zu einem Film zusammengesetzt wurden [17]. — Wenn die Stimmlippenfrequenz nicht genau ein ganzes Vielfaches der Bildfolgefrequenz der Filmapparatur ausmacht, dann müssen aufeinanderfolgende Phasen der Stimmlippenschwingung auf dem Film erscheinen und somit die Bewegung wiedergeben.

Noch einfacher kann man sich mit einer Photokamera behelfen, die Serienaufnahmen gestattet, z. B. Robot Royal mit 8 Bildern/sec. Man benötigt hierzu eine Spezialoptik für Nahaufnahmen und muß den Bildsucher durch ein Spiegelreflexansatzgerät ersetzen [18]. Ein normaler Leicafilm liefert unter diesen Voraussetzungen 50 Bilder. Für die Beobachtung der einzelnen Bilder eignet sich ein Durchleuchtgerät, z. B. das Moviskop von Zeiß Ikon.

In diesem kurzen Überblick konnten nur einige grundlegende Verfahren und Geräte zur Verwendung im phoniatrischen Labor dargestellt werden. Weitere detaillierte Angaben findet man bei van den Berg [13], Fant [3], Cooper [19] u. a. Methoden der Radiographie, Palatographie und Labiographie s. Strenger [20]. Zum besseren Verständnis der elektroakustischen Grundausrüstung sei auf Webers [21], für Magnettonverfahren auf Winckel [22] verwiesen.

Der Computer in der Stimmforschung

Für die Gewinnung diagnostischer Merkmale aus Stimme und Sprechverhalten diente in der ersten Hälfte des Jahrhunderts die Fourier-Analyse, die schließlich zum Spektrographen führte. Mit diesem Gerät läßt sich die Obertonzusammensetzung von Stimmlauten einzelner Sprecher untersuchen, jedoch beschränkt auf Momentanwerte bzw. „Kurzzeitwerte", die einer Vokalintonation entnommen sind (s. S. 99).

Das Verhalten von Stimm- und Sprachäußerungen ersieht man aus der Langzeitanalyse, die durch Erweiterung des Spektrographen in Form einer statistischen Bewertung mittels eines elektronischen Zählgeräts, wie bereits auf S. 84 dargestellt, gewonnen wird. Dadurch erst kommt man der Ergründung pathologischer Ursachen näher. Es entsteht jedoch dann sofort das Verlangen, immer mehr Daten zum physiologischen Verhalten zu erhalten und charakteristische Mittelwerte aus abgegrenzten Populationen von Sprechern zu gewinnen, um daraus Normalwerte für Stimm- und Sprachäußerungen in den verschiedensten Situationen herzuleiten. Der Datenanfall wird dann allerdings so überaus groß, daß eine Auswertung von Hand nicht mehr möglich ist. Hier haben also bisher die Grenzen für die Forschung in der Stimm- und Sprachheilkunde gelegen.

Diese Grenzen sind jetzt beseitigt durch Einsatz des Computers, der die Mittelwertbildung aus einer beliebig hohen Zahl von Daten in kürzester Zeit selbsttätig durchführt (averaging) und aus den Mittelwerten funktionelle Abhängigkeiten von anderen Parametern errechnet. Da dieses Gerät nicht nur ein „Rechner" ist, sondern allgemein der elektrischen Datenverarbeitung (EDV) dient, spricht man auch von einer EDV-Anlage.

Mit dieser Anlage ist ein universales Instrument für die Analyse und Synthese von akustischen Strukturen jeder Art im statischen und dynamischen Verhalten einsatzfähig geworden. Dadurch sind seit Beginn der 60er Jahre grundlegende Erkenntnisse über Stimme und Sprache gewonnen worden, was in den vorangegangenen Kapiteln bereits angedeutet wurde. Durch den Anschluß eines elektronischen Sichtgeräts — ähnlich einem Fernseh-Sichtschirm — an den Computer gelingt es, gespeicherte Daten in irgendeiner gewünschten Form oder in beliebig gewählten Koordinaten sichtbar zu machen. Die elektronischen Experimentiergeräte einer Entwicklung von 20 Jahren werden damit abgelöst durch die alles umfassende automatische Datenverarbeitung. Hierzu einige Beispiele. Der Vokaltrakt ist, wie in Abb. 92 gezeigt, in Annäherung an die physiologischen Verhältnisse in einem kombinierten Koordinatensystem dargestellt, zusammengesetzt aus einem vertikalen Rohrteil entsprechend dem Pharynx und einem gekrümmten Rohr entsprechend dem oralen Teil. Das Rohr ist in 17 Querschnitte eingeteilt, so daß die der jeweiligen Artikulationsstellung entsprechende Querschnittsveränderung zahlenmäßig angegeben werden kann (vgl. S. 58). Eine Vokaltraktform, z. B. für den Explosivlaut [*d*] als Übergangslaut zwischen zwei Konsonanten, ist in der Abb. 92 punktiert eingezeichnet. Die notwendigen Daten gewinnt man aus Röntgenaufnahmen oder durch Berechnung. Man kann entweder ein Programm von gewünschten Lautfolgen gemäß Berechnung auf dem Schirm ablaufen lassen und mit den Röntgenaufnahmen vergleichen oder Querschnittsveränderungen im Vokaltrakt willkürlich durch Einstellknopf-Verstellungen am Computer vornehmen und mittels eines angeschlossenen Lautsprechers die resultierenden Lauteffekte studieren. Die Funktion des Übergangsverhaltens von Konsonanten zwischen zwei Vokalen konnte auf diese Weise weitgehend geklärt werden [23, 24].

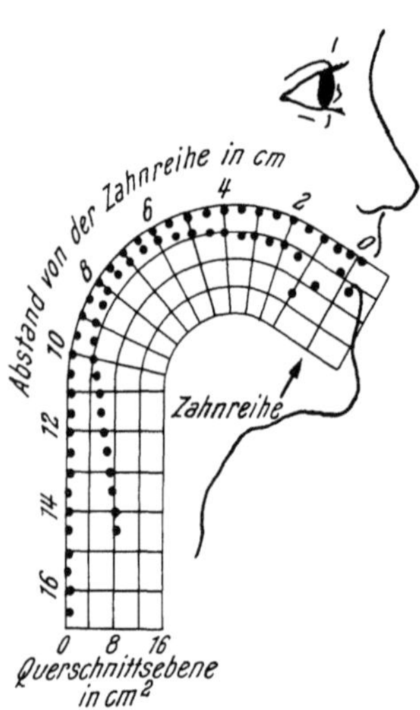

Abb. 92. Schirmbild des Sichtgeräts, angeschlossen an den Computer. Im Schema des Vokaltrakts ist der Querschnittsverlauf bei der Artikulation des Explosivlauts [*d*] punktiert dargestellt (Bell Tel. Laboratories).

Ferner ist in das Sichtgerät ein Steuersystem in Rückwirkung zum Computer dergestalt eingebaut, daß man mit einem „Lichtgriffel" auf ein Detail der graphischen Darstellung zeigt, wodurch eine Vergrößerung dieses Details erscheint, an dem man Veränderungen einzeichnet, um deren funktionelle Auswirkung studieren zu können, z. B. Lispeln, Sigmatismus usw. Abgesehen von der visuellen Ausgabe der Daten in graphischen Figuren (Graphic Display) sind alle in den vorangegangenen Kapiteln dargestellten Untersuchungen in der Phoniatrie an Stelle elektrischer Apparaturen mit dem Computer durchführbar. Dadurch konnten wesentliche Ergebnisse erzielt werden bei der Untersuchung der Wellenformen in der Glottis und am Mundausgang, über die Schwankungen der Perioden der Tonhöhe beim Singen und Sprechen, über das laufende Spektrumverhalten, über die Stimulation von Untersuchungsmethoden, z. B. des Vocoders, wie auch von Steuervorgängen. Ein besonders aktuelles Gebiet ist die automatische Erkennung von Lauten und zusammenhängender Sprache und auch deren synthetischer Darstellung, auf welchen Gebieten wir uns jedoch zurzeit noch im Anfangsstadium befinden. Eine Zusammenstellung der Anwendungsmöglichkeiten für das Gebiet Stimme und Sprache findet man bei Cooper [19] und Schroeder [25].

Eine Einschränkung in der Benutzung des Computers ist lediglich durch die ungewöhnlich hohen Kosten nötig. Die Bedienung machte in der Anfangszeit, in den 50er Jahren, erhebliche Schwierigkeiten und erforderte Kenntnisse in der Computertechnik und in den Computersprachen (Fortran, Algol), die als Mittel zum Verkehr Mensch—Maschine erfunden worden waren. Allmählich wird die

Linguistik solcher Sprachen vereinfacht und es gelingt bereits, für viele Anwendungen eine abgekürzte Normalsprache durch Schreiben auf einer Fernschreibmaschine zu verwenden, was schnell erlernbar ist.

Um vom Computer Antwort auf eine wissenschaftliche Frage zu bekommen, ist es vor allem erforderlich, den Weg der Untersuchung in einzelne Schritte in einer logischen Folge aufzulösen und daraus eine Folge von Instruktionen für den Ablauf der Computer-Funktionen aufzustellen. Der Computer hilft dem Fragesteller dabei und sagt ihm sogar, wenn der Fehler in seiner Programmaufstellung gemacht hat, was als Antwort auf derselben Schreibmaschine niedergeschrieben wird.

Am Beispiel der akustischen Sprachstrukturanalyse soll weiter gezeigt werden, daß außer der Automatisierung und Beschleunigung der Meßvorgänge durch die EDV-Anlage und deren Hilfe bei der Aufstellung des Meßprogramms ganz neue Analyseverfahren und daraus abgeleitet neue Theorien aus der Eigenart der Rechenweise des Computers gefunden wurden.

Wie im Abschnitt über die Vokalanalyse bis zur Darstellung im Sonagramm (S. 99 bis 102) gezeigt wurde, bedarf die Fourier-Analyse und selbst die vergröberte Kurzzeitanalyse in Terzfilterbereichen eines beträchtlichen Zeitaufwandes mit Rücksicht auf das Einschwingverhalten von Resonanzkreisen in den Abtastsystemen des zu untersuchenden Spektrums bzw. der Filter in der Kurzzeitanalyse, so daß die Analyse von Sprechvorgängen von nur 2,5 sec Dauer mehrere Minuten und ein erweitertes Meßprogramm über eine halbe Stunde in Anspruch nimmt.

Im Gegensatz zu diesem Prinzip der Analyse ist die Computer-Analyse auf einer anderen Methodik aufgebaut, nämlich auf elementaren Rechenverfahren, auf die die Aufgabenstellungen — selbst von hochkomplexen mathematischen Zusammenhängen — durch als „Programmroutinen" bezeichnete Rechenvorschriften zurückgeführt werden müssen. Für die hier interessierende Spektralanalyse ist ein Verfahren gefunden worden, um aus diskreten Werten der Zeitfunktion eines Schwingungsvorgangs eine Fourierkoeffizientendarstellung über eine spezielle „diskrete Fouriertransformation" — analog der „kontinuierlichen Fouriertransformation" — zu gewinnen. Der hierfür 1965 aufgestellte Algorithmus von Cooley und Tukey [29] ist unter dem Namen *Fast Fourier Transform* (FFT) zur Grundlage von akustischen Strukturauswertungen in einem sehr weiten Sinne geworden, worüber zusammenfassend 1967 berichtet wurde [30].

Das Grundprinzip der Analyse besteht darin, daß in gleichmäßigen Abständen eine vorgegebene Zahl von Amplituden-Momentanwerten über jeweils eine Schwingungsperiode entnommen wird (Abb. 93). In der Nachrichtentechnik wird für die Übertragung von Sprache von Abtastverfahren bereits seit über 20 Jahren Gebrauch gemacht, indem nur die aus den abgetasteten Amplitudenwerten gewonnenen Impulse übertragen werden, aus denen auf der Empfängerseite das kontinuierliche Signal der Sprechkurve wieder gebildet werden kann (Puls-Code-Modulation). Wenn nun außerdem die Amplitudenwerte nicht in ihrem kontinuierlich veränderlichen Amplitudenverlauf übertragen werden, sondern unterteilt in wenigen quantisierten Werten, die in einer vertikalen Skala 1, 2, 3... bezeichnet werden, so lassen sich die Amplitudenwerte und damit die Gesamtinformation aus einem Sprechkurvenverlauf numerisch ableiten, und die digitale

Auswertung im Rechner wird möglich (Abb. 93). Aus diesem Impulsschema in zeitlichen Reihen läßt sich in der Computerausgabe die ursprüngliche kontinuierliche Wellenform rekonstruieren und auch akustisch hörbar machen.

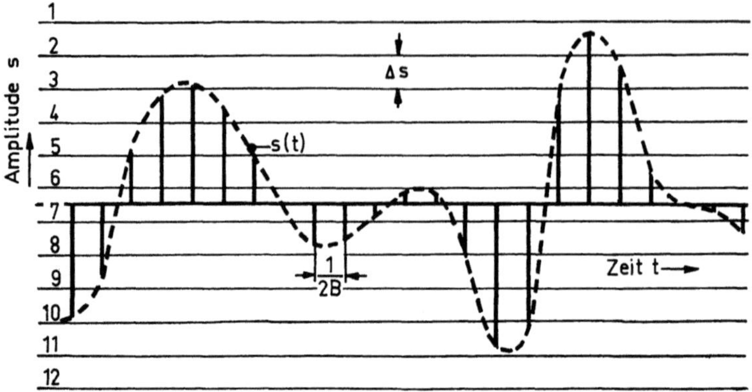

Abb. 93. Computer-Analyse von Sprache durch Auflösung der Sprachlautkurve nach Zeit und Amplitude (N Stufen von je Δs). Abstand der Abtastwerte gleich der reziproken doppelten Frequenzbandbreite $1/2B$ (C. CHERRY, Kommunikationsforschung, S. Fischer 1963).

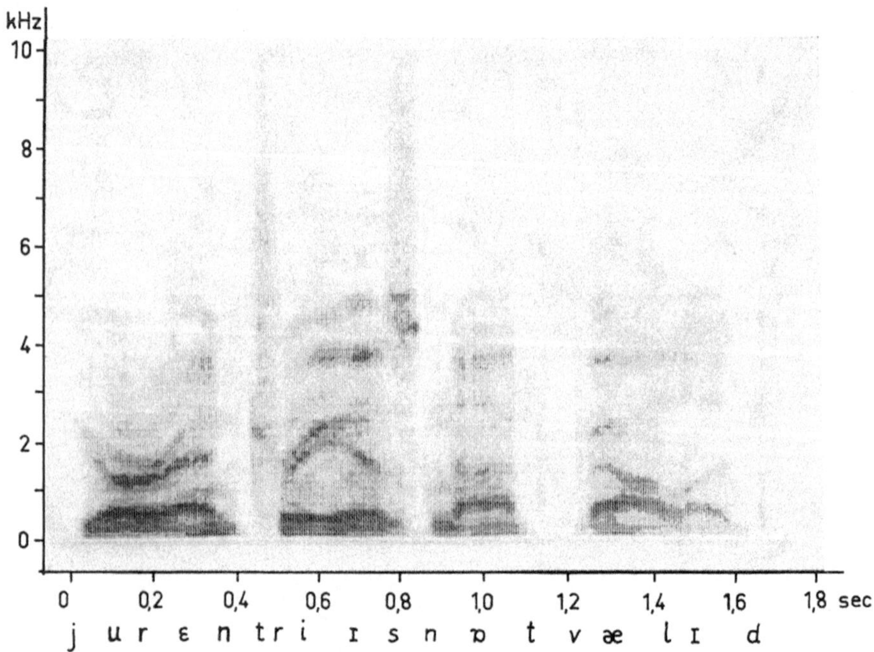

Abb. 94. Computer-erzeugtes Sonagramm in Rasterdarstellung in der Zeitauflösung 5 msec und Frequenzauflösung 40 Hz [31].

Mit der so durchgeführten Analog-Digital-Wandlung ergeben sich die Impulsfolgen in bestimmten Ordnungen, die in unserem Fall sprachrelevant sind und im Computer nach vorbereiteten Programmen verarbeitet werden. So kann diese Art elektronischer Analyse z. B. die Periodizität der Grundschwingung von Lauten und Lautfolgen und damit die Intonation extrahieren, ferner den genauen Maximumverlauf der Amplitudenbewegung in den Formant-bestimmenden Frequenzbereichen des Obertonbereichs oder auch gewisse emotionale Einflüsse beim Sprechen, die aus Verzerrungen des Normalspektrogrammverlaufs sichtbar werden (Akzent).

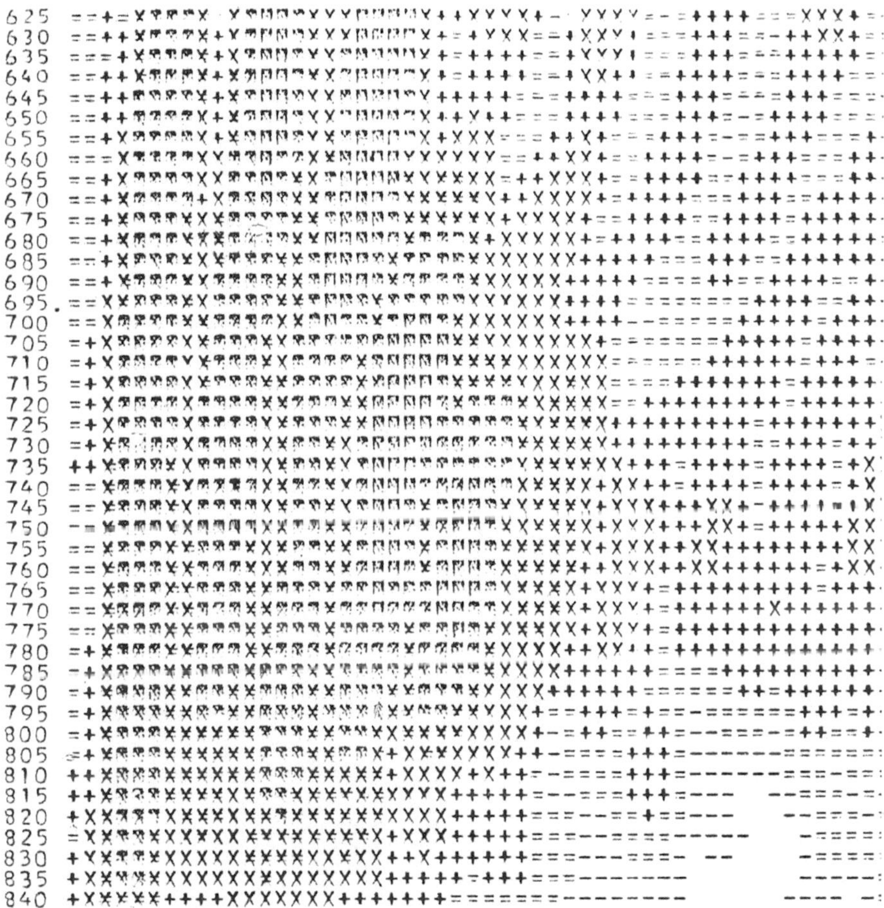

Abb. 95. Vergrößerter Ausschnitt des Sonagramms der Abb. 94. Ordinate: Fortlaufende Bezifferung der Abtastfrequenzwerte, die somit an jeder Stelle des Spektrums auf die Abtastbreite von 40 Hz genau abgelesen werden können.

Ein Beispiel für die quantenhafte Analyse nach dem Abtastverfahren möge als Erläuterung dienen. Abb. 94 zeigt ein Sonagramm, das im digitalen Prozeß von einem an den Computer angeschlossenen Drucker punktweise als Raster ausgedruckt ist [31]. Die unterschiedlichen Schwärzungen als Kennzeichen des Amplitudenverlaufs erhält man durch mehrfaches Übereinanderdrucken von verschiedenen Zeichen (multiprinting) gemäß Abb. 95. Dafür wurden Tönungsstufen von je 8 Dezibel gewählt, wodurch eine Dynamikauflösung im Umfang von etwa 60 Dezibel beherrscht wird. Diese Stufung in Tönungswerten ist im Bild eindeutig zu erkennen, so daß nunmehr quantitative Angaben über den Amplitudenverlauf — im Gegensatz zum klassischen Sonagramm — gemacht werden können. Nach der Abtastmethode wird alle 5 msec ein Leistungsspektrum gebildet.

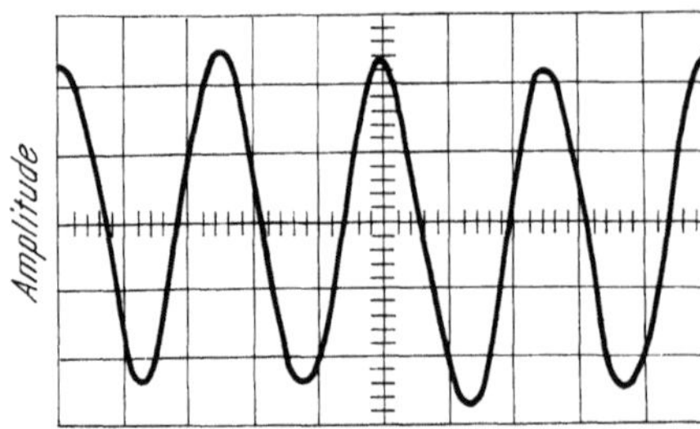

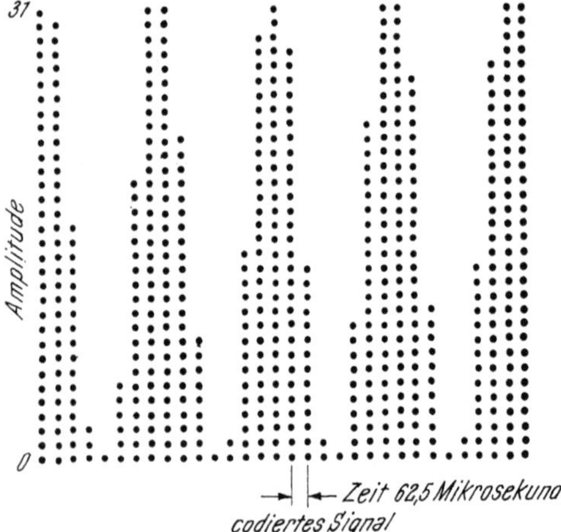

Abb. 96. Schema der numerischen Darstellung einer Sinusschwingung.

Man kann nun die Aufzeichnung des digital gewonnenen Sonagramms durch Änderung der numerischen Parameter, z. B. nach Zeit- oder Frequenzauflösung, z. B. bis zu 1 ms oder zu 20 Hz, ferner nach der dynamischen feineren Abstufung oder der Abtastrate variieren und aus den in der Rasterauflösung unterschiedlichen Bildern jeweils andere phonologische Merkmale herauslesen, etwa die Übergangsverhältnisse bei Explosivlauten, das Verhalten der frikativen Laute, den Einfluß der Akzentbildung, auch individualdiagnostische Merkmale usw.

Das Prinzip der Punktdarstellung und die Grenzen der Auflösung nach Zeit und Amplitude mögen noch deutlicher einleuchten durch die Wiedergabe des Verlaufs einer schwankenden Sinusschwingung (Abb. 96). Daraus wird auch ersichtlich, daß es genügen würde, einfach die Zahl der Punkte für jeden Abtastmoment fortlaufend auszudrucken und aus diesem Zählcode den Verlauf irgendwelcher Parameterwerte aus Sprachstrukturen abzulesen.

Literatur

[1] Weingartner, B.: Dynamisches Zweiwegmikrofon D 202. Funktechnik **20**, 345—347 (1965).

[2] Roth, W.: Dynamischer Stereokopfhörer. Funktechnik **23**, 9 (1968).

[3] Fant, C. G.: Modern Instruments for Acoustic Studios of Speech. Proc. VIII Intern. Congress Linguistics, Oslo 1958, auch Luchsinger-Arnold Bd. II.

[4] Winckel, F.: Repetiergerät für Tonbandaufnahmen. Z. Phonetik **5**, 15 (1951).

[5] Potter, R. K., G. A. Kopp and H. C. Green: Visible Speech. New York 1947 u. 1967.

[6] Kersta, L. G.: Voiceprint Identification. Nature **196**, 1253—1257 (1962).

[7] Ladefoged, P.: The Voiceprint Mystique. Laborbericht University Calif. Los Angeles Nov. 1967.

[8] Winckel, F.: Physikal. Kriterien f. objektive Stimmbeurteilung. Folia phoniatr. **4**, 93—113 (1952); **5**, 232—252 (1953).

[9] Winckel, F.: Laryngo-Stroboskopie. Laryng., Rhinol., Otolog. **36**, 574—585 (1957).

[10] PETERS, W. A. E.: Stroboskop f. Kehlkopfuntersuchung. AEG-Mitt. **42**, 191 (1952).
[11] TISCHNER, H.: Stimmlippen-Stroboskop m. selbsttätiger Frequenzeinstellung. Arch. Ohren- usw. Heilk. **167**, 524 (1955).
[12] SCHÖNHÄRL, E.: Die Stroboskopie i. d. prakt. Laryngologie. Stuttgart (1960).
[13] VAN DEN BERG, J.: Modern Research in Experimental Phoniatrics. Folia phoniatr. **14**, 81–149 (1962).
[14] SCHAAFS, E., u. K. H. HERRMANN: Röntgen-Stroboskopie. Z. angew. Phys. **6**, 142 (1954).
[15] FARNSWORTH, D. W.: High Speed Motion Pictures of the Human Vocal Cords. Bell Lab. Rec. **18**, 203 (1940).
[16] TIMCKE, R., H. VON LEDEN and P. MOORE: Laryngeal Vibrations. Arch. Otolaryng. **68**, 1–19 (1958); **69**, 438–444 (1959).
[17] SMITH, S.: Physiology of the Vibrations of the Vocal Chords. Folia phoniatr. **6**, 166 (1954).
[18] WINCKEL, F.: Zeitlupenverfahren f. Stimmlippenbetrachtung. Arch. Ohren- usw. Heilk. **165**, 582 (1954).
[19] COOPER, F. S.: Instrumental Methods f. Research in Phonetics. V. Intern. Congress Phonetic Sciences, Münster 1964.
[20] STRENGER, F.: in MALMBERG, B.: Manual of Phonetics. Amsterdam 1968.
[21] WEBERS, J.: Tonstudiotechnik. München 1968.
[22] WINCKEL, F.: Technik der Magnetspeicher. Berlin 1970[2].
[23] COKER, C. H.: Computer in Speech Research. J. Acoust. Soc. **38**, 940-A (1965).
[24] ÖHMAN, S. E.: Numerical Model of Coarticulation. J. Acoust. Soc. **41**, 310–320 (1967).
[25] SCHROEDER, M. R.: Computer in Acoustics. 6th Intern. Congress on Acoustics. Tokyo 1968.
[26] WINCKEL, F.: Nachrichtenverarbeitung und Kybernetik, in: Hdb. f. Hochfrequenz u. Elektrotechnik VIII. Bd., Berlin 1969.
[27] WINCKEL, F.: Acoustical Foundations of Phonetics, in MALMBERG, B.: Manual of Phonetics, Amsterdam 1968.
[28] KÜPFMÜLLER, K.: Systemtheorie der el. Nachrichtenübertragung, Stuttgart 1969[2].
[29] COOLEY, J. W., u. J. W. TUKEY: An algorithm for the machine calculation of complex Fourier series; Math. of Comput. **19**, 297–301, 1965.
[30] – Sonderheft "Fast Fourier Transform", IEEE Transactions on Audio and Electroacoustics; Vol. AU-15, 1967 Nr. 2.
[31] ROTHAUSER, E., u. D. MAIWALD: Digitalized sound spectrograph using FFT and multiprint techniques; 76. Meeting Acoust. Soc. Am., Cleveland Nov. 1968.

3. Experimente mit herausgeschnittenem menschlichen Kehlkopf und die Stimme

Wie die Medizingeschichte lehrt, hat man zu allen Zeiten für das Verständnis der Stimmfunktion aus Experimenten mit dem herausgeschnittenen Kehlkopf viel Wissenswertes erhalten. J. VAN DEN BERG (1962) und seine Mitarbeiter haben die Versuche älterer Forscher wiederholt und erweitert. Auf diese Weise gelang es ihnen, manch wichtige neue Einzelheiten zu finden, die mit dem alten Instrumentarium nicht erkannt werden konnten.

Die experimentelle Disposition geht aus dem Schema (s. Abb. 97) hervor. Es wurden frisch herausgeschnittene Kehlköpfe verwendet, welche in einer 0,67%igen Natrium-Chlorid-Lösung in einem Kühlschrank gehalten und dann auf eine Temperatur von 37 °C gebracht wurden. Um die Austrocknung der Gewebe zu verhindern, verwendete der Autor gesättigten Wasserdampf. Mittels eingezogener Bindfäden war es möglich, die verschiedenen Aktivitätsgrade des Mm. interarytaenoidaei, des M. cricothyreoideus lateralis und des M. cricothyreoideus nachzuahmen.

Es erwies sich als schwierig, die Tätigkeit des M. vocalis zu veranschaulichen, aber J. VAN DEN BERG gelang eine Nachahmung bis zu einem gewissen Grade durch Bindfädenzüge oder elastische Bänder, die durch den Muskelkörper hindurchgezogen wurden. Es konnte auch mit Pinzetten eine Kompression zur Mitte hin erreicht werden. Der Kehlkopf wurde auf ein subglottisches System montiert, dessen Resonanz und Dämpfung der menschlichen Luftröhre und der Lunge entsprach.

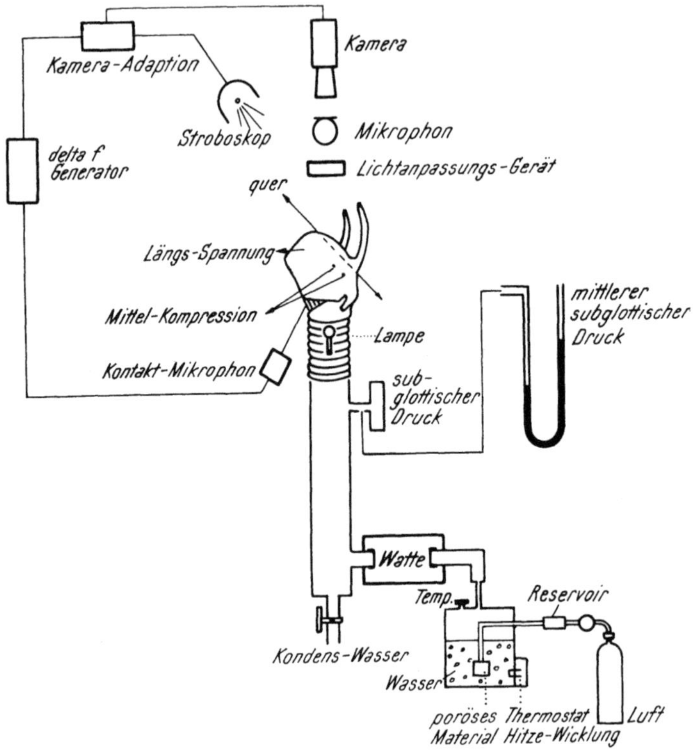

Abb. 97. Schema der Anlage für Experimente mit ausgeschnittenen Kehlköpfen nach J. VAN DEN BERG.

Stroboskopisches Blitzlicht, *Filmkamera* und *ein Kontaktmikrophon auf dem Kehlkopf* sind dann im Zusammenhang mit einem modulierten *subglottischen Lichtstrahl* so eingesetzt worden, daß der Lichtwert über einen Spiegel mit einem Photozellenaggregat registriert werden konnte. Der subglottische Druck wurde schließlich über ein Kehlkopf-Mikrophon gemessen, während der supraglottische Klang einem Kondensatormikrophon in einer bestimmten Distanz vom Kehlkopf zugeleitet wurde. Der integrierte Klang (vgl. Abb. 94), der eine gute Annäherung an den Glottisschall gibt, wird auch dann die supraglottische Luft entsprechend der charakteristischen Abstrahlung des Kehlkopfes übermitteln.

Beim Lebenden sowie beim exzidierten Kehlkopf erregt der *Glottiston* die Resonanzräume und wird dann durch den Mund abgestrahlt. Aber nach der Ansicht des genannten Autors zeigt der Basiston praktisch keine Beeinflussung durch die Rückkoppelung der Resonanzräume.

Es fiel J. van den Berg vor allem auf, wie häufig Kehlköpfe *asymmetrisch* gebaut waren, während der Klang trotzdem normal ausfiel. Andererseits fand er bei leichtgradig asymmetrischen Kehlköpfen einen heiseren Ton. Beim exzidierten Kehlkopf kann die Aufsicht einen vollständigen Stimmritzenschluß ergeben, während die seitliche Betrachtung ein dauerndes schmales Offenbleiben über eine beträchtliche Länge der Glottis erkennen läßt, was zu einem überhauchten Klang oder Heiserkeit führt.

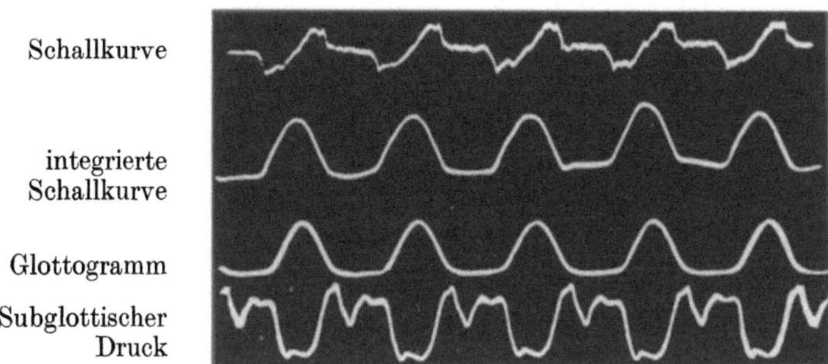

Abb. 98. Kurven gewonnen von einem herausgeschnittenen menschlichen Kehlkopf in der Bruststimme. Von unten nach oben: subglottischer Druck, Glottogramm, integrierte primäre Schallkurve in 10 cm Distanz von der Glottis (Minne u. van den Berg).

Es darf nicht vergessen werden, daß wir bei der üblichen Kehlkopfuntersuchung bei normaler Phonation der Glottis *immer nur von oben* betrachten können. J. van den Berg bringt den genannten überhauchten Klang, resp. die Heiserkeit, mit dem Höherstehen des einen Processes vocalis in Verbindung. Die Asymmetrie wird allerdings durch den Zug des M. cricothyreoideus vermindert oder aufgehoben.

Der wirkliche Vorteil der genannten Anordnung besteht darin, daß der Einfluß eines bestimmten Faktors in einer gewissen Zeit gemessen werden kann.

So läßt sich z. B. der Einfluß des Luftstromes, das Verhalten des subglottischen Systems und der Wirkungen verschiedener innerer und äußerer Kehlkopfmuskeln erfassen, wobei die individuellen Verschiedenheiten des Kehlkopfes (Länge und Dicke der Stimmlippen, Ligamente) zu berücksichtigen sind. Bei richtiger Handhabung soll sich nach J. van den Berg der ausgeschnittene Kehlkopf hinsichtlich des sublottischen Druckes, des mittleren Luftstromes, der Tonhöhe, Register, Glottisverhätnisse und Klangabstrahlungen in den gleichen Grenzen halten, die der Kehlkopf in bezug auf die Stimme zeigt.

Selbst lokal bedingte, anormale Phonationstypen, z. B. nach Injektion von Paraffin in die Stimmlippen in der Nähe des Ligamentum vocale, können studiert werden und mit den klinischen Befunden unregelmäßiger Vibration — wie man sie in einer phoniatrischen Abteilung sieht — in Verbindung gebracht werden.

4. Methoden der Stimmuntersuchung

a) Stroboskopie des Kehlkopfes — Allgemeines

1. Geschichtliches. Als Entdecker des stroboskopischen Prinzips gelten die Physiker Plateau in Brüssel (1829) und unabhängig von ihm etwas später Stampfer in Wien (1832/33). Interessant ist, daß Harless (1852), also noch vor der

Entdeckung des Kehlkopfspiegels, stroboskopische Untersuchungen an Leichenköpfen durchgeführt hat. Die seit diesem Zeitpunkt gebrauchten *mechanischen Stroboskope*, bei denen ein konstanter Lichtstrahl durch eine rotierende Scheibe mit einer Anzahl eingeschnittener Löcher periodisch unterbrochen wurde, fanden in den verschiedensten Ausführungen (H. Loebell, J. Tarneaud, Schneider-Calcia, Konstruktionen nach Spiess, H. Stern u. a.) bis in die 30iger Jahre Verwendung. Durch Anblasen mit einem Rohr und einem Gebläse konnte die rotierende Scheibe zugleich als Sirene benutzt werden, die den Ton kundgab, welcher der jeweiligen Drehgeschwindigkeit entsprach. Diesen Ton hatte die Vp. nachzusingen, um eine annähernde Übereinstimmung der Lichtblitze mit der Frequenz der Stimmlippenschwingung zu erzielen. Zahlreiche Nachteile der mechanischen Stroboskopie (störende Nebengeräusche, unreine und undeutliche Töne beim Anblasen der Lochsirene und Stromschwankungen der Lichtleitungen), die zu Ungenauigkeiten in der Beobachtung führten, veranlaßten initiative Forscher schon früh zu modernen Lösungen. Bereits (1931) hat der Franzose Clary (Abb. 99) ein Stroboskop für die Stimmlippenuntersuchung benützt, das von Guillet und H. Bertrand für industrielle Zwecke unter Benutzung von Neonlicht (1922) gebaut worden war.

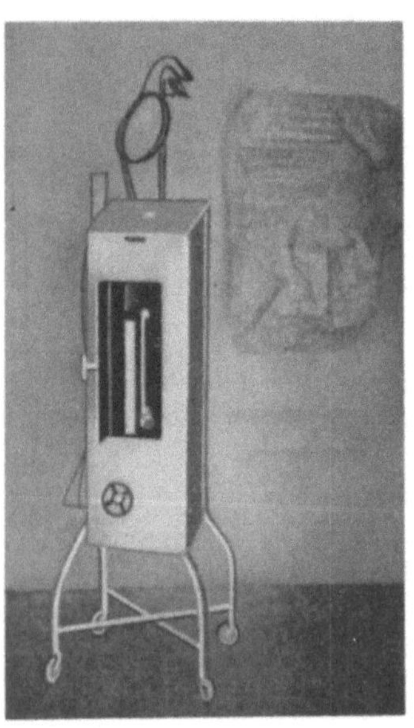

Abb. 99. Das *Phonoskop* von Dr. Clary mit schwingenden Saiten, das das Spannungsrad der vertikal gestellten Saite (weiß) zeigt. Auf dem Kasten sieht man die Stirnlampe mit den intermittierenden Lichtblitzen.

Es handelte sich dabei um eine in Schwingungen gesetzte Saite, deren Frequenz man über eine fortlaufend gradierte Trommel kontinuierlich verändern konnte. Bei diesem Vorgang schließt die vibrierende Saite einen Quecksilberkontakt für den Strom einer Neonlampe, die durch eine kleine Batterie gespeist wird. Nach der akustischen Bestimmung des gesungenen Tones erreichte man bereits bei einer leichten Frequenzänderung der Apparatur eine verlangsamte Bewegung der Stimmlippen im Bild.

Freilich erwies sich die Neonlampe, wie das auch der Engländer Bryce Kelvie (1944) erfahren mußte, zu lichtschwach. Der Verfasser hat daher 1942 den pulsierenden Lichtstrahl einer Quecksilberdampflampe bei reichlicher Helligkeit verwendet. Mit dem Tongenerator ist ein Lautsprecher verbunden, um den eingestellten Ton hörbar zu machen. Dieser Apparat gewährleistete erstmals eine routinemäßig genaue Beobachtung der Stimmlippenschwingungen unabhängig von den Schwankungen des Stromnetzes. Die Verwendung des Tongenerators hatte auch den Vorteil, einen tonfrequenten Vibrator am Kehlkopf zur Wiedererziehung der Stimme aufzusetzen, wobei ein Elektromagnet die Umwandlung in kinetische Energie übernehmen mußte.

Über die modernen Lichtblitz-Stroboskope mit Xenonlampen berichtet F. Winckel (vgl. S. 100), E. Schönhärl (1960), der eine instruktive Monographie über die Stroboskopie in der praktischen Laryngologie verfaßt hat. Wir werden in der Folge breite Anleihen bei diesem für die Phoniatrie wichtigen Werk machen.

Die stroboskopischen Resultate der 12 Gruppen, die E. Schönhärl für die klinische Untersuchung als wichtig erachtet, werden wir bei den einzelnen Kapiteln der Stimmkrankheiten vermerken.

2. Aufgaben und Grenzen der Stroboskopie. Die Leistungsfähigkeit der Stroboskopie im Dienste der Laryngologie kann nicht genug betont werden. Man wird diese Untersuchungsmethode dann verwenden, wenn die übliche Laryngoskopie einen normalen Befund hinsichtlich der Beweglichkeit und des Aussehens der Stimmlippen, die Stimmprüfung aber trotzdem eine Einschränkung des stimmlichen Resultates ergibt. Dann gelingt es oft, bei sorgfältiger Untersuchung mit einer genau arbeitenden tonfrequenten Apparatur die oben beschriebenen Schwingungsdifferenzen im stroboskopischen Bild aufzudecken. Seit langer Zeit beschäftigen immer diejenigen Fälle den Laryngologen und Phoniater, die trotz belegter Stimme und teilweise deutlich infiltrierten Stimmlippen keinen krankhaften stroboskopischen Befund aufweisen.

Die moderne Laryngostroboskopie bezweckt, die Stimmlippenbeweglichkeit durch diese Methode in einem langsamen zeitdehnerartigen Bewegungsablauf zu untersuchen. Zunächst dient sie der *Stimmphysiologie.*

Der Apparat mußte dem Studium der Vorgänge bei der Stimmgebung helfen. Erst nach und nach kam auch die *Diagnostik der Kehlkopfkrankheiten* zu ihrem Recht.

3. Klinisch-laryngostroboskopische Untersuchungen der Stimmlippenbewegungen. Was soll beobachtet werden?

1. Man sieht entweder die typischen normalen, einander entgegenschlagenden Schwingungen der Stimmlippen oder unregelmäßige Schwingungen, evtl. den Stillstand einer Stimmlippe.

2. Bei unregelmäßigen Schwingungen kann die Verlangsamung oder Veränderung der Schwingungsweite der einen Stimmlippe wahrgenommen werden.

3. Man kann den (scheinbaren) Stillstand einer Stimmlippe auf einer bestimmten Tonhöhe antreffen („Toninseln") oder auf dem ganzen Umfang der Stimme. Ein solcher ist nach meinen Erfahrungen, wenn er mit dem elektronischen Stroboskop erkannt wird, immer ein schwerwiegendes Symptom; man kann allgemein sagen: ein tiefgreifender Prozeß. In zwei Fällen führte dieses Frühsymptom bei Infiltrationen auf die richtige Spur, obwohl die Stimmlippen neben einer Rötung und Trockenheit eine normale Beweglichkeit bei der gewöhnlichen Spiegelung aufwiesen. Eine durchgeführte Probeexzision ergab ein Karzinom. Beide Patienten konnten lokal durch Chlordektomie und Laryngektomie geheil werden. In einem dritten Fall handelte es sich um eine Patientin mit rezidivierender infiltrierender Veränderung der Stimmlippe, die einige Zeit nach der Feststellung des Stillstandes der erkrankten Stimmlippe auch makroskopisch als granulomatöse Wucherungen etwas unterhalb derselben sichtbar wurden. Eine krebsige Entartung konnte allerdings bisher noch nicht nachgewiesen werden.

4. Ebenso findet man oft den Schwingungsmodus verändert. So zeigt z. B. die eine Stimmlippe statt entgegenschwingende, „durchschwingende" Schwingungen.

5. Es kann das Halten eines Tones auf einer bestimmten Tonhöhe, welches sehr aufschlußreich für die Tätigkeit der Stimmlippen ist, genau beurteilt werden. Hält nun der Untersuchende möglichst genau den eingestellten Ton, so zeigen beide

Stimmlippen eine mehr oder weniger stark verlangsamte Schwingung. Man kann durch leichtes Drehen des Drehknopfes für die Einstellung der Frequenz dem gesunden Ton des Pat. folgen oder durch elektronische Phasenschiebung den stroboskopischen Effekt erkennen. Bei einer Schwäche der Stimme (z. B. beim Detonieren) sieht man nun schon nach kurzer Zeit rascher werdende Vibrationen, und zwar auf beiden oder nur auf einer Seite, während gegebenenfalls die andere stillsteht.

6. Ebenso wichtig ist es, einen Schwellton oder das Beibehalten einer bestimmten Stimmstärke zu beobachten. Beim Schwellton müssen die Stimmlippen eines Sängers bei Brust- und Mittelstimme eine deutlich ausholende Lateralbewegung (entgegenschwingend) entsprechend der Stimmstärke zeigen.

7. Als Letztes können schließlich die Bewegungen der Stimmlippen bei der Veränderung der Stimmfarbe untersucht werden. Die Gewährleistung des feinen Stimmechanismus wird durch das harmonische Zusammenarbeiten seiner verschiedenen Teilfunktionen gegeben. Schon frühzeitig hat man versucht, aus der stroboskopisch erkannten Störung von Teilbewegungen, auf eine Gesamterkrankung des Kehlkopfes zu schließen. Diese mag zunächst dem gewöhnlichen Ohr weniger oder gar nicht auffallen, denn geringgradige Stimmunterschiede werden oft überhört (vgl. Kap. F. WINCKEL).

Bei wiederholt durchgeführten stroboskopischen Untersuchungen an über 50 gesunden Sängern und Sängerinnen mit guten bis ausgezeichneten Stimmen von verschiedenstem Ausbildungsgrad konnte ich *nie* den Befund eines einseitigen Stillstandes erheben. Wie TARNEAUD, sah auch ich *Ungleichheiten der Schwingungsfrequenz nur bei krankhaft veränderten Stimmen,* wenn auch die Stimmstörung manchmal nicht sehr auffallend war.

E. SCHÖNHÄRL betont mit Recht die Wichtigkeit der Stroboskopie bei der Durchführung der Funktionsprüfung des Kehlkopfes *bei allen Fällen von Heiserkeit:*

1. Sie soll zur Unterscheidung von organischen und funktionellen Stimmstörungen beitragen.

2. Stufen entzündlicher Erkrankungen im Zusammenhang ihrer Abheilung sollen kontrolliert werden.

3. Stimmlippenlähmungen sollten in ihrer Schwere erfaßt werden und gegenüber lokalen Veränderungen und Verletzungsfolgen abgegrenzt werden.

4. Der Traumatologie bringt sie eine wertvolle Bereicherung insofern, als das Ausmaß der Bewegungseinschränkung erkannt und damit die Prognose gestellt werden kann.

5. Bei Geschwulstbildungen der Stimmlippe kann ein Beitrag zur Unterscheidung zwischen gut- und bösartig gegeben werden.

6. Schließlich bildet sie ein wertvolles Requisit, um die Stimme bei Sänger- und Rednerberufen auf deren Störungen zu beurteilen.

Obwohl die modernen Stroboskope einen hohen Grad der Vervollkommnung erreicht haben, ist die Stroboskopie immer noch von der subjektiven Beurteilung und Auswertungserfahrung des Untersuchers abhängig (E. SCHÖNHÄRL, 1960). Erst Reihenuntersuchungen mit phasengezielter Blitzauslösung *für die photographische Filmung* ermöglichen eine weitgehende objektive Beurteilung der Beobachtungen, die bisher vielfach noch fehlen.

Es müssen frühere Ergebnisse aus der Zeit der mechanischen Stroboskopie mit aller Reserve aufgenommen werden. Aber es ist erstaunlich, mit welcher Nachhaltigkeit die damaligen Untersuchungen durchgeführt wurden.

So boten nach einer Zusammenstellung von O. Heymann (1933) in 21 Fällen chronischer Laryngitis nur 8 einen positiven stroboskopischen Befund. Andererseits zeigten sich bei der Kehlkopftuberkulose der Stimmlippen in 7 von 8 Fällen erhebliche Schwingungsverschiedenheiten. Nach dem Ausheilen stellte sich wieder das normale Bild ein. Auf diese Weise hat sich eine beginnende Kehlkopftuberkulose erkennen lassen, deren Ausdehnung im Stimmorgan näher erfaßt werden konnte. Einwandfreie Schwingungsvorgänge der Stimmlippen schließen die Diagnose einer Tuberkulose aus. Am meisten erfüllten die Stimmlippenknötchen die Erwartungen in bezug auf stroboskopisch sichtbar veränderte Schwingungsvorgänge.

Nachdem nun bei den meisten modernen Stroboskopen die *Phasenschiebung* möglich geworden ist, kann diese zur Differentialdiagnose *bei Fällen von Internusparesen* herangezogen werden, nämlich dann, wenn eine einfache funktionelle Stimmstörung von einer Atrophie des Stimmlippenmuskels abgegrenzt werden soll. In beiden Erkrankungen erscheinen die Stimmlippen bei der üblichen Kehlkopfspiegelung exkaviert. So hat E. Schönhärl beispielsweise in einer wichtigen Arbeit dargetan, daß *bei vier Myxödemfällen* die Stimmlippen *keine* Phasenbewegung bei im übrigen gleichmäßigen Stimmlippenschwingungen erkennen ließen, so daß es sich also um eine Stimmlippenatrophie handelte.

Die stroboskopische Untersuchungsmethode hat auch Einschränkungen: Das Herausstrecken der Zunge — wie bei der gewöhnlichen Spiegeluntersuchung — kann bei einer Stimmuntersuchung die natürliche Tongebung beeinträchtigen. Diese führt zwar, wie ich mich spektrographisch überzeugen konnte, bei einem geschickten Sänger, der keine Verspannungen und Würgreflexe zeigt, zu keiner wesentlichen Veränderung im Klangspektrum. Aber bei den meisten Vp. erzeugt diese Berührung des Kehlkopfspiegels im Rachengebiet erhöhte Spannungen und eine gepreßte Stimmgebung. E. Schönhärl mußte daher die Großzahl der zu untersuchenden Personen am Gaumen (Uvula) und am oberen Teil der Rachenhinterwand mit einem Oberflächenästhetikum (Spray) behandeln, so daß sie nahezu unempfindlich wurden. Es ist hervorzuheben, daß man bei der allgemeinen Untersuchung eines schon erkrankten Kehlkopfes diesen zusätzlichen Verspannungen nicht zu große Bedeutung beimessen darf.

Immer noch hat man Bedenken, daß die Stroboskopie *nur die Oberflächenbewegung* und in gewissen Phasen auch einzelne Abschnitte der subglottischen Struktur der Stimmlippe erkennen läßt. Leider konnte ich bisher aus den engen räumlichen Verhältnissen heraus, z. B. bei einem Tracheostoma, die gesamten subglottischen Anteile filmisch noch nicht erfassen. Es wäre wertvoll, in einem geeigneten Falle (ähnlich wie Beckmann, vgl. S. 211) *Zeitdehneraufnahmen* der wichtigen subglottischen Stimmlippenbewegung durchzuführen.

Nach der phonetischen Untersuchung des Pat. und der üblichen Kehlkopfspiegelung geht heute jede Untersuchung mit dem elektronischen Stroboskop folgendermaßen vor sich:

1. Beobachtung im bewegten Bild unter Benützung der früher erwähnten Frequenzdifferenz.

2. Im stehenden Bild mit Frequenzübereinstimmung und nach folgender *Phasenschiebung* von 360°, die am besten über ein Kehlkopfmikrophon erfolgt.

Fehlerquellen: J. VAN DEN BERG (1962) und E. SCHÖNHÄRL (1960) haben betont, wie wichtig es sei, daß die Blitzfrequenz kleiner sei als die Stimmlippenfrequenz, da man sonst getäuscht werde und dann rückläufige Bewegungen sähe; ebenso bei falscher Betätigung des Schaltknopfes oder des Fußpedals bei der Phasenschiebung. Dann zeigt sich z. B. eine rückläufige Schließungsphase und die Form einer Öffnungsphase. *Wichtig ist, daß die Apparate eine volle Phasenschiebung bis 360° aufweisen.* Liegt sie darunter, so können im entstehenden Bild keine vollen Schwingungen erkannt werden. Ebenso sollen *Nebengeräusche* bei der Mikrophonsteuerung durch den Untersucher vermieden werden, weil sich sonst Überlagerung und Unschärfe im Bewegungsablauf einstellen. Man achte auch darauf, *daß der Patient keine schräge Kopfhaltung einnimmt,* weil sonst der schräge Lichteinfall unsymmetrische Stimmlippenschwingungen vortäuschen kann.

Auf etwas Besonderes ist noch hinzuweisen: Ist *bei einer defekten Stimme* (z. B. Flatterstimme, beim Tremolo) die Amplitude frequenzkonstanter Stimmlippenschwingungen veränderlich, so können sich die Einzelbilder auch bei Übereinstimmung von Schwingungs- und Stroboskopfrequenz nicht mehr ganz decken; da die Elongation der gleichen Schwingungsphase etwas anders ist, werden durch Verschmelzung der geringgradig voneinander abweichenden Einzelbilder nur verschwommene, unscharfe Stimmlippen zu sehen sein.

Dies läßt sich leicht durch einen kleinen physikalischen Versuch nachweisen: Bringt man eine Feder auf elektromagnetischem Wege in einer festen Frequenz (z. B. 50 hz) zum Schwingen und beobachtet sie im elektroskopischen Licht, so scheint sie bei Frequenzübereinstimmung bei geeigneter Phasenlage beider Frequenzen, z. B. in der maximalen Amplitude, für uns stillzustehen. Wird nun durch Aus- und sofortiges Wiedereinschalten des Elektromagneten die Amplitude der schwingenden Feder geändert, so bekommt man auch hier eine Reihe aufeinanderfolgender Bilder, die sich z. T. überdecken und zu einer unscharfen Abbildung der schwingenden Felder führen (A. FÜRSTENBERG, 1929).

Dieses „*Symptom der Unschärfe*“ beim Tonhalten (d. h. bei gleichbleibender Tonhöhe und Synchronisation) dient wesentlich zur Diagnose der Stimmschwäche. Voraussetzung für dessen Beobachtung bildet allerdings eine moderne, tonfrequente Lichtblitzapparatur.

b) Stroboskopische Beobachtungen und Registrierungen beim Normalen

Wenn normale Stimmlippenschwingungen mittels stroboskopischer Untersuchungen beobachtet und beschrieben werden, so greifen die meisten Autoren mit Recht auf die ersten Zeitdehneraufnahmen der Bell Telephon Laboratories (1938) zurück, welche eine Pionierleistung darstellen. Unter ständiger Verbesserung der kinematographischen Technik gelang es FARNSWORTH und seinen Mitarbeitern, Filmaufnahmen herzustellen, die zum ersten Mal bei einer Bildfrequenz bis 4000 Bilder je Sek. ein bewunderungswertes genaues Studium der Stimmlippenbewegungen während der Phonation erlaubten. Bei gut klingenden und trainierten Stimmen kann man im Zeitdehnerfilm deutlich sehen, wie die Stimmlippen nicht nur lateral nach Art einer Polsterpfeife, sondern auch in ventrodorsaler Richtung schwingen. Das heißt, das Öffnen der Stimmritze beginnt ventralwärts und setzt sich nach dorsal fort unter gleichzeitigen Bewegungen nach außen, wie dies J. P. Brackett (1948) in seinen analysierten Zeitdehneraufnahmen erkennen konnte.

Außerdem hat der Japaner I. Kirikae bereits im Jahre 1943 mit einem Strobocinema die Bewegungsvorgänge an den Stimmlippen studieren können. Er beschrieb den Vorgang folgendermaßen: „Die im Moment der Stimmritzenöffnung auftretenden Verdickungen der Stimmlippenränder verschieben sich wellenförmig lateralwärts auf der Oberfläche, um zuletzt ganz zu verschwinden. Im Moment der größten Stimmritzenweite sind ihre Ränder mehr nach unten vertieft. Die Schleimhaut der Oberfläche verschiebt sich medial unterhalb der Stimmritze; deshalb ist eine ovale Vertiefung um die Stimmritze zu sehen. Bei der Schließungsphase treten die subglottischen Partien medianwärts etwas wulstartig hervor. Ihre Ränder werden allmählich dünner und nähern sich einander bis die Stimmritze schließlich vollständig verschlossen ist.“ Der Rückschwungmechanismus der Stimmlippen wird durch die Theorie Thondorfs (1925) gut erklärbar, wonach, abgesehen von der Elastizität der Stimmlippen, der die Stimmritze durcheilende Luftstrom die Stimmlippen zusammensaugt. Nach dem Bernouillischen Gesetz begegnen sich die Stimmlippenstufen nicht zur selben Zeit in ihrer ganzen Länge, sondern gradweise und besonders in der unteren subglottischen Region. Es handelt sich hier also um komplizierte Massenverschiebungen, wie das die Bewegungen der Lichtreflexe auf der Stimmlippenoberfläche beweisen.

Vergleicht man die Beschreibung mit den bis jetzt einmalig prägnanten stroboskopischen Stimmlippenaufnahmen von S. Smith (1954), so kommt man zu einer Bestätigung dieses allgemeinen Verhaltens. Dieser verdiente Forscher hat bei einer 39 Jahre alten männlichen Vp. mit einer sonoren Sprechstimme und mit angenehmem Bruststimmcharakter mittels einer *Kineexacta* und einem *Philipsstroboskop* G. M. 5500 im Bereich einer Stimmhöhe von 150 Hz zahlreiche instruktive sehr scharfe Aufnahmen durchgeführt, deren Serienabbildungen in der Folia phoniar. **6**, 166 bis 178 (1954) reproduziert zu finden sind.

In neuerer Zeit gelang es B. Vallancien (1955), einen Zeitdehnerfilm der Stimmlippenbewegungen einer Sängerin aufzunehmen, die einen Ton in der Höhe von c″ (523 Hz) mit der Kopfstimme bildete. Die Aufnahme (allerdings mit nur 2000 Bildern je Sekunde) zeigten „eine flottierende Schleimhaut auf dem darunterliegenden Stimmlippenmuskel“. Dieses Phänomen ist mit einer elektrischen Blitzlichtapparatur (1/5000 pro Sek.) überprüft worden, wobei derselbe Eindruck einer wogenden Mukosa gewonnen worden ist. Mittels Stroboskopie lassen sich diese Eigentümlichkeiten nicht ohne weiteres erkennen, da sie dem Auge immer nur Ausschnitte von verschiedenen Perioden des schwingenden Objektes darbieten (Darstellung des Phasenverlaufs). Mit dem Zeitlupenfilm erreicht man dagegen isolierte Ausschnitte im Verlaufe der gleichen Periode (*kontinuierliche Bewegungsdarstellung*).

Mit Recht betont daher M. Landau in einer wichtigen Arbeit, daß die Aussichten bei Zeitdehnerfilm für die genaue Erfassung von Unregelmäßigkeiten viel größer sind als bei der Stroboskopie, welche bei verschiedenen Phasenabläufen eben leicht verschleierte Bilder ergibt (*Symptom der Unschärfe*, vgl. Fürstenberg).

Der Stroboskopie sind also gewisse Grenzen gesetzt; sie kann nur für ganz genaue periodische Bewegungen verwendet werden. Da die Stimmlippenbewegungen nach den bisherigen Kenntnissen nicht ganz periodisch vor sich gehen, genügt die gewöhnliche Stroboskopie nicht für wissenschaftliche Arbeiten (M. LANDEAU, 1955).

Dies hat auch J. BECK (1960) klar erkannt, wenn er im Vorwort der genannten wegweisenden Monographie seines Schülers E. SCHÖNHÄRL schrieb: „Ein Vergleich der Stroboskopie mit dem Hochgeschwindigkeitsfilm ergibt den Vorteil des letzteren, daß dieses Gerät jede Möglichkeit ausschließt, etwaige Unregelmäßigkeiten im Schwingungsmodus, die bei der Stroboskopie doch zufälligerweise nicht erfaßt werden können, nicht wahrzunehmen.“ Dagegen betont dieser verdiente Universitätsklinik-Leiter mit Recht, daß die Zeitdehnerkinematographie wegen der außerordentlich hohen Kosten auf wenige spezialisierte Institute beschränkt bleiben müsse, da die Aufnahmetechnik ziemlich umständlich und oft schwierig sei, so daß es für diese Forschungszweige zur Zeit enge Grenzen gäbe. In der praktischen Laryngologie kann man also, wo es sich meist um pathologische Schwingungsbewegungen handelt, nicht auf die moderne Stroboskopie — bei der immer bessere Apparate verwendet werden — verzichten.

E. SCHÖNHÄRL schlägt vor, auf Grund seiner eingehenden Studien (1960) die erwähnte Bewegungsform mit horizontaler und vertikaler Komponente als „Grundbewegung“ zu bezeichnen. Die schon beschriebene *Formänderung und Verschiebung der Schleimhaut an den Stimmlippenrändern* ist nach diesem erfahrenen Autor als selbständig ablaufende, zusätzliche Bewegungsform zu erkennen, die er als „*Randkantenverschiebung*“ bezeichnet hat. Man kann also eine Grundbewegung der Stimmlippen im ganzen unterscheiden, ebenso eine ausgepfropfte, zusätzliche Bewegung, die er rein schematisch in seiner Monographie dargestellt hat. Die Randkantenverschiebung ergreift die randbenachbarten subglottischen Schleimhautteile.

Der Forscher erwähnt auch, daß bestimmte Patienten kurz dauernde, periodenweise auftretende Frequenzschwankungen erkennen lassen (Flimmer- und Zitterbewegungen der Stimmlippen). Sie sind die Folge minimaler Stimmschwankungen, die unser Ohr nicht wahrnimmt. Führte man aber mit verlangsamt abgespielten Tonbändern (während der Untersuchung aufgenommen) eine Analyse durch, so konnten einige Male diese geringen Frequenzschwankungen mit besonderer Markierung akustisch erfaßt werden (E. SCHÖNHÄRL). Zum weiteren hat der genannte Autor auch das „*Symptom der Unschärfe*“ (FÜRSTENBERG, R. LUCHSINGER) dann nachgewiesen, wenn die wirklichen Stimmlippenschwingungen eine veränderliche Amplitude aufwiesen und die stroboskopischen Bilder im stehenden Bild der gleichen Phase nicht mehr übereinstimmten, weil die Elongation unterschiedlich war. In manchen Fällen trat diese Erscheinung in allen Phasen, über kurze Perioden verteilt, auf, und so entsprach das Geschehen dem oben erwähnten Frequenzwechsel im unbewegten Bild.

Spezielle Methoden: B. SONESSON (1960) hat eine besonders interessante *photoelektrische Methode* entwickelt, um Glottogramme während der Stimmgebung zu gewinnen. Eine Lichtquelle wird am Hals unterhalb des Kehlkopfes aufgepreßt und ein Teil dieses Lichtes — in erster Linie rote und infrarote Strahlen — dringt in die Luftröhre. Wieder ein Teil des Lichtes breitet sich nach oben aus, wo es von einem Tubus aufgefangen wird, der das Licht einer Photozelle zuführt. Auf diese Weise konnten gute Glottogramme gewonnen werden. Der oszillographisch registrierte Strahlendurchgang erwies sich als proportional dem mittleren Feld der Stimmritze. Die Methode scheint nach J. VAN DEN BERG in den Fällen aussichtsreich, bei denen angenommen werden kann, daß die Stimmlippen fast symmetrisch schwingen. Im Bereich der Bruststimme ist es möglich, den Öffnungs- und Geschwindigkeitsquotienten zu messen. Im Bestreben, die stroboskopischen Befunde zu dokumentieren, hat auch G. BUGGREN (1955) schon früh die Frage der *Blitzlichtphotographie der Stimmlippen* aufgegriffen. Bisher fehlen ja immer noch hinlänglich photographisch registrierte Reihenuntersuchungen. Dank der Konstruktion von W. DONNÉ, der eine längliche, dünne Blitzlichtlampe auf den Markt gebracht hatte, war es ihm möglich, in einfacher Weise die Stimmlippenbewegungen photographisch festzuhalten. Ein Stimmsynchron-Stroboskop wurde mit der photographischen Blitzlichtapparatur verbunden, so daß jede beliebige Phase ausgewählt und während der direkten Betrachtung der Stimmlippen photographisch registriert werden konnte.

Allerdings bringt die Endoskopröhre im Mund auf der Zunge aufgelagert für Probleme der Stimmgebung gewisse Hindernisse und Einschränkungen. Außerdem wird die Blitzlichtröhre hoher Lichtintensität nach den Angaben des Autors überhitzt, daß dazu noch eine Wasserkühlung nötig wird, was eine weitere Vergrößerung des Apparates zur Folge hat.

Z. PAWLOWSKI (1965) hat ein neues Laryngoskop mittels der photoelektrischen Methode (Photodioden) entwickelt, welches erlaubt, die Stimmlippenschwingungen *jedes einzelnen Stimmbandes* über die Photodioden, Verstärker und dem K. O. graphisch zu registrieren. Zur Einführung des Laryngoskoprohres ist aber eine vorhergehende *Anästhesie* (mit 2% Pantocain) des weichen Gaumens und der Rachenschleimhaut notwendig.

Einen ganz anderen Weg zur photographischen Registrierung für die Laryngostroboskopie beschritten R. LUCHSINGER und E. NIELSEN (1961). Dabei gingen die Autoren von folgenden Gedanken aus: Heute findet sich in fast jeder größeren Universitätsklinik ein modernes Stroboskop. Da der Kliniker in erster Linie eine photographische Dokumentation neben einem Magnettonstreifen für die Registrierung der Stimme braucht, schien die Konstruktion einer stroboskopischen Kurzfilmapparatur ein dringendes Gebot. Eine Paillard-Filmapparatur (16 mm Reflex) wurde so umgebaut, daß Geschwindigkeiten bis etwa 70 Bilder pro Sekunde in kontinuierlichem Durchlauf eingestellt werden konnten. Das Philips-Stroboskop PR 9100 lieferte eine geeignete elektronische Blitzlichtquelle mit sehr kurzer Blitzdauer und großer Lichtstärke. Der den fixen Kehlkopfspiegel tragende kleine Kasten mit verschiedenen Spiegeln, die der Sichtbarmachung der Stimmlippen dienen (wobei die Versuchsperson selbst ihre Stimmlippen sieht und sie für das Bild bequem einstellen kann), konnte nach dem einäugigen Spiegelverfahren aufgebaut werden.

Eine Phasendrehung von 0 auf 360°, während z. B. 2 bis 3 Sek. Aufnahmedauer, entspricht auf dem aufgenommenen Filmstreifen dem einmaligen Durchlauf einer Schwingung der Stimmlippen. Bei einer Filmdurchzugsgeschwindigkeit von 70 Bildern/Sek. ergibt dies, falls der Film voll ausgenutzt ist, für eine Schwingung maximal 140 Aufnahmen. 70 Bilder/Sek. Filmgeschwindigkeit würden auch einer maximalen Stroboskopblitzfrequenz — und damit auch Singfrequenz — von 70 Hz entsprechen. Die von der Phaseneinstellungseinheit abgegebenen Impulse mußten deshalb, um den Stimmbereich bis 500 Hz erweitern zu können, je nach der Tonhöhe 2 bis 8mal untersetzt werden.

Die beschriebene stroboskopische Kurzfilmapparatur hat sich ökonomisch erwiesen. (Es wurden für die zuverlässige Beurteilung einer Öffnungs- und Schließungsphase etwa 3 bis 4 m Film gebraucht, zu etwa Fr. 2.60 pro m mit Entwicklung.) In neuester Zeit sind die Verff. dazu übergegangen, auf elektronische Weise mit einem Phasengerät das Stroboskop zu steuern, ähnlich wie J. van den Berg.

Bisher fehlte bei der Stroboskopie immer noch die Berücksichtigung der *Intensität der Stimme* bei der Beurteilung der Amplitude einschlägiger Stimmstörungen. Der Verf. verwendete seit längerer Zeit den praktischen *Pegelmesser* der *General Radio Corporation.*

J. Wendler hat in neuester Zeit (1967) den Zusammenhang der Stimmintensität mit den Amplitudenbewegungen der Stimmlippen methodisch untersucht. Seine Schlußfolgerungen lauten:

Bei 200 Patienten mit Stimmstörungen verschiedener Genese sowie bei 40 stimmgesunden Vp. führten wir vergleichende stroboskopische Untersuchungen bei unterschiedlichen Stimmstärken durch. Es zeigte sich erwartungsgemäß, daß alle wichtigen stroboskopischen Merkmale mit der Stimmstärke in weitem Umfang veränderlich sind. Mit Hilfe eines einfachen Schallpegelanzeigers erreichten wir eine genauere Fixierung der Untersuchungsbedingungen und damit eine bessere Vergleichbarkeit der Befunde.

c) Apparate zur Messung der Stimmlippenlänge

Zahlreiche ältere Autoren (Joh. Müller, Merkel, Luschka, Zuckerkandl u. a.) versuchten, die Stimmlippenlängen bei Männern und Frauen sowohl in der Ruhelage als auch in gespanntem Zustand zu messen.

Da die Messungen aber fast immer am anatomischen Präparat durchgeführt wurden, wobei die Austrocknung und das Fehlen der natürlichen Gewebsspannung der Genauigkeit Abbruch taten, können diese Werte nur bedingt auf den Lebenden angewendet werden. Nach den übereinstimmenden Angaben von Joh. Müller und E. Barth ergibt sich zwischen den männlichen und weiblichen voll entwickelten Stimmlippen ein Längenverhältnis von 3:2. W. Trendelenburg (1929) hat ein Verfahren angegeben, wobei man beim Kehlkopfspiegeln eine dünne planparallele Glasplatte derart in den Strahlengang stellt, daß nur ein Teil des Lichtes in das Auge des den Kehlkopfspiegel führenden Versuchsleiters gelangt. Der andere Teil des Lichtes wird in das Auge des Mitbeobachters abgelenkt, so daß dieser das gleiche Bild wie der Versuchsleiter wahrnimmt. Der Mitbeobachter sieht auf diese Weise ein stereoskopisches Raumbild des Kehlkopfes, welches er mit der Methode der unmittelbaren Raumbildausmessung ausmessen kann. In der Abb. 100 ist das Vorgehen im Schema wiedergegeben:

Bei A sieht der Versuchsleiter durch den perforierten schwarzbelegten Spiegel (Sp), welcher von der Lampe (Kondensator K einer lichtstarken Lampe) beleuchtet wird, und weiter durch die Planplatte (Pl) hindurch auf den Kehlkopfspiegel KSp, der in der gewohnten Weise im Rachen der Vp. gehandhabt wird. Der unbelegte Planspiegel (*Pl*) bringt das zurückkehrende Licht zum Teil zum Mitbeobachter *B*, der durch eine Blende hindurch beobachtet. Bei *S* befindet sich ein mit schwarzem Samt überzogener Schirm, auf dem der Mitbeobachter das Raumbild des Kehlkopfes sehr gut messen kann.

Diese Methodik hat R. Zimmermann (1938) für die Messung der Stimmlippen bei Sängern und Sängerinnen verwendet und weiter ausgebaut. Er erreichte durch eine Stellungsänderung der Apparatur (indem er sie um 15° gegen den zu Untersuchenden kippte) und einer Zusatzvorrichtung mit zwei verschieblichen kleinen Stangen und Zahnradübersetzung eine Erleichterung der Messung. 1961 hat W. Pfau die Frage der Stimmlippenverlängerung mittels des Trendelenburgschen Verfahrens wieder angegriffen. Es wurden Messungen an ausgebildeten Sängern und Musikpädagogen durchgeführt in Respirationsstellung beim Singen eines tiefen und hohen Tones. Als Meßpunkte wählte er den Ansatz der Stimmlippen am Schildknorpel und am Processus vocalis. Ein besonderes photographisches Verfahren mit einer Filmkamera hat H. Hollien (1960) angegeben, das auch J. Wendler in neuester Zeit zur Registrierung der Stimmlippenlänge in bezug auf die Tonhöhe benutzt hat.

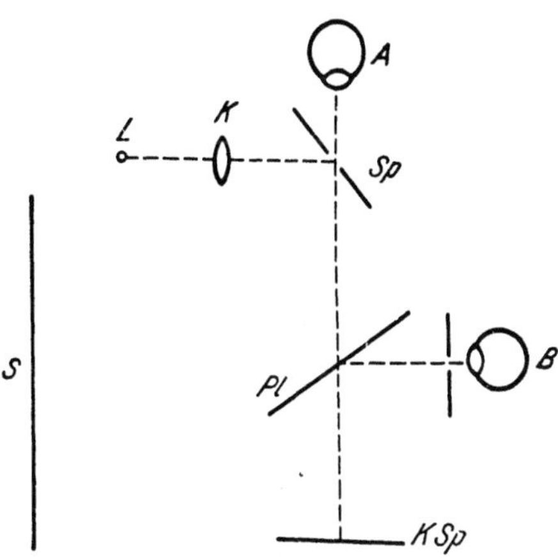

Abb. 100. *L* Heßsche Hammerlampe mit Kondensor *K*; *A* Versuchsleiter; *B* Mitbeobachter; *S* Schwarzer Samtschirm; *Sp* Planspiegel, belegt, durchlocht; *Pl* Planparallele spiegelnde Glasplatte, unbelegt; *KSp* Kehlkopfspiegel und Ort der Versuchsperson.

d) Röntgenuntersuchungen

Bereits 1925 hat R. Schilling die Bewegungen des Zwerchfells und des Brustkorbes während des Singens und Sprechens vor dem Röntgenschirm untersucht, wobei er festgestellt hat, daß bei der Bruststimme das Zwerchfell stärker ansteigt als bei der Kopfstimme. Wichtig erscheint es, daß nach den Untersuchungen dieses Altmeisters der Phoniatrie die Klangfarbe einen Einfluß auf die Steighöhe des Diaphragmas ausübt.

Handelt es sich darum, eine bestimmte Klangfarbe der Stimme (z. B. Jodelstimme) in ihrem Zusammenhang mit den Zwerchfellbewegungen zu beobachten, so kann das *Röntgenkymogramm* dazu verwendet werden. Dieses gestattet, während einer kurzen Tonfolge orthographisch den Bewegungsablauf der Atmung zu unterteilen und so im Röntgenbild zu fixieren. Auch zur Erkennung spastischer Zustände der Atmung ist dieses geeignet: Als Beispiel von Röntgen-Kymogrammen seien zwei normale von einem Konzert-Bariton und einer Altistin wiedergegeben. Beim Schwellton des Baritons sieht man den langsam gleichmäßigen Anstieg des Zwerchfelles sehr gut. Diese Bewegung während eines üblichen Schwelltones erstreckt sich über $5^1/_2$ Sek. mit einer Amplitude bis zu 4 cm (Rippenstütze) (Röntgeninstitut des Kantonsspitals Zürich, früherer Dir. Prof. Dr. H. R. Schinz).

Das zweite Bild betrifft eine sehr geübte und erfolgreiche Altistin, die sich ebenfalls durch gleichmäßiges Ansteigen des Zwerchfelles während des Schwelltones auszeichnet. Auch L. Croatto wies mit Recht darauf hin, daß dieses Hilfsmittel der experimentellen Phonetik wichtige Einblicke in das Geschehen des Atemvorganges bringe (I. Congresso Nationale della Società Italiana di Fonetica Sperimentale, Parma, 1953) (s. Abb. 101 a, b).

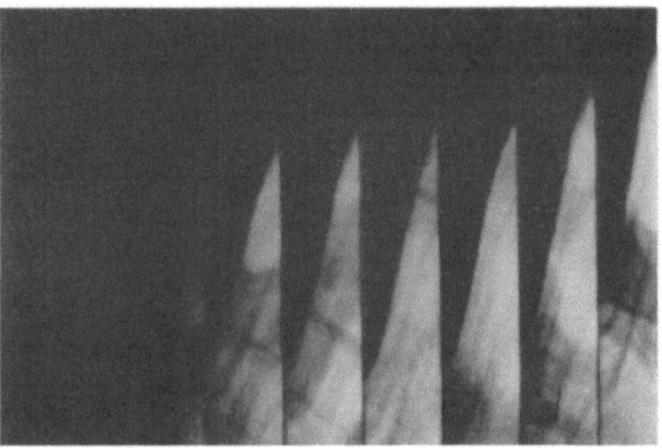

Abb. 101 a. Frl. F. Altistin. Normaler Schwellton a′ (448 Hz). Auch hier ein ziemlich steiler Anstieg, nicht unterbrochen von Zacken, die etwa auf eine unregelmäßige Atemstütze (Wiederaufladungen) hinweisen. Die Atemexkursion (Volumen) scheint etwas geringer zu sein als beim oben erwähnten Sänger.

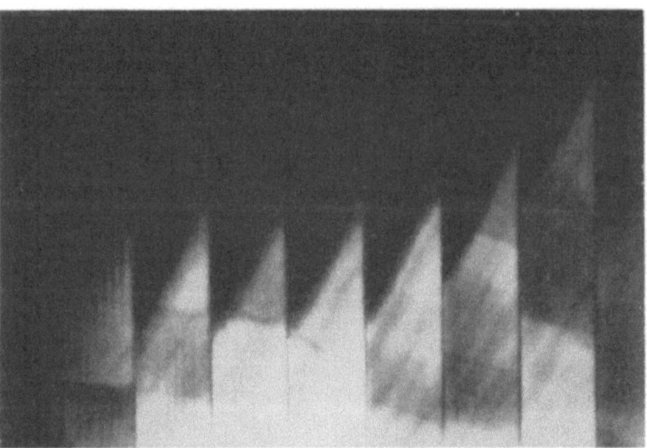

Abb. 101 b. Bariton. Normaler Schwellton c (128 Hz). Man beachtet die ausgeglichene Bewegung des Zwerchfells im Verlaufe der Intensitätssteigerung der Stimme.

Im Gegensatz dazu stehen die zackigen, unregelmäßigen Bewegungsabläufe mit ständigen Änderungen der ungenügenden Stützbewegungen, welche die hypo- und hyperkinetische Dysphonie bei schlecht Sprechenden (überhauchte Stimmen) kennzeichnen und aus diesem Grunde bei freiem Kehlkopf die Anweisung für entsprechende Atemübungen für den Stimmtherapeuten ergaben.

Um nun die Bewegungen des Kehlkopfes bei den verschiedenen Singarten zu kontrollieren, kann man sich auch der Durchleuchtung mit Röntgenstrahlen bedienen. Es gelingt leicht, mit einem geeigneten Farbstift, rasch die Umrisse des Kehlkopfes und die mit ihm verknüpften verschiedenen Stellungen beim Singen festzuhalten, um sie später zu vergleichen. So läßt sich z. B. das Tiefertreten des Stimmorgans beim Decken, die Ausdehnung seines Schallraumes oberhalb der Glottis, sein Hinabsteigen bei der Jodelsingart und ebenso beim Schwellton nachweisen.

Die *seitlichen Röntgenbilder* des Kehlkopfes zeigen bei unseren Aufnahmen die Konturen der MORGAGNIschen Ventrikel nur unscharf, und nur ganz wenig Prozente der Fälle ließen aus der verschmälerten, in die Länge gezogenen Ventrikelzeichnung

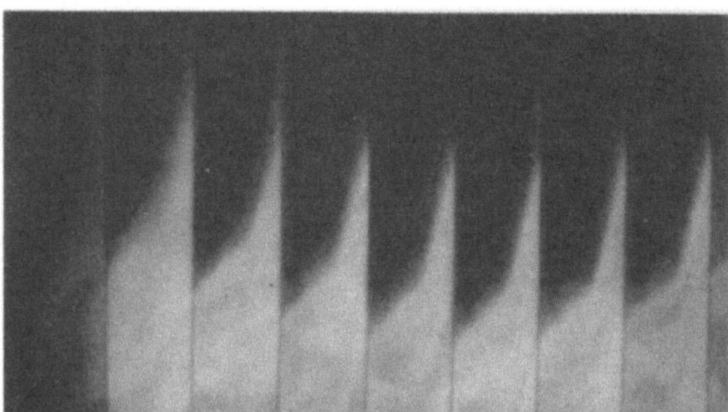

Abb. 101 c. Pat. G. Seminarist, 28 J. habituelle hyperkinetische Dysphonie (Rhesasthenie). Atemkymogramm (Dauer: $5^1/_2''$), Schwellton, Ton g (196 Hz), Vokal [*e*]. Man sieht deutlich den unregelmäßigen, zackigen Ablauf der Zwerchfellbewegungen mit mangelnder Stützfunktion. (Röntgeninstitut des Kantonsspitals Zürich, früherer Dir. Prof. Dr. H. R. SCHINZ.)

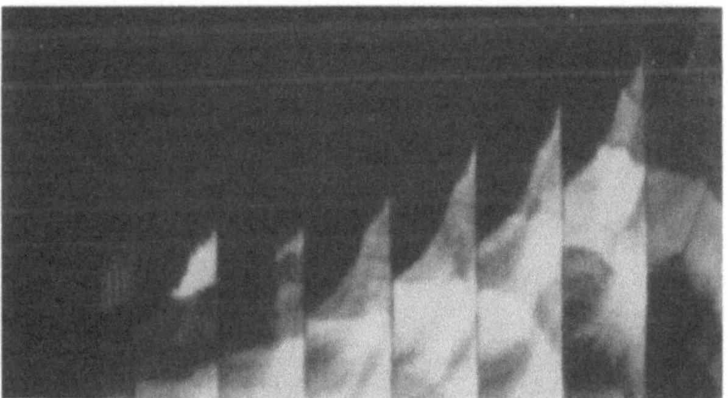

Abb. 101 d. Pat. E. Seminarist, 20 J. habituelle hyperkinetische Dysphonie (Rhesasthenie). Atemkymogramm (Dauer: $50^1/_2''$), Schwellton, Ton g (196 Hz), Vokal [*e*]. Man bemerkt die unregelmäßigen Bewegungen des Zwerchfelles infolge mangelnder Stützfunktion bewegliche Amplitude 20—23 mm. (Röntgeninstitut des Kantonsspitals Zürich, früherer Dir. Prof. Dr. H. R. SCHINZ.)

bei hohen Tönen (z. B. bei d^2) auf eine Verlängerung der Stimmlippen — wie sie auch CURRY vermutet hat — schließen.

A. SONNINEN (1956) hat die vordere und die hintere Inseration der Stimmlippen in 150 röntgenologisch untersuchten Fällen (laterales Röntgenogramm) studiert. Die vorderen und hinteren Begrenzungen, die durch Ossifikationszentren des frontalen Randes des Schildknorpels bestimmt wurden, konnten in 58 bis 40,6% der Fälle beurteilt werden. In all den Fällen, bei denen diese Ossifikationspunkte statistisch erfaßt werden konnten, zeigte sich eine Verlängerung der Stimmlippen beim in-die-Höhe-Singen. Auch A. SONNINEN vertritt die Auffassung von R. SCHILLING, daß die extralaryngealen Muskeln (Mm. sternothyreoidei) eine wichtige Funktion ausüben, insofern sie die Mm. cricothyreoidei bei der Bildung der hohen Töne durch eine Verlängerung und Verdünnung der Stimmlippen unterstützen.

In weiteren sei hier beispielsweise *ein seitliches Röntgenbild* bei gleicher Distanz der Aufnahme, bei einem Schwellton einer trainierten und erfolgversprechenden Sopranistin 40 j. (Stimmumfang c—c‴, mittelhelle Sopranstimme; Registerverteilung e′—f′, mittlerer Sprechstimmlage c′, Stimmeinsatz: weich) wiedergegeben. Man erkennt im 1. Bild (a) deutlich den relativ großen Schallraum beim piano;

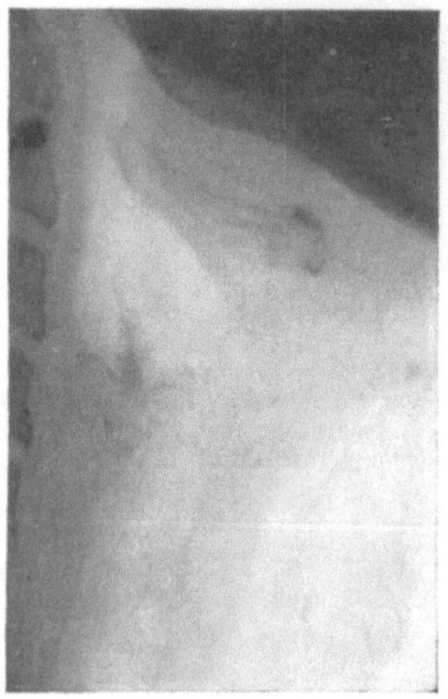

Abb. 102a. Vp. L. M. w. Singst. Ton f′ „jo“.

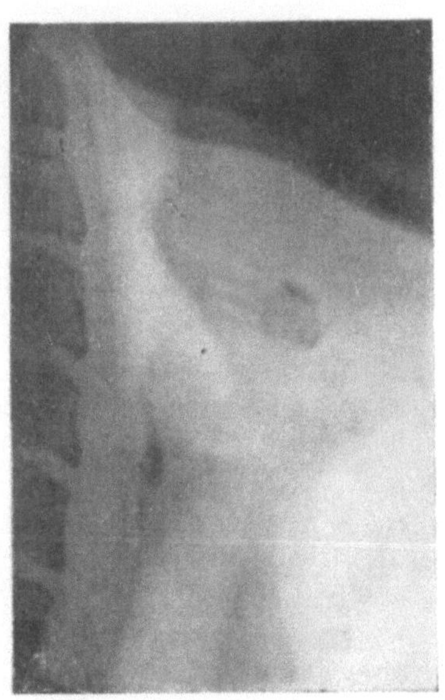

Abb. 102b. Vp. L. M. w. Jodelst. Ton f′ „jo“. Tiefertreten des Kehlkopfes. Veränderung im Kehlraum.

(Ton c″, Vokal o). Die Ventrikel scheinen etwas stärker entfaltet zu sein. Der Stimmkanal (Hypopharynx) ist stark entfaltet und geöffnet. Dagegen erscheint beim Forteton der Kehlraum über der Glottis verengt zu sein. Das Zungenbein tritt etwas in die Höhe sowie auch der Kehlkopf, wie man dies bei den leichten Sopranstimmen sieht. Man beachte die Weite der Luftröhre als Kennzeichen einer sonoren Sängerstimme (s. Abb. 102a, b).

Wichtige Einblicke in die Stimmfunktion geben auch *Tomogramme*, die erstmals 1938 von CANUYT, GUNSETT und GREINER in der Laryngologie verwendet wurden.

Bereits MACKENZIE (1887) schrieb, es sei höchstwahrscheinlich, daß die Flügel der Schildknorpel bei tiefen Tönen auseinanderweichen und bei höheren sich nähern (s. Abb. 103).

Auf den oben wiedergegebenen Tomogrammen (offenes und gedecktes Singen) beobachtet man auch interessanterweise das Auseinanderweichen der beiden

Schildknorpelplatten. Die Tomographie hat den außerordentlichen Vorteil, daß nur eine bestimmte Schicht in einer gewissen Tiefe des aufgenommenen Organs, frei vom Eingriff des Spiegels, zur Darstellung kommt. So gelingt es, bei Aufnahmen zahlreiche stimmphysiologisch wichtige Funktionen von einer neuen Seite zu beleuchten. Allerdings sind die technischen Schwierigkeiten recht groß, weil der Körper der Vp. beim Fortesingen stark erschüttert wird, vor allem bei den Sängern, so daß die Bilder manchmal unscharf werden (s. Abb. 103a, b).

Metzger hat durch Einschieben eines kleinen Filmblättchens in den Oesophagus ebenfalls eine deutliche *Ventrikelzeichnung* erhalten, wenngleich er besonders die Gestalt der Stimmlippen in Brust- und Fistelstimme beobachten

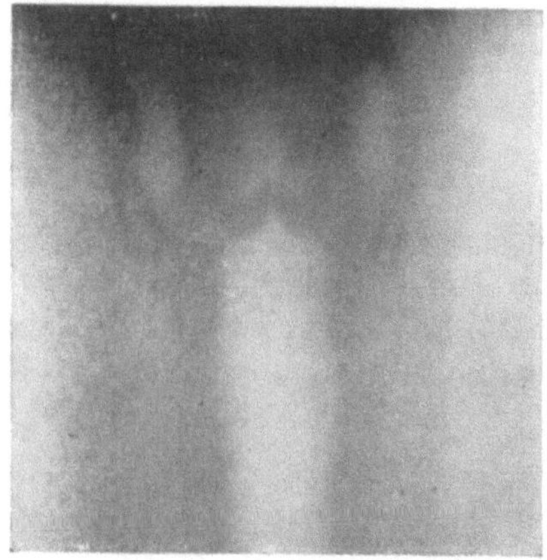

Abb. 103a. Altstimme, Ton *a'*, offen gesungen, Vokal *o*.

Abb. 103b. Altstimme, Ton *a'*, gedeckt gesungen, Vokal *o*.

Bereits Mackenzie (1887) schrieb, es sei höchstwahrscheinlich, daß die Flügel der Schildknorpel bei tiefen Tönen auseinanderweichen und bei höheren sich nähern.

wollte. Die erwähnten Aufnahmen des Kehlkopfes von vorn gelangen bei einer Reihe von Vp. in einwandfreier Weise. Dadurch, daß auf diesen Bildern der Schatten der Wirbelsäule wegfällt, kann nun das von zahlreichen Autoren erörterte Morgagnische Ventrikel in seiner Tiefe festgehalten und sogar planimetrisch gemessen werden. In fünf Fällen fand ich beim gedeckten Ton eine Vergrößerung der Morgagnischen Tasche in der Tiefe; während beim *offen gesungenen Ton* das Ventrikel etwa stumpflanzettförmig ausgebuchtet erschien, zeigte es sich jedoch beim *gedeckten Singen* breitbasig erweitert zur Seite hin und oft etwas nach oben ausgedehnt. Die beim Sänger besonders gut entwickelte, ungleich gespannte Muskulatur der Wandung des Vestibulum laryngis kann die Weite der Morgagnischen Tasche ganz verschieden gestalten, so daß die Ausdehnung des Ventrikels nicht bloß von seiner natürlichen Form abhängt.

Auch A. Kovacs (1964) hat seitliche Röntgenbilder bei Vp. mit teilweisem oder vollständig ossifiziertem Aryknorpel bei der Phonation beschrieben. Da der Stellungswechsel nur wenige Millimeter beträgt, genügt es nach seiner Ansicht, die vordere und hintere Begrenzung dieser Stellungen im seitlichen Röntgenbild zu prüfen. Er fand den *Ventrikel* sowohl während der Inspiration als auch während der Stimmgebung mit Luft gefüllt. Bei der Inspiration war er mäßig, bei tiefen Tönen weitgehend geöffnet. Bei hohen Tönen allerdings flacht er sich ab und wird verlängert. Im weiteren werden noch die Form und Lage des Aryknorpels unter verschiedenen physiologischen Bedingungen (*mit Aufblasung des Kehlkopfes*, VALSALVAscher Versuch) beschrieben.

Gleichzeitig lassen sich die verschiedenen Spannungszustände der Stimmlippen bei den verschiedenen Singarten studieren, um die auf Grund stroboskopischer Beobachtungen gewonnene Auffassung des Stimmlippenmechanismus von R. HUSSON zu überprüfen. Während aber beim Fortesingen die Stimmlippen deutlich wulstiger sind als beim Piano, erscheint die Formänderung beim sogenannten vorwiegend offenen und gedeckten Singen außerordentlich variabel; in vier von den fünf Fällen sieht man jedoch *eine deutliche Verdünnung der Stimmlippen bei der Deckung*. Wie früher erwähnt, wird ja beim Decken der M. cricothyreoideus stärker angespannt, während beim offenen Singen der M. thyreoarytaenoideus internus kontrahiert ist. Das gleiche haben auch G. BELUSSI und A. VISENDAZ (1949) im Röntgenbild festgestellt.

Die Bedeutung des *Sinus Morgagni* für die Singstimme wird immer noch diskutiert. Die experimentellen Untersuchungen von J. VAN DEN BERG (1955) brachten die Bestätigung, daß sich der Sinus Morgagni während des Sprechens bedeutend ändert. Er konnte zeigen, daß das Stimmspektrum am Eingang des Ansatzrohres von den Dimensionen des Sinus Morgagni und des Abstandes zwischen den Taschenfalten abhängt. Der Sinus erwies sich als Tiefpaß für die Komponenten unmittelbar oberhalb der Stimmlippen.

Aus den Tomogrammen von R. HUSSON (1952) wie auch aus den unsrigen geht die Differenzierung zwischen Brust- und Kopfstimme klar hervor. Bei der Bruststimme findet sich eine beträchtliche Dicke der Stimmlippen, die sich in viel größerem Ausmaß gegeneinander vorwölben. Bei der Kopfstimme legen sich die Stimmlippen bedeutend weniger aneinander. Sie verjüngen sich immer weiter mit der Abnahme des Atemvolumenverbrauchs, so daß sie sich nur noch in einer dünnen Schicht schnabelartig gegeneinander wenden. G. BELUSSI hebt in seiner Arbeit (1949) hervor, daß die Stimmlippen lyrischer Sopranstimmen über den ganzen Stimmbereich, die von Altstimmen, Mezzo-Sopran und dramatischen Sopranen im mittleren Stimmbereich und bei höhen Tönen ein ganz ähnliches Tomogrammbild abgeben, wie die Kopf- oder Falsettöne des Mannes. Besonders deutlich kommen auf einzelnen Bildern seiner Arbeit (S. 144 bis 146) neben der Verdünnung der Stimmlippen, der bereits erwähnten Erweiterung der Ventrikel, die deutliche Vergrößerung des supraglottischen Raumes zum Ausdruck, was ja für den Mechanismus des (vorwiegend) gedeckten Gesangtones von besonderer Bedeutung ist.

Wichtig ist auch die Beobachtung von R. HUSSON, daß nämlich die Tomogramme von Vokalstellungen (wenigstens bei gesungenen Vokalen) die schon im Kehlkopf beginnende Differenzierung erkennen lassen. Bei gleicher Tonhöhe unterscheiden sich die Vokaltomogramme hinsichtlich der Tiefe der Anlagerung der beiden Stimmlippen und hinsichtlich der Festigkeit, sich aneinanderzulegen. Unsere Aufnahmen (Röntgeninstitut Zürich, früh. Direktor Prof. Dr. R. SCHINZ) bei gleicher Tonintensität auf gleicher Tonhöhe (Tenor K., Tonhöhe h) brachten bei wechselnden Vokalen (a, o, e, i, u) eine leichtgradige Verschiedenheit der Konfiguration der Stimmlippen und der Ventrikel zur Darstellung. Aus den wichtigen Arbeiten von D. A. Weiss (1932) und R. Husson ging hervor, daß die Resonanzerscheinungen im Ansatzrohr in wechselndem Grade auf den Larynx einzuwirken vermögen, da sie eine Dämpfung ausüben können. Der Ton- (Impuls) Generator der Glottis arbeitet in gleicher Weise bei der Hervorbringung aller Vokale; die Anpassung der supraglottischen Höhlen aber wirkt auf die Schallabstrahlung im Kehlkopf, was je nach Vokal zu einer Modifikation der vibratorischen Stimmlippentätigkeit führt (R. Husson, 1952).

Als Beispiel dienen zwei Bilder einer Altistin, welche den Vokal o auf dem Ton a′ das eine Mal offen, dann gedeckt und schließlich auch den gleichen Laut und denselben Ton piano und forte sang (Abb. 104a + b).

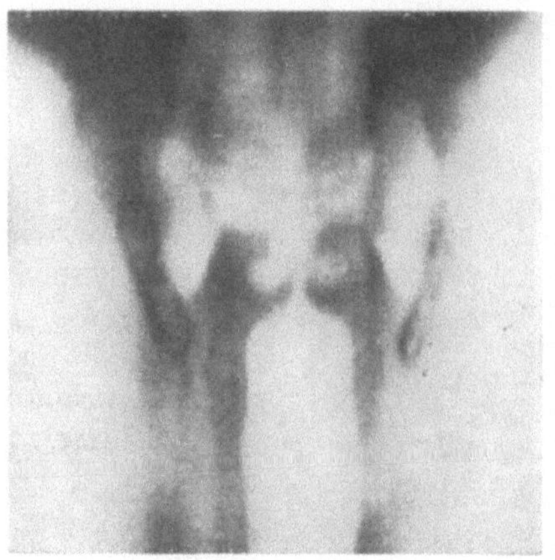

Abb. 104a. Tomogramm während der Stimmgebung (a′), Altistin Vokal a piano.

Abb. 104b. Tomogramm während der Stimmgebung (a′), Altistin Vokal a forte.

Auf den oben wiedergegebenen Tomogrammen Abb. a + b (offenes und gedecktes Singen) beobachtet man auch interessanterweise das Auseinanderweichen der beiden Schildknorpelplatten.

Man erkennt deutlich, daß diese mit Veränderungen der Klangfarbe und der Intensität der Stimme einhergehenden Gesangsleistungen, welche spektrographisch in neu auftretenden Obertönen und röntgenologisch durch das Tiefertreten des Kehlkopfes charakterisiert sind, außer der oft festgestellten Erweiterung des *eigentlichen supraglottischen Schallraumes dabei auch noch mit einer Erweiterung der Ventrikel einhergehen.* Nicht nur, daß hierbei der Eingang zu denselben frei wird, wie H. Stern (1935) dies beschrieben hat, sondern die Ausdehnung erstreckt sich auf die ganze Tasche. Es werden auch hier große Unterschiede angetroffen, da die Ausdehnung begreiflicherweise von der Elastizität und dem Muskelreichtum des umgebenden Gewebes abhängig ist. So bestimmen einerseits die Anlage, das Alter und Umwelteinflüsse diese zusätzlich einstellbaren Schallräume; andererseits kann wohl die Übung einen nicht unbeträchtlichen Beitrag dazu leisten.

M. Marchal hat 1951 eine bedeutungsvolle Methode zur *Aufzeichnung der Zungenbewegungen während des Sprechens mittels der kinematographischen „Dichtigkeitsschreibung“ angegeben.* Bei der von diesem Autor gewählten Technik der kinematographischen „Dichtigkeitsschreibung“ (Cinédensigraphie) handelt es sich um die Registrierung der Helligkeitsunterschiede, die auf dem Röntgenschirm auftreten, mittels einer Reihe photoelektrischer Zellen und zugeordneten oszillographischen Verstärkerröhren. Die Aufnahme erfolgt in Profilstellung, wobei der Kopf der Vp. zwischen Röntgenröhre und Schirm geschoben wird. Vor dem Röntgenschirm werden photoelektrische Elemente, durch einen Schlitz zentriert, auf die Zungengegend eingestellt. Infolge der Bewegungen der Zunge während der Artikulation der Worte wird der Durchtritt der Röntgenstrahlen moduliert und die oszillographischen Verstärkerröhren schreiben nun auf einem mit Zeitmarken (2,5 cm pro Sekunde) versehenen Film die entsprechenden Dichtigkeitskurven. Außerdem kann die Methode für die Aufzeichnung der Bewegungen des Gaumensegels, der Epiglottis und vor allem der Stimmlippen verwendet werden. Nach den Angaben des Verfassers genügt es in diesem Fall, die Vp. frontal aufzustellen, so daß die Röntgenstrahlen in posterior-anteriorer Richtung den Kehlkopf durchdringen. Die Methode könnte für die Theorie und Praxis der Stimmgebung große Bedeutung gewinnen, vor allem für die Kenntnis der hyperkinetischen Stimm- und Sprechstörungen und für die Wiedererziehung der Stimme.

Die neueren *röntgenkinematographischen Untersuchungen* des Nasen-Rachenraumes (L. Croatto, C. Croatto-Martinoli, G. Pistolesi und M. Patrese, 1958) haben wesentlich neue Einblicke in die Funktion des Gaumensegels bei verschiedenen Vokalen und der Zunge gebracht: Die Bewegung beginnt mit der Bildung eines Winkels im mittleren Drittel des Gaumensegels. Diese Abknickung verstärkt sich immer mehr, bis die untere Seite des Velums parallel zur hinteren Rachenwand verläuft, während die obere sich allmählich nach oben bewegt, um schließlich eine horizontale Stellung einzunehmen. In einer Serie von Photogrammen scheint der Nasen-Rachenabschluß bei einzelnen Phonemen zeitlich verschieden auszufallen. Da der Filmtransport nicht stetig ist, konnten jedoch keine zahlenmäßigen Angaben gemacht werden (L. Croatto). Wenn das Gaumensegel nun die hintere Rachenwand erreicht hat, beginnt derjenige Teil des Velums, der über die Rhinopharynx liegt, sich über den Rachenraum zu wölben, wodurch dieser nach Maßgabe der Bewegung eingeengt erscheint. So zeigt die Oberfläche des Gaumensegels im Profil einen charakteristischen Buckel in cranialer Richtung. Beim Hinuntersenken geht die Abplattung der Wölbung viel rascher vor sich, als man es beim Hochsteigen des Gaumens sieht. Betrachtet man die supraglottischen Organe als Ganzes, so kann festgestellt werden, daß das Gaumensegel zuallererst die Artikulationsbewegung eröffnet. Die verschiedenen Stellungen der Zunge erscheinen gegenüber den Gaumensegelbewegungen verspätet eingenommen zu werden, sowohl zu Beginn, als auch am Ende der Artikulation. In der Ruhestellung sieht man die Zunge so im Mund-Rachenraum liegen, daß die obere, konvexe Fläche die oberen maxillaren Zahnreihen erreicht, während ihr dorsaler Abschnitt den Oro-Hypopharynx nach vorn abgrenzt. Ihre Stellung ist für jeden Vokal charakteristisch und sie trägt also dazu bei, die verschiedenen supraglottischen Resonanzräume zu bestimmen.

Unter *Rhinolalia aperta* versteht man bekanntlich eine Sprachstörung, die infolge mangelnden Abschlusses des mittleren Rachens und der Mundhöhle gegen den Nasenrachen einerseits und die Nasenhöhlen andererseits zustande kommt. Diese Klangumwandlung der Vokale, ein Näseln, kommt zustande, wenn infolge mangelnden Abschlusses des Gaumensegels die Luft beim Sprechen vorwiegend durch den Nasenkanal entweicht, wobei die suprapalatalen Hohlräume an der Resonanzbildung zusätzlich verstärkt teilnehmen; unter normalen Verhältnissen werden diese Funktionen in erster Linie von Mundhöhle und Rachenraum übernommen. Die Klanganalyse, der genäselten Vokale ergibt eine Verstärkung des Grundtones, teilweise bis fast auf das Doppelte, sowie ein Zurückdrängen und Abschwächen der Obertöne (GUTZMANN, LUCHSINGER und andere).

Eine den Erscheinungen der *Rhinolalia aperta* ähnliche Symptomatologie entsteht nach W. SCHWAB und H. BAUER (1955), wenn zwischen Hypopharynx und der Außenwelt eine Öffnung besteht. Bisher beschränkten sich derartige Beobachtungen hauptsächlich auf Schnittverletzungen, die meist in selbstmörderischer Absicht geschahen (ALBERT, BERENDES). In jüngster Zeit hatten diese Autoren öfters Gelegenheit, *Hypopharynxfisteln* zu beobachten während der Behandlung von Epiglottiskarzinomen (operiert nach der Methode ALONSOS). Die bei dieser Operation auftretende Klangfarbenänderung wird von W. SCHWAB und H. BAUER „*Hypopharyngolalia*" genannt. Nach seitlicher Pharyngotomie (unter vorausgehender Entfernung der gleichseitigen Zungenbeinhälfte, des Schildknorpelhorns und eventuell des Schildknorpeloberrandes) wurde der Kehldeckel abgesetzt und nach Versorgung des verbliebenen Kehlkopfanteils die Pharynxschleimhaut allseitig mit der Außenhaut vernäht und das so gebildete Pharyngostoma zwei bis drei Monate offengehalten. Danach erfolgt der plastische Verschluß.

Bei den Vokalen findet man hinsichtlich der Klangänderung weitgehende Parallelen zwischen der Rhinolalia aperta und der Hypopharyngolalia. Ein Unterschied tritt allerdings bezüglich der Richtung der Verlagerung der Hauptresonanzräume auf. Während der unter normalen Bedingungen durch die Mundhöhle sich fortpflanzende Tonstrom beim offenen Näseln sich nach den suprapalatalen Hohlräumen fortpflanzt, verlegt sich dieser bei der Hypopharyngolalie *nach dorsal und caudal, dem Hypopharynx zu.* Sämtliche oben genannten Veränderungen bei diesen Sprachstörungen verschwinden, wenn die Hypopharynxfistel verschlossen wird; insbesondere verlagert sich der Hauptresonanzraum wieder der Mundhöhle zu und die Vokale erhalten ihren normalen Klangcharakter zurück. Damit scheint bewiesen, daß die beschriebene Hypophyrangolalia nicht auf sonstige Veränderungen der resonatorischen Verhältnisse im Kehlraum beruht, die operationsbedingt sind (Entfernung des Kehldeckels, Resektion des Schildknorpelhorns und des oberen Anteils der Schildknorpelplatte, Halbseitenentfernung des Zungenbeins, Pharynxnaht, Schädigung des Nervus laryngeus cranialis und anderes), wobei die Größe der genannten Fistel etwa den Grad der Sprachstörung bestimmt.

Verfasser hat 1949 *zum Vergleich des Falsettones, mit dem sogenannten „Vollton der Kopfstimme"* bei zehn berufstätigen Künstlern und geübten Gesangsschülern, die über treffliche Stimmen verfügten, eine große Anzahl von *Tomogrammen* ausgeführt. Bei jedem Sänger wurden zwei Tomogramme hergestellt, und zwar unter Aufrechterhaltung der Tonhöhe und desselben Vokals [a]. Bei allen Sängern ließen die Röntgenbilder eine *weiter geöffnete* Stimmritze im Falsett gegenüber dem Vollton erkennen. Gleichzeitig war der weite, entspannte Ventrikelraum mit mehr oder weniger offenstehendem Zugang zu erkennen. So konnte die von Dr. WEISS

(1936) noch offengelassene Frage dahin entschieden werden, *daß beim Falsetton die Stimmritze in allen Schwingungsphasen länger geöffnet bleibt.*

Der *Vollton der Kopfstimme* nähert sich in charakteristischer Weise mehr der Bruststimme als dem Falsett: Die Stimmlippen schwingen nach Maßgabe der Resonanz, die sich dem Bruststimmechanismus nähert, immer mehr über die ganze Breite der Lippe. Die Taschenfalten findet man auf den zehn *Tomogrammen* einander etwas genähert und die Ventrikel demzufolge eingeengt. Die Stimmritze erscheint bei den hohen Kopftönen guter Sänger „offen“ oder wird nur wenig verengert.

Es muß aber bei der tomographischen Methode, das „*Durchscheinen durch die Stimmritze*“ (vgl. P. H. Damste, Kongreßreferat der Internationalen Gesellschaft für Logopädie und Phoniatrie, 31. August 1968, Paris) in Betracht gezogen werden. Beim Kehlkopfspiegeln im Falsett sieht man ja die Stimmlippen geschlossen. Man muß also in den oben erwähnten Tomogrammen immer nur die *relative* Weite zwischen den Stimmarten berücksichtigen.

Systematische tomographische Aufnahmen hat R. Husson in den Jahren 1950 und 1952 bearbeitet. Er machte methodische Untersuchungen an sich selbst, obgleich er nicht Sänger von Beruf war, wobei von den 50 hergestellten *Tomogrammen* 31 ausgewertet werden konnten. Wichtig ist aber seine präzise Methodik: Husson variierte der Reihe nach:

1. *die Tonhöhe* (wobei der gleiche Vokal, die gleiche Stimmstärke, das gleiche Register beibehalten wurde),
2. *die Intensität der Stimme* (der Vokal, die Tonhöhe, das Register blieben gleich),
3. *den Vokal* (die Intensität, die Tonhöhe, das Register wurden beibehalten),
4. *das Register*, Brustregister oder Kopfstimme (es blieben Intensität, Höhe und Vokal).

Die Röntgenaufnahmen für die Klärung dieser Fragen bezifferte er etwa auf 280. Bei Künstlern muß man sich wohl meistens auf eine bescheidenere Zahl von Aufnahmen und Wahrung der genannten Methodik beschränken.

Die Bilder von R. Husson, die veröffentlicht wurden, zeigen leider im Forte eine große Unschärfe, was mit der starken Anstrengung bei der Stimmgebung zusammenhängt. Einzelne Tomogramme weisen auch eine deutliche Asymmetrie auf.

Ausgedehnte tomographische Studien zur Funktion des menschlichen Kehlkopfes haben W. Fromhold und G. Hoppe (1965) durchgeführt und damit bedeutsame Beiträge *zur Erkennung von Unterschieden der Stimmechanik bei Sängern* geliefert. Mittels des von W. Ruth (1963) konstruierten Bügels mit zwei Bleifühlern, die auf der Halshaut des Sängers etwa unterhalb des Kehlkopfes mit Leukoplast befestigt werden, konnte die Markierung eines Bezugspunktes bei den Tomogrammen gewonnen werden. So wurden Kehlkopfschichtbilder von 12 Sängern von Ruf und Gesangsschülern gewonnen, indem die Vertikalbewegung des Kehlkopfes bei der Stimmgebung verschieden hohe Töne auf Röntgenaufnahme durch den Abstand der Stimmlippenstellung von der Verbindungslinie der Metallfühler genau gemessen werden konnte. Bei der Analyse der Kehlkopfbewegung konnte in Übereinstimmung mit Nadoleczny u. a. erkannt werden, daß mit steigendem Leistungsgrad der Sänger, die Bewegungen des Kehlkopfes geringer werden. Insbesondere sollen bei hohen optimalen Tönen überflüssige Innervationen und damit Kehlkopfverlagerungen vermieden werden, damit die Schwingungsfähigkeit der Stimmlippen nicht beeinträchtigt wird.

In einer zweiten tomographischen Studie (1965) beschäftigten sich die gleichen Autoren mit der Frage der Bewegung des Zungenbeins beim Singen, d. h. mit der Bedeutung einiger *Rahmenmuskeln*. Auch dieses Mal stellten sich Künstler und Gesangsschüler der Berliner Musikhochschule zur Verfügung. Es wurde in technischer Hinsicht wie früher vorgegangen.

Das Hyoid diente als Zentrum der Distanzanalysen, welches aber die Funktion verschiedener Rahmenmuskeln (M. geniohyoideus, M. sternohyoideus u. a., Atlasbogen-Hyoid-Distanz) beim Singen eines hohen Tones Auskunft geben sollte. Die besten Sänger zeigten über dem gesamten Stimmumfang eine nahezu vollständige Stellungskonstanz des Zungenbeins und des Kehlkopfes. Dagegen traten bei schlechteren Leistungen zunehmende Verlagerungen auf.

In einer dritten Mitteilung erfassen die erwähnten Forscher schließlich die bekannten *Haltungsänderungen des knöchernen Rahmens der äußeren Kehlkopfmuskulatur* der Halswirbelsäule. Es wurden, wie zu erwarten war, in Abhängigkeit vom Grad der Schulung und dem Leistungsstand des Sängers, prinzipielle Haltungsunterschiede festgestellt. Internationale Spitzenkräfte zeigten durchwegs eine Haltungskonstanz über den gesamten Tonumfang, während bei den Gesangsschülern zunehmende Verspannungen, Kyphosen, isolierte Verkrümmungen und auch Bewegungen in einzelnen Abschnitten der Halswirbelsäule auffielen.

Es seien noch einzelne besondere Arten der Röntgenmethodik genannt. So hat A. KOVACS (1962) mit einem *Larynx-Distinktor asymmetrische Stimmlippenaufnahmen* durchgeführt. Er konnte u. a. zeigen, daß sich bei der Phonation der platalen hohen Laute [o] [i] und [u] der Ventriculus Morgagni stufenweise erweitert und sich dabei die Plica vocalis verdünnt.

Schließlich seien die interessanten seitlichen Röntgenbilder und Tomogramme eines Hodzas von G. YANNULIS (1962) erwähnt. Ein solcher Priester singt zwischen a—c′, wobei kein reiner Vokal verwendet wird. Er nimmt den Brust- und „Bauchton" in der Mittellage, ungefähr bei f^1 (134 Hz). Man hört ein ständiges Tremolo. Die Stimme klingt genäselt und ganz verschieden vom europäischen Gesang (LUCHSINGER). Dabei werden die Gaumenbögen zusammengezogen. Bei dieser Tonbildung kann man fast die gleichen tomographischen Bilder sehen wie beim gepreßten Stimmeinsatz (vgl. S. 200). Der Kehlkopf läßt sich während dieser Phonation nach G. YANNULIS nicht spiegeln.

Interessante *röntgenologische Untersuchungen beim lauthaften Lachen* hat G. HABERMANN (1955) durchgeführt. Er konnte damit die räumlichen Veränderungen des Kehlkopfraumes und damit für die Resonanz und Klangfarbe maßgeblichen lokalen Verhältnisse sehr gut darstellen. Die Form und Größenveränderungen wurden in mehreren horizontalen Ebenen in Zentimetern gemessen. Die Wirbelkörper dienten als festes Bezugssystem für die Veränderungen der Kehlkopfstellung in der Vertikalen in Ruhe, bei stimmlicher Leistung und beim laufhaften Lachen, soweit das bei der großen Vielfalt der Klangqualität und der individuellen Eigentümlichkeit möglich war. Es ergaben sich keine regelmäßigen Unterschiede hinsichtlich des Geschlechtes oder der stimmlichen Ausbildung der Vp. Der Kehlkopf stand beim Lachen in der Regel tiefer als bei der Intonation des Vokals [a] oder ebenso tief. Beim Lachen fand HABERMANN den Kehlkopf des Mannes schmäler und länger, den der Frauen breiter und gedrungener. Ähnlich wie beim Jodeln, beim sogenannten gedeckten Gesangston und beim Schwellton dient die besondere Form des Kehlraumes beim lauthaften Lachen offenbar der Erzeugung eines vollen, vor allem dunklen und dabei gedeckten Klanges (G. Habermann). Das Lachen ist ja tatsächlich eine urtümliche Schallform, das durch Klangfarbe, Tonhöhebewegung und rhythmische Gliederung gekennzeichnet ist.

Sehr wertvoll sind auch die neuartigen *röntgenkinematographischen Aufnahmen* der Bewegung des Pharynx und Oesophagus bei Laryngektomierten von J. van den Berg (1955).

e) Zeitdehneraufnahmen der Stimmlippenschwingungen

Geschichtliches. Die ersten einfachen kinematographischen Aufnahmen der Stimmlippen stammen von Chevroton und Vlès, die in der Sitzung vom 25. März 1913 der Académie des Sciences einen Bericht über ihr Vorgehen gaben. Einige Tage später haben Hegener und Panconcelli-Calzia ihre Strobokinematographien der Stimmlippen veröffentlicht. Es sind dies die ersten Aufnahmen dieser Art. Als Quelle diente eine 20 Amp.-Weule-Lampe mit Triplekondensator. Die Stroboskopscheibe befand sich nahe der Lampe im Strahlengang derselben. Hala und Honty benutzten für ihre Strobokinoaufnahme eine Zeißsche Gleichstrombogenlampe. R. Motta (1940) hat ebenfalls kinematographische Aufnahmen durchgeführt zu besonderen diagnostischen Zwecken, ohne aber die im Interesse stehende Verlangsamung überzeugend darzustellen.

Der stroboskopische Effekt kann auch durch normale Kinematographie erreicht werden, wenn die Bildfrequenz stark erhöht wird (Hochfrequenzkinematographie). Unter der dauernden Verbesserung der kinematographischen Technik gelang es Farnsworth und seinen Mitarbeitern (Bell Telephone Co., 1938) „High speed"-Filmaufnahmen herzustellen, die zum erstenmal bei einer Bildfrequenz bis 4000 Bildern pro Sekunde ein bewundernswert genaues Studium der Stimmlippenbewegungen während der Phonation gestattet haben (vgl. F. Winckel S. 106).

Beim Zeitdehnerfilm sind die Aussichten viel größer, eine Unregelmäßigkeit der Bewegung genau zu erfassen, welche bei der Stroboskopie, wenn es sich um verschiedene Phasenabläufe handelt, leicht verschleiert wird (Symptom der Unschärfe, vgl. S. 121). Die Stroboskopie kann nur für ganz genau periodische Bewegungen verwendet werden. Da die Stimmlippenbewegungen offenbar nicht ganz periodisch verlaufen, genügen sie für die wissenschaftliche Analyse nicht.

Seit diesen, bereits klassischen Filmaufnahmen, ist diese sehr wichtige Methode weiterentwickelt worden. Es muß allerdings in Betracht gezogen werden, daß bei 4000 Bilder je Sekunde das Filmbild nur während 40% dieser Zeit beleuchtet wird; das sind also 100 Micron/Sekunde. Obwohl die Fastax-Camera 8000 Bilder je Sek. liefern kann, bringt die Lichteinschränkung eine gewisse Unschärfe für extrem hohe Stimmen (bis 2050 Hz).

Auf Grund des gemeinsam mit K. Pfister (1954) (Photographisches Institut der ETH, Zürich) aufgenommenen Kehlkopffilms (Zeitdehneraufnahmen mit der Fastaxapparatur), wobei die Stimmlippenschwingungen auf zirka 4000 Bilder pro Sekunde zur Darstellung kamen, wurde die Frage der Öffnungs- und Schließungsphase erneut wieder aufgenommen. Es handelt sich um die Stimme einer geschulten Sopranistin (M. L.), die während der Versuche verschiedene Aufgaben zu lösen hatte:

1. Einen gleichmäßig starken Ton in verschiedener Tonhöhe während des geräuschvollen Ablaufs der Apparatur (es werden 30 m Film in 1,4 Sekunden transportiert!) zu halten. 2. Einen Schwellton zu bilden, ohne daß der Einblik in den Kehlkopf geschmälert wird. 3. Einen Gleitton zwischen c′—c″ mehrfach während der kurzen Zeit von etwa 1″ zu singen. Für die Vokalstellung wurde immer der gleiche Vokal e gewählt. Mit einem Magnettongerät wurde kontrolliert, ob der Ton während der Zeitdehneraufnahme richtig eingesetzt hatte. Trägt man nun die relative Öffnungsweite der Stimmritze bei verschiedener Tonhöhe auf Abszisse und die Zahl der Filmbildchen auf der Ordinate ein, so läßt sich der *Öffnungsquotient* für die jeweilige Tonhöhe bestimmen. Dieser gibt das Verhältnis der *Öffnungsphase* im Verhältnis zur ganzen Periode an. Es wurden folgende Öffnungsquotienten festgestellt: Für 290 Hz (d′) 0,5; für 326 Hz (e′) 0,6 und für 845 Hz gis² 0,62. Es konnte bei mehreren Vp. erkannt werden, daß der Öffnungsquotient mit steigender Tonhöhe zunimmt, d. h. also die Verschlußphase wird nach der Höhe zu immer kürzer. Auch R. TIMCKE (1955) fand bei einer männlichen Vp., 28 Jahre, eine Frequenzabhängigkeit des *Öffnungsquotienten:* 0,63 bei 120 Hz („halblaut") und 0,77 bei 500 Hz („halblaut"). Wenn man diese Quotienten in das von TARNOCZY angegebene Diagramm einsetzt, so passen diese recht gut in die aufsteigende Linie und stützen so die experimentell gefundenen Werte. Man muß allerdings in Betracht ziehen, daß es sich bei den Stimmlippenbewegungen um komplizierte Massenbewegungen handelt und daß die einzelnen Öffnungsweisen etwas schwanken. Weitere Messungen bei verschiedenen Vp. beim Singen in verschiedener Tonhöhe sind notwendig. Auch die Meßmethodik ist noch entwicklungsfähig. Wichtig war auch, daß man bei dieser gut klingenden und trainierten Stimme im Film deutlich sehen konnte, wie die Stimmlippenbewegung nicht nur lateral nach Art der Polsterpfeifen, sondern auch in ventrodorsaler Richtung stattfindet. Das heißt, die Öffnung beginnt ventralwärts und setzt sich nach dorsal fort, unter gleichzeitigen Bewegungen nach außen, wie dies auch BRACKETT in seinen analysierten Zeitdehneraufnahmen festgestellt hat.

In neuerer Zeit hat B. VALLANCIEN einen Film der Stimmlippenbewegungen einer Sängerin aufgenommen, die einen Ton in der Höhe von c″ (512 Hz) mit Kopfstimme sang, allerdings nur mit 2000 Bildern pro Sekunde. Von großer Bedeutung sind bei der Stimmgebung der Vp. synchrone Registrierung der Tonhöhe und des Schalldruckes, um hinsichtlich der Tonlage und

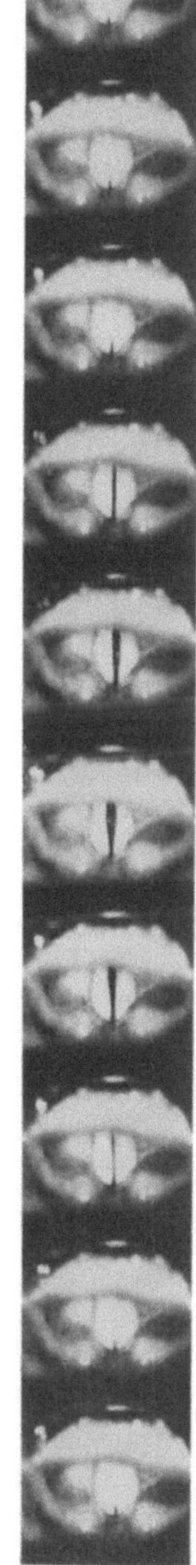

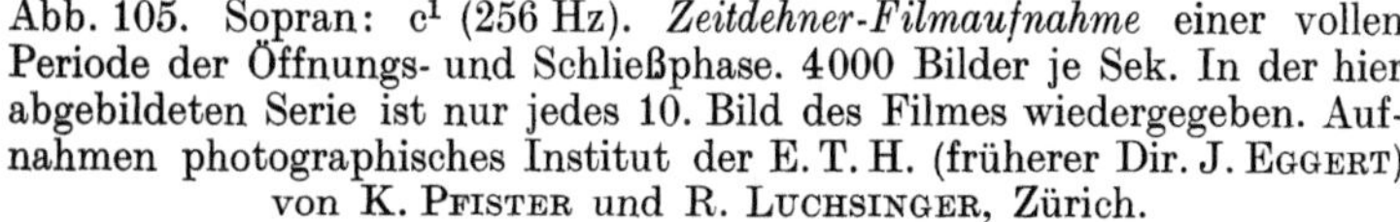

Abb. 105. Sopran: c¹ (256 Hz). *Zeitdehner-Filmaufnahme* einer vollen Periode der Öffnungs- und Schließphase. 4000 Bilder je Sek. In der hier abgebildeten Serie ist nur jedes 10. Bild des Filmes wiedergegeben. Aufnahmen photographisches Institut der E. T. H. (früherer Dir. J. EGGERT) von K. PFISTER und R. LUCHSINGER, Zürich.

Stimmintensität reproduzierbare Werte und damit eine genaue Grundlage für die Beurteilung der Filmbilder zu bekommen, wie diese von R. LUCHSINGER und K. PFISTER (1956) ausgeführt worden sind. Mit der oben erwähnten Methode, wobei die von CL. DUBOIS entwickelte Schallsonde, die im Kehlkopf-Spiegelhalter verläuft und den Schalldruck möglichst nahe über der Schallquelle aufnimmt und ihn zur Registrierung leitet, konnten bei einer Sängerin und einem Sänger mehrere Filmserien gewonnen werden. Diese sind in der folgenden Tabelle wiedergegeben (Tab. 5). Daraus bestätigte sich erneut, *daß bei steigender Tonhöhe, gleiche Stimmintensität vorausgesetzt, der Öffnungsquotient zunimmt.*

Tabelle 5. (R. LUCHSINGER u. K. PFISTER 1958)

Film Nr.	Tonhöhe, musikalische Beschreibung	Hz	Lautstärke der Stimme	Öffnungsquotient
1. *Serie*				
Film 1	a^1 (g^1)	435 (387)	35 db	0,53
Film 4	e″	651	36 db	0,68
2. *Serie*				
Film 1	a^1	345	35 db	0,65
Film 3	e″	651	35 db	0,69
3. *Serie*				
Film 1	as (a)	411 (435)	39 db	0,66
Film 2	es″	615	35 db	0,72

Bei einem extrem hohen Ton 1700 Hz (14jähriger Knabe) waren dagegen keine mit dieser Frequenz in Verbindung stehenden Seitwärtsschwingungen feststellbar. Die stark gespannten Stimmlippen zeigten nur noch dorsoventrale Oberflächenreflexe, *deren Frequenz mit dem Pfeifton übereinstimmte.* Dieser Kehlkopfmechanismus (*Randkantentöne*) bei extrem hohen Tönen wurde folgendermaßen erklärt:

Während für die Brust-, Mittel- und Kopfstimme allgemein die EWALDsche Polsterpfeife als Modell mit Gegenschlagsschwingungen herangezogen wird, fehlt noch ein solcher Vergleich für die hohen Kopftöne (Fistelstimme, Pfeifregister). Bereits 1876 hat CARL MÜLLER darauf hingewiesen, daß alle damaligen Kehlkopfmodelle kein richtiges Bild des Stimmechanismus abgeben, weil eben die Stimmlippen nicht wie im Modell fixiert sind, sondern — nur gehalten vom Aryknorpel — frei schwingen. Nur für die sehr hohen Kopftöne (Fistelregister-Pfeifregister) hat er ein Modell als berechtigt anerkannt, bei dem die Begrenzung der schwingenden Membran (welche der stark gespannten Stimmlippe entspricht) als *fest* anzusehen ist. Die Membran wirkt ähnlich einer gleichmäßig eingespannten dicken Haut. „Alle bisherigen Hypothesen erklären nicht recht den so plötzlichen Sprung der Stimme aus dem Brustregister in die Falsett-Fistelstimme. Wieso wird die Klangfarbe heller?“, hat sich C. MÜLLER gefragt.

In seiner von der Universität Marburg preisgekrönten Arbeit hat er zunächst das Verhalten einer einseitig schwingenden Membran studiert. Aus seinen zahlreichen Versuchen sei folgende Methodik herausgegriffen:

Es wird ein ca. 0,05—0,07 mm dickes Pergamentpapier etwa 15 Minuten in Wasser gehalten, dann zwischen Löschblätter rasch getrocknet und auf die mit heißem Leim bestrichene Fläche eines Rahmens (ca. 120×120 mm) aufgelegt. Die allseitig angeheftete Membran wird dann mit einem scharfen Messer geschlitzt, so daß sie mit einem vollkommen freien Rand in zwei Stücke zerfällt. Die Ränder bleiben ganz scharf und glatt; höchstens zeigt der Schnitt eine lanzettartige Form. Brauchbar ist die gespannte Membran, wenn die *Knotenlinie* symmetrisch zur sogenannten *Mittellinie* (d. h. einer senkrecht über der Mitte des freien Randes errichteten Linie) die Fläche in zwei symmetrisch gleiche Teile zerlegt.

Die Knotenlinien wurden durch sehr feinen Quarzsand, Lycopodium oder Staub sichtbar gemacht. Am besten färbt man die Körner.

Für Versuche im Luftstrom verwendet man zylindrische oder konische Röhrchen. Der Winddruck muß ziemlich stark sein. Man erhält eine beschränkte Anzahl von Tönen; die tieferen durch Blasen gegen die Mitte; die höheren durch schwächeres Blasen gegen den Rand. Die Knotenlinien werden durch das aufgestäubte Mittel scharf markiert. Die Zahl derselben wächst im großen und ganzen — falls sie noch voneinander getrennt werden können — mit der Tonhöhe der entsprechenden Schwingungen.

Auf die Physiologie der Stimme angewendet, hat C. Müller die heute fast vergessene Hypothese aufgestellt: Die Falsett- oder Fisteltöne der menschlichen Stimme entstehen nicht durch Grundschwingungen der Stimmbänder wie man angenommen hat, sondern durch *Partialschwingungen* derselben, so daß *auf der Oberfläche jeder einzelnen Lippe eine oder mehrere Knotenlinien vorhanden sind.*

Methodik. Im Gegensatz zum Vorgehen von C. Müller wurde zunächst auf einen quadratischen Rahmen von 6 cm Seitenlänge eine straffgespannte Ziegenhaut durch einen Schnitt von nur 2 cm Länge in zwei symmetrische Teile zerlegt. Dann wurde die Membran auf einem Kartonrohr von 30 cm Länge und 6 cm Durchmesser befestigt und unter starkem Druck angeblasen. Überraschenderweise konnte der gewünschte hohe Ton (d′ 2322 Hz) erst dann erzeugt werden, wenn ein übergeordneter Schallraum (z. B. durch eine Glasplatte in einem Abstand von etwa 5—10 mm von den schwingenden freien Rändern der Membran) geschaffen wurde.

Schon mit bloßem Auge konnte man nun *durchschlagende* Schwingungen der Membranränder erkennen. Soweit aus den bisherigen Untersuchungen zu entnehmen ist, kann also in einem Tubus, der dem Vokaltrakt entspricht — mit relativ tiefliegendem Eigenton — in einem gewissen Abstand über der Membran ein Kopplungseffekt erzeugt werden, so daß beim Anblasen der stark gespannten Membran, der hohen Spannung der Stimmlippen entsprechend, unter starkem Druck, Schwingungen extrem hoher Frequenzen hervorgebracht werden.

R. Timcke, H. von Leden und P. Moore (1958) analysierten Zeitdehnerfilme von ausgewählten Fällen, indem der Glottisdurchmesser von Bild zu Bild während einer Anzahl von aufeinanderfolgenden Abläufen ausgemessen wurde. Die Abhängigkeit des Öffnungs- und Geschwindigkeitsquotienten und besondere Phonationsarten wurden ebenfalls untersucht.

Amplituden der Stimmlippenschwingungen. Mittels eines Laryngo-Synchronostroboskopes KS-3 (System Timcke) und einem Oszilloskop konnte einer der Verfasser (R. T.) die Auswirkung des *Lautstärkewechsels* bei gleichbleibender Stimmtonhöhe auf die Stimmlippenschwingungen messen. Er fand, daß der Öffnungsquotient im umgekehrten Verhältnis zur Veränderung der Intensität der Stimme variiert, d. h., der Öffnungsquotient nimmt zu bei verminderter Lautstärke und nimmt ab bei steigender Intensität. So z. B. erhielt er bei einem Sänger bei einer Frequenz von 160 Hz, pianissimo einen Öffnungsquotienten von 0,70 und beim Forteton 0,44. Diesen Befund konnte ich anhand von einem Hochgeschwindigkeitsfilm bei einem Sänger (Tenor) bei Lautstärkeeinheiten von 65 Phon und 80 Phon bei gleichbleibender Tonhöhe (327 Hz und 325 Hz) nicht bestätigen: das Öffnungsverhältnis (Verhältnis der Öffnungsphase zur gesamten Schwingungsdauer) war von der Lautstärke praktisch unabhängig. Der Öffnungsquotient betrug 0,66 für 65 Phon und 0,63 für 80 Phon.

Andere stimmliche Phänomene. Mit Verwendung von Hochfrequenz-Kinematographie und Elektronenstrahl-Oszillographie untersuchten R. Luchsinger und K. Pfister (1960) den Schwingungsmodus der Stimmlippen und den Status des Klanggefüges beim Wechsel von *exspiratorischer* und *inspiratorischer Stimmgebung.* Gegenüber der an tiefen, mittleren und hohen Frequenzen dargestellten normalen exspiratorischen Stimme zeigte die inspiratorische neben der Verkürzung der Verschlußphase als neues Phänomen einen eigentümlichen „Spalt" — offenbar durch Lichtreflexe hervorgerufen — im sichtbar werdenden Tuberculum epiglottis.

H. J. Rubin (1960) hat in Anbetracht, daß sich die Patienten nur schwer an den fixierten Spiegel anpassen — wobei der Kopf in die richtige Stellung zum Spiegel gebracht werden muß eine neue Methode für die Fastax Kamera WF-4S entwickelt. Sie basiert auf dem Prinzip, daß ein einstellbarer, beweglicher Spiegel gebraucht werden soll. Das Licht wird von einer Xenonlampe geliefert. Damit konnte er eine bessere Qualität der Bilder erzielen. Mit dieser neuen Technik hat der Forscher eine Fülle von Problemen bearbeitet, z. B. die *Falsettstimme* (6000 bis 8000 Bilder je Sek.). Dabei erkannte er:

1. das seit längerer Zeit bekannte Offenbleiben der Glottis bei sehr hohen Tönen; die Stimmlippen berühren sich nicht oder nur ganz selten während der Vibration,
2. die nahezu geschlossene Spalte, wobei die Stimmlippen in Kontakt treten,
3. bei den höchsten Tönen einer Männerstimme: (bis f'), daß während deren Bildung entsprechende *Segmente* der Stimmlippen sich progressiv einander nähern, gewöhnlich in dorsoventraler Richtung.

Eine besondere Stimmqualität, *eine Form habitueller Heiserkeit* (*Tiefstimme*, *„glottal fry"*), die von einzelnen Autoren als pathologisch angesehen worden war, konnte als physiologisch erkannt werden (H. von Leden, P. Moore).

Es wurde dafür eine neue Bezeichnung *„dyschrotische, doppelphasige Dysphonie"* auf Grund der vorliegenden Forschungen vorgeschlagen, um damit die physiologischen Vorgänge der Schwingungsart zu kennzeichnen.

Die primäre Schwingungsart dieser besonderen Stimmqualität (*dyschrotische Dysphonie*) kann im Bereich der angrenzenden Schwingungsbezirke vollständig zu einem anderen Schwingungstypus hinüberwechseln oder umgekehrt.

Der flatternde Stimmklang wird mit einer subharmonischen Komponente des Grundtones in Zusammenhang gebracht. Die Amplitude der zweiten Glottiswelle ist etwa um 20 bis 25% größer als die erste. Staccato-Töne ergaben (bei der Vp. 5) auch biphasische Wellen, jedoch waren deren Konfiguration und die Amplitude fast identisch. Schließlich wurden die Coup de Glotte-Stimmgebung, leichtes Lachen und andere Explosiv-Phänomene untersucht, bei welchen sanft ansteigende und langsam abfallende Kurven festgestellt wurden. Die Verhältnisse der Phase bestimmter Schwingungsabläufe wechseln je nach ihrem antero-posterioren Bestimmungsort, wenn auf dem Stimmlippenrand gemessen wird.

Im weiteren ist zu erwähnen, daß nicht nur bei Menschen, sondern auch experimentell bei Hunden instruktive Filmaufnahmen (B. Vallancien, Dunker und B. Schlosshauer) durchgeführt wurden. Die letzteren Forscher stellten unter anderem beim *Tremolo*, Variationen des Öffnungsquotienten fest. Wichtig Einblicke in das pathologische Geschehen der Stimmlippentätigkeit wurden bei geringgradiger *Heiserkeit* gefunden; plötzliche Änderungen des Öffnungsquotienten bei erhaltener Periodizität, wobei die Stimmritze selten vollständig geschlossen war. Bei leichterer Heiserkeit konnten Phasen- und Amplituden-Verschiedenheiten festgestellt werden. Vollständige Aperiodizität und unsymmetrische Schwingungen zeigten sich bei den schwersten Graden der Heiserkeit.

Der verhauchte Krächzton bei Hund und Mensch wird ebenfalls durch aperiodische Schwingungen hervorgerufen, die reich an Amplitudendifferenzen, fehlendem Glottisschluß, Partialschwingungen und Schwingungspausen sind (B. Schlosshauer, 1963).

Hier fügen sich auch die interessanten Filmaufnahmen von J. Berendes-H. von Leden, J. Jeschek und E. Schönhärl bei Stimmlippenlähmungen an, worüber in dem betreffenden Kapitel (Pathologie der Stimme) berichtet werden soll.

Geschwindigkeitsquotient. Um die verschiedenen Geschwindigkeiten der Öffnungs- und Schließungsquotienten der Stimmlippenschwingungen unterscheiden. zu können, haben R. Timcke, H. von Leden und P. Moore (1958) einen neuen Quotienten eingeführt, den *Geschwindigkeitsquotienten*. Damit wird das Zeitverhältnis zwischen der Öffnungs- und Schließungsphase einer jeden Schwingung bezeichnet. Sie fanden, daß sich der Geschwindigkeitsquotient direkt proportional zur Stimmintensität verhält. Im Gegensatz sollen die Veränderungen der Tonhöhe, die Register, die Stimmgattungen oder das Geschlecht keinen Einfluß auf diesen Quotienten haben. Allerdings muß hinzugefügt werden, daß ihre Diagramme keine exakten Bestimmungen der Frequenz und keine Intensitätsmessungen der genannten Stimmen enthalten.

Sodann haben diese Autoren 1960 Messungen und Analysen der Stimmlippenschwingungen auf Grund von Hochgeschwindigkeits-Filmaufnahmen *bei gutartigen Kehlkopfkrankheiten* durchgeführt. Um die vielfältigen andersartigen Schwingungen der halbseitig gelähmten, ödematösen und tumorartig (Noduli) veränderten Stimmlippen meßtechnisch zu erfassen, wurde stellenweise *in zwei Diametern der Glottis* gemessen. Es zeigten sich auf der erkrankten Seite Phasenverschiebung, Asynchronismus, Dämpfungseffekt des gutartigen Tumors und Veränderungen der Schwingungsamplitude. Aber auch den Schwingungsrhythmus der gesunden Stimmlippe fanden die Autoren öfters durch die erkrankte Kehlkopfseite beeinträchtigt. Das hauptsächlichste Merkmal der Falsettstimme ist die abnehmende Aktivität der seitlich gelegenen Massen der Mm. arytaenoidei.

Bei höchsten Tönen tritt eine tatsächliche Verkürzung der Vibrationsbezirke der Stimmlippen ein. Wenn J. Wendler (1966) keine solche Verkürzung der Stimmlippenlänge stroboskopisch feststellen konnte, so muß man zum Vergleich nicht nur die genauen Tonhöhenangaben, sondern auch die Intensität der Stimme und den Ausbildungsgrad, resp. den Rang der Künstler kennen. J. Rubin hat z. B. Gesangsschüler und Berufssänger untersuchen können, während J. Wendler nur zwei berufstätige Sängerinnen unter stimmgesunden weiblichen Vp. zur Verfügung hatte. Der etwas ungenaue Ausdruck Dämpfung, der sich bei den Amerikanern eingebürgert hat, bezeichnet also nicht so sehr das Ausbleiben der Schwingungen in den lateralen Partien der Stimmlippen, sondern das wechselnde Eintreten und Aneinanderlegen wechselnder Segmente bei extrem hohen Tönen.

E. Dunker und B. Schosshauer haben bei Stimmgesunden (1963) erneut Zeitdehneraufnahmen durchgeführt. Sie fanden, daß es nicht möglich ist, die Phasen-Zeitwelle *einer Schwingung* als repräsentativ für alle Schwingungen eines Tones anzusehen. Die Untersuchungen betrafen 2 Amateure und einen Berufssänger. So sank der Öffnungsquotient bei einem Amateursänger beim Singen eines 100 Hz-Tones von 1,0 auf 0,89 durch Verkürzung der Schließungsphase von 6,42 msec auf 5,10 msec. Nicht nur die Zeitwerte, sondern auch die wechselnde Glottisweite und der mangelnde Glottisschluß besonders beim Registerbruch, beim Stimmeinsatz und beim Stimmende ließen die Verff. erkennen, wie wenig genau die zentral gesteuerte periodische Spannungseinstellung verläuft. Bei Belastungsversuchen (nach Schreien, lautem Singen) kam es bei einem Studenten sogar zu einer Amplitudendifferenz zwischen der rechten und der linken Stimmlippe mit einer deutlichen longitudinalen Glottiswelle. Nach Besprayen der Stimmlippen mit vasoconstrictorischen Mitteln wurde das Schwingungsbild während der Wirkungszeit wieder normal.

Mit Recht muß die Kritik der Physiker beachtet werden, welche von der jeweiligen Höhe des Kehlkopfes unabhängige photographische Bilder mittels eines speziellen optischen Systems und schärfere Bilder durch hohe Lichtintensität moderner Xenon- oder Argongaslampen verlangen[1].

f) Die Glottographie von P. Fabre

P. Fabre hat 1957 eine Methode angegeben, bei welcher ein Strom mit hoher Frequenz und schwacher Intensität durch den Kehlkopf geschickt wird. Auf beiden Seiten der Schildknorpel werden kleine Elektroden aufgesetzt. Der Strom wird auch durch die Verschiedenheit der Impedanz des Halses moduliert; gefaßt und verstärkt, zeigt diese Modulation die Vibrationen der Stimmlippen, die auf dem K. O. beachtet und auch gefilmt werden können. Ein so erhaltenes *Glottogramm* ergibt also ein Bild der Stimmlippenbewegung in der Funktion der Zeit; im Bereich der Linearität des Apparates und im gleichen Stimmregister auch von deren Amplituden.

J. van den Berg (1962) machte gegenüber diesem Vorgehen geltend, daß die Schwingungsvariationen sehr klein seien und der Natur der Sache entsprechend bei Vp. mit dicken Hälsen fehlen; er erkannte aber, daß die Methode bei einem Minimum von Belästigung für die Vp. ideal wäre, um ein Glottogramm zu erhalten.

Cl. van Michel (1965) hat die Apparatur ausgebaut und die der Stimmlippen mittels eines Elektroglottometers (Laboratorium des Institutes für Physiologie der Universität Liège) studiert. Es würde dabei ein Bezugssystem für die Impedanz-Variationen geschaffen, welches eine Genauigkeit der Registrierungen erlaubt. (Weitere Einzelheiten finden sich im Abschnitt von F. Winckel.)

[1] Nachtrag bei der Korrektur: Vgl. K. Pfister: Apparatur mit telezentrischem Strahlengang. 8. Internat. Kongreß über Kurzzeitphotographie, Stockholm, S. 408, 1968.

1. Die Glottographische Kurve beim Normalen. Die Glottogramm-Kurve ist durch das Auseinanderweichen der Stimmlippen gekennzeichnet, in der Funktion der Zeit (vgl. Abb. 106). Man bemerkt unten auf der Kurve ein flaches Plateau des Schlusses der Stimmritze, dann ein Anstieg der Öffnungsphase, schließlich ein Gipfel der maximalen Weitung der Glottis; es folgt ein Kurvenabfall welcher den Stimmritzenschluß kennzeichnet. Beim Normalen ist nach VAN MICHEL die Plateau-Kurve immer geradlinig.

Dieser Kurventeil kann mehr oder weniger ansteigen. Selten erscheint er in zwei Abschnitten geteilt. Manchmal sieht man beim Normalen auch eine Kurve mit zwei Gipfeln. Diese ist vielleicht der Ausdruck einer Phasenverschiebung der Stimmlippenbewegungen (CL. VAN MICHEL) (Abb. 106).

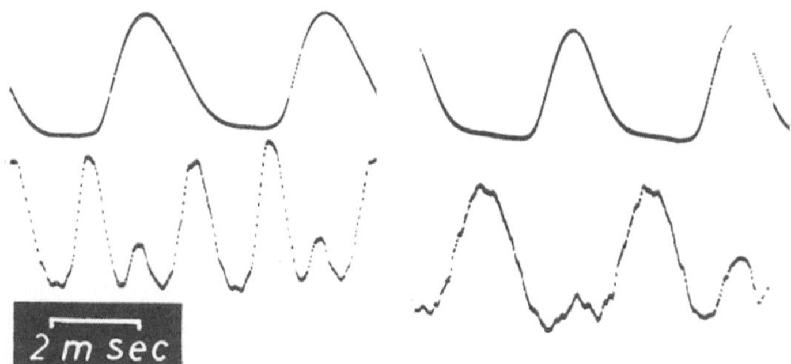

Abb. 106. *Obere Kurve*: periodische Öffnungen, mittels der glottographischen Methode registriert in zeitlicher Funktion. Die größte Amplitude repräsentiert die weiteste Öffnung der Stimmritze. Die Länge des Wellentales stellt die Phase des Glottisschlusses dar.

Untere Kurve: der mittels eines Breitband-Mikrophons gleichzeitig aufgenommene Stimmklang.

(Nach CL. VAN MICHEL, Morphologie de la courbe glottographique dans certains troubles fonctionnelles du Larynx, Folia phoniatr. **19**, H. 2, 1967.)

Der genannte Autor hat bereits verschiedene Auswertungen von Kurven bei Stimmstörungen mitgeteilt. Seine simultanen Beobachtungen der glottographischen Registrierungen mit der stroboskopischen Methode ermutigen ihn zur Behauptung, daß die elektrographische Registrierung eine genügende Darstellung der Stimmlippenbewegungen bringe, die nicht die oft nachteiligen Einschränkungen der klassischen Untersuchungsmethoden zeige.

In neuester Zeit haben sich auch B. VALLANCIEN und B. FAULHABER (X. Kongreß des internationalen Kollegiums für experimentelle Phonologie, Badajoz, 1966) mit der glottographischen Methode beschäftigt. Diese Autoren heben hervor, daß die Amplitude des Glottogramms fast sofort ihr Maximum erreiche, dann praktisch während der ganzen Lautgebung unverändert bleibe. Dann hört die Amplitudenbewegung plötzlich auf, wenn die Stimmlippenbewegung aufhört. Auf dem Phonogramm (Stimme vom Mund über Mikrophon aufgenommen) nimmt die Amplitude dagegen allmählich zu und fällt weniger rasch ab. Wenn die Stimmgebung aufhört, wird sie zunehmend schwächer und es ist schwierig, den genauen Endpunkt des Klanges festzustellen.

Im weiteren werden physiologische Erklärungen gegeben: die Öffnung und die Schließung der Glottis geht progressiv vor sich. Der Glottograph mißt nur den verschiedenen Widerstand, den Wert, der nur eine Funktion der glottischen Durchlässigkeit darstellt, d. h. der Trennung nach nur entlang ihrer Länge. Dies erklärt, warum die Amplitude ein „Alles oder Nichts"-Signal wiedergibt. Die Tiefenvariationen sind zu klein, als daß sie in den sinusoidalen Kurven zum Ausdruck kommen könnten.

E. Loebell (1967) hat zusammen mit Balk eine besondere Schaltung des Fabreschen Glottographen entwickelt. Diese unterscheidet sich von der Konstruktion Fabres in zwei wesentlichen Punkten:

1. Durch die Verwendung eines Gegentakt-Hartley-Oszillators.

2. Der Abstand zwischen Arbeitspunkt und Einsatzpunkt ist proportional der Oszillatorausgangsspannung. Es werden nur die wichtigen Frequenzspitzen verstärkt und daneben eine weitgehende Stabilität des Glottographen erreicht.

Fabre erfaßt bei schneller Bewegung des aufzeichnenden Kathodenstrahloszillographen das phonatorische Glottogramm, bei langsamer Aufzeichnung das respiratorische Glottogramm. Durch Verwendung einer Frequenzweiche konnte E. Loebell beide Glottogramme gleichzeitig registrieren und vergleichend beobachten.

1. Respiratorische Glottographie. Schon 1957 hat Fabre ein inspiratorisches Maximum der Glottisöffnung bei gleichzeitiger maximaler Erweiterung des Thorax beschrieben. Das inspiratorische Maximum bleibt nur eine sehr kurze Zeit während sich die Glottis bereits wieder schließt. Bei der Exspiration läuft dieser Vorgang in umgekehrter Reihenfolge ab.

2. Phonatorische Glottographie. Wie bereits beschrieben, ist die phonatorische Glottographie von den Stimmlippenschwingungen abhängig. Die Schwingungen sind periodische Vorgänge als Ausdruck von Massenverlagerungen der Stimmlippen und in ihrer Grundform Sinusschwingungen. Da alle Frequenzen bis 80 Hz herausgefiltert sind, *können Bewegungsartefakte nicht mehr aufgezeichnet werden.*

Literatur

Zeitdehner- und Filmaufnahmen

Albrecht, R.: Zur Photographie des Kehlkopfes. „Arzt an der Kamera" (1959). — Andersen, A.: J. Speech Dis. **15**, 4 (1951).

Batemam, H. G.: Laryng. **63**, 543—546 (1948). — Brackett, J. P.: Ann. O.R.L. **57**, 556—559 (1948).

Ferreri, G. et al.: La foto-elettrolaringografia. Boll. Soc. it. Fon. **9**, 45 (1959). — La photo-électro-laryngographie. J. franç. O.R.L. **9**, 331 (1960).

Luchsinger, R.: Der zeitliche Ablauf der Stimmritzenveränderung bei Zeitlupenaufnahme der Stimmlippenbewegung. Folia phoniatr. **6**, 14—19 (1954).

Marchal, M.: C. R. Acad. Sci. **232**, 2257—2259 (1951). — Moore, P.: J. franç. O.R.L. **5**, 4 (1956). — Motta, R.: Ann. Teat. lir. It., Milano (1940).

Negus, N. E.: Soc. Proc. Roy. Med. Sess. (1947).

Panconcelli-Calzia, G.: HNO, Beih. z. Z. Hals- usw. Heilk. **2**, 225—226 (1950). — Pfister, K.: Zeitdehneraufnahmen von Stimmlippen. Forsch. film **4**, 4—8 (1954); — Hochfrequenz.-kinematographische Aufnahmen von ausgewählten Stimmlippenvorgängen, kombiniert mit magnetischen Schallaufzeichnungen. „Kurzzeitphotographie", Dr. Othmar Helwich, Darmstadt (1959).

TIMCKE, R.: Die Naturwissenschaften 42, 19 (1955). — TAUB, ST.: The Taub Oral Panendoscope: A New Technique. Cleft Palate 3, 1 (1966); — Oral Panendoscope for direct observation and audiovisual recording of velopharyngeal and laryngeal areas during phonation. Trans. Amer. Acad. Oto-laryng. Sept. 855—857 (1966).

VALLANCIEN, B.: Analyse comparative des mouvements des cordes vocales par la stroboskopie et l'ultracimématographie. J. franç. O.R.L. 4, 196—199 (1955); — C.R.S. Soc. franç. O.R.L. *LXII*, 2 (1955); — Radio-cinématographie des organes vocaux. Act. ORL belg. 12, 425—426 (1958).

g) Elektromyographie im Bereich der Muskulatur des Kehlkopfes

Von Prof. Dr. med. Dr. med. dent. FRITZ WUSTROW, Köln

Geschichtliche Bemerkung

Soweit sich feststellen läßt, berichtete wohl als erster NOBILI im Jahre 1830 über Versuche, Potentiale von der Skelettmuskulatur abzuleiten und zu registrieren. Aber erst 100 Jahre später wurde die Elektromyographie (EMG), wie diese Untersuchungsmethode heute benannt wird, allgemein anerkannt und als klinische Untersuchungsmethode vor allem in das Gebiet der Neurologie eingeführt. Dazu war verständlicherweise erst die Entwicklung entsprechender technischer Apparaturen notwendig, wobei die Erfindung der Kathodenstrahlröhre durch BRAUN Ende des vorigen Jahrhunderts die Wege ebnete. Sie ermöglichte eine „trägheitslose Registrierung" der oft hochfrequenten Muskelaktionspotentiale. Die früher geübte mechanische Aufzeichnung konnte bei Frequenzen bis zu 1000 Hz den Anforderungen einer verzerrungsfreien Registrierung nicht genügen.

„Nachdem bereits im Jahre 1922 der Kathodenstrahloszillograph von ERLANGER und GASSER mit Erfolg zur Registrierung von Nervenaktionsströmen benutzt worden war, legten insbesondere DENNY-BROWN, ADRIAN und BRONK im zweiten und dritten Dezennium unseres Jahrhunderts die neurophysiologischen Grundlagen für die Konzeption der sogenannten „*motor unit*" (motorische Einheit) und der „*motor unit potentials*" (Potentiale der motorischen Einheit), die noch heute Gültigkeit besitzen." (STEINBRECHER, 1965).

Grundlegende Untersuchungen über Spontanpotentiale des Skelettmuskels von DENNY-BROWN und PENNYBACKER (1938) sowie die sehr gewissenhaften Studien von BUCHTHAL und seiner Schule in dem 5. Jahrzehnt unseres Jahrhunderts haben in dieser Richtung bahnbrechend gewirkt. Zu der Schule von BUCHTHAL gehörte auch der leider so früh verstorbene K. FAABORG-ANDERSEN, der sich speziell mit der Elektromyographie im Bereich der menschlichen Kehlkopfmuskulatur beschäftigt hat.

Im Laufe der Jahre wurden nicht nur Ableitungen im Bereich der Kehlkopfmuskulatur zum Studium *physiologischer* Vorgänge durchgeführt, sondern seit einigen Jahren auch zur Deutung von *pathologischen* Veränderungen der Kehlkopffunktion.

Somit hat sich die Elektromyographie in die Reihe der Untersuchungsmethoden des gesunden und kranken Kehlkopfes als unentbehrlicher Bestandteil eingereiht. Sie hat neben der indirekten (M. GARCIA, 1854) und direkten Laryngoskopie (KIRSTEIN, 1895), der Stroboskopie, radiologischen Untersuchung, kinematographischen Methode, der akustischen Analyse und der aerodynamischen Teste eine wichtige Stellung errungen. Allerdings kann sie wegen der aufwendigen Methodik und der Belästigung des Patienten zum gegenwärtigen Zeitpunkt noch nicht routinemäßig in der alltäglichen Praxis verwendet werden.

I. Theorie der Elektromyographie

Mit einer in einen Muskel eingestochenen Nadelelektrode lassen sich über geeignete Meßinstrumente Potentialschwankungen einer motorischen Einheit ableiten. Unter einer motorischen Einheit (motor unit) (E. G. T. Lidell und C. S. Sherrington, 1925) wird der Verband eines Motoneurons, bestehend aus der Vorderhornzelle im Rückenmark, ihrem Axon (dem Nerven) und den davon innervierten Muskelfibrillen verstanden. Das Verhältnis zwischen den innervierenden Nerven und der zugehörigen Anzahl von Muskelfasern ist in den einzelnen Muskeln des menschlichen Körpers sehr unterschiedlich: An den Gliedmaßenmuskeln mit erheblicher Kraftentfaltung gehören zu einer motorischen Einheit oft mehrere 100 bis über 1000 Muskelfibrillen. Bei sehr fein arbeitenden Muskeln — wie z. B. den Augenmuskeln — sind es nur 8 bis 20 Fibrillen. Für den M. vocalis wurden von Faaborg-Andersen 20 bis 300 Fibrillen pro motorische Einheit angegeben. Diese Angabe ist jedoch noch unsicher, da exakte anatomische Untersuchungen hierüber nicht vorliegen.

Ein Impuls aus der Vorderhornzelle wird über den Nerven unter Vermittlung der eng zusammenliegenden Endplatten auf die entsprechenden Muskelfasern übertragen. Die Impulse erreichen die Endplatten ungefähr zur gleichen Zeit und werden über die Länge der Muskelfasern mit nahezu gleicher Geschwindigkeit von 3,5 bis 5 m pro sec fortgeleitet. Auf diese Weise kommt eine Kontraktion des Muskelbündels zustande. Deswegen fügen sich die Impulse der Einzelfasern bei extrazellulärer Ableitung mit Makroelektroden zu einem gemeinsamen Aktionspotential der innervierten motorischen Einheiten zusammen. Ein über den Nerv herangeführter Impuls verursacht in der Muskelfaser an dem Ort der neuromuskulären Transmission eine Depolarisierung, d. h. eine Senkung und Umkehrung des Ruhepotentials. Auf Grund dieser Depolarisierung werden einige Acetylcholinquanten frei, welche die Durchlässigkeit der motorischen Endplatte verändern und damit diese ebenfalls depolarisieren. „Das dadurch hervorgerufene Endplattenpotential durchläuft in meßbarer Zeit mit ca. 4 m pro sec die Muskelfaser und erzeugt das Faserpotential, dessen Summierung wir im Potential der motorischen Einheit vor uns haben" (W. Steinbrecher, 1965). Dabei findet also eine mehrfache Umformung zwischen den beiden Energieformen statt.

Bei „extrazellulärer" Ableitung registriert man die durch Depolarisation der Muskelfasermembran entstehenden Potentiale, wie sie normalerweise bei jeder Willkürinnervation spontan auftreten. Bei dieser Ableitungsform liegen die aufgezeichneten Amplituden um etwa das Hundertfache niedriger als bei der „intrazellulären" Registrierung. Für die letztere sind Spezialelektroden notwendig. Sie wird für die klinische Elektromyographie wohl kaum Bedeutung erlangen. Für Problemstellungen der Grundlagenforschung ist diese Untersuchungsform von Wichtigkeit. Molinari (1962) sowie R. Bianconi und G. Molinari (1962) haben sich mit dieser Ableitungsform im Kehlkopfbereich beschäftigt.

Von den meisten Muskeln können während der Entspannung keinerlei Aktionspotentiale abgeleitet werden. Es herrscht *bioelektrische Stille*. Eine Ausnahme bilden wahrscheinlich die Augenmuskeln, die selbst in der Entspannung Aktionspotentiale aufweisen sollen (E. Esslen, W. Pabst und E. Esslen, 1958).

Solche *Ruhepotentiale* wurden auch im M. cricothyreoideus von Faaborg-Andersen (1957) und Arnold (1961) im Gegensatz zu Untersuchungen von Katsuki (1950) festgestellt. Ein ähnliches Verhalten scheint auch der M. vocalis

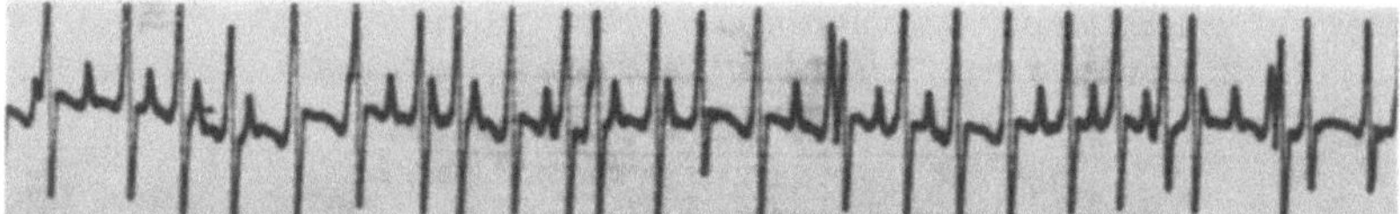

Abb. 107. Einzelpotentiale: Registrierung während leichter Willkürinnervation (5 m sec/mm; 30 uV/mm) (aus Steinbrecher).

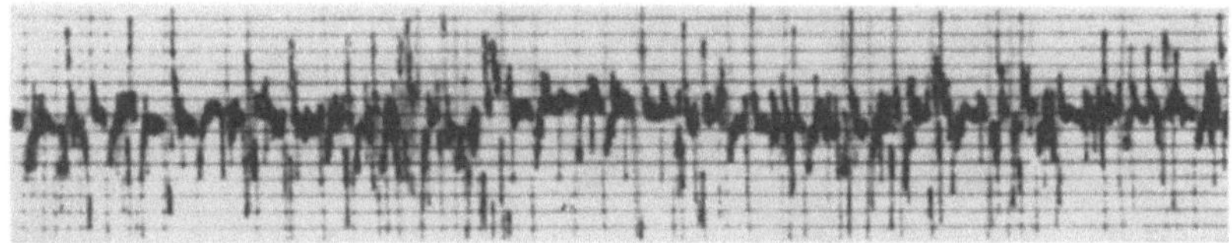

Abb. 108. Gemischtes Muster (aus Steinbrecher).

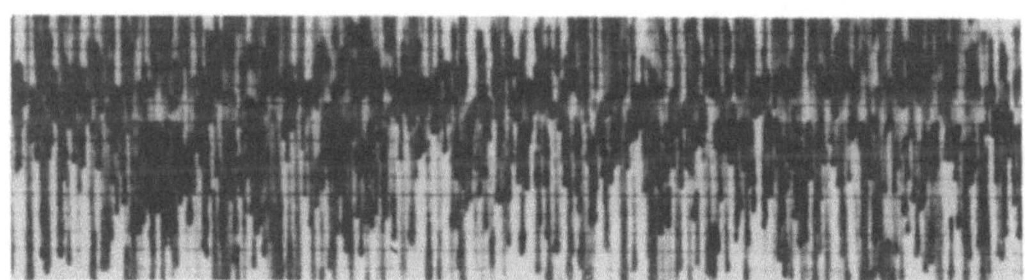

Abb. 109. Interferenzmuster (aus Steinbrecher).

aufzuweisen. Hier haben Faaborg-Andersen (1957) sowie Wustrow und Wieck (1963) ebenfalls Ruhepotentiale nachweisen können. Da aber auch bei der Atmung in Ruhe feine Stimmlippenschwingungen auftreten sollen, muß man sich gerade für die Ruhepotentiale im Bereich des M. vocalis fragen, ob hier nicht doch kleinste Einstellbewegungen die Ursache solcher angeblichen „Ruhepotentiale" sind. Wahrscheinlich muß der Begriff „Ruhe" für diese Betrachtungsweise noch besser definiert werden.

Bei leichter Willkürinnervation treten in den Muskeln *Einzelpotentiale* der motorischen Einheiten auf (Abb. 107). Mit zunehmender Innervation kommt es zu einer Vermehrung der abgeleiteten Aktionspotentiale. Man spricht mit F. Buchthal dann von einem sogenannten „*gemischten Muster*" (Abb. 108). Bei maximaler Innervation überlagern sich die Potentialschwankungen der verschiedenen motorischen Einheiten, so daß die Grundlinie nicht mehr zu erkennen ist. Die Amplitude der gesamten Spannungsschwankungen nimmt erheblich zu. Dieses Bild wird „*Interferenzmuster*" benannt (Abb. 109).

II. Die Methodik der Elektromyographie

An sich ist die Methode, einzelne oberflächlich liegende Muskeln oder Muskelgruppen elektromyographisch zu untersuchen, äußerst einfach. Schwieriger liegen die Verhältnisse bei versteckt liegenden Muskeln, wie dies teilweise am Kehlkopf der Fall ist.

Dabei ist es wichtig, daß der zu Untersuchende völlig *entspannt* ist. Aus diesem Grunde ist es am günstigsten, wenn die Ableitung im Liegen vorgenommen wird. Man kann aber auch am sitzenden Probanden (Faaborg-Andersen, 1957) arbeiten.

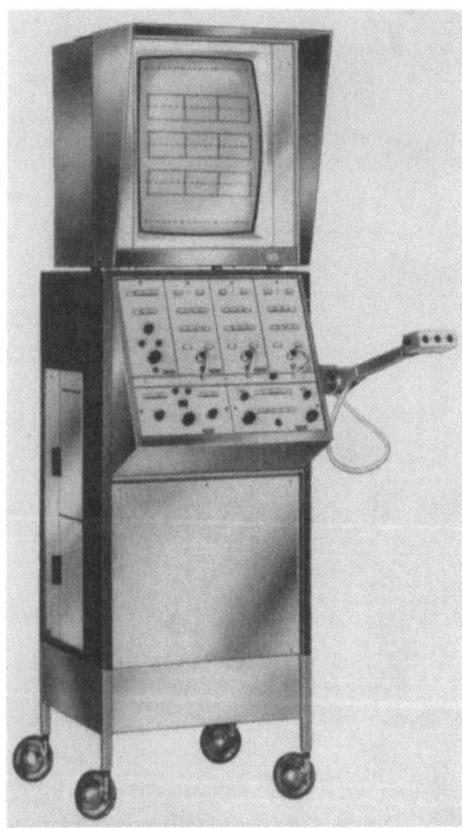

Abb. 110. Dreikanal Elektromyograph der Firma Disa-Electronic.

Die Nadelelektrode wird entweder durch die Haut oder die Schleimhaut direkt in den zu untersuchenden Muskel so eingestochen, daß sie senkrecht zum Faserverlauf das Muskelbündel trifft. Die beste Einstichstelle ist der sog. *Äquator* des Muskels, d. h. seine dickste Stelle, also der Muskelbauch, da dort die größte Anhäufung motorischer Endplatten in der Regel zu erwarten ist. Eine *indifferente Elektrode* muß natürlich auch angelegt werden. Man kann mit dem 3-Kanal-Elektromyographen der Firma Disa-Electronic arbeiten (Abb. 110). Dieses Gerät ist allgemein eingeführt. Für eine *fortlaufende Registrierung* der Spannungsschwankungen haben wir aber auch eine andersartige Apparatur benutzt: Die Nadelelektrode und das Mikrophon können jeweils mit den Eingängen eines Vorverstärkers verbunden werden. Mit einer schnellen Kamera (Firma Grass) können die auf einem Zweikathodenstrahloszillographen sichtbaren Signale kinematographisch aufgenommen und die Laufgeschwindigkeit dabei auf 1000 mm/sec gesteigert werden. Läßt man einen solcher Art gewonnenen Film dann langsamer ablaufen, ziehen sich die Potentialmuster auseinander, so daß die Einzelmuster genauer betrachtet und analysiert werden können.

Die äußeren Larynxmuskeln, z. B. der M. cricothyreoideus, der relativ dicht unter der Haut liegt, läßt sich leicht erreichen, so daß die Nadelelektrode von außen eingestochen werden kann. Bei Ableitungen von den inneren Kehlkopfmuskeln ergeben sich aber gewisse Schwierigkeiten. Weddell, Feinstein und Pattle (1944) haben im Anschluß an eine Lokalanästhesie der Schleimhaut des Pharynx und Larynx die Nadelelektroden *direkt* in die Stimmlippe eingeführt. Fink, Basek und Epanchin (1956) sowie Greiner, Isch et al. (1958 und 1960) führten nach Lokalanästhesie die Elektroden durch die Haut und das Ligamentum cricothyreoideum in den M. vocalis ein. Greiner, Isch et Lafon (1958) haben insgesamt 40 Patienten auf diese Weise untersucht, nachdem sie den Patienten ein

Spasmolytikum verabreicht hatten. Eine weitere Anzahl von Autoren hat elektromyographische Untersuchungen im Zuge von Operationen durchgeführt. So bei der Laryngofissur KATSUKI (1950), HUSSON (1955), PORTMANN, ROBIN, LAGET und HUSSON (1956), WUSTROW und WIECK (1963). Andere wie VAN DEN BERG und SPOOR (1957) und VAN DISHOECK (1958) führten die Nadelelektroden durch ein Tracheostoma ein. Eine weitere Gruppe von Autoren wie FAABORG-ANDERSEN (1957) haben die Elektroden bei *indirekter* Laryngoskopie mit dem Spiegel in den M. vocalis von oben her eingestochen.

Wie schon erwähnt, ist die Untersuchung des leicht zugänglichen M. cricothyreoideus einfach. Die inneren Kehlkopfmuskeln, insbesondere der M. vocalis, lassen sich über die *direkten* oder *indirekten* Untersuchungsmethoden des Kehlkopfes oder auch direkt durch das Lig. cricothyreoideum von außen erreichen. Schwieriger sind Ableitungen vom M. cricoarytaenoideus post. oder auch von anderen schwer zugänglichen inneren Kehlkopfmuskeln. Prinzipiell kann man wohl sagen, daß sich für eine routinemäßige Untersuchung alle inneren Kehlkopfmuskeln schlecht eignen.

Bei der Ableitung vom M. vocalis muß man zwei verschiedene Arten elektrischer Aktivitäten im Muskel unterscheiden. Die eine entspricht der biologischen Muskelaktivität, die zweite entsteht durch die mechanische Bewegung der Elektroden bei der Phonation und muß als ,,microphonic effect" gedeutet werden. Diese zweite elektrische Aktivität ist somit ein *Artefakt.*

III. Untersuchungen an den Muskeln des stimmbildenden Apparates zur Deutung der physiologischen Funktionsabläufe

1. Potential einer einzigen motorischen Einheit

Das Potential einer einzelnen motorischen Einheit im Bereich der inneren Kehlkopfmuskulatur ist zwei- oder dreiphasisch. Die Amplitude liegt bei 100 bis 300 mV und dauert ca. 3 bis 6 m/sec. Amplitude und Dauer sind damit ähnlich wie bei den äußeren Augenmuskeln und den mimischen Muskeln, die vom N. facialis versorgt werden. Die übrigen Skelettmuskeln haben eine erheblich längere Dauer (ca. 50 bis 80% länger).

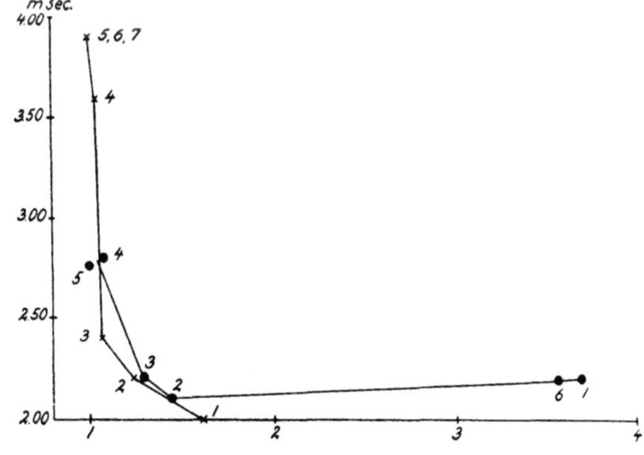

Abb. 111. Refraktärperioden von zwei Mm. cricothyreoidei bei kräftigem Reiz. Reizwiederholung: in jeder Sek. ein Reizpaar (nach FAABORG-ANDERSEN und BUCHTHAL, 1964).

2. Refraktärzeit

Die Refraktärzeit ist diejenige Zeiteinheit, die vom Muskel benötigt wird, um auf die nächste Stimulation antworten zu können. Innerhalb dieser Zeit muß sich die Muskelfaser von der geleisteten Arbeit erholen und für die nächste Zuckung vorbereiten. Die Refraktärzeit ist also der kürzeste mögliche Zeitabstand zwischen zwei Zuckungen. Faaborg-Andersen (1965) fand für die Fasern des M. cricothyreoideus eine Refraktärzeit von 2,0 bis 2,2 m/sec. Ähnliche Resultate fand er auch für den M. vocalis (Abb. 111).

3. *Normale Respiration*

Während einer ruhigen Inspiration steigt im M. vocalis die Amplitude der Aktionspotentiale von 20 auf 500 mV. Auch in den anderen abduzierenden Muskeln ist ein entsprechendes Anwachsen der elektrischen Aktivität während der Inspiration zu beobachten. Während der Ausatmung findet sich keine Veränderung der

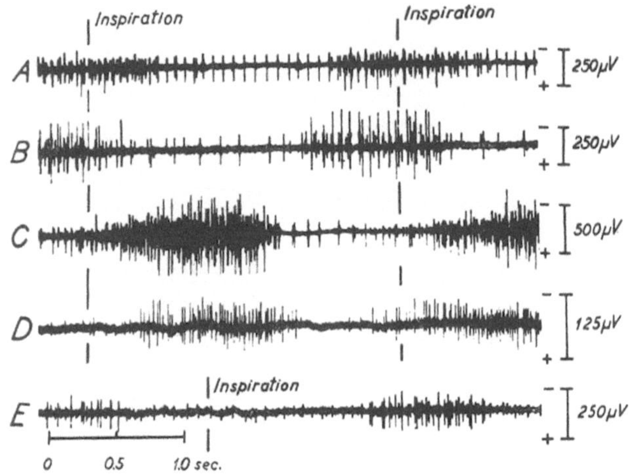

Abb. 112. Ruhige Respiration. Die senkrechten Striche zeigen den Beginn der Inspiration an (nach Faaborg-Andersen, 1957).
A und *B:* M. cricothyreoideus links; *C* und *D:* M. vocalis links; *E:* M. cricoarytaenoideus post. links.

elektrischen Aktivität. Weddell, Feinstein und Pattle (1944) berichten ähnlich wie Faaborg-Andersen (1957) über ein Ansteigen der elektrischen Aktivität während der Inspiration (Abb. 112) in den meisten inneren laryngealen Muskeln, während bei der Exspiration diese wieder abnimmt. Husson (1955) fand dagegen bei der Exspiration ein Ansteigen der elektrischen Aktivitäten im M. vocalis um 40 mV, während bei der Inspiration ein Absinken von 15 mV vorhanden war. Fink, Basek und Epanchin (1956) beobachteten während der Ruheatmung ein Ansteigen der elektrischen Aktivität sowohl bei der Inspiration wie auch bei der Exspiration im M. vocalis und M. cricothyreoideus. Sawashima, Sato, Funasaka und Totsuka (1958) stellten eine Zunahme der Aktivität in den Abduktoren während der Inspiration und den Adduktoren während der Exspiration fest. Arnold (1961) fand im M. cricothyreoideus während der normalen Respiration keine Veränderungen der Aktivitäten (s. auch Abb. 112 sowie 115 und 118). Bei der *forcierten Atmung* wächst die elektrische Aktivität stärker als bei ruhiger Respiration. In den Mm. cricothyreoideus, vocalis und arytaenoideus fand Faaborg-Andersen bei den meisten Versuchspersonen eine Zunahme auf 200 bis 600 mV, aber keine Veränderung während der Ausatmung.

4. Normale Phonation

Als erster hat FAABORG-ANDERSEN (1957) die Verhältnisse im M. vocalis bei der Phonation untersucht. Von ihm stammt das nachfolgende „klassische" Elektromyogramm, das mit Hilfe peroraler Ableitung gewonnen wurde. Der Kehlkopf war für diesen Eingriff anästhesiert worden (Abb. 113). Zusammen mit WIECK haben wir ebenfalls mit Hilfe anderer Apparaturen versucht, die Verhältnisse im M. vocalis aufzudecken, insbesondere die Frage zu beantworten: Liegen tonsynchrone Impulse vor, welche aktiv die Stimmlippenschwingungen erzeugen (HUSSON) oder ist der Schwingungsvorgang ein passives Geschehen.

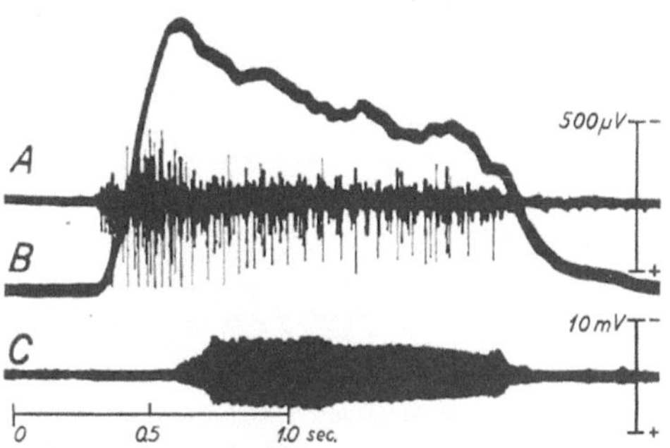

Abb. 113. Elektrische Aktivität im li. M. vocalis während der Phonation (nach FAABORG-ANDERSEN, 1957).
A Muster des Aktionspotentials; *B* Durchschnittlicher Ausschlag der Aktionspotentiale; *C* Mikrophonaufnahme: Phonation (Frequenz 285 cps).

Im Verlauf der Phonation steigt die elektrische Aktivität in den Mm. cricothyreoideus, thyrearytaenoideus, vocalis, lateralis und arytaenoideus deutlich an. Dieser Zuwachs der elektrischen Aktivität beginnt oft schon *vor* dem Zeitpunkt (Abb. 113, 117 und 120), zu dem der Ton über das Mikrophon aufgenommen werden kann und erreicht auch davor oft schon sein Maximum (FAABORG-ANDERSEN, 1957, GREINER und ISCH et al., 1960, ZENKER, 1960, ARNOLD, 1961, WUSTROW und WIECK, 1963). Während der Phonation eines Tones ist die elektrische Aktivität geringer als zum Zeitpunkt der Einstellbewegungen, also vor der Tonproduktion (WUSTROW und WIECK, 1963). Zum Ende der Phonation ist dann die elektrische Aktivität schon weitgehend abgeklungen (WUSTROW und WIECK, 1963, s. Abb. 120a—f).

Die Abbildungen zeigen, daß nicht nur isolierte Untersuchungen an den inneren und äußeren Kehlkopfmuskeln durchgeführt werden können, sondern auch daß diejenigen Muskeln des menschlichen Körpers gleichzeitig Beurteilung finden, die *indirekt* die Stimmbildung mit beeinflussen. So sind z. B. die Interkostalmuskeln zusammen mit dem M. cricothyreoideus untersucht worden. Auf diese Weise kann man das Zusammenspiel dieser Muskelgruppen sehr schön studieren (Abb. 114). Andere Autoren haben weitere Muskelgruppen, die für die Stimmbildung wichtig sind, untersucht.

Einer der wichtigsten äußeren Kehlkopfmuskeln ist der *M. cricothyreoideus*. Er ermöglicht das In-die-Höhe-Singen. Nach PAULSEN (1958) enthält er nur wenige Muskelspindeln. FAABORG-ANDERSEN (1957) konnte bei gesunden Versuchspersonen beim Steigen der Tonhöhe und beim Registerwechsel in diesem Muskel eine erhebliche Zunahme der Aktionsstrom-Amplitude feststellen (Abb. 114).

Bei der Einstellung der Stimmritze für die Tongebung bewirken die Kehlkopfmuskeln (außer dem M. vocalis) das Einschwingen der Stimmlippen zur Phonationsstellung. Gleichzeitig wird hierdurch — vor allem unter der Wirkung des M. cricothyreoideus — die Länge der Stimmlippen festgelegt. Der dem Stimmband untergelagerte M. vocalis reagiert auf diese Einstellbewegungen mit *isometrischer Kontraktion*, um die schwingende Masse und die Spannung der Stimmlippe festzulegen. Dadurch werden die Tonhöhe und der Klangcharakter des erzeugten Lautes bestimmt. Der isometrischen Kontraktion der Muskelfasern im M. vocalis entsprechen Aktionspotentiale, die im Elektromyogramm (EMG) aufgeschrieben werden. So kann dieses Aufschluß über das Ausmaß und den Ablauf der isometrischen Kontraktionen im Muskel geben.

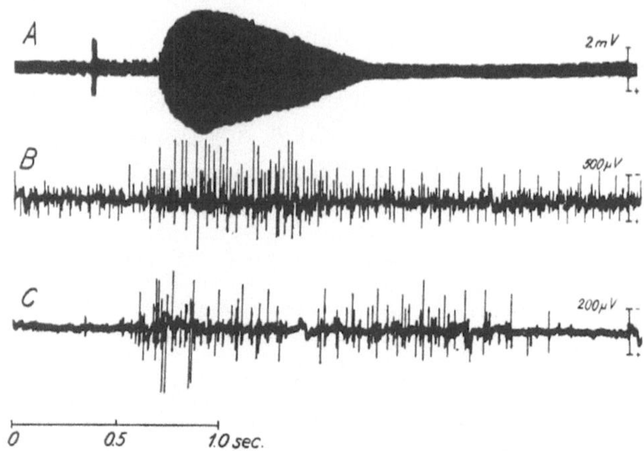

Abb. 114. Elektrische Aktivität im li. M. cricothyreoideus (B) und einem li. Interkostalmuskel (C) bei gleichzeitiger Mikrophonaufnahme (A) des Tones e (250 cps) (nach Faaborg-Andersen, 1964).

5. *Versuche am menschlichen Kehlkopf zur Deutung der physiologischen Vorgänge bei Respiration und Phonation*

a) Ableitungen bei gespaltenem und geöffnetem Schildknorpel

Bei Patienten, die sich einer Laryngofissur unterziehen mußten, konnten wir die Elektroden durch den in den Medianen gespaltenen Schildknorpel einführen und entweder bei geöffnetem oder wieder verschlossenem Schildknorpel Ableitungen vom gesunden M. vocalis vornehmen. Die beiden Schildknorpelplatten wurden im Zuge der Operation leicht auseinandergezogen, damit die Elektroden mühelos in den gesunden M. vocalis eingestochen werden konnten. Die Kabel

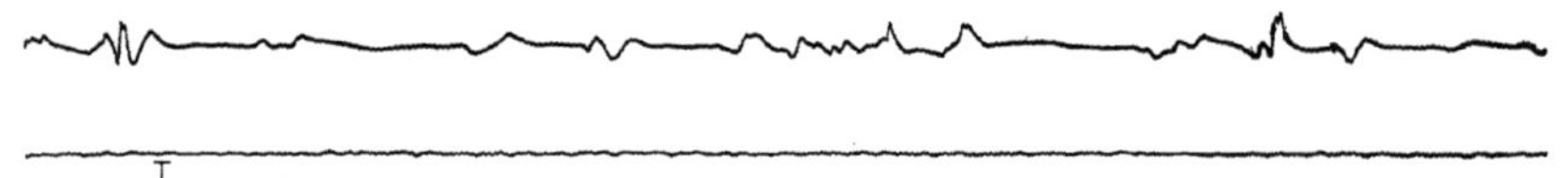

Abb. 115. *Offener Kehlkopf:* Ruhige Atmung.
Obere Kurve: Elektromyogramm des M. vocalis. Untere Kurve: Klangregistrierung. Volteichung: 200 uV Negativität nach oben. Zeiteichung: 10 mm = 10 m/sec. (Die einzelne Abb. erstreckt sich über den Zeitraum von 125 m/sec.) Auch in „Ruhe“ erkennt man Aktionspotentiale mehrerer motorischer Einheiten. Die Klangkurve zeigt keine Ausschläge (nach Wustrow u. Wieck).

wurden aus dem geöffneten Schildknorpel herausgeleitet. Für die Untersuchung blieb der Schildknorpel geöffnet. Bei *ruhiger Atmung* ergab sich das in Abb. 115 dargestellte EMG. In diesem finden sich Aktionspotentiale, die darauf hinweisen, daß selbst in „Ruhe" vereinzelte Kontraktionen im Muskel stattfinden.

Beim Versuch, den Atem anzuhalten, weist das EMG eine verstärkte Aktivität auf. Dieses muß als Reaktion des M. vocalis auf den vergeblichen Versuch der übrigen Kehlkopfmuskeln, die Glottis zu verschließen, betrachtet werden (Abb. 116).

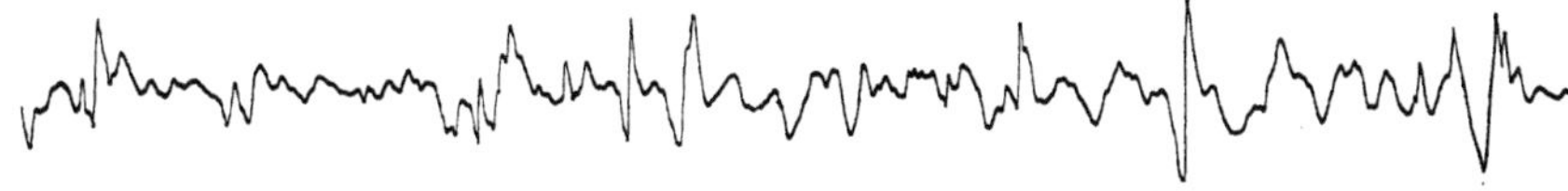

Abb. 116. *Offener Kehlkopf:* Angehaltener Atem.
Das EMG zeigt stärkere Aktivität als Reaktion auf den vergeblichen Versuch der übrigen Kehlkopfmuskeln, die Glottis zu verschließen (Beispiel für ein gemischtes Muster) (nach WUSTROW u. WIECK).

Bei dem *Versuch, den Kehlkopf für die Stimmgebung einzustellen und dem sich daran anschließenden Versuch zur Phonation* — immer noch bei geöffnetem Schildknorpel — erkennt man *eine Zunahme der Aktivität bei der Einstellbewegung der Glottis.* Dieses ist als Reaktion des M. vocalis auf den Versuch der übrigen Kehlkopfmuskeln zu deuten, die Glottis für die Phonation einzustellen (Abb. 117a). Vor der Operation hatten wir mit dem Kranken geübt, die Glottis für einen bestimmten Ton einzustellen, ohne die Kehlkopfpfeife selbst anzublasen. Erst auf ein

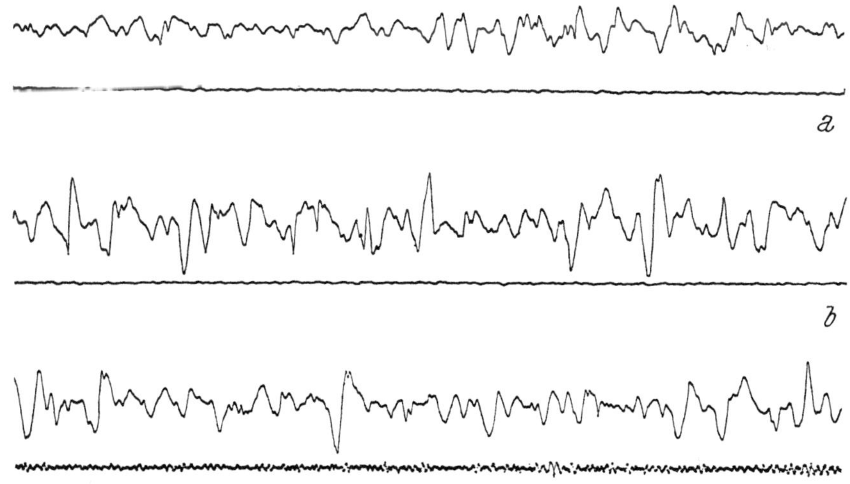

Abb. 117. *Offener Kehlkopf:* Einstellung des offenen Kehlkopfes zur Phonation und anschließender Phonationsversuch.

a) In der Mitte erkennt man eine Zunahme der Aktivität als Reaktion auf den Versuch der übrigen Kehlkopfmuskeln, die Glottis zur Phonation einzustellen. b) Zunahme der Aktivität: Verstärkte isometrische Kontraktion im Muskel. (Typisches Bild für ein Interferenzmuster.) c) Phonationsversuch. Geringes Nachlassen der Aktivität: Kehlkopf ist eingestellt. Die Klangkurve zeigt eine geringe Lautgebung: Die durch den offenen Kehlkopf abströmende Luft erzeugt ein Geräusch unterschiedlicher Frequenz (zwischen 1000—2000 Hz). (a—c stammen aus einem fortlaufenden Film) (nach WUSTROW u. WIECK).

bestimmtes Zeichen — etwa Klopfen auf die Schulter — darf durch Anblasen von unten her der Versuch der Phonation unternommen werden. Abb. 117b zeigt eine Zunahme der Aktivität, die bei dem Versuch zur Einstellung des Kehlkopfes für die Phonation einer Erhöhung der isometrischen Kontraktion entspricht. Beim *Versuch zu phonieren* (Abb. 117c) ist im EMG schon ein geringes Nachlassen der Aktivität gegenüber dem Versuch, die Glottis einzustellen (vgl. auch Abb. 120b) festzustellen. Die Klangkurve zeigt ein leises Geräusch innerhalb der Frequenzen 1000 bis 2000 Hz. Dieses wird durch die aus dem offenen Kehlkopf abströmende Luft erzeugt. Eine nennenswerte Tonbildung gelingt jedoch nicht.

Bei der direkten Betrachtung der Stimmlippen mit normalem und stroboskopischem Licht während der Phonation kann man selbst bei Benutzung eines Operationsmikroskopes mit verschiedener Vergrößerung keinerlei Schwingungen im Bereich der Stimmlippen ausmachen.

Diese Versuche am geöffneten Kehlkopf beweisen, daß eine Stimmlippenschwingung und damit letztlich die Phonation nur dann gelingen kann, wenn sich dem anblasenden Luftstrom die weitgehend verschlossene Glottis entgegenstellt. Erst mit dem Durchtritt der Luft (siehe Sven Smith) entstehen gleichförmige Schwingungen. *Durch aktive Kontraktionen des M. vocalis können keine Schwingungen der Stimmlippen hervorgerufen werden.* Bei dem Versuch zu phonieren ist keineswegs eine Zunahme der Aktivitäten im Muskel festzustellen. Diese tritt vornehmlich dann ein, wenn die Kehlkopfmuskeln für die Phonation eines Tones eingestellt werden.

b) Ableitungen bei gespaltenem und wieder verschlossenem Schildknorpel

Die Nadelelektrode wird in einen M. vocalis eingestochen. Das abführende Kabel ist oberhalb der aneinander gelegten Schildknorpelplatten durch die eingekerbte Membrana hyothyreoidea herausgeleitet. Um zu vermeiden, daß Luft über die Kehlkopfwunde abströmt, wird dies mit angefeuchteten Tupfern abgedichtet, so daß das Kehlkopfsystem luftdicht abgeschlossen ist.

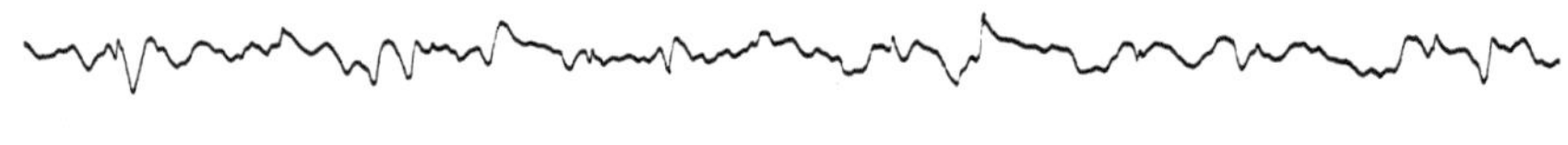

Abb. 118. *Geschlossener Kehlkopf:* Ruhige Atmung (vgl. Abb. 9). Etwas mehr Aktivität als beim offenen Kehlkopf (nach Wustrow u. Wieck).

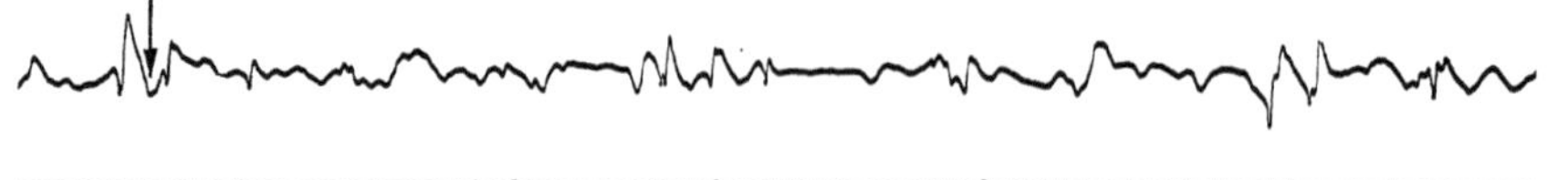

Abb. 119. *Geschlossener Kehlkopf:* Angehaltener Atem. Etwas weniger Aktivität als beim offenen Kehlkopf (vgl. Abb. 116). Bei ↓ triphasisches Aktionspotential (nach Wustrow u. Wieck).

Bei *ruhiger Atmung* (Abb. 118) und bei *angehaltenem Atem* (Abb. 119) finden sich ähnliche Verhältnisse im EMG, wie sie bei geöffnetem Kehlkopf festgestellt wurden (vgl. auch Abb. 118 mit 115 sowie Abb. 119 mit 116). Die Zunahme der Aktivität bei angehaltenem Atem ist auf die stärkere isometrische Kontraktion im M. vocalis zurückzuführen, wodurch die Glottis verschlossen gehalten wird.

Die fortlaufende Registrierung innerhalb eines Filmstreifens von der Ruheatmung über den Beginn der Einstellung zur Phonation und der auf ein Zeichen hin einsetzenden Tongebung ist in Ausschnitten in Abb. 120 festgehalten. Man erkennt, wie aus der Ruheatmung (Abb. 120a) mit wenig Aktivität eine deutliche Vermehrung derselben bei der Einstellung für die Phonation auftritt: auf die Einstellbewegungen der übrigen Kehlkopfmuskeln reagiert der M. vocalis in Form

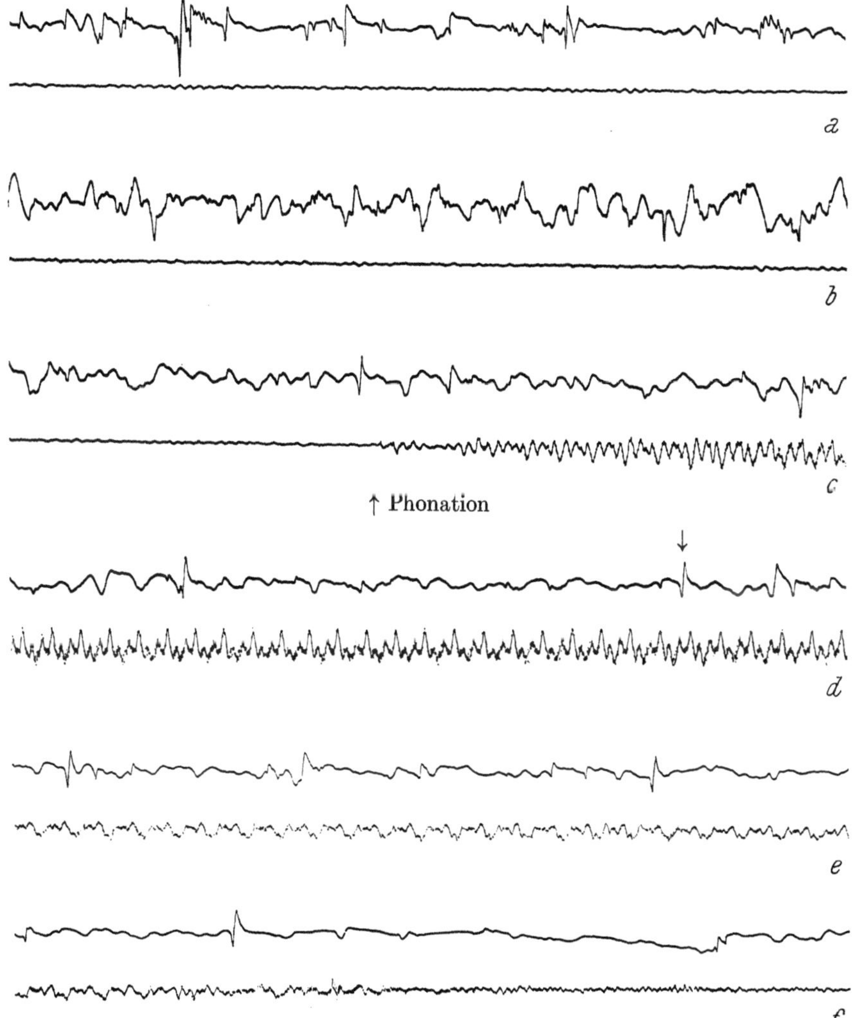

Abb. 120. *Geschlossener Kehlkopf:* Einstellung zur Phonation und anschließende Phonation. a) Ruheatmung (vgl. auch Abb. 118). b) Einstellung zur Phonation: vermehrte Aktivität, jedoch weniger als in Abb. 117b. c) In der Mitte Übergang zur Phonation (siehe Klangkurve) durch Anblasen der Glottis von unten: Abnahme der Aktivität. d) Volle Phonation. Grundton bei etwa 230 Hz. Relativ geringe Aktivität im Muskel. Da die übrigen Kehlkopfmuskeln die Einstellung der Glottis erhalten, bleibt die isometrische Kontraktion im M. vocalis gleich stark. Bei ↑ biphasisches Aktionspotential einer motorischen Einheit, das in den Abbildungen mehrfach auftritt. e) Ausklingen der Tongebung: Weitere Abnahme der Aktivität. Grundton sinkt auf 190 Hz ab. Amplitude = Lautstärke nimmt ab. f) Aufhören der Tongebung (siehe Klangkurve). EMG zeigt kaum Aktivität, da M. vocalis erschlafft. (Abb. a—f sind Ausschnitte aus einem fortlaufenden Film) (nach WUSTROW u. WIECK).

einer Verstärkung der isometrischen Kontraktion (Abb. 120b). Nachdem der Muskel die für den gewünschten Ton notwendige Spannung besitzt, nimmt bei der Phonation bemerkenswerterweise die Aktivität wieder ab (Abb. 120d).

Gerade auf Grund der von uns benutzten hohen Filmgeschwindigkeiten lassen sich die einzelnen Potentiale im Vergleich mit der Klangregistrierung besonders gut analysieren. Die Stimmlippenschwingungen sind — wie die Hochgeschwindigkeitsfilme (Bell-Film, Sven Smith, R. Luchsinger u. a.) eindeutig beweisen — gleichförmig. Die Stimmlippe schwingt in ihrer gesamten Ausdehnung auf Grund ihrer Elastizität und Masse, welche durch die isometrische Kontraktion im M. vocalis bestimmt werden. Nach den Vorstellungen von R. Husson, das anatomisch ein Vocalissystem nach K. Goerttler voraussetzt, müßten sich im EMG eigentlich tonsynchrone Gruppen von Aktionspotentialen feststellen lassen. Diese müßten gerade bei unserem methodischen Vorgehen besonders gut sichtbar werden. Derartige Gruppenbildungen der Aktionspotentiale des M. vocalis lassen sich aber nicht beobachten. Dagegen finden sich in unseren Filmen und denen anderer Autoren nur völlig ungruppierte Aktivitäten, wie die Abb. 120c, d, e und f beweisen. Selbst die in Abb. 120 durch ihr Potential mehrfach sichtbaren motorischen Einheiten sind nicht mit der Klangkurve abgestimmt. Im übrigen ist bei der von F. Wustrow festgestellten Anordnung der Muskelfasern im M. vocalis ein durch aktive Kontraktionen bedingtes Schwingen nicht möglich.

Es erhebt sich nun die Frage, wie das Auftreten vermehrter Aktivität während der Einstellphase auf Grund der von uns gewonnenen Elektromyogramme zu deuten ist. Bei jeder Einstellung der Glottis zur Tonbildung durch die übrigen Kehlkopfmuskeln kommt es zu einer geringen Veränderung der Länge der Stimmlippen. Damit wird auch der M. vocalis gedehnt. Man könnte annehmen, daß hierdurch die Dehnungsrezeptoren im Bereich der Muskelspindeln gereizt werden und — wie auch sonst im quergestreiften Muskel — zu einer Reflexaktivität führen, die sich in den vermehrten Aktionspotentialen erkennen läßt. Nach Einspielen des Ausmaßes der notwendigen isometrischen Kontraktion und dem Wegfall der von den Einstellmuskeln aufgezwungenen Längenänderung werden nur noch wenige Aktivitäten auf dem Reflexwege unterhalten, wie das während der Phonation aufgeschriebene EMG zeigt. Diese Potentiale erhalten die einmal festgelegte isometrische Spannungsgröße.

Beim Ausklingen eines Tones kann man ein erhebliches Nachlassen der Aktivität im Muskel beobachten (Abb. 120e und f). Dies ist der Ausdruck der nachlassenden isometrischen Kontraktion im Muskel. Nach Beendigung der Phonation muß sich dann ohnehin der Kehlkopf für die Inspiration öffnen.

c) Elektrophysiologische Registrierung der Stimmlippenschwingung während der Phonation bei geöffnetem und wieder verschlossenem Schildknorpel

Besonders interessant können gelegentlich ungewollte Ergebnisse sein. Während der Versuche glitt die Nadelelektrode aus dem Stimmuskel in das Stimmband, wie sich deutlich sofort am Kathodenstrahloszillographen ablesen ließ. Die sich nun abzeichnende Kurve war so bemerkenswert, daß wir sie absichtlich sowohl beim geöffneten als auch beim geschlossenen Kehlkopf registrierten. Bei geöffnetem Kehlkopf erkannte man, daß bei dem Versuch, die Glottis für die Phonation einzustellen, gewisse Pendelbewegungen auftraten. Während des Phonationsversuches waren aber keinerlei Stimmlippenschwingungen oder ein Ton zu registrieren. Lediglich ein unbedeutendes Geräusch zeichnete die Klangkurve auf. Im Gegensatz zu diesen Beobachtungen beim *offenen* Kehl-

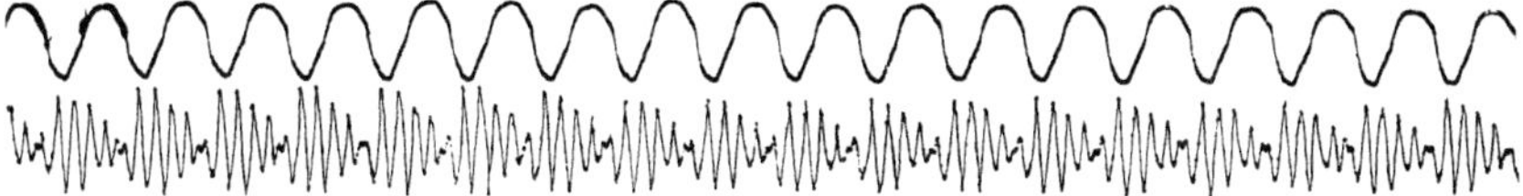

Abb. 121. *Geschlossener Kehlkopf:* Phonation bei Sitz der Elektrode im Lig. vocale (nicht im M. vocalis). Obere Kurve: Schwingung der Stimmlippe. Untere Kurve: Tonkurve. Die obere Kurve verläuft synchron mit dem Grundton der Klangkurve (nach Wustrow u. Wieck).

kopf fand sich bei der Phonation mit *geschlossenem* Larynx eine zum Grundton völlig synchrone Kurve als Ausdruck der tonsynchronen Stimmlippenschwingung. Dies wurde durch Sitz der Elektrode *im Stimmband* und nicht im Muskel aufgenommen (Microphonic effect) (Abb. 121).

Da bei dieser Versuchsanordnung bei geöffnetem Kehlkopf keine Schwingungen und kein Ton registriert wurden, bewiesen diese Beobachtungen eindeutig, daß Schwingungen der Stimmlippen nur bei geschlossenem Kehlkopf entstehen können.

d) Ableitungen bei wieder verschlossenem Schildknorpel nach Intubation durch ein Tracheostoma

Bei diesen Patienten mußte aus klinischer Indikation vor dem Kehlkopfeingriff eine untere Tracheotomie ausgeführt werden. Hierdurch ergab sich die Möglichkeit, über das Tracheostoma einen Intubationstubus einzuführen. Die aufgeblasene Manschette desselben gewährleistete bei der Phonation einen völligen Abschluß der Trachea gegen den Kehlkopf. Bei zusammengeklappten und abgedichtetem Kehlkopf gelang es bei dieser Versuchsanordnung nicht, die eingestellte Kehlkopfpfeife anzublasen. Die in den M. vocalis eingestochene Nadelelektrode konnte bei dem Versuch zur Phonation die im Muskel auftretende Aktivität abgreifen. Die gewonnenen Kurven (Abb. 122) lassen sich mit dem während der Phonation beim offenen und geschlossenen Kehlkopf registrierten Elektromyogrammen vergleichen, da sie praktisch identisch sind. Auch hier läßt sich als Reaktion des M. vocalis auf die Einstellbewegungen der übrigen Kehlkopfmuskeln eine Zunahme der Aktivität feststellen (Abb. 122b). Dies ist durch die verstärkte isometrische Kontraktion des Muskels bedingt. Bei dem Versuch zu phonieren, läßt sich wiederum eine Abnahme der Aktivität beobachten (Abb. 122c). Während demnach praktisch im M. vocalis dieselben Verhältnisse elektromyographisch gegeben sind, wie sonst bei der Phonation, zeigt die Klangkurve beim geschlossenen Kehlkopf keinerlei Ausschlag. Trotz dieser gleichartigen Aktivitäten im M. vocalis wird bei dieser Versuchsanordnung kein Ton hervorgerufen, während beim durchgängigen Kehlkopf ein solcher entsteht.

Bei der gleichzeitigen Betrachtung der Glottis von oben mit einem Spiegel und stroboskopischem Licht, kann man *keine* Schwingung der Stimmlippen erkennen.

Damit ist mittels unserer Methode bewiesen, daß der anblasende Luftstrom zur Tonbildung unbedingt notwendig ist, und er letztlich die Stimmlippenschwingungen erzeugt.

Aus diesen Versuchen kann man ableiten, daß die motorischen Einheiten im M. vocalis bei der Einstellung zur Phonation und bei der Phonation — ganz gleich, ob der Kehlkopf offen oder geschlossen ist — gleichartig innerviert werden. Dies gilt auch bei subglottischer Abdichtung mit Ableitung der Luft über einen

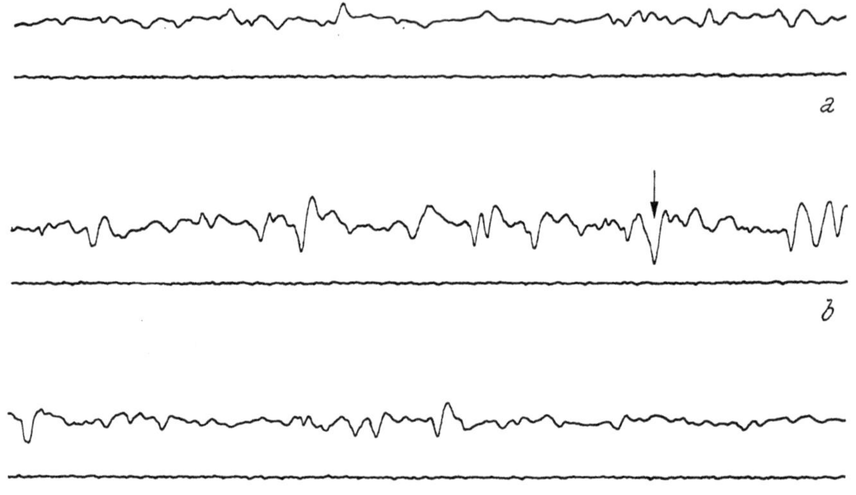

Abb. 122. Phonationsversuch bei Intubation unterhalb des geschlossenen Kehlkopfes. a) Gegen Ende der Abb. Zunahme der Aktivität im M. vocalis als Reaktion des Muskels auf die Einstellbewegungen, welche die übrigen Kehlkopfmuskeln bewirken. b) Verstärkung der Aktivität als Ausdruck der verstärkten isometrischen Kontraktion (siehe Abb. 117b und 120b). (Bei ↑ Beispiel für ein Aktionspotential mit vorwiegender positiver Schwankung.) c) Versuch zu Phonieren, bei eingestellter Glottis: Abnahme der Aktivität. Keine Tonbildung. (Abb. a bis c sind Ausschnitte aus einem fortlaufenden Film) (nach Wustrow u. Wieck.)

Intubationstubus. Die festgestellten Aktionspotentiale der motorischen Einheiten im Muskel entsprechen unmittelbar den mechanischen Kontraktionswellen für die isometrische Kontraktion, die aber nicht etwa identisch mit der Schwingung der Stimmlippen sind. Die isometrischen Spannungsverhältnisse im Muskel sind also bei allen drei Situationen (offen, geschlossen, Intubation) gleich.

6. *Flüstern, leise Sprache („Silent Speech“), leise Lesen („Silent Reading“)*

Beim *Flüstern* findet sich als Ausdruck der Einstellbewegungen im Bereich der Adduktoren zu Beginn eine ähnliche Zunahme der Aktivität wie bei normaler Phonation, jedoch scheint dieser Zuwachs an Aktivität etwas geringer zu sein als bei gewöhnlicher Stimmgebung (Sawashima, Sato, Funasaka and Totsuka, 1958). Im Gegensatz dazu ist Faaborg-Andersen (1957) der Ansicht, daß die Aktivität in allen Muskeln außer dem M. arytaenoideus sogar größer als bei normaler Phonation sei (Abb. 123). Pressmann (1942) glaubt, daß sich der M. arytaenoideus beim Flüstern überhaupt nicht kontrahiert.

Bei *leiser Sprache* („Silent Speech") fand sich verständlicherweise ebenfalls eine Zunahme der Aktivität in den Adduktoren. Aber auch diese Aktivitätszunahme ist geringer als bei normaler Phonation. Besonders gering ist sie im M. cricothyreoideus (FAABORG-ANDERSEN, 1957, ZENKER, 1960, KATSUKI, 1950).

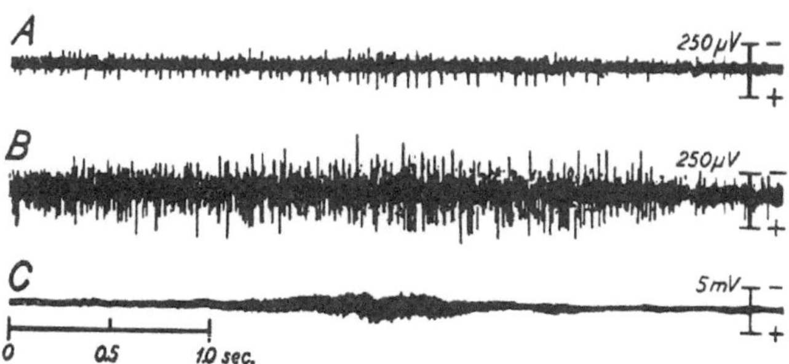

Abb. 123. Flüstersprache (nach FAABORG-ANDERSEN, 1957).
A Muster des Aktionspotentials im re. M. cricothyreoideus. *B* Muster des Aktionspotentials im re. M. vocalis. *C* Klangkurve: Ton a in Flüsterstimme.

FAABORG-ANDERSEN und EDFELDT (1958) haben interessante Versuche über das „*Leiselesen*" („Silent Reading") angestellt. Bei der Phonation fanden sich in den Mm. vocalis und mylohyoideus deutliche Aktivitäten. In Ruhe war bei der Respiration im M. mylohyoideus bioelektrische Stille (Abb. 126b). Beim stillen Lesen eines Textes in Muttersprache (dänisch) oder einer vom Probanden beherrschten Fremdsprache (schwedisch) waren die abgeleiteten Potentiale gleich groß. Bei Personen, die dänisch zur Muttersprache hatten, aber weniger geübt waren, schwedisch zu lesen, waren die Aktivitäten beim Leiselesen der Fremdsprache deutlich größer.

7. *Verschluß der Glottis beim Husten, „Glottal Click" und Schlucken*

Beim Husten, „Glottal Click" und Schlucken findet sich in allen Adduktoren ein Zuwachs an Aktivitäten. Die Vergrößerung der Amplitude ist beim Schlucken

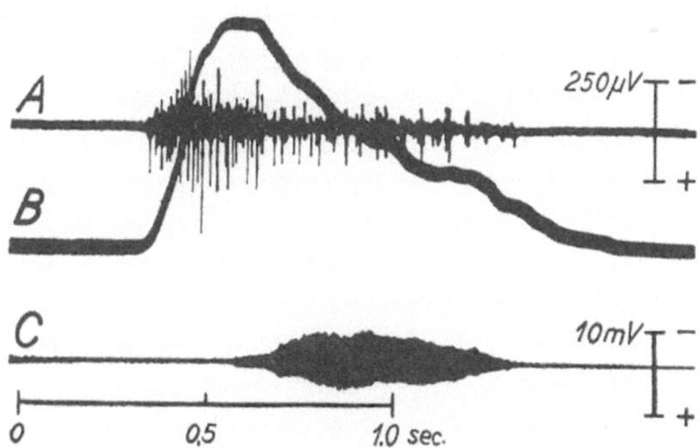

Abb. 124. Husten (nach FAABORG-ANDERSEN, 1957). *A* Aktionspotential im li. M. vocalis. *B* Durchschnittlicher Ausschlag der Aktionspotentiale im li. M. vocalis. *C* Klangkurve.

gewöhnlich stärker als bei der Phonation. Ein entscheidender Unterschied zwischen Husten und „Glottal Click“ konnte nicht festgestellt werden.

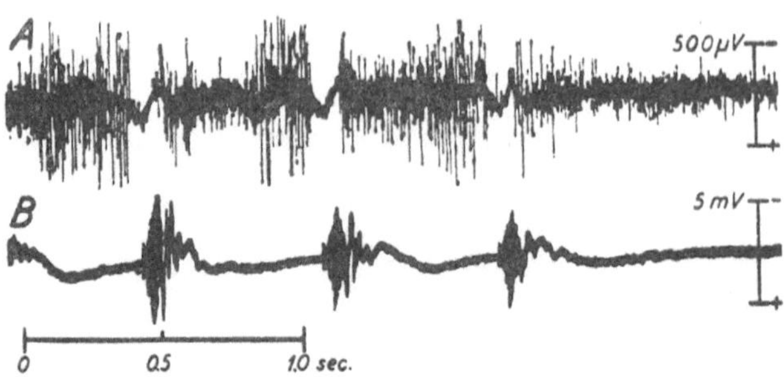

Abb. 125. Glottal click (nach FAABORG-ANDERSEN, 1957). *A* Muster des Aktionspotentials im li. M. vocalis. *B* Klangkurve.

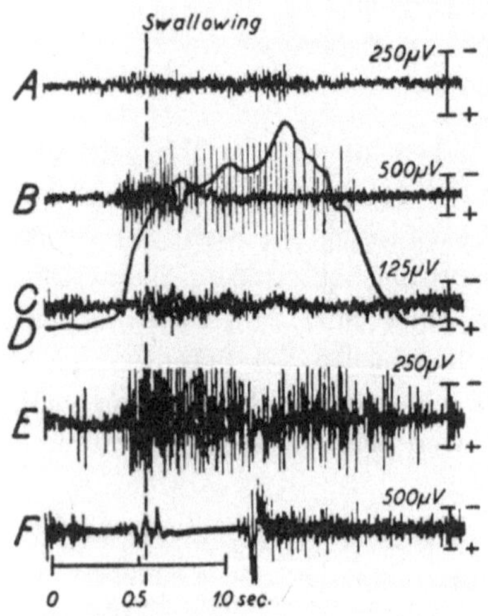

Abb. 126. Schlucken (nach FAABORG-ANDERSEN, 1957).
A und *E:* Aktionspotentialmuster im li. M. cricothyreoideus. *B* Aktionspotentialmuster im li. M. vocalis. *C* Aktionspotentialmuster im li. M. arytaenoideus. *D* Durchschnittlicher Ausschlag der Aktionspotentiale im li. M. vocalis. *F* Aktionspotentialmuster im li. M. cricoarytaenoideus post.

Besser als viele Worte zeigen die Elektromyogramme die festgestellten Befunde (Abb. 124, 125 und 126).

8. Untersuchungen an den Mm. levator und tensor veli palatini

Eine Reihe von Autoren hat elektromyographisch den M. levator und tensor veli palatini untersucht. FRITZELL (1963) hat transnasal die Elektrode in die seitliche Epipharynxwand eingeführt. KIML (zitiert bei BÖHME, ŠRAM und KALVODOVÁ, 1966) soll elektromyographisch die Funktion des M. tensor veli palatini mit der Funktion des M. tympani verglichen haben.

BÖHME, ŠRAM und KALVODOVÁ (1966) haben die Mm. levator und tensor veli palatini untersucht. Sie registrierten stets beide Muskeln auf der rechten oralen Seite. Auf einem dritten Kanal wurde die Phonation aufgenommen. Bei 10 Gesunden wurde eine gleichzeitige Ableitung am M. levator und tensor veli palatini in Ruhe- und Tiefenatmung wie bei der Phonation der Vokale a, e, i, o und u durchgeführt. Es ließen sich in den Muskeln Ruheaktivitäten nachweisen. Bei der Ruhe- und Tiefenatmung wurden keinerlei Unterschiede festgestellt. In der präphonatorischen Phase ließ sich beim M. levator veli palatini ein rascher Anstieg der Amplitude und der Entwicklung eines Interferenzmusters feststellen. Diese Aktivität läßt sich während der gesamten Phonation nachweisen und kommt kurz vor Phonationsende wieder zur Ruheaktivität zurück. Im Gegensatz dazu war beim M. tensor veli palatini nur ein leichter Amplitudenanstieg bei der Phonation festzustellen. Im Durchschnitt war der Amplitudenanstieg beim M. tensor 0,1 bis 0,2 sec kürzer als beim M. levator. Der Amplitudenabfall ist bei beiden Muskeln gegen Ende der Phonation gleich. Die größte Aktivität findet sich im M. tensor bei der Phonation des Vokals i. Aus-

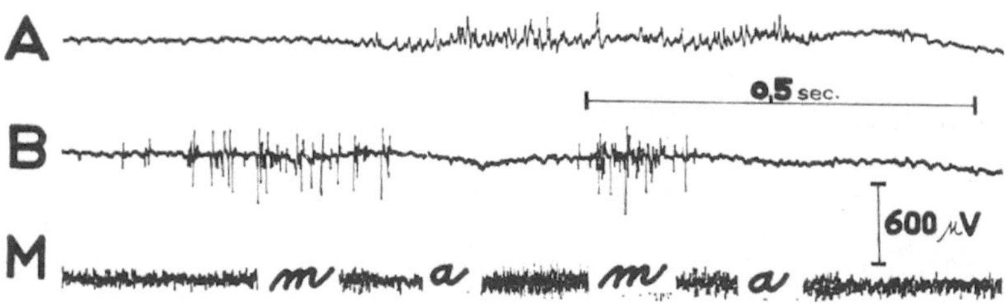

Abb. 127. Elektromyographische Befunde bei Phonation von *m — a — m — a*. *A* M. levator veli palatini. *B* M. tensor veli palatini. *C* Klangkurve.

geprägte Aktivitäten sind ebenfalls beim Laut u vorhanden. Am geringsten waren die Amplituden bei o, a und e. Sie waren annähernd gleich. Danach sind die Mm. tensor und levator veli palatini bei der Bildung von Vokalen unterschiedlich funktionell beteiligt. Dafür sprechen auch die mannigfalten und komplizierten Bewegungsfolgen des weichen Gaumens während des Sprechens (Abb. 127).

IV. Elektromyographie bei pathologischen Prozessen im Bereich des Kehlkopfes bzw. der Stimme und Sprache

Wir stehen heute erst am Beginn der Untersuchungsmöglichkeiten pathologischer Prozesse im Kehlkopfbereich sowie der Dysfunktionen der Stimme und Sprache. Es steht zu erwarten, daß diese Möglichkeiten für elektromyographische Untersuchungen im Laufe der Zeit mehr genutzt werden und somit objektive Aussagen über die Muskeltätigkeiten bzw. die Störungen gewisser Muskelfunktionen zulassen. Hier kann man noch keinen abschließenden Bericht oder Überblick geben. Deshalb sollen auch nur wenige Beispiele Erwähnung finden, ohne den Anspruch auf Vollständigkeit zu erheben. Eine solche kann zum gegenwärtigen Zeitpunkt nicht erhoben werden, zumal die wissenschaftliche Wertigkeit noch keineswegs ihre richtige Beurteilung gefunden hat.

1. Ableitungen bei Lähmung des N. laryngeus cranialis

Mygind (1906) beschrieb als erster die isolierte periphere Lähmung des N. laryngeus cranialis und das daraus resultierende charakteristische klinische Bild. Die meisten Autoren sind der Ansicht, daß der äußere Ast des N. laryngeus cranialis den M. cricothyreoideus innerviert. Faaborg-Andersen (1957) konnte feststellen, daß mit steigender Tonhöhe beim Gesunden und beim Registerwechsel im M. cricothyreoideus eine Zunahme der Aktionsstromamplitude um 100% auftritt.

Die Diagnose einer isolierten Lähmung des N. laryngeus cranialis ist nicht einfach, da die Ad- und Abduktion der Stimmlippen nicht behindert ist und der Befund je nach Funktion wechselt. Mygind (1906) hat bereits auf die Schiefstellung der Stimmritze bei einseitiger peripherer Lähmung hingewiesen. LUCHSINGER hat dies 1940 bestätigt. Er schrieb damals „dabei bemerkt man eine leichte Schiefstellung der linken (erkrankten) Kehlkopfhälfte insofern, als die linke Stimmlippe gegen die Medianlinie des Kehlkopfes verschoben in der Mitte der Regio interarytaenoidea zu beginnen scheint. Der rechte Aryknorpel steht stärker vor als der linke und daher erscheint die linke Stimmlippe bei der Phonation länger (im Gegensatz zur Atemstellung)".

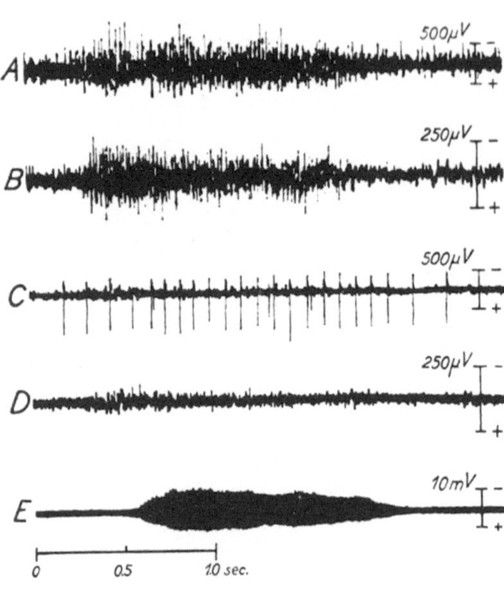

Abb. 128. Einseitige Lähmung des M. cricothyreoideus. Vergleich der Aktionspotentialmuster auf der normalen li. und paretischen re. Seite.
A Aktionspotentialmuster des li. M. cricothyreoideus. *B* Aktionspotentialmuster des li. M. vocalis. *C* Aktionspotentialmuster des re. M. cricothyreoideus. *D* Aktionspotentialmuster des re. M. vocalis. *E* Klangkurve.

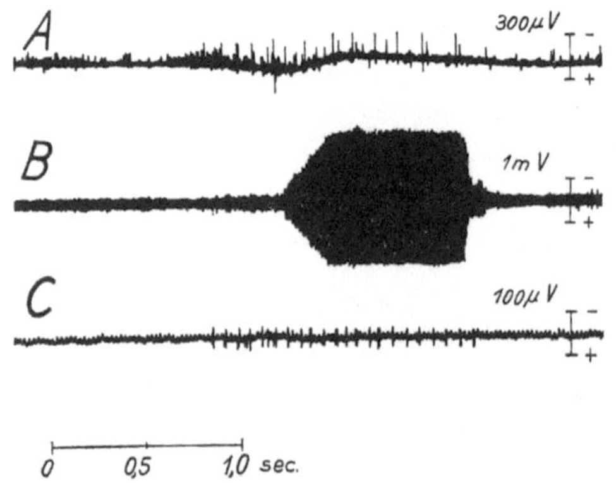

Abb. 129. Elektrische Aktivität in den beiden Mm. cricothyreoidei bei einseitiger Lähmung.
A Muster der Aktionspotentiale im re. (paretischen) M. cricothyreoideus. *B* Klangkurve. *C* Muster der Aktionspotentiale im li. (gesunden) M. cricothyreoideus.

FAABORG-ANDERSEN hat 1964 erstmalig eine isolierte periphere Lähmung des M. cricothyreoideus mit Hilfe der Elektromyographie fixiert (Abb. 128 u. 129). 1965 hat LUCHSINGER ähnliche Untersuchungen durchgeführt; dadurch konnte objektiv der einseitige Ausfall nachgewiesen werden. Bei traumatischen Schädigungen des N. laryngeus cranialis bzw. des M. cricothyreoideus kann man auch nach einem gewissen Zeitpunkt mit Hilfe des EMG etwas über die Prognose aussagen. Tritt auch nach längerer Zeit nach der Schädigung keine Besserung ein, so ist eine solche auch nicht mehr zu erwarten. Die Abbildungen zeigen auf der gesunden Seite ein normales Innervationsmuster, während auf der erkrankten Gegenseite mit einer partiellen Nervenlähmung ein wesentlich dünneres Innervationsmuster vorliegt.

2. *Ableitungen bei Lähmung des N. recurrens*

ŠRAM, KALVODOVÁ und DRECHSLER (1965) haben ähnlich wie andere Autoren, elektromyographische Untersuchungen bei Patienten mit Recurrensparese nach Strumektomie vorgenommen. Die bioelektrische Aktivität wurde mit Nadelelektroden aus dem M. vocalis abgeleitet. Während der ruhigen Atmung ließen sich aus den paretischen Muskeln Einzelpotentiale unregelmäßiger Frequenz ableiten. Die Form der Potentiale war biphasisch, ihre Dauer betrug 4 bis 12 msec, die Amplituden waren 100 bis 600 mV, die Amplituden der Potentiale waren um so niedriger, je ausgeprägter der klinische Befund war. In den präphonatorischen Phasen fand sich immer ein Ansteigen der Aktivität. Die EMG-Bilder (Abb. 130 u. 131) zeigten während der Phonation nicht die regelmäßige Dynamik, welche sonst bei Gesunden festgestellt wird. Interessanterweise war auch bei den Fällen, bei denen der Muskel völlig paretisch erschien (Intermediärstellung der Stimmlippen mit auffälligen Zeichen der Atrophie des M. vocalis) keine totale elektrische Stille während der Willkürinnervation festzustellen, so daß auch im EMG nicht

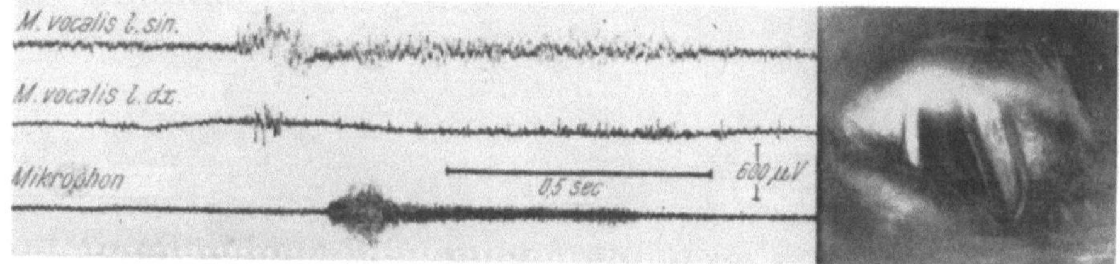

Abb. 130. Recurrensparese rechts. Elektromyographischer Befund bei der Phonation (nach Šram, Kalvodová, Drechsler).

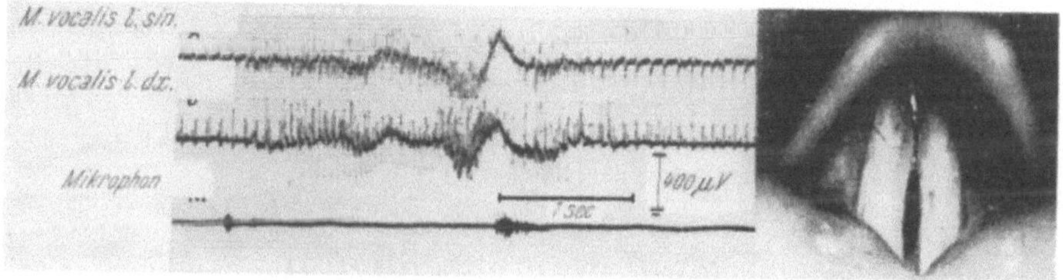

Abb. 131. Doppelseitige Recurrensparese. Elektromyographischer Befund bei der Phonation (nach Šram, Kalvodová, Drechsler).

das Bild einer totalen Muskeldenervation vorlag. In der Regel fand sich nur eine Reduktion der Zahl der motorischen Einheiten und eine Verlängerung der Aktionspotentiale. Somit ist ein Vergleich der klinischen Befunde mit Hilfe des Elektromyogramms bei leichten bis mittelschweren Läsionen des N. recurrens nach Strumektomie möglich. Bei schweren Läsionen, die klinisch als totale Paresen erscheinen, fanden sich jedoch im EMG immer noch Potentiale, so daß teilweise die Innervation noch intakt sein mußte. Da das EMG ein objektives Bild des Funktionszustandes der motorischen Einheiten bietet, ist diese Untersuchungsmethodik zur Vervollständigung der Diagnose äußerst wertvoll. Sie gestattet nämlich, den Grad der Parese objektiv zu beurteilen. So lange aber eine Restinnervation vorhanden ist, ist die Indikation zur Behandlung und damit Rehabilitation der Stimme dringend angezeigt. Außerdem läßt sich bei der beidseitigen Recurrensparese an Hand des Elektromyogramms beurteilen, auf welcher Seite die Lateralfixation der Stimmlippe bzw. die einseitige endolaryngeale Entfernung des Aryknorpels erfolgreicher sein wird.

Šram, Sedláčková, Supáček (1967) haben elektromyographisch die Fälle überprüft, bei denen nach Strumektomie eine einseitige Recurrenslähmung aufgetreten war, und die Faktoren für eine erfolgreiche Rehabilitation aufgezeichnet.

3. *Untersuchungen bei psychischen Aphonien und spastischer Dysphonie*

Šram, Kalvodová haben elektromyographische Befunde bei psychogenen Aphonien und spastischen Dysphonien erhoben (Abb. 132 u. 133). Auch Bieżanski, Pluchowski, Jamashita u. Mitarb. Sbriil haben ähnliche Untersuchungen durchgeführt. Es handelte sich um Patienten, bei denen die Struktur des Stimmorgans

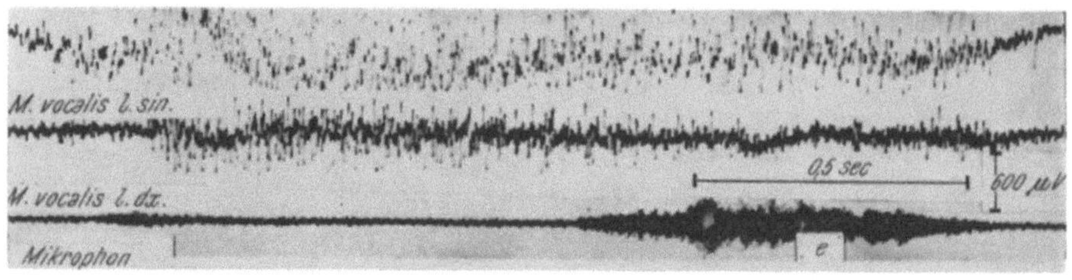

Abb. 132. Elektromyogramm während der Phonation bei psychogener Aphonie (nach Šram, Kalvodová).

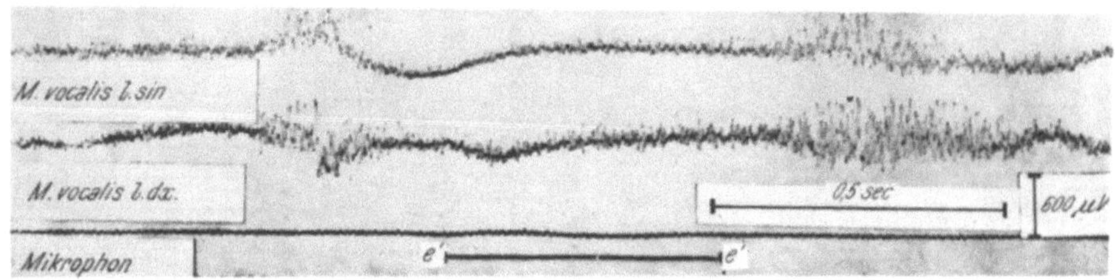

Abb. 133. Elektromyogramm während der Phonation bei spastischer Dysphonie (nach Šram u. Kalvodová).

intakt war und auf psychogener Grundlage Störungen der Funktionskoordination der beiderseitigen laryngealen Muskulatur vorlag. Dies äußerte sich entweder in einer Aphonie oder in Form von Dysphonien verschiedenen Grades. Die Ableitungen erfolgten von beiden Mm. vocales und durch Einstich der Elektroden durch die Membrana cricothyreoidea in die entsprechenden Muskeln. Bei den Patienten mit Funktionsstörungen der Stimme ließ sich in Ruhe und Tiefenatmung eine auffallende *Unregelmäßigkeit des Innervationsmusters der Mm. vocales* feststellen. Es wurden insgesamt 13 Patienten mit Funktionsstörungen der Stimme bei der Atmung und der Phonation (5 Pat. mit spastischer Dysphonie, 8 Pat. mit psychogener Aphonie) untersucht. Dabei fanden sich Unregelmäßigkeiten des Innervationsstereotyps bei der Atmung. Bei den Patienten mit psychogener Aphonie sind Unregelmäßigkeiten des Auftretens und der Dauer des Zeitabschnittes der Interferenzaktivität bei dem Phonationsversuch deutlich festzustellen. Dies zeigt sich in einem Abfall oder Verlöschen der Interferenzaktivität bei dem Versuch zu phonieren. Bei einigen Aphonikern kam es zu einem kurzen zweifachen Auftreten der Interferenzaktivität; bei 7 verlöschte kurz vor dem Phonationsbeginn die Interferenzaktivität, bei Phonationsbeginn oder mit einer Verspätung von 0,1 sec trat ein Anstieg der Aktivität bis zu Ruhewerten oder eine Erhöhung der Amplitude der Potentiale ein, wobei der Ruhecharakter der Kurve erhalten blieb. Dabei zeigten sich bei dem eigentlichen Phonationsversuch oder nach seinem Ende in einigen Fällen regelmäßig verteilte Abschnitte einer Interferenzaktivität von einer Dauer von 0,3 bis 0,7 sec, manchmal kam es überhaupt nicht zu ihrem Auftreten.

Nach der Reedukation der Stimme näherte sich das EMG dem Befund bei normalen Menschen. Bei Patienten mit *spastischer Dysphonie* ist eine erhöhte Spannung der Stimmlippenmuskeln während der Ruhe sowie bei der Phonation feststellbar.

Literatur

ADAMS, RAYMOND D., D. DENNY-BROWN and CARL M. PEARSON: Diseases of muscle. A study in pathology. New York: Paul B. Hoeber, 1—547 (1953). — ADRIAN, E. D.: The impulses produced by sensory nerve endings. Part. 4. Impulses from pain receptors. J. Physiol. **62**, 33 (1926—27). — ADRIAN, E. D., and D. W. BRONK: Impulse in motor nerve fibres. II. The frequency of discharge in reflex and voluntary contractions. J. Physiol. Lond. **67**, 119 bis 151 (1929). — ADRIAN, E. D.: The mechanism of nervous action. Electrical studies of the neurone. London: Oxford University Press., 1932. — ALVORD, E. C., and M. G. F. FOURTES: Reflex activity of extensor motor units following afferent excitation. J. Physiol. **122**, 302 (1953). — ANZENBACHER, H., und W. ZENKER: Über die Größenbeziehung der Muskelfasern zu ihren motorischen Endplatten und Nerven. Z. Zellforsch. **60**, 860—871 (1963). — ARION, H. G., et M. KLEIN: La turbulance aérienne seraitelle le phénomène fondamental de la phonation? J. franç. Oto-rhino laryng. **10**, 79—94 (1961). — ARNOLD, G. E.: Physiology and pathology of the cricothyroid muscle. Laryngoscope **71**, 687—753 (1961). — ARSLAN, M., G. PIVOTTI et G. A. MOLINARI: Les réflexes cochléo-récurrentiels. Effets de stimulation acoustiques sur les potentiels d'action du nerf récurrent. J. franç. Oto-rhino-laryng. **10**, 1 (1961). — ATKINS, J. P., J. J. BONNER, C. SIRIBODHI and W. SUNDMAKER: Electromyographic observations of the laryngeal muscles in health and disease. 8th Pan-Amer. Congr. Oto-rhino-laryng., Caracas (1962). — AUBRY, M., et B. VALLANCIEN: Physiologie de la phonation. Oto-rhino-laryng. **2**, 1 (1963).

BARROILHET, J., S. FRENK and B. HOLMGREN: Vocal chord vibrations and e.—m. g. recorded in man after partial laryngectomy. Pract. oto-rhino-laryng. **22**, 244—247 (1960). — BECKMANN, G.: a) Elektroakustische Untersuchungen über den primären Kehlkopfton. Arch. Ohr.-Nas.-Kehlk. Heilk. **169**, 196—200 (1956); — b) Experimentelle Untersuchungen über den akustischen Einfluß der Kehlkopf-Ventrikel auf die Stimmproduktion. Arch. Ohr.-Nas.-Kehlk. Heilk. **169**, 485—491 (1956). — BELL TELEPHON LABORATORIES: High speed motion pictures of the vocal cords. N. Y. Bureau of Publication (1937). — BELLUSSI, G.: Esame funzionale dell'apparato fonatorio mediante la tecnica radiologica. Fisiologia e medicina **10**, 123 (1939). — BERENDES, J.: Neuere Ergebnisse über Bewegungsstörungen des Kehlkopfes. Z. Hals-Nas.-Ohrenheilk. **169**, 2 (1956); — Die Schwingungsform der Stimmlippen beim Anblasen des Kehlkopfes ohne Innervation. Arch. Ohr.-Nas.-Kehlk. Heilk. **173**, 283—285 (1958); — Planimetrische Bestimmung der Glottisweite bei der Phonation. Acta Probl. Phoniat. Logopäd. **1**, 75—80 (1960). — BERG, J. VAN DEN: Über die Koppelung bei der Stimmbildung. Z. Phonetik **8**, 281—293 (1955); — a) Direct and indirect determination of the mean subglottic pressure. Folia phoniatr. **8**, 1—24 (1956); — b) Physiology and physics of voice production. Acta physiol. pharmacol. neerl. **5**, 40—55 (1956). — BERG, J. VAN DEN, and J. T. ZANTEMA: The resistance and the BERNOULLI-effect of the glottis. Acta physiol. pharmacol. neerl. **5**, 117—262 (1956); — Zur Erzeugung des Vibratos der Singstimme. Z. Phonetik **9**, 336—343 (1957). — BERG, J. VAN DEN, and A. SPOOR: Microphonic effect of the larynx. Nature, Lond. **179**, 625—626 (1957). — BERG, J. VAN DEN, and T. S. TAN: Results of experiments with human larynxes. Pract. oto-rhino-laryng. **21**, 425 (1959). — BERG, J. VAN DEN: Modern Research in Experimental Phoniatrics. Folia phoniatr. (Basel) **14**, 81 (1962). — BIANCONI, R., e. G. A. MOLINARI: Studio elettroneurografico delle terminazioni propiocettive del nervo ricorrente nei muscoli intrin seci della laringe, nel gatto. Bull. Soc. Ital. Biol. Sper. **37**, 657 (1961); — Electroneurographic evidence of muscle spindles and other sensory nerve endings in the intrinsic laryngeal muscles of the cat. Acta oto-rhino-laryng. Scand. **56**, 154 (1963). — BÖHME, G., F. ŠRAM und E. KALVODOVÁ: Elektromyographische Untersuchungen über das Verhalten der Mm. levator und tensor veli palatini bei der Atmung und bei Phonation von Vocalen. Folia phoniatr. **18**, 9 (1966). — BREWER, D. W., F. B. BRIESS and K. FAABORG-ANDERSEN: Phonation, clinical testing versus electromyography. Ann. Otol. Rhinol. Laryng. **69**, 781 (1960). — BROOKS, V. B., D. R. CURTIS and J. C. ECCLES: The action of tetanus toxin on the inhibition af motoneurones. J. Physiol. Lond. **135**, 655 (1957). — BROOKS, C. McC., C. B. B. DOWNMAN and J. C. ECCLES: After-potentials and excitability of spinal motoneurones following arthodromic activation. J. Neurophysiol. **13**, 159 (1950). — BRUNE, H. F., und E. SCHCUEK: Neurophysiologische Untersuchungen über den Klonus beim Spastiker. Arch. Psychiat. Nervenkr. **201**, 65 (1960). — BUCHTHAL, F.: Potentialänderungen bei der Kontraktion einzelner Muskelfasern. Skand. Arch. physiol. **78**, 187 (1934); — Muskelaktionspotentialuntersuchungen am gesunden und kranken Muskel. Dtsch. Z. Nervenheilk. **173**, 448—454 (1955). — BUCHTHAL, F., C. GULD and P. ROSENFALCK: Innervation zone and propagation velocity in human muscle. Acta physiol. scand. **35**, 174—190 (1955); — Multielektrode study of the territory of a motor unit. Acta physiol. scand. **39**, 83 (1957). — BUCHTHAL, F.: The functional organization of the motor unit. I. Congr. Internat. Sciences Neurologiques (Bruxelles 1957); — Einführung in die Elektromyographie. München: Urban und Schwarzenberg, 1958; — Electromyography of intrinsic laryngeal muscles. Quart. J. exp. Physiol. **44**, 137—148 (1959); — The general concept of the motor unit. Res. Publ. Ass. nerv. ment. Diss. **38**, 3 (1960); — Zur Deutung des Elektromyogramms. Berl. Med. **12**, 127 (1961). — BUCHTHAL, F., and K. FAABORG-ANDERSEN: Electromyography of laryngeal and respiratory muscles: correlation with phonation and respiration. Ann. Otol. Rhinol. Laryng. **73**, 118—123 (1964).

CAMPBELL, C. J., and S. A. MURTAGH: Electrical manifestations of recurrent nerve function. Ann. Otol. Rhinol. Laryng. **65**, 747—765 (1956); — The simulated larynx. Ann. Otol. Rhinol. Laryng. **68**, 372—392 (1959); — The simulated larynx. Laryngoscope **69**, 1229 (1959). — CORABEUF, R. HUSSON, Y. M. GERGONIL et R. DISTEL: Etude de la fibre musculaire nuigue du thyreoaryténoidien int. du chien à l'aide d'électrodes intracellulaires. Rev. Laryng, (Bordeaux) Suppl. **561** (1957). — CORBAT, F.: Über Messungen der Leitgeschwindigkeit an peripheren Nerven und deren Verwertung in der Klinik. Dtsch. Z. Nervenheilk. **182**, 652 (1961). — CORNUT, G., et J. C. LAFON: a) Vibrations neuromusculaires des cordes vocales et théories de la phonation. J. franç. Oto-rhino-laryng. **9**, 317—324 (1960); — b) Etude acoustique comparative des phonèmes vocaliques de la voix parlée et chantée. Folia phoniatr. **12**, 188—196 (1960).

DAMSTÉ, P. H., J. VAN DEN BERG and A. J. MOOLENAAR-BIJL: Why are some patients unable to learn oesophageal speech? Ann. Otol. Rhinol. Laryng. **65**, 998—1005 (1956). — DENNY-BROWN, D., and J. B. PENNYBACKER: Fibrillation and fasciculation in voluntary muscle. Brain **61**, 311—334 (1938). — DENNY-BROWN, D.: Interpresation of the electromyogram. Arch. Neurol. Psychiat. (Chicago) **61**, 99—128 (1949). — DOBBELSTEIN, H.: Die Bedeutung der Elektromyographie für die Beurteilung von Nervenverletzungen. Med. Welt, 2715—2719 (1962). — DOTY, R. W., and J. F. BOSMA: An electromyographic analysis of reflex deglutition. J. Neurophysiol. **19**, 44—60 (1956). — DRAPER, M. H., P. LADEFOGED and D. WHITTERIDGE: Respiratory muscles in speech. J. Speech Res. **2**, 16—27 (1959).

EATON, LEE M., and EDWARD H. LAMBERT: Electromyography and electric stumulation of nerves in diseases of motor unit. Observations on myasthenic syndrome associated with malignant tumors. J. Amer. med. Ass. **163**, 1117—1124 (1957). — ECCLES, J. C.: The mechanism of synaptic transmission. Ergebn. Physiol. **51**, 299 (1961). — EIFF, v. A. W.: Zur Elektrodiagnostik des Skelettmuskeltonus. Hippokrates (Stuttg.) **32**, 239 (1961). — ESSLEN, E., H. G. MERTENS und W. PABST: Die okulären Myopathien. Nervenart **29**, 10, 120, 213 (1958). — ESSLEN, E., und B. SCHLOSSHAUER: Der elektrophysiologische Nachweis der propriozeptiven Muskelafferenz und des monosynaptischen Reflexbogens der inneren Kehlkopfmuskeln. Experientia **15**, 117 (1959); — Zur Reflexinnervation der inneren Kehlkopfmuskeln. Folia

Phoniatr. **12**, 161 (1960). — ESSLEN, E., und W. PABST: Die Bedeutung der Elektromyographie für die Analyse von Motilitätsstörungen der Augen. Basel: S. Karger, 1961.

FAABORG-ANDERSEN, K., N. YANAGIHARA and H. VON LEDEN: An Experimental Study on Pitch and Intensity Regulation. (In press.). — FAABORG-ANDERSEN, K., and F. BUCHTHAL: Action potentials from internal laryngeal muscles during phonation. Nature, Lond. **177**, 340 (1956). — FAABORG-ANDERSEN, K.: Electromyographic Investigation of Intrinsic Laryngeal Muscles in Humans. Acta Physiol. scand. Vol. **41**, Suppl. 140 (Copenhagen 1957). — FAABORG-ANDERSEN, K., and Å. W. EDFELDT: Electromyography of intrinsic and extrinsic laryngeal muscles during silent speech: correlation with reading activity. Acta oto-laryng. (Stockh.) **49**, 478—482 (1958). — FAABORG-ANDERSEN, K.: Phonation. Ann. Otol. (St. Louis) **69**, 781 (1960). — FAABORG-ANDERSEN, K., and A. SONNINEN: The function of the extrinsic laryngeal muscles at different pitch. Acta oto-laryng. (Stockh.) **51**, 89—93 (1960). — FAABORG-ANDERSEN K., and F. BUCHTHAL: Refractory period of intrinsic laryngeal muscles (in press) (1964). — FAABORG-ANDERSEN, K., and W. VENNARD: Electromyography of extrinsic laryngeal muscles during phonation of different vowels. Ann. Otol. Rhinol. Laryng. Vol. 73, Nr. 1, 248 (1964). — FAABORG-ANDERSEN, K., and JENSEN AA. MUNK: Unilateral paralysis of the superior laryngeal nerve. Acta oto-laryng. (Stockh.) **57**, 155—159 (1964). — FAABORG-ANDERSEN, K.: Electromyographie of laryngeal muscles in humans. Technics and Results. Basel: S. Karger, 1965. — FARMER, TH., F. BUCHTHAL and P. ROSENFALCK: Refractory and irrespondive periods of muscle in progressive muscular dystrophy and paresis du to lower motor neuron involvement. Neurology (Minneap.) **10**, 398 (1960). — FARNSWOTH, D. W.: High speed motion pictures of human vocal cords. Bell Lab. Rec. **18**, 203 (1940). — FEINSTEIN, B.: The application of electromyography to affections of the facial and the intrinsic laryngeal muscles. Proc. roy. Soc. Med. **39**, 817—819 (1945—46). — FERRERI, G., and S. CERQUIGLINI: Photoelectrolaryngography and the function of vocal cords. Acta oto-rhino-laryng. **50**, 344 (1959). — FESSARD, A., et B. VALLANCIEN: Résultats de la stimulation du nerf récurrent, avec électromyographie des ordes vocales chez le chien. J. Physiol. **48**, 538 (1956); — Données électrophysiologiques sur le fonctionnement de l'appareil phonatoire du chien. Etudes des effects de la stimulation du nerf. laryngé supérieur. Folia Phoniatr. **9**, 152 (1957). — FINK, B. R., M. BASEK and V. EPANCHIN: The mechanism of opening of the human larynx. Laryngoscope **66**, 410—425 (1956). — FINK, B. R.: Tensor Mechanism of Vocal Folds. Ann. Oto.-Rhinol.-Laryng. **71**, 591—601 (1962). — FÜRSTENBERG, A. C.: Anatomical and clinical study of central lesions producing paralysis of larynx. Ann. Otol. Rhinol. Laryng. **46**, 39 (1937).

GEREBTZOFF, M. A., et G. LEPAGE: Le problème des muscles lents et rapides du larynx. Etude histochimique des jonctions myo-neurales. Arch. oto-rhinolaryng. belg. **13**, 339—344 (1959). — GOERTTLER, K.: Die Anordnung, Histologie und Histogenese der quergestreiften Muskulatur im menschlichen Stimmband. Z. Anat., Entwicklungsgesch. **115**, 352—401 (1950). — GOUGEROT, L., A. FESSARD, B. VALLANCIEN et F. GRÉMY: Variation d'impédance laryngée chez un sunjet tracheotomisé lors de la dérivation du courant d'air durant un effort phonatoire. J. Franç. d'oto-rhino-laryng. **7**, 129 (1958). — GRABOWER, H.: Die Verteilung und Zahl der Nervenfasern in den Kehlkopfmuskeln und die Hinfälligkeit des Erweiterers der Stimmritze. Arch. Laryng. Rhin. **16**, 189 (1904). — GRANIT, R., and B. R. KAADA: Influence of stimulation of central nervous structures on muscle spindles in cat. Acta physiol. scand. **27**, 130 (1952). — GREINER, G., F. ISCH und J. C. LAFON: Elektromyographie und Mikrophoneffekte bei Stimmlippenschwingungen. Hals-Nas.-Ohr. (Berl.) **7**, 12 (1958); — A propos de quelques cas d'électromyographie de la corde vocale chez l'homme. Ann. Oto-Laryng. **75**, 23 (1958). — GREINER, G., F. ISCH, C. ISCH-TREUSSARD, J. EBTINGER-JOUFFROY, G. KLOTZ et M. CHAMPY: L'électromyographie appliquée à la pathologie du larynx. Acta oto-laryng. (Stockh.) **51**, 319—331 (1960).

HIRANO, M., Y. KOIKE, and H. VON LEDEN: The Sternohyoid Muscle During Phonation: Electromyographic Study, Acta oto-laryng.: **64**, 500—507 (1967). — HIRANO, M., Y. KOIKE, and J. JOYNER: Style of Phonation: An Electromyographic Investigation of Some Laryngeal Muscles. Arch. oto-laryng.: **89**, 902—907 (1969). — HIROTO, I., et al.: A New Method of Placement of a Needle Electrode in the Intrinsic Laryngeal Muscles for Electromyography, Otorhinolaryng. Clin. Kyoto, **55**, 499—504 (1962). — HIROTO, I., et al.: Electromyographic Investigation of the Intrisic Laryngeal Muscles Related to Speech Sounds, Ann. otol. **76**, 861—872 (1967). — HOEFER, P. A.: Electromyographic study of the motor system in man.

Mthl. Rev. Psychiat. and Neurol. **117**, 241—256 (1949). — HOFFMANN, P.: Die physiologische Eigenschaften der Reflexe. Ergebn. Physiol. **36**, 16 (1934). — HOPF, H. C., und H. J. HUFSCHMIDT: Zur Frage der Doppelinnervierung motorischer Einheiten bei der Polyneiritis. Dtsch. Z. Nervenheilk. **184**, 185 (1962). — HUFSCHMIDT, H. J.: Die autogene Hemmung als Bestandteil der silent period. Z. Biol. **106**, 319 (1954). — HUMBERT, R., et P. LAGET: Premières realisation d'electromyographies des cordes vocales chez l'homme. Rev. Laryng. (Bordeaux) **77**, 420 (1956).

KATSUKI, Y.: The function of the phonatory muscles. Jap. J. Physiol. **1**, 29—35 (1950). — KATZ, B.: Depolstization of sensory terminals and the initiation of impulses in the muscle spindle. J. Physiol. **3**, 261 (1950). — KÖNIG, W. F., and H. VON LEDEN: The peripheral nervous system of the Human Larynx. Arch. Otolaryng. **73**, 1 (1961); **74**, **153** (1961); **74**, 494 (1961). — KRMPOTIC, J.: L'index neuromusculaire des nerfs relatifs à la phonation. Rev. Laryng. **81**, 232 (1960). — KROLIKOWSKA, W., et M. SZAPIRO: A propos des examens élctromyographiques des responses d'extension. Neurol. Neurochir. Psychiat. pol. **11**, 647 (1961).

LAFON, J. C.: Le son laryngé et sa forme accustique. J. franç. Oto-rhino-laryng. **7**, 763 (1958). — LAGET, P.: Reproduction expérimentale de la vibration des cordes vocales, en l'absence de tout courant d'air. Rev. de Laryng. **74**, 132 (1953). — LAGET, P., J. ROBIN et J. L. ROBIN: L'électromyographie des cordes vocales du chien. Rev. Laryng. **77**, 128 (1956). — LANDEAU, M.: Chronaximetrie et classification vocale. J. franç. oto-rhino-laryng. **7**, 115 (1958). — LEBRUN, Y.: Sur l'activité des muscles thoraco-abdominaux pendant la phonation. Folia phoniatr. **18**, 1 (1966). — LEDEN VON, H., and P. MOORE: The larynx and voice. The Function of the normal larynx. Laryngeal Phisiology under daily stress. Sound film (1956 bis 1957). — LEFEVRE, J., et F. GRÉMY: Electromyographie. Encyclopédie Medico-Chirurgiclae. Paris **17030 G10**, 1—12 (1956). — LERMOYEZ: Etude expérimentale sur la phonation. Doin (Paris 1886). — LICHT, S.: Electrodiagnosis and Electromyography (Elisabeth Licht Publ., New Haven, Connecticut) 1—257 (1956). — LIDELL, E. G. T., and C. S. SHERRINGTON, Reflexes in response to stretch (myotatic reflexes). Proc. roy. Soc. (Lond.) **96**, 212 (1924); — Further observation on myotatic reflexes. Proc. roy. Soc. (Lond.) **97**, 267 (1925). — LUCAS KEENE, M. F.: Muscle spindles in human laryngeal muscles. J. Anat. **95**, 25—29 (1961). — LUCHSINGER, R., und G. E. ARNOLD: Lehrbuch der Stimm- und Sprachheilkunde. Berlin: Springer, 1959. pp. 70—84. — LUCHSINGER, R., und E. NIELSEN: Über den Ausbau einer neuartigen Kurzfilmapparatur für die Laryngo-Stroboskopie. Folia phoniatr. **13**, 93—98 (1961). — LUCHSINGER, R.: Beitrag zur Diagnostik (Elektromyographie) isolierter peripherer Lähmungen des N. laryngeus cranialis. Folia phoniat. **17**, 105, Basel: Karger, 1965. — LUDIN, H. D.: Elektromyographische Untersuchungen über die funktionelle Gliederung motorischer Einheiten. Fortschr. Neurol. Psychiat. **29**, 429 (1961). — LÜKMANN, H.: Über die Ursache spontaner Fibrillationen denervierter Skelettmuskulatur. Klin. Wschr. **38**: 1169 (1960). — LULLIES-KIEL, H.: Zur Frage der Erzeugung und Beeinflussung elastischer Schwingungen in quergestreiften Muskeln durch Nervenimpulse. Arch. Ohr.-Nas.-Kehlk. Heilk. **173**, 480—490 (1958). — LULLIES, H., und K. PAULSEN: Über die Bedeutung afferenter Nervenimpulse für die Phonation. Acta Probl. Phoniat. Logopäd. **1**, 3—12 (1960).

MAGUN, R.: Elektromyographie als klinische Methode. Nervenarzt **30**, 339 (1959). — MAYER, K.: Experimentelle Untersuchungen zur Pathophysiologie der myotonen Reaktion. Dtsch. Z. Nervenheilk. **182**, 258 (1961). — MATZELT, D., und K. H. VOSTEEN: Elektronenoptische und enzymatische Untersuchungen an menschlicher Kehlkopfmuskulatur. Arch. Ohr.-Nas.-Kehlk. Heilk. und Z. Hals-Nas.-Ohren-Heilk. **181**, 447—457 (1963). — MOLINARI, G. A., et G. PIVOTTI: Ricerche elettrofisiologiche sull'importanza delle fibre sensitive del nervo laringeo ricorrente, nel gatto, nel reflesso della deglutizione. Boll. Soc. Ital. Biol. Sper. **37**, 964 (1961); — Presenza de fibre afferenti polmonari nel nervo ricorrente del gatto. Boll. Soc. Ital. Biol. Sper. **37**, 967 (1961). — MOLINARI, G. A.: La Fisiologia del nervo ricorrente. Boll. Soc. Ital. Fon. e Audiol. **XI** (1962). — MOLINARI, G. A., and G. PIVOTTI: The cochleorecurrential reflex. An electroneurographic investigation. Arch. Otolaryng. **77**, 92—100 (1963). — MOORE, P.: Vocal fold movement during vocalization. Speech Monographs **4**, 44 (1937). — MOULONGUET, A., P. LAGET et R. HUSSON: Démonstration chez l'homme de l'existence dans le nerf récurrent de potentiels d'action moteurs synchrones avec les vibrations des cordes vocales. Ann. Otol. Rhinol. Laryng. **71**, 361 (1954). — MOULONGUET, A.: Enregistrement simultané sur l'homme et „in situ" des potentiels d'action récurrentiels et de la voix, au cours d'une opération de laryng-ectomie totale. Rev. Laryng. Suppl. **75**, 110 (1954). — MÜNDNICH, K.: Untersuchungen über den Bau der Nervenendigungen im Musculus vocalis und Musculus posticus des Kaninchenlarynx. Z. Hals-Nas.-Ohrenheilk. **41**, 235—243 (1937). — Anatomische und histologische Untersuchungen und Experimente zur Physiologie und Pathologie des menschlichen Kehlkopfes. Arch. Ohr.-Nas.-Kehlk. Heilk. **169**, 190—196 (1956). — MURRAY, J. G.: Innervation of the intrinsic muscles of the cat's larynx by the recurrent laryngeal nerve: a unimodal nerve. J. Physiol. (Lond.) **135**, 206—212 (1957). — MURTACH, J. A., and C. J. CAMPBELL: Electrical manifestation of the recurrent nerve function. Ann. Otol. Rhinol. Laryng. **65**, 747 (1956).

NAKAMURA, F.: Electromyographical analysis on the behavior of the intrinsic laryngeal muscles. Paper read at the int. Voice Conf. (Chicago 1957). — NAKAMURA, F., SONODA Y. UYEDA: Electromyographic study on respiratory movements of the intrinsic laryngeal muscles. Laryngoscope (St. Louis) **68**, 109 (1958). — NEGUS, V. E.: The mechanism of the larynx. C. V. Mosby Co. (St. Louis 1929); — The mechanism of swallowing. Proc. Roy. Soc. Med. **36**, 85 (1942).

ORESKOVIC, M.: Aktuelle Betrachtungen über die Entstehung und Physiologie der Stimme. Radiol. med. Fak. Zagrebu **223** (1958).

PABST, W., E. ESSLEN und H. G. MERTENS: Klinische Erfahrungen mit der Elektromyographie bei okulären Myopathien. Ber. dtsch. ophthal Ges. **61**, 304 (1958); Die okuläre Muskeldystrophie. Klin. Mbl. Augenheilk. **132**, 691 (1958). — PAULSEN, K.: Untersuchungen über Vorkommen und Zahl von Muskelspindeln im M. vocalis des Menschen. Z. Zellforsch. **47**, 363—366 (1958a); — Über Vorkommen und Zahl von Muskelspindeln in inneren Kehlkopfmuskeln des Menschen (M. crico. aryntaenoideus dorsalis, M. cricothyreoideus). Z. Zellforsch. **48**, 349—355 (1958b); — Die Rolle der Muskelspindeln und propriozeptiven Reflexe beim Schwingen von Muskeln. Pflügers Arch. ges. Physiol. **268**, 376 (1959). — PUNNETTA, G.: L'innervazione sensitiva del musculo vocale. Arch. ital. Laryng. **67**, 275 (1959). — PERDONCINI, G.: Modèle de larynx mécano-électrique. Acta oto-rino-laring. ibero-amer. **8**, 244 (1957). — PIQUET, J., G. DECROIX, C. LIBERSA et J. DUJARDIN: Etude expérimentale peropératoire, chez l'homme, des vibration des cordes vocales sans courant d'air sous-glottique. Rev. Laryng. **78**, 510 (1957); — Vibratious des cordes vocales sans courant d'air. J. Franç. oto-rhino-laryng. **7**, 485 (1958). — PORTMANN, G., et J. L. ROBIN: Premières réalisations d'électromyographie des cordes vocales chez l'homme. Ann. Oto-Laryng. **72**, 954 (Paris 1955). — PORTMANN, G., J. L. ROBIN, P. LAGET et R. HUSSON: La myographie des cordes vocales. Acta oto-laryng (Stockh.) **46**, 250 (1956). — PORTMANN, G., et J. L. ROBIN: Myographies des cordes vocales chez l'homme. Rev. Laryng. (Bordeaux) **77**, 1 (1956). — PORTMANN, G., J. ROBIN et P. LAGET: Sur la physiologie de la voix. Rev. Laryng. **80**, 1 (1959). — PRESSMAN, J. J.: Physiology of the vocal cords in phonation and respiration. Arch. Otolaryng. **35**, 355—370 (1942); — Effects of the sphincteric action of the larynx on intraabdominal pressure and on the muscular action of the pectoral girdle. Arch. Otolaryng. **39**, 14—25 (1944). — PRESSMAN, J. J., and G. KELEMEN: Physiology of the Larynx. Physiol. Rev. **35**, 506—554 (1955).

RANKE, O. F., und H. LULLIES: Gehör-Stimme-Sprache. pp. 173—177, Berlin: Springer, 1953. — RANKE, O. F.: Physiologie des Zentralnervensystems vom Standpunkt der Regelungslehre. München: Urban & Schwarzenberg, 1960. — REICHEL, H.: Muskelphysiologie. Berlin. Springer, 1960. — RENSHAW, B.: Inflence of discharge of motoneurons upon excitation of neighbouring motoneurons. J. Neurophysiol. **4**, 167 (1941). — RICCI, G. B., and M. DE SANTIS: Electromyography of the pharynx and larynx. Ital. Gen. Rev. Oto-Rhino-Laryng. **2**, 480 (1960). — RUBIN, H. J., and C. C. HIRT: The falsetto. Laryngoscope **70**, 1305—1324 (1960). — RUBIN, H. J.: The neurochronaxic theory of voice production — a refutation. Arch. Otolaryng. **71**, 913—920 (1960a); — Further observation on the neurochronaxic theory of voice production. Arch. Otolaryng. **72**, 207—211 (1960b). — RUDOLPH, G.: Rôle des influxes proprioceptifs issus de musculature laryngée pendant la phonation. Position du probléme. Rev. Laryng. **77**, 434—444 (1956); — Spiral nerve endings (propriocepters) in the human vocal muscle. Nature **190**, 762 (1961).

SABOURAUD, O., et F. GRÉMY: Sur la possibilité des mouvements des cordes vocales sans émission sonore. C. R. Soc. Biol. **152**, 953—956 (1958). — SAWASHIMA, M., M. SATO, S. FUNASAKA and G. TOTSUKA: Electromyographic Study of the Human Larynx and Its Clinical Application. Jap. Otol. **61**, 1357—1364 (1953). — SCHLOSSHAUER, B.: Sur quelques recherches expérimentales relatives à la production de la voix chez le chien. Rev. Laryng. **68**, 617 (1957). —

Schneider, M.: Einführung in die Physiologie des Menschen. Berlin: Springer, 1960. — Sherrington, C. S.: The cerebrale rigidity and reflex coordination of movements. J. Physiol. (Lond.) **22**, 319 (1898); — Remarks on some aspects of reflex inhibition. Proc. roy. Soc. B **97**, 519 (1925); — The integrative action of the nervous system. Cambridge: University Press, 1952. — Smith, S.: Remarks on the physiology of the vibrations of the vocal cords. Folia Phoniatr. **6**, 166 (1954). — Sonesson, B.: A method studying the vibratory mouvements of the vocal cords. J. Laryng. **73**, 732 (1959). — Sonninen, A.: Über die Beteiligung der äußeren Kehlkopfmuskeln an der Längeneinstellung der Stimmlippen beim Singen. Folia phoniatr. **10**, 5 (1958). — Spoor, A.: Electromyography of the vocal cords. Pract. oto-rhino-laryng. **20**, 314 (1958). — Spoor, A., and H. A. E. van Dishoeck: Electromyography of the human vocal cords and the theory of Husson. Pract. oto-rhino-laryng. **20**, 353—360 (1958). — Šram, F., und E. Kalvodová: Elektromyographische Befunde bei psychogenen Aphonien und spastischen Dysphonien. Vol. II. Acta Soc., XII int. Logopaed. et Phoniatr. Congress (Wien 1965). — Šram, F., E. Kalvodová und B. Drechsler: Elektromyographische Befunde bei Recurrensparese und Strumektomie. Hals-Nas.-Ohr.-Tagung (Leipzig 1965). — Steer, M. D.: Modern instrumentation for diagnosis, therapy and research. Folia phoniatr. **12**, 196—204 (1960). — Steinbrecher, W.: Das Elektromyogramm in der Differentialdiagnostik muskulärer Erkrankungen. Nervenarzt **34**, 40 (1963); — Elektromyographie in Klinik und Praxis. Suttgart: Thieme, 1965. — Sunder-Plassmann, P.: Über den Nervenapparat des Musculus vocalis. Z. Hals-Nas.-Ohrenheilk. **32**, 493—499 (1933); — Über den Nervenapparat des menschlichen Glottisöffners, Musculus crico-arytenoideus posticus. Z. Hals-Nas.-Ohrenheilk. **32**, 586—598 (1933). — Szabumiewicz, B.: General reflectory scheme in the central nervous system. Acta biol. med. (Gdansk) **4**, 109 (1960).

Tarneaud, J.: Traité pratique de phonologie et de phoniatrie. Paris: Maloine, 1941. — Thiebaut, F.: Introduction à l'apport de l'électromyographie. L'étude de troubles moteurs d'origine centrale. Presse méd. **69**, 1205 (1961). — Torre, M.: Nombre et dimensions des unités motrices dans les muscules extrinsèques de l'oeil et en général, dans les muscles squélettiques reliés à des organes de sens. Schweiz. Arch. Neurol. Psychiat. **72**, 362 (1953).

Urata, K.: Electromyographic Study of Intrinsic Laryngeal Muscle in Humans. Oto-rhino-laryng. Clinic, Kyoto **53**, 811—841 (1961).

Vetter, K., und A. F. Stupp: Die diagnostische Bedeutung von Muskelaktionspotentialen im Elektroenzephalogramm. Nervenarz **32**, 110 (1961).

Weddell, G., B. Feinstein and R. E. Pattle, The electrical activity of voluntary muscle in man under normal and pathological conditions. Brain **67**, 178—257 (1944). — Weiss, D. A.: Dicussion of the neurochronaxic theory. Arch. Otolaryng. **70**, 607 (1959). — Wieck, H. H., A. Stammler, G. Huffmann, F. J. Kuhn und F. W. Kohlmann: Untersuchungen über die Rindenpotentiale nach Reizung des Nucleus caudatus bei der Katze. Pflügers Arch. ges. Physiol. **272**, 146 (1960). — Wieck, H. H.: Zum Begriff der Syndromgenese. Med. Welt 1183 (1961). — Wohlfarth, G., B. Feinstein und J. Fex: Über die Beziehungen zwischen anatomischen Befunden in normalen Muskeln und bei neuromuskulären Erkrankungen. Arch. Psychiat. Nervenkr. **191**, 478 (1954). — Wustrow, F.: Bau und Funktion des menschlichen M. vocalis. Z. Anat. Entw.-Gesch. **116**, 506 (1952); — Aktive oder passive Stimmlippenschwingung? Z. Laryng. Rhinol. **32**, 572 (1953); — Zur Anatomie des M. vocalis. Z. Laryngol. **35**, 126 (1956); — Wustrow, F., und H. H. Wieck: In Handbuch der HNO-Heilk., Berendes, J., R. Link und F. Zöllner: **2**, 717—817, Thieme (1963).

Zenker, W.: Anatomische Probleme zum Spannmechanismus der Stimmlippen. Klin. Wschr. **801** (Wien 1958); — Über die Regelung der Stimmlippenlänge. Z. Anat. und Entw. Geschw. **121**, 550—557 (1960). — Zenker, W., und A. Zenker: Über die Regelung der Stimmlippenspannung durch von außen eingreifende Mechanismen. Folia phoniatr. **12**, 1—36 (1960); — Über die Anspannung und Entspannung der Stimmlippen durch äußere Kehlkopf- und Rachenmuskeln. Basel: S. Karger, 1960. — Zenker, W.: Über den M. thyreoarythaenoideus des Rhesusaffen. Acta anat. **51**, 29—49 (1962); — Unterschiede im Strukturbild der myoneuralen Synapsen und im Faseraufbau des M. thyreoarytenoideus des Menschen und des Rhesusaffen. Verh. Anat. Ges. **112**, 12 (1963); — Questions regarding the function of external laryngeal muscles. In Research potentials in voice physiology by Brewer, D. W. (Puöl. Hlth. Serv./ Univ. New York, Grant No. B-3252, 1964); — Zur Frage der Endigung von Muskelfasern am Bindegewebsapparat des menschlichen Stimmbandes. Acta anat. **64**, 198—213 (1966).

IV. Physiologie der Kehlkopffunktion

1. Die Muskeln des Kehlkopfes

Während die Lunge einen stetigen Luftstrom liefert, ist es das Werk der an einem besonderen gelenkreichen Stützsystem befestigten, elastischen Muskeln des Kehlkopfes und des Halses, diese Luftmassen in unterbrochene, periodische Schwingungen zu versetzen.

Die Anatomie des Kehlkopfes und dessen Umgebung wird in den Lehrbüchern der Otolaryngologie ausführlich behandelt, so daß an dieser Stelle auf eine eingehende Darstellung verzichtet werden kann. Es sei in diesem Zusammenhang nur auf einige Arbeiten hingewiesen, nämlich auf die Nervenversorgung der Kehlkopfmuskulatur von A. F. WILLIAMS vom Anatomischen Institut in Manchester (1951), G. WINKLER (Straßburg, 1951) und die Untersuchungen der quergestreiften Muskulatur in der menschlichen Stimmlippe von GÖRTTLER (1951). Obgleich die Wichtigkeit des Rekurrens für die Versorgung der Kehlkopfmuskeln nicht bezweifelt wird, bestanden immer noch große Meinungsverschiedenheiten über die Verzweigung des N. laryngeus cranialis. Auf A. ONODI (1902) stützt sich die Erkenntnis, daß alle inneren Kehlkopfmuskeln vom N. laryngeus caudalis versorgt werden, während der N. laryngeus (äußerer Ast) zum M. crico-thyreoideus abzweigt.

Die gegenteilige Auffassung, daß nämlich der N. laryngeus auch Fasern zu den Muskeln (speziell zum M. interarytaenoideus) hat, geht auf EXNER (1884) zurück. Dieser Ansicht waren auch DILWORTH (1921), D. D. BERLIN und LAHEY (1929). Sie wurden durch die Darstellung von GRAYS Anatomie (1949) weiter bekannt. A. F. WILLIAMS hat diese Fragen anhand von 30 post mortem Kehlkopfuntersuchungen und histologischen Studien erneut geprüft. Was den N. recurrens betrifft, so fand er etwa in einem Viertel der Fälle, daß der Nerv sich *außerhalb* des Kehlkopfes in zwei Endäste aufspaltete. Die weitere anatomische Präparation ergab, daß der dünnere Ast sensorischer und der dickere motorischer Natur war, aber dieser enthielt Fasern sowohl für die Adduktoren als auch für die Abduktoren. Nicht in einem einzigen Fall fand sich eine getrennte Führung dieser Komponenten. In den meisten Fällen vereinigte sich der sensible Ast (getrennt vom motorischen) mit einem absteigenden Zweig des N. laryngeus cranialis. Die Anastomose (Ansa Galeni) versorgte nur die Schleimhaut. In einem Viertel der Fälle vermißte der Autor diese Kommunikation und die Äste der zwei Nerven verteilten sich gesondert.

Wichtig ist auch die Tatsache, daß in jedem Präparat festgestellt werden konnte, daß mehrere Ästchen des *inneren* Astes des N. laryngeus cranialis in den *Musculus interarytaenoideus*, oberhalb des M. arytaenoideus obliquus eindrangen, wie dies DILWORTH (1921) beschrieben hat. Histologisch konnte allerdings keine letzte Abzweigung zu einer motorischen Endplatte oder zu einem Muskelbündel nachgewiesen werden. Den letzten Beweis lieferte aber die Nervenreizung beim Lebenden. Bei Tierversuchen (LEMERE, 1932, zitiert nach F. WILLIAMS) *führen solche Nervenreizungen zu keiner Bewegung des genannten Muskels.* Die Tierexperimente können aber nicht ohne weiteres auf die Verhältnisse des Menschen übertragen werden. Bei zwei Patientinnen war es möglich, während der Operation in allgemeiner Narkose den betreffenden Ast elektrisch zu reizen. Es stellte sich gar *keine Bewegung der Stimmlippe ein*, auch nicht beim Fassen mit einer Zange. Dies läßt erkennen, daß der *innere* Ast des N. laryngicus cranialis entweder keine motorischen Fasern enthält oder nur eine geringe Anzahl, die unfähig sind, die Stimmlippe zu bewegen, so daß man dies von bloßem Auge erkennen kann. Die zum M. interarytaenoideus dringenden Fasern, die man bei der Präparation beobachtete, sind also sensorischer (proprio-receptiver) Natur.

Interessanterweise fand der Autor vier Fälle, bei denen sich ein Ast des *inneren* N. laryngicus cranialis im M. *cricoarytaenoideus post.* verzweigte. EXNER hat schon (1884) einen solchen Fall beschrieben. Auch diesen Zweig der erwähnten Nerven betrachtet WILLIAMS auf Grund seiner histologischen Untersuchungen als nicht motorisch, sondern als proprioreceptive Verbindung zwischen den Nerven der Kehlkopfhälften. Auch G. WINCKLER betont, daß der M. interarytaenoideus vom N. laryngeus caudalis seine motorische Inervation erhält und daß die sensorischen Fasern vom N. laryngeus cranialis (innerer Ast) stammen. Der M. thyreo-arytaenoideus erhält nur ausnahmsweise eine Verzweigung vom inneren Ast des N. laryngeus cranialis.

K. MÜNDNICH (1955) gelang auf dem Wege der direkten Nervenreizung — nach Ausschaltung der Reflexe durch eine besonders tiefe Narkose ohne Muskelrelaxantien — der Nachweis, daß dem *inneren Ast* des N. laryngicus cranialis *keinerlei* motorische Funktion zukommt.

Nach der medizinisch-geschichtlichen Arbeit von J. KARCHER und H. BUESS (1951) über die Beziehung des *N. accessorius* zum Kehlkopf besteht eine auffallende Diskrepanz zwischen den auf anatomischer und den auf physiologischer Grundlage erhobenen Resultaten. So hat A. RÉTHI (1936) nach Durchschneidung des inneren Astes des N. accessorius beim Hund eine deutliche Beziehung zum Kehlkopf (N. Vagus) festgestellt. Die Stimmlippe der homolateralen Seite wurde gelähmt. Der Fasernanalyse (BERGSTRAND) ist zu entnehmen, daß ein äußerst enger Konnex zwischen bulbärem Anteil des Accessorius und Vagus postuliert werden muß. Die verfeinerte Funktionsprüfung mittels der Laryngoskopie ergab mit wenigen Ausnahmen negative Ergebnisse des N. accessorius als Stimmnerv. (V. STRUPPLER, 1938.) Die Verfasser regen zur Klärung dieser Frage weitere Forschungen an.

Für den Mechanismus der Stimmbildung ist es weniger wichtig, die einzelnen Muskeln besonders zu betrachten, da wir es bei der gebräuchlichen Phonation fast immer *mit der Tätigkeit ganzer Muskelgruppen* zu tun haben. Seit der Beschreibung der Anordnung der Stimmbandmuskulatur, d. h. des Faserverlaufes durch K. GOERTTLER (1950) können wir die Funktion der Stimmlippen bei hohen Kopftönen, bei denen nur noch ein Teil der gesamten Masse an den Schwingungen teilnimmt, besser verstehen. Ein *M. vocalis*, der nach der üblichen Beschreibung aller Lehr- und Handbücher am Processus vocalis des Aryknorpels entspringt und mit allen seinen Fasern dem Stimmband parallel zur Cartilago thyreoidea zieht, existiert nach seiner Darstellung nicht.

Die Hauptmasse des *M. vocalis*, welcher am untern Rand des Aryknorpels entspringt, zieht schräg abwärts von lateral und inseriert an der Stimmlippe selbst. Nicht alle Fasern enden jedoch am freien Rand der Stimmlippe. Ein Teil zieht zum Conus elasticus. Es sind nur die längsten, äußeren, an der Basis des Processus muscularis entspringenden Fasern, die in der Tat einen fast stimmlippenparallelen Verlauf nehmen.

Wie J. BERENDES mit Recht hervorhebt, ist es außerordentlich schwierig, durch Präparation oder durch histologische Untersuchungen den Faserverlauf im Muskel zu studieren, weil sich die Fasern in verwirrender Art durchkreuzen. Noch schwieriger ist es, sich eine Vorstellung über die Funktion zu machen, die auf Ansatz, Richtung und Stärke der anatomisch so schwer darstellbaren Faserzüge beruht.

GOERTTLER und sein Schüler ST. BEHRINGER sind der Frage nachgegangen, wie sich die wichtigsten Faserzüge des Vocalis-Systems darstellen lassen, wenn man an Stelle der stimmlippenparalellen üblichen Horizontalschnitte und Sagittalschnitte solche Schnittebenen herausgreift, die im spitzen Winkel zu diesen Ebenen verlaufen. Auf Grund mikropräparatorischer und histologischer Untersuchungen hält F. WUSTROW (1952) das, was GOERTTLER als ein sich kreuzendes Fasersystem beschrieben und abgebildet hat, für eine Folge des in sich verdrehten Verlaufes des M. vocalis. *Je nach Stellung des Aryknorpels* (Adduktionsstellung-Abduktionsstellung) komme es zu verschiedenen Schnittrichtungen, was bei den mikro- und makroskopischen Untersuchungen beachtet werden müsse.

VAN DEN BERG und J. MOLL (1955) haben nach präparatorischer Entfernung von Schleimhaut und Ligamentum versucht, den Stimmlippenmuskel unversehrt zu erhalten und konnten nach Wegpräparierung des intermuskulären Bindegewebes die Zusammensetzung des muskulären Gewebes analysieren. Es war nicht auszuschließen, daß vereinzelte Muskelfasern im Stimmband endigen, doch betrifft das nach ihrer Ansicht „nur ganz wenige Fasern, denen kaum eine funktionelle Bedeutung zukommt“. Wichtig ist aber ihr Befund, daß die Verbindung der Muskulatur mit dem eigentlichen Stimmband durch elastische Fasern gesichert ist, was auch F. WUSTROW festgestellt hat.

Zur Innervation der Stimmlippenmuskeln. Während die Innervation des Skelettmuskels ein recht einheitliches Bild mit genau definierter Innervationszone aufweist (Endplatten in der Fasermitte), zeigt die *histologische Untersuchung* (Silberimprägnation) der *Nervenendigung des Stimmlippenmuskels* — der entwicklungsgeschichtlich einen anderen Ursprung hat als die Skelettmuskulatur — ein anderes Innervationsbild. Motorische Endplatten werden in einem breiten Bereich gefunden und dieser nimmt etwa die Hälfte der Muskellänge ein. Ebenso ist die einzelne Endplatte *größer* (G. RUDOLPH, 1962). Daraus ergeben sich, je nachdem, ob Kontakte durch ein einziges oder durch ein mehrfach sich verzweigendes oder auch durch verschiedene voneinander unabhängige Neuronen hergestellt werden, ganz variable Wirkungsgrade (Bewegungs- und Spannungsabstufungen) für den Muskel. „Da die Aktivierung des Muskels“, schreibt der Physiologe G. RUDOLPH, über ein chemisches Zwischenglied, einen sogenannten „Überträgerstoff“ (*Acetylcholin*) erfolgt — der in einer über die eigentliche Endplatte hinausgreifenden „chemosensiblen“ Zone wirksam wird — dürfte der Sinn einer solchen Innervation durch besonders große oder in geringem Abstand (100 μ bis mehrere 100 μ) nebeneinander auf einer Faser angeordnete Endplatten, die besonders rasche Aktivierung des Muskels sein.“ Ein solcher Innervationsmodus würde bereits bei der relativ langsamen Erregungsleitung des Muskels einen merklichen Zeitgewinn bedeuten und die „blitzartigen" Bewegungen der Stimmbänder verständlich machen, die schon die ersten Beobachter des Kehlkopfspiegelbildes stark beeindruckten.

Nach den histologischen Untersuchungen des Japaners H. Ito (1961) kann man den M. vocalis in zwei sich überkreuzende Züge von Muskelbündel einteilen: den ersten nennt man Pars thyreoarytaenoideus und den zweiten Pars ary-vocalis. Die Pars thyreovocalis, die von K. Goerttler (1950) beschrieben worden war, fand dieser Autor in keinem seiner Kehlkopfschnitte. Ebenso vermißte er sie beim Menschenaffen und beim Hund. Der freie Rand der Stimmlippe war schärfer beim Affen, Hund und bei der Katze als beim Menschen.

Mit der Färbemethode nach Yagi konnte auch gezeigt werden, daß der äußere Ast des N. laryngeus cranialis aus myelinhaltigen Fasern besteht. Die verfeinerte histologische Technik (Modifikation der Bielschowsky-Methode nach Scheftthaler-Mayet) hat es ermöglicht, die Kenntnisse der Stimmbandinnervation wesentlich zu bereichern. Über die rezeptorische Innervation des lateralen, muskelhaltigen Abschnittes der Stimmlippe haben V. Lanz und Mayet (1959) berichtet. Zwischen den Vocalisfasern finden sich kolbenartige Nervenendungen und vereinzelte nicht eingekapselte sensible Körperchen. A. Mayet hat nun den medialen muskelfreien Teil (Ligamentum vocale) in silberimprägnierten Horizontalschnitten untersucht. Die Großzahl der rezeptorischen Endigungen der Stimmbandpropria und des Plattenepithelüberzuges befindet sich im dorsalen Drittel des Bandes. Die „*Pars ligamentosa*" unterscheidet sich in bezug auf die Funktion wesentlich von der „*Pars cartilaginea*". Schwer ist die Frage zu beantworten, ob zwischen diesen funktionellen Unterschieden und der gesteigerten Innervation des dorsalen Stimmbandteiles ein Zusammenhang besteht. Neben der „Fremdkörperstraße" (König) betont der Verf. mit Recht, daß dieser Rezeptorenabschnitt dafür geeignet sei, die Intensität des Stimmritzenschlusses zu registrieren. Klinische Untersuchungen haben wiederholt erwiesen, daß eine intakte Sensibilität für die normale Funktion des Stimmorgans (Einstellung der Stimmhöhe) unerläßlich ist (Lullies u. a.). Im Plattenepithel kann man dünne Nervenfasern mit Ösen und Knöpfen feststellen. Manchmal enden stärkere Fasern an kugeligen Körperchen, welche vom Kehlkopflumen nur durch 2 bis 3 Epithelzellreihen getrennt sind. In der Stimmbandpropria findet sich regelmäßig ein großes Nervengeflecht mit sekundären Netz- und Schlingkörperchen.

Besondere Aufmerksamkeit widmete L. Ruedi dem *histologischen Bau des Ligamentum vocale.* Dieses ist schwierig von den darunter liegenden Muskeln zu trennen. Einige Autoren haben daraus geschlossen, daß dieses enge Anhaften eine Folge der Insertion zahlreicher Muskelfasern sei. In seinen *Semon-Lectures* (1959) demonstrierte L. Ruedi in Frontalschnitten durch die Stimmlippen, daß nicht die Muskelfasern die Stimmlippen nach unten ziehen, sondern daß das Bindegewebe des Ligamentum vocale in den M. arytaenoideus einstrahlt und sich mit dessen Perimysium vermischt. Auf diese Weise kommt eine enge Verbindung zwischen den zahlreichen longitudinalen Fasern des Thyreoarytaenoideus und dem freien Rand der Stimmlippe zustande, was die große Anpassungsfähigkeit des freien Randes der Stimmlippe während der verschiedensten Stimmbildungen erklärt.

Es gibt auch viele dünne Muskelbündel, die kreuz und quer in alle Richtungen ziehen, vom Thyreoid zum Cricoidknorpel, um am Conus elasticus zu inserieren.

(Zopfartige Verflechtung der Muskelfasern nach ROHEN, 1967, die dann nach der vorderen Kommissur eher parallel verlaufen.) Abgesehen von nur sehr gelegentlich angetroffenen, schief verlaufenden Fasern des Ary-Vocalis-Typus besteht der M. thyreoarytaenoideus aus parallel zur Oberfläche der Stimmlippe ziehenden Fasern zwischen der inneren Oberfläche des Thyreoidknorpels und dem Aryknorpel. Diese histologischen Befunde stehen mit denjenigen von F. WUSTROW im Einklang. Sie sprechen gegen die Theorie von R. HUSSON, welcher transversale Schwingungen postuliert hatte.

Schließlich seien die histologischen Untersuchungen von J. TERRACOL und P. ARDOUIN (1963) erwähnt, welche die arterio-venösen Anastomosen im normalen Stimmlippenmuskel betreffen.

In der Tunica media der feinen Arteriolen finden sich kleine Polster („Stromrichter", KISS), die durch glatte Muskelfasern gebildet werden. Dieses stellt ein eigentliches Blutregulationssystem des präkapillaren Geflechtes dar. Man sieht sie hauptsächlich an denjenigen Stellen, wo Arteriolen vom Gefäß abzweigen („Polsterkissen", BUECHER). Man kann sagen, daß der kollaterale Blutzufluß auf diese Weise geregelt wird. Mikroaufnahmen dieser fusiformen glatten Muskelfasern zeigen die Fähigkeit, daß solche Formationen sich in epitheloide Zellen *umwandeln können* (GOORMALIGHT). Diese Zellen, die keine kontraktilen Elemente enthalten, ermöglichen den Wassergehalt im Stimmlippenmuskel zu regulieren („Quellzellen", HANLICEK).

Auch G. MOTTA fand, daß sowohl der vordere wie der hintere Teil des Stimmbandes eine richtige *Ansatzsehne* für verschiedene Muskelfasern bilde. Die Untersucher sind darin einig, daß der M. vocalis aus zwei verschiedenen Teilen besteht, deren funktionelle Bewertung bis jetzt noch nicht genügend geklärt ist.

Die Stimmlippe kann also unmittelbar durch die an ihr inserierenden Muskeln nicht nur in verschiedener Länge gespannt, sondern auch gehoben, gesenkt und nach außen gezogen werden, die Stimmritze kann in feineren Einstellungen und auch unabhängig von der Verschiebung der Aryknorpel beliebig verformt, erweitert und verengert werden. Desgleichen kann die Wand des glottischen Raumes einschließlich der Stimmlippen in jedem Abschnitt gesondert oder als Ganzes aktiv versteift werden. Dies steht im Gegensatz zur passiven Spannung durch den M. cricothyreoideus.

Isolierte Lähmungen von Kehlkopfmuskeln sind recht selten. Versucht man, die Chronaxie der einzelnen Larynxmuskeln zu bestimmen, so gelingt dies nicht, da man immer Gruppenzuckungen bekommt. Es ist sehr wahrscheinlich, daß der ganze Kehlkopf an der Bildung eines gegebenen Tones teilnimmt, und die laryngoskopischen Studien ergeben einen ständigen Wechsel der Kehlkopfaktionen beim Singen und Sprechen. Man kann das Muskelsystem in vier Gruppen einteilen. Wir unterscheiden:

a) Die inneren Kehlkopfmuskeln

Hierher gehören die *Schließmuskeln* M. cricoarytaenoideus lateralis, M. thyreoarytaenoideus externus und internus, M. interarytaenoideus transversus und obliquus. Diesen steht als einziger antagonistischer Glottisöffner der M. cricoarytaenoideus dorsalis gegenüber. Alle diese Muskeln werden vom N. laryngeus caudalis (recurrens) innerviert.

b) Der Musculus cricothyreoideus

Geschichtliches. 1829 konnte Robert Willis (Cambridge) als erster zeigen, daß der M. cricothyreoideus die Stimmlippen spannt (R. Scott Stevenson und D. Guthrie). Nicht nur weil dieser Muskel allein vom äußeren, vorwiegend motorischen Ast des N. laryngeus cranialis in Tätigkeit gesetzt wird, empfiehlt es sich, diesen gesondert zu betrachten, sondern auch wegen der wichtigen Rolle dieses Muskels bei den verschiedenen Stimmleistungen. In neuerer Zeit gelang es, seine Funktion weitgehend aufzuklären.

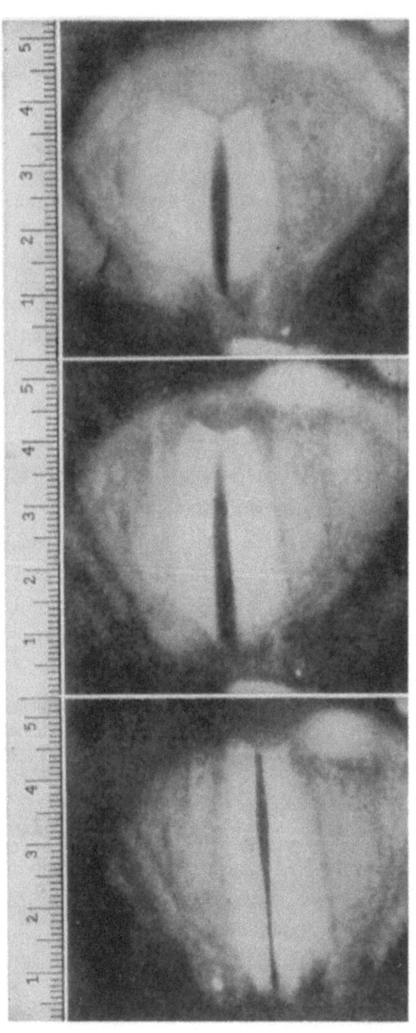

Abb. 134. Verlängerung der Stimmlippen (Bell Telephone Company Laboratories, New York). Die Photographien stellen drei Stadien dar (von oben nach unten zu) von zunehmender Stimmhöhe (120 bis 300 Schwingungen). Die Vergrößerung ist in allen Abschnitten die gleiche. Es kann nicht bezweifelt werden, daß eine Verlängerung der Stimmlippen stattgefunden hat. (Nach J. Pressmann, Archives of otolaryngology, Bd. 35, 1942.)

Die experimentellen Untersuchungen der Funktion des M. cricothyreoideus (Schech, Katzenstein, Neumayer, Grossmann) brachten eine Übereinstimmung mit den *Röntgenbefunden*, die Jörgen Möller und Fischer bei Normalen in bezug auf die Tätigkeit dieses Muskels erheben konnten. Es zeigte sich nämlich, daß der M. cricothyreoideus im wesentlichen die Höhe der Stimme reguliert, indem das *Spatium cricothyreoideum um so kleiner erscheint, je höher der Ton wird.* Bei der Kopfstimme nähert sich der Ringknorpel dem Schildknorpel also mehr als bei der Bruststimme.

Am Menschen wurden von Menzel (1930) *experimentelle Untersuchungen über die Funktion der Kehlkopfmuskeln durchgeführt*, indem er mit einer 2%igen Novocainlösung unter anderen vorübergehend den M. cricothyreoideus lähmte. Wenn auch seine Experimente nicht ganz einwandfrei waren — es lagen Lokalerkrankungen (Tuberkulose, Papillom der Stimmlippen) vor —, so bestätigten sie doch, *daß der M. cricothyreoideus als Stimmlippenstrecker funktioniert.*

Hier sind die wichtigen *kinematographischen Aufnahmen* der Bell Telephone Co. New York während verschiedener Stufen von zunehmender Stimmhöhe (J. Pressmann, 1942) anzuführen. Es zeigte sich, daß mit der *extremen Erhöhung der Töne eine zunehmende* Verlängerung und Spannung der Stimmlippen parallel geht. Allerdings ist diese

Ausdehnung in der Schrift von J. PRESSMANN nur auf einer relativ kleinen Strecke (120 bis 300 Hz) zu erkennen.

In neuester Zeit haben H. HOLLIEN und J. F. CURTIS (1960), H. VON LEDEN und P. MOORE sowie E. SCHÖNHÄRL das Verhalten der Stimmlippen beim Steigern der Tonhöhe zu erfassen versucht. W. PFAU (1961) maß die Stimmlippenverlängerung beim Aufwärtssingen mit dem TRENDELENBURGschen Gerät. Beim Singen eines tiefen Tones zeigte sich die wulstige und verbreiterte Form der verkürzten Stimmlippen. Ihre Form wird schlanker, die freien Ränder sind schärfer ausgezogen. Die Verlängerung ging nach diesen Messungen — gegenüber der Respirationsstellung — nicht über die Maße derselben hinaus und betrug maximal 5 mm. Eine Dehnung des Ligamentum vocale findet also nicht statt. Die genauere Verteilung der Längenzunahme der Stimmlippen beim Steigern der Tonhöhe hat J. WENDLER (1966) bearbeitet (vgl. S. 209).

A. SONNINEN (1958) hat anhand seitlicher Röntgenaufnahmen vom Kehlkopf bei 129 Vp. festgestellt, daß die Stimmlippen mit steigender Tonhöhe länger werden. Es wurde bei der Auswertung die Distanz vom vorderen Ossifikationszentrum des vorderen Schildknorpels zur hinteren Insertionsstelle (Ossifikationszentrum des Aryknorpels, posteriosuperiorer Teil) gemessen. Leider läßt sich die Stimmlippenlänge röntgenologisch nur schlecht erkennen. Bei unmerklicher Drehbewegung des Halses können die Schatten der Ossifikation leicht hinsichtlich der Größe und der Form so variieren, daß sich nach W. und A. ZENKER hierbei große Fehlerquellen ergeben.

R. LUCHSINGER und K. PFISTER (1961) gingen der Frage nach, ob mittels geeigneter Meßpunkte auf den Stimmlippen die Unsicherheit der visuellen Beurteilung bei der Projektion ausgeschaltet werden könnte. Bei einer stimmgeschulten Vp. wurden schwarze Farbpunkte hinten und seitlich im Kehlkopf auf den Stimmlippen aufgetragen und bei möglichst gleichbleibender Stimmintensität die Stimmlippenlänge in Abhängigkeit von der Tonhöhe (Gleitton) gemessen. Diese ergaben, daß im Bereich einer Oktave (h—h') eine Längeänderung der Stimmlippen zumindesten zwischen einem Punkt der Incisura interarytaenoidea und der mittleren Stimmlippenzone mit dem Steigen und Fallen des Tones unter gewissen Einschränkungen stattfindet.

G. ARNOLD (1961) hat in einer wichtigen monographischen Bearbeitung des M. cricothyreoideus sowohl in anatomisch-röntgenologischer als auch in elektromyographischer Hinsicht klar zeigen können, daß der M. cricothyreoideus ein äußerer Stimmlippenspanner ist. Y. KATSUKI (1947) erfaßte als erster Aktionsströme dieses Muskels beim Menschen unter gleichzeitiger Registrierung der Luftklangschwingungen, wobei er beim Manne bei etwas höheren Tönen (d-146 Hz) — nämlich dann, wenn der erwähnte Stimmlippenspanner in Aktion tritt — zunächst Einzelfaserpotentiale in einer Frequenz von nur 2 bis 3 Sekunden festgestellt hat, bei den höchsten Tönen im Falsett jedoch in Frequenzen von 20 bis 40 Sekunden (cit. nach H. LULLIES). K. FAABORG-ANDERSEN (1960) ist zu ähnlichen Werten gelangt. G. ARNOLD beschäftigte sich mit der Frage, bei welcher Tonhöhe der M. cricothyreoideus eine wachsende Aktivität zeigt. Wie frühere Autoren, fand er ebenfalls die Grenze bei 150 Hz. Da die meisten männlichen Vp. baritonale Stimmen haben, gilt dies zunächst nur für diese besondere Stimmgattung. Wenn man sich erinnert, daß die Töne d oder e (147 Hz oder 165 Hz) den Übergang vom

Brust- zum Mittelregister bilden, so würde das heißen, daß die Aktivität des M. crycothyreoideus beim *Registerübergang* zur Mittelstimme einsetzt und bis zu einem Höhepunkt im Falsett zunimmt.

Es fehlte bisher die *elektromyographische Untersuchung* der isolierten peripheren Lähmung des M. cricothyreoideus. Diese ist erst in letzter Zeit durch K. FAABORG-ANDERSEN (1964) aufgenommen worden. Es ist dies um so erstaunlicher, als der M. cricothyreoideus für die Einsetzung der Elektroden recht günstig gelegen ist und die Untersuchungen der elektrischen Muskelpotentiale nicht mit einer wesentlichen Belästigung des Patienten verbunden sind. Auch R. LUCHSINGER (1965) hat anhand von 3 Fällen isolierter peripherer Läsionen dieses Muskels entweder den vollständigen Ausfall der Fibrillationspotentiale oder deutlich gelichtete Interferenzkurven mittels Nadelelektromyographie (Elektromyographische Station der Neurolog. Universitäts-Nervenklinik Basel, Prof. H. E. KAESER) im Zusammenhang mit deren übrigen klinischen Symptomen zeigen können. (Weitere Einzelheiten s. S. 145.)

Schließlich seien noch Beobachtungen bei 15 Patienten von *Neuritis des N. laryngeus cranialis* mitgeteilt, die nach einer Grippewelle im Jahre 1960 aufgetreten waren (C. BECK und A. ZIMMERMANN). Bei leichtklaffender Stimmritze von wechselnder Länge am Übergang vom vorderen und hinteren Drittel bestand eine Einschränkung des Stimmumfanges mit Schmerzhaftigkeit des Nervendruckpunktes, Heiserkeit, mäßige Einschränkung der tiefen Töne und leichtgradiger Monotonie. Leider fehlen in dieser Arbeit genaue phonetische und stroboskopische Untersuchungen.

Die Stimmlippen werden durch die Tätigkeit der Mm. cricoarytaenoidei und interarytaenoidei sowie durch gewisse Fasern der Mm. vocales gespannt, die zusammen den Stimmritzenschluß zustande bringen. Auf diese Weise kann ein Zustand hoher Spannung erreicht werden. Damit der nach innen rotierende Aryknorpel während dieses Stimmechanismus nicht nach vorne fällt, ist es nötig, daß dieser nach hinten festgehalten wird. Diese Fixation geschieht einerseits durch den M. cricoarytaenoideus posterior, andererseits wird der Cricoidknorpel durch die Tätigkeit des Constrictor pharyngeus posterior nach hinten gezogen und festgehalten. Die Abb. 134 soll die Längenzunahme der Stimmlippen, die beim Aufwärtssingen in einem gewissen Stimmbereich eintreten kann, demonstrieren.

Für die Kenntnis der Muskelwirkung des M. cricothyreoideus sei die Pathologie der Stimme herangezogen. Tatsächlich führt eine einseitige periphere isolierte Lähmung des N. laryngeus cranialis zur Erschlaffung der betreffenden Stimmlippe unter auffallender Vertiefung der Stimme und zur Unfähigkeit in die Höhe zu singen (LUCHSINGER, DÖHNE), vgl. S. 362.

Die direkte elektrische Reizung des M. cricothyreoideus gelang M. MÜNDNICH (1956) am Kehlkopf bei Lebenden. Es trat im Augenblick der Reizung ein kräftiges, sprunghaftes Kippen der dorsal gelegenen Ringknorpelplatte ein, und zwar in dorsaler und kaudaler Richtung. Diese geht mit einer starken Spannung der Stimmlippen einher. Der Drehpunkt liegt im Schild-Ringknorpelgelenk des Unterhornes. Das Vorderteil des Ringes wird dadurch dem unteren Schildknorpelrand genähert. Diese experimentellen Untersuchungen am Menschen bestätigen die klinischen Befunde.

c) Die übrige äußere Muskulatur des Kehlkopfes

Sie dient zur Verbindung des Kehlkopfes mit dem Zungenbein, der Pharynxmuskulatur und dem Brustbein. Sie umfaßt die paarigen Mm. thyreohoidei sterno-hyoidei, sterno-thyreoidei und laryngo-pharyngei.

Für das Einschwenken der Aryknorpel und der Stimmlippen in die Phonationsstellung und den daraus resultierenden Spannungszustand sind nach B. MINNIGERODE von Bedeutung der M. laryngopharyngeus und mit gewisser Einschränkung der M. stylopharyngeus (A. RÉTHI). Die Wirkung der genannten Muskeln kann man durch einen leichten Druck nachahmen, der von beiden Seiten her auf die hinteren Ränder der Thyreoidplatten ausgeübt wird. Es kommt dadurch zu einer Übertragung des Druckes auf die unmittelbar benachbarten Aryknorpel, so daß diese auf ihren Gelenkflächen nach innen und oben gleiten, sich einander nähern und ihre Spitzen sich überkreuzen.

Der *M. laryngopharyngeus*, der einen Teil des ursprünglichen Sphinktersystems des Kehlkopfes bildet, behält auch beim Menschen eine Funktion als äußerer Spannmuskel der Stimmlippen bei (V. LANZ und WACHSMUTH). Ebenso wie der M. cricothyreoideus wird er durch den N. laryngeus cranialis, Ramus externus, innerviert (s. Abb. 135).

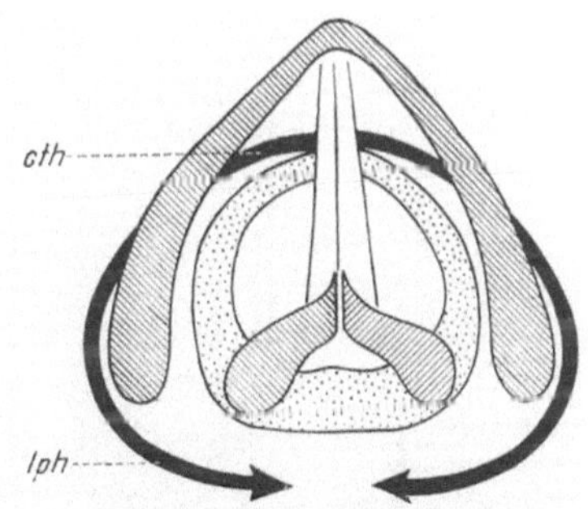

Abb. 135. Schematische Darstellung der äußeren Spannmuskeln des Kehlkopfes. *cth* M. cricothyreoideus; *lph* M. laryngopharyngeus. (Nach MINNIGERODE.)

Auf Grund anatomischer Untersuchungen an einer Serie von 100 nicht fixierten Leichenkehlköpfen macht B. MINNIGERODE auf die engen Zusammenhänge zwischen dem Auftreten einer sogenannten Fovea subglottica und dem Vorkommen früherer beschriebener Varianten in der Kontaktfähigkeit der hinteren Taschenbanden bei der Phonation aufmerksam. Die unterschiedlichen Formen der Hinterwandmotilität werden als kompensatorischer Vorgang für den lückenlosen Verschluß der Stimmritze im Bereich der knorpeligen Glottis gedeutet. Diesem liegt eine Funktionssteigerung des als äußeren Spannmuskels der Stimmlippen wirkenden M. laryngopharyngeus zugrunde. In Fällen großer subglottischer Gruben können dadurch zusätzliche Adduktionsbewegungen der hinteren Taschenbandabschnitte mit Kontakt (Typ C nach FRENZEL und B. MINNIGERODE) auftreten und damit die Grundlage für die unbemerkte Entstehung pachydermischer Veränderungen in Form „heller Flecke" in diesem Bereich bilden (Abb. 135).

Im allgemeinen dienen diese Muskeln einerseits zur Fixation des Kehlkopfes, andererseits zu dessen kranio-kaudaler Bewegung. Dies ist sowohl für den Schluckakt als auch für die Veränderung der supraglottischen Resonanzräume zum Zwecke der Registereinteilung und Klangfarbenänderung der Stimme wichtig.

Während man früher den äußeren Kehlkopfmuskeln einen geringen Einfluß auf die Stimme zuschrieb, hat C. L. MERKEL diesen einen zu großen beigemessen. Er zeigte aber anhand eines Schemas bereits richtig, daß die an der *Linea obliqua* ansetzenden Muskeln — hauptsächlich der M. sternothyreoideus — den Schildknorpel nicht nur nach unten ziehen, sondern ihn auch nach rückwärts kippen und dadurch die Stimmlippen entspannen.

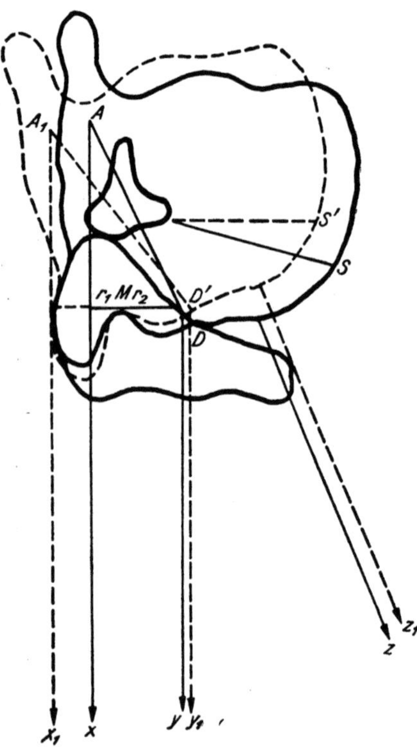

Abb. 136. Durch den Zug des M. sternothyreoideus (Ax, Dy) wird nach den Versuchsergebnissen der Schildknorpel nach hinten aufwärts gekippt, d. h. in der Achse M um den Ringknorpel so gedreht, daß die linea obliqua AD in die Stellung A_1D' rückt. Wendet man die einfachen Sätze vom Drehmoment an, so ergibt sich, daß die Kraft, welche am kleineren Hebelarm r_1 angreift ($r_1 \cdot x$), größer sein muß als die Kraft ($r_2 \cdot y$), welche am größeren Hebelarm r_2 angreift: $\gtrless K_1 r_1 K_2 r_2$, woraus folgt $\gtrless K_1 \gg K_2$. Mit zunehmender Aufwärtskippung wächst der Effekt von K_1, r_1, da r_1, wenn AD nach A_1D' rückt, relativ größer wird als r_2. Der M. sternothyreoideus wirkt demnach dem Zuge des M. cricothyreoideus (Z) entgegen, und zwar mit zunehmender Rückkippung in wachsendem Maße. Der vordere Stimmlippenansatz S rückt nach S', die Stimmlippenansätze werden also einander genähert.

R. Schilling (1936) hat dies an Leichenversuchen experimentell geprüft: Der M. sternothyreoideus wurde an der Leiche beidseits freigelegt und gleichzeitig und gleichmäßig stark in der Längsachse des Muskels gezogen. Vorher waren, genau in der Mittelinie des Schild- und Ringknorpels, je eine große Stecknadel parallel zueinander eingesteckt worden. Während des Zuges wurde nun unter Zuhilfenahme eines dahintergehaltenen weißen Kartenblattes beobachtet, ob die Köpfe der Nadeln, vorn am Ringknorpel und am Schildknorpel befestigt, auseinandergingen oder sich näherten. In 15 von 20 Fällen gingen die Nadeln auseinander. In zwei Fällen traten diese Bewegung erst nach Durchschneidung des M. thyreoideus ein, der daher als Antagonist des M. sternothyreoideus bezeichnet worden ist. Drei Fälle schieden wegen zu großer Starrheit der Gelenke aus. Die Entfernungsweite betrug zwischen 2 mm und 2 cm, was etwa einem Winkel von 30° entspricht. Dabei ergab sich kein Unterschied, ob man an den vorderen oder hinteren Fasern zog. Dieses Ergebnis sprach also ganz im Sinne einer Rückkippfunktion des M. sternothyreoideus (Abb. 136).

A. Sonninen (1956) hat die Schillingschen Versuche an der Leiche überprüft und dahin präzisiert, daß bei zurückgeneigtem Kopf beim Nachuntenziehen der Mm. sterothyreoidei die Nadeln in sechs von sieben Fällen auseinanderwichen. Wenn der Kopf in die horizontale Lage gebracht wurde, näherten sich die Nadeln in drei von vier Fällen, während der Kehlkopf sich kaudalwärts bewegte. In einem Fall wurde allerdings ein Auseinanderweichen beobachtet. Es müssen also bei der Verlängerung oder Verkürzung noch andere Faktoren außer dem M. sternothyroideus (Lage des Kopfes, Halswirbel, strukturelle Differenzen) beachtet werden.

Der M. sternothyreoideus hat nach SONNINEN einen zweifachen Einfluß auf die Länge der Stimmlippen: bei hohen Tönen trägt er zur *Verlängerng* der Stimmlippen bei; bei tiefen Tönen dagegen kann er die Stimmlippen verkürzen („*Rahmenfunktion*").

R. MICHEL (1954) lieferte einen weiteren experimentellen Beitrag zur Kenntnis des Sternothyreoideus-Cricothyroideus-Systems. Er reizte möglichst isoliert den Sternothyreoideus ein- und doppelseitig, wobei ein ausgehaltener Ton in den verschiedenen Registern geprüft wurde. Bei doppelseitiger Reizung zeigte sich eine Senkung des ausgehaltenen Tones in allen Registern gleich stark, etwa $^5/_4$ Töne. Die Zunge wurde nach unten gezogen und der Adamsapfel wanderte beträchtlich in die Höhe. Es muß allerdings beachtet werden, daß der M. sternothyreoideus und das Platysma mitgereizt wurde. Dadurch aber, daß der M. sternohyoideus durch das Tiefertreten des Zungenbeines die Aufhängung des Schildknorpels lockerte (beide Muskeln sind vom Hypoglossus inerviert und wirken synchron) konnten stimmphysiologisch eindeutige Resultate gewonnen werden. Damit konnte gezeigt werden, daß der M. sternothyreoideus (zusammen mit dem Sternohyoideus) einen Einfluß auf die Stimme ausübt, und daß ihre Kontraktion eine *Rückkippfunktion* des Schildknorpels, eine Stimmsenkung bewirkt. Daß durch die Rückwärtskippung des Schildknorpels tatsächlich eine Stimmsenkung hervorgerufen wird, davon kann man sich leicht überzeugen, indem man nämlich, während man einen Ton singt, mit dem Finger einen Druck auf den Adampsapfel ausübt (GUTZMANNscher Handgriff). Der Ton wird dann tiefer, auch bei kaum merklichem Druck, bei kräftigem Aufdrücken bis zu einer Quint (R. MICHEL).

Im weiteren untersuchte R. MICHEL 30 Strumapatienten kurz vor der Operation und in wechselnden Abständen nach der Operation. 19 Fälle zeigten eine deutliche postoperative Stimmsenkung, wie diese nach den Reizversuchen zu erwarten war. In 2 Fällen trat nach der Operation eine leichte Erhöhung der Sprechstimme auf. Es fanden sich auch recht häufige und sehr deutliche Kopfstimmverluste und Einschränkungen, wie dies auch J. BERENDES festgestellt hat. Sehr variabel zeigten sich die Veränderungen der unteren Bruststimmgrenze und die Abblassung der tiefen Lage. Hinsichtlich der Operationsmethode kommt der erwähnte Autor zum Schluß, daß die Resultate bei der Querdurchtrennung der Sternothyreoidei schlechter sind als bei Längsspaltung und richtet an die Chirurgen die Bitte, bei musikalischen und sangesfreudigen Menschen den M. sternothyreoideus zu schonen, wann immer es ihnen möglich sei.

W. und A. ZENKER (1960) haben in einer wichtigen Arbeit den Rahmen der Untersuchungen weitergezogen: Sie wollten zunächst alle anatomischen Möglichkeiten erfassen, auf Grund deren von außen wirksame Kräfte überhaupt an der Regelung der Stimmlippen teilnehmen, dann aber auch die durch diese Kräfte bewirkten Mechanismen experimentell erfassen.

Zum Unterschied gegenüber früherer Leichenversuche umfaßten die 100 frischen Leichenpräparate immer, außer dem Kehlkopf, auch noch den größten Teil der Trachea, das Zungenbein mit Stümpfen der supra- und infrahyalen Muskulatur sowie den größten Teil des Pharynx mit dem Anfangsstück des Oesophagus. Die Präparate wurden dann in einem Holzgestell so aufgehängt, wie es der Befestigung in situ einigermaßen entspricht, und auch angemessene Züge angebracht.

Diese anatomischen Untersuchungen konnten durch elektromyographische, röntgenologische (seitliche Röntgenbilder und röntgenkinematographische) Aufnahmen ergänzt werden.

Die von außen am Kehlkopf angreifenden Kräfte, die auf Grund der anatomischen Konstellation, Bewegungen in den Cricoarytaenoidal-Gelenken bewirken, werden nach W. und A. ZENKER in 2 Gruppen eingeteilt:

1. Stimmlippenverlängernde Kräfte: Hier ist es in erster Linie a) der M. cricothyreoideus, der mit seiner *Pars recta* (Scharnierbewegungen) und seiner *Pars obliqua* (Gleitgewegungen) stimmlippenverlängernd wirkt, b) das Ligamentum conicum, c) die von den Hinterflächen der Aryknorpel entspringenden *Oesophagus-*

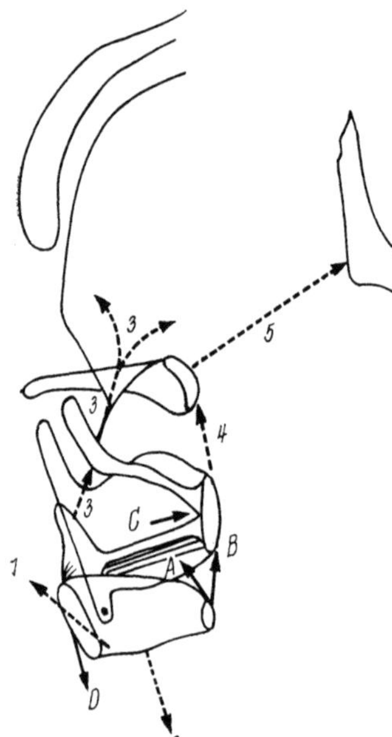

Abb. 137. Das erweiterte Schema des Spannapparates. Die ausgezogenen Pfeile deuten die Wirkungsrichtungen der stimmlippenverlängernden (spannungerhöhenden) Elemente an:

A = M. cricothyreoideus
B = Ligamentum conicum
C = Wirkung des M. thyreopharyngeus, auf Grund deren es zu einer Vorverlagerung der vorderen Ansatzpunkte der Stimmlippen kommt.
D = Ösophagus-Muskulatur

Die gestrichelten Pfeile symbolisieren die Wirkungsrichtungen der stimmlippenverkürzenden (spannungvermindernden) Elemente.

1 = M. cricopharyngeus
2 = Trachealzug
Funktionelle Kette:
3 = Aryknorpel–M. aryepiglotticus–Epiglottis {Zunge / Hyoid-Mandibula}
4 = Muskel- und Bindegewebsstrukturen, die den Schildknorpel mit dem Zungenbein verbinden. Diese Strukturen können dann im Sinne einer Stimmlippenverkürzung wirken, wenn der Ringknorpel durch einen erhöhten Trachealzug nach unten zu „fixiert“ ist.
5 = Hyomandibularmuskulatur

Das Ligamentum vocale ist durch einen hellen Streifen, der M. vocalis, der sich bei der Tonbildung isometrisch zu spannen pflegt, durch parallel gezeichnete dunkle Linien angedeutet. Nach W. u. A. ZENKER, Folia phoniatr. **12**, 1 (1960).

muskelfasern, die hinter der queren Achse der Schildknorpel-Ringknorpelgelenke herabziehen (MERKEL, NEGUS, W. und A. ZENKER), d) der *M. thyreopharyngeus,* der in der Lage ist, die Schildknorpel einander zu nähern, jedenfalls dann, wenn nicht eine weitgehende Verkalkung eingetreten ist. Es sei hier in diesem Zusammenhang auf die Beobachtungen von MORELL MACKENZIE und meine eigenen *Röntgenaufnahmen* an Sängern hingewiesen.

Auch die genannten Autoren konnten bei Jugendlichen mittels tomographischen Aufnahmen eine beträchtliche Annäherung bis zu 1 cm bei der Bildung eines hohen Tones stehen. Als Hauptwirkung des M. thyreopharyngeus wird allerdings die *Verengerung des Kehlkopfraumes* hervorgehoben.

2. Stimmlippenverkürzende Kräfte: Außer den inneren Kehlkopfmuskeln kommen hier alle Kräfte in Frage, die entweder *hinter* der queren Achse der Articuli cricothyreoidei in kranialer oder vor der Achse in kaudaler Richtung wirken.

a) *M. cricopharyngeus:* Dieser Muskel hat an der Seitenfläche des Ringknorpels seinen Ursprung und seine unteren Fasern ziehen zur kontralateralen Seite des Ringknorpels, indem sie die *Pars fundibularis* bilden. Die oberen Fasern verweben sich nach hinten und oben: die kranialsten Teile können um den unteren Pol des Schildknorpelhorns gebogen verlaufen, so daß sie diesen Skeletteil bei der Kontraktion als Hypomochlion benutzen können. Dieser ganze Muskelteil verbreitet sich in der Mitte der Pharynxhinterwand in einem sehnigen Streifen (Centrum tendinium pharyngis). Dahin strahlen auch die Züge des M. thyreopharyngeus und die von kranial absteigenden Fasern des M. hypopharyngeus ein.

Dieser Muskel hat also derart einen Drehmoment dem Ringknorpel gegenüber, daß es zum Vorkippen des oberen Teiles der Ringknorpelplatte und damit zur *Stimmlippenverkürzung* kommt. Da der Muskel einen nicht unbeträchtlichen physiologischen Querschnitt besitzt, sprechen ihm W. und A. ZENKER die Rolle eines ins Gewicht fallenden Antagonisten zum cricothyreoideus zu.

b) Wichtig ist weiterhin die *funktionelle Kette* (ZENKER) (Cricoidplatte-Aryknorpel-Epiglottis-Mandibula). Es wird besonders darauf hingewiesen, daß die Aryknorpel durch aryepiglottische Muskel- und Bindegewebszüge mit der Epiglottis verbunden sind. Diese treten einerseits mittels der Membrana hyoepiglottica mit dem Zungenbein, andererseits durch die in sie einstrahlenden, untersten Geniogossuszüge mit dem *Unterkiefer* in Verbindung.

c) *Trachealzug:* Der Kehlkopf ist ununterbrochen einem im Ausmaß wechselnden Trachealzug ausgesetzt. Er wird von der Respirationsseite (besonders durch das Zwerchfell) aber auch durch die Kopfstellung beeinflußt.

Die resultierende Kraft des Trachealzuges greift *vor* der queren Achse des Cricothyreoidgelenkes an (MINK, ELZE, vgl. Abb. 140).

Alle Muskeln, welche den Kehlkopf emporziehen, können eine verstärkte Trachealspannung bewirken und somit zur Stimmlippenverkürzung führen.

Auf Grund eingehender elektromyographischer und röntgenologischer Untersuchungen kommen die Autoren dann zu folgenden Schlüssen:

a) *Tonerhöhung aus der Stimmlage ruhigen Sprechens.* Der stimmlippenverlängernde M. cricothyreoideus hat bei der Bildung hoher Töne folgende Gegenkräfte zu überwinden:

1. Die sich um das 3- bis 7fache verstärkende Aktivität des M. thyrearytaenoideus,

2. die während der Stimmlippenverlängerung bewirkte Anspannung der elastischen Strukturen,

3. die Kraft der den Einstellmechanismus ausgleichenden Muskeln, die stimmlippenverkürzend wirken (z. B. der M. cricopharyngeus),

4. die durch den Anstieg des Kehlkopfes hervorgerufene Vermehrung des Trachealzuges.

b) *Tonvertiefung aus der Stimmlage des ruhigen Sprechens:* Hier wird erstmalig die Bedeutung des M. cricopharyngeus für die tiefen Töne hervorgehoben (Stimmlippenverkürzung, Aktivitätszunahme aller Muskeln des Spannungssystems, speziell der verkürzenden Elemente).

Die anatomischen und elektromyographischen Registrierungen ließen beim Singen einer Skala alle Merkmale erkennen, die man bei einem „*aktiven Entspanner*“ findet (W. und A. ZENKER, 1960).

Nach den genannten Autoren hat die Theorie über die Rückkippwirkung des M. sternothyreoideus (R. SCHILLING) keine Wahrscheinlichkeit für sich. Das Gleiche soll für die Theorie gelten, die von der Voraussetzung ausgeht, daß der M. cricothyreoideus an die Wirbelsäule befestigt sei, während der Schildknorpel durch verschiedene äußere Kehlkopfmuskeln vorbewegt und rückgekippt werden kann (J. PRESSMANN, 1942).

d) Das Stylopharyngeus-System

(M. stylopharyngeus und palatopharyngeus)

Am Schildknorpel greifen mehrere selbständige Heber an, welche ihn unabhängig von den Bewegungen des Zungenbeins der Schädelbasis näher bringen. Es sind dies der *M. stylopharyngeus* und der M. pharyngopalatinus. Die beiden Schlundheber sind nur in ihren Ursprüngen am Griffelfortsatz und am weichen Gaumen voneinander getrennt. Beide finden sich in einer gemeinsamen Muskelplatte, nicht nur in der Tunica submucosa des Schlundkopfes, sondern auch am *ganzen Hinterrand* des Schildknorpels, zwischen den beiden Hörnern und außen am oberen Rand dieses Knorpels vor dem Zungenbeinhorn (v. LANZ und WACHSMUTH, 1955).

Mit dem M. arytaenoideus obliquus, M. aryepiglotticus und dem M. cricothyreoideus zusammen soll dieses Muskelsystem in erster Linie beim Zustandekommen der *Taschenfaltenstimme* beim funktionellen Ausfall der Stimmlippenfunktion beteiligt sein (A. RÉTHI).

Auf Grund dieser Annahme hat R. RÉTHI chirurgische Eingriffe zur Beseitigung der verschiedenen Formen der Taschenfaltenstimme vorgeschlagen.

R. FINK (1962) zeigte auf Grund von Ausmessungen im Bell-Telephon-Film, seitlichen Röntgenbildern und Tomogrammen des Kehlkopfes beim Menschen während der Atmung und beim *Summen* eines Tones (128 Hz), daß deutliche phonatorischbedingte Änderungen der aryepiglottischen Falten eintreten. Diese werden mit einer Kontraktion des *M. aryepiglotticus* in Zusammenhang gebracht, die von einer Anhebung der Taschenfalte begleitet werden. Die Anatomen haben allerdings diesem meist sehr dünnen und zarten Muskel bisher keine große Bedeutung beigemessen.

Dieser Mechanismus soll die Taschenfalten von der Dämpfung der Stimmlippenschwingungen fernhalten. Da der M. aryepiglotticus bei Affen nicht gefunden wird, stellt dieser Vorgang wahrscheinlich eine entwicklungsmäßige Spezialisation des menschlichen Kehlkopfes dar, der mit der Ausbildung der Sprache vergesellschaftet ist.

2. Die Bewegungen des Kehlkopfes

a) Gesamtbewegungen

Der Larynx ist ein außerordentlich bewegliches Organ, das, je nach seiner verschiedenen Beanspruchung, seine Lage verändern kann. So steigt es beim Schlucken und bei der Einatmung in die Höhe und senkt sich bei der Ausatmung. Im allgemeinen kann man für die *Naturstimmen* sagen, daß bei hohen Tönen der Kehlkopf nach oben gehoben wird, während er bei tiefen sinkt. Für alle Vokale gibt es verschiedene Stellungen, und zwar in steigendem Maße vom U über das E zum I. Geringer sind meist die Bewegungen vom A zum U, was allerdings von Mensch zu Mensch wechselt, so wie man auch Kopftöne unter Senkung des Kehlkopfes bilden kann. Während auf der einen Seite die *Anlage* (Hochstand des Kehlkopfes, Art der Bewegungsmöglichkeit und Atemtypus) eine Rolle spielt, kann andererseits die pädagogische Stimmerziehung bei der Stimmbildung auf die Bewegungsgestaltung einen wesentlichen Einfluß gewinnen.

Zahlreich sind die Arbeiten, die das Thema zum Gegenstand haben, wie sich der Kehlkopf beim *Kunstgesang* verhalte. JELLAT (1898) unterschied drei Gruppen von Stimmen:

a) die unausgebildeten Naturstimmen und die zahlreichen geschulten Stimmen von Bühne und Konzertsaal, bei denen der Kehlkopf entsprechend der Tonhöhenbewegung steigt und fällt;

b) die mächtigen Stimmen des Theaters, bei denen der Kehlkopf in der Bruststimme um 1 bis 2 mm unterhalb der Ruhelage hinabsinkt und dann fast unbeweglich bleibt;

c) die hellen Stimmen und die Koloratursoprane, bei denen der Larynx im allgemeinen gehoben bleibt.

Auch NADOLECZNY (1923) schreibt in seinen „Untersuchungen über den Kunstgesang“: Je besser geschult eine Stimme sei, desto kleiner sei im allgemeinen die Kehlkopfbewegung namentlich beim Aufwärtssingen, während die *Einstellbewegung* nach unten vor dem Singen, beträchtlich sein kann. Hervorragende Sänger, d. h. also sehr gut ausgebildete, singen aufsteigende Tonfolgen meist mit tiefgestelltem Stimmorgan. Nach dem gleichen Autor erfolgt diese Tiefstellung beim Kunstsänger häufig, aber nicht immer bewußt.

Diese ist in neuester Zeit durch Röntgen-Tomographie (W. FROMMHOLD und G. HOPPE, 1961) wieder bestätigt worden (vgl. Abschnitt Röntgenologie des Kehlkopfes).

Während also kein starrer Zusammenhang zwischen der Stellung des Kehlkopfes und der Höhe des Tones besteht, kann man andererseits einen deutlichen Einfluß seiner Lage auf das Stimmtimbre erkennen. *Die veränderte Klangfärbung kommt deshalb zustande, weil sich zugleich mit den Kehlkopfbewegungen auch die Dimensionen des oberen Kehlraumes ändern.*

b) Glottisform und Stimmlippenspannung

Die *Weite der Glottis* variiert entsprechend der Tätigkeit des Kehlkopfes. Bei der stimmlosen *Einatmung* wird die Stimmritze weit geöffnet, und zwar nach NEGUS (1929) proportional der Tiefe und der Schnelligkeit der Einatmung. Das Öffnen kommt durch den Zug des Cricoarytaenoideus posterior zustande, der sich rund um den Gießbeckenknorpel schlingt und ihn durch seine Tätigkeit nach außen dreht.

Während der *Exspiration* dagegen wird die Glottis verengt, um die zu plötzliche Entleerung der Lunge zu verhindern. In besonderen Fällen finden wir eine gesteigerte Verengung der Stimmritze durch die Kehlkopfmuskulatur, natürlich dann, wenn der Luftdruck im Thorax (z. B. beim Stauen) ansteigen soll, wobei der Luftabfluß aus der Glottis möglichst verhindert werden muß. Dies ist auch bei den unwillkürlichen Reflexen, wie beim *Husten*, *Würgen* und *Lachen*, der Fall. Durch diese Geräuschlaute wird die Stimmritze auf eine besondere Art plötzlich verschlossen und dann wieder rasch geöffnet.

Die *Phonation*, also die stimmhafte Form der Ausatmung, hat sich aus dem reflektorischen Glottisschluß der Exspiration entwickelt. Im aufsteigenden Tierstamm (zum erstenmal beim Lungenfisch, Negus) erscheint denn auch zuerst ein Sphinktermuskel als primitiver Larynx. Dies müssen wir zum besseren Verständnis der Physiologie dieser Vorgänge immer im Auge behalten. Auch manche Eigentümlichkeiten des Stimmverlustes nach ungewöhnlichen seelischen Erregungen, also der psychogenen Disphonien, lassen sich nur mit Berücksichtigung der reflektorischen Funktionsgesetze erklären (G. Arnold).

Wenig bekannt ist, daß eine große Anzahl von Tieren die Stimme *inspiratorisch* bilden. Beim Affen, wo die Stimmlippen die höchste Differenzierung erreichen, bringt die inspiratorische Lautbildung eine Bereicherung der stimmlichen Kundgebung. In der stammesgeschichtlichen Fortbildung sind die Verkleinerung des Stellknorpels, die Verlängerung der Stimmlippen und die Elimination der inspiratorischen Stimme, die Hauptcharakteristika im Zuge der Entwicklung der menschlichen Stimme (G. Kelemen, 1961).

Die phonatorische Glottisform läßt sich am besten mit der Laryngoskopie eines stroboskopischen Zeitdehnerfilmes beurteilen. Dabei zeigt sich, daß die Stimmlippen und die Glottis hinsichtlich der Länge und Weite nach der jeweiligen Tonhöhe verschieden sind. Beim Aufwärtssingen einer Tonleiter von den tiefsten bis zu den höchsten erreichbaren Tönen, ergibt sich folgende Beziehung zwischen *Stellung*, *Länge* und *Spannung der Stimmlippen* und der *Tonhöhe:*

1. Bei den *tiefen* Tönen ist unter einer gewissen Außenrotation der Aryknorpel die Stimmritze etwas geöffnet. Die Öffnung hat die Form eines langen gleischenkeligen Dreiecks, dessen Basis die Pars intercartilaginea bildet. Bei guten Stimmen findet man eine gleichmäßige Weite. Die Stimmlippen zeigen eine allgemeine Entspannung, die durch die Art der der Tonhöhe entsprechenden, langsamen und ausholenden Schwingungen erkennbar ist.

2. Mit *steigender* Tonhöhe strecken sich die Stimmlippen und spannen sich stärker an, wobei das Sternothyreoideus-Cricothyreoideus-System (R. Schilling) seine Rahmenfunktion für die Anspannung der Stimmlippen ausübt. Unter der Rotation der Aryknorpel nach innen schließt sich die Stimmritze allmählich von einer gewissen Tonstufe an, und zwar so, daß man in der Mittelstimme einen fast parallelen Verlauf der Stimmlippen feststellen kann. Dabei ist Voraussetzung, daß der Luftstrom der Lunge ungefähr konstant aufrechterhalten wird. Das Verhältnis des Verschlusses zur Tonhöhe kann je nach der Anlage des Stimmorgans, verschieden ausfallen.

In diesem Zusammenhang seien die Beobachtungen von Morell Mackenzie (1887) erwähnt, der an 50 Sängern und Sängerinnen mit hervorragend schönen Stimmen die *Weite der Stimmritze beim Aufwärtssteigen* studiert hat. Er fand beim Baß die ganze Stimmritze offen bis zum G, zuweilen bis zum A, in einigen Fällen bis zum H und nicht ganz selten bis G. Bei den Baritonstimmen blieb die Stimmritze offen bis zum A, H, zuweilen bis zum c. Oberhalb dieser Töne war die Knorpel-Glottis gewöhnlich geschlossen. In den seltenen

Fällen, bei denen die ganze Stimmritze offen blieb, muß es sich offenbar um Ermüdungserscheinungen gehandelt haben. Beim Sopran und Mezzosopran zeigte sich die ganze Glottis geöffent bis c′, oft bis f′ oder g′; bei Altstimmen bis zum f oder g. Oberhalb dieses Tones blieb die Glottis cartilaginea geschlossen.

Soll nun der Ton weiter erhöht werden, so braucht es in einem bestimmten Punkt des Ablaufes zunächst noch zu keinen andern Erscheinungen im Kehlkopf zu kommen, denn der zusätzliche Luftdruck kann nicht nur die Lautheit der Stimme erhöhen, sondern ebenso die Tonhöhe steigern.

3. Bei hohen Tönen wird aber eine Stufe erreicht, wo die Stimmlippen maximal gespannt und verkürzt sind. Hier muß nun ein neuer Stimmechanismus einsetzen, den J. Pressmann (1942) den *Dämpfungsprozeß* nennt. Dabei sollen, abhängig von der Tonhöhe, wechselnde Segmente des M. vocalis ins Spiel treten. Dies erfolgt ohne Bewegung des Aryknorpel, die einander vollständig genähert sind.

Die Art, wie man sich solch eine elektive Tätigkeit von gewissen Fasern vorstellen muß und wie sich diese auswirkt, ist von K. Kistler (1938) beschrieben worden. Diese Veränderungen der Stimmlippenlänge sind wichtig für die Variation der Schwingungsvorgänge.

Seit den neueren histologischen Untersuchungen der Stimmlippenmuskeln fällt es auch leichter, sich das wechselnde Eintreten von Fasersystemen bei ganz hohen Kopftönen vorzustellen. Bereits Morell Mackenzie (1887) hat beobachtet, daß beim Falsettregister der Männerstimme und dem Kopfregister der Frauenstimme die leicht *elliptische Öffnung* zwischen den Rändern der Stimmritze bei der Erhöhung des Tones in allen Fällen von vorn nach hinten verkürzt wurde. Gelegentlich befand sich allerdings die elliptische Öffnung an der hintern Partie der Stimmritze.

Dabei ändert sich auch, wie Pressmann (1942) und Kirikae (1943) festgestellt haben, die Länge des schwingenden Teiles der Stimmlippen insofern, daß nur der vordere freie Teil der Stimmlippe vom Ansatz am Processus vocalis des Aryknorpels bis zur Ansatzstelle, vorn am Schildknorpel schwingt, und zwar *nur die Randzone* dieses Teils der Stimmlippen.

Phonetische, laryngostroboskopische und tomographische Befunde an zahlreichen Tenören haben gezeigt, daß die Stimmritze nicht nur im Falsett offengehalten wird (Luchsinger), sondern daß auch im Vollton der Kopfstimme beim guten Sänger die Stimmritze weitgehend geöffnet bleibt. Allerdings schwingt beim Falsett nur der mediale Rand der Stimmlippe, während der wesentlich größere laterale Teil sich nicht bewegt. Geht aber der Sänger crescendo, auf dem gleichen Ton und beim selben Vokal (A) bleibend, in den Vollton der Kopfstimme über, so erkennt man unter zunehmender Mitbeteiligung der Brustresonanz einen wesentlich veränderten Stimmechanismus. Zu der anfänglichen Randschwingung der Stimmlippe treten immer mehr Teile der Mittelpartien, so daß schließlich beim *Vollton* (*Voix mixte*) die Stimmlippen fast in ihrer ganzen Breite schwingen, wobei die größere Intensität der Stimme durch verstärkte Amplitude zum Ausdruck kommt.

3. Ansatzrohr und Phonation

Als Ansatzrohr bezeichnet man das gesamte, oberhalb der Stimmlippenebene gelegene Raumsystem: die Mundhöhle mit ihren Organteilen sowie der damit verbundenen äußeren Zungenmuskulatur, der Rachenraum, die Nase und die Nasennebenhöhlen und schließlich die äußeren Gesichtsmuskeln. Im Rachen spielt bei der Stimmgebung neben dem Gaumensegel die Zunge eine sehr wichtige Rolle. Während ihre Form sehr wechselnd ist, bleibt jedoch ihr Volumen immer dasselbe. So wölbt sie sich stärker an ihrer Basis, wenn sie herausgestreckt wird, und andererseits flacht sie sich nach hinten, wenn die Zungenspitze sich in die Mundhöhle zurückbiegt.

In funktioneller Hinsicht muß man sich auch daran erinnern, daß beim Zurückweichen der Zungenbasis der Kehlkopf notwendigerweise ziemlich zugedeckt und der Kehldeckel gesenkt wird, was die Schwierigkeiten beim Spiegeln verursacht. Im Gegensatz dazu beobachtet man bei einem gewissen Spannungszustand, wenn die Zunge nach vorn tritt, eine Erweiterung des Schlundes.

Die Zunge bildet das motorische Element der Vokalmodulation. Sie erfüllt diese Aufgabe nicht nur durch ihre große Beweglichkeit und Gestaltsveränderung, sondern auch durch ihre innige Verbundenheit mit den Stellungsänderungen des Kehlkopfes (Höher- und Tiefertreten, Vortreten und Zurückweichen desselben). Durch die Verbindung der Zungenbasis mit dem Gaumensegel sind auch bestimmte Zungenstellungen von Gaumensegelbewegungen begleitet.

Die weiteren Teile des Ansatzrohres (Gaumensegel, Unterkiefer und Mundhöhle, Lippen und Wangen) werden in ihrer normalen und gestörten Funktion im II. Band dieses Lehrbuches ausführlich behandelt.

Es sei aber hier schon darauf hingewiesen, daß die Dreiteilung des gleichzeitig funktionellen Geschehens beim Singen in Atmung, Erzeugung des Glottis-Tones im Kehlkopf und dessen klangliche Modulation im resonierenden Ansatzrohr didaktisch gebraucht wird. Im Hinblick auf die Physiologie und Akustik bilden alle drei Teile eine untrennbare Einheit. Um einen klangschönen Ton hervorzubringen, braucht es also — gelenkt durch das Zentralorgan — eine angepaßte Atemführung, eine je nach Tonhöhe, Lautstärke und Register verschiedene Art von Schwingungen im Kehlkopf und darauf abgestimmte Bewegungen im Ansatzrohr. Diese gesamte feine Koordination wird durch eine erstaunliche Vielheit von gleichzeitigen Muskelbewegungen gewährleistet, bei jedem Menschen in seiner besonderen Art.

a) Die Koppelung bei der Stimmgebung

Die enge Verbundenheit des Nasen-Rachen-Raumes (gekoppeltes System) mit dem Schallerzeuger lehrt auch das *Experiment* von A. Thooris van Borre (1927). Brachte er während der Stimmgebung (Vokal a) eine geeignete Sonde in den unteren Nasengang und übte dadurch gleichzeitig einen Druck auf das Gaumensegel aus, das normalerweise gehoben und in der Höhe des Zäpfchens winkelig gebogen ist, so sank der Ton deutlich von 480 Hz auf 426 Hz ab.

Bei dem gekoppelten System des Ansatzrohres an den Kehlkopf (Koppelung I nach J. van den Berg) können charakteristische phonetische Änderungen der Stimme erzeugt werden (vgl. Kap. F. Winckel).

Die Ursache der *Registerübergänge* liegt nach J. van den Berg wahrscheinlich in der notwendigen Änderung der Muskelspannung im Kehlkopf, wenn der Grundton immer höher steigt. Der Öffnungsquotient wächst dann bis zu einem kritischen Wert von etwa 0,7 an (Tarnozy, J. acoust. soc. Amer. 23, 42, 1951). Bei höheren

Frequenzen kann der Kehlkopf nicht mehr im Brustregister seine Arbeit leisten. Die Stimmbildung geschieht dann bei dauernd geöffneter Stimmritze und ungeübte Sänger können die notwendigen Änderungen der Muskelspannungen nicht mehr fließend und angepaßt hervorbringen.

Dagegen fehlen die Schwierigkeiten der Koppelung im Falsettregister, weil hierbei das Ansatzrohr wegen der dauernden Öffnung der Stimmritze stärker gedämpft ist. Deshalb stellt man auch eine relative Abnahme der Obertöne gegenüber dem Befund im Brustregister fest (F. WINCKEL, 1952, J. VAN DEN BERG, 1953).

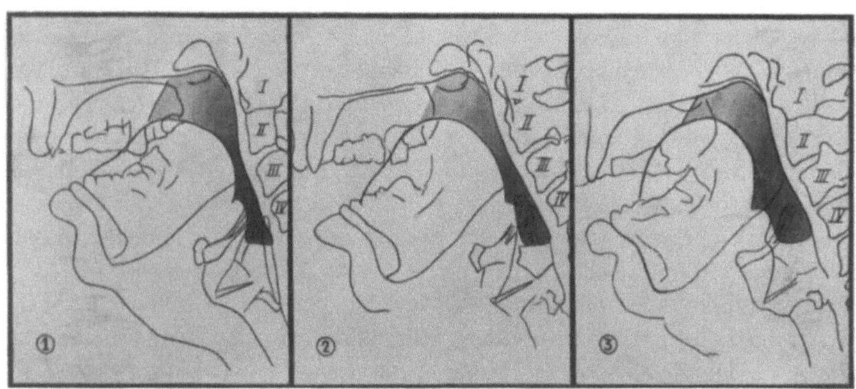

Abb. 138. Seitliche Röntgenaufnahmen (nach LANDAU). Dramatischer Sopran von großem Ruf. Homogene Stimme. Vokal a (1), Ton f (2) c″, (3) f″. Der „Stimmkanal“ (Espace de PURKINJE) wird beim In-die-Höhe-Singen deutlich erweitert. Gaumensegel an der Rachenhinterwand anliegend. Der Kehlkopf bewegt sich nur wenig nach oben.

(Aus: R. LUCHSINGER und W. REICH: Stimmphysiologie und Stimmbildung. Wien: Springer, 1951.) Man sieht deutlich den klangformenden vergrößerten Kehlraum beim f″ [3] 700 Hz.

Bei der Stimmbildung liegt aber noch ein verwickelter Fall vor, nämlich bei der Koppelung *Stimmlippe-Stimmlippe*, auf welche J. VAN DEN BERG besonders hingewiesen hat. Es ist ja prinzipiell die Möglichkeit gegeben, daß die Stimmlippen *in ungleicher Frequenz* schwingen. Wird die Zunahme des Öffnungsquotienten immer größer, so kann es zu eigentümlichen Kopplungserscheinungen kommen, da die Stimmritze während eines Teils der Periode sehr eng ist und dadurch eine starke Koppelung entstehen kann.

So könnte eine weniger gedämpfte Stimmlippe die andere beeinflussen und diese mitschleppen, je größer die Differenz der Dämpfung wäre (Phasenunterschied). Solche Phasenunterschiede mit ungleichen Amplituden der Stimmlippen sind in pathologischen Fällen von verschiedenen Autoren beobachtet worden.

H. J. ARNDT hat bei 4 Vp. *nach Tonsillektomie* in der üblichen Stimmlage elektroakustisch mit dem Suchtonverfahren zeigen können, daß die vermehrte Muskelspannung des Ansatzrohres zu einer stärkeren Dämpfung und zu geringerer Schwingungszahl führt. Dadurch wird die Anregung hoher Frequenzen im Stimmklang erschwert (F. WINCKEL, 1952). Diese Hypothese konnte anhand dieser 4 Fälle bestätigt werden.

Schon frühere Autoren (GIESSWEIN u. a.) haben gezeigt, daß der Einfluß der *Kieferhöhlen* auf die Stimme praktisch nicht ins Gewicht fällt. In neuerer Zeit hat

Arndt (1961) mit modernen elektronischen Apparaten die Frage wieder geprüft. Wegen auffallender Betonung der Frequenzgebiete zwischen 600 bis 1000 Hz nimmt er an, daß hier je nach individueller Größe, die Eigenresonanz der Kieferhöhlen liegt. Zur Untersuchung der möglichen resonatorischen Beeinflussung des Gesamtklanges der Stimme wurden jeweils die operativ eröffneten Kieferhöhlen zeitweilig durch Tampons vollgestopft.

W. Pfau und H. Jakobi (1962) sind der Frage nachgegangen, ob *operative Veränderungen der Nasenräume* den Stimmklang beeinflussen. Die Beurteilung ist schwierig, vor allem deshalb, weil im Ansatzrohr das Gaumensegel eine in weiten Grenzen schwankende Barriere für die Schallwellen bildet, welche gemeinsam mit den Schlundschnüren den Epipharynx vom Mesopharynx abzuschließen vermag. Zahlreiche Autoren haben mit Recht hervorgehoben, daß vor allem die Gaumensegelfunktion die nasale Resonanz bewirkt. So hat H. Stern (1923) besonders dargetan, wie bei der *voix mixte*, wo das Gaumensegel keinen prompten Abschluß mit der hinteren Rachenwand bilde — wodurch direkt eine Vermehrung der Nasenresonanz zustande käme —, wobei man natürlich nicht die Grenzen des Ästhetischen überschreiten dürfe, um der Stimme einen eigentümlichen Reiz von besonderer Wirkung zu verleihen.

Die Autoren haben bei gesunden Patienten vor und nach Nasenoperationen (am 4. und 8. Tag) spektrographische Untersuchungen des Stimmklanges durchgeführt. Sie konnten zeigen, daß:

1. die charakteristischen Teiltöne eines Vokals durch die Weite der Nase nicht beeinflußt werden, daß

2. der Klang eines langgehaltenen Vokals nur bei vollständigem oder fast völligem Abschluß der Nase eine auffallende Veränderung zustande bringt, wie man sie vom geschlossenen Näseln her kennt,

3. die Amplitude des Grundtones und einige Obertöne können dann vermindert sein; andererseits werden die Teiltöne im Gebiet der 7. Oktave (2500 bis 4300 Hz) verstärkt.

Kleine *Septumleisten* wirken sich also nach der Ansicht der genannten Forscher nicht nachteilig auf die geschulte Stimme aus. Auch bei Vp. mit sehr weitem Nasenraum ließen sich weder akustisch beim Abhören, noch optisch anhand der Spektrogramme, Klangunterschiede gegenüber Probanden mit engeren Nasen feststellen.

R. Husson, Tarneaud, Scala, Sacco, Pfau u. a. lehnen also mit Recht wegen der starren Wände im Nasenbereich, eine Bedeutung der Nasenweite für die Resonanz und den Stimmklang ab.

W. Schwab und H. Bauer (1955) haben die Aufmerksamkeit auf eine Klangfarbeänderung hingelenkt, die entsteht, wenn zwischen dem Hypopharynx und der Außenluft eine Verbindung entsteht. Wird bei der chirurgischen Behandlung des Epiglottiskarzinoms nach der Methode von Alonso vorgegangen, so entsteht ein breites *Pharyngostoma*, das man etwa 2 bis 3 Monate offenhält. Danach erfolgt der plastische Verschluß. Dabei entsteht eine *Dyslalie*, die der Rhinolalia aperta weitgehend ähnelt. Die Autoren haben die genannten klanglichen Verhältnisse phonetisch untersucht. Im Gegensatz zur Rhinolalia aperta ist der Hauptresonanzraum nicht nach den Nasenräumen, sondern schon nach dem Hypopharynx verlagert, was Anlaß zu der Bezeichnung „*Hypopharyngolalia*" gab. Es fehlen leider noch die wichtigen spektrographischen Registrierungen.

b) Das Ansatzrohr und die Transposition von Teiltönen des Stimmklanges

Experimente zur Transposition der Faktoren des Stimmklanges hatten von jeher großes Interesse gefunden. DELEAU (1829) hat als erster dargetan, daß man auch ohne Kehlkopf sprechen könne. Er teilte der Académie des Sciences zu Paris folgendes mit: „Führen Sie eine ausgehöhlte Sonde durch das eine Nasenloch bis in den Pharynx ein, durch welche ein Strom komprimierter Luft aus einem Reservoir von einem mittleren Fassungsvermögen eindringt; im Augenblick, wenn Sie fühlen, daß die Luftsäule die Wände drückt, sollen Sie den Atem anhalten und die Artikulationsorgane in Gang setzen, so wie es beim Sprechen mit Lungenatmung geschieht. Sie werden mit *tiefer Stimme* sprechen. Sie werden deutlich alle Elemente des aphonischen Sprechens hören!"

Der genannte Autor (1832) hat den beschriebenen Versuch gemacht und immerhin einen Stimmumfang von 10 Tönen gefunden.

J. TYNDALL (1867) hat als erster den Wasserstoff in den Luftwegen gebraucht, um die Veränderung der Stimme unter dessen Einfluß zu demonstrieren. (Lectures at the Royal Institutions of Great Britain.) Er bezeichnete die Stimme im Wasserstoff-Milieu als „hohl, rauh und unirdisch". E. BÁRÁNY (1936) führte den gleichen Versuch aus, ohne zunächst etwas von TYNDALLS Experimenten zu wissen, hob aber bereits ihre Wichtigkeit für die Theorie der Sprachlaute hervor. Die Füllung der Luftwege mit Wasserstoff erreichte er dadurch, daß er einen tiefen Atemzug aus einem Gummisack tat, der Wasserstoff enthielt, nachdem er vorher möglichst lange in der freien Luft ausgeatmet hatte. Um die Nase mit dem richtigen Gas zu füllen, trug er Sorge, nach jeder Wasserstoffüllung vor der Artikulation etwas auszuatmen. Der Mund wurde nach unten gerichtet, um den Wasserstoff am Entweichen zu hindern.

E. BÁRÁNY konnte bereits zeigen, daß der Wasserstoff die Resonanzverhältnisse nach oben zu im Optimum bis zu 2 Oktaven verändert und daß damit die ganze Formantenregion angehoben wird, wobei der Grundton der Stimmlippen bleibt.

J. VAN DEN BERG (1953) hat auf Grund physikalischer Versuche erneut dargetan, daß die Resonanzräume der Stimme mit reiner Amplituden-Modulation auf das vom Kehlkopf gelieferte Gemisch von Harmonischen reagieren. Mittels verschiedener Gemische (15% O_2 und 84,5% Wasserstoff in einem Fall und 36,5% O_2 und 63,5% He im anderen Fall) konnte er bei Sängern die Formantverschiebung spektrographisch feststellen, und er notierte eine signifikant schlechtere Sprachverständlichkeit nach Einatmung eines Helium-Sauerstoffgemisches. Auch R. L. SERGEANT (1963) studierte das Sprechen während der Atmung mit einem Gemisch von Helium und Sauerstoff. Die spektrographische Analyse ergab bei beiden Versuchsbedingungen (ohne und mit Gasgemisch) die gleichen Grundfrequenzen; jedoch waren die Formantfrequenzen nach Helium-Sauerstoffinhalation um das 1,5fache nach oben verschoben (vgl. Abb. 139a, b).

Man ist immer erstaunt, was der menschliche Organismus alles verträgt: Auf dem 15. Internationalen Kongreß für Astronautik in Warschau berichteten Wissenschaftler über Vp., die einen Monat lang in einer künstlich zusammengesetzten Sauerstoff-Helium-Atmosphäre gelebt hatten, ohne dabei Schaden zu nehmen. In der künstlichen Atmosphäre erzeugten aber alle Vp. eine *unnatürlich hohe Kinderstimme;* außerdem bewirkte das Helium eine beträchtliche Erniedrigung der Körpertemperatur (aus Naturwissenschaft und Medizin **1**, 53, 1964). Registrierungen der Stimme unter wirklich astronautischen Bedingungen fehlen noch.

Die Resonanzbeziehungen zwischen Stimme und den Brustorganen sind noch nicht weitgehend geklärt, wenn man von den subglottischen Registrierungen (J. van den Berg, N. Issiki, H. von Leden u. s.) absieht.

Nach M. Giesswein (1925) stellen Luftröhre und Bronchialbaum, als Ganzes betrachtet, ein sich verjüngendes, elastisches, rein verästeltes Röhrensystem dar, das nicht in der Achse des Brustkorbes

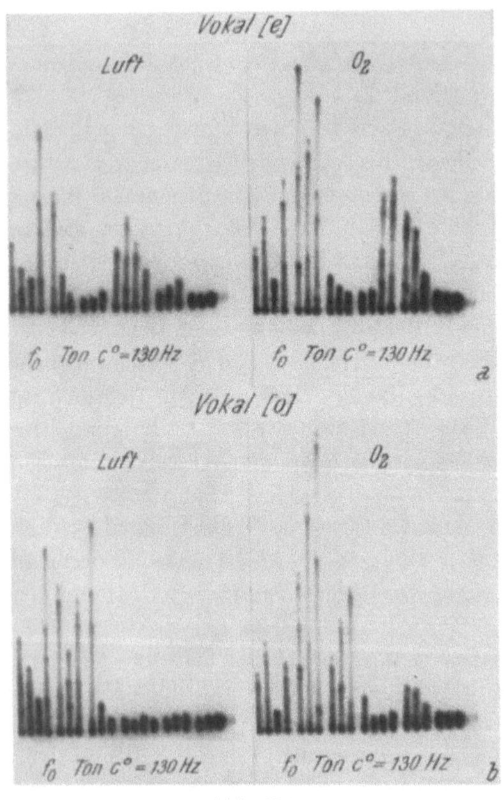

Abb. 139.

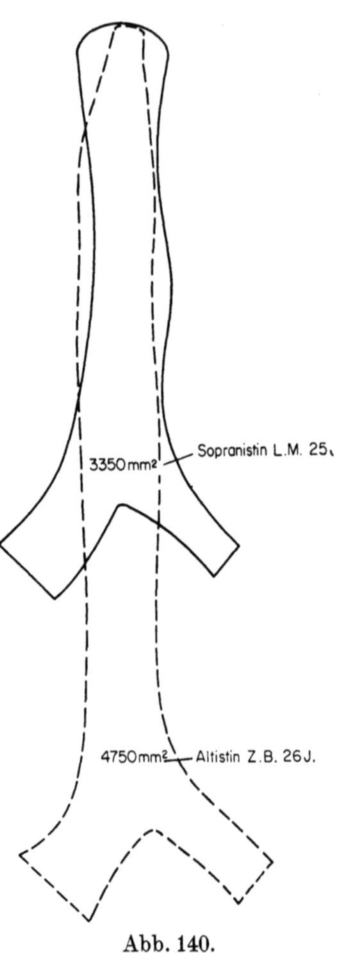

Abb. 140.

Abb. 139a u. b. Aufnahmen mit dem Tonfrequenz-Spektrometer von Siemens (Institut für Fernmeldetechnik, Dir. Prof. Weber) von J. van den Berg und R. Luchsinger. Man sieht deutlich, wie die Teilstöne im Tonspektrum in den mit Sauerstoff angefüllten Cavitäten des menschlichen Stimmorgans gegenüber den Verhältnissen mit gewöhnlicher Luft nach oben zu geschoben und verstärkt werden.

Abb. 140. Resonanz des Bronchialbaumes (Tomogramme).

liegt, sondern mehr eine dorsale Lage einnimmt. Auf Grund anatomischer Befunde werden in der genannten, wenig bekannten Arbeit, die verschiedenen Längen und Querschnittsmasse von der Luftröhre über die Hauptbronchien bis zur Basis der Lunge angegeben: 26—27 cm zwischen der Stimmritze und den Bronchialästen mit 6 mm Durchmesser. Man kann also sagen, es handelt sich um einen sich verjüngenden, leicht konischen Resonator, den man durch Glasröhren (Glasresonatoren) bis zu einem gewissen Grade nachbilden kann. Mittels einer Pferde-

Trachea und anderer Nachbildungen hat M. GIESSWEIN wichtige Versuche angestellt, um den *Eigenton* des Bronchialbaums zu gewinnen. Zusammenfassend stellte er fest: „Die Tonhöhe der Sprechstimmlage entspricht tatsächlich dem Grundton des Bronchialbaumes. ‚Des Basses Grundgewalt' dürfte auf größere Stimmlippen und dem besonders weiten Bronchialbaum zurückzuführen sein, die je nach der Beschaffenheit den Grundton und die tiefen Obertöne der Stimmlippen verstärken."

Der Verfasser hat (1963) an einem Bassisten, P. Z. (Stimmumfang: d—c'' Falsettöne, Registerübergänge: Bruststimme/Mittelstimme h/c'; mittlere Sprechlage: G (A) Stimmlippenlänge ca. 24 mm) und an einem Bariton L. R.: (Stimmumfang f—c'' (Falsetton), mittlere Sprechlage: c (128 Hz) und d (e); Stimmlippen relativ kurz, ca. 18 bis 20 mm). Röntgenaufnahmen (Tomogramme) der Lunge und des Halses im Abstand von 2 m durchgeführt (Röntgeninstitut Dr. med. K. FISCHER[1], Zürich).

Es wurde die Länge der Luftröhre und des Hauptbronchus bei jedem Probanden gemessen und die Fläche der Luftröhre und der groben Bronchien planimetrisch ausgewertet.

Bringt man die planimetrisch ausgewerteten tomographischen Flächen in Beziehung zu den bekannten Mittelwerten der Stimmlippenoberflächen (Baß 24 mm², Bariton 20 mm², Alt 19 mm², Sopran 15 mm² — die Breite wird jedesmal mit 3 mm als Mittelwert eingesetzt, genaue Längenmessungen der Stimmlippen der Vp. stehen noch aus —) so erhalten wir für den Baß den Quotienten 0,016 für den Bariton 0,01. Für die Altistin (0,012 und für die Sopranistin 0,008) sind die Verhältnisse noch charakteristischer (s. Abb. 140). Das würde heißen, daß dieser *„Resonanz-Quotient" ein Maß für die veränderte Klangfarbe in bezug auf den Brustraum* gibt.

Obgleich der Anteil des Bronchialbaumes nur unvollständig erfaßt und nur in einer Ebene gemessen werden konnte, gibt es markante Unterschiede bei verschiedenen Stimmgattungen, die in der Gestalt der tieferen Luftwege, deren mögliche Resonanzverhältnisse durch den oben genannten Quotienten noch deutlicher werden.

Es wird aber nötig sein, diese Beziehungen an einer größeren Versuchsreihe nachzuprüfen.

Zum Schluß sei noch darauf hingewiesen, daß auch der *Gleichgewichtsapparat in Beziehung zur Stimme gesetzt wurde.* Nach den interessanten Angaben von R. HUSSON (Données théoriques et expérimentelles nouvelles concernant la physiologie phonatoire du larynx humain, Journal de Physiol. **50**, 325 bis 328, 1958) hat P. MENZIO (Otolaryng. Klinik in Turin, Vorsteher Prof. Dr. F. BRUNETTI) folgenden für die Theorie der Stimmbildung wichtigen Versuch durchgeführt: Es wurde eine einseitige Kaltwasserspülung bei verschiedenen Versuchspersonen, welche einen Ton zu halten hatten, laryngostroboskopisch beobachtet. Dabei soll sich gezeigt haben, daß nach einer Latenzzeit von 4 bis 5 Sekunden eine *homolaterale* Versteifung der Stimmlippe und eine Verminderung ihrer Schwingungsamplitude eingetreten war. Die Schwingungsfrequenz blieb aber genau gleich. Diese Ergebnisse stehen nach R. HUSSON im Widerspruch zur sogenannten myoelastischen Theorie, wonach die Schwingungsfrequenz vom Tonus der Stimmlippe

[1] Ich danke auch an dieser Stelle für das freundliche Entgegenkommen bei den tomographischen Aufnahmen.

abhängig ist. Dieser Forscher legt auf die verschiedenen Niveaus großes Gewicht (palatale, laryngeale, intratracheale, pulmonale und abdominale Regionen der proprioceptiven Stimmulationen) welche auf den Kehlkopf zurückwirken und Klangänderungen zustande bringen können. Er zitiert das Experiment von E. SEBASTIANI in der Otolaryng. Klinik Turin (Dir. Prof. Dr. F. BRUNETTI), aus welchem hervorgeht, daß die Stimmlippe nach einseitiger Unterdrückung der phonatorischen Stimulation des Gaumens durch den Kältereiz des Chloräthyl-Sprays unter laryngostroboskopischer Kontrolle *homolateral* einen Spannungsverlust erleidet und mit einer verstärkten Amplitude schwingt.

R. HUSSON zieht aus zahlreichen Experimenten den Schluß, daß über den Trigeminus die bulbären Zentren erregt werden. Im weiteren vermutet er, daß *alle* Afferenzen in besonderer Weise eine Rückwirkung auf den Tonus des Glottissphinkters haben. Hier setzte nun das Experiment von P. MENZO ein, das, wie bereits erklärt, bei einer einseitigen Änderung der tonischen Regulation, welche vom Labyrinth ausgeübt wird, unter der einseitigen Reizung des Gleichgewichtsapparates *homolateral* eine Tonuserhöhung und eine verminderte Amplitudenbewegung der Stimmlippen herbeiführen soll.

In Anbetracht der theoretischen Bedeutung dieses wichtigen Versuches haben wir das Experiment bei einer gesunden Vp. M. L. wiederholt. Die phonetische und laryngologische Untersuchung dieser gut ausgewiesenen Sängerin wurde bereits früher beschrieben (Folia phoniatr. 5, 46, 1953).

Zur Dokumentation eventueller homolateraler Amplitudenabweichungen der Stimmlippen während der Stimmgebung, unter Reizung des Gleichgewichtsapparates mit kaltem Wasser, wurde die Hochgeschwindigkeitsapparatur herangezogen (Photographisches Institut der ETH, Direktor Prof. E. BERG, wissenschaftl. Assistent K. PFISTER).

Methodik: Durch den Einbau eines besonderen Spiegelsystems im optischen Strahlengang ist ein Hilfsmittel geschaffen worden, welches es der Vp. erlaubt, die eigenen Stimmlippen, den Kehldeckel und die Aryknorpel zu beobachten und ihre Lage im Bildfeld beliebig zu korrigieren. Eine regulierbare Heizung des Kehlkopfspiegels verhindert dessen Beschlagen durch die Atemluft selbst bei tiefen Raumtemperaturen. Eine besondere Vorrichtung besteht aus einem Röhrchen, an dessen einem offenen Ende sich der Spiegel und an dessen anderem Ende sich ein Gehäuse mit eingebautem Kristallmikrophon befindet, wie sie für Hörhilfen verwendet werden. Der (mittlere) Schalldruck wird somit direkt über den Stimmlippen erfaßt, durch das Röhrchen zum Mikrophon geleitet und auf einem *Neumannschen Pegelschreiber* laufend registriert. Durch diese *akustische Sonde* (C. DUBOIS) können alle übrigen Geräusche, vor allem jene der Zeitdehnerkamera, weitgehend unterdrückt werden. Gleichzeitig werden die Laute über diese Sonde einem Magnettonbandgerät zugeführt und ebenfalls laufend registriert. Die Auswertung der Tonfrequenzen erfolgt über das Tonband und anhand der Zeitdehneraufnahmen mit Hilfe der auf den Filmen belichteten 1000-Hz-Zeitmarken.

Der Versuch war in Zusammenarbeit mit K. PFISTER photographisches Institut der ETH Zürich folgendermaßen angeordnet: Zuerst hatte die Vp. einen normalen Ton (Tonhöhe e′ 329 Hz) auf den Vokal [ae] mit einer Lautstärke von 25 Db, 4 bis 5 cm über dem Kehlkopf gemessen, *ohne* Wasserspülung zu bilden (Belegfilm). Dann wurden der Vp. 50 cm kaltes Wasser (16 °C), wie bei einer Gleichgewichtsnervenprüfung, in den äußeren linken Gehörgang gespritzt, worauf diese wieder den gewählten Ton e′ (329 Hz), Vokal [ae], Lautstärke 25 Db, zu bilden und zu halten hatte. Um die Latenzzeit zu berücksichtigen, erfolgte die Hochgeschwindigkeitsaufnahme nach 4 bis 5 Sekunden. (Anfang des Spülens: 0 Sek., Ende: 6 Sek. — Aufnahme bei 11 Sek.) 3. Spülen (links) wie früher: Kameraeinsatz bei Spülende, Toneinsatz unmittelbar darauf.

Die Auswertung der Filme führten wir in einem Bildbetrachtergerät durch, wobei Bild für Bild in etwa 10facher Vergrößerung mit Millimetereinteilung zur Ausmessung gelangte. Wir erhielten folgende Werte (relative Öffnungsweite in mm, s. Tab. 6):

Tabelle 6

	Vergleichsfilm (ohne Kaltwasser-spülung) Tonhöhe e′		Film I (mit Kaltwasser-spülung) Tonhöhe e′		Film II (mit Kaltwasser-spülung) Tonhöhe e′			
Schwingungs-amplitude der Stimmlippen	lat. n/re. mm	lat. n/li. mm	lat. n/re. mm	at. n/li. mm	lat. n/re. mm	lat. n/li. mm	lat. n/re. mm	lat. n/li. mm
Anfang des Films, maximale relative Öffnungsweite, gemessen von der Mittellinie	2(2,2)	2	3,0	3,0	2,5	2,5	2,5	2,5
Mitte des Films	1,5	1,5	3,0 (2,5)	3,0 (2,5)	2	2	2,5	2,5
Ende des Films	1	1	2	2	2	2	3	3*

* Stimmlippe rechts etwas nach oben gewölbt.

Aus der Zusammenstellung dieser Auswertung ist ersichtlich, daß die *einseitige* Kaltwasserreizung im äußeren Gehörgang bei einer gesunden Vp. *keine* meßbare deutliche *homolaterale* Änderung der Schwingungsamplitude der Stimmlippen zur Folge hat. Wohl sahen wir einmal kurzfristig nach der Kaltwasserspülung des Ohres, ein Zusammenziehen des glottischen Sphinkters, offenbar als Schockwirkung. Diese Kontraktion war aber gleichmäßig auf den ganzen Kehlkopf verteilt, wie das auf Grund der Reizung des vegetativen Systems zu erwarten ist. Wenn immer Differenzen bei experimentellen Prüfungen gefunden werden, so muß man die oftmals vorliegende Verschiedenheit der experimentellen Bedingungen in erster Linie in Betracht ziehen. Bei den Angaben von R. Husson fehlt die genaue Lautstärke bei der Stimmgebung und auch die Temperaturangabe des verwendeten kalten Wassers. Der Hochgeschwindigkeitsfilm als Dokumentation erlaubt eine möglichst genaue nachträgliche Auswertung der Amplitudenbewegung.

Es ist also möglich, daß die veränderten Versuchsbedingungen die Unterschiede zwischen den Experimenten von P. Menzio und den unsrigen zustande gebracht haben. Allerdings muß auch in Betracht gezogen werden, daß eine anlagebedingte *Asymmetrie* im Kehlkopf unter einer besonderen Stimulation oder Stimmleistung sich stroboskopisch einseitig stärker auswirken könnte.

Weitere Untersuchungen in dieser Richtung mit genauer Lautstärke und Filmregistrierung sind notwendig, damit andere Forscher ihre Beobachtungen vergleichen können. Die Ergebnisse aus der Turiner Klinik sind im hohen Maße anregend und verdienen volle Beobachtung. Ebenso wird auch die Beziehung zwischen dem Labyrinth-Gleichgewichtsorgan und der Stimmerzeugung den Phoniater und Laryngologen immer interessieren.

c) Der Einfluß des Gehörs auf die Stimme

Nach Besprechung der taktilen Steuerung der Stimme soll auch der Einfluß der Regulierung *durch das Ohr* hervorgehoben und näher besprochen werden. Nach F. Winckel kann man die Beeinflussung des Höreffektes von der sensiblen taktilen Steuerung trennen, wenn man die Ohren mit Watte verstopft. Dann tritt in Räumen bei einer Nachhallzeit von weniger als 2 Sekunden keine Änderung ein. Bei mehr als 6 Sekunden dagegen kommt es zu einem Absinken der Vokalintensität.

R. Luchsinger und C. Dubois lieferten in neuester Zeit (1968) einen phonetischen Beitrag zum van den Bergschen Versuch.

J. van den Berg hat die folgende Feststellung gemacht: *Wird bei einem gesummten Nasallaut der Luftaustritt teilweise gedrosselt*, indem man die eine Nasenhälfte mit dem Finger zudrückt und den andern Nasenkanal mit Watte verschließt, so kann man folgenden Versuch durchführen: öffnet man den mit dem Finger verschlossenen Nasenkanal, indem man den Druck auf den Nasenflügel plötzlich aufhebt, so steigt der Grundton und sinkt wieder bei erneutem Verschließen. Diese Erscheinung läßt sich mit dem Bernoullischen Effekt erklären. Durch das Öffnen des geschlossenen Nasenganges fällt der statische Druck oberhalb der Stimmlippen zusammen. Dadurch entsteht eine größere Druckdifferenz zwischen dem supra- und infraglottischen Raum. Auf diese Weise wird die Stimmlippenfrequenz erhöht, resp. erniedrigt, da beim erneuten Verschließen die Druckdifferenz wieder herabgesetzt wird.

Dieses Phänomen hat uns veranlaßt, die geschilderte Tonhöhenschwankung zu überprüfen und meßtechnisch quantitativ zu erfassen. Über diese Messungen hinaus haben wir uns die Frage gestellt, wie stark die absoluteFrequenzabweichung ausfällt, wenn man den Regelvorgang über das Gehör der Vp. durch eine äußere Vertäubung ausgeschaltet hat.

Meßapparatur. Die Bestimmung der Höhe des Grundtons, wurde mit einem Kondensatormikrophon durchgeführt, der über einen Oktavpaß zur Unterdrückung der Obertöne auf einen digitalen elektronischen Zähler geschaltet war. Es wurde dann die Frequenzzunahme beim Öffnen des Nasenkanals zahlmäßig bei einer gesunden Vp. festgehalten. Es wurden jeweils 10 Messungen durchgeführt und hieraus die statistischen Daten ermittelt.

Wir haben dann in einer weiteren Meßreihe denselben Versuch wiederholt, dieses Mal mit *Bárány-Lärmtrommeln* (121 und 126 Db SL relativ $2 \cdot 10^{-4}$ Mikrobar) in beiden Ohren.

Die Abb. 141 zeigt das Frequenzspektrum des gesummten Lautes, das eine Mal mit offener Nase (ausgezogene Kurve) mit dem auf den Kehlkopf aufgesetzten Mikrophon (ähnlich einem Kehlkopfmikrophon), das andere Mal (gestrichelte Linie) mit geschlossener Nase (Körperschall). Das Spektrum wurde für diese Zwecke mit dem Siemens-Spektrographen (Hüllkurven) photographisch aufgenommen.

Wir stellen eine deutliche Armut an Obertönen bei der geschlossenen Phonation fest.

Abbildungen vermitteln das Spektrum des gesummten Lautes, über Luftschall, während dem das Mikrophon 10 cm vor dem Gesicht gehalten wurde.

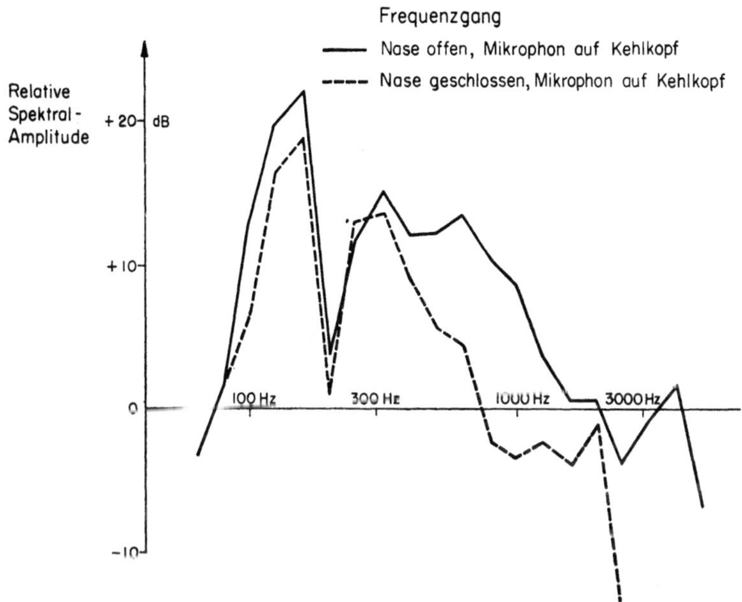

Abb. 141 a. Frequenzspektrum des gesummten Lautes — Mikrophon auf dem Kehlkopf.

Schließlich zeigt das Spektrum der *Bárány-Lärmtrommel* (ausgezogene Kurve) und, in das gleiche Diagramm eingetragen, das Spektrum des weißen Rauschens zum Vergleich. In diesem Zusammenhang ist darauf hinzuweisen, daß das metallische Plärren der Lärmtrommel eine weit stärkere, wirkungsvolle Verdeckung der Hörkontrolle ermöglicht, als das ausgeglichene weiße Rauschen.

Die Messungen zeigten folgende Ergebnisse: mittlere Tonhöhe des Summens einer gesunden männlichen Vp. bei geschlossener Nase — 104,7 Hz. Beim Öffnen der Nase trat *eine mittlere Tonhöhenzunahme* von H 6,7 ($\pm$0,8) Hz ein. Die Dispersion der Meßreihe ergab für die Tonhöhenzunahme H 2,6 (+0,6) Hz.

Mit Vertäubung durch *Bárány-Lärmtrommeln* ergaben sich die folgenden Werte: mittlere Tonhöhe, bei geschlossener Nase 107 Hz, H 9,4 (+1,0) Hz bei einer Dispersion der Tonhöhenzunahme von H 3,3 (+0,7) Hz. Die Statistik folgt einer Normalverteilung, da als $^2/_3$ aller Abweichungen innerhalb der Dispersion lagen.

Wir ziehen daraus die Schlußfolgerung, daß die VAN DEN BERGsche Feststellung der Tonhöhenzunahme zu Recht besteht. Außerdem können wir feststellen, daß die Tonhöhenzunahme unter dem Einfluß der Vertäubung (der Einfluß des Regelkreises über das Gehör wird weitgehend unterbunden) rund 50% größer ist als beim ungestörten Regelkreis.

Physikalisch gesehen, würde durch das Öffnen des Nasenkanals eine größere Zunahme der Tonhöhe eintreten als sie unter natürlichen Verhältnissen stattfindet, wenn das Gehör seinen regulierenden Einfluß ausüben kann.

Dämpfung der Stimmhöhe: daher verliert der Ton an Schärfe. Wichtig ist auch das Stimmverhalten im Studio, im schalltoten Raum und Hallraum. Ergänzend zu den Beobachtungen von R. HUSSON (1952) hat F. WINCKEL (1953) bei verschiedenen Nachhallzeiten Untersuchungen durchgeführt. Es wurden

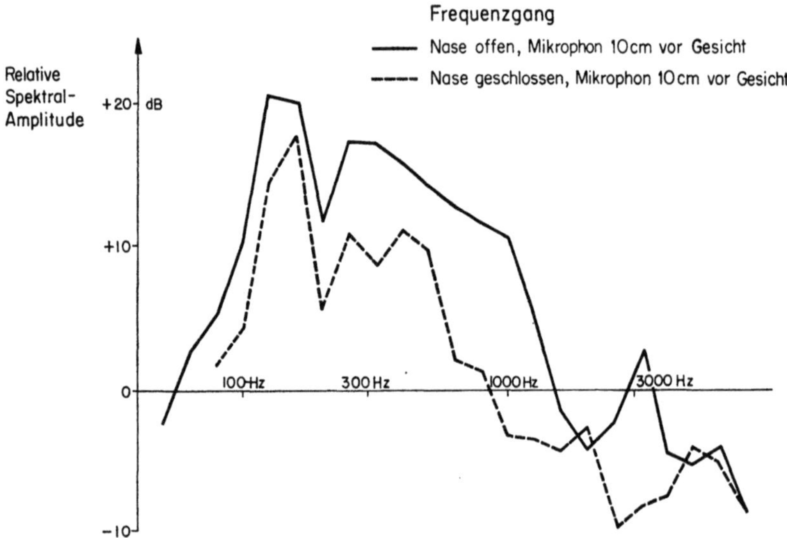

Abb. 141 b. Frequenzspektrum des gesummten Lautes — Mikrophon 10 cm vor dem Gesicht.

Vokale bei einem Sopran, einem trainierten Tenor, und einer unausgebildeten Sprecherin in einer mittleren Tonhöhe für eine bestimmte Dauer auf Band aufgenommen und mittels Suchtonanalyse ausgewertet. Im schalltoten Raum ergab sich die größte Zahl der Teiltöne, im Hallraum die kleinste und im Studio zeigten sich mittlere Werte. Bemerkenswert ist die Feststellung, daß routinierte Sänger von einer sehr hohen Stufe der Stimmbildung sich den verschiedenen räumlichen Verhältnissen bis zu einem gewissen Grade anpassen können.

Während der *Einfluß des Lärms auf das Gehör* bereits eingehend bearbeitet worden ist, existieren nur wenige Arbeiten, wie sich die Abläufe der audiophonatorischen Kontrolle unter *Lärmbelastung und ihre Auswirkungen auf das Stimmorgan* sowie die *Stimmfunktion* verhalten.

Diese Frage ist praktisch überall da wichtig, wo die Stimme ständig unter Lärmbelastung gebraucht wird, z. B. in Kindergärten, Kinderhorten oder in Anfängerklassen der Schulen. H. G. DIEROFF und C. SIEGERT sind daher der Frage nachgegangen, wie die Lärmsituation sich an solchen Arbeitsplätzen verhält, und haben umfangreiche fortlaufende Schallpegelaufzeichnungen während eines Tages durchgeführt. Verschiedene Pegelverteilungshistogramme zeigten, daß bei etwa 23% der Arbeitszeit ein Raumpegel von 85 bis 90 dB herrschte. Um nun zu erkennen, welche Wirkungen der Lärm auf die Stimmintensität und Stimmfrequenz ausübt, wurden 10 junge Vp. bei gleichzeitiger Phonation verschiedener Vokale unter Betäubung der Ohren mit dem Geräuschzusatz EM 52 der Atlaswerke bis zu einer Intensitätseinstellung von 90 dB am Audiometer. Die registrierten Veränderungen wurden linear und mit Oktavfiltern durchgetestet. Vorher war die Stimme ohne Schallbelastung durchgeprüft worden. Sowohl bei plötzlichem als auch bei stufenweisem Zuwachs des Schalls konnte ein *erheblicher Intensitätsanstieg* in den höheren Frequenzen (zwischen 1 bis 4 kHz) festgestellt werden. Dagegen wurde in der Oktave 250 Hz noch keine Änderung

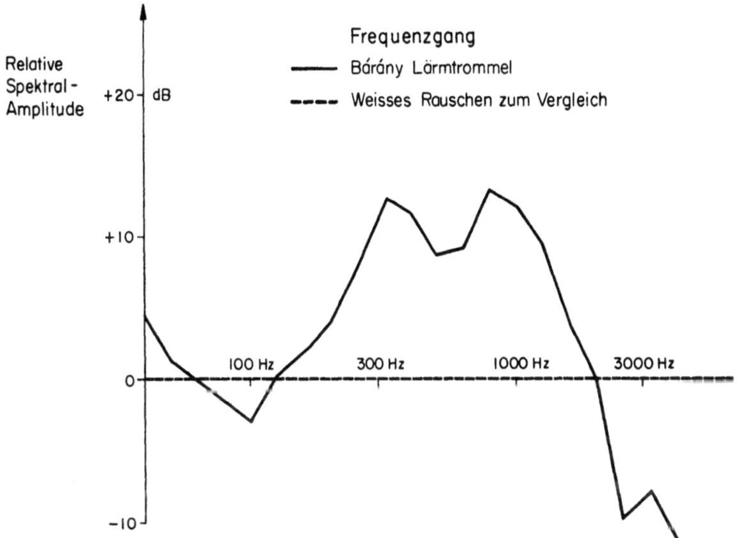

Abb. 141 c. Frequenzgang der Bárány-Lärmtrommel, weißes Rauschen.

erkannt. Es kommt aber nicht nur zu einer deutlichen Zunahme der Obertonintensität, sondern auch zu einer Änderung der audio-phonatorischen Rückkoppelungszeit, weshalb der Kehlkopf bei raschen Intensitätsänderungen extremen Belastungen ausgesetzt ist. In einem weiteren Experiment wurde die Tonhöhenverschiebung in dem Grundfrequenzbereich für Terzbreiten beobachtet um zu sehen, ob die audio-phonatorische Reaktion auch einen direkten Einfluß auf die Sprechstimmlage, also auf die Stimmbandspannung zeigt. Zu diesem Zweck haben die Verfasser statistische Auszählungen von Intensitätsänderungen in den Terzfilterbereichen bis 500 Hz durchgeführt. 10 weibliche Personen im Alter von etwa 20 Jahren hatten für 15 Minuten einen gleichen Text in einem schallgedämpften Raum zu sprechen; anschließend wurde der gleiche Text unter gleichzeitiger Schallbelastung wie bei dem vorangegangenen Versuche nochmals vorgetragen. In beiden Fällen erfolgte eine Bandaufnahme, damit eine statistische Auszählung der Energiemaxima im Sprechstimmbereich mit dem oben angegebenen Pegelhäufigkeitszähler erfolgen konnte. Unter diesen Versuchsbedingungen war bei 8 von 10 Personen eine *Erhöhung der Sprechstimmlage* zu erkennen. 2 Personen boten keine Beeinflussung der *Sprechstimmlage bei Lärm-*

belastung. Bei 7 Personen war der normale Sprechstimmbereich im Frequenzgebiet um 250 Hz, bei 3 Personen um 200 Hz. Dieses Experiment zeigt, daß nicht bei jedem Menschen eine Schallbelastung zu einer Erhöhung der Sprechstimmlage führen muß, wie das auch MARGON, LAFON und PRÉLOT gesehen haben.

Der Grad der Abweichung der Stimmbandspannung konnte auch im stroboskopischen Bild gesehen werden. Die Vp. hatten zu diesem Zweck, die mit dem Tongenerator vom Stroboskop KS 3, System Timcke, angegebenen Töne (280 und 360 Hz) nachzusingen. Es wurden 2 Frequenzen ausgewählt, um einen besseren Einblick in das Verhalten des Kehlkopfes unter der Belastung zu erhalten. Auch hier konnte eine Abweichung zur höheren Tonlage, bei der Frequenz 360 Hz deutlicher erkannt werden. Interessant ist, daß aber auch Abweichungen zu den niedrigen Frequenzen beobachtet wurden und daß bei einigen Personen die Tonhöhe unter Lärmbelastung unbeeinflußt blieb. Auf Grund ihrer Ergebnisse kommen die Verfasser zu der Schlußfolgerung, daß sich die audiophonetrische Kontrolle nicht reflektorisch der das Ohr belastenden Schallintensität, oder -frequenz, anpaßt; sie ist vielmehr als ein *komplexes Phänomen der akustischen Psychophysiologie* anzusehen.

Die Vorgänge im Ansatzrohr bei Sängern, die beim Singen den Registerwechsel nicht richtig ausführen, haben besonders J. TARNEAUD, R. HUSSON (1932) und M. LANDEAU (1950) beschrieben. Man sieht in der Mundhöhle eine Zusammenziehung der Muskulatur, was sich in einem Anheben des Gaumensegels und Zusammendrängen der Gaumenpfeiler nach der Medianlinie zu äußert. Die Zunge zieht sich dabei mehr und mehr nach hinten und verbindet die Spitze mit den oberen Schneidezähnen.

4. Die einzelnen Stimmleistungen

a) Stimmeinsätze

Phonationsarten: Je nach der Richtung, in der die Luft durch den Kehlkopf sich bewegt, unterscheidet man eine *inspiratorische* und eine *exspiratorische.* Manche Laute können auch inspiratorisch gebildet werden. Vielbeschäftigte Leute antworten oft mit einem inspiratorischen „Ja“. Im Schwedischen kommt das inspiratorisch erzeugte „Ja“ häufig vor. Je nach dem Ort der Bildung des Tones kann man von einer Stimmlippenphonation oder von einer Taschenfaltenstimme sprechen. Die Taschenfaltensprache wird im Abschnitt „Pathologie der Stimme“ abgehandelt. Je nach der *Art der Stimmgebung:* ob gepreßt oder entspannt, tonlos oder klangvoll, geordnet, ob gegliedert durch konventionelle Lautzeichen, mit oder ohne festgelegte Tonhöhenbewegungen, wozu noch der wechselnde Atemdruck und die Klangfarbe kommen, kann man das Flüstern und Räuspern, Husten, Sprechen, Rufen, Singen und Jodeln unterscheiden.

Unter Stimmeinsatz versteht man den akustischen Effekt der Stimmlippeneinstellung zu Beginn der Phonation. Dieser führt uns mitten in die Probleme der prompten und feinen Einstellung, wie sie dem Kehlkopf eigen ist. Denn jeder Stimmeinsatz ist das Resultat einer genauen Koordination des subglottischen

Druckes und der entsprechenden Bewegungen der Stimmlippen. So entstehen denn ganz verschieden akustische Eindrücke des Tones. Man unterscheidet seit langem drei Stimmeinsätze:

1. Beim *gehauchten Stimmeinsatz* nähern sich die Stimmlippen einander, berühren sich aber nicht vollständig. Man hört dementsprechend zuerst ein leises Hauchgeräusch, welches rasch und ohne Unterbrechung in die anklingende Stimme übergeht.

2. Der *feste oder harte Stimmeinsatz* entsteht dadurch, daß die Glottis vor der Stimmbildung fest verschlossen wird. Subglottisch staut sich der Luftstrom etwas stärker an, so daß bei der folgenden willkürlichen Öffnung der Stimmlippen der Ton mit einem deutlich hörbaren Knall entweicht (Coup de glotte, Glottisschlag). Dieser ist, je nach der Gemütsveranlagung, sehr verschieden stark. Aber auch bei der leisesten Entstehung kann er von einem geübten Ohr noch gut gehört werden.

3. Der *leise oder weiche Stimmeinsatz* entsteht bei vorsichtiger Adduktionsstellung der Stimmlippen, wobei die Stimmritze einen schmalen elliptischen Spalt bildet. Durch den allmählich verstärkten Atemdruck erfolgen nun gleichmäßig zunehmende Stimmlippenschwingungen, die den weichen Stimmeinsatz charakterisieren. Mit Recht wird dieser beim Gesang seit jeher bevorzugt. Auch hier läßt sich wieder der psychologische Anteil beobachten: wir finden diesen Stimmbeginn vor allem beim Ausdruck der Freude und Bewunderung, im Gegensatz zum festen Stimmeinsatz, der die Ungeduld und Angst kennzeichnet.

Beim *gepreßten* Einsatz (Panconcelli-Calzia, 1916) sind die Stimmlippen in ihrer ganzen Tiefe aneinander gepreßt, wie das aus Tomogrammen (R. Luchsinger, 1951) ersichtlich ist. Der Kehlkopf steigt aufwärts und der dabei gesenkte Kehldeckel verwehrt den Einblick in den Kehlkopf. Die Stimme klingt rauh, gequetscht und tief. In semitischen Sprachen kommt diese gepreßte Stimme und das gepreßte Absetzen derselben vor, wobei er in diesen Sprachen Phonemwert hat und in der Schrift bezeichnet wird. Er kann auch als Dauerlaut gehalten werden, so daß ihn die Semitisten nicht nur als Stimmeinsatz aufführen, sondern als laryngealen stimmhaften Reibelaut bezeichnen (O. von Essen, 1953).

Entsprechend der drei Stimmeinsätze gibt es auch drei Arten des Phonationsendes:

1. *Das gehauchte Absetzen:* Die Stimmritze öffnet sich am Ende der Stimmgebung. Man hört deshalb ein anschließendes Atemgeräusch.

2. *Das feste Absetzen:* Die Glottis wird plötzlich fest verschlossen.

3. *Das weiche Absetzen:* Der Ton klingt mit dem Aufhören des subglottischen Druckes ohne Geräusch allmählich aus.

Den plötzlichen *Stimmabsatz*, der dem Lachen gleicht, haben P. Moore und H. von Leden im *Hochgeschwindigkeitsfilm* genauer erfassen können. Die Stimmlippenschwingung erfolgt während der Abduktion. Die Schwingungszahl nimmt im Verlauf des Schwingungsablaufes außerordentlich rasch ab und sinkt bis zur Hälfte der Anfangsgeschwindigkeit. Die Stimmlippenamplitude ist am größten, wenn die Aryknorpel gerade soweit abduziert sind, um eben noch eine Berührung der Stimmlippen im äußersten Grade ihrer Schwingung zu erreichen.

Man kann beim Stimmeinsatz nach G. Cornut und J. Lafon (1959) zwei Stadien mit fließenden Übergängen unterscheiden:

1. Eine vorbereitende Phase, wobei der Kehlkopf von der Atemstellung in diejenige der Phonation übergeht; dann erfolgt die Anspannung der Exspirationsmuskeln;

2. eine Phase der „Inbetriebsetzung", indem durch den Atemstoß die Stimmlippen zu schwingen beginnen und die Tonbildung eintritt. Diese Autoren haben mittels des *Sonagraphen* die verschiedenen Arten des normalen und pathologischen Stimmeinsatzes geprüft. Der *weiche Stimmeinsatz* zeigt einen regelmäßigen

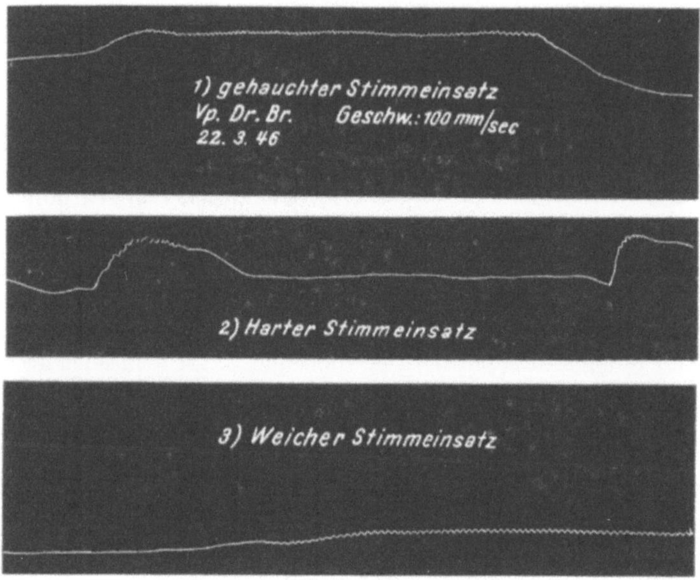

Abb. 142a. Kymographische Aufnahme der Stimmeinsätze.

Anstieg der Intensitätskurve bis zum Mittelwert. Die Schwingungsfrequenz bleibt von Anfang an gleichmäßig. Während sie aber in der Sprechstimme zu Beginn etwas langsam ist und erst allmählich mit der Zunahme der Stimmstärke ansteigt, findet man in der Singstimme bei gewandten Sängern gleich von Anfang an genau dieselbe Frequenz. Der sogenannte „*starke Einsatz*" ist durch einen steilen Anstieg der Intensitätskurve gekennzeichnet, welche ihren Normalwert schon nach etwa 3 oder 4 Schwingungen erreicht. Der *harte Stimmeinsatz* (oder „*Glottisschlag*") ist durch eine plötzliche Erhöhung der Intensität vom ersten laryngealen Schwingungsimpuls an gekennzeichnet. Die Frequenzkurve wird nur allmählich gleichmäßiger. Schließlich, beim *gehauchten* Stimmeinsatz, steigt die Kurve der Stimmstärke zuerst langsam, dann schneller an; ebenso ist der Schwingungsrhythmus zuerst langsam, dann allmählich rascher. Sodann wird über Untersuchungen von etwa 100 Fällen von pathologischen Stimmstörungen berichtet. Bei diesem können *zwei Arten von krankhaften Stimmeinsätzen* unterschieden werden:

1. Solche, denen ein krankhafter Kehlkopfbefund zugrunde liegt und

2. solche, die durch eine gewöhnliche funktionelle Beeinträchtigung bedingt sind.

Jede Veränderung der Stimmlippenmasse, der Spannung oder Ab- und Adduktionsstörungen beeinträchtigen deren Funktionen in beträchtlichem Maße, vor allem im Stadium der ,,Inbetriebsetzung". Der Stimmeinsatz kann daher als eine sehr unstabile Phase im Ablauf der Stimmlippenbewegung bezeichnet werden. Hier kommen die Schwingungsfehler zum Vorschein, die dann teilweise ausgeglichen werden und so unbeachtet bleiben.

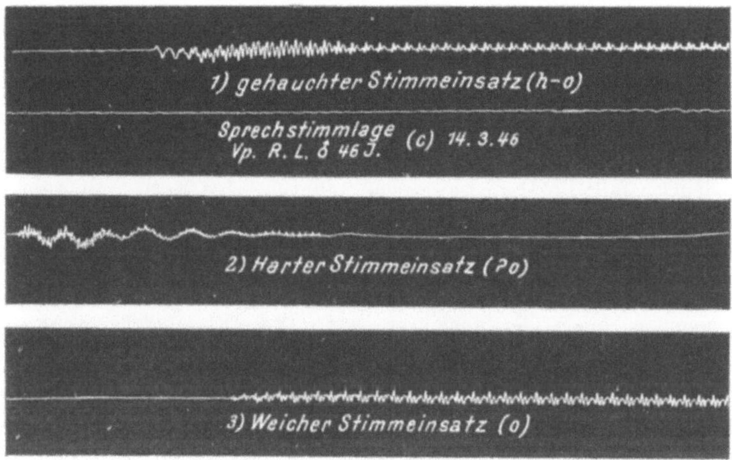

Abb. 142b. Elektromyographische Aufnahme der Stimmeinsätze.

b) Die Stimmregister

Historisches. Dieser von der Orgel stammende Ausdruck (C. L. MERKEL) kommt schon bei den älteren Gesangslehrern, TOSI (Brust- und Falsettregister) und MANUEL GARCIA vor.

Während alle Autoren unter dem tiefen, oder dem *Brustregister*, dasselbe verstehen, schwanken die Begriffe in bezug auf das sogenannte *Mittelregister*. GUTZMANN z. B. bezeichnet nur die amphoteren, zwischen der Brust- und Kopfstimme liegenden Töne, als Mittelregister. Einzelne Gesangslehrer (GARCIA, STOCKHAUSEN) nannten es *Falsett*, was zu vielen Mißverständnissen führte. Das mittlere Register wird vielfach auch als ,,*voix mixte*" charakterisiert, und man hat die Forderung erhoben, daß man eigentlich durchwegs in voix mixte zu singen habe. (Voix mixte = Mischstimme.)

Das hohe Register nennen die meisten Autoren *Kopfstimme*. Weniger gebräuchlich sind die Ausdrücke Randstimme (SCHEIDEMANTEL), Randregister (FORCHHAMMER), vielfach wird es auch ,,Falsett" genannt.

Außer den drei Hauptregistern gibt es noch Klangfarbenreihen, die sich sowohl unterhalb als oberhalb derselben anschließen. In der Tiefe der Baßstimmen haben wir das *Stroh-* oder *Kehlbaßregister*; man findet es etwa bei russischen

Kirchensängern oder bei den Bässen des Donkosakenchors. Diese Töne haben einen dem Orgelton ähnlichen Klangcharakter und reichen vom E abwärts bis in die Kontraoktave. An die Kopfstimme schließt nach oben die in der Musik ungern gehörte *Fistelstimme*. Es gehört zur Gesangstechnik, durch besondere Übungen diese Registertöne in die tragenden Kopfstimme zu verwandeln.

Außerdem besteht noch ein *Pfeifregister* (*flageolett*), dessen erste Beschreibung wir Leopold Mozart, dem Vater des großen Mozart, verdanken. Es beginnt bei d^3, e^3, f^3 und reicht in seltenen Fällen bis zum c^4. Auch bei Kindern hört man gelegentlich Pfeiftöne bis zum e^4 oder g^4.

Auch über die Anzahl der Register bei Männern und Frauen herrschte unter den früheren Autoren keine Einigkeit. Während die einen (SOKOLOWSKY, LABLACHE, STOCKHAUSEN) nur für die Frauenstimme eine Dreiteilung der Register gelten lassen wollten, stellten die andern (GUTZMANN, MUSEHOLD, NADOLECZNY, NEHRLICH u. a.) auch bei der Männerstimme das Vorhandensein eines Mittelregisters fest. Ebenso sprechen die ausführlichen Untersuchungen von W. PREISSLER für die moderne *Drei-Register-Theorie*. In dieser Arbeit kommt ebenfalls zum Ausdruck, daß die Registergrenzen sehr variabel sind, weil man eben die Register dehnen kann.

Zahlreich sind die Begriffsbestimmungen und die Meinungen über Zahl und Einteilung der *Register*. W. PREISSLER hat darüber eine ausführliche Zusammenstellung gegeben. Viele Gesangslehrer sowie auch FRÖSCHELS stehen auf dem Standpunkt, daß die richtige natürliche Stimme registerlos sei und daß die Registerunterschiede, wie man sie bei allen Stimmen antrifft, eigentlich auf einer mehr oder weniger falschen Stimmgebung beruhen. Das Vorhandensein der Registerunterschiede gehört aber zu den physiologischen Tatsachen, und ihr größtmöglicher Ausgleich ist eine gesangstechnische und ästhetische Forderung.

Die durchschnittlichen Grenzen von Brust- bzw. Mittelregister sind bei den Männerstimmen: Baß d, d^1; Bariton e, e^1; Tenor f, f^1; bei den Frauenstimmen: Alt d^1, d^2; Mezzo e^1, e^2; Sopran f^1, f^2.

Eine genaue Zusammenstellung der ungewöhnlichen Stimmumfänge sowohl in der Vergangenheit als auch in neuerer Zeit verdanken wir NADOLECZNY: die menschliche Stimme reicht im ganzen über sechs Oktaven. Historische Berichte über einzelne ungewöhnliche Stimmen decken sich mit den Erfahrungen der Gegenwart. Vor einiger Zeit hat L. RÉTHY von einem 44jährigen Sänger Prita berichtet, der über einen Stimmumfang von Kontra-F bis zum a^3 verfügte. Mit Nebengeräuschen verbundene, musikalisch unbrauchbare Töne werden in dieser Tiefe oft beobachtet. Von berühmten Frauenstimmen außerordentlicher Höhe seien hier aus historischem Interesse folgende erwähnt: Lucrezia Ajugari (genannt Bastardella, 1734 bis 1783) mit 27 Jahren: Umfang g bis c^4, Adelina Patti (1843 bis 1919) bis g^3, Jenny Lind (1820 bis 1887) bis h^3. Ein außerordentliches Stimmphänomen hat E. J. GARDE (1951) beschrieben. Es handelt sich um die Stimme der Mme Mado Robin die — zur Zeit als einzige in der Welt — das d^4 (2320 Hz) erreicht. Die übermäßig hohen Töne betreffend nahm man bisher an, daß die Stimmlippen derart nicht mehr schwingen und daß so ein Pfeifton (sogenanntes Pfeifregister) entstehe. E. J. GARDE und R. HUSSON haben hierüber vor allem die wichtige stroboskopische Untersuchung durchgeführt. Die Schwierigkeiten einer solchen Beobachtung sind sehr groß. Ein mechanisches Stroboskop muß in einem solchen Fall der außerordentlichen Geschwindigkeit der Stimmlippenschwingung angepaßt werden. Die beiden Forscher erreichten dies durch Einstellung des Frequenzstroboskops auf ein Viertel der zu beobachtenden Bewegungen. Sie konnten schließlich Vibrationen der Stimmlippen in der Höhe von f^3 und g^3 erkennen. Daher schlagen sie vor, aus physiologischen Gründen den Ausdruck „*das kleine Register*“ (Petit Régistre) an Stelle des „Pfeifenregisters“ zu gebrauchen. Im weiteren wurden folgende Beobachtungen gemacht: a) Entspannung des „Glottischen Sphinkters“ bei h^2

passage), die dem Erscheinen des „kleinen Registers“ vorangeht; b) in der Höhe von e³, das mitten im „Petit Régistre“ steht, stellt sich ein neuer Registerbruch ein, welcher der Deckung des Tones ähnlich ist.

R. Luchsinger hat 1956 eine Stimme (Jennifer Johnson) mit extrem großem Stimmumfang C (65 Hz) bis f⁴ (2960 Hz), ja sogar bis a⁴, beschrieben. Bei c⁴/d⁴ konnte ein kleines Register (An- und Abschwellen des Tons) stroboskopisch beobachtet werden. Nach den bisherigen elektroakustischen Untersuchungen erscheinen die extrem hohen Töne (2960 Hz) rein sinusförmig; es war nicht möglich, harmonische Teiltöne nachzuweisen. Das führte den Verfasser zur Auffassung, daß es sich bei diesen sehr hohen, stakkatoartig gebildeten Tönen, die wie Pfeiftöne klingen, um Spalttöne (Schneidewindschwingungen) handelt, wobei der Kehlkopf etwa nach Art einer Okarina angeblasen wird (Abb. 143 u. 144).

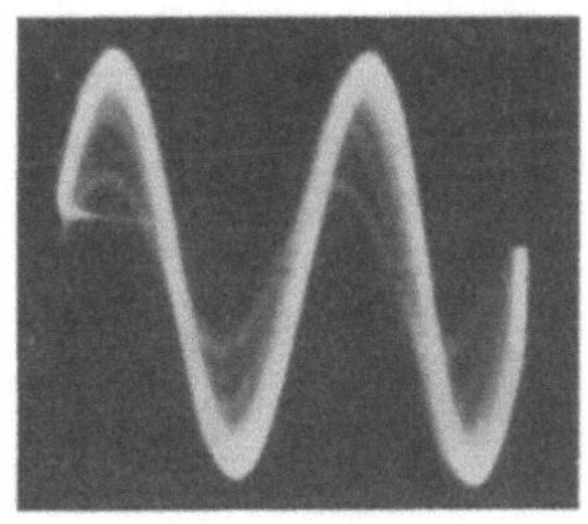

Abb. 143. Pfeifton (Jennifer Johnson) c'''' (2048 Hz) fast ein reiner Sinuston, jedoch mit starken Amplitudenschwankungen. Aus: R. Luchsinger u. Cl. Dubois, Folia phoniatr. 8, 201 (1956).

Kehlkopfpfeifen. Die selten beschriebene Fähigkeit, mit dem Kehlkopf zu pfeifen, hat J. Moolenaar-Bijl (1957) an einem 12jährigen Knaben und einer Vp. von 20 Jahren untersucht. Beide hatten eine normale Stimme. Der Knabe konnte Pfeiftöne vom c³ bis d⁴ (1303 bis 3222 Hz) bilden, die andere Vp. vom c³ bis b⁴ (1034 bis 1953 Hz). Beide konnten den Ton etwa 10 Sekunden lang halten. Der weiblichen Vp. gelang es ohne Schwierigkeiten, vom Falsett zur Kopfstimme oder umgekehrt, überzugehen, während kein Übergang zwischen Falsett in das Kehlkopfpfeifen vorhanden war. Bei der Kehlkopfspiegelung sah man den vollständigen Schluß der Stimmritze. Die Taschenfalten und die Epiglottis legten sich über die Stimmlippen, so daß nur ein schmaler Bereich der-

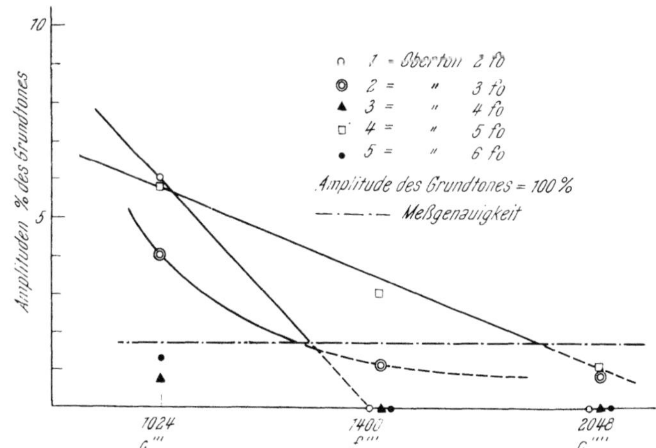

Abb. 144. Pfeifton (Jennifer Johnson) Spektroanalyse. Aus: R. Luchsinger u. Cl. Dubois, Folia phoniatr. 8, 201 (1956).

selben beachtet werden konnte, wobei durch ein Auseinanderweichen der Stellknorpel, ein kleines Dreieck, zustande kam. Beim Übergang zum Kopfton mußte die Vp. den Atem anhalten; die starke Preßstellung des Pfeifens ließ nach, die Taschenfalten wichen auseinander, die Epiglottis zog sich zurück und das Arytaenoid-Dreieck schloß sich zu. Im Kehlkopftomogramm (s. Abb. 150),

Dr. STAMM, Röntgeninstitut Groningen) sieht man deutlich, daß die Ventrikel während des Kehlkopfpfeifens verschwinden. Die Taschenfalten und die Stimmlippen bilden zusammen einen glatten und engen Tubus. Gerundete Kanten vermindern die Intensität des Klanges (VON GIERKE); wahrscheinlich bewirken die tieferen abgerundeten Kanten die geringe Lautstärke des Pfeiftones. Beide Vp. erreichten beim Kehlkopfpfeifen nur die Lautstärke, wie man sie beim leisen Lippenpfeifen antrifft, ungefähr 52 Db, gemessen 50 cm vom Mund entfernt. Wie zu erwarten war, zeigte das Spektrogramm praktisch keine Obertöne bei fis^3 (1430 Hz) (s. Abb. 146).

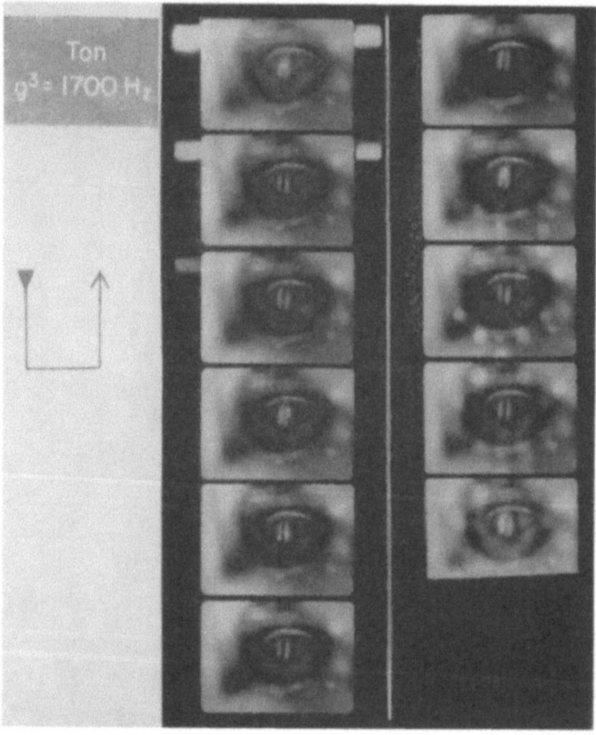

Abb. 145. Stroboskopischer Kurzfilm eines extrem hohen, gehaltenen Tones g''' (1700 Hz). Man sieht die Stimmlippen nicht mehr im Rhythmus der hohen Frequenz schwingen, sondern offenstehen (R. LUCHSINGER).

Nach PAUL BRUNS sind sehr hohe Töne weniger selten, als man glaubt. Sehr tief hinabreichende Stimmen verfügen oft über einen sehr hohen Falsettbereich, namentlich die Bässe und die Baritone. NEHRLICH hat ja den Satz aufgestellt, jede gut ausgebildete Baßstimme müsse das c^2 und sogar höhere Noten mit Falsett erreichen, ebenso wie sie unter das E (allerdings mit Vernachlässigung der guten Sprache beim Gesang) bis zum Kontra-A hinuntergehen können.

Es braucht einige Übung, den Übergang des einen Registers zum anderen, die sogenannten Registerbruchstellen, mit dem Ohr festzustellen, denn einem sehr gut geschulten Sänger gelingt es manchmal, den Unterschied zu verwischen. Am besten läßt man den Probanden ganz leise und langsam aufwärts singen, wobei man als Vokal ein offenes A wählt. Beim Aufwärtssingen liegen die Grenzen übrigens höher als beim Abwärtssingen.

Die Ausdehnung der Tonreihe zwischen den Passages sind verschieden je nach der Stimmgattung. Beim Baß liegen die beiden Registerübergänge durchschnittlich ein bis zwei Halbtöne tiefer als beim Bariton. Beim genäselten Ton sind die Grenzen ebenfalls um einen halben Ton tiefer als beim nicht genäselten Ton. An den Registergrenzen gibt es eine Reihe von Übergangstönen (*amphotere Töne* nach MERKEL), die man sowohl im tieferen als auch im höheren Register singen kann. Beim allmählichen Übergang nennt man die Stimme *homogen* (Caruso!). Beim leisen und näselnden Singen kann man aber trotzdem den schwankenden und etwas scherbelnden Ton hören.

Definition. Wir halten uns immer noch an die Erklärung des Begriffes Register NADOLECZNYS, der folgendes geschrieben hat: „Unter Register verstehen wir eine Reihe von aufeinanderfolgenden, unter sich gleichartigen Stimmklängen, die das musikalisch geübte Ohr von einer andern sich daran anschließenden Reihe ebenfalls unter sich gleichartiger Klänge an bestimmten Stellen abgrenzen kann. Ihr gleichartiger Klang ist durch ein bestimmtes, konstantes Verhalten der Obertöne bedingt. Diesen Klangreihen entsprechen bestimmte, objektiv und subjektiv wahrnehmbare, von der Resonanzbreite der zugehörigen Körperhöhlen abhängige Vibrationsbezirke (Abstrahlungsbezirke). Die Stellung des Kehlkopfes ändert sich beim Übergang von einer solchen Klangreihe zur nächsten beim Natursänger stärker als beim Kunstsänger. Die Register sind hervorgerufen durch einen bestimmten, ihnen zugehörigen Mechanismus der Klangerzeugung, bei dem die Koppelung zwischen Kehlkopf, Ansatzrohr und der Luftröhre (mit Lunge) — also zwischen oberen und unteren Lufträumen — die Hauptrolle spielt. Eine Anzahl jener Klänge kann jeweils in zwei angrenzenden Registern (aber nicht immer in der gleichen Stärke) hervorgebracht werden (amphotere Klänge). Zum Sprechen in der Umgangssprache können alle drei Register dienen, jedoch darf man die Verwendung der Bruststimme und etwa noch der Mittelstimme dabei als normal ansehen.

Einteilung. Wir können also die Register mit NADOLECZNY (1923) und H. STERN (1928) folgendermaßen umgrenzen: Wir unterscheiden in *musikalischer Hinsicht* die Brust-, Mittel- und Kopfstimme und bei den Männern darüber das Falsett; in *physiologischer Hinsicht:* Bei den tiefen Bässen den Strohbaß, die Brust-, Mittel- und Kopfstimme und darüber die Fistelstimme bei Männern sowie das Pfeifregister bei Frauen und Kindern. Wie wir gesehen haben, besteht eine feste Koppelung zwischen dem Kehlkopf und den Resonanzhöhlen. Wenn nun die Grundfrequenz der Stimme beim Aufwärtssingen höher steigt, so müssen offensichtliche Anpassungen in dem gekoppelten Resonanzsystem stattfinden, wenn die relativ scharfe Abstimmung auf den Kehlkopf aufrechterhalten werden soll. Theoretisch wird das Maximum an Resonanz erziehlt, wenn die tiefste natürliche Frequenz der Mund- und Rachenhöhlen mit dem Grundton übereinstimmt. Das ist für das Singen besonders wichtig, da die Resonanzräume speziell gebraucht werden, um die Intensität vor allem des Grundtones und der I. und II. harmonischen Teiltöne zu verstärken. Bei geschulten Sängern und Sängerinnen geht dieser Übergang langsamer und ausgeglichen vor sich, nicht so beim ungeschulten Sänger. An bestimmten Stellen, die man als *Registerübergänge* (franz. passages, engl. transitions) bezeichnet, hört

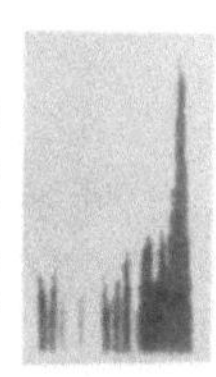

Abb. 146. Spektrographische Analysen des Pfeiftones: man erkennt, daß die Obertöne praktisch fehlen. Aus: A. MOOLENAAR-BIJL, Folia phoniatr. **9**, 164 (1957).

man deutlich die veränderte Reaktion auf den Kehlkopf, welche sich in verschiedener Intensität der Teiltöne ausdrückt.

Daß die Stimmregister eine tatsächliche vorhandene Naturerscheinung jeder gesunden menschlichen Stimme darstellen und keineswegs eine theoretische Konstruktion bedeuten, läßt sich jederzeit durch folgende Unterscheidungsmittel nachweisen:

1. *Physikalisch*, mit Hilfe der elektroakustischen Klanganalyse. Die volle Bruststimme ist reich, die dünne Falsettstimme arm an Obertönen.

2. *Laryngostroboskopisch:* Die Schwingungen der Stimmlippen sind verschieden, je nachdem ob mit Brust- oder Falsettstimme gesungen wird.

Bei der Bruststimme schwingen die Stimmlippen in ihrer ganzen Breite, während sich bei der Falsettstimme nur deren medialer Rand bewegt. In der tiefen Lage sind dabei die Stimmlippen wulstig, während sie bei den hohen Tönen verdünnt erscheinen. Dies kann bei der Durchleuchtung von unten beobachtet werden. Auch die tomographischen Aufnahmen lassen bei den Klangunterschieden die verschiedene Dicke der Stimmlippen erkennen. Alle Autoren stimmen darin überein, daß bei der Kopfstimme der Abstand zwischen Ring- und Schildknorpel kleiner wird, was auf die vermehrte Spannung des M. cricothyreoideus zurückzuführen ist.

G. Arnold (1961) hat die stufenweisen Anpassungen bei den Registerübergängen mittels röntgenologischen, sonagraphischen und elektromyographischen Methoden untersucht. Auf dem einen Ende dieser Reihen kann man die früher erwähnten vollen und weit ausholenden Schwingungen während der tiefen, lauten (forte), mit kräftiger Resonanz klingenden Bruststimme sehen. Am anderen Ende lassen sich bei den höchsten Tönen die feinen und schwachen Vibrationen der Stimmlippen erkennen, die das weiche (pianogebildete) untrainierte Falsett ausmachen. Manche Autoren stimmen darin überein, daß eine laute Stimmgebung eines gegebenen Tones, den Registermechanismus zum nächst tieferen Registertypus hinunterdrückt. Umgekehrt hat die leise Stimmgebung die Tendenz, diesen Mechanismus zum nächst höheren zu schieben.

3. *Röntgenologisch:* Das Spatium crico-thyreoideum verkleinert sich beim In-die-Höhe-Singen (Jörgen Möller). M. Landeau (1950) hat wichtige röntgenologische Beobachtungen der Resonanzräume beim sogenannten Registerbruch mitgeteilt. Er konnte bestätigen, daß sich beim trainierten Sänger der Registerausgleich ganz allmählich vollzieht. Der Kehlkopf zeigt nicht nur eine geringgradige Verlagerung nach unten, sondern auch der Kehlraum erweitert sich beim In-die-Höhe-Singen ganz progressiv. Diese Bilder[1] sind bei einer *homogenen Stimme* deutlicher als die akustischen Eindrücke. Die Beobachtungen des Mund-Kehlraum-Resonators mittels der laryngostroboskopischen und röntgenologischen Methode lassen heute auch bei ganz homogenen Stimmen das Vorhandensein von Registern nicht mehr leugnen (s. Abb. 138).

4. *Pneumographisch:* Die Registerübergänge zeichnen sich deutlich in den graphischen Kurven der Atembewegungen ab, ebenso in den volumetrischen. Die Fistelstimme benötigt wegen des unvollständigen Glottisschlusses mehr Luft.

---

[1] Vgl. seitliche Röntgenaufnahmen (nach Landau) in R. Luchsinger, Stimmphysiologie und Stimmbildung, Springer-Verlag, Wien (1951).

5. *Subjektive Gefühle:* Der Sänger empfindet beim Aufwärtssingen stellenweise die Notwendigkeit, eine Änderung der Spannung („Stützen“) oder eine Modifikation der Resonanz herauszuziehen. Er merkt auch deutlich den Unterschied in der Registerbildung. Die Empfindungen, die auf das Mitfühlen der Schwingungen in verschiedenen Teilen des Stimmsystems, z. B. am harten Gaumen, am Thorax usw. zurückgeführt werden, führen immer wieder zur irrigen Überzeugung, daß die Schallwellen aktiv an diese Stellen des Körpers hingelenkt werden könnten.

Es ist aber falsch, wenn man sagt, daß die Klangwelle durch die verschiedensten Hindernisse, z. B. durch den Kehldeckel, durch die Zunge, zu den verschiedensten Orten hingelenkt werde. Die Wellenlängen ist viel zu lang, als daß sie durch den relativ kleinen Bezirk des Kehldeckels usw. beeinflußt würde. Die Schwingungsvorgänge breiten sich kugelförmig durch das ganze Resonanzsystem aus.

c) Stimmstärke und Schwelltöne

1. Historisches. *Die Stimmstärke* hat einen deutlichen Einfluß auf das Auftreten von Obertönen, wie dies Grützmacher und später Barczinski (1936) und B. Lastotchkine Pelsky für das Piano- und Fortesingen eines bestimmten Tones zeigen konnten. Es ergab sich daher die Notwendigkeit, mit einem *Phonometer* die angewandte Stimmstärke zu messen. Auf diese Weise sollten vergleichbare Klangbilder erreicht werden. Bereits Diday und Petrequin (1840) beobachteten, daß die Ausatmung beim Decken stärker sei. „Intensität, Schärfe und Volumen“ nehmen bei der „voix sombrée“ zu, gleiche Tonlage vorausgesetzt.

Für diese Fragen hat der *Schwellton* eine hohe Bedeutung. Zeigte doch schon Joh. Müller in seiner Versuchsanordnung, wie bei gleich hohen Tönen beim An- und Abschwellen der Lautstärke, wobei nach Möglichkeit ein Dis- oder Detonieren vermieden wird, die Stimmlippen in bestimmter Weise an Spannung abnehmen oder zunehmen müssen, und zwar sowohl bei der Kopf- als auch bei der Bruststimme. Auch Nadoleczny hat zahlreiche *laryngographische Aufnahmen* des Tiefertretens und Aufsteigens des Kehlkopfes bei an- und abschwellenden Tönen aufgenommen. R. Schilling führte röntgenologische Beobachtungen des Zwerchfells beim Crescendosingen durch. Durch orthodiagraphische Untersuchungen konnte er bei zunehmender Tonstärke *eine viel steilere Kurve der Diaphragmabewegung feststellen* als beim gleichmäßig gehaltenen Ton. Keine Angaben fand ich jedoch darüber, wie sich dabei die Luftröhre verhält, die beim Sänger bereits im gewöhnlichen seitlichen Röntgenbild oft sehr weit erscheint. Vor allem kommt auch hier der *stroboskopischen Beobachtung*, welche die verschiedenen Spannungen erkennen läßt, hohe Bedeutung zu.

Nachdem zahlreiche Autoren (Liskovius, Joh. Müller, Merkel, Nadoleczny) das Senken des Kehlkopfes bei der Tonverstärkung und die Hebung beim Abschwellen festgestellt haben, drängt dieser Mechanismus des Kehlkopfes zum Vergleich mit dem gedeckten Singen. Die Schwelltöne werden denn auch vielfach zum sogenannten *Registerausgleich* bei der Stimme verwendet.

2. Klanganalyse. Es erhob sich auch hier die Frage: Wie verhalten sich diese Töne bei der genauen Klanganalyse? Gibt das gewonnene Klangspektrum Aufschluß für die Spannungsänderung der Stimmlippen?

Was diese Schwelltöne anbelangt, konnte L. Barczinski (1935) mit der Grützmacherschen Methode nachweisen, daß *im Forte hohe Teiltöne* hervortreten, während man sie im Piano vermißt. Das gleiche stellte B. Lastotchkine Pelsky (1941) und R. Luchsinger (1948) mit dem Siemensschen Spektrometer fest.

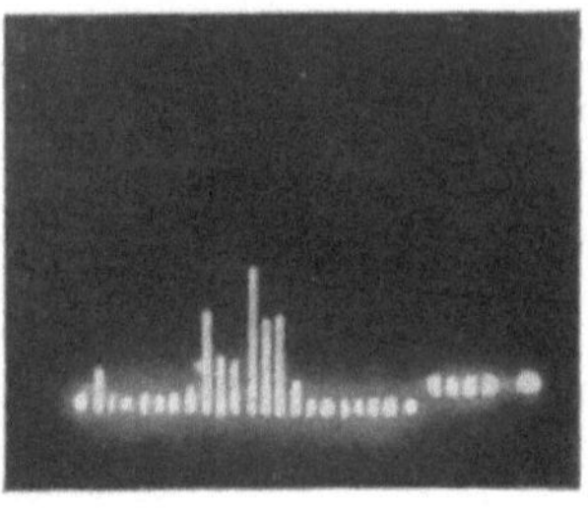

Abb. 147a. Schwellton auf cis piano Vokal o.

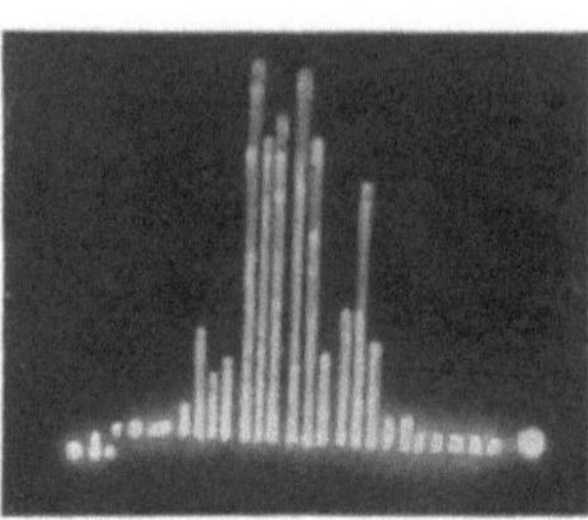

Abb. 147b. Vp. O. H. 39j. Baßstimme, Schwellton auf cis forte Vokal o.

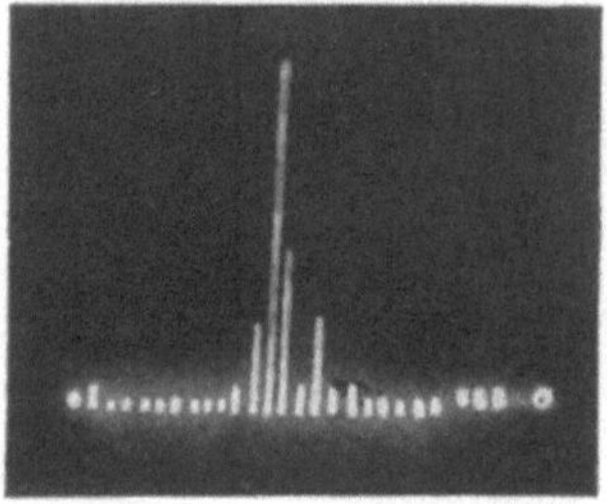

Abb. 148a. Schwellton auf e″ piano Vokal o. (Verstärker eingeschaltet.)

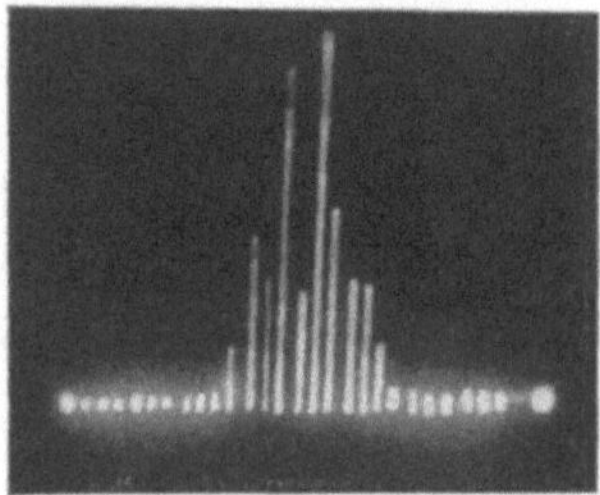

Abb. 148b. Vp. L. M. 32 j. Sopranstimme, Schwellton e″ auf forte Vokal o.

Im weiteren konnte er röntgenologisch den von zahlreichen Autoren erwähnten Tiefstand beim Fortesingen nachweisen. Auch mittels der Suchtonanalyse und Repetiergerät hat F. Winckel (1952) die Zunahme der Teiltöne im Forte festgestellt. Weitere rechnerische Einzelheiten finden sich im Abschnitt von F. Winckel.

3. Tomographie. Man bemerkt auf den Röntgenbildern auch *deutlich, wie die Luftröhre beim Schwellton sich stark nach hinten ausweitet*, entsprechend dem geringsten Widerstand des rückwärts membranösen Trachealrohres. Besonders instruktiv sind die *Tomogramme*, auf denen man die *Dickenzunahme der Stimmlippen beim Fortesingen deutlich* sehen kann (R. Luchsinger).

Tomogramme von *Vokalstellungen* bei gleicher Tonalität brachten eine leichtgradige Verschiedenheit der Konfiguration der Stimmlippen und der *Ventrikel* zur Darstellung (R. Husson, 1952, R. Luchsinger, 1953, J. van Berg, 1955).

In neuester Zeit hat G. Beckmann (1956) *den akustischen Einfluß der Kehlkopfventrikel auf die Stimmgebung* nachweisen können. Um den Anteil der Morgagnischen Taschen auszuschalten, hat dieser Autor in 15 Leichenkehlköpfen die Ventrikel mit Wattebäuschchen locker ausgestopft. Vergleichende spektrographische

Untersuchungen bei gleichem Anblasedruck und gleichen Aufnahmeapparaten ließen nach Ausschaltung der Ventrikel eine *Abschwächung im Teiltonamplitudenbereich* erkennen.

4. Die stroboskopische Beobachtung des Crescendos zeigt eine deutliche Verstärkung der Amplitude, was dem akustischen Gesetz entspricht. Auffallenderweise verlangsamen sich aber beim Forteton die Vibrationen der Stimmlippen.

Das Langsamwerden der Schwingungen im stroboskopischen Bild könnte folgendermaßen gedeutet werden: wenn in der Sekunde nur eine Schwingung gesehen wird, so ist die Differenz der Schwingungen des gesungenen Tones und der intermittierenden Belichtung $= 1$; wenn diese Differenz $= 2$ ist, so werden 2 Scheinschwingungen in der Sekunde gesehen usw. Die Verlangsamung der Schwingungen würde also darauf hinweisen, daß die natürlichen Tonhöheschwankungen beim Crescendo geringer werden. Wenn auch normalerweise durch das Ansatzrohr, das als stark dämpfender Resonator mit dem Erreger (Stimmritze) gekoppelt ist, die Schwingungszahl der Stimmlippen nicht beeinflußt wird, so muß nach stroboskopischen Untersuchungen im Spezialfall der Schwelltöne, das Geringerwerden der natürlichen Tonhöheschwankungen beim Lauterwerden offenbar auf eine Rückwirkung des Resonators auf die Schallquelle zurückgeführt werden. J. Tarneaud (1937) hebt neben der Zunahme der Amplitude beim stärkeren Anblasedruck noch hervor, das diese normalerweise bei tiefen Tönen größer sei.

Weiterhin lassen die obenstehenden stroboskopischen und röntgenologischen Untersuchungen des Crescendosingens erkennen, daß sich die Physiologie dieser Stimmgebung in einem ganz anderen Lichte zeigt, als die früheren experimentellen Untersuchungen ergaben. Diese fußten vor allem auf den Experimenten am *künstlichen Kehlkopf* von Joh. Müller, wobei elastische Membranen verwendet wurden. Diese folgen einigermaßen den Saitengesetzen. Erhöht man den Winddruck, so steigt der Ton, weil die Membran stärker durchgebogen, also mehr gespannt wird. Joh. Müller nahm deshalb an, daß beim Crescendosingen mit zunehmendem Winddruck eine *kompensatorische Entspannung* der Stimmlippe eintreten müsse, damit der Ton in gleicher Höhe bleibe. Wethlo konnte jedoch nachweisen, daß das für die *Gegenschlagspfeifen* (von Ewald) nicht zutrifft. *Bei diesen sinkt die Tonhöhe bei zunehmendem Winddruck.* Eine Kompensation ist dann im Sinne einer (geringen) Zunahme der Innenspannung der Stimmlippe oder ihrer Außenspannung (R. Schilling) anzunehmen. Die Röntgenschichtbilder *beim Forteton* lassen in allen unseren Fällen die stärkere *Kontraktion der Stimmlippe* gut erkennen, so daß die zuletzt genannte Annahme berechtigt erscheint.

5. Amplitudenmessung. Die Kontrolle der eigenen Stimmstärke besteht in der Kompensation von verschieden einander entgegengesetzten oder unterstützenden Kräften, die alle für die Stimmgebung koordiniert werden müssen. Den Hauptfaktor bildet dabei der durch den Atmungsmechanismus gelieferte Luftstrom. Diesem wirkt die elastische *Spannung* der geschlossenen Stimmlippen entgegen, so daß die Stimmstärke im wesentlichen das Resultat dieser beiden Faktoren darstellt. *Die Amplitude der Stimmlippenbewegungen entspricht dem Luftdruck:* sie ist normalerweise *bei tiefen Tönen größer* als bei hohen. Stroboskopisch kann man das sehr gut beobachten.

Bei den *Fisteltönen* schwingt nur noch eine verkleinerte Fläche der Stimmlippen unter dem Einfluß des Luftstromes. In dieser Beziehung ist also der Mechanismus des Kehlkopfes sowohl von der Lautstärke als auch von der Tonhöhe abhängig. Schließlich muß noch in Betracht gezogen werden, daß der Kehlkopf als Vibrationssystem mit den zusätzlichen Luftkammern des Ansatzrohres eng verbunden ist. Die nach außen abstrahlende Energie bildet das Endprodukt der durch diese Lufträume des Ansatzrohres (Kehlraum, Mund, Nase bei gesenktem Gaumensegel) in charakteristischer Weise beeinflußten Klänge. Dabei wirken die Nasennebenhöhlen vielleicht als schalldämpfende Kammern. Hält man jedoch das Artikulationsorgan beim Singen in einer bestimmten Stellung, so kann man den Wandel der Stimmintensität als Resultat der Kehlkopfbewegungen betrachten.

Für den Kehlkopfmechanismus ist es schwierig, die Energiebeziehungen zwischen dem Ausmaß der Stimmlippenschwingungen und der nach außen tretenden Klangstärke zu bestimmen. Kehlkopfmodelle oder Versuche am ausgeschnittenen Kehlkopf stimmen natürlich nicht genau mit den Funktionen des lebenden Stimmorgans überein.

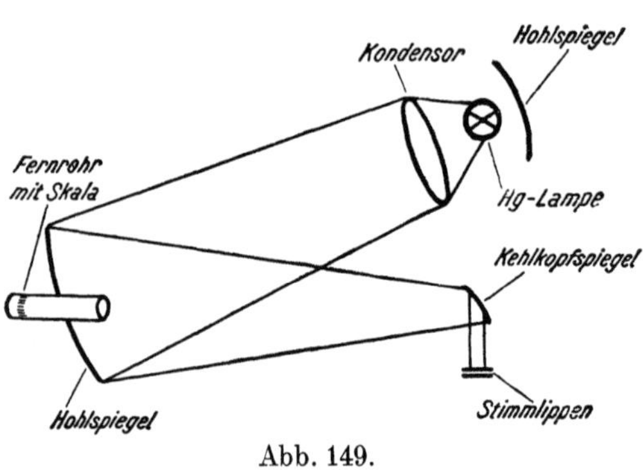

Abb. 149.

Nach R. Husson beträgt die resultierende Stimmstärke nur ungefähr 20% der vom Kehlkopf gelieferten Energie. Der Rest der letzteren geht in aberrierenden Vibrationen und Klangerregungen der Luftröhre und der Bronchien verloren (Absorption in den Wandungen).

Schwingungsamplitude der Stimmlippen und *Stimmintensität*. Verschiedene Autoren (J. Tarneaud, R. Curry) schreiben, die Amplitude verstärke sich beim Übergang vom Piano zum Forte entsprechend dem Gesetz der Proportionalität der Intensität zum Quadrat der Amplitude. Aus diesem Grunde hatte die *Messung* der Stimmlippenamplitude große Bedeutung für die Physiologie und Pathologie der Stimme.

Methodik des Verf.: Es wurde folgende Versuchsanordnung getroffen: Zur Beobachtung der Stimmlippenbewegung diente das früher beschriebene Elektrostroboskop. Das Licht der erwähnten Quecksilberdampflampe wird einerseits durch einen Hohlspiegel hinter der Lichtquelle und andererseits durch einen Kondensor gesammelt. Die Anordnung ist so getroffen, daß ein gewöhnlicher Stirnreflektor voll ausgeleuchtet wird. In das vergrößerte Loch desselben ist ein Fernrohr von schwacher Vergrößerung (zweieinhalbfach) eingebaut. Dadurch kann man nicht nur feinere Details im Kehlkopf erkennen, sondern es gestattet auch Messungen am Stimmorgan durchzuführen. Zu diesem Zweck findet sich im Okular eine Skala eingraviert, die es ermöglicht, sowohl die Länge als auch die Seitwärtsbewegungen der Stimmlippen zahlenmäßig in mm zu erfassen (Abb. 149).

6. Schalldruckmessung. Da es interessant war, den Zusammenhang zwischen der Stimmlippenamplitude und der Schallintensität kennen zu lernen, wurde versucht, für die laufenden Beobachtungen auch die Schalldrucke zu messen. Dazu diente ein Mikrophon, welches über einen geeigneten Verstärker an einem Zeigerinstrument den Schalldruck zu messen erlaubte.

So ausgerüstet kann der Phoniater verschiedene Probleme in Angriff nehmen, die bisher weder in bezug auf das Zustandsbild noch im Hinblick auf die Bewegungen des Atmungsvorganges (Atemstütze) befriedigend geklärt sind. Immer wieder sieht man Künstler, die die hohen Töne zwar sicher erreichen, aber sich dabei außerordentlich anstrengen müssen. Dabei schnüren sie oftmals die Kehle zu, führen Mitbewegungen aus und brauchen ein vermehrtes Atemvolumen. Um die im Kehlkopf entstehende Überkompensation — bei der man stroboskopisch im Piano bereits in der Mittelstimme recht oft Flatterbewegungen feststellen kann — zu erfassen, sollte gleichzeitig die dabei entwickelte Stimmstärke registriert werden. Außerdem können auf diese Weise etwaige Ungleichheiten der Seitwärtsbewegungen der Stimmlippen (Asymmetrien) besser erkannt werden. Die Voraussetzung hierfür bildet allerdings zunächst die ausgeglichene Stimme eines gut disponierten hervorragenden Sängers, welcher nicht nur im Forte, sondern auch im Piano mühelos alle Töne halten kann, ohne das Stimmorgan zu überlasten. So kommen begreiflicherweise nur wenige Vp. für solche zeitraubende und unbequeme Versuche in Frage. Ich bin diesen Künstlern besonders dankbar, die das Opfer an Zeit willig auf sich genommen haben. Im ganzen konnten die Prüfungen bis jetzt bei 4 Vp. durchgeführt werden. Es handelt sich um 2 Soprane, 1 Mezzosopran und 1 Tenor.

Beispiel einer Beobachtung: Sopranistin (Konzertsängerin); Ton f′ und b^2.

	piano	forte
Schalldruck, gemessen in Volt	0,5, 1 bis 2 Volt	6 bis 8 Volt
Stimmlippenamplitude in mm	1 bis 2 mm	3 mm

Die Untersuchungen zur Messung der Stimmstärke in ihrer Beziehung zur Amplitude der Stimmlippen wurden in der Camera silenta der Ohrenklinik (früh. Dir. Prof. Dr. F. NAGER) durchgeführt. Die Vp. hatten zunächst einen Ton piano in der Bruststimme oder Mittelstimme zu bilden, wobei während des Spiegelns der Schalldruck am Voltmeter abgelesen werden konnte. Alle Künstler zeigten stroboskopisch beim Pianosingen eine deutliche Amplitude von 1 bis 2 mm. Die Stimmlippen wiesen normale Gegenschlagsbewegungen auf, welche durchaus symmetrisch waren. Dann mußte der Ton forte gebildet werden, was für den Sänger und die Sängerin beim Spiegeln bereits recht schwierig ist. Vielfach senkt sich dabei der Kehldeckel so, daß die Sicht auf die Stimmlippenbeobachtung beeinträchtigt wird. Ein einfaches Maß für die *Intensität der Stimme* hat O. v. ESSEN (1951) angegeben. Dem Untersuchenden wird ein bestimmter Störschall mittels Kopfhöhrer übermittelt, der in seiner Lautstärke geregelt werden kann. Durch Verstärkung bzw. Abschwächung des Störschalles kann der Prüfende denjenigen Lautstärkegrad des Störschalles feststellen, bei dem die Redeverständlichkeit bzw. die Stimme einer Vp. gerade übertont wird (*Verdeckungseffekt*).

Für die maximale Lautstärke der Stimme muß nicht nur die Öffnungsbreite der Stimmlippen, sondern auch die Formant-Verstärkung des Ansatzrohres, das wie der Resonanzraum einer Trompete wirkt, in Rechnung gesetzt werden. (Vgl. auch Abschnitt F. WINCKEL.)

J. CALVET hat in Toulouse (1951) die Intensität bei Sängerstimmen gemessen. Auch die Stimmentwicklung bei Knaben im Alter von 4 bis 10 Jahren wurden im Bereich des üblichen Stimmumfanges geprüft. Nach der Prüfung des Stimmumfanges hatte der Sänger das eine Mal im piano, dann im forte auf der Tonleiter unter Wahrung desselben Vokals den Ton zu bilden. Die Intensität wurde auf der Abszisse, die Tonhöhe auf der Ordinate eingetragen, wodurch man eine Stimmkurve für systematische Untersuchungen leicht erhält. Für das Alter von 4 bis 7 Jahren fanden die Verfasser sowie auch frühere Untersucher einen dem Kopfregister entsprechenden Stimmumfang, der kleiner war als eine Oktave. Zwischen dem siebenten Jahr und den ersten charakteristischen Erscheinungen der sekundären Geschlechtsmerkmale überschreitet der Stimmbereich eine Oktave. Man kann je nach der Ausdehnung der Tonskala nach unten oder oben zwischen Soprani und Alti unterscheiden. Bei den männlichen Sopranen wird bereits die III. Oktave erreicht. Die Stimmkurve verläuft bei den geübten Stimmen sehr regelmäßig, und man vermißt die Einbuchtung, die dem Registerbruch entspricht. Bei den tiefer timbrierten Stimmen bewegt sich der Stimmbereich etwa um $^1/_2$ Oktave nach den hohen Tönen zu und dehnt sich je nach dem Alter und der Stimmerziehung bis zum c‴ (1024 Hz) aus. Bei einzelnen männlichen Sopranen jedoch ließ die Verlagerung der Stimme nach unten zu (bis g′ — 195 Hz) bereits die spätere Entwicklung der Baßstimme zum voraus erkennen. Zur Zeit der Mutation mit ihren bekannten Stimmerkmalen erscheinen neben der Tiefenverlagerung der Stimme deutliche Intensitätsunterschiede bei den Registerübergängen (Bruststimme-Kopfstimme). In der Nachpubertätszeit, etwa mit 17 Jahren, senkt sich die Stimme weiter nach unten zu, die Intensität nimmt weiter zu und die Stimme ist besser gestützt. Dies hat zur Folge, daß die Stimmkurve regelmäßiger verläuft und die früher an den Registerübergängen beobachteten Einbuchtungen ausgeglichen werden. So kann man neue Stimmgattungen abgrenzen.

Anläßlich unserer neuen Atemprüfungen bei geübten Sängern und Sängerinnen haben wir die Ausdehnung dieser Felder bei den verschiedenen Stimmgattungen bestätigen können. Bei ausgeglichenen Gesangsstimmen lassen sich die Registerbruchstellen nur als kleine Eindellungen erkennen. Interessant ist es, daß die Atemvolumina pro Sekunde bei tiefen Tönen im piano außerordentlich gering sind (z. B. 15 cm^3 pro Sekunde beim lyrischen Sopran), jedoch nach der Höhe zu *größer* werden. Das würde heißen, daß auch bei guten Kopfstimmen nicht nur die erhöhte Spannung eine Rolle spielt, sondern eine Steigerung des Atemstromes nötig wird. Dies stimmt gut mit den Beziehungen zwischen subglottischem Druck und den phonischen Vorgängen überein.

Bei gleichbleibender Stimmstärke wachsen die Druckwerte mit der Tonhöhe (C. Latour, 1837; Grützner, 1879). Man weiß, daß bei Steigerung der Stimmstärke der subglottische Druck stärker wächst als die ausgeatmete Luftmenge, so daß bei *leisem Singen höhere Atemvolumina* verbraucht werden als bei lauter Stimme, trotz ihrer höheren Druckwerte. Dies erklärt sich dadurch, daß im piano der Widerstand der weniger zusammengepreßten Stimme unter normalen Verhältnissen kleiner ist (H. Gutzmann, sen.).

d) Umfang und Gattungen der Stimme

Bei der Stimmleistung beanspruchen die Höhe und der Umfang, die Verschiebungen der Stimmlagen und die Veränderungen während der Stimmentwicklung beim männlichen und weiblichen Geschlecht ein besonderes Interesse. Die individuellen Höhen- und Klangunterschiede kennzeichnen die *Stimmgattungen.*

Eine genaue Zusammenstellung der ungewöhnlichen Stimmumfänge sowohl der Vergangenheit als auch der neueren Zeit verdanken wir Nadoleczny (1923). Nach seinen Angaben ist der tiefste Ton, den die menschliche Stimme erreicht, das Kontra F (43 Hz) und der höchste das e^4 (2607 Hz). Wenn man die laryngealen

Pfeiftöne der Kinder hinzurechnet, muß man die äußerste Grenze beim g^4 (3100 Hz) annehmen. Zwischen diesen abnorm hohen und tiefen Tönen ergibt sich also ein Umfang von etwa 6 Oktaven.

In den meisten Lehrbüchern finden sich unzureichende Angaben über die Stimmumfänge verschiedener Stimmgattungen. Man muß vor allem zwischen dem *musikalischen*, d. h. im Kunstgesang verwertbaren Bereich und dem *physiologischen* Stimmumfang unterscheiden. Der physiologische, der vom tiefsten, eben noch leise anklingenden Brustton bis zum höchsten, summend noch erreichten Fistelton reicht, ist bedeutend größer. Diese weitgehende Beurteilung interessiert uns hier.

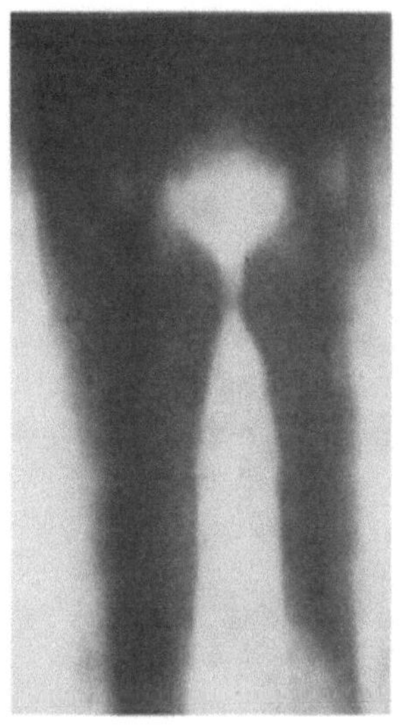

Abb. 150.
Pfeifton-Tomogramm.

Die *phoniatrischen Statistiken* geben sehr verschiedene Zahlen, je nach dem Herkommen und der Auswahl der Sänger und Sängerinnen, oder der gewöhnlichen männlichen und weiblichen Stimmen. So bewegte sich der Stimmumfang von 600 Sängern und Sängerinnen, die NADOLECZNY und PREISSLER untersuchten, zwischen 24 bis 54 Halbtönen (2 bis $4^1/_2$ Oktaven). R. SCHILLING fand für die Bevölkerung Deutschlands im ganzen folgende Grenzen: in etwas mehr als der Hälfte aller Stimmen beträgt der Umfang 2 bis $2^1/_2$ Oktaven, etwa ein Viertel hat einen Umfang von $1^1/_3$ bis 2 Oktaven und etwa ein Sechstel von mehr als $2^1/_2$ Oktaven. Die extremen Werte (kleiner als $1^1/_3$ Oktaven und größer als 3 Oktaven) sind sehr selten und betragen je 1 bis 4%.

Die Männer- und Frauenstimmen teilt man nach altem Sprachgebrauch in *Baß*, *Bariton* und *Tenor* bzw. *Alt*, *Mezzosopran* und *Sopran*. Diese unterscheiden sich in stimmphysiologischer Hinsicht nicht nur durch die Verteilung der *Register*, die vorherrschende *Klangfarbe*, die Lage des *Umfanges*, sondern auch durch die *mittlere Sprechstimmlage*. Bei dieser läßt sich durch das Gehör und den Vergleich mit einer leise klingenden Stimmgabel ein Hauptton festlegen. Man kann daher von einer durchschnittlichen Tonhöhe der männlichen und weiblichen Sprechstimme sprechen.

Bei den Bässen fand W. PREISSLER die mittlere Sprechstimmlage meistens um G und A, bei den Baritonen meistens um B und c, und bei den Tenören meistens um c. Bei den Frauen findet man die Sprechstimmlage normalerweise eine Oktave höher. Von den Altistinnen und Mezzosopranen sprechen nach dem bereits erwähnten Autor die meisten um a, während die mittlere Sprechstimmlage der Soprane sich am häufigsten um h oder c′ bewegte. Die durchschnittliche Sprechstimmlage steht also in einem gesetzmäßigen Verhältnis zur Stimmgattung und bewegt sich an der unteren Grenze des Stimmumfanges. In diesem Zusammenhang sei noch erwähnt, daß die meisten *großen* Stimmumfänge beim Baß vorkommen, die meisten *kleinen* beim Tenor. Der Bariton nimmt eine Mittelstellung ein. Bei den weiblichen Stimmen kommen die meisten großen Stimmumfänge beim Sopran, und die meisten kleinen beim Mezzosopran vor. Die Altstimmumfänge erreichen fast diejenigen des Soprans (W. PREISSLER). Über die *maximalen Stimmumfänge* orientiert die Tafel von M. NADOLECZNY (Abb. 60). Im Hinblick auf diese Kategorien ist es wichtig, daß die Stimmgattung des Sängers am Anfang seiner Ausbildung richtig erkannt wird. Diese Einteilung wird im allgemeinen vom Gesangslehrer vorgenommen. Viele Sänger können aber mit ihrem Organ einen Umfang oder eine Klangfarbe erzeugen, der gar nicht mit der vorhandenen anatomischen Anlage ihres gesamten Stimmorgans übereinstimmt. So kann ein Bariton dem Gehör nach die glänzende Höhe eines Tenors vortäuschen und ebenso der Mezzosopran die hohen Töne einer Sopranstimme. Im Gegensatz zur landläufigen Meinung vieler Stimmpädagogen ist die Klangfarbe nicht unveränderlich, sondern kann willkürlich erhellt oder verdunkelt werden. Dementsprechend ist die Beurteilung der Stimmgattung bekanntlich nicht leicht. Es gibt zweifelhafte Fälle. Aus diesem Grunde wird man gern ein weiteres Unterscheidungsmerkmal heranziehen, nämlich das anatomisch-physiologische. Wir werden also vorerst folgende anatomische und biologische Faktoren betrachten:

1. *Körperbau.* Man weiß, daß der Baß oft athletisch und hochgewachsen ist, während der lyrische Tenor meist eine kleinere pyknische Gestalt hat. „Grossa e rauca la voce e la statura, Emula de la torri, ha di gigante" heißt es in „Adone", einer wenig bekannten Dichtung MARINOS aus dem Jahre 1623, welche in phonetischer Hinsicht sehr interessant ist (PANCONCELLI-CALZIA). Auch hier handelt es sich um richtige Angaben und Vorstellungen der Beziehungen zwischen körperlichen und seelischen Eigenschaften der Stimme und Sprache. Nach R. SCHILLING sind von 41 Sängern mit einer Körpergröße von über 1,75 m 11 Bässe, 25 Baritone und nur 5 Tenöre.

2. *Dimensionen der Stimmlippen.* Die Länge und Breite der Stimmlippen steht in einem engen Verhältnis zur Höhe der Stimme. Die kurzen und breiten Stimmlippen finden wir bei den typischen Tenören und Sopranstimmen, die langen und schmalen bei den Bässen und Altstimmen. Mit dem TRENDELENBURG-ZIMMERMANNschen Apparat gelingt es heute, die Länge der Stimmlippen genau zu messen. So stellte ZIMMERMANN bei besten Sopranstimmen eine Länge von *14 bis 17 mm* fest, bei Mezzosopranen *18 bis 21 mm*, für die Altistinnen *18 bis 19 mm*, bei Tenören *18 bis 20 mm*, bei Baritonen *21 bis 27 mm*, und bei Bässen *24 bis 25 mm.*

3. *Form der Resonanzhöhlen.* Umfangreiche Resonanzhöhlen entsprechen den tiefen Stimmen, kleine den hohen Stimmlagen. Das Röntgenbild leistet auch hier treffliche Dienste. Ganz allgemein beobachtet man auffallend weite, große Luftröhren bei den guten Gesangsstimmen.

4. *Auch die inneren Drüsen spielen bei der Anlage des Stimmtypus eine Rolle.* So finde man bei besonders tiefen Frauenstimmen eine Tendenz zur Vermännlichung oder das Tiefertreten der Sprechstimmlage unter dem Einfluß virilisierender *Hormone* und umgekehrt eine Unterentwicklung der Testes bei abnorm hohen männlichen Stimmen, ähnlich wie bei den Kastraten.

Der Laryngologe darf aber beim Klassifizieren der Stimmgattung nicht nur den anatomischen Bau des Stimmorgans betrachten, sondern muß auch dessen Funktion beurteilen, indem er eine *Stimmprüfung* vornimmt; er stellt dabei, wie der Gesangspädagoge, folgendes fest: 1. den *Stimmumfang*, 2. die *Sprechstimmlage*, 3. das *Register* und 4. die *Klangfarbe*, wobei eine eventuell falsche Stimmlage und -höhe durch den LOMBARDschen Versuch der künstlichen Vertäubung beider Ohren mit zwei Lärmtrommeln erkannt wird. Alle diese Ausführungen zeigen, wie der Phoniater die Erfahrung zur richtigen Beurteilung der Gesangsschüler sich zum Wohle der Künstler zunutze machen kann, so daß auch hier, wie auf anderen Gebieten der Berufswahl, eine biotechnische Prüfung zu Beginn des Studiums vorgenommen wird.

5. Die Klangfarbe der Stimme

Um ein hinreichend vollständiges Bild der menschlichen Stimme zu gewinnen, müssen wir nicht nur ihren Umfang, ihre Stimmgattungen und die Register kennen, sondern auch ihre Klangfarbe erforschen. Die röntgenologischen Untersuchungen und die neueren Geräte zur Klanganalyse bringen auch hier einen Fortschritt, indem es heute gelingt, das Problem der phonischen Leistungen des Kehlkopfes weiter zu klären. Im Vordergrund des Interesses stehen die eigentümlichen Klangfarbenunterschiede bei verschiedenen Singarten. Hier ist in erster Linie das sogenannte „*offene und gedeckte Singen*" zu nennen, dann das merkwürdige Timbre der *Jodelstimme*, und als lehrreiches Beispiel in stimmtechnischer Hinsicht sei die *Bauchrednerstimme* geschildert.

a) Das „vorwiegend ungedeckte" und „vorwiegend gedeckte" Singen

Historisches. Das helle und das dunkle Stimmtimbre, immer unter dem Namen Brust- und Kopfstimme angewendet, aber oft verwechselt, erregte durch den Erfolg des Tenors Duprez im Jahre 1830 zum erstenmal die Aufmerksamkeit der Pariser Physiologen. Dieser Sänger kam von Italien mit einer neuen Gesangstechnik, die man als voix sombrée, couverte, voix en dedans (gedeckte Tongebung) bezeichnete, im Gegensatz zur voix blanche (offene Tongebung), die sonst allgemein angewendet wurde. Die neue Singart führte damals zu einer wahren Revolution des Singens. Seine neue Stimmtechnik ist von Diday und Pétrequin (1840) ausführlich beschrieben worden. Wenn auch die sorgfältigen Ausführungen dieser Autoren nach unseren heutigen Begriffen fast laienhaft anmuten, so konnten sie doch zeigen, daß die *offene Stimmgebung beim Hinaufsingen* mit einem *Höherrücken des Kehlkopfes* und *einer Verkürzung des Ansatzrohres* einhergeht, im Gegensatz zum gedeckten Singen, wobei diese Bewegungen fehlen. Die stufenweise Tonerhöhung bei der voix sombrée verlange eine größere Kraft, um nach einer vorherigen tiefen Inspiration die Tiefstellung des Kehlkopfes zu erreichen. Vom Sänger Duprez, der fast ausschließlich die gedeckte Stimmgebung anwandte, erwähnt Segond besonders, daß er sich dabei anstrengte. Auffallend ist, daß Duprez in der zweiten Hälfte seiner zehnjährigen Tätigkeit an der großen Oper in Paris keine tragende Stimme mehr hatte.

In dem grundlegenden Werk „Anthropophonik" von C. Merkel (1857) sind alle Fragen, die den Kunstgesang betreffen, bereits ausführlich bearbeitet worden. Allerdings muß man bedenken, daß sich die Angaben dieses Autors in bezug auf den Gesang nur auf Selbstbeobachtungen gründeten. Merkel schließt sich den früheren Beobachtungen an, wobei er vor allem hervorhebt, daß die dunkel gefärbte Kopfstimme, bei der schon Garcia eine Tiefstellung des Kehlkopfes feststellte, wegen der größeren Länge des Ansatzrohres mehr Klang entwickle. Sie eigne sich daher besser für den Gesang.

Einen Fortschritt in dieser Frage brachte die Arbeit von W. Pielke (1912) über die „offen" und „gedeckt" („geschlossen") gesungenen Vokale. Er beobachtete, daß der Sänger beim Aufwärtssingen etwa beim d′ bis f′ „ausgleicht", wobei die Vokale dunkler gefärbt werden und die Mundstellung der geschlossenen sich nähert. Unterhalb des c′ können alle Vokale in vollkommener Reinheit hervorgebracht werden. Dabei zeigt der Stimmapparat die offene Einstellung (Hinausrücken des Kehlkopfes). Nach dem Überschreiten dieses Indifferenzpunktes (c′) muß man „decken“, um noch reine Vokale zu bilden (Tiefertreten des Kehlkopfes). Wie weit nach der Höhe zu offen gesungen werden kann, ohne das ästhetische Gefühl zu verletzen, hängt nach PIELKE von mancherlei Faktoren ab. Nicht nur die Lage der Stimme, sondern auch deren *Timbre* und das *Volumen* spielen eine Rolle. Er benützte auch bereits die Klanganalyse, um die beiden Singarten zu charakterisieren. Mittels der KÖNIGschen Flammenbilder stellte er ein Hervortreten des *zweiten* Partialtones beim offenen Ton gegenüber dem gedeckten fest. Jener übertraf an Stärke meist das Ausmaß des gleich Teiltones beim gedeckten Ton. Was die weiteren Obertöne anbelangt, so zeigte das *gedeckte* Singen *einen größeren Reichtum als das offene.* Bei der Deckung ist der Grundton besonders kräftig.

Definition. Nach den bisherigen Erkenntnissen kann man also das sogenannte „gedeckte“ Singen folgendermaßen definieren: Als „Decken“ bezeichnet man jene sehr geringe Verdunkelung der Vokale in höhere Tonlage zur Vermeidung zu heller Klangfarbe und zur Erleichterung des Registerausgleichs unter Tiefstellung des Kehlkopfes und gleichzeitiger Erweiterung des Ansatzrohres. Bei Männern beginnt das sogenannte „Decken“ etwa vom es′ an aufwärts; bei Frauen zirka eine Oktave höher. Damit soll gleichzeitig die Luftführung (vgl. S. 12) angepaßt werden.

Die Verbreitung des offenen und gedeckten Singens — in Sängerkreisen sagt man heute oft in Anlehnung an das Französische „voix fermée“ für gedeckt „geschlossen“ — ist außerordentlich verschieden. Bekannt ist, daß der offenen, italienischen Singweise mit ihrer lächelnden Mundstellung der deutsche dunkle Stimmklang gegenübersteht.

H. DUTROCHET, ein Franzose, meinte in seiner Thèse (1806), p. 62, „wenn es wahr ist, daß der musikalische Ausdruck immer in einer Harmonie sein soll mit dem Interpreten, könnte man vielleicht die Ansicht vertreten, daß der gedeckte Gesang sich für unsere großen lyrischen Szenen eignet und die offene Stimmgebung (voix blanche) für die komische und romantische Oper.

Das Ausschlaggebende in der Anwendung der beiden Singarten wird ja immer das ästhetische Moment sein. Der Sänger färbt die Stimme heller bei heiteren Stücken, während er sie bei ernsteren Werken dunkler gestaltet. ARMIN schreibt: „Was dem Ton Leben verleiht, ihm Farbe gibt, hat seine Wurzeln im Psychischen.“ Die Individualität des Sängers ist nach einem Ausspruch Carl Maria von Webers (1826) die eigentliche Farbenspenderin (zit. nach BIEHLE). Man kann also sagen, daß die Klangfarbe letzten Endes von der seelischen Grundstimmung des Menschen abhängig ist.

In der *übertriebenen* Anwendung der Deckung bei den männlichen Stimmen sehen die Sänger von jeher die Ursache für das Verderben vieler Stimmen. Bereits DIDAY und PETREQUIN (1840) warnten vor dem zu häufigen Gebrauch der voix sombrée, denn sie führe zu Stimmstörungen, Brennen hinter dem Brustbein, Druck im Hals und ähnlichen Empfindungen. R. SCHILLING sieht in dem übertrieben offenen Singen noch häufiger die Ursache des Stimmruins als im zu starken Decken, welches auch immer auf ein falsches, mit qualitativen Fehlern behaftetes Decken hinauslaufe und nicht nur auf eine quantitative Steigerung. Mit Recht wendet sich aber KWARTIN gegen das schematische, an bestimmte

Tonhöhen gebundene plötzliche Wechseln der Klangfarbe. Jede absichtliche Änderung der inneren Organe des Ansatzrohres (Gaumensegel, Zungenwurzel, Kehlkopf) birgt für die ungezwungene Tongebung eine große Gefahr in sich.

Die alte italienische Schule hatte die Deckung nicht nötig.

In der modernen Gesangspädagogik wird diese Technik nicht mehr so stark betont. F. Winckel (1952), der mit einem Kollegium Berliner Stimmbildner auch diese Frage sowohl vom stimmtechnischen, als auch elektroakustischen Standpunkt aus besonders studiert hat, schreibt, daß das natürliche Decken, bei normaler Empfindung in der Erzeugung des gut gestützten Stimmklanges, von selbst zustande komme. „Wer die Funktion des Deckens vollständig beherrscht, ist kaum in der Lage, den einwandfrei ungedeckten Vokalklang — besonders in der Höhe — hervorzubringen." Es ist deshalb richtiger, von „vorwiegend gedecktem und vorwiegend ungedecktem" Stimmklang zu sprechen.

W. Hauer (1966) macht stimmtechnisch auf den deutlichen Unterschied zwischen dem willkürlichen Verdunkeln der Stimme und einer automatischen Deckung aufmerksam. Schon W. Reinecke (1912) sagte, einerseits müsse der schlechte Sänger decken, um das Loch zu verkleistern; damit würde der Übergang nicht zu grell und unvermittelt gestaltet. Andererseits sei beim guten, gemischt Singenden jeder Ton gedeckt, wobei bei gespanntem Gaumensegel ein lockeres Zäpfchen beobachtet wurde. W. Hauer stellt also das „vorwiegend geschlossene" Singen zwischen die offene und gedeckte Stimmgebung.

Aus seiner Gegenüberstellung: a) geschlossen, b) gedeckt und c) verdunkelt, seien folgende Punkte herausgegriffen: Bei a) findet man folgendes: Zunge vorgewälzt, der [i] Lage genähert (W. Hauer). *Vokalfarbe:* der Weg führt über die Schulung der geschlossenen Vokale [o] [i]. *Register:* Der Tonhöhe entsprechend unterschiedlich gemischt. *Tonskala:* Allmählich graduelle „Abschlankung" des Klanges. *Erfolg:* Stimmschonung.

Dagegen bei b): Zungenwurzel eher zurückgezogen, allgemeine Verdunkelung zum Einheitsvokal. *Brustregister:* Vorwiegend bewußtes Ausweichen einer nötigen umsetzenden Wirkung; daher kommt es zu einem Stimmverschleiß wie beim falschen offenen Singen.

Er bezeichnet die nach F. Winckel beim geschulten Sänger unmöglich gewordene „ungedeckte" Stimme als die *geschlossene, geschulte Stimme.* Es wäre wünschenswert, wenn geeignete Röntgentomogramme, laryngologische und spektrographische Analysen mit moderner Technik den Stimmpädagogen veranlassen würden, die Unterschiede zwischen den zunächst geschlossenen klingenden Stimmen kennenzulernen, in Gegenüberstellung zur extrem verdunkelten, schädlichen Stimmgebung.

Experimentelle Analyse. Unsere Beobachtungen und Untersuchungen sind an einer ziemlich großen Anzahl von Versuchspersonen vorgenommen worden. Es liegen ihnen im ganzen Aufzeichnungen über 30 verschiedene Singstimmen (13 Soprane, 5 Altstimmen, 6 Tenöre, 3 Baritone und 3 Bässe) zugrunde. Sie wurden möglichst unter dem Gesichtspunkte, allerbeste Stimmen zu gewinnen, ausgewählt. So kamen in Betracht: Ausübende oder in Ausbildung begriffene Künstler, daneben auch Dilettanten, die allerbestes bieten konnten. Wenn die Künstler wegen eines belanglosen Katarrhs der Behandlung bedurften, wurde immer gewartet, bis die Störung vorüber war.

1. *Stroboskopie.* Wenn nun beim Vergleich des gedeckten mit dem offenen Singen trotz der Verlängerung der Stimmlippen und selbst starker Veränderung der Schallräume unter der verstärkten Wirkung des M. cricothyreoideus (PIELKE) keine Tonerhöhung eintritt, so ist zu vermuten, daß ein Ausgleich durch die wechselnde Spannung der Stimmlippen bei den verschiedenen Singarten zustande kommt. So galten meine ersten Untersuchungen den Schwingungsunterschieden der Stimmlippen beim offenen und gedeckten Singen, wobei das unabhängig vom Lichtnetz arbeitende Stroboskop benützt wurde.

J. TARNEAUD (1941) hat in einer Arbeit über die grundlegende Rolle des Kehlkopfes bei der Entstehung des Timbre von Vokalen ausgeführt, daß bei stark verschiedener Klangfarbe, z. B. vom é zum è, ein deutlicher Unterschied in der Vibrationsform der Stimmlippen von einem Timbre zum andern beobachtet wird. Beim offenen und gedeckten Singen vermißt man die Deutlichkeit der Schwingungsdifferenz. Dagegen sind die Schwingungen beim Schwellton, ausgehend vom Piano zum Forte, sehr verschieden und ganz charakteristisch: beim Crescendo werden die Schwingungen ausgiebiger, d. h. die Amplitude wird größer.

2. *Spektrometeraufnahmen* des offenen und gedeckten Singens wurden an 14 Vp. durchgeführt. Von diesen zeigten 9 beim gedeckten Ton eine Verstärkung des Grundtones und eine Vermehrung der Obertöne. Die übrigen Bilder ließen dieses Charakteristikum nicht deutlich erkennen.

Neuere spektrometrische Untersuchungen nach dem Suchtonverfahren mit einem Repetiergerät (F. WINCKEL, 1952) lassen erneut erkennen, wie sehr man darauf bedacht sein muß, den Vergleich auf den gleichen Pegel zu beziehen. Im allgemeinen steigert der Sänger die Lautstärke durchschnittlich um 10 Phon, wodurch allein schon eine Zunahme der Teiltöne zustande kommen kann. Die Dunkelfärbung beim Decken ist nach F. WINCKEL daran zu erkennen, daß sich die Vokalformanten nach tieferen Frequenzen bewegen. Dabei kann es dazu kommen, daß der Grundton beim Decken verstärkt wird. A. GEMELLI, G. BELLUSSI und G. SACERDOTE (1954), die ein wertvolles Referat über die elektroakustischen Untersuchungen der Singstimme geschrieben haben, sprechen sich ebenfalls dahin aus, daß es sich bei dem sogenannten „offenen" und „geschlossenen" Singen um mangelhafte extreme Singstellungen handle, die ein erfahrener Sänger nicht gebrauche. Aus ihren zahlreichen Registrierungen ging hervor, daß bei einwandfreier Stimmtechnik die harmonischen Teiltöne in großer Gleichförmigkeit über den ganzen Stimmumfang erscheinen. Damit konnte die schon von E. BARTH (1911) vermutete gleichbleibende Verteilung der Teiltöne bei einer ausgeglichenen Stimme bestätigt werden. In zwei Fällen, die mitgeteilt werden, waren die Teiltöne beim vorwiegend „*gedeckten*" Gesangston *verringert, während die jeweiligen Grundtöne eine Verstärkung zeigten.* Weitere Untersuchungen mit direkter Tonhöhe- und Schalldruckschreibung sind notwendig.

3. *Tomographie.* Auf dem auf S. 129 wiedergegebenen *Tomogramm* des offenen und gedeckten Singens beobachtet man auch das *Auseinanderweichen der beiden Schildknorpelplatten* beim gedeckt gesungenen Ton. Bisher fehlte die Möglichkeit, die Bewegung derselben beim Singen deutlich zu machen und man findet dementsprechend kaum eine Erwähnung.

Einzig MORELL MACKENZIE schreibt in seinem Büchlein über Singen und Sprechen, welches noch aus der Zeit der ersten Anwendungen des Kehlkopfspiegels stammt (1887), „es ist höchstwahrscheinlich, daß die beiden Flügel des Schildknorpels bei tiefen Tönen auseinanderweichen, bei höheren sich einander nähern". Dies bestätigen auch die Tomogramme von CANUYT, GREINER und GUNSETT von hohen und tiefen Tönen auf gleichem Vokal (i). MACKENZIE bringt auch die tiefere Incisura beim Mann mit der erhöhten Beanspruchung der Beweglichkeit der Knorpel für die tiefen vollen Töne der menschlichen Stimme in Zusammenhang.

Gleichzeitig lassen sich die verschiedenen Spannungszustände der Stimmlippen bei den verschiedenen Singarten studieren, um die wichtige, auf Grund stroboskopischer Beobachtungen gewonnene Deutung des Stimmlippenmechanismus von R. HUSSON (1932) zu stützen. Während nämlich beim Fortesingen die Stimmlippen deutlich wulstiger sind als im Piano, erscheint die Formveränderung beim offenen und gedeckten Singen außerordentlich variabel; *in 4 von den 5 Fällen sieht man jedoch eine deutliche Verdünnung der Stimmlippe bei der Deckung.* Wie früher erwähnt, wird ja beim Decken der M. cricothyreoideus stärker angespannt, während beim offenen Singen der M. thyreoarytaenoideus internus stärker kontrahiert wird.

4. *Seitliche Röntgenaufnahmen.* Im Verlauf seiner Untersuchungen der Funktion des M. cricothyreoideus hat G. ARNOLD (1961) bei seitlichen Röntgenbildern typische Veränderungen während des (vorwiegend) offenen und (vorwiegend) gedeckten Gesangstones festgestellt. Bei der gedeckten Stimmgebung im Bereich des oberen Registerwechsels bei einer Frauenstimme zeigte sich die Epiglottis starker aufgerichtet und gestreckt. Die Hyoidhörner fand er stärker emporgehoben, die Stimmlippen und Taschenfalten verlängert. Der Stimmkanal erwies sich weiter als bei der offenen Stimmgebung auf demselben Ton. Auch dieser Forscher bestätigte den Hauptpunkt des gedeckten Singens: Die *Ausweitung des Kehlraumes.*

Man erkennt also nach diesen Untersuchungen deutlich, daß die mit Veränderungen der Klangfarbe der Stimme einhergehenden Gesangsleistungen spektrographisch durch Veränderung der Zusammensetzung der Teiltöne im Verhältnis zum Grundton und röntgenologisch durch das Tiefertreten des Kehlkopfes charakterisiert sind. *Außer der oft festgestellten Vergrößerung des eigentlichen supraglottischen Schallraumes entsteht überdies eine Erweiterung der Morgagnischen Ventrikel.* Dabei wird nicht nur deren *Eingang* weiter, wie H. STERN (1935) schrieb, sondern auch die *ganze Tasche.* Es werden auch hier große individuelle Unterschiede angetroffen, da die Ausdehnung begreiflicherweise von der Elastizität und dem Muskelreichtum des umgebenden Gewebes abhängig ist. So bestimmen einerseits die anatomische Anlage und das Alter diese zusätzlich einstellbaren Schallräume, andererseits kann wohl die gesangstechnische Übung einen nicht unbeträchtlichen Beitrag dazu leisten. Man kann also mit R. HUSSON sagen: „Die Brust- und Kopfstimme formt sich im Niveau der Glottis."

5. *Pneumographie.* GUTZMANN SEN. (1910) konnte durch seine Atemvolumenmessungen zeigen, daß beim gleichen Ton und gleichbleibendem Klang (Register, Artikulation) der Volumenverbrauch der Atmung ein gutes Maß für die Intensität der Stimme abgibt. Die Aufnahmen beim offenen und gedeckten Singen (auf dem Vokal o, Ton a') bei möglichst gleicher Lautstärke stießen insofern auf Schwierigkeiten, als durch das Hineinsingen in den Mundtrichter die Klangkontrolle beeinträchtigt wurde. Es setzen solche Experimente eine außerordentlich gute Stimmtechnik bei der Vp. voraus, wobei diese weitgehend auf das „innere Singen" achten muß. Trotzdem sind Täuschungen nicht ausgeschlossen und die Auswertung der Atemvolumenkurven ist nur mit einer gewissen Einschränkung möglich.

Zahlreiche pneumotachygraphische Kurven von 10 Vp. zeigten aber deutlich, *daß der Atemverbrauch beim gedeckten Singen größer ist als beim offenen* (R. Luchsinger, 1951). Der *Atemverbrauch* paßt sich also den verschiedenen klangästhetischen Abstufungen nicht nur hinsichtlich der *schwingenden Masse* der Stimmlippen, sondern auch der Weite des Kehlraumes an.

b) Die Jodelstimme

Musikhistorische Betrachtungen. Die geschichtlich älteste Erwähnung fand ich in der Dissertation „Non nulla de vocis formatione" von Carolus Lehfeldt, Berlin (1853). Er schreibt (S. 63): „Jene Art von Gesang, die wir in der Schweiz und in Tirol oft bewundert haben, besteht aus wiederholten Übergängen zwischen dem Brustklang-Grundton zur Terz, zur Quinte oder zur Oktave jenes Tones im Falsett, während verschiedener Tonfolgen. Dabei ist folgendes festzuhalten: Alles Klangvolle kann in der tieferen und mittleren Lage gesungen werden; jene drei Töne jedoch im Falsett. Durch diese Entsprechung ist es umgekehrt möglich, daß überhaupt eine Melodie dieses Gesanges geschaffen werden kann. Allerdings wird in der Tat nie eine vorbereitete Tonfolge einer richtigen Reihe von Intervallen bei diesen Jodeltönen gebildet, die immer in Terzen, Quinten oder Oktaven bestehen."

Definition. Diese eigentümliche Singart ist in bezug auf das Problem der Klangfarbe, der Stimmgattung und des Deckens für den Stimmarzt, Laryngologen und Physiologen gleich interessant. Zahlreiche musikwissenschaftliche Arbeiten der Volksliedkunde und völkerkundlichen Musikforschung haben sich mit dem alpenländischen Jodler befaßt. Bereits im Jahre 1864 wies H. Szadrowsky auf die sehr große Ähnlichkeit der Jodelgesänge unter den Bergvölkern des europäischen Zentralalpengebietes hin, wo einzelne Abweichungen, die als Verschiedenheit gelten konnten, mehr als Varianten zu betrachten seien. Fr. Gysi (1926) kam in seiner Arbeit zum Schlusse, daß das immer reichlicher zutage geförderte Material der modernen Musikwissenschaft die Auffassung der universellen Verbreitung des Jodelns über die ganze Erde bestärke. Diese Singart sei auch an jeglicher Art vokaler Tonkunst beteiligt. Mit Hohenemser u. a. sieht Gysi im Jodeln einen Übertragungsprozeß durch die Nachahmung des Alphorns oder der schon in der Antike bekannten und bei allen Hirtenvölkern gebrauchten Schalmei. Die restlose Bearbeitung des Jodelproblems und der Falsettstile erheischte daher die Ausdehnung der Forschung auch auf außeralpenländische Verbreitungsbezirke. In neuester Zeit hat nun W. Sichardt eine Monographie über die alpenländischen Jodler und den Ursprung des Jodelns geschrieben und damit die musikethnologischen Kenntnisse ganz wesentlich gefördert.

Nach Magnettonaufnahmen bei *Buschmännern des Katangas* findet man bei diesen Negern ebenfalls *Jodelgesänge* mit einem deutlichen Wechsel zwischen Brust- und Kopfstimme (Phonogrammarchiv der Universität Wien).

Bis jetzt kannte man nur die physiologische Definition des plötzlichen Tonspringens aus der Bruststimme in die Kopfstimme (E. Barth, Sokolowsky). Zu dieser Umschreibung fügt Gysi noch als musikalisches Merkmal hinzu, daß es sich beim Jodler ausschließlich um textlose Musik handle. Unter allen Umständen werde aber ein Vokal benötigt. W. SICHARDT (1939) hat in seinem Buch ausführlich die Frage nach dem geschichtlichen Alter dieser Volksmusik behandelt und verschiedene Stilgeschichten im alpenländischen Jodel aufgedeckt. Sie gehören sowohl der Renaissance als auch dem Mittelalter an.

Im seltsamen Jodeldialekt des Schweizer Muotatales, sowohl in seiner Melodik als auch im Klang sieht er etwas durchaus Eigenartiges und datiert diesen Altstil in eine vorgregorianische, also in die vorchristliche Zeit.

Die Tongebung selbst nennt er klein und fest, von *eigentümlich schalmeiartiger Schärfe* und Gespanntheit. In einem Beispiel (Mädchenstimme) wird auch ein scharfer, schalmeiartiger, näselnder Klang erwähnt.

Vielfach hat das Jodeln die benachbarten Volksmusikformen durchdrungen, so daß man heute eine starke Vermischung der Gattungen feststellen kann. So findet sich ein Zusammenhang mit den ruf- und mitteilungshaften Melodien (Juchschrei, Juchzen, längere, jodlerartig vorgetragene Rufe), die z. T. ausschließlich die Kopfstimme, z. T. aber ebenso wie der Jodler den Registerwechsel gebrauchen. Das Jodeln war ursprünglich und ist wohl heute noch eine Kunstäußerung, die auf freier Improvisation beruht (GYSI). Das Stilisieren des Jodlers brachte zwei Formen: Bei der einen hängt man ihm eine Volksweise an, oder die gejodelte Melodie wird zum Lied ausgedehnt. Hierher gehören die Lockgesänge und Kuhreigen (Ranz des vaches der Westschweiz).

Experimentelle Analyse: Bei meinen Untersuchungen zur klanglichen Darstellung der Jodelstimme handelt es sich in erster Linie darum, diese mit der gewöhnlichen Singstimme zu vergleichen, so etwa, wie auch Knabenstimmen mit Frauenstimmen verglichen wurden. Das setzte allerdings eine gewisse gesangstechnische Geschicklichkeit voraus, insofern, als der Jodelnde das eine Mal einen Dreiklang wie im Kunstgesang, das andere Mal in der zu untersuchenden Singart singen mußte. Um den Sprung von der Brust- zur Kopfstimme und umgekehrt deutlich herauszubekommen, wurde folgende, etwa eine Alphornweise nachahmende Tonfolge gewählt: f^1, d^2, b^1. Die Versuchspersonen konnten diese Töne entsprechend ihrer Stimmgattung oft eine Oktave tiefer, außerordentlich gut singen. Sie mußten zuerst die drei Töne einzeln singen, worauf die vom *Tonfrequenzspektrometer* gelieferte Spektra der BRAUNschen Röhre jedesmal einzeln photographiert wurden. Von jedem Sänger erfolgten also nach einigen Vorproben drei Aufnahmen der Sing- und drei der Jodelstimme. Beim Singen der Einzeltöne wurde jedesmal das Phonem „jo“ gebraucht, weil dieses bekanntlich beim Jodeln durchaus üblich ist. Die Höhe der Teiltöne im Spektrum orientiert jederzeit über die relative Stärke, mit welcher der zu Untersuchende sang. Die gleiche Methodik der Tonwahl kam bei den *Röntgenaufnahmen*, wo es in erster Linie auf die Beobachtung der Luft- (Klang-) Räume des Kehlkopfes und des supraglottischen Raumes ankam, zur Anwendung. Als letztes wurden auch die *Atembewegungen* beim Jodeln aufgezeichnet.

Für die Beobachtungen und Untersuchungen konnte ich im ganzen 30 Versuchspersonen gewinnen. Es liegen ihnen Aufzeichnungen über 7 Soprane, 6 Mezzosoprane sowie 17 Tenor- und Baritonstimmen zugrunde. Der Vergleich zwischen den Stimmumfängen der Jodler und Jodlerinnen und denjenigen der bisher untersuchten Kunstsänger zeigte, daß die erfolgreichen Vertreter dieser Singart über ein recht schönes Stimmaterial verfügten.

1. Aus den Protokollen der Aufnahmen mit dem *Tonfrequenzspektrometer* ist folgendes zu entnehmen: Die Gegenüberstellung der verschiedenen Ton-

spektren, die dieselbe Vp. auf dem gleichen Ton mit dem Phonem „jo“ das eine Mal in der einen, dann in der anderen Singart lieferte, zeigte den deutlichen Unterschied in der Klangfarbe. Die *gut hervorgebrachte Jodelstimme lieferte immer ein auffallendes Auftreten von einer mehr oder weniger großen Gruppe von Obertönen*, im Gegensatz zur üblichen Singstimme, die im Vergleich obertonärmer war. Dies wiederholte sich beim einzelnen Sänger, sooft es ihm gelang, die beiden Stimmtypen gut auseinanderzuhalten (Abb. 61).

Daß es sich bei den Jodeltönen nicht um eine gequetschte, gaumig klingende Singweise handelt, läßt sich — abgesehen von der Gehörkontrolle — auf Grund der Untersuchungen von SOKOLOWSKY nachweisen. Diese zeigten, daß die halsige Singart an Obertönen ärmer ist. Die Tab. 7 gibt eine genaue Zusammenstellung der neu aufgetretenen Teiltöne bei der Jodelstimme. Dabei zeigen die Jodelstimmen in der Sopran- und Tenorlage entsprechend der Stimmgattung ein weit stärkeres Hervortreten der höheren Teiltöne als die Mezzosopran- und Baritonjodelstimme. Gleichzeitig geht auch daraus hervor, daß die Stimmstärke bei beiden Singarten auffallend gleich war, indem die relative Stimmstärke, jedesmal gemessen am 10. Teilton (ohne Grundton f′ = 345 Hz), in allen Fällen gleiche Ausmaße aufwies.

Tabelle 7

Nr.	Stimmgattung	Vp.	Singstimme		Jodelstimme	
			letzter Teilton bei (Hz)	relative Stimmstärke in mm 10. Teilton	neu auftretende Teiltöne bei (Hz)	relative Stimmstärke in mm 10. Teilton
1	Sopran	B.H.w.	3200	14	4000, 5000	14
2	Sopran	L.M.w.	4000	12	5000, 6400, 8000	19
3	Sopran	P.P.w.	4000	5	5000, 6400, 8000	5
4	Tenor	F.W.m.	(2500)	7	2500, 3200	8
5	Mezzo-sopran	K.M.w.	(2000)	(2)	2500	(2)
6	Tenor	R.E.m.	3200	7	4000, 5000, 6400	8
7	Bariton	J.J.m.	(2500)	17	2000, 2500, 3200	17
8	Bariton	K.K.m.	(2500)	4	2000, 2500, 3200 (4000)	4

Die Einklammerung der Zahlen bedeutet, daß der betreffende Teilton nur schwach entwickelt ist.

2. *Röntgenuntersuchungen* der Jodelstimmen konnten an 10 Vp. durchgeführt werden. An einem Beispiel (Vp. Nr. 2, L. M., 31 Jahre, Sopran) lassen sich die Unterschiede der Röntgenbilder gut erkennen. Man sieht ohne weiteres, daß die supraglottischen Schallräume bis zum Schlund hinauf in ihrer Ausdehnung sehr verschieden sind, und daß der Kehlkopf eine deutliche Stellungsänderung bei der Jodelstimme durchmacht. Um die Verschiebung der Schallräume zu verdeutlichen, wurden sie nach den Röntgenbildern übereinander gezeichnet und planimetrisch ausgemessen. Es zeigte sich, daß die Schallräume des „Jodelregisters“ auf verschiedener Tonhöhe in 7 Fällen wesentlich größer, in 1 Fall fast gleich und in allen Fällen breiter und gedrungener waren, und daß bei allen Vp. bei der Jodelstimme ein Sinken des Kehlkofes (maximal bis zu 15 mm) festgestellt werden

kann. Die Unterschiede der oft damit verbundenen Vorwärts- und Aufwärtsbewegungen des Zungenbeins dagegen sind vielfach kaum meßbar und sehr verschiedenartig. *Die Jodelstimme ist also durch eine Vergrößerung der supraglottischen Schallräume und durch Tieferstellung des Kehlkopfes gekennzeichnet* (vgl. Abb. 151).

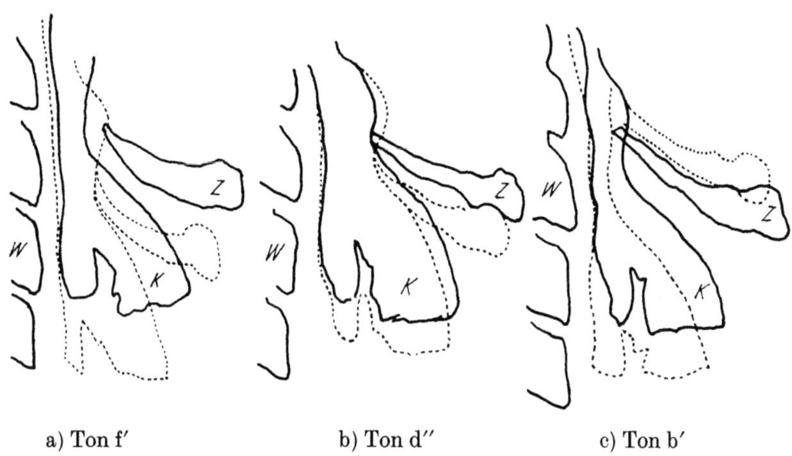

a) Ton f′ b) Ton d″ c) Ton b′

Abb. 151a bis c. Vp. L. M. w. 31 Jahre.
Mit ausgezogener Linie: Stellung des Kehlkopfes und des Zungenbeins bei der Singstimme.
Mit punktierter Linie: mit Jodelstimme.

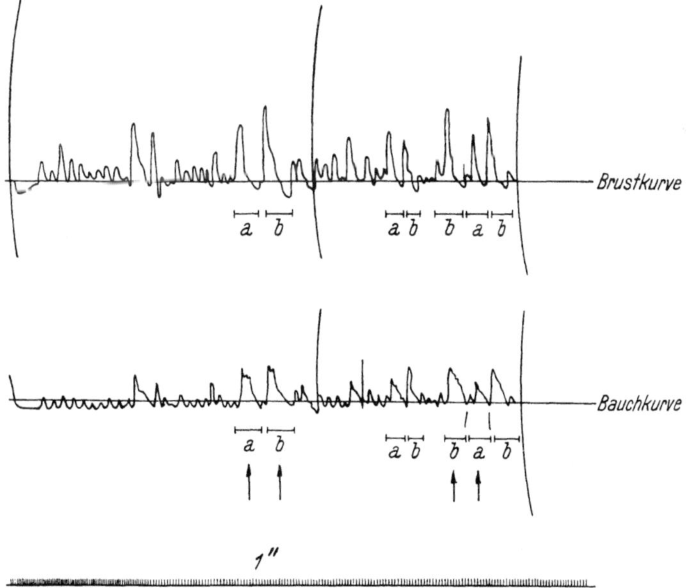

Abb. 152. Pneumographische Kurven einer Jodlerin, Sch. A., 28 J.

3. Aus der Zusammenstellung der *pneumographischen Kurven* von 17 Vp. ließ sich erkennen, daß die Bauchatmung beim Jodeln überwiegt, was die Sänger selber schon oft beobachtet hatten (Abb. 152); die pneumographische Kurve ist bei der Bauchatmung breiter ausladend pro Satz.

4. *Röntgenkymographische Untersuchungen:* Bei der Jodelstimme bemerkt man (Abb. 153b) deutlich tiefere und häufigere Zacken der röntgenographischen Kurve der Zwerchfellbewegungen. Die Kurvenlinie sieht infolgedessen viel ungleichmäßiger aus gegenüber derjenigen der Singstimme. Diese Untersuchungsmethode präzisiert die bei der Aufnahme der Brust- und Bauchatmungskurven gemachte Beobachtung, daß beim Jodeln mehr Stützbewegungen vorhanden sind als beim gewöhnlichen Singen. Gleichzeitig beobachtet man, wie die durch die Inspiration aufgestapelte Kraft zuerst vom Zwerchfell freigegeben wird, während der Brustkorb bei der phonischen Exspiration längere Zeit stillsteht. Nach den experimentellen Untersuchungen von NADOLECZNY, H. STERN und R. SCHILLING handelt es sich bei dieser Form des Stützens um die „Thoraxstütze", („Rib reserve" CURRY und GUTHRIES). Entsprechend dem größeren Atemaufwand, den das Jodeln beansprucht (wie dies mit dem Atemvolumenmesser von GUTZMANN und WETHLO zahlenmäßig festgestellt werden kann), zeigt die Bewegungskurve der Rippen beim Jodeln einen gleichmäßigeren, ruhigeren Verlauf als die Kurve beim gewöhn-

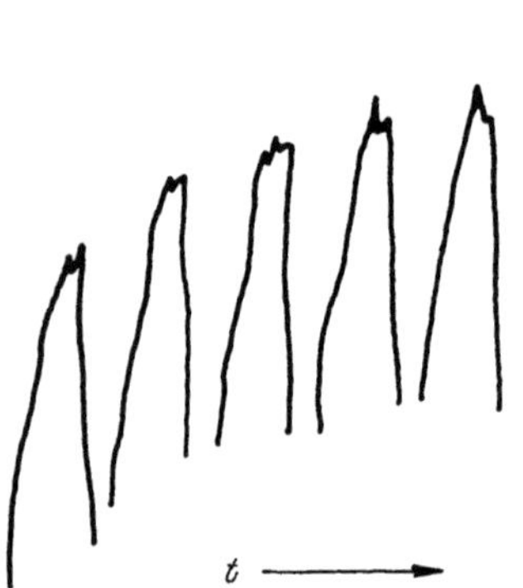

Abb. 153a.
Röntgenkymogramm der Singstimme Vp. Sch. Anna, 28 J.

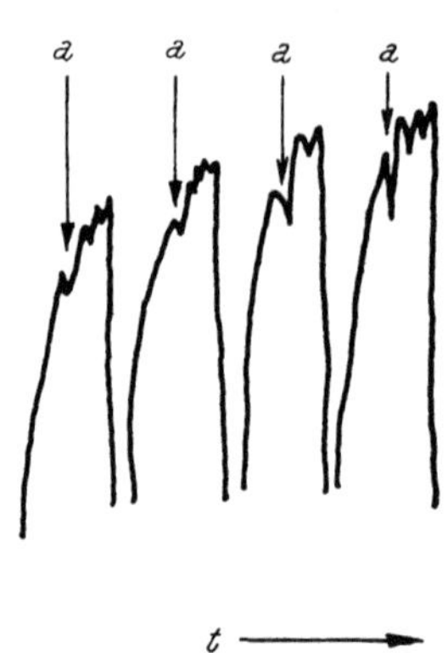

Abb. 153b.
Röntgenkymogramm der Jodelstimme Vp. Sch. Anna, 28 J.

lichen Singen, das bei diesen Tonfolgen eben eine geringere Atemstützte braucht. Dieser Typus mit dem Verharren des Brustkorbes in maximaler Inspirationsstellung (*Thoraxstütze*) und der gleichmäßigen Aufwärtsbewegung des Zwerchfells entspricht also den Stützstellungen, welche SCHILLING besonders beim Staccatosingen eines Tenors diaphragmo- und pneumographisch registrierte. Vergleicht man den Anstieg der Zwerchfellbewegungskurve der Singstimme mit dem der Jodelstimme, so sieht man beim Jodel-Kymogramm einen weniger steilen Anstieg der Zwerchfellkurve, d. h. die Zwerchfellhebung bleibt beim Beginn der phonischen Leistung etwas stärker zurück als beim gewöhnlichen Singen. Auch dies ist im Sinn einer geordneten, physiologischen, zweckhaften Stützerscheinung zu werten.

Aus all den Untersuchungen geht hervor, daß das gute Jodeln keineswegs für die Stimme schädlich ist. Begreiflicherweise gibt es auch gute und schlechte Jodler. Unter den erwähnten Vp. finden sich denn auch zahlreiche ausgezeichnete ältere Jodler, die oft auf eine 30jährige Jodlertätigkeit zurückblicken können und nie eine wesentliche Stimmstörung aufwiesen, es sei denn, daß eine Krankheit vorlag. Im Gegenteil weist das Jodeln alle Merkmale des stimmhygienisch gesunden Singens auf: Tiefstand des Kehlkopfes, Verweilen in der Tiefstellung während der phonischen Leistung, Überwiegen der Bauchatmung sowie den weichen Stimmeinsatz. Man kann daher sagen, daß das Jodeln, soweit es sich um die Beurteilung seiner Physiologie handelt, weniger dem Naturgesang als vielmehr dem Kunstgesang zugerechnet werden muß.

c) Die Bauchrednerstimme

Die Bauchrednerstimme ist eine besondere, von den natürlichen Stimmregistern verschiedene Klangfarbe. Das Bauchreden bewirkt eine eigentümliche Stimmverstellung, die, im Gegensatz zur Täuschung mittels der gewöhnlichen Fistel- oder Strohbaßstimme, auch in allernächster Nähe des Artisten die Illusion des Ortes zustande bringen kann, von dem eine oder eine Mehrzahl von Stimmen herkommen soll. Der ausgebildete Bauchredner scheint dann auch zunächst über ein neues, fremdes Organ zu verfügen und der eigenartige Stimmklang bot den alten und neueren Physiologen von jeher verschiedene Rätsel.

Historisches. Die älteste Erwähnung des Bauchredners findet man in einem alten Chaldäischen Weissagebuch des Königs Sargon II, 2000 v. Chr., und auch später hat der Glaube an die prophetische Gabe des Bauchredners das ganze Altertum und Mittelalter beherrscht. GUTZMANN und FLATAU (1894), welche die Geschichte der Bauchrednerkunst ausführlich dargestellt haben, datieren die physiologisch studierte Ära erst vom Jahre 1772 an, in welchem Abbé DE LA CHAPELLE zum ersten Male versuchte, das Phänomen des Bauchredens naturwissenschaftlich zu erklären. C. AMMAN (1700) und verschiedene namhafte Physiologen, wie der Berner Anatom A. C. MAYER (1817) und F. LISKOVIUS (1846), glaubten, daß der Bauchredner *inspiratorisch* spreche. Es bedurfte des Gewichtes zahlreicher Untersucher (GRÜTZNER, JOH. MÜLLER, BRÜCKE, MERKEL u. a.), welche beobachteten, daß dabei *exspiratorisch* gesprochen werde. A. C. MAYER wies in seiner wenig bekannten Schrift „Über das Bauchreden“ wohl als erster darauf hin, daß die Tonhöhe der Bauchrednerstimme eine Oktave oder einige Töne höher liege als die Normalstimme. Am meisten wurden unsere Kenntnisse durch die Monographie der zuerst genannten Autoren gefördert, welche erstmalig in die gesamte Physiologie der Stimmbildung beim Bauchreden tiefer eindrangen. Sie studierten an sechs Versuchspersonen die Atembewegungen, die Artikulationen, den phonatorischen Luftdruck, die Kehlkopfbefunde sowie die psychologischen Voraussetzungen dieser Sprechkunst.

Historisch interessant ist auch die Selbstschilderung des Obersten BARON DE MENGEN (1770), der ein berühmter Bauchredner war. Er schreibt: „Ich presse die Zunge fest gegen die Zähne und die linke Backe und zwischen ihnen bilde ich meine Stimme. Dazu trage ich Sorge, im Schlund eine genügend große Menge Luft in Reserve zu halten, sei es nun um zu singen oder in gewöhnlicher Weise sprechen zu können, ohne daß dabei der Bauch oder der Magen eine Rolle spielen. Fügen Sie dazu meine sehr subtile Zunge, mit deren Hilfe ich sehr deutlich alle Silben bilde, ob ich nun singe oder spreche, ohne mir die geringste Bewegung der Lippen zu erlauben und immer bestrebt, bis zum Ende eines jeden Absatzes die Luft, die aus den Lungen strömt, zurückzuhalten.“

Die einzigen objektiven Aufnahmen von Kurven beim Singen von Vokalen mit der gewöhnlichen und dann mit der Bauchrednerstimme haben GUTZMANN und FLATAU (1894) mittels der KÖNIGschen Flamme durchgeführt. Als historische Reminiszenz erwähne ich, daß diese Klangbilder überhaupt die ersten Aufnahmen des Luftklanges der menschlichen Stimme sind, die veröffentlicht wurden (PANCONCELLI-CALZIA). Die KÖNIG*schen Flammenbilder* können heute allerdings nur noch historisches Interesse beanspruchen. Die Vp. hatte verschiedene Vokale mit gewöhnlicher und dann mit Ventriloquenzstimme zu bilden. Dabei wurde für alle angegebenen Laute dieselbe Tonhöhe, nämlich das a′, beibehalten.

Beim Gegenüberstellen der zu vergleichenden Kurvenbilder bemerkt man vor allem, daß die Einschnitte bei den bauchrednerisch gesprochenen Vokalen erheblich flacher und die Kurven bedeutend niedriger sind. Wenn auch die Teiltöne als solche nicht besonders charakterisiert sind, so kann aus der damaligen Wiedergabe der Tonwellen doch schon auf die kleineren Amplituden geschlossen werden; das Ohr empfindet dann auch den Bauchrednerton als undeutlich, leise und entfernt klingend. So trägt also die moderne Klanganalyse dazu bei, die bei den besonderen Resonanzverhältnissen des Ventriloquenztones sich darbietenden Klangverhältnisse aufzuklären.

Seither sind wenig Arbeiten über dieses Gebiet erschienen. Und doch ist es sehr wichtig, wie G. PANCONCELLI-CALZIA mit Recht betont hat, daß man die Eigenart des Bauchredens noch eingehender kennenlernt, damit deren genaue Charakterisierung bei einem eventuellen Streit über die Echtheit einer Bauchrednerstimme die nötigen Grundlagen für deren Stimmphysiologie liefern kann. Diesem Zwecke, objektive Untersuchungen an Bauchrednern zu gewinnen, dienten denn auch vor allem die neueren Arbeiten von G. PANCONCELLI-CALZIA (1925), NADOLECZNY (1925), E. HUIZINGA (1930), S. BOREL (1937) und J. TARNEAUD (1937), welche atemphysiologische, röntgenologische Beobachtungen der Mundhöhle und Bestimmungen der Tonhöhe sowie des Stimmumfanges brachten.

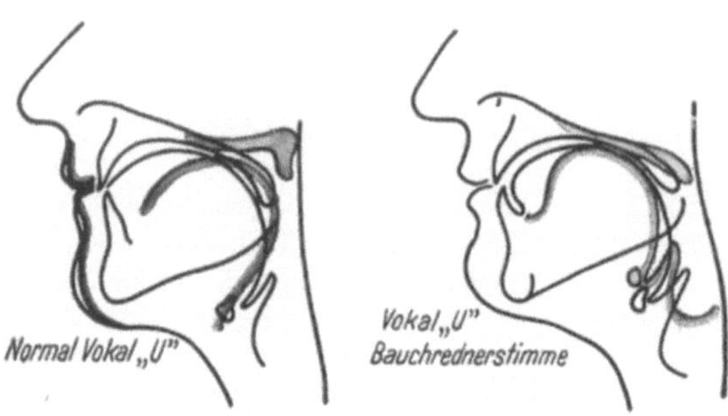

Abb. 154. (Teilweise nach J. TARNEAUD.)

Aber bis heute fehlten noch klanganalytische Untersuchungen. Die genaue Feststellung der Schallqualität spielt aber gerade beim Bauchreden eine große Rolle, zumal die Einsicht in den Kehlkopf nach einer großen Zahl von Autoren (GUTZMANN und FLAUTAU, PANCONCELLI-CALZIA, LAUBE, E. BLEULER u. a.) infolge des Hinunterpressens der Epiglottis und der Zusammenschnürung des Larynx unmöglich ist. E. BLEULER (1891) erhob denn auch die berechtigte Frage, wie es möglich sei, daß die Stimmlippen — die beim gewöhnlichen Gebrauch einer ziemlich großen Luftmenge bedürfen, um in tönende Schwingungen versetzt zu werden — bei wenig veränderter Lage durch einen kaum nachweisbaren schwachen Luftstrom in ähnliche Vibrationen versetzt werden könnten. Nach R. WAGNER (1891) spielt sich der ganze Vorgang des Bauchredens im Ansatzrohr ab. Je stärker die Exspiration, um so stärker wird die Glottis zusammengepreßt, wobei der Kehlkopf die Stellung wie beim Schlucken und Pressen einnimmt (PANCONCELLI-CALZIA, HUIZINGA, 1931, u. a.). Beim Kehlkopfspiegeln wurde denn auch meistens ein dichtes Aneinanderlagern der Taschenfalten beobachtet. Die Knorpelglottis zeigte dabei einen sehr kräftigen Verschluß, indem die Grundflächen der Arylknorpel stark zusammengedrückt erscheinen, während die Spitzen auseinanderklafften. Bemerkenswert ist eine Beobachtung von R. WAGNER, welcher ein starkes Zittern der Stimmlippenränder wie bei der Fistelstimme feststellte, obwohl die Exspiration kaum wahrnehmbar war. Nach der überragenden Zahl von Autoren ist die Stellung des Kehlkopfes für das Bauchreden nicht wesentlich.

Physiologische Beschreibung. Die Gestaltsveränderungen des Ansatzrohres sind bedeutend. Bei der Lautgebung in Bauchrednerstimme kontrahieren sich die *Gaumenbögen* aufs stärkste, also noch mehr wie bei der Fistelstimme, so daß sie fast einen nach oben zu spitzen Winkel bilden. Dabei kontrahiert sich gleichzeitig das Gaumensegel und schließt den Nasenrachenraum in stärkerem Grade ab. Die Zunge zieht sich weit nach hinten zurück und übt so einen Druck auf das Hyoid aus (GUTZMANN und FLATAU, G. PANCONCELLI-CALZIA).

So erhebt sich die Frage: Welchen Einfluß übt dieser verkleinerte Resonanz raum auf den Stimmklang aus? Während man beim Bauchreden die Schwingungen an der Brust gar nicht, am Kopfknochen nur in geringem Grade wahrnehmen kann, gelingt es, die Erschütterungen der Kehlkopfknorpel, die von den Schwingungen der unter den Stimmlippen stark komprimierten Luft herrühren, sowohl bei der leisen als auch bei der lauten Stimmgebung zu tasten. Schon B. KÜSSNER

(1887) betont, daß die Resonanz verschwindend klein sei. Er schreibt: „Wahrscheinlich fällt eine Reihe von Obertönen weg, die der Stimme beim normalen Sprechen ihren spezifischen Charakter verleihen." Die akustischen Merkmale der Bauchrednerstimme sind denn auch: gepreßte, gedämpfte, aus der Ferne klingende Töne mit einem gewissen nasalen Beiklang. E. SCHULZ bezeichnet die Bauchrednerstimme als „scharf" oder „dünn". Der Bauchrednerton ist eine Art Flageoletton unserer Stimmbänder. Wenn man diese durch das Ohr vermittelte Charakerisierung nach den modernen Analysen von Blasinstrumenten deuten will, so würde dies auch auf ein Fehler der besonderen „farbenspendenden" Obertöne hinauslaufen. Denn bei der Flöte treten diese oberhalb etwa 4000 Hz nicht in Erscheinung.

Nach HUIZINGA bleibt das Zwerchfell immer in einer tiefen Stellung fixiert: Das Epigastrium wird dabei nach vorne gewölbt, der Bauch erscheint während des Bauchredens in der Einatmungsstellung stark gebläht, was die älteren Beobachter zur Illusion einer Inspirationsstimme gebracht hat.

Experimentalanalyse. Da die Zahl der Vp. meist sehr klein ist, gewinnt jede Untersuchung an wirklichen Künstlern eine besondere Bedeutung. Die Bauchredner sind sehr zurückhaltend und möchten, wie GUTZMANN und FLATAU schrieben, vorgeben, „daß ihre Kunst viele Künste übersteige!" Es sei daher die laryngologische und phonetische Untersuchung des Bauchredners F., 50 Jahre, mitgeteilt:

1. *Laryngo-phonetischer Befund: Nase:* Muscheln mäßig vergrößert, Septum gerade. Rhin. posterior: o. B. *Rachen:* Schleimhaut gerötet, Tonsillen klein. *Kehlkopf:* Die Stimmlippen sind ziemlich lang, mittelbreit, gerötet und in ihrer ganzen Länge etwas verdickt. (Die Vp. raucht sehr viel.) *Stimme:* Umfang Gis bis f′, mittlere Sprechstimmlage: A, H. Tonhöhe der Bauchrednerstimme: meist um e′. Diese klingt gepreßt, etwas näselnd, von weitem herkommend (gedämpft). Dementsprechend befindet sich auch das Gaumensegel bei dieser Stimmart in einem Kontraktionszustand, wobei der Winkel zwischen dem vorderen Gaumen spitz wird und sich die Vorderfläche des weichen Gaumens stark abbiegt, um so einen besonderen Verschluß des Nasenrachenraums zu erzielen. So entweicht weit weniger Luft durch die Nase und durch den Mund, wie dies schon A. RICHERAND in seinem Physiologiebuch (1804) beschrieb. Während der Erzeugung der Bauchrednerstimme gelingt es nicht, einen Einblick in den Kehlkopf zu gewinnen. Die Epiglottis senkt sich außerordentlich stark auf den zusammengeschnürten Larynx und auch der Schlund wird dabei verengert. Trotz einer großen Vertrautheit mit dem Spiegel kann dieser Mechanismus auch bei mehrmaliger Untersuchung nicht gelockert werden.

2. *Röntgenbefund:* Auf den Röntgenbildern (Abb. 155a und 155b) sieht man das Höher- und Nachhintentreten des Kehlkopfes bei der Bauchrednerstimme und den sich mit der Klangfarbe verändernden Kehlraum.

3. *Untersuchung mit dem Tonfrequenzspektrometer.* Die Methodik war die gleiche wie bisher beschrieben. Es wurde wieder der Stimmklang der Normalstimme derjenigen beim Bauchreden gegenübergestellt. Die Vp. mußte zuerst den Vokal [a] — der von den Vokalen beim Bauchreden am wenigsten verändert wird — auf dem Ton e′ phonieren, dann mit der Bauchrednerstimme auf dem gleichen Laut in derselben Tonhöhe. Nach mehrmaligen Vorversuchen erfolgten die jeweiligen photographischen Aufnahmen (s. Abb. 156).

Es zeigte sich nun folgendes: Während das Spektrum der gewöhnlichen Stimme die charakteristischen *Formant*gebiete des Vokals a lieferte, *fehlten bei der Bauchrednerstimme die bezeichneten Obertöne oder waren nur ganz schwach entwickelt.* Dabei trat auch der Grundton sehr weitgehend zurück. Vor allem war die Amplitude der oberen Teiltöne nur von geringer Höhe und wies ein rasches Abfallen im Spektrum auf.

Bedeutung. Die Bauchrednerstimme ist insofern von besonderer stimmphysiologischer Wichtigkeit, als sie als Extrem der Resonanzverminderung der

Schallraumerweiterung beim gedeckten Singen gegenübergestellt werden kann. Bei der Bauchrednerstimme erfolgt ein Senken der Epiglottis und stärkste Verengerung des Ansatzrohres und des Kehlkopfeinganges, wobei ein Würgton mit unterdrückten hohen Teiltönen entsteht. Beim Deckungsvorgang richtet

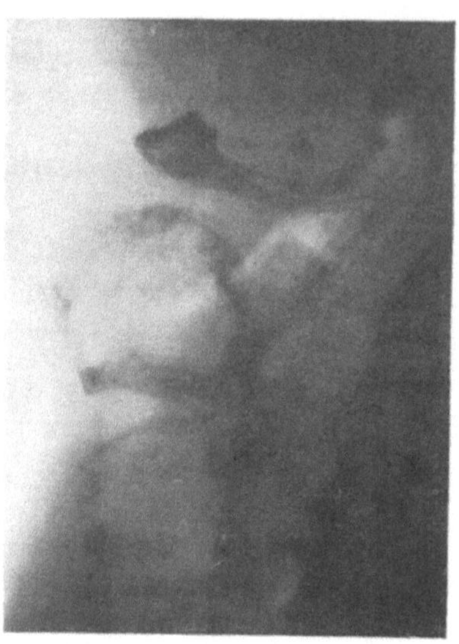

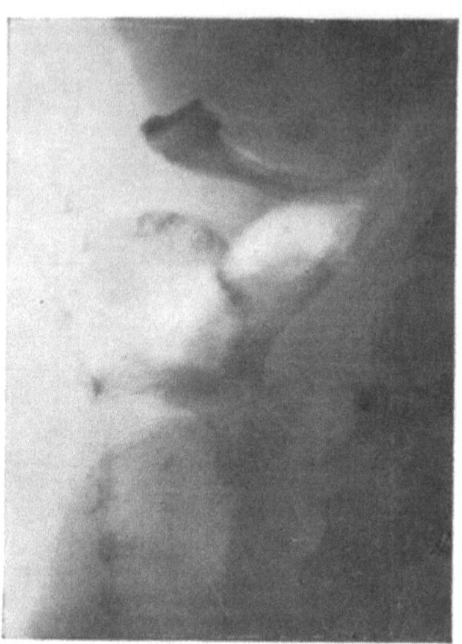

Abb. 155a. Mit normaler Stimme, Vokal a. Abb. 155b. Mit Bauchrednerstimme, Vokal a.
(Röntgenbilder aus dem Röntgeninstitut Zürich, früherer Dir. Prof. H. R. SCHINZ.)
Röntgenbilder eines zweiten ähnlichen Bauchrednerfalles verdanke ich der Freundlichkeit der Herren Prof. URBAN und HÖRBST (Innsbruck). Auch auf diesen Bildern sieht man das Höher- und Nachhintentreten des Kehlkopfes bei der Bauchrednerstimme und den mit der Klangfarbe sich verändernden Kehlraum.

sich der Kehldeckel auf und es kommt zu einer befreienden Erweiterung der gekoppelten Resonanzräume, wobei farbenspendende Obertöne zu einem verstärkten Grundton treten. Dazwischen kann man sich verschiedene, auch für die Gesangspädagogik wichtige Zwischenstufen vorstellen, die auch akustisch, röntgenologisch und laryngologisch abgegrenzt werden können. Sie sind als *habituelle hyperkinetische Funktionsstörungen* bei schlechten Sängern und Rednern sehr häufig und daher praktisch wichtig.

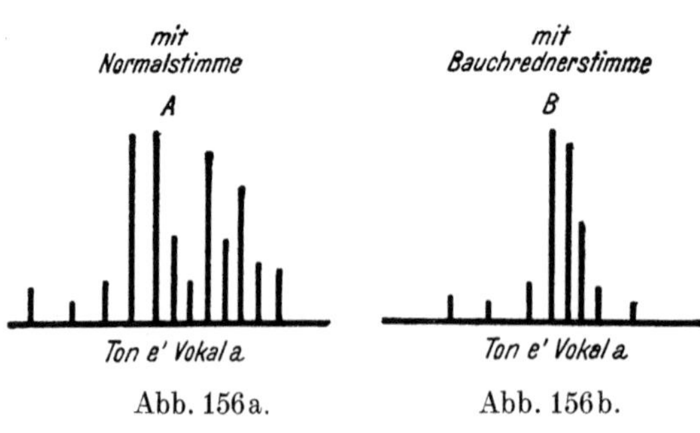

Abb. 156a. Abb. 156b.

J. VAN DEN BERG (1963) hat einen neuen Beitrag zur Untersuchung der Bauchrednerstimme, dieses Mal bei einer Frau, (L.) geliefert. Er registrierte die phonischen Äußerungen und zugleich die Vibration der Halspartie direkt unter dem Kehlkopf mittels des Sonagraphen. Außerdem wurden Tomogramme und seitliche Röntgenbilder des Kehlkopfes aufgenommen. Interessanterweise bedient sich die genannte Künstlerin *zweier*

Bauchrednerstimmen, nämlich einer hohen, die man einer charmanten kleinen Puppe weiblichen Geschlechtes zuschreibt und einer tiefen Stimme, die einem Schelm, dem „Enfant terrible“ zugehört. Bei beiden Stimmtypen verfügt die Bauchrednerin etwa über eine Oktave; die Stimme wird ohne Anstrengung gebildet, zum Unterschied gegenüber männlichen Künstlern.

Spektrographische Aufnahmen bestätigen, daß die tiefe Bauchrednerstimme sich im Brustregister bewegt, die sogenannte normale Stimme im Mittelregister, wogegen die hohe Bauchrednerstimme die Kopfstimme einnimmt (s. Abb. 157).

d) Der Einfluß des Kehlraumes auf die Klangfarbe der Stimme

Aus den drei letzten Abschnitten (über gedecktes Singen sowie die Jodel- und Bauchrednerstimme) ging die stimmphysiologische Bedeutung desjenigen Teiles des menschlichen Ansatzrohres hervor, welcher zwischen der laryngealen Schallquelle und der lautbildenden Resonanzhöhle des Mundes eingeschaltet ist. Diesen kann man als klangformenden *Kehlraum* bezeichnen. Er wird unten

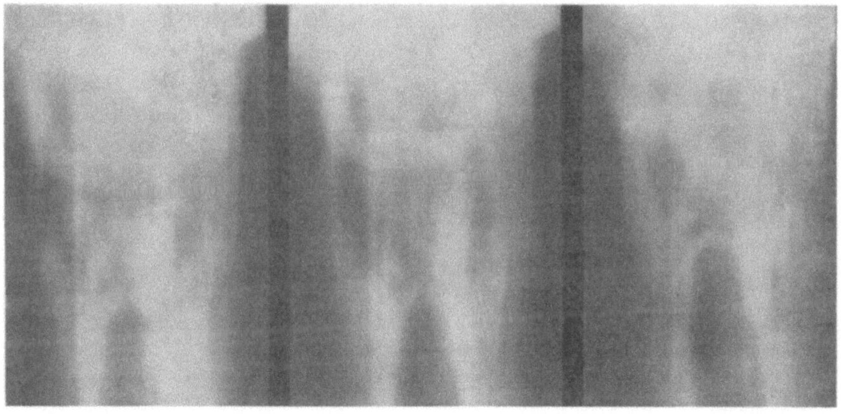

A. tiefe Bauchrednerstimme B. Normalstimme C. hohe Bauchrednerstimme

Abb. 157. (Nach J. van den Berg 1963.)

von den Stimmlippen und den Morgagnischen Ventrikeln, vorne vom Kehldeckel sowie dem hinteren unteren (vertikalen) Teil des Zungengrundes, seitlich und rückwärts von den unteren Teilen der Rachenwand (Hypopharynx) begrenzt, und geht, ohne scharfe Grenzen zu bilden, in den Mesopharynx und den hinteren Teil der Mundhöhle über.

Es ist jener Teil des Ansatzrohres, der sich stammesgeschichtlich im Zusammenhang mit der Aufrichtung des Menschen im Lauf einer heute nicht mehr übersehbaren Entwicklungskette herausgebildet und durch das Abwärtsrücken des Larynx diesen aus seinem unmittelbaren Funktionszusammenhang mit der Nasenhöhle befreit hat. Dadurch erst wurde die Umgestaltung zur vokalischen Resonanzhöhle ermöglicht, worin wir einen Teilvorgang der phonetisch-physiologischen Grundlagen der Menschwerdung erblicken können. Der Fötus wiederholt noch heute diese physiologische Entwicklung. Bei ihm und auch noch beim Neugeborenen steht der Kehlkopfeingang bedeutend höher als beim Erwachsenen; oft ragt er geradezu in das Cavum pharyngonasale hinauf (Corning). Bei einem fünf Monate alten Kinde z. B. erreicht der Kehldeckel noch die hintere Fläche des Gaumensegel-Zäpfchens. Später rückt dann der Kehlkopf allmählich nach unten.

Einem Gedankengange R. Schillings, des kürzlich verstorbenen Altmeisters der Phoniatrie folgend, können wir heute sagen, daß den beiden erwähnten Abschnitten des Ansatzrohres in der menschlich-phonetischen Funktionsgestaltung je eine Sonderfunktion zukommt. Der lautbildenden Resonanzhöhle (Mundeingang, vorderer, mittlerer und hinterer Teil des Mundraumes) fallen während der Formung des primären Kehlkopfschalles diejenigen Funktionen zu, welche der *Sprachlautbildung*, der Phonembildung dienen.

Diese bilden also im wesentlichen den *intellektuellen Oberbau* der Sprache und ermöglichten die Differenzierung der menschlichen Sprache in die mannigfaltigen Sprachgemeinschaften. Die moderne elektroakustische Sprachanalyse hat ja das apperzeptive Erleben der Signalwerte der Sprachlaute besonders genau und aufschlußreich herausgearbeitet, indem die noch zur Diakrise verwendbaren minimalen Charaktere genau gekennzeichnet werden. (Ergebnisse der andrologischen Forschung). Wo es an der verstandesmäßigen Kontrolle mangelt oder diese fehlt — wie z. B. im Traum, während der Narkose, oder bei starken Erschöpfungszuständen — wird die Sprache unartikuliert und lallend, weil eine gewisse zulässige Spielraumbreite verlassen worden ist.

Dem Kehlraum dagegen kommt die Gestaltung der *Klangabstufungen* der menschlichen Sprech- und Singstimme zu. Diese stammen aus einer tieferen Schicht des Seelenlebens, nämlich der Affekt- und Gefühlswelt, wodurch sie im wesentlichen den *musischen Unterbau der Sprache* bilden, jene Fülle von farbenspendenden Klangstufen, die besonders im Gesang eine so reichhaltige Differenzierung erfahren haben.

Zahllos sind die Arbeiten, die sich mit den komplizierten Vorgängen von Organstellungen und Artikulationsbewegungen der vokalischen Resonanzhöhle schon seit Jahrhunderten befaßt haben. Man kann sagen, daß dieser Teil des Ansatzrohres heute bereits bis ins kleinste erforscht ist. Dagegen hat sich der Kehlraum lange Zeit der Forschung entzogen, teils wegen seiner unzugänglichen Lage, teils wegen der Ungestimmtheit der ihm zugeordneten Klangerscheinungen. Während die Vorgänge in der vokalischen Resonanzhöhle den zugehörigen klang- und geräuschartigen Erscheinungen infolge der logisch-begrifflichen Formulierungen der letzten Lautgebilde genau zugeordnet werden können, finden wir nur eine lose Beziehung der Klanganteile des musischen Unterbaues zu den Formgestaltungen des Kehl-Resonanzraumes.

Die Gestaltungsformung des Kehlraumes steht nämlich viel weniger mit der logisch-begrifflichen Sphäre der Sprache als mit der phylogenetisch tieferen Schichte der Gefühlswelt im Zusammenhang. Dies hat vor allem seine Bedeutung für den Gesang. Wie eine Stimme klingt, ob sie sonor und schwer, abgeschnürt und gepreßt, leicht und frei, voluminös oder dünn, schwebend oder schneidend, hell oder dunkel, hart oder weich, kalt oder warm, edel oder gemein empfunden wird u. a. m. — alle diese Urteile sind dem ästhetischen Empfinden des Menschen entnommen und fallen daher sehr verschieden aus.

Die ersten experimentellen Grundlagen dieser schon von Manuel Garcia berührten Fragen liegen etwa fünf Dezennien zurück. Damals fanden Pielke (Klanganalysen) und R. Schilling (Röntgenologische Untersuchungen des Stimmorgans), daß die wesentlichen Vorgänge des gedeckten und ungedeckten (offenen) Singens in der Weitung bzw. Verengerung des Kehlraumes verankert sind. Der zuletzt genannte Autor zeigte außerdem noch die Bedeutung der äußeren Kehlkopfmuskulatur (speziell des M. sternothyreoideus) für die Gestaltung des Kehlresonanzraumes und für die Spannung der Stimmlippen. Die Rückkippwirkung des Sternothyreoideus auf den Schildknorpel ließ die mit der Tiefatmung zwangsläufig verbundene Annäherung der Stimmlippenansätze, die Entspannung der Mm. thyreoarytaenoidei interni (vocales) sowie deren Einstellung derselben für die volle Gegenschlagsbewegung der Bruststimme und der Registereinstellung deutlich erkennen. Sie berechtigen uns zur Auffassung, *daß die im Kehlraum entstehenden Klangfarben nicht ausschließlich Resonanzerscheinungen darstellen, sondern zu einem großen Teil schon primär im Schwingungsmechanismus begründet sind.*

Nehmen wir hierzu noch die elektroakustisch und klanganalytisch ausgearbeiteten Untersuchungen über das Jodeln, den Deckungsmodus und das Bauchreden, so eröffnet sich uns eine sowohl muskelphysiologisch als auch klanganalytisch und klangästhetisch einheitliche Reihe von *Stimmklangabstufungen*: sie führt vom klanggesättigten, obertonreichen *Jodelton* bei maximal gesenktem Kehlkopf und hochgradig erweitertem Resonanzraum zum sonoren, edelklingenden, ebenfalls noch obertonreichen *gedeckten Singen* bei schwebend tiefstehendem Stimmorgan und erweitertem Kehlraum. Dann leitet der flache, unedle, grelle, *ungedeckte Ton* mit verringerten Teiltönen bei verkleinertem Supralaryngeal- und Hypopharyngealraum und höherstehendem Kehlkopf zur *Bauchrednerstimme* über, die durch ein dünnes, volumenarmes, fernklingendes und sehr obertonarmes Klanggepräge mit extrem verkleinertem Kehlraum und maximal erhöhtem Kehlkopfstand gekennzeichnet ist.

Will man hier ein Werturteil hinzufügen, so wird man für das künstlerische Musikempfinden des abendländischen Kulturkreises wohl als höchstes Klangideal der menschlichen Stimme dasjenige der sogenannten „gedeckten" Stimme — mit ihren verschiedenen Deckungsgraden — anerkennen; dabei finden sich von alters her Unterschiede der Rasse, indem der Grad der Deckung vom Norden nach dem Süden abnimmt. Ein mehr oder weniger starker Einschlag ins ungedeckte Singen wird vom Südländer als schöner empfunden als zu starke Deckung. Das Aufzeigen der Zusammenhänge stammesgeschichtlicher Entwicklung und rassischer Unterschiede an Hand von genauen anthropologischen, ethnologischen und phonetischen Untersuchungen wäre eine verlockende Aufgabe. Das Buch von Alan Lomax bedeutet ein vielversprechendes Unternehmen in dieser Richtung.

Es ist allerdings nicht Sache des Phoniaters, in anthropologisches, ethnographisches und musikwissenschaftliches Gebiet vorzudringen. Doch sei noch eine Bemerkung über das Jodeln gestattet. Im allgemeinen steht ja diese volkstümliche Singart wegen ihrer geographischen Einschränkung und ihrer liedkompositorischen Enge im Werturteil des Durchschnittspublikums nicht allzu hoch im Kurs. Sie wird wohl weniger als besondere Kunstgattung, sondern als angenehme Abwechslung in den Genüssen der Sommerfrische empfunden, etwa wie ein schöner Vogelgesang.

Meine Untersuchungen, welche das Jodeln vom phonetischen Standpunkt als Weiterentwicklung des stimmhygienisch gesunden und klangästhetisch schönen Singens, gleichsam als optimales Endglied in dieser früher erwähnten Reihe, erkennen lassen, sollten dazu beitragen, im kunstgerechten Jodeln einen den andern Kunstgattungen gleichwertigen Abart zu sehen und in ihrem Wert höher einzuschätzen.

Ganz anders verhält es sich mit dem *Bauchreden.* Dieses steht am anderen Ende dieser Reihe. Hier handelt es sich um eine spielartähnliche Variante des Sprechens (und Singens), die bei ihrer Seltenheit und Beschränkung auf einige wenige, besonders für diese Sprechart geeignete Individuen das Volksgemeinschaftliche vollständig vermissen läßt. Sie wirkt tatsächlich wie eine merkwürdige *Rarität* in einem Sonderkabinett einer Naturaliensammlung Doch wäre es unrichtig, im Bauchreden nur den Typus des fehlerhaften, zum Ruin der Stimme führenden Sprechens zu sehen. (Unser Bauchredner übt seinen Beruf mit Erfolg schon seit 20 Jahren aus.) Wohl würde eine menschliche Gesellschaft, die diese Sprechart als Umgangssprache gewählt hätte (eine ganz unwahrscheinliche Annahme!) dem Ruin ihrer Stimmen entgegengehen: der einzelne Bauchredner hingegen beschränkt die Ventriloquenztöne nur auf Übungen und Vortragsabende, wobei er seine Stimme tatsächlich stark forcieren muß. Daß die Bauchrednerstimme nur von wenigen seltenen Individuen beherrscht wird, spricht dafür, daß es sich hier um Stimmorgane handelt, die ihrer Struktur nach fähig sind, solche Preßstellungen lange Zeit ohne Schaden zu ertragen, so daß sie es sich leisten können, ihre Mitmenschen durch den merkwürdigen Reiz dieses von ferne klingenden Sprechens zu unterhalten. In diesem Zusammenhang sei erwähnt, daß die *japanischen Sänger* und viele *sibirische Volksstämme* sich anstrengen, um Kehllaute hervorzubringen, oder mit Fistelstimme singen, wie man an den gestauten und geröteten Gesicht erkennen kann. Das Quetschen fällt ihnen nicht leicht, aber sie halten es für unschicklich, die Bruststimme zu verwenden und den Mund weit zu öffnen. Ein Japaner sagte, daß dieses *gutturale Quetschen* besonders erlernt werden müsse, nur Kinder und Kutscher ließen nach europäischer Manier die Töne „aus dem Bauche" kommen (Felber, Abraham, v. Hornbostel, Lach).

Die Rutzsche Typenlehre. Noch immer umstritten ist die Bedeutung der von J. Rutz (1895) begründeten Typenlehre. Dieser glaubte feststellen zu können, daß jeder Komponist und jeder Schriftsteller seine bestimmte Klangfarbe habe, in der seine Werke geschrieben sind. Jede dieser Klangfarben sollen bestimmten Rumpfeinstellungen, Spannungen der Rumpfmuskulatur und besonders der Bauchmuskulatur entsprechen. Sein Sohn O. Rutz hat die Ansicht seines Vaters weiter entwickelt und in 4 Werken behandelt. Er unterscheidet 3 faßbare Typen, die durch Helligkeit, Dunkelfärbung, Härte und Weichheit, Kälte und Wärme unterschieden werden. Je nach der Kompositionsart oder der schriftstellerischen Eigenart will er die verschiedensten Haltungen der Bauchwand (Vorschieben, Einziehungen, seitliche Straffung der Bauchmuskeln, Schrägziehung) beobachtet haben. Der große Kenner der Atemphysiologie und der Gesangstechnik R. Schilling (1956) schrieb darüber:

„Die Vorstellungen, die Rutz sich von den Einziehungen bzw. Vorwölbungen einzelner Punkte oder kleiner Flächen der Bauchwand gemacht hat, beruhen auf einer mangelhaften Kenntnis der physiologischen Möglichkeiten. Wohl können die Bauchdecken als Ganzes vorgewölbt oder eingezogen oder gestrafft werden, nicht aber einzelne Punkte derselben. Manche „Muskelkünstler" können allerdings einzelne Bündel der Bauchmuskeln gesondert innervieren; das sind aber Ausnahmen und können hier nicht gemeint sein." Trotzdem ist die Rutzsche Lehre nicht zu verwerfen, denn ihre Grundidee ist richtig. Daß die verschiedenen Künstler, Schriftsteller und Komponisten in wärmeren und kälteren, weicheren und härteren Form geschaffen haben, ist korrekt. Es stimmt auch, daß diese Formen gewissen Muskelspannungen entsprechen und auch die umgekehrte Tatsache, daß man sich leichter in die Klangfarbe des betreffenden Autors vertiefen und ihn sprachlich und gesanglich besser wiedergeben kann, wenn man sich in die zugehörige Muskelspannung versetzt. Aber der Vorgang, der sich physiologisch dabei abspielt, ist anders als Rutz sich dies vorgestellt hat. Rutz hat nicht bedacht, daß man zwischen dem anatomischen und dem kinästhetischen Menschen unterscheiden muß. Der erstere stellt das dar, was objektiv wirklich geschieht und anatomisch nachweisbar ist; der letztere drückt das aus, was in der Vorstellung wirksam ist, anatomisch aber nicht — oder nicht in der gleichen vorgestellten Weise — vorhanden zu sein braucht. Nur die groben Grundeinstellungen der Rutzschen Typen (Vorwölbung, Einziehung und Straffung der Bauchwand) entsprechen auch den anatomisch möglichen Verhältnissen und lassen sich experimentell nachweisen. Die feineren Einstellungen und Unterarten aber bestehen nur in der Vorstellung. Daß diesen differenzierten Vorstellungen in Wirklichkeit auch irgendwelche anatomischen Vorgänge entsprechen, ist anzunehmen. Doch müßte erst experimentell-phonetisch nachgewiesen werden, wie diese Vorgänge sind.

Auch der Phonetiker E. SIEVERS (1901), der noch zwei sogenannte vibrierende Typen hinzufügte, hatte keine überzeugenden Nachweise dafür liefern können. Dieser Auffassung war auch M. NADOLECZNY (1926). Es mag sein, daß von der verfeinerten Methode der Elektromyographie und der sonographischen Erfassung der Stimme, eine weitere Klärung zu erwarten ist.

Zum Schluß seien die Schlußworte von V. FORSCHHAMMER angeführt, die er anläßlich der VII. Versammlung der Internationalen Gesellschaft für Logopädie und Phoniatrie in Kopenhagen (1936) gesprochen hatte (zitiert nach R. SCHILLING).

„Ich möchte andeuten, wie man die RUTZ-SIEVERSschen Beobachtungen verwerten und ausnützen kann, ohne ihre speziellen Methoden zu kennen und zu beherrschen. Für die wiederschaffende Tätigkeit wird es schon von Bedeutung sein, daß man weiß, daß diese Verhältnisse existieren, daß nicht alle Werke mit demselben Klang oder derselben „Stimme“ wiedergegebenwerden können, sondern daß vielmehr jedes Werk seine bestimmte physiologische Einstellung verlangt.

Um dies zu erreichen, muß man sich ganz passiv dem Werk gegenüberstellen, körperlich und geistig entspannt, wie man es überhaupt muß, wenn man ein Kunstwerk auf sich einwirken lassen will. Jede x-beliebige Zwangsstellung oder Zwangsspannung, wie z. B. eine bestimmte, einstudierte Atmungsform, wird hier hemmend wirken; ja schon, daß man das Buch in der Hand hält oder es vor sich liegen oder stehen hat, daß man eine unzweckmäßige Stellung einnehmen muß, um darin zu sehen. Es ist auch nicht gleichgültig, ob man steht oder sitzt.

Hat man nun sich selbst und sein Objekt in der günstigen Weise untergebracht, versucht man zu lesen, zu singen oder zu pfeifen und sieht, wie es geht, ob man sich frei und natürlich dabei fühlt und ob der Klang klar und frei wird. Besonders die Freiheit der Stimme ist ein entscheidendes Kriterium, was natürlich für Sänger und Redner von besonders großer Wichtigkeit ist. Fühlt man sich nicht frei, ist der Klang oder die Stimme gehemmt, muß man sich losschütteln und umstellen, bis man die richtige Haltung gefunden hat.“

Nicht alle Menschen haben die gleiche Fähigkeit, sich richtig einzustellen. Dies hängt besonders von ihrer motorischen Begabung und ihrer Entspannungsfähigkeit ab. Wir begegnen allen Graden und Nuancen, vom augeprägten Typenwiedergeber zum vollkommen Steifen, der nur in seinem eigenen Typus reproduzieren kann.

„Ein Glück, daß sowohl der motorische Sinn wie die Entspannungsfähigkeit sich entwickeln lassen, wenn auch in verschiedenem Grade. Hier müssen wir also mit unserer Pädagogik einsetzen: Entspannungsübungen und Entwicklung unseres Organ- und Muskelgefühls. Und wir dürfen uns hier nicht mit den Sprech- und Atmungsorganen begnügen, nein, der ganze Körper muß geschmeidig gemacht werden, und wir müssen die schwierige Kunst der Entspannung und der Isolation erlernen und verwenden in allen Verhältnissen des Lebens: beim Gehen, Laufen, Sitzen, Schreiben, Lesen, Radfahren, Reiten usw.“

6. Die Flüsterstimme

Das *Flüstern* kommt dadurch zustande, daß die austretende Luft zwischen den einander genäherten Rändern der Stimmlippen ein Geräusch erzeugt. Die Stimmlippen liegen bei dieser zweifellos *unphysiologischen Stimmgebung* in ihrem vorderen ligamentären Anteil fest aneinander, während der hintere cartilaginäre Teil geöffnet bleibt und ein kleines Dreieck bildet, durch das der Luftstrom entweicht („*Flüsterdreieck*"). Dem Flüstern kann man das *Hauchen* gegenüberstellen, das ebenfalls zu den ungewöhnlichen Arten des Stimmgebrauchs gehört. Bei diesem zeigt die Glottis ein langes gleichschenkeliges Dreieck, das sowohl den ligamentären als auch den cartilaginären Teil der Stimmlippen einnimmt. Der Schluß des ligamentärem Anteils wird durch die Tätigkeit des M. cricoarytaenoideus lateralis bewirkt. Allerdings kann auch in der Hauchstellung der Stimmlippen geflüstert werden, wobei durch die allmähliche Verkleinerung der dreieckigen Glottisspalte eine Art Flüstergeräusch zustande kommt. Dieses unterscheidet sich aber vom scharfen Flüstern durch einen hauchigen Klangcharakter.

Die Weite der Glottis bildet nach den Untersuchungen von WETHLO keine Konstante. Experimentelle Forscungen an Polsterpfeifen haben ergeben, daß die Einstellung sogar in reichlich weiten Grenzen schwanken kann, ehe der subglottische Druck merklich absinkt bzw. das Atemvolumen abnorme Werte erreicht. Dies stimmt mit den phonetischen Untersuchungen bei einseitigen Rekurrenslähmungen in Median- oder Paramedianstellung überein, worauf E. DÖHNE hinweist. Man kann also rein nach der Spiegeluntersuchung keine Beurteilung der Phonationsstellung durchführen, sondern nur durch die phonetische Untersuchung, welche die Funktionsstellung kennzeichnet. Die Flüsterstimme unterscheidet sich also von der normalen Stimmgebung

1. durch die verkehrt Y-förmige Stimmritze und die besondere Art der Stimmlippeneinstellung;

Es ist also offensichtlich, daß infolge der ungünstigen Schwingungs- und Ausatmungsverhältnisse die Flüster- und Hauchstimme als durchaus unphysiologisch angesehen werden muß. Sie ist daher auch nicht zur Schonung der Stimme zu empfehlen.

In diesem Zusammenhang sei erwähnt, daß auch Flüstern *ohne Kehlkopf* zustande gebracht werden kann. Patienten, bei denen die Laryngektomie durchgeführt wurde, formen die vorhandene Luft in ihrem Munde in geflüsterte Laute, die in nächster Nähe der Kranken einigermaßen verstanden werden können. Man kann diese Lautäußerung als *Pseudoflüsterstimme*, „*Mundflüstern*" bezeichnen.

2. durch die veränderten Schwingungs- und Spannungsverhältnisse der Stimmlippen beim Phonationsvorgang, wobei aperiodische statt periodische Schwingungen auftreten, d. h. Reibegeräusche an Stelle von Tönen;

3. durch eine wesentliche Erhöhung des verbrauchten Luftvolumens;

4. durch die Senkung des subglottischen Luftdruckes (GUTZMANN, H.: E. DÖHNE).

Das Flüstern kann nur stimmlos sein. Dies bewies als erster DELAINI (1830) (zitiert nach G. PANCONCELLI-CALZIA). Er führte sich eine elastische Röhre durch ein Nasenloch bis in den Pharynx und blies sich in den Mundraum einen kontinuierlichen Luftstrom. Dann hielt er den Atem zurück und schloß seine Glottis, wobei er die üblichen Bewegungen zur Artikulation der Laute ausführte. Dieses künstliche Flüstern unterschied sich in nichts von dem natürlichen. G. PANCONCELLI-CALZIA (1955) zeigte als erster in einem interessanten Versuch, daß das Flüstern als fertiges Gebilde wohl die Klangfarbe, Stärke und Dauer wiedererkennen läßt, *nicht aber die Tonhöhe.* Er forderte einen Italiener auf, die ersten Verse der Arie des Herzogs aus „Rigoletto" (La donna è mobile) in italienischer Sprache flüsternd in das Mikrophon zu singen. Alle Vp., die kein Italienisch konnten, verstanden beim Abhören des Tonbandes weder den Text, noch kamen sie darauf, daß es sich überhaupt um eine Melodie handeln konnte. Dagegen erkannten die italienisch sprechenden Hörer aus dem Zusammenhang des Textes die Arie, jedoch glaubten sie, der Text sei gesprochen worden. Daß sich bei sogenannten *Tonhöhensprachen* (Ewe, Chinesisch) kein wesentlicher Mangel an Verständlichkeit beim Flüstern (z. B. bei der Beichte) bemerkbar macht, ist offenbar darauf zurückzuführen, daß Veränderungen des subglottischen Druckes, zum Teil Änderungen der Farbe oder beide miteinander, an die Stelle der Stimmhöhenveränderungen treten.

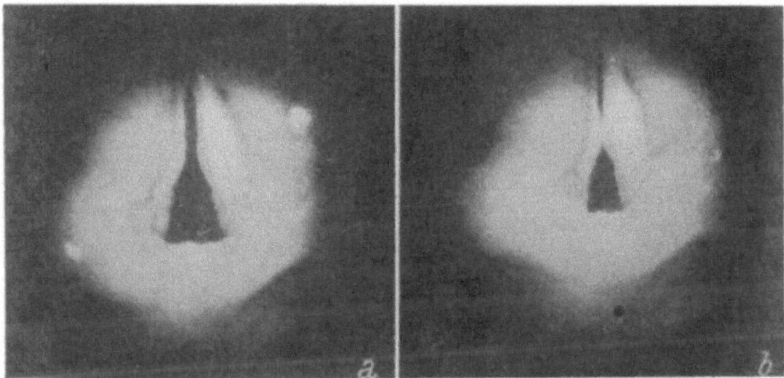

Abb. 158a und b. Stellung der Stimmlippen beim *Flüstern.* Man merkt die große Lücke, welche durch das Ausbleiben der Muskelwirkung der Interarytaenoidei bedingt ist. a zeigt ein Flüstern auf einem tiefen Ton und b den Versuch, in höheren Tönen und dementsprechend unter Anstrengung zu flüstern. (Nach J. PRESSMANN, Arch. Otolaryng. Bd. XXXV, 1942.)

Die PRESSMANNsche Ansicht (1942), daß *beim Flüstern* der M. arytaenoideus transversus sich nicht in Funktion befindet, konnte M. ZBORIL (1965) durch elektromyographische Registrierungen bestätigen. Er fand nämlich bei dieser Art Stimmgebung eine erhöhte Tätigkeit des M. vocalis, bei leichzeitiger Herabsetzung der elekrischen Aktivität des M. cricoarytaenoideus dorsalis, und nur eine ganz geringe Erhöhung im M. arytaenoideus transversus. Es folgte daraus, daß beim Flüstern vorwiegend der M. vocalis in Tätigkeit gesetzt wird, während der M. transversus ruht, was die dreieckige Spalte in der hinteren Kommissur erklärt.

P. MOUNIER-KUHN und L. LAFON (1959) verdanken wir *spektrographische Untersuchungen.* Bisher fehlten jedoch noch spektrographische Registrierungen der Flüsterstimme, welche phonetisch nicht nur wegen der strukturellen Veränderung, sondern auch wegen der Verständlichkeit für das Gehör interessant sind.

Infolge des Ausströmens im dorsalen Abschnitt der Stimmlippen entsteht ein *weiches Geräusch*, das man leicht vergleichen kann. Der Ton hat keine eigentliche Frequenz und auch keinen Frequenzrhythmus. Die Luftmenge, die er für den Tongenerator braucht, ist gering; auch der Silbenrhythmus erleidet eine Verlangsamung im Vergleich zur Normalstimme. Die Flüsterstimme am Ausgang der Stimmlippen hat keine laryngealen Charakterica, wenn der Kehlkopf normal ist. Vielmehr werden die Töne durch die übergeordneten supralaryngealen Resonanzräume verstärkt. Dieser Stimme fehlt die Tragkraft.

Aus den genannten Gründen sind die akustischen Phänomene stark reduziert. Da der Grundton fehlt und nur Teilzonen das Gehör erreichen, wird die Flüstersprache kaum verstanden, es sei denn, daß die tiefen Teiltöne mit einem breiten Formanten (2 und 3 Formanten) die Erkennung der Laute ermöglichen.

7. Vibrato, Tremolo und Triller

Es ist zu beachten, daß die menschliche Stimme beim Tonhalten *Schwankungen der Lautstärke* und der Höhe erkennen läßt. Man nennt das *normales Vibrato*, was dem Ohr den Eindruck einer reichen Klangfülle und Gefühlswelt vermittelt. Bei einer schönen Stimme zeigen die Schwankungen der Stimmstärke nur eine kleine Amplitude. Sie wiederholen sich 5,6- bis 6,6mal in der Sekunde.

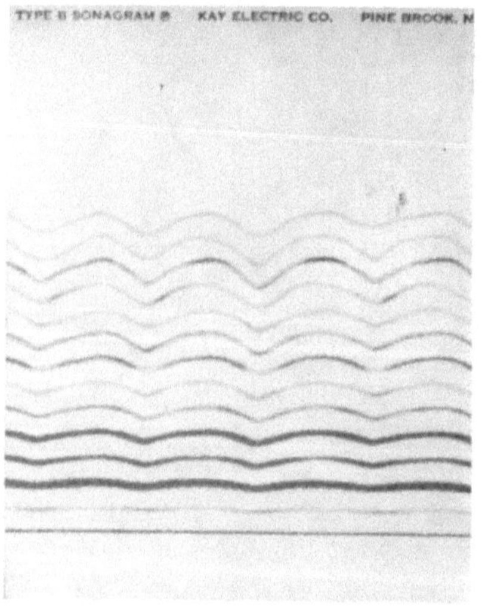

Abb. 159. Verlust des sinusförmigen Charakters des Frequenz-Vibrators Ton e^1, B., Tenor (nach J. Pommez).

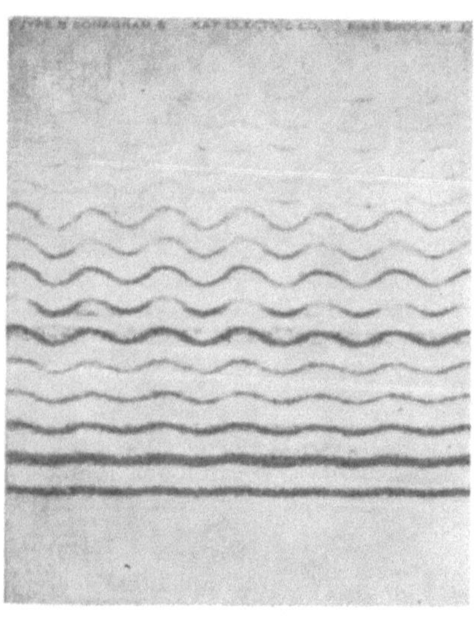

Abb. 160. Übertriebene Modulation des Frequenz-Vibratos. Ton c^4, Mme D., Sopran (nach J. Pommez).

Die Unterschiede der Intensität betragen in jeder Phase des normalen Vibrato 2 bis 3 Decibel, die jenigen der *Tonhöhe* einen halben Ton. Während der Pianoton diese Kennzeichen des normalen Vibrato fast vermissen läßt, treten sie mit steigender Stimmstärke immer mehr hervor (Seashore, Stanley, Wilmer, Bartholomew). Das normale Vibrato der Stimme ist die Folge der mit der Phonation verbundenen Muskelaktion, die dabei sehr schnelle Erschütterungen hervorruft.

L. Sjöström (1947) konnte ebenfalls elektroakustisch zeigen, daß im allgemeinen auf eine Sekunde ungefähr sechs Vibratoperioden entfallen. Ein Unterschied zwischen der Anzahl der Perioden im forte und piano wurde nicht festgestellt. Die Künstler hatten jeweils Mühe, die angegebene Tonhöhe genau zu halten. Beim Forte bemerkte Sjöström die Tendenz, ungefähr um $^1/_4$ Ton anzusteigen. Bei jeder Vibratoperiode konnten durchschnittlich 9 bis 10 Tonhöhenschwankungen registriert werden, ebenso 4 bis 5 Tonstärken. Da die Dauer der Vibratoperiode $^1/_6$ Sekunde umfaßt, beträgt die Dauer der während dieser Periode auftretenden Schwankung ungefähr 0,03 bis 0,04 Sekunden und die Dauer der Tonhöheschwankung ungefähr 0,015 bis 0,02 Sekunden. Diese Schwankung kann unser Gehör nicht erfassen. Sjöström erklärte daraus, daß unsere Gehörempfindung auf im Durchschnitt sechsmal in der Sekunde vor sich gehenden Intensitätsschwankungen reagiert.

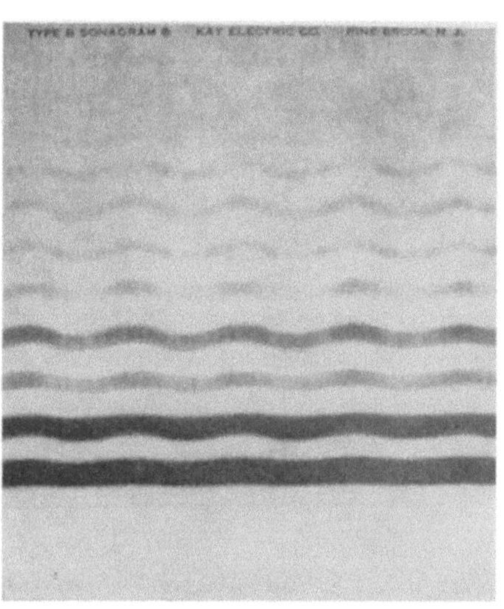

Abb. 161. Vibrato der Frequenz und der Amplitude (Intensität Ton e², Mme V., Opernsängerin (nach J. Pommez, Revue de Laryngologie 1962).

Auch F. Winckel (1953) fand Vibratofrequenzen von 5,6 bis 7,7 Hz. Bei Schlagersängern dehnt sich der Toleranzbereich noch weiter aus. Selbst wenn ein Sänger bei der Intonation eines Vokals die gleiche Tonhöhe hält, so ist die Vibratofrequenz nicht absolut konstant, sondern schwankt nach F. Winckel bis zu 25%. Beim Crescendieren beobachtete dieser Autor ein Ansteigen der Frequenz, beim Diminuendo umgekehrt eine Verringerung (z. B. bei einem Spektrogramm von Lily Pons (Sopran) von 6,8 bis 7,2 Hz und umgekehrt von 7,2 auf 6,8 Hz). Sowohl extreme Modulationstiefen (bei hochwertigen Stimmen durchschnittlich $\pm\, ^1/_4$ Ton bis $\pm\, ^1/_2$ Ton beim Crescendieren) als auch zu hohe Vibratofrequenzen (9 Hz), werden als störend empfunden. Interessant ist es, daß die Wellenform des Vibratos *nicht* immer sinusförmig ist, sondern oft Schwingungsverzerrungen eintreten, die für einen Sänger charakteristisch sein können.

A. Gemelli, G. Sacerdote, G. Bellussi (1954) fanden ebenfalls Modulationsänderungen der Frequenz zwischen $^1/_4$ *bis* $^1/_2$ *Ton, bis zu einem Ganzton.* Die Intensitätsschwankungen betrugen *2 bis 3 Db bis 8 bis 10 Db.* Die Verfasser unterscheiden folgende Vibratogruppen:

1. Das Vibrato von geringer Frequenz (3 bis 4,5 Perioden pro Sekunde) findet man bei den Sängern der Negrospirituals und bei Variétésängern.

2. Das Vibrato der qualifizierten Opern- und Konzertsängern (*4,5 bis 6,4*) mit einer Modulation der Frequenz von etwa $^1/_2$ *Ton.*

3. Das Vibrato mit höherer Periodenzahl (6,4 bis 10 bis 12) mit mehr oder weniger großen Intensitätsschwankungen wird als Tremolo-Vibrato (Tremolo im Sinne von Stanley) bezeichnet.

4. Spezielle Formen des Vibratos sind von Obata und Kobaysi bei den Utai-Japanern *in primitiven Volksgesängen* gefunden worden. (Zitiert nach A. Gemelli, Sacerdote und Bellussi.)

Sehr schön konnten diese Autoren durch die gleichzeitige Aufnahme der Vibratofrequenz und des Vibratos der Intensität zeigen, daß teilweise eine Korrelation in derselben Phase, teilweise entgegengesetzt derselben vorhanden ist.

R. Schilling konnte an einem Tracheotomierten pro Sekunde 5 bis 6 Oszillationen des Luftstromes in der Luftröhre feststellen und brachte dieses mit Recht mit dem Vibrato in Zusammenhang. Wahrscheinlich spielt das *vegetative System,* das ja den Muskeltonus und die Ernährung des Muskels regelt, dabei eine Rolle. Junge Sängerinnen und Sänger mit schönen Stimmen weisen ein ausgeglichenes Vibrato auf. Mit zunehmendem Alter stellen sich aber Unregelmäßigkeiten ein und der Ton hat daher nicht mehr dieselbe Qualität.

Unter den Abarten des Vibrato ist vor allem das verpönte *Tremolo* zu nennen, das oft mit ersterem verwechselt wird. Auch hier kann die elektroakustische Beobachtung die sich wiederholenden Schwankungen feststellen. Sie betragen *7 bis 10* in der *Sekunde* statt *5 bis 6*. Dabei schwankt die Lautstärke im Gegensatz zu stark wechselnden Tonhöhen nur wenig.

Als musikalische Variante regelmäßiger Tonschwankungen ist der *Triller* anzusehen. Nach F. WINCKEL (1953) bewegt sich die Frequenz der Tonhöhenschwankungen im gleichen Rahmen wie beim Vibrato. Der Hauptunterschied zwischen Vibrato und Triller besteht im größeren Ausmaß der Tonhöhe-Modulation. Die Modulationstiefe schwankt beim Triller etwa um 1 Ton. Man gebraucht ihn in der Musik wegen dieser weiten Modulation nur ausnahmsweise.

„Das „Vibrato" der Sängerstimme kann nach den Untersuchungen von K. BÖHMER und K. HARTLIEB (1962) vom elektrophysiologischen Standpunkt aus als eine niederfrequente Modulation der höher frequenten Skalatöne der menschlichen Stimme aufgefaßt werden (F. WINCKEL, R. HUSSON). Zur Untersuchung des Stimmvibrators haben sie Meßwerte aus Oscillogrammserien von Jugend- und Erwachsenen-Stimmen entnommen, die in Optimum von 5^{-6} Hz zeigten. In solchen Oszillogrammen, kann man in der Periode (P) der Vibrationsschwingung eine kurze „Schlag"- und eine längere „Kling"-Phase unterscheiden, die beide dem rhythmisch sich folgenden Wechsel der Schließ- und Öffnungsphasen der Stimmlippenbewegungen entsprechen (K. F. FRUEH und M. HARTLIEB). In Analogie zur Ermittlung von Öffnungsquotienten der Stimmlippenbewegungen bei verschiedenen Tonhöhen haben diese Forscher auch für die Periode der Vibratoformen die Öffnungsquotienten bestimmt. Sie fanden eine gute Übereinstimmung in den wichtigsten Merkmalen (Meßwerte, Kurvenformen, Parallelität für Frauen- und Männerstimmen), z. B. beim Vergleich mit den Kurven v. J. KIRIKAE (1943).

8. Die Genauigkeit der Stimme

Der erste, der Untersuchungen darüber anstellte, wie genau mit dem Stimmorgan ein bestimmter Ton wiedergegeben werden kann, war KLÜNDER (1872). Er stellte schon fest, daß die menschlichen Organe in ihren Funktionen keine absoluten Vollkommenheiten erreichen können. „Das Maß von Fehlern ist jedoch sehr gering und namentlich auch der Kehlkopf eines mit gutem musikalischem Gehör begabten, und auch sonst genügend ausgebildeten Menschen, kann den von ihm verlangten Ton mit großer Genauigkeit halten." Bei den Versuchen KLÜNDERS und seines Lehrers HENSEN ertönten der gegebene und der nachgesungene Ton stets gleichzeitig. Bei seinen Experimenten leitete er den Ton einer Orgelpfeife durch einen Arm des Königschen Differenzapparates zur empfindlichen Flamme, während gleichzeitig der gesungene Ton in den andern Arm hinein gelangte. In ihrer Welle ließ er eine Stimmgabel das c (128 Hz) aufzeichnen und berechnete die Mittelzahl der Fehler. Es ist bemerkenswert, wie der Sänger die Schwebungen, die zwischen dem gegebenen und nachgesungenen Ton entstehen, durch Veränderung der Stimmlippenspannung ausgleichen, fast völlig zum Verschwinden bringt. Verschiedene Autoren fanden beim Nachsingen eines gleichzeitig erklingenden Orgelpfeiftones, oder eines Stimmgabeltones (Unisonoversuche), 0,35 bis 1% Fehler.

Dank der modernen Technik ist es heute möglich, die akustisch wahrnehmbaren und muskulären Leistungen des Stimmorganes des Menschen besser zu erfassen als in früheren Zeiten.

Die Untersuchungen von R. Luchsinger und K. Faaborg-Andersen (1966) waren in erster Linie auf das Tonhalten nach Erklingen eines bestimmten Tones ausgerichtet. Es sollte geprüft werden, wie sich die Frequenz zu Beginn eines gesungenen Tones und das Einstellen der Muskelspannung im Stimmorgan verhält.

Methodik. 1. Die verwendete *spektrographische Apparatur* nach Weber/Dubois erlaubt die gleichzeitige Aufzeichnung der Intensität und der Melodiebewegung der Stimme in Funktion der Zeit auf einen Registrierstreifen. Als Maß für die Intensität wurde die Amplitude der Grundschwingung des Schalldruckes gewählt. Die Aufzeichnung der Intensität erfolgt in einem logarithmischen Maßstab in Dezibel (dB). Das Gerät ist in der Lage, einen Dynamikumfang von 50 dB, entsprechend einem Pegelverhältnis von 316:1, mit einer Genauigkeit von 0,5 dB aufzuzeichnen. Die Melodiebewegung umfaßt den Frequenzumfang einer Oktave, nämlich von 180 Hz bis 360 Hz für Frauen und Kinderstimmen und 90 Hz bis 180 Hz für Männerstimmen mit einer Meßgenauigkeit von 2 Hz bei Frauenstimmen und 1 Hz bei Männerstimmen.

2. Der verwendete *Elektromyograph* (DISA Erzeugnis) registriert die Muskelaktionspotentiale auf photographischem Papier, das mit einer stetigen Geschwindigkeit von 5 cm/Sek. durch 3 Kanäle mit je einem Kathodenstrahlen-Oszilloskop läuft. Gleichlaufend mit den 3 Kathodenoszilloskopen hat man 3 andere Kathodenoszilloskope für die Registrierungen, die eine direkte Betrachtung der Aktionspotentialmuster erlauben. Alle 3 Kanäle können mit einem Lautsprecher verbunden werden. Für die Ableitung verwendete man konzentrische Nadelelektroden, die aus einer Stahlkanüle (äußerer Durchmesser 0,55 mm) mit einem isolierten Platinfaden (0,1 mm) bestanden. Die Potentiale wurden zwischen der Spitze des Platinfadens und der umgebenden Stahlkanüle gemessen.

Durch den Kanal I wurden die Potentiale des M. cricothyreoideus abgeleitet. Kanal II war mit einem Mittelwertmesser verbunden, der den Mittelwert der elektrischen Aktivität im Kanal I sowie im Kanal III mißt. Kanal III war mit einem Kristall-Mikrophon (Erzeugnis RONETTE, Amsterdam Typ B 110) verbunden, so daß die Intonationen gleichzeitig mit den Aktionspotentialen registriert werden konnten. Das Mikrophon hatte eine Frequenzcharakteristik von 30—10000 Hz, linear zwischen 40—1000 Hz.

Versuchsanordnung. Es konnten 4 Vp., 2 Männer und 2 Frauen für diese Versuche gewonnen werden. Diese hatten bestimmte Töne (Vokal [o] weicher Stimmeinsatz) in der elektromyographischen Anordnung zur Registrierung der Tätigkeit des M. cricothyreoideus bds., zu halten, zuerst 2mal in piano; der 3 Ton mußte etwas lauter gesungen werden. Die 1. Vp. F. J. sang auf c′ (261 Hz), die 2. Vp. G. M. w. c″ (523 Hz). Die Kurve des 3. Teilnehmers C. L. (a′ 440 Hz) ließ man weg, weil umgebende Geräusche eine spektrographische Auswertung verunmöglichten. Die 4. Vp. I. L. sang bei a′ (440 Hz). Die auf Band aufgenommenen Stimmen wurden nun dem oben beschriebenen Elektrographen zugeleitet und kurvenmäßig ausgewertet. Wie frühere Autoren feststellen konnten, zeigte es sich, daß ein Sänger einen Ton in bestimmter Tonhöhe in piano in der einmal festgehaltenen Tonhöhe ohne Änderungen festhalten kann.

Dank dem beträchtlichen Vorschub des Schreibgerätes unseres Spektrographen ergab sich ein interessanter Einblick in das akustische Geschehen zu Beginn der Stimmgebung. Es zeigten sich bei allen drei Vp. Fluktuationen der Tonhöhe zwischen 10 bis 40 Hz *in der ersten Viertelsekunde*, die das Ohr *nicht* wahrnehmen kann, zumal die Intensitätsschwankungen, die man auf einzelnen Kurven (trotz der störenden Inferenz umgebender Geräusche bei der Aufnahme) auf $2^1/_2$ bis 5 dB bewerten kann, unbedeutend sind. Die Einstellschwankungen dauern selten länger als $^1/_4$ bis $^1/_3$ Sek. Dann glätten sich bei allen Vp. die Kurven und der Ton wird während 7 bis 10 Sek. stabil gehalten, mit den üblichen Frequenzschwankungen von 5 bis 7 Hz, wie man sie bei guten Stimmen findet. Nur die Vp. 4 zeigt nach der 3. Sek. bei der 3. Aufnahme stärkere Ermüdungserscheinungen (Schwankungen bis 10 Hz) (Vgl. Abb. 162).

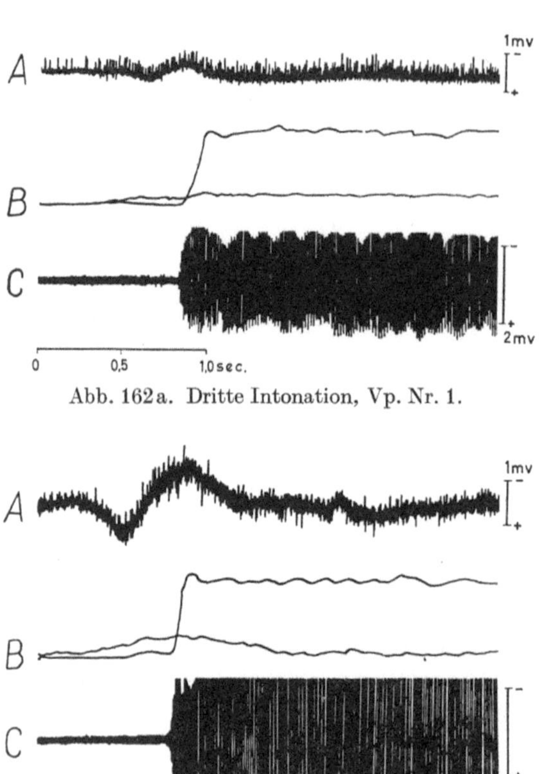

Abb. 162a. Dritte Intonation, Vp. Nr. 1.

Abb. 162b. Dritte Intonation, Vp. Nr. 4. [Luchsinger/Faaborg (Folia phoniatr.).]

Elektromyographie. Bei allen 4 Vp. hat man, wie gewöhnlich, eine gewisse, aber geringe Ruheaktivität im M. cricothyreoideus gefunden. Es sind Potentiale von wenigen motorischen Muskeleinheiten, die mit einer ziemlich langsamen Frequenz arbeiten.

300 bis 400 msek. bevor man durch das Mikrophon die Intonation registrieren kann, sieht man einen Zuwachs der elektrischen Aktivität, indem das Potentialmuster jetzt Interferenzen zeigt zwischen den Aktionspotentialen zahlreicher motorischer Einheiten, die wahrscheinlich mit steigender Frequenz arbeiten. Diese elektrische Zunahme hält sich unverändert bis zum Schluß der Intonation (Abb. 162 a).

Außerhalb der hier genannten Aktivität sieht man am Anfang der Intonation eine andere Form der Aktivität, die sich durch eine Verlagerung der Basislinie zeigt. Diese Aktivität nimmt etwa $^1/_4$ Sek. vor der Intonation ihren Anfang und hört $^1/_4$ Sek. nach Beginn der Intonation auf (Abb. 162 b).

Aus den spektrographischen Kurven von 3 Vp., welche einen Ton (Vokal [o]) zu halten hatten, konnte erkannt werden, daß bei allen Sängern eine vokale Einstellung zu Beginn des Tones erfolgt. Diese bedingt eine gewisse Unsicherheit und Fluktuation sowohl der Melodiekurve als auch der gleichzeitig registrierten Intensitätskurve. Die Schwankungen bewegen sich zwischen 10 bis 40 Hz bzw. $2^1/_2$ bis 5 dB und werden vom Ohr *nicht* wahrgenommen. Der ganze Vorgang dauert im Durchschnitt $^1/_4$ Sek. und die einzelnen Tonhöhenbewegungen laufen während dieser Zeit etwa in 0,1 bis 0,2 Sek. ab. Aus der Kurve der 2. Vp. (415 Hz) kann außerdem entnommen werden, daß die fast periodisch kleinen Tonhöheschwankungen (0,01 Sek.) parallel mit im Durchschnitt 6mal vor sich gehenden Intensitätsschwankungen vor sich gehen. Diese werden von unserem Gehörsinn als „Vibrato“ aufgefaßt und wir können damit die Auffassung von LENNART-SJÖSTRÖM (1947) unterstützen. Es ist interessant, daß die synchron eingesetzte Elektromyographie des M. cricothyreoideus diese kurzdauernden Einstellbewegungen bei der Stimmgebung ebenfalls zu Darstellung bringt.

Zu Beginn des Tonhaltens bemerkt man eine Verlagerung in der Basislinie der elektrischen Aktivität mit Anfang $^1/_4$ Sek. vor und Schluß $^1/_4$ Sek. nach dem Anfang der Intonation.

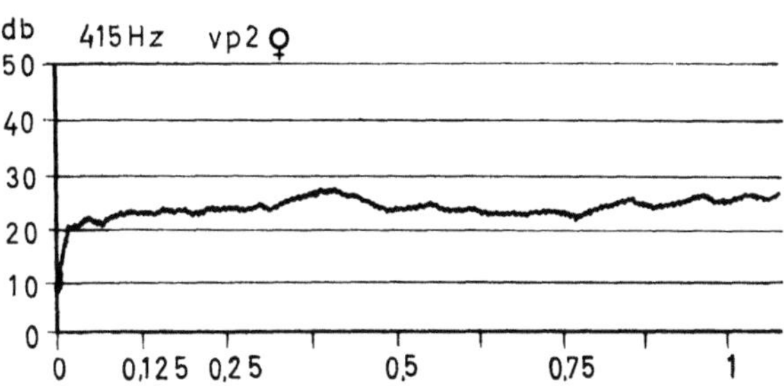

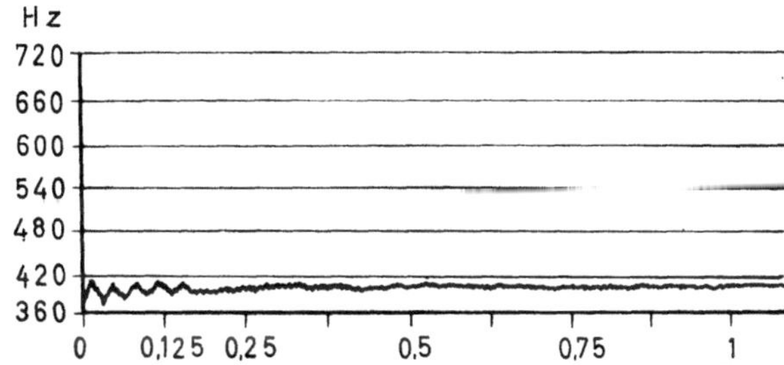

Abb. 163. Spektrographische Registrierungen des Tonhalten, Vp. 2.

Diese Aktivität hat ihre Ursache in Bewegungen der Elektrode und entspricht, was die letzte Sekunde angeht, der Fluktuation in der Tonhöhe zwischen 10—40 Hz, die man im Spektrogramm sehen kann, aber von unserem *Gehörsinn* nicht aufgefaßt werden kann. Diese Aktivität ist früher als ein Artefact beschrieben worden (FAABORG-ANDERSEN, 1957). Sie kann mit einem „High-Pass“-Filter ausgeschlossen werden. Weiterhin ist sie von VAN DEN BERG und SPOOR (1957) beschrieben worden. Diese nennen sie „die Mikrophonwirkung des Larynx“.

Die erwähnten Intensitätsschwingungen (etwa 6 pro Sek.), die als „Vibrato“ vom Gehörsinn aufgefaßt werden, kann man auf der Mikrophonkurve des Elektromyogramms und ihrer Mittelwertkurve sehen, aber man erkennt sie nicht mit Sicherheit im Aktionspotentialmuster oder in seiner Mittelwertkurve.

Zusammenfassend kann man sagen, daß die Genauigkeit der Stimm-Einstellung beträchtlich ist. Beim Singen eines gegebenen Tones unter weichem Stimmeinsatz stellt sich anfänglich eine gewisse stimmliche Unsicherheit ein, die aber nur sehr kurze Zeit ($^1/_4$ bis $^1/_3$ Sek.) dauert. Dies geschieht dank dem propriozeptiven System, welches über den N. laryngeus cranialis (innerer Ast), über die bulbären Zentren zur Larynxmuskulatur in erster Linie zum M. vocalis und M. cricothyreoideus, aber auch zum gesamten Stützsystem führt, unter Steuerung durch das Gehörorgan und die Gehörzentren als Regelkreis.

Literatur

Klangfarbe der Stimme

ALEMBERT, D': Eléments de musique théorétique et pratique, Paris: David, Le Breton Durand, 1752. — ANDREOSSY, V.: L'esprit du chant. Genf: Perret-Gentil. 1942. — AVELLIS, G.: Die Ventrikelform beim Sängerkehlkopf. Arch. Laryng. **18**, 458 (1906).

BECK, J.: Deutsche Ges. Sprach- und Stimmheilk. Leipzig. 1928. — BENNATI, M.: Recherches sur le mécanisme de la voix humaine. Paris. 1832. — BENNHOLD: Arch. exper. Pathologie, **130**, 1928. — BÉRARD, M.: L'art du chant. Paris. 1755. — BIEHLE, H.: Die Stimmkunst, Bd. 1 und 2. Leipzig: Fr. Kistner und W. Siegel. 1932. — BLEULER, E.: Zur Theorie des Bauchredens. Münch. med. Wschr., Nr. 21, 369. 1891. — BUKOFZER, M.: Über den Einfluß der Verengerung des Ansatzrohres auf die Höhe des gesungenen Tones. Arch. Ohrenheilk., **61**, 104 (1904).

CAIRATI: Gibt es einen geschmacklichen, technischen oder methodischen Unterschied zwischen dem italienischen und deutschen Gesang oder beruht der Unterschied nur auf dem verschiedenen Aufbau der beiden Sprachen? Bericht internat. Kongreß Singen und Sprechen in Frankfurt a. M. München-Berlin: R. Oldenbourg, 1938. — COLOMBAT DE L'-ISERE. Paris 1838.

DIDAY et PÉTREQUIN: Mémoires sur une nouvelle espèce de voix chantée. Gaz. méd. Paris VIII. No. 20, 305 (1840).

FELBERG: Ger Gesang im Orient und bei den Naturvölkern. Die Musik, Aug. 1930 (cit. nach H. BIEHLE). — FRÖSCHELS, E.: Singen und Sprechen. Leipzig u. Wien: Fr. Deuticke, 1920.

GASSMANN, L.: Zur Tonpsychologie des Schweizer Volksliedes. Zürich: Hugo & Co. 1936. — GIESSWEIN, M.: Die Resonanzbeziehungen zw. Stimme u. Brustorganen, Passow-Schaeffers Beiträge **22**, 82—120 (1925). — GUTZMANN JUN.: Untersuchungen über Bewegungsvorgänge und Klänge der Polsterpfeifen mit Bezug auf die menschliche Stimme. Z. Laryng. **24**, H. 5/6. — GYSI, F.: Vom Jodeln. Die Alpen Orell Füssli. 1926.

HELL, F. J.: Physiologische und musikalische Untersuchung der Singstimme der Kinder. Arch. ges. Phonetik. **2**, 65 (1938). — HUIZINGA, E.: Über Bauchreden. Arch. Ohrenheilk. 127, 77, (1930). — HUSSON, R.: Rôle de la fourniture laryngée dans la formation du timbre des voyelles. Ref. franç. phoniat., No. 11, 181 (1935); — Rôle de la fourniture laryngée dans la formation tu timbre des voyelles parlées et chantées et Genèse des passages et des régistres de la voix. Acad. sciences. **200**, 1630 (1935); — Réaction pharyngienne sur la vibration des cordes vocales pendant la phonation. C. R. l Acad. sci., **196**, 1535 (1933).

INTRAU, O.: Experimentell-statistische Singstimmuntersuchungen. Jahrb. math. naturwissenschaftl. Fakultät der Georg-August-Universität-Göttingen. 1924.

KÜSSNER, B.: Dtsch. med. Wschr. ,Nr. 31, 686 (1887). — KWARTIN, B.: Prinzipien für die Stimmbildung und den Gesang. Wien: Universal Edition A. G., 1911.

LASAGNA e MANFREDI: La pneumografia nel canto corale. Biella. 1931. — LUCHSINGER, R.: Untersuchungen über die Klangfarbe der menschlichen Stimme. Arch. Sprach- u. Stimmheilk. **6**, H. 1/2. (1952); — Die Aufgaben und Zielpunkte der Phoniatrie. Schweiz. med. Wschr. **74**, 731, 1944; — Über die Bauchrednerstimme. Folia phoniatr. Heft 4 (1948). — LUNN, CH.: The philosophy of voice. Ballière and Cox. Tindall. 1900.

MACKENZIE, M.: Singen und Sprechen. Hamburg und Leipzig: L. Voss. 1887. — MALJUTIN, E. N.: Zur Frage der stroboskopischen Diagnostik. Mschr. Ohrenheilk., **65**, 1356 (1931); — Die stroboskopischen Phänomene bei Musikstudierenden. Zbl. Nasen-, Hals-, Ohrenheilk. **16**, 852 (1931); — Anatomische Eigentümlichkeiten einiger Teile des Stimmapparates und neue stroboskopische Beobachtungen. Mschr. Oto-Rhino-Laryng. **67**, H. 8 (1933). — MARAGE, H.: La respiration chez les chanteurs. C. R. acad. sci. **148**, 1118 (1909). — MARPURG, W.: Anfangsgründe der theoretischen Musik. Leipzig: J. Breitkopf. — MAYER, A. C.: Über das Bauchreden. Bern: Stämpfli 1817. — MOSER, G.: Musiklexikon. Berlin: M. Hesses Verlag, 1935.

NADOLECZNY, M.: Über die Bauchrednerstimme. Handb. Denker & Kahler, 1: 621, 1925.

PANCONCELLI-CALZIA, G.: Objektive Untersuchungen an einem Berufsbauchredner. Vox, S. 3. 1925; — Geschichtszahlen der Phonetik. Hamburg: Hansischer Gildenverlag, 1941; —

Quellenatlas zur Geschichte der Phonetik. Hamburg: Hansischer Gildenverlag; — Schallplatte und Klangfilm im Kampf um die Vorherrschaft in der Stimm- und Sprachforschung sowie in der Wissenschaft überhaupt. Phonogr. Z., Nr. 22. 1930. — PELSKY LASTOTCHKINE, B.: La structure de quelques voyelles chantées. Arch. Néerland Phonét. expér., **17**, 122 (1941). — PIELKE: Über den Ausgleich des Stimmbruchs durch die sogenannte Deckung. Internat. Laryngo-Rhinologen-Kongr. Verlag A. Hirschwald. 1911; — Über „offen" und „gedeckt" gesungene Vokale. PASSOWS Beiträge etc., **5**, 215 (1912). — PILTAN, A.: Étude sur la physiologie de la espiration des chanteurs. Acad. sci., **103**, 949 (1886). — PIPPING, H.: Zur Lehre von den Vokalklängen. 2. Zur Klangfarbe der gesungenen Vokale. Ztschr. Biologie, **31**, 524 (1895), **27**, 1 (1890). — PRESSMANN, J.: Physiology of the vocal cords in Phonation and Respiration. Arch. Otolaryng. **35**, Nr. 3. (1942).

RIEMANN, H.: Musiklexikon. S. 836. Berlin: Max Hesse, 1929.

SCHEMINZKY, F.: Die Welt des Schalls. Graz: Deutsche Vereindruckerei, 1935. — SCHILLING, R.: Gesang und Kreislauf. Verhandl. d. Ges. deutsch. Hals-, Nasen-, Ohrenärzte. II. Jahresversammlung. J. Springer & Bergmann. 1922; — Bemerkung zu der Arbeit von ROBERT CURRY und DOUGLAS GUTHRIE. The Mechanism of Breathing for voice. Arch. Sprach- und Stimmphys., **2**, 227 (1938); — Arch. Sprach- u. Stimmphys., **3**, 1939; — Schallplattenvorführungen von Mutationsstörungen. Folia otolaryng. **26**, 90 (1935). — SEEMANN, MILO: Laryngo-stroboskopische Untersuchungen. Mschr. Ohrenheilk. **55**, 1921 (Hajek-Festschrift). — SCHULTZ, E.: Die Kunst des Bauchredens. Erfurt. 1884. — SICHARDT, W.: Der alpenländische Jodler und der Ursprung des Jodelns. Berlin: B. Hannefeld Verlag, 1939. — SJÖSTRÖM, L.: Exp. phonet. Unters. des Vibrationsphänomens der Singstimme. Acta otolar. **67**, 123 (1948). — STUMPF, C.: Tonpsychologie. Bd. 1 und 2. Leipzig: S. Hirzel, 1890.

THOORIS VAN BORRE, A.: Le chant humain. Paris: Librairie scientifique A. Legrand, 1927. — TRENDELENBURG, F.: Klänge und Geräusche. Berlin: J. Springer, 1935; — Neuere Fragen der Klangforschung. Elektro-techn. Z. Jg. 59, H. 18, S. 475 (1938); — Einführung in die Akustik. Berlin: J. Springer, 1939. — TRENDELENBURG, W.: Die Entstehung und Ausbreitung des Stimmklanges im Körper. III. Internat. Otolaryngologen Kongr. Berlin: J. Springer, 1937; — Untersuchungen zur Kenntnis der Registerbruchstellen beim Gesang. S. B. Preuß. Akad. Wiss. Physik.-math. Kl., **I**, 5, Berlin (1938).

WAGNER, R.: Die Bauchrednerkunst. Münch. med. Wschr., S. 303 (1891). — WEISS, O.: Die Kurven der geflüsterten und leise gesungenen Vokale und der Konsonanten SCH und Ss. PFLÜGERS Arch., **142**, 567 (1911). — WETHLO, F.: Versuche mit Polsterpfeifen. PASSOW SCHÄFERS Beiträge, **6**, 268 (1913); — Vom Wesen der Resonanz. Die Stimme. **20**, H. 5, Febr. 1926.

ZIMMERMANN, R.: Die Messung der Stimmlippenlänge bei Sängern und Sängerinnen. Arch. Sprach-Stimmheilk., **2**, 103 (1938). — ZWIRNER, E.: Schwankungen der Mundlage beim Singen einzelner Laute. Third internat. congress. Phonetic sciences, Gent. 1938.

Physiologie der Stimme (I)

ADLER, J.: Pharynxtaschenfüllung. Röntgenpraxis, H. 7/8. 1914.

BENNATI, M.: Recherches sur le mecanisme de la voix humaine, Paris. 1832. —BIELE, H.: Die Stimmkunst. Leipzig: Fr. Kistner & W. Siegel. 1. und 2. Bd. 1932. — BRYCE, MCKELVIE: A Stroboscope using a grid-controlled Neontube, the „Strobotron". J. Laryng. Otology. **59** (1944).

CANUYT, GREINER et GUNSETT: La méthode des coupes radiographiques (Tomographie ou Planigraphie) appliquée à l'étude de la phonation. Rev. franç. Phoniat., No. 23, 1938; — La tomographie, son intéret dans le traitement des paralysies récurrentielles, Rev. franç. Phoniat. **7**, No. 27 (1939). — CURRY, R.: The mechanism of the human voice. London: J. & A. Churchill, S. 173, 1940.

FREYSTADTL, B.: Kehlkopf und Rachen in ihren Beziehungen zu den Erkrankungen des Zentralnervensystems. Berlin: S. Karger, 1928. — FREYSTEDT: Das „Tonfrequnzspektrometer", ein Frequenzanalysator mit äußerst hoher Analysiergeschwindigkeit und unmittelbarem Spektrum. Z. tech. Phys., **16**, 533 (1935). — FÜRSTENBERG, A.: Grundsätzliches über die Analyse der periodischen Bewegungen mit Hilfe des Stroboskops. Vox H. 6, 63 (1929).

Garcia, M.: Beobachtungen über die menschliche Stimme. Wien: Wilh. Braumüller. 1878. — Garny-Pchenitchnikoff, F. K.: De la vibration harmonique dans le traitement orthophonique. Rev. franç. phoniat. 7 (1939). — Glover, J. et H.: Physiologie de la voix et ses applications. Encyclopédie dé la musique. 2me Partie. Librairie De la Grave. 1926. — Goebel, O.: Bemerkungen zur Stimmphysiologie. Mschr. Ohrenheilk., 74, 263 (1940). — Greineder: Verschiedene Funktionsstadien des normalen und gelähmten Kehlkopfes. Fortschr. Röntgenstr., 58, 386 (1938). — Grützner, P.: Stimme und Sprache. Ergebn. Physiol. 2, 468 (1902). — Guthrie, D.: Medicine and Speech. Brit. Med. Bull. 1, 62/63 (1943); — Physiology of the vocal cords. Brit. Med. J. 11, 1189 (1938); — Notes on the Physiology and Pathology of Voice. Med. chir. Soc. Edinburgh, p. 25, 1939. — Gutzmann, H.: Über Atemvolumenmessung. Med. Klinik No. 24, 939 (1920); — Bemerkungen zu dem Aufsatz von W. Pielke, Passows Beitr. 5, 232 (1912).

Hadorn, W.: Über die Bestimmung des Exspirationsstoßes (maximale Ausatmungsstromstärke). Z. klin. Med. 140, 266 (1942); — Ein neues Pneumometer zur Bestimmung des Exspirationsstoßes (maximale Ausatmungsstromstärke). Schweiz. med. Wschr., 72, 946 (1942. — Hartmann, W. und H. Wullstein: Arch. 144, Ohr.-Nas.-Kehlk.-Heilk. 348 (1938). — Hegener: Z. N. H. Ohrenheilk., 10 (1924). — Heymann, O.: Die Stroboskopie im Dienste der Laryngoskopie. Arch. Ohr.-Nas.-Kehlk.-Heilk., 136 (1933). — Hülse, H.: Über den Durchschnitts-Volumenverbrauch und über die Beziehungen zwischen Ein- und Ausatmungsvolumen bei der Phonation. Vox. 22, H. 4 bis 6 (1936). — Husson, R. et J. Tarneaud: La mécanique des cordes vocales dans la phonation. Rev. Laryng., 53, 961 (1932). — Husson, R.: Rôle de la fourniture laryngée dans la formation tu timbre des voyelles parlées et chantées et genèse des passages et des registres de la voix. Acad. Sci. 200, 1630 (1935); — Rôle de la fourniture laryngée dans la formation du timbre des voyelles parleés et chantées et genèse des passages et des régistres de la voix. Rev. franç. Phoniat. No. 11, 181 (1935); — Vue Synthétique des Principales Acquisitions de Physiologie et Pathologie vocales dues à la Laryngostroboscopie. 2, 139 (1937).

Imhofer, R.: Grundriß der Anatomie, Physiologie und Hygiene der Stimmorgane. Leipzig: C. Kabitzsch, 1926.

Kagén, B. und W. Trendelenburg: Zur Kenntnis der Wirkung von künstlichen-Ansatzrohren auf die Stimmschwingungen. Arch. ges. Phonetik, 1, 3 (1937). — Kistler, K.: Schweiz. N.H.O.-ärzte, 27. Jahresversammlung. 1942. — Kietzmann, O.: Zur Lehre vom Vibrationssinn. Arch. Nas.-Ohr-Kehlk.-Heilk., Bd. 101 (1927). — Koch und Kienzle: Handwörterbuch der gesamten Technik. Bd. 1. Stuttgart-Berlin: Deutsche Verlagsanst. 1935. — Kofler, K.: Der Alterskehlkopf. Wien. med. Wschr., Nr. 48, 1583 (1931). — König, H.: Generator für niederfrequente Impulse. Helv. phys. acta. 13, 393 (1940).

Labaraque, L.: Le mécanisme musculaire de la respiration. Rev. franç. phoniat. 7 (1939). — Lastotchkine Pelsky, B.: La structure de quelques voyelles chantées. Arch. Néerland Phonét. expér. 17, 122 (1941). — Liskovius, K. F.: Physiologie der menschlichen Stimme. Leipzig: Ambr. Barth, 1846. — Loebell, H. und F. Wethlo: Fehlerquellen der experimentell-phonetischen Untersuchung. III. Vers. Dtsch. Ges. Sprach-Stimmheilk., 43, 1931. — Lottermoser, W.: Die neuzeitliche akustische Meß- und Aufnahmetechnik. Arch. vergleich. Phonet. 6, 16 (1942). — Luchsinger, R.: Die Elektrostroboskopie und harmonische Vibration mittels eines Tongenerators. Schweiz. Gesellsch. Nasen-, Hals-, Ohrenärzte. Schweiz. med. Wschr. 73, 135 (1943); — Die Elektrostroboskopie und harmonische Vibration mittels eines Tongenerators und ihre Anwendung in der Stimmheilkunde. Arch. Ohr.-Nas.-Kehlk.-Heilk. 154: 305, 1944; — Untersuchungen der Klangfarbe der menschlichen Stimme (I). Arch. ges. Phonet. II. Abt., 6 (1942); — Zur stroboskopischen Symptomatik. Pract. oto-rhino-laryng. 1947. (Festschrift f. Prof. F. Nager); — Beitrag zur stroboskopischen Registrierung der Stimmstärke, Pract. oto-rhino-laryng. 1947.

Maatz, R.: Die Atemstütze im Kunstgesang. Arch. Sprach-Stimmheilk., 1, 110 (1937). — Maljutin, E. N.: Zur Frage der stroboskopischen Diagnostik, Mschr. Ohrenheilk., 65, 1356, (1931). — Maljutin, E. N.: Stroboskopische Erscheinungen bei Gesangsschülern. Acta oto-laryng. (Stockh.), 15, H. 2—4 (1931. — Menzel, K.: Experimentelle Untersuchungen über die Funktion der menschlichen Kehlkopfmuskeln. Z. Hals-, Nas.-, Ohrenheilk., 25 (1930). — Metzger, W.: The mode of vibration of the vocal cords. Psychol. Monogr. University of Jowa studies in Psychol. No. 9, Psychol. rev. publ. 38, 82 (1928). — Motta, R. e S. Canova:

Cinematografia della laringe. Il Valsalva. 1941. — MOTTA, R.: Alcuni Problemi della voce. Annu. del Teatro Lirico Italiano, 1940.

NADOLECZNY, M.: Untersuchungen mit dem Atemvolumenschreiber über das pulsatorische Tremolo der Singstimme. Z. Hals-, Nas.-, Ohrenheilk., **4**, H. 1 (1922); — Physiologie der Stimme und Sprache. Handbuch Nasen-, Hals-, Ohrenheilk. von Denker u. Kahler, 1: 1925. — NEGUS, E.: The mechanism of the larynx. London: Heinemann, 1929. — NOLDT, F.: Ein Vibrator zu psychologischen Zwecken. Z. Psychol. **100**, 242 (1926.)

PANCONCELLI-CALZIA, G.: Eine zweckmäßige Vorrichtung zur einfachen und stroboskopischen Kinematographie von Phonationsvorgängen im Kehlkopf. Z. Laryng., **18**, S. 101 (1913). — PANCONCELLI-CALZIA: Zeitlupenaufnahmen und Strobokinematographie von Vorgängen im Kehlkopf. Z. Laryng., **17**, 394 (1912). — PETZOLDT, S.: Experimentelle Beiträge zur Lehre vom Vibrationssinn. Z. Psychol., **108**, 155 (1928). — PORTMANN, G., R. MATHEY, CORNAT et H. ROUSSET: Rapport Radiologie et Phonation. Bordeaux: Delmas. 1936. — PREISSLER, W.: Stimmumfänge und Gattungen der menschlichen Stimme. Arch. Sprach-Stimmphys., **3**, 65 (1939). — PRESSMANN, J. J.: Physiology of the Larynx. Laryngoscope **49**, 239 (1939); **50**, 86 (1940).

RÉTHI, A.: Mschr. Ohrenheilk. **68**, 586 (1934). — RICHTER: Die Atemtechnik und Zwerchfellbewegungen. Fortschr. Röntgenstr. **51**, 357 (1935). — ROSSBACH, J.: Physiologie und Pathologie der menschlichen Stimme. I. Teil. Würzburg. 1869. — ROSSI DEI, A.: Influenza immediata e tardiva di alcune resezioni nervose sulla sensibilità della corde vocali (vere e false). Valsalva **8**, 125 (1932).

SANCHIRICO, F.: Ricerche spirometriche nei lavoratori della voce. Bd. 15, Nr. 9. 1929. — SAUER, G.: N. H. Ohrenheilk., **41** (1937). — SCHILLING, R.: Untersuchungen über die Atembewegungen beim Sprechen und Singen. Mschr. Ohrenheilk. **59**, 51 (1925); — Der Musculus sternothyreoideus und seine stimmphysiologische Bedeutung. Arch. Sprach-Stimmheilk. **1**, 65 (1937); — Über den Spannungsmechanismus der Stimmlippen. Nasen-, Hals-, Ohrenarzt, **31**, H. 2 (1940); — Der Tastenisochron. Z. Laryngologie, **23**, H. 3/4 (1932); — Stimmuntersuchungen an Studenten der Universität Freiburg i. B. Bericht der II. Dtsch. Gesellsch. Sprach- und Stimmheilk. in Leipzig. 1929. — SCHNEIDER, C.: Ein neues Stroboskop. Arch. ges. Phonetik **2**, 58 (1938). — SCHONTEN, J. F.: Die Tonhöhenempfindung. Philipps Techn. Rdsch. **5**, 294 (1940). — SCHROEDERSECKER, F.: Über das psychomotorische Tempo der Konstitutionstypen. Z. menschl. Vererb.-Konstit.-Lehre. **23**, 259 (1939). — SCHÜTZ, W.: Leistungen der Röntgenaufnahmen zur Darstellung des Kehlkopfes. Arch. Sprach-Stimmphys., **5**, 137 (1941). — SÉGOND: Mémoires sur la voix inspiratoire. Archiv gén. méd. **17**, 200 (1848); — Mémoires sur les Modifications du timbre de la voix humaine. Arch. gen. méd. **16**, 346 (1848); — Mémoires sur les mouvements de la totalité du Larynx. Arch. gén. méd., **17**, 466 (1848). — SEIFFERT, A.: Die Untersuchungsmethoden des Kehlkopfes. Handb. der Nasen-, Hals-, Ohrenheilk., **1**, 774 (1926). — SKRAMLIK, E. v.: Physiologie des Kehlkopfes. Handbuch Denker & Kahler, 1: 565. Berlin: Springer, 1925. — SOKOLOWSKY, R.: Dunkel- und Hellfärbung der Stimme. Handb. d. normalen und patholog. Physiologie. Bd. 15. Berlin: Springer. 1931; — u. BLOHMKE, A.: Über Stimmstörungen bei Taubstummen. Arch. exp. klin. Phon. 1: 201, 1914. — SOVIJÄRVI, A.: Phonationsräume und Klangfarbe. Intern. Kongreß Singen und Sprechen in Frankfurt a. M. München-Berlin: R. Oldenbourg, 1938. — SPIELMANN, K. und L. STEIN: Neue Apparate für die Untersuchung und Behandlung von Sprache und Stimme. Mschr. Ohrenheilk. 10: 913, 1936. — STERN, H.: Vorläufige Mitteilung über ein bisher nicht bekanntes Ergebnis bei der stroboskopischen Untersuchung. Mschr. Ohrenheilk., **64**: H. 9 (1930); — Eine weitere Mitteilung über Ergebnisse bei den laryngo-stroboskopischen Untersuchungen. Wien. klin. Wschr., 1931, Nr. 41; — Phoniatrisches Seminar. Wien. med. Wschr., 1930, Nr. 42; — Bericht über die Verhandlg. des IV. Kongresses d. intern. Ges. f. Lagopädie u. Phoniatrie (Sprach- u. Stimmheilkunde). Deuticke, Wien u. Leipzig: 1931; — Einige Bemerkungen bzw. Richtigstellung zu der Arbeit von abs. med. Desider Weiß. Mschr. Ohrenheilk., 1931, **65**, H. 2; — Zur Frage der Beurteilung und Bewertung stroboskopischer Befunde für die Pathologie der Stimme. Vortrag, gehalten auf der 3. Tagung der Deutsch. Ges. f. Sprach- u. Stimmheilkunde (Mai 1931 in Leipzig) — erschien im Herbst 1931 bei Curt Kabitzsch, Leipzig (II. Teil, Kongreßverhandlungen); — „Nachtrag“. Mschr. Ohrenheilk., H. 7, 1931; — Das Problem der Ermüdung in seiner Bedeutung für die Pathologie der Stimme usw. Z. Hals- usw. Heilk., 1931 (II. Teil des Kongreßberichts).

Tarneaud, J.: Die Stimmlippe im Zustand der Phonation. Hals- usw. Arzt 28: 1937; — Séméiologie stroboscobique des maladies du larynx et de la voix. Imp. J. Jaurès, Paris. 1937; — La stroboscopie du larynx. N. Maloine, Paris. 1937; — Du rôle fondamental du larynx dans la différenciation du timbre des voyelles. Acad. sci., 212: 286, 1941; — La vibration réduite des cordes vocales. Rev. franç. phoniat No. 10, 1935. — Terracol, J. et R. Azémar: Le larynx et les glandes endocrines. Rev. franç. Phoniat., No. 12, 1935. — Thiel, Carl: Experimentelle Beiträge zur Lehre vom Vibrationssinn. 19: 119, 1931. — Trendelenburg: Z. H. N. Ohrenheilk., 22: 1929. — Tonndorf: Die Schwingungszahl der Stimmlippen. Z. Hals- usw. Heilk., 1926, Kongreßbericht.

Ulrich, K.: Lehrbuch der Röntgendiagnostik von H. R. Schinz, W. Baensch und E. Friedl. Leipzig: G. Thieme, 1939.

Vogel und U. Hennecke: Das Tonfrequenzspektrometer und seine vielseitige Anwendung. Veröffentlichungen a. d. Gebiete der Nachrichtentechnik, No. 3. 1936.

Weiss, D.: Physiologie der Stimme. Mschr. Ohrenheilk. 71: 1081, 1936. — Weiss, D.: Über einige stroboskopische Phänomene. Mschr. Ohrenheilk., 1931, H. 2. 65. — Weiss, D.: Erwiderung auf „Einige Bemerkungen bzw. Richtigstellungen usw." von Dozenten Dr. H. Stern. Mschr. Ohrenheilk., 1931, H. 4. — Weiss, O.: Stimmapparat des Menschen. Handb. d. normalen und patholog. Physiologie. 15: 1255 und 1277, 1931. — Wolf, S. K., Stanley, D. and W. J. Sette: Quantitative studies on the singing voice. J. acoust. Soc. Americ. 6, 255 (1935). — Wulfsohn: La radiographie du larynx et de la voix. Rev. laryng. otolog. rhinologie, No. 4. April 1935.

Zimmermann: Die Messung der Stimmlippenlänge bei Sängern und Sängerinnen. Arch. Sprach-Stimmphysiol. 2: 1938.

Physiologie der Stimme (II)

Anderson, B. A.: A photolaryngoscope. J. Speech Dis. **15**, 4 (1951). — Andrade, M.: Conception nouvelle des "passage" de la voix chantée. J. franç. d'ORL **I**, 210 (1952). — Ardran, G., F. H. Kemp and L. Manen: Closure of the larynx. Brit. J. Radiol. **118**, 39 (1952); — Closure of the larynx. Brit. J. Radiol. **25**, 400 (1952); Closure of the larynx. Brit. J. Radiol. **26**, 497—509 (1953).

Bartholomew, T. W.: Acoustic of music. Prentice-Hall, New York, (1942). — Beckmann, G.: Elektroakustische Untersuchungen über den primären Kehlkopfton. Arch. Ohr.-Nas.-Kehlk. Heilk. **169**, 196 (1956). — Behringer, St.: Die Anordnung der Muskulatur in der menschlichen Stimmlippe und im Gebiet des Conus elasticus. Z. Anat. Entw.-Gesch. **118**, 324—342 (1955). — *Bell Telephone Laboratories:* High-speed motion pictures of the human vocal cords. Manuskript, 1938. — Belussi, G.: Alcune considerazioni sul problema dei cosi' detti "Registri Vocali". Boll. Soc. ital. Fonet. Sper. **I**: 14—19 (1950). — Belussi, G. e A. Visandaz: Il problema dei registri vocali (I) alla luce della tecnica roentgenstratigrafica. Arch. ital. Otol. Rinol. Laring. **60**, 139 (1949). — Berendes, J.: Neuere Probleme und Ergebnisse der Phoniatrie. Münch. Med. Wschr. **95**, 12 (1953). — Berendes, J. und G. Schallock: Histologische Untersuchungen zur nervösen Versorgung im Bereich der Stimmlippe. Z. Laryng. Rhinol. **31**, 11 (1952). — Berendes, J.: Neue anatomische Grundlagen zur Physiologie und Pathologie der Stimmlippenspannung. Arch. Ohr.-Nas.-Kehlk. Heilk. **158**, 371—374 (1952); — Arch. Ohr- usw. Heilk. **159**, 288 (1951). Med. Mtschr. 8, 1 (1954); — Arch. Ohr-. Nas.-Kehlk. Heilk. **169**, 1—172 (1956). — van den Berg, Jw.: Über die Koppelung bei der Stimmbildung. Z. Phonet. 8, 281—293 (1955); — Direct and indirect determination of the mean subglottic pressure. Folia phoniatr. 8, 1 (1956); — Sur les théories myo-élastique et neuro-chronaxique dela phonation. Rev. Laryng., Bordeaux **75**, 494—512 (1954); — The properties of the vocal cavities. Folia phoniat. **6**, 1 (1954); — On the origin of the multiplication of the vocal period during speech. Folia phoniat. **6**, 3 (1954); — Zur Anatomis des menschlichen Musculus vocalis. Z. Anat. Entw.-Gesch. **118**, 465—470 (1955); — On the role of the laryngeal ventricle in voice production. Folia phoniatr. **7**, 57—69 (1955). — Brackett, I. P.: The vibration of vocal folds at selected frequencies. Ann. Otol. Rhinol. Laryng. **57**, 556 bis 559 (1948). — Brodnitz, F. S.: One hundred years of laryngoscopy: to the memory of Garcia, Tuerck and Czermak. Trans. Amer. Acad. Ophthal. Otolaryng. Sept.—Okt. 663—669 (1954).

Cabanas, R.: Generalization of the chewing method in logopedy and phoniatry. Folia phoniatr. **4**, 4 (1952). — Calvet, J.: Etudes phonométriques. Cours International de Phonologie et de Phoniatrie. La voix. Paris: Librairei Maloine, 1953. — Capella, G.: Homenaje a Manuel Garcia en el i centenario de la invencion del laringoscopio. Acta Oto-Rino-Laryngol. Ibero-Americana **5**, 2, 98—106 (1954). — Carhart, R.: Symposium — the physiology of speech. Arch. Otolaryng. **46**, 417—421 (1947), Chicago. — Castello, R.: Attualitá in fonologia. La moderna teoria neurofisiologica della voce. Boll. Soc. Ital. Foniatr. Audiol. **4**, 21—32 (1954). — Clary, M.: Le Phonoscope à Cordes vibrantes. Rev. sc. **13** (1932), Paris. — Clerf, L. H., J. R. Fox and J. A. Fields: Progress in Otolaryngology. Arch. Otolaryng. **44**, 337—367 (1946). — Cobet, R., U. Köhler u. G. Schönfeld: Über die Fortleitung von Schallwellen gesungener Töne zur Brustwand und zum Schädeldach. Arch. Ohr.-Nas.-Kehlk. Heilk. **157**, 641—649 (1951). — Cuno, F.: Manuel Carcia's "Marotte Scientifique". Folia phoniatr. **VI**, 3 (1954).

Dodart: Hist. Acad. Roy. Sc. S. 244 (1700); — Hist. Acad. Roy. Sc. S. 136 und 388 (1706); — Hist. Acad. Roy. Sc. S. 66 (1707). — Droste, H.: Mandelausschälung und Stimme. Hals-Nas.-Ohrenarzt **27**, 2, 1. Teil (1936). — Dupon-Tersen, Y. R.: Prédominance du circuit cochléorecurrentiel dans la dispositif de contrôle de la phonation. J. franç. d'ORL **II**, 2, 91—98 (1953). — Duyff, J.: Petite contribution à la connaissance de la voix de fausset. Arch. Néerl. Phon. Exp. **IV**, 1—5 (1929).

Eigler, G., G. Podzuweit und H. Weiland: Ein neues mikrophongesteuertes Lichtblitz-Stroboskop zur Beobachtung von Stimmlippenschwingungen. Z. Laryng. Rhinol. **32**, 40—45 (1953). — Ermolaev, V. G.: Das laryngostroboskopische Bild bei professioneller Ermüdung eines Sängers, Vestn. Otol. i. t. d. j. 67—72 (1949). — von Essen, Otto: Allgemeine und angewandte Phonetik. Berlin: Akademie-Verlag **VII**, 168 und 33 (1953); — Ein einfaches Maß für die Durchschlagskraft der Stimme. Folia phoniatr. **III**, 4 (1951); — Phonetisches Laboratorium der Universität Hamburg. Forschung und Lehre. Z. Phonetik u. allg. Sprachwiss. **5**, 5/6 (1951).

Faaborg-Andersen, K.: Action potentials from internal laryngeal muscles during phonation. Nature **177**, 340—341 (1956). — *Famous Firsts:* The first laryngeal camera (1882) Z. Parke Davis 204 (1954). — Feld, M.: Exploration des centres et des voies centrales liées à la phonation et au langage au cours d'opérations de neurochirurgie cérébrale. Rev. Laryn. Paris, Suppl. 675—682 (1955). — Ferguson, G. B.: Organic lesions of the larynx produced by mis-use of the voice. Laryngoscope **65**, 327—336 (1955). — Fink, R. M. Basek and V. Epanchin: The mechanism of opening of the human larynx. Laryngoscope **66**, 410—425 (1956). — Fleisch, A.: Die Pneumotachographie (Gescnwindigkeitsregistrierung der Atemluft). Hand. biol. Arbeitsmethoden Abt. V, Teil 8, 845—859 (1933). — Freedman, L. M.: The role of the cricothyroid muscle in tension of the vocal cord. An experimental study in dogs designed to relase tension of the vocal cords in bilateral recurrent laryngeal nerve paralysis. Arch. Otolaryng. **62**, 347—353 (1955). — Freud, E. D.: Voice physiology and the emergence of new vocal styles. Arch. Otolaryng. **62**, 50—58 (1955). — Frühgel, F. und W. Thorwart: Photographische Bewegungsanalyse mit einzelnen und periodischen Kurzzeitblitzen. VDI-Z. **97**, 36, 1305—1314 (1955). — Fuchs, J., und H. Hotter: Vox humana. Eine Studie über das Singen. Selbstverlag. Stuttgart (1952).

Garcia, M.: Observaciones sobre la voz humana. Acta Oto-Rino-Laring. Ibero-Americana **5**, 2, 87—97 (1954). — Garde, E.-J.: Evolution de nos connaissanceset de nos conceptions en matière de pathogénie et de thérapeutique des troubles fonctionniels de la voix. Rev. Laryng. Paris **75**, 209—234 (1954); — Chronaximétrie recurrentielle et troubles unilatéraux de la vibration des cordes vocales. Rev. Laryng. Bordeaux, Suppl. Febr. 255—259 (1954); — La Voix. Presses Universitaires France. Folia phoniatr. **VI**, 3 (1954); — Observation stroboscopique de la vibration des cordes vocales dans le "petit registre" (ou registre "de sifflet") des soprani suraigus. J. franç. d'ORL **1**, 184—187 (1952); — Observation stroboscopic de la vibration des cordes vocales dans le petit registre des soprani suraigus. Folia phoniatr. **3**, 248 (1951); — Apports de l'expérimentation clinique, pathologique et thérapeutique à la connaissance des niveaux encéphaliques d'intégration de la fonction phonatoire. Folia phoniatr. **IV**, 139 (1952); — Evolution de nos connaissances et de nos conceptions en matière de pathogénie et de thérapeutique des troubles fonctionnels de la voix. Partie II. Sémiologie systématique des troubles fonctionnels de la phonation. Rev. Laryng., Nov., 749—772 (1955), Bordeaux.

— GEMELLI, A., G. SACERDOTE e G. BELLUSSI: Analisi elettroacustica della voce cantata. Boll Soc. Ital. Fonet. speri. **4**, 3—36 (1954). — GISEL, A., und H. PICHLER: Anatomische Untersuchungen zur Topographie der Kehlkopfnerven. Arch. Ohr.-Nas.-Kehlk. Heilk. **169**, 221 (1956). — GOERTLER, K.: Die Anordnung, Histologie und Histogenese der quergestreiften Muskulatur im menschlichen Stimmband. Z. Anat. **115**, 352 (1950). — GRIESMAN, B.: Mechanism of phonation demonstrated by planigraphy of the Larynx. Arch. Otolaryng. **38**, 26—77 (1943). — GUTZMANN, H.: Über das Erkennen der Stimmgattung. Folia phoniatr. **2**, 1 (1949).— GUTZMANN, und FLATAU: Die Bauchrednerstimme. Wiesbaden: J. F. Bergmann, 1905.

HABERMANN, G.: Physiologie und Phonetik des lauthaften Lachens. Joh. Ambros. Leipzig: Barth, 1955; — Zur spektrometrischen Analyse des bewegten Klanges. Arch. Ohr.-Nas.-Kehlk. Heilk. **165**, 587—595 (1954); — Neuere Ergebnisse und Methoden der Stimmforschung. Z. ärztl. Fortbild. **49**, 164—171 (1955). — HARTLIEB, K.: Schädigungen der äußeren Kehlkopfmuskeln als Ursachen für Störungen der Sängerstimme. Folia phoniatr. **5**, 4 (1953); — Aufbau und Funktion der Stimmlippen zur Bildung der Tonskala in neuer Sicht. Folia phoniatr. **7**, 2 (1955). — HEYMANN, O.: Die Stimmlippenschwingungen im Lichte der neurocerebralen Untersuchungen HUSSONS. Z. Laryng., Rhinol **34**, 81—90 (1955); — Das Phänomen des aktiven Schwingungsimpulses der Stimmlippen sowie die neurochronaxischen und cerebralen Beobachtungen HUSSONS in ihrer Bedeutung für die Phonation gesunder und kranker Stimmen. Arch. Ohr.-Nas.-Kehlk. Heilk. **164**, 190—196 (1953). — HOLINGER, P. H., und J. D. BRUBAKER: Kodachrome motion pictures of the human air and food passages. J. Soc. Mot. Pict. Engs. **49**, 248—261 (1947). — HUSSON, R.: Physiologie de la phonation et phoniatrie. Rev. Questions scientifiques **5**, 75—89 (1954); — Démonstration, chez l'homme, de l'existenc dans le nerf récurrent de potentiels d'action moteurs synchrones avec les vibrations des cordes vocales. Bull. Acad. Nat. Méd. **28** et **29**, 475 (1953); — L'acoustique des salles du point de vu du chanteur et de l'orateur. Ann. Télécommunications **7**, 58—74 (1952); — Conduction récurrentielle polyphasée pendant la phonation. Folia phoniatr. **3**, 4 (1951); — Etude des activités rythmiques cérébrales phonogènes: L'"effet Kaiser", et sa signification sur le plan de la physiologie phonatoire cérébrale. Rev. Laryng. Bordeaux, Suppl. 132—151 (1954); — Chronaximétrie différentielle liée à la classification des voix. J. Physiol. **45**, **131—134 (1953)**; — Propriétés fondamentales de la neuromusculature des cordes vocales au cours de laphonation. J. Physiol. **43**, 757—759 (1951); — Etude expérimentale, au cours de la phonation, des organes phonateurs en tant que récepteurs intéroceptifs et proprioceptifs et ds régulations efférentes. J. Physiol. **44**, 268—270 (1952); — Etude de la vibration des cordes vocales et de la couverture du son sur le mi 3 sous cocainisation profonde des thyroaryténoidiens. C. R. Acad. Sci. **200**, 1630 (1935); — Importance phonatoire majeure dans le chant, des afférences non spécifiques somatiques et végétatives et des mécanismes inhibiteurs et facilitateurs réticulés. Rev. Laryng., Paris, Suppl. 179—182 (1953). — HUSSON, R., et A. DJIAN: Tomographie et Phonation. J. Radiol. Electrol. **33**, 127—135 (1952). — HUSSON, R., et L. W. HILDERNISSE: Fysiologie en patologie van de stembandtrillingen. Logopaedie en Phoniatrie **28**, 157—172 (1956). — HUSSON, R.: Neurale Erzeugung der Register, der Registerübergänge und des Deckens beim Singen offener Vokale. Arch. Ohr.-Nas.-Kehlk. Heilk. **169**, 525 (1956); — Über einige neue Ergebnisse der Kehlkopfphysiologie und -pathologie. Arch. Ohr.-Nas.-Kehlk. Heilk. **169**, 176 (1956).

JANNULIS, G. E.: Experimentelle und therapeutische Ergebnisse über den Ramus externus des N. laryngicus cranialis bzw. über die Funktion des M. cricothyreoideus. Mschr. Ohrenheilk. **73**, 1 (1939). — JESCHEK, J.: Über die Bedeutung der zeitlichen Koordination des Zusammenwirkens der Kehlkopfmuskeln für den physiologischen und pathologischen Ablauf der Stimmbandbewegungen. Arch. Ohr.-Nas.-Kehlk. Heilk. **169**, 227 (1956).

IMRE, V.: Die phoniatrische Untersuchung als Hilfsmittel für die neuropsychiatrische Diagnosestellung. Mschr. Ohrenheilk. **86**, 174—177 (1952); — Die Recurrensparesen und ihre Behandlung. Mschr. Ohrenheilk. **84**, 214—219 (1950); — Zur Behandlung der zentralen partiellen Zungenlähmung. Mschr. Ohrenheilk. **87**, 97—100 (1953); — Berufsbedingte Stimmstörungen. Mschr. Ohrenheilk. **85**, 103—106 (1951); — Postoperative Veränderungen von Stimme und Sprache. Arch. Ohr.-Nas.-Kehlk. Heilk. **158**, 330—334 (1951).

KALLENBACH, W.: Eine Weiterentwicklung des Tonhöhenschreibers mit Anwendungen bei phonetischen Untersuchungen. Akustische Beihefte **1**, unter dem Patronat d. internat. akustischen Z. Acustica (1951). — KARCHER, J., und H. BUESS: Geschichtliche Notizen zur

Frage der Beteiligung des Nervus accessorius Willisii an der Stimmbildung. Folia phoniatr. **13**, 2 (1951). — KARLIN, I. W.: Voice and voiceproblems. Arch. Pediat. **66**, 567—571 (1949). — KOFLER, K.: Wien. med. Wschr. **48**, 1583 (1931).

LAGET, J.: Courbes vocales et mue de la voix reproduction expérimentale de la vibration des cordes vocales, en l'absence de tout courant d'air, par stimulation électrique d'un récurrent du chien, avec observation stroboscopique de la réponse laryngée. Rev. Laryng., Bordeaux, Suppl. **74**, 132—142 (1953); Febr. J. physiol. **45**, 147—149 (1953). — LANDEAU, M.: Le baillement dans le chant. J. franç. d'Oto-Rhino-Laryng. **1**, 201—204 (1952). — LINDEMANN, E.: Studies of action currents in laryngeal nerves. Proceed. Soc. of Experim. Biol. and Med. **27**, 479—481 (1930). — LINDER, A.: Neuere statistische Verfahren im Dienste der medizinischen Forschung. Wien. klin. Wschr. **65**, 162—165 und 177—180 (1953). — LOEBELL, H.: Was soll der Hals-Nasen-Ohrenarzt von der Stimm- und Sprachheilkunde wissen? Z. Laryng., Rhinol. **28**, 58—67 (1949). — LOTTERMOSER, W.: Vorträge über Tonbildung bei Musikinstrument und Sprache. Naturwissenschaften **37**, 302—308 (1850). — LUCHSINGER, R.: Falsett und Vollton der Kopfstimme. Arch. Ohr.-Nas.-Kehlk. Heilk. **155**, 505—519 (1949); — Zur Kenntnis des Mechanismus der Brust- und Kopfstimme. Pract. oto-rhino-laryng. XII, 311—314 (1950); — Phonetische und stroboskopische Untersuchungen an einem Stimmphänomen. Folia phoniatr. 8, 4 (1956); — Schalldruck- und Geschwindigkeitsregistrierung der Atemluft beim Singen. Folia phoniatr. **3**, 1 (1951); — Resultados recientes de la fisiologia vocal. Acta oto-rinolaryngologica Ibero-Americana V, 285—293 (1954); — Physiologie der Stimme. Folia phoniatr. **5**, 58—127 (1953); — Metodos de examen de la voz. Acta Oto-Rino-Laryng. **5**, Nr. 2 (1954). — LUCHSINGER, R., and G. TURETSCHEK: To the technics of laryngostroboscopic examination. Folia phoniatr. **2**, 5—11 (1949). — LULLIES, H.: Über die Entstehung der Klänge von Zungenpfeifen. Ein Beitrag zur Vokalfrage. Pflügers Arch. **211**, 373—390 (1925); — Diskussionsbemerkung. Arch. Ohr.-Nas. **169**, 217 und 494 (1956).

MALHIAC, H.: Analyse et Enregistrement de la voix parlée et chantée. Soc. générale d'impression. Toulouse (1953). — MARCHAL, M.: De l'enregistrement des mouvements de la langue pendant la parole par la ciné-densigraphie. C. R. Acad. Sci. (Paris) **232**, 2257—2259 (1951). — MARTHA DE PARREL, L.: Etude phonétique et radiologique de l'articulation sous contrainte vocalique dans le chant: Application à la consomme "R" gutturale et apicale. Rev. Laryng. 194—202, Suppl. (1953). — MAYET, H.: Acta anat. (Basel) **24**, 15 (1955). — MICHEL, R.: Die Bedeutung des Musculus sternothyreoideus für die Rahmenmodulation der menschlichen Stimme. Folia phoniatr. **6**, 2 (1954). — MITCHINSON, A. G. H., and J. M. YOFFEY: Changes in the vocal folds in humming low and high notes. A radiographic study. J. Anat. **82**, 88—92 (1948). — MOSES, P.: Vocal analysis. Arch. Otol. **4**, 171—186 (1948). — MOTTA, G.: Atti Soc. Ital. Anat., 224 (1952). — MOTTA, R.: Modificazione della voce dopo tonsillectomia e adenotomia. Communicazione fatta al Congresso ital. di Laringologia. Firenze (1938); — Alcuni problemi della voce dal punto di vista laringologico e fonoiatrico. Ann. Teatro Lirico Ital., Aprile (1940). — MÜLLER, E.: Klinische Untersuchungen mit dem Stroboskop nach H. TISCHNER, Arch. Ohr.-Nas. **169**, 204 (1956); Die Bewegungen des Gaumensegels beim Schlucken und Sprechen. Arch. Ohren- usw. Heilk. u. Z. Hals- usw. Heilk. **169**, 495 (1956). — MÜNDNICH, K.: Stimmbandersatz durch Schleimhautplastik. Arch. Ohr.-Nas.-Kehlk. Heilk. **164**, 461—465 (1954); — Anatomische und histologische Untersuchungen und Experimente zur Physiologie und Pathologie des menschlichen Kehlkopfes. Arch. Ohr.-Nas.-Kehlk. Heilk. **169**, 190 (1956).

OBATA, I., and R. KOBAYASKI: Proc. phys.-math. Soc. Japan XXI, 3 (1939). — OPPIKOFER, E. K.: 100 Jahre Kehlkopfspiegel. Zum 100-Jahr-Jubiläum der Erfindung des Kehlkopfspiegels durch MANUEL GRACIA. Schweiz. Med. Wschr. **5**, 506 (1955).

PANCONCELLI-CALZIA, G.: Das Flüstern in seiner physio-pathologischen und linguistischen Bedeutung. Lingua **4**, 369—378 (1955); — Die Bedingtheit des LOMBARDschen Versuches in der Stimm- und Sprachheilkunde. Acta Otolaryng. **45**, 245—251 (1955); — HEGENER, der Schöpfer der Stereophotographie und Strobokinematographie der Stimmlippen. Hals-Nas.-Ohrenarzt **2**, 225—226 (1950); — HUSSONS Lehre von der cerebralen Erzeugung der Stimmlippenschwingungen. Ihre experimentelle Bestätigung durch LAGET und MOULONGUET. Der hierdurch hervorgerufene Umschwung in der Stimmforschung. Rev. Laryng. Suppl. 659—665 (1955); — LAGETS experimentelle Erzeugung von Schwingungen einer Stimmlippe ohne Lugenluftstrom, nur durch elektronische Iterativreizung des N. recurrens eines Hundes, bei gleichzeitiger stroboskopischer Beobachtung der Reaktion im Kehlkopf. HNO, Wegw. Z. Hals- usw. Heilk. 4, 1—2 (1953). — Paludetti, G.: La teoria neuro-fisiologica della vibrazione delle corde vocali. Clinica Otorinolaring. VI, 101—155 (1954). — Parker, W.: Repair of a persistently patent glottis: Report of a case. Ann. Otol. **64**, 924—930 (1955). — Pellnitz, D.: Die besonderen Möglichkeiten der Kehlkopfdiagnostik durch Anwendung der Diaphanoskopie. Pract. Oto-Rhino-Laryng. **16**, 4 (1954). — Piquet, J.: La pathogénie des paralysies laryngées en pathologie humaine. Rev. Laryng. **74**, 118—130 (1953). — Piquet, J., G. Decroix, C. Libersa und J. Dujardin: Die Stimmlippenschwingungen. Arch. Ohr.-Nas.-Kehlk. Heilk. **169**, 297 (1956). — Pommez, J.: Classification des dysponies. Rev. Laryng. Suppl. 778—784 (1955). — Portmann, G., et J. Pommez: Les dysphonies. Rev. Laryngol. Otol. Rhinol. **75**, 538—547 (1954). — Pötzl, O.: Probleme der Amusie. Mschr. Ohrenheilk. 81, 285—297 (1947).

Sjöström, L.: Experimentell-phonetische Untersuchungen des Vibratophänomens der Singstimme. X. Nordischer Otolaryng. Kongreß, 12. bis 14. 6. 1947, Stockholm. — Smith, S.: Remarks on the physiology of vibrations of the vocal cords. Folia phoniatr. **6**, 166 (1954). — Membran-Polster-Theorie der Stimmlippen. Arch. Ohr.-Nas.-Kehlk. Heilk. **169**, 485 (1956); — Sonninen, A.: Is the length of the vocal cords the same at all different levels of singing? Acta Oto-Laryng. **118**, 210—231 (1954); — The role of the external laryngeal muscles in length-adjustment of the vocal cords in singing. Acta oto-laryng. Stockh. **130** Suppl. (1956); — Distribution of the branches of the ansa hypoglossi. Ann. Chir. Gyn. Fenniae **44**, 280—290 (1955). — Schönhärl, E.: Stroboskopische Stimmbandbefunde bei Myxöden. Arch. Ohr.-Nas.-Kehlk. Heilk. **165**, 633—635 (1954); — Die Bedeutung der Laryngostroboskopie für den praktischen HNO-Arzt. Z. Laryng. **31**, 383—386 (1952); — Arch. Ohr.-Nas.-Kehlk. Heilk. **162**, 201 (1954). — Schwarz, C.: Die Zunge, ihre Funktion und Bedeutung in sprachheilpädagogischer Hinsicht. Winterthur: P. G. Keller (1955). — Schlosshauer, B., R. Timcke und H. H. Wängler: Untersuchung der Kehlkopftöne und Stimmlippenbewegung nach elektrischer Recurrensreizung. Arch. Ohr.-Nas.-Kehlk. Heilk. **169**, 491 (1956).

Tarneaud, J.: La laxité des articulations du larynx. Ann. oto-laryngol. **66**, 293—299 (1949). — Tarnoczy, T. H.: The opening time and opening-quotient of the vocal cords during phonation. J. acoust. Soc. Amer. **23**, 42—44 (1951); — Über Eigenfrequenz und Dekrement der Vokalresonatoren der menschlichen Stimme. Arch. Sprach-Stimmheilk. **6**, 75—107 (1942); — On the anthropologic interpretation of musical hearing researches. Ann. historico-naturales musei nation. hunga. **IV**, 245—250 (1953); — Vibration of the vocal cords and the opening quotient. Müegyetemi Közlemények, Budapest **3**, (1948). — Terracol, J., et H. L. Guibert: La musculature de la corde vocale. Rev. Laryng. **74**, 317—323 (1953). — Timcke, R.: Laryngostroboskopie mittels eines neuartigen Synchronstroboskops. Arch. Ohr.-Nas.-Kehlk. Heilk. **169**, 539 (1956); — Synchronstroboskopie von Schallquellen einschließlich des menschlichen Stimmorgans. Naturwissenschaften **42**, 542—543 (1955). — Tischner, H.: Stimmlippenstroboskopie mit selbsttätiger Frequenzeinstellung. Arch. Ohr.-Nas.-Kehlk. Heilk. **167**, 525—528 (1955). — Trojan, F.: Experimentelle Untersuchungen über den Zusammenhang zwischen dem Ausdruck der Sprechstimme und dem vegetativen Nervensystem. Folia Phoniatr. **7**, 65—92 (1952); — Die Entwicklung des Sprachlautsystems und seine Beziehungen zum Kauapparat. Oest. Z. Stomatol. **53**, 225—234 (1956).

Uihlein, A.: Intracranial section of the glossopharyngeal nerve. AMA Arch. Neurol. Psychiat. **74**, 320—324 (1955).

Vallancien, B.: Contribution à l'étude de la vibration de la corde vocale. J. franç. d'ORL **3**, 345—350 (1954); — Analyse comparative des mouvements des cordes vocales par la stroboscopie et l'ultra-cinematographie. J. Franç. d'ORL **4**, 196—199 (1955); — Analyse critique de la mécanique vocale. Actualites ORL. Librairie Arnette, Paris, 211—219 (1955); — Le strobophone. Semaine des hopitaux de Paris, 845—846 (1954). — de Vido, G.: Esophagectomy for carcinoma of the cervical cesophagus. Fourth Internat. Congress Otolaryngol., London, July 1949. — Vogelsanger, G. T.: Experimentelle Prüfung der Stimmleistung beim Singen. med. Diss. (Zürich 1954); — Folia phoniatr. **6**, 193—227 (1954).

Wachsmuth, W., und T. von Lanz: Praktische Anatomie. Berlin: Springer (1955). — Weiss, D. A.: Acerca de la vibracion (activa o pasiva) de las cuerdas vocales. Ann. Fonol. Audiol. **1**, 4 (1956). — Williams, A. F.: The nerve supply of the laryngeal muscles. J. Laryng. Otol. **LXV**, 5 (1951). — Winckel, F.: Physikalische Kriterien für objektive Stimmbeurteilung. Folia phoniatr. **V**, 232 (1953); — Die Selbststeuerung der menschlichen Stimme. Funk u. Ton

3, 124—132 (1953); — Die menschliche Stimme in elektrischen Modellvorstellungen. Elektrotechn. Z. 73, 708—711 (1952); — Neuentwicklung eines Lichtblitzstroboskops für die Laryngologie. HNO, Wegweiser 4, 210—212 (1953/54); — Die Vermessung der menschlichen Stimme. Fortschritte der Stimmbildung. Akustische Diagnostik. Der Impulsgenerator im Kehlkopf. Umschau 52, 132—134 (1952); — Elektroakustische Untersuchungen an der menschlichen Stimme. Folia phoniatr. 4, 93—113 (1952). — WUSTROW, F.: Aktive oder passive Stimmlippenschwingungen? Z. Laryng., Rhinol. O. 32, 572—577 (1953); — Bau und Funktion des menschlichen Musculus vocalis. T. Anat. Entw.-Gesch. 116, 506—522 (1952).

ŽALIOUK, A.: La tomographie du larynx dans les troubles fonctionnels de la voix. J. franç. d'ORL 3, 363—372 (1954). — ZERFFI, W. A. C.: Vocal muscular development. AMA. Arch. Otolaryng. 62, 406—408 (1955).

Physiologie der Stimme (III)

ALBRECHT, R.: Zur Photographie des Kehlkopfes. „Arzt an der Kamera." 4. 7. 1959, p. 78. — AMENOMORI, Y.: Some studies on the "suspending mechanism of the larynx". Stud. Phonol. 1, 95 (1961). — ANDERSEN, A.: A photolaryngoscope. J. Speech Dis. 15, 4 (1951). — APPAIX, A., J. HENIN, G. KAPHAN, M. LANFRAY et J. FONDARAI: Etude spectrographique de la voix parlée en fonction de l'age. De Therapia vocis et loquelae. Internat. Kongreß in Wien (1965). — ARDRAN, G. M., F. H. KEMP and L. MANEN: Closure of the larynx. J. Physiol. 118, 39 (1952). — ARNDT, H. J.: Diskussionsbeitrag. Arch. Hals-Nas.-Ohrheilk. 180, 804 (1966); — Untersuchungen zur Frage der Resonanz der Kieferhöhlen. HNO (Berl.) 9, 143 (1961). — ARNOLD, G. E.: Physiology and pathology of the cricothyroid muscle. Laryngoscope LXXI, 687—753 (1961). — ARSLAN, M.: Experimental research on palate physiology. Proc. Internat. Ass. Logopedics, Phoniatr., p. 18. Basel-New York: Karger, 1960. — ASHLEY, F. L., R. F. SLOAN, E. HAHN and W. HANAFEE: Cinefluorgraphic studies of deglutition and phonation. Amer. Surg. 100, 864 bis 868 (1960). — AUBRY, M., et B. VALLANCIEN: Physiologie de la phonation. Encyclopédie Médico-chirurgicale No. 12 (1963).

BÁRÁNY, E.: Transposition of Speech Sounds. J. A. S. A. 8, 217—219 (1937). — BARROILHET, J., S. FRENK and B. HOLMGREN: Vocal cord vibrations and EMG recorded in man after partial laryngectomy. Pract. oto-rhino-laryng. 22, 244—247 (1960). — BARTH, E.: Über die Wirkungsweise des M. cricothyreoideus und ihre Beziehung zur Tonbildung. Arch. Laryng. Rhinol. 13, 187 (1903). — BECK, CH., und A. ZIMMERLIN: Neuritis des N. laryngeus cranialis. HNO, Wegweiser 9, 11—14 (1960). — BECK, J., und E. SCHOENHAERL: Die Bedeutung der Stroboskopie für die Diagnose der funktionellen Stimmstörungen. Arch. Ohr.-Nas.-Kehlk. Heilk. 175, 449 (1959). — BECKMANN, G.: Experimentelle Untersuchungen über den akustischen Einfluß der Kehlkopfventrikel auf die Stimmproduktion. Arch. Ohr.-Nas.-Kehlk. Heilk. 169, 485 (1956), dto. S. 196; — Das Verhalten der Obertöne bei der akustischen Ausschaltung der Kehlkopfventrikel. Folia phoniatr. 10, 2 (1958). — BECK, J.: Die Sprach- und Stimmheilkunde, Sitzungsberichte der Phys. med. Soz. 81, 103—110 (1963). — BELUSSI, G.: Aspetti fonetici dell'evoluzione del canto artistico. Boll. Soc. ital. Fonet. Fon. Audiol. 8, 207 (1959). — BERENDES, J.: Elektrophysiologie des Inneren Sprechens. Arch. Ohr.-Nas.-Kehlk. Heilk. 165, 635—638 (Kongreßbericht 1954). — Neuere Ergebnisse über Bewegungsstörungen des Kehlkopfes. Arch. Ohr.-Nas.-Kehlk. Heilk. 169, 1—72 (1956). — Die Schwingungsform der Stimmlippen beim Anblasen des Kehlkopfes ohne Innervation. Arch. Ohr.-Nas.-Kehlk. Heilk. 173, 283 (1958). — Die Stimmlippenfunktion-Phonation. Hals.-Nas.-Ohrenheilk. H. 14, pp. 50 (Barth, Leipzig 1963). — BERENDES, J., und W. VOGEL: Kehlkopfmuskeln im elektronenmikroskopischen Bild. Arch. Ohr.-Nas.-Kehlk. Heilk. 176, 730 (1960). — VAN DEN BERG, Jw.: Folia phoniat. 7, 57 (1955). — Über Koppelung bei der Stimmbildung. Z. Phonetik 8, 287—293 (1955); — A Δf-generator and movie-adapter unit for laryngostroboscopy. Pract. oto-rhino-laryng. 21, 355 (1959); — An electrical analogue of the trachea, lungs and tissues. Acta physiol. pharmacol. neerl. 9, 361—385 (1960); — Voice production — The vibrating larynx: SFW-UNFI, Catharijnersingel 59, Utrecht, Netherlands. Folia phoniatr. 14, 81—149 (1962); — Recherches sur une ventriloque néerlandaise. Acta oto-laryng., Stockh. 183, 21 (1963); — Introduction to the instructional film: Voice production. — The vibrating larynx, University of Groningen 1960; — Physiological basis of language. Logos 4, 56—66 (1961); — Versuche mit menschlichen Kehlkopfpräparaten (Labor. v. Med. Phys. Univ. Groningen).

Mschr. Ohrenheilk. **97**, 522—527 (1963). — VAN DEN BERG, and T. S. TAN: Results of experiments with human larynxes. Pract. oto-rhino-laryng. **21**, 425—450 (1959). — VAN DEB BERG, Jw., W. VENNARD, D. BURGER and C. C. SHERVANIAN: Voice production (The vibrating larynx) 1960. Black and white, 16 mm sound, 42 min. Instructional film on anatomy, physiology and functional behaviour of the human larynx, with normal and stroboscopic delta $f\Delta$-light. — BERNARD, C.: Claude Bernard und die experimentelle Medizin. Documenta Geigy, Okt. (1964). — BIRKMEYER, W.: Der Verlauf des Inspirationsstromes im Kehlkopf. Arch. Ohr.-Nas.-KehlkHeilk. **174**, 369—374 (1959). — BIRKMAYER, W., und E. NEUMAYER: Die Sprachstimme als Maß des Biotonus. Wien. klin. Wschr. **73**, 376—377 (1961). — BIEZANSKI PAR, W., et TLUCHOWSKI: Les etudes electromyographiques des muscles cricothyroidiens et sterno-thyroidiens dans la dysphonie fonctionelle. Folia phoniatr. **17**, 179—184 (1965). — BJUGGREN, G.: Device for laryngeal phase-determinable flash photography. Folia phoniatr. **12**, 36 (1960). — BLOCH, P.: New limits of vocal analysis. Folia phoniat. **12**, 291—297 (1960). — BOEHME, G.: Erfahrungen mit der Stroboskopie bei Stimmstörungen. Z. ärztl. Fortbild. **57**, 580 (1963). — BÖHME, J., und F. M. OEKEN: Klinisch-phoniatrisch und frequenzanalytische Untersuchung nach Teilresektion des Kehlkopfes. Z. Laryng. **45**, 640—649 (1960). — BÖHME, G., F. ŠRAM und E. KALVODOVÁ: Elektromyographische Untersuchungen über das Verhalten der Mm. levator und tensor veli palatini bei der Atmung und bei der Phonation von Vokalen. Folia phoniatr. **18**, 9—10 (1966). — BÖHMER, K., und K. HARTLIEB: Experimentelle Untersuchungsergebnisse zur Glottissteuerung der menschlichen Stimme. Z. Naturforsch. **17b**, 415—419 (1962). — BOSMA, J., and S. FLETSCHER: Comparison of pharyngeal action in infant cry and mature phonation. Logos **4**, 100—118 (1961). — BOSMA, J., and C. C. SMITH: Infant cry Logos **4**, 10—18 (1961). — BOUVET, J. M., R. HUSSON, J. NETTER et G. ROUOT: Phonation oral et stomatologie. Rev. Stomat. (Paris) **66**, 675—684 (1965). — BREWER, D. W.: Research potentials in voice physiology. State University of New York (1964). — BREWER, D. W., F. B. BRIESS and K. FAABORG-ANDERSEN: Clinical testing versus electromyography. Ann Otol. Rhino. Laryng. **69**, 781 (1960). — BRODNITZ, F. S.: Vocal rehabilitation. Amer. Acad. Ophthal. Otolaryng. (1959); — The holistic study of the voice. Quart. J. Speech XLVIII: 280 (1962). — BRUNETTI, F.: Les motricités laryngées altérations simples ou associées d'origine centrale de ces trois motricités. Traveaux expérimentaux de BOLSI et FASANO. Rev. ORL **80**, 627 (1959). — BUCHTHAL, F., Electromyography of intrinsic larygeal muscles. Quart. J. exp. Physiol. **XLIV**, 137 (1959). — BUCHTHAL, F., and K. FAABORG-ANDERSEN: Electromyography of laryngeal and respiratory muscles. Ann. Otol. Rhinol. Laryng. **73**, 118 (1964). — BÜRGEL, E., und H. ÖSER: Das Schichtbild des gesunden Kehlkopfes. Fortschr. Röntgenstr. **68**, 107 (1943).

CALVET, J., et J. DUSSET: L'influence du repos vocal sur le psychisme et l'état somatique. Zentralbl. HNO **86**, 1059—1063 (1966). — CAMPELL, C. J., J. A. MURTAGH, and N. H. HANNOVER: The simulated larynx. Ann. Otol. Rhinol. Laryng. **68**, 372 (1959). — CERQUIGLINI, S.: Un nuovo metodo di esplorazione della funzione laringee: La fotoelettrolaringografia. Ac. Naz. Lincei **22**, 352 (1957). — CERQUIGLINI, S., G. PALUDETTI, G. AURITI, P. L. BALLESIO e. M. MARCHETTI: Risposte motorie dei muscoli glottidei alla stimolazione a varie frequenze del nervo ricorrente nel cane, studiate col metodo fotoelettrolaringografico. IX. Congr. naz. Soc. ital. Fisiol (1957); — Osservazione fotoelettrolaringografische sui limite della risposta clonica delle corde vocali alla stimolazione del nervo ricorrente nel cane. 45. Congr. Soc. Ital. Laring. Otol. Rinol. Pisa (1957). — CHAITANYA, D. B.: Psychophysics of speech-melody. I. Z. Phonetik, 10, 337 (1957). — Psychophysics of speech-melody. II. Z. Phonetik, **11**, 206 (1958). — III. Z. Phonetik, **13**, 8 (1960). — CHESNI, Y., et F. KOCHER: Vitesse comparée de la formulation à voix haute et de la pensée verbale chez des sujets normaux et pathologiques. Rev. Laryng. **79**, 1410 (1958). — CHEVRIE-MULLER, C., et F. GREMY: Etude de l'électro-glottogramme et du phonogramme en période de "mue vocale". Ann. Oto-Laryng. **79**, 1035 (1962). — CLARY, D.: Das Phonoskop mit vibrierenden Saiten. Rev. Scientifique **13**, 8, Paris (1932). — COLEMAN, R. F.: Decay characteristics of vocal fry. Folia phoniat. **15**, 256 (1963). — CORNUT, G., et. J. C. LAFON: L'attaque, phase critique de la phonation. J. franç. ORL **8**, 875 (1959); — Etude acoustique comparative des phonèmes vocaliques de la voix parlée et chantée. Folia phoniatr. **12**, 188—196 (1960); — Vibrations neuro-musculaires des cordes vocales et théories de la phonation. J. franc. ORL **9**, 317 (1960). — CORNUT, G., J. C. LAFON et M. C. RICHAUD: Contribution à l'étude de l'interdépendance des modifications de hauteur, d'intensité et de timbre de la voix. J. franç. ORL **10**, 123—131 (1961). — CROATTO, L., C. CROATTO-MARTINOLLI,

G. F. Pistolesi e. P. Patrese: Studio della funzionalità normale e patologica degli organi fonatori sopra glottidei iediante la roentgen-cinematografia con amplificatore di immagini. Boll. Soc. Ital. Fonet. Foniat. Audiol. **9**, 3 (1959). — Croatto-Martinolli, C., e G. F. Pistolesi: Semeiotica radiologica nella diagnosi e nell'indicazione terapeutica delle affezioni velofaringee di interesse foniatrica. Boll. Soc. Ital. Fonet. Foniat. Audiol. **9**, 19 (1959). — Cunelli, G.: Voix utilisées et responsables impunis. J. franç. ORL **6**, 421 (1957). — Cuno, F.: Manuel Garcias Marotte scientifique. Folia phoniatr. **6**, 130 (1954). — Czermak: Der Kehlkopfspiegel und seine Verwertung für Physiologie und Medizin. Oest. Rev. **2**, 209 (1863).

Damste, P. H.: Stroboscopie van de larynx. Logopaedie en Phoniatrie **39**, 81/95/115 (1958); — The glosso-pharyngeal press. Speech Pathol. Therapy **2**, 70 (1959); — De Regeling van de Stemband-spanning. Logopaedie en Phoniatrie **33**, 81—84 (1961); — Cineradiographic observations of velar and glottal movements. Proc. 4th Internat. Congr. Phonetic Sciences, Helsinki (1961), p. 147; — L'inventaire de la phoniatrie pratique. Acta oto-laryng. suppl. 183, p. 27 (1963). — Damste, P. H., and E. Huizinga: Stroboscopic fixation of the vocal cords. Pract. ORL **21**, 349 (1959). — Dedo, H., and Ogura: Vocal cord electromyography in the dog. Laryngoscope **75**, 201—211 (1965). — Demus, H. G.: Die apparativen Hilfsmittel der Diagnostik in der Phoniatrie. Phoniatrie. Hals-Nas.-Ohrenheilk. H. **14**, pp. 65. Leipzig: Barth, 1963; — Die physikalischen Grundlagen der Phoniatrie. Phoniatrie. Hals-Nas.-Ohrenheilk. H. **14**, pp. 7 (Leipzig: Barth, 1963). — Dieroff, H. G., und C. Siegert: Tonhöhenverschiebung unter Lärmbelastung. Folia phoniatr. **18**, 247—255 (1966). — Domanski, R.: Tomography of the resonating cavities. Proc. Int. Ass. Logop. Phoniatr. Basel-New York: Karger, 1960, p. 96. — Draper, M. H., P. Ladefoged and D. Whitteridge: Expiratory pressures and air flow during speech. Brit. med. J. **1**, 1837—1843 (1960). — Dreyfus-Graf, M.: Phonétographe: Présent & futur. Genève, 14 mars (1961). — Duffy, R.: Vocal pitsch characteristics of eleven-, thirteen-, and fifteen-year-old female speakers. Dissert. Univ. Jowa. (1958). — Dunker, E., und B. Schlosshauer: Zur Frage der Tonentstehung im Kehlkopf. „Pfügers Archiv" **264**, 561 (1957); — Klinische und experimentelle Studien über Stimmlippenschwingungen. Arch. Arch. Ohr.-Nas.-KehlkHeilk. **172**, 363 (1958); — Über Anspannung und Schwingungsform der Stimmlippen. Arch. Ohr.-Nas.-KehlkHeilk. **173**, 497 (1958); — Hochfrequenzkinematographische Analyse von Stimmstörungen. „HNO", Wegweis. **9**, 142 (1961); — Über „normale" Stimmlippenschwingungen. „Pflügers Arch. ges. Physiol." **278**, 88 (1963).

Endres, W.: Optische Sprache. Akustische Untersuchungen an zeichnerisch hergestellten Sprachlautspektren. Umschau **60**, 559—563 (1960). — Ernst, R.: Stimmstörungen bei Angehörigen von Sprechberufen. Z. Phonetik **11**, 235 (1958); — Stroboskopische Erfassung funktioneller Stimmstörungen. Arch. Ohr.-Nas.-KehlkHeilk. **175**, 453 (1959); — Stroboskopische Untersuchungen bei Berusssprechern. „HNO", Wegweiser 8, 170 (1960). — Esslen, E., und B. Schlosshauer: Der elektrophysiologische Nachweis der proprioceptiven Muskelafferenz und des monosynaptischen Reflexbogens der inneren Kehlkopfmuskeln. Proc. Int. Ass. Logop. Phoniat. Basel-New York: Karger, p. 49, 1960. — Evoy, M.: Observations with certain experiments on the paralyzed vocal cords in dogs. Laryngoscope **LXX**, 1268—1272 (1960).

Faaborg-Andersen, K.: Electromyography of laryngeal muscles in humans technics and results. Aktuelle Probleme der Phoniat. und Logopäd. Vol. **3**, 1—70 (1965) Basel: S. Karger. — Fabre, P.: Ètude comparée des glottogrammes et des phonogrammes de la voix humaine. Ann. Oto-laryng. **75**, 767 (1958). — Fabre, P., et A. Frei- Analyse harmonique des glottogrammes et des phonogrammes de la voix chantée. Ann. Oto-laryng. **76**, 459 (1959). — Fairbanks, G.: Voice and articulation drillbook; p. 21, New York: Harper, 1940. — Fairbanks, G., E. L. Herbert and J. Hammond: An acoustical study of vocal pitch in seven- and eight-year-old girls. Child Develpm., **20**, 71—78 (1949). — Fairbanks, G., and P. Grubb: A psychophysical investigation of vowel formants. J. Speech, Hear. Res. **4**, 203—219 (1961). — Fereri, G., Cerquilini, G. Paludetti, G. Auritie, L. Ballesio: La foto-elettrolaringografia. Boll. Soc. Ital. Fonet. **9**, 45 (1959); — La photo électro-laryngographie. J. franç. ORL **9**, 331 (1960). — Fink, B. R.: The mechanism of closure of the human larynx Trans. Amer. Acad. Ophthal. Otolaryng. p. 117 (1956). — Fink, B. R., and F. Kirschner: Observations on the, acoustical and mechanical properties of the vocal folds. Folia phoniatr. **11**, 167—172 (1959). — Fink, B. R.: Adaptations for phonatory effiency in the human vocsl folds. Ann. Otol. Rhinol. Larynx. **71**, 79 (1962); — Phonatory adaptations in the upper larynx of man. Ann. Otol.

Rhinol. Larynx. **71**, 356 (1962); — Tensor mechanism of the vocal folds. Ann. Otol. Rhinol. Laryng. **71**, 591 (1962). — FISCHER, H.: Der Kehlkopf der Fledermaus Myotis, ein primitiver Säugerlarynx mit der Sonderleistung der Ultraschallerzeugung. Arch. Ohr.-Nas.-Kehlk. Heilk. **178**, 315 (1961). — FLACH, M.: Über die unterschiedliche Größe der Morgagnischen Ventrikel bei Sängern. Folia phoniatr. **16**, 67 (1964). — FLACH, M., und G. HALBEDL: Die Bedeutung der Laryngostroboskopie in der praktischen Laryngologie. Medizintechnik **5**, 223—224 (1965). — FLEISCHER, K.: Funktion und Erkrankungen des Kehlkopfes. Münch. med. Wschr. **101**, 2231 (1959). — FLETSCHER, S.: Growth and development of the mouth and pharynx region Logos. **2**, 71 (1959). — FLOERSHEIM, G. L.: Über die Rolle der Glottis beim Husten. Helv. physiol. acta **17**, 153 (1959). — FREITAG, W.: Untersuchungen an einem elektronischen Ultraschall-Bildwandler. Jenaer Jahrbuch **1**, 228 (1958). — FREITAG, W., und H. J. MARTIN: Ergebnisse beim Aufbau eines elektronischen Ultraschall-Bildwandlers. Acustica **8**, 197 (1958). — FREITAG, W., H. J. MARTIN and G. SCHELLBACH: Descriptions and results of investigations of an electronic ultrasonic image converter. Sec. Int. Conf. Med. Electronics, Paris, June (1959). — FRENZEL, H., und B. MINNIGERODE: Zum Verhalten der Kehlkopfhinterwand bei der Phonation im Hinblick auf die „hellen Flecke" am hinteren Taschenbandende. „HNO" Wegweiser **6**, 238 (1957). — FRÖSCHELS, E.: Remarks on some pathologic and physiologic conditions of the human voice. Amer. Arch. Otolaryng. **71**, 787—788 (1960). — FROMMHOLD, W., und G. HOPPE: Tomographische Studien zur Funktion des menchlichen Kehlkopfes. **17**, 83—91 (1965); — Tomographische Studien zur Funktion des menschlichen Kehlkopfes. Folia phoniat. **18**, 81—90 (1966); — III. Mitteilung: Haltungsänderung des knöchernen Rahmens der äußeren Kehlkopfmuskeln (Halswirbelsäule). — FRÜH, K. F., und K. HARTLIEB: Kybernetische Vorgänge bei der Stimmgebung. Z. Naturforsch. **16b**, 267—278 (1961). — FOURNIER, J. E.: L'acoustique musicale; dans: La voix (Maloine, Paris 1953).

GANZ, H.: Vergleichende enzymatische Untersuchungen an Kehlkopfmuskeln von Mensch und Rind zur Sonderstellung des M. posticus. Arch. Ohr.-Nas.-Kehlk. Heilk. **183**, 406 (Kongreßbericht 1964). — GARCIA, M.: Observacions sobre la voz humana. Acta oto-rino-laring. Ibero-Amer. **5**, 87 (1954). — MANUEL GARCIA. Un precursor. Acta oto-rino-laring., Ibero-Amer. **5**, 83 (1954); — El laringoscopio y la laringoscopia. Laboratorios del norte de España. (S. A. Masnoi, Barcelona 1956); — Beobachtungen über die menschliche Stimme. Übersetzung. Wien: W. Braumüller, 1878. — GARDE, E. J.: Le monophasage de la voix parlée chez la femme. Arch. hospitallières **32**, 95 (1960) et Rev. Laryng. Bordeaux **80**, 993 (1959); — Sur la méthode et les épreuves cliniques en neurophoniatrie. Rev. Larynx (Bordeaux) **82**, 506—524 (1961). — GERDY, M.: Mémoire sur la voix. Paris: H. Cousin, 1842. — GEREBTZOFF, M. A.: Une technique de détection préférentielle des neurites en dégénérescence expérimentale dans le système nerveux périphérique. Ass. Anatomistes, XLVe Réunion-Gand (1958) p. 394. — GEREBTZOFF, M. A., et G. LEPAGE: Le problème des muscles lents et rapides du larynx. Acta oto-rhino-laryng. belg. **13**, 339 (1959). — GIERKE VON, H.: Pflügers Arch. ges. Physiol, **249**, 307 (1947). — MCGLONE, R. E., W. H. RICHMOND and J. F. BOSMA: A Physiological Model for Investigation of the Fundamental Frequency of Phonation. Folia phoniat. **18**, 109—129 (1966). — MCGLONE, R. E.: Pitch characteristics of Aged Women Speech and Hearing Research. **6**, 164 (1964). — GOERTTLER, K.: Spezifische myofibrilläre Endorgane in der Wand der menschlichen Glottis. Arch. Ohr.-Nas.-Kehlk. Heilk. **178**, 313 (1961). — GREINER, G. F., F. ISCH, C. ISCH-TREUSSARD, J. EBTINGER-JOUFFROY, G. KLOTZ et M. CHAMPY: L'électromyographie appliquée à la pathologie du larynx. Acta oto-laryng. **51**, 319 (1960). — GREINER, G. F., F. ISCH und J. C. LAFON: Elektromyographische und Mikrophoneffekte bei Stimmlippenschwingungen. „HNO" Wegweiser **7**, 23 (1958); — A propos de quelques cas d'électromyographie de la corde vocale chez l'homme. Ann. ORL **75**, 23 (1958). — GREINER, F. G., F. ISCH, C. ISCH-TREUSSARD et M. E. DILLENSCHNEIDER: Electromyographie des cordes vocales et paralysies recurrentielles. Rev. Oto-Neuro-Ophtal. **37**, 105 (1965). — GREMY, F.: Considérations sur l'énergie mécanique du larynx durant la phonation. J. physiol. **52**, 555—567 (1960). — GREMY, F., et L. STRIGLIONI: Contribution à l'étude de la physiologie du larynx en voix parlée. Apport de l'électro-glottographie. Rev. Laryng. (Bordeaux) **84**, 399 (1963). — GRMEK, M. D.: Réflexions inédites de Claude Bernard sur la médicine Practique. Médecine de France, **150**, 6 (1964). — GRÜNEWALD, G., und E. ZUBERBIER: Über die Pegelregistrierung als Methode sprechpsychomotorischer Forschung. Arch. Psychiat. Nervenkr. **200**, 427 (1960). — GRÜTZNER, P.: in: Handbuch der Physiologie von L. HERMANN, **73** (1879); — Ergebn. Physiol. **1**, 466—502 (1902). — GURRIER, Y., et

Y. Dejean: Electro-myographie per-opératoire des cordes vocales pour une paralysie des dilitateurs. Premier signe d'une maladie de Charcot. J. franç. ORL **11**, 253 (1962). — Gurrier, Y., et F. Basseres: Electromyographie pharyngo-laryngée. Presentation d'appareillage. Ann. Oto-laryng **82**, 589—594 (1965). — Gun, P., and S. Mays: Radiocinematographic study of the velopharyngeal movements. Proc. Int. Ass. Logoped. Phoniat. Basel-New York: Karger, 1960, p. 59. — Gysi, F.: Über die Kunst des Jodelns. „Gazette" (Swissair) **6** (1959).

Habermann, G.: Bauchinnendruckveränderungen in Abhängigkeit von der Atmung. Pneumographische Messungen bei Laparoskopien. Folia phoniat. **12**, 60 (1960); — Der Dichter Arthur Schnitzler und die Phoniatrie. De Therapia vocis et loquelae der Int. Ges. für Log. u. Phoniat. Int. Kongr. Wien 245—251 (1965). — Hammarström, G.: Über die Anwendungsmöglichkeiten der Palatographie. Z. Phonetik **10**, 323 (1957). — Hartlieb, K.: Die Jugendstimme. Folia phoniatr. **9**, 225 (1957); — Erbliche Merkmale der menschlichen Stimme. Z. menschl. Vererb. Konstit. Lehre **36**, 413—430 (1962); — Die Ausrichtung der Stimmbildung auf die neuen phonetischen Grundlagen. Folia phoniatr. **15**, 201 (1963). — Hartlieb, K. R., Luchsinger und K. Pfister: Ein Vergleich der exspiratorischen mit der inspiratorischen Stimmgebung mit der Verwendung der differenzierten Klanganalyse. Folia phoniatr. **12**, 241—260 (1960). — Hartlieb, K., und K. F. Früh: Funktionsanalyse der menschlichen Stimme. „HNO" Wgweiser **9**, 41—47 (1960). — Hartmann, E.: Beobachtungen bei Stimmprüfungen an künftigen Pädagogen. Z. Phonetik **13**, 36 (1960). — Hast, M. H.: Subglottic air pressure and neural stimulation in phonation. J. appl. Physiol. **16**, 1142 (1963); — Chronax of the vocal folds of the dog. (Die Chronaxie der Stimmlippen beim Hunde.) Dept. of Otolaryngol. and Maxillfacial Surg., Speech Phat. an Audiol., Univ. of Iowa City, Iowa. Ann. Otol. (St. Louis) **73**, 305—311 (1964); — Mechanical Properties of the cricothyroid Muscle. The Laryngoscope **76**, 1—12 (1966); — Chronaxy of the vocal folds. Reprinted from Annals of Otology and Laryngeology **73**, 305 (1964); — Cortical Motor Centers of the laryngeal muscles in the Cat and Dog. Ann. Otol. Rhinol. Laryng. **73**, 979 (1964). — Hast, M.-H., and B. Milojevic: The response of the vocal folds to electrical stimmulation of the inferior frontal cortex of the squirrel monkey. Acta Oto-Laryng. **61**, 196—204 (1966). — Hattori, S., K. Yamomato and O. Fujimura: Nasalization of vowels and nasals. Bull. Kobayasi Inst. Phys. Res. **6**, 226 (1956) und Z. Phonetik **11**, 256 (1958). — Hauer, W.: Die Gesangsprache. Deutsche Tonkünstler Zeitung. **57**, 3—7 (1966); — Gedecktes und geschlossenes Singen. Musik u. Unterricht **57**, 398—400 (1966). — Hensen, V.: Ein einfaches Verfahren zur Beobachtung der Tonhöhe eines gesungenen Tones. Arch. Anat. Physiol. **155** (1879). — Heymann. O.: Die Stroboskopie im Dienste der Laryngoskopie. Arch. Arch. Ohr.-Nas.-KehlHeilk. **136**, 63 (1933). — Hiroto, I., and M. Umeno: A cineradiographic study on the movement of the soft palate during phonation of speech sounds. Kurume med. J. **9**, 114 (1962). — Hiroto, I., M. Hirano and M. Umeno: A cineradiographic study on the movement of the soft palate during phonation of speech sounds. Studia Phonologia III (1963). — Hollien, H.: Vocal pitch variation related to changes in vocal folg length. J. Speech, Hear. Res. **3**, 150 (1960); — Some laryngeal correlates of vocal pitch. J. Speech, Hear. Res. **3**, 52 (1960). — Vocal fold thickness and fundamental frequency of phonation. J. Speech, Hear. Res. **5**, 237 (1962); — The relationship of vocal fold length to vocal pitch for female subjects. XIIth International Speech and Voice Therapy Conference Padua, 1962; — Laryngeal research by means of laminagraphy. Arch. Otolaryng. **80**, 303—308 (September 1964); — Stroboscopic Laminagraphy of the Vocal folds. Proceedings of the fifth International. Congress of Phonetic Sciences, Münster (1964). — Hollien, H., and J. F. Curtis: A laminagraphic study of vocal pitch. J. Speech, Hear. Res. **3**, 361—371 (1960); — Elevation and tilting of vocal folds as a function of vocal pitch. Folia phoniatr. **14**, 23—26 (1962). — Hollien, H., E. Malcik and B. Hollien: Adolescent voic change in southern white males. Speech Monographs. Vol. XXXII, 87—90 (1965). — Hollien, H., and Copeland: Speaking fundamental frequency (SFF) characteristics of mongoloid Girls. J. Speech Hear. Dis. **30**, 4 (1965). — Hoppe, G.: Tomographische Studien zur Funktion des menschlichen Kehlkopfes. II. Mitteilung: Bewegungen des Zungenbeines. Folia phoniatr. **17**, 161—171 (1965). — Hoshiko, M.: Electromyographic investigation of the interostal muscles during speech. Arch. phys. Med. (Chicago) **43**, 115 (1962). — Huizinga, E.: The whispered voice. Ann. Otol. Rhinol. Laryng. **67**, 72 (1958); — Larynx Animal and Man, Ann. Otol. Rhinol. Laryng. **66**, 679 (1957). — Husson, R., L. Pinonow et P. Pouteaux: Physiologie de la phonation. Modifications des spectres acoustiques et absorptions exercées par le pavillon pharyngo-bucco-nasal pendant la phonation Acad. Sience **251**, 280 (1960); — Absorptions énergétiques au sein du pavillon pharyngo-bucco-nasal pendant la phonation. J. physiol. (Paris) **53**, 369—370 (1961); — Vergleichend-phonatorisches Verhalten der Stimmuskeln in Sing- und Sprechstimme. Arch. Ohr.-Nas.-KehlkHeilk. **180**, 790 (1962). — HUSSON, R.: Problèmes acoustiques et physiologiques posés par la formation des voyelles chantées. J. Physiol. Paris **50**, 328 (1958); — La méthode du professeur Philippe FABRE pour l'étude de la "Vibration" des cordes vocales sans observation visuelle de la glotte. Rev. Laryng. **80**, 241 (1959);— Physiologie de la phonation. Acad. Sciences **248**, 2034 (1959); — Quelques résultats nouveaux concernant la physiologie phonatoire chez l'homme. J. Physiol. Paris **51**, 481 (1959); — Evolution de la structure acoustique des voyelles humaines en fonction de l'intensité de la voix. J. Physiol. Paris **51**, 480 (1959); — Comportement phonatoire des cordes vocales aux différentes intensités et genèse du nodule des chanteurs. Rev. Laryng. Bordaux **81**, 403—411 (1960); — Physiologie de la phonation. Structure acoustique des voyellés en "spectres de bandes" résultant de l'étude expérimentale des transferts énergétiques internes et des absorptions exercés par le pavillon pharyngo-bucco-nasal sur les fournitures laryngées. Acad. Science **251**, 457 (1960); — L'impédance ramenée sur le larynx par le pavillon pharyngo-bucco-nasal dans le chant. J. Physiol. Paris **52**, 125 (1960); — Comportement phonatoire de la glotte à intensité croissante de 30 à 130 décibels. J. Physiol. Paris **52**, 124 (1960); — Vues nouvelles sur la physiologie phonatoire du pavillon pharyngobuccal pendant la phonation. J. physiol. (Paris) **53**, 371—372 (1961); —Vergleichende Physiologie der Stimme beim Sprechen und beim Singen. Naturwiss. Rdsch. **15**, 218 (1962); — Vergleichend-phonatorisches Verhalten der Stimmuskeln in Sing- und Sprechstimme. Arch. Ohr.-Nas.-KehlkHeilk. **180**, 790 (1962). — HUSTIN, A.: Variations de la fréquence des battements cardiaques dans le chant. Scalpel No. 18 et 19 (1959); — Fréquence du coeur dans le chant à la lumière de la "Procession" de César FRANCK. Scalpel No. 29 (1959); — HUSTIN, A., J. LEMOINE et L. NEELEMANS: Cardiotachygraphe électronique. Scalpel No. 30 (1958).

ISSHIKI, N., and W. VENNARD: Coup de glotte, A misunderstood expression. The Nats bulletin, (Febr. 1964). — ITO, H.: Histoanatomical studies of the intrinsic laryngeal muscle. Stud. Phonet. Kyoto, **1**, 117 (1961).

JACQUEMIN, CH., et P. VARENE: Exploration de l'électromyogramme du diaphragme au cours de la phonation. J. Physiol. **56**, 577 (1964). — JALLABERT, J.: Expériences sur l'électricité, Genf, 1748, Paris, 1749, Paragraph 1. Documenta Geigy (Februar 1965). — JESCHEK, J.: Über die Eigendämpfung der Stimmbänder beim Schwingungsvorgang. Acta oto-laryng. **53**, 249—258 (1961); — Zur Physiologie und Pathologie der menschlichen Stimme. Mschr. Ohrenheilk. **96**, 268 (1962); — Über die Schwingungen normal beweglicher und gelähmter Stimmbänder mit Vorführung eines Hochgeschwindigkeitsfilmes. (Le Pirée, 21.—23. 9. 1962). 3. Congr. Gréco-Yougoslave S. 85 (1963). — Zbl. NHO (1964).

KALLEN, L. A.: What is "optimal" for the human voice, Logos **2**, 40 (1959). — KELEMAN, Physiology of phonation in primates. Logos **1**, 32 (1958); — Anatomy of the larynx as a vocal organ: Evolutionary aspects. Logos **4**, 46—55 (1961); — Evolutionary sources of human language. Folia phoniatr. **16**, 59 (1964). — KIRIKAE, F., T. SATO, H. OSHIMA and K. NOMOTO: Vibration of the body during phonation of the vowels. Rev. Laryng. (Bordeaux) **85, 317—345** (1964). — KLEINSASSER, O.: Die Laryngomikroskopie und ihre Bedeutung für die Erkennung der Vorerkrankungen und Frühformen des Stimmlippencarcinoms. Arch. Ohr.-Nas.-Kehlk-Heilk. **180**, 724 (1962); — Das Glomus laryngicum inferior. Arch. Ohr.-Nas.-KehlkHeilk. **184**, 214—224 (1964). — KLÜNDER, A.: Ein Versuch die Fehler zu bestimmen, welche der Kehlkopf beim Halten eines Tones macht. Inaug. Diss., Marburg: C. L. Pfeil, 1872. — KOSCHLAKOFF, D.: Über die Schwingungstypen der Stimmbänder. Arch. ges. Physiol. herausgeb. von W. PFLÜGER, **38**, 428 (1886). — KOVACS, A.: Asymmetric röntgenography of the vocal chords. Acta radiol. Stockh. **53**, 426 (1960); — Röntgenphysiologie des Larynx. Asymmetrische Stimmbandaufnahmen. (XIIth International Speech and Voice Therapy Conference Padua, 1962); — Funktionelle Untersuchung des Mesopharynx, des Hypopharynx und des Kehlkopfes. Röntgen-Blätter. **17**, 117—124 (1964); — Röntgenologic Examination of the Arytenoid Cartilage and Ventricle of Morgagni in the Functioning Larynx. Acta. Radiolog. **2**, 379—384 (1965). — Acta radiol. **53**, 426 (1960). — KÖNIG, W. and H. VAN LEDEN: The peripheral nervous system of the human larynx. Arch. Otolaryng. **73**, 1—14 (1961); — Neuere Erkentnisse über motorische und sensible Nervenendigungen im Vokalissystem. Arch. Ohr.-

Nas.-KehlkHeilk. 178, 315—320 (1961); — The peripheral nervous system of the human larynx. Arch. Otolaryng. 74, 153—163 (1961); — The peripheral nervous system of the human larynx. Arch. Otolaryng. 74, 494—500 (1961); — A threedimensional reconstruction of a hemilarynx. Arch. Otolarynx 77, 137 (1963). — Krech, H.: Hochlautung und Kunstgesang. Wiss. Z. Univ. Halle 6, 883 (1957). — Krmpotic, J.: L'index neuro-musculaire des nerfs relatifs à la phonation. Rev. Larynx. (Bordeaux) 81, 232—243 (1960); — Über den neuromuskulären chronometrischen Index des Nervus hypoglossus im Zusammenhang mit der Funktion der Zunge beim Kauen, Schlucken und Sprechen. Arch. Ohr.-Nas.-KehlkHeilk. 178, 372—531 (1961); — L'index neuro-musculaire chronométrique du grand hypoglosse et de ses branches relatives à al fonction de la langue pendant la mastication, la déglutition et la phonation. L'adaptation de l'index neuro-musculaire à la fonction. Rev. Laryng. (Bordeaux) 82, 1006—1021 (1961). — Kumpf, W.: Akustische Rückkoppelung des Atemgeräusches analog dem Lee-Effekt. Eine neue Simulationsprobe. Vorl. Mitt. (Klin. u. Polikl. f. HNO-Kr., Univ. München). HNO (Berl.) 12, 195—196 (1964). — Kurka, E.: Inneres Sprechen und Stimme. Proc. 4th Internat. Congress Phonetic Sciences, Helsinki 1961, p. 366.

Labarraque, L.: Définitions médico-vocales. Ann. Otolaryng. 76, 841 (1959); — Définition du vibrato, du chevrotement et du trille de la voix chantée. Ann. Oto-Laryng. (Paris) 80, 905 (1963). — Laczkowska, M.: Concerning the function of the velum. Folia phoniat. 13, 107 (1961). — Lafon, J. C.: Le son laryngé et sa forme acoustique. J. franç. ORL 7, 763 (1958); — La notion d'impulsion et son application à l'étude de la structure de la voix et de la parole. J. franç. oto-rhino-laryng. 11, 491 (1962). — Lafon, Jc. et G. Cornut: Étude de la formation impulsionelle de la voix et de la parole. Folia phoniatr. 12, 176—188 (1960). — Lafon, J. C., G. Cornut, M. C. Richaud et M. P. Gaillard: Du rôle acoustique des fosse nasales dans la phonation. J. franç. ORL 9, 307 (1960). — Lan She-Chen: An observation on phonation sontatic motor an other midbrain responses induced by stimulation/of birds, in waking state. Acta physiol. Sinica 25, 36 (1962). — Landeau, M.: La réalisation de la voix chantée. J. franç. ORL 6, 475 (1957); — Emissions vocales et tomographies du larynx. J. franç. ORL 6, 397 (1957); — Chronaximétrie et classification vocale. J. franç. ORL 7, 115 (1958). — van Leden, H.: Laryngeal physiology. J. Laryng. Otol. LXXIV, 705—712 (1960); — The electronic synchron-stroboscope. Ann. Otol. Rhinol. Laryng. 70, 881 (1961); — The mechanism of phonation. Arch. Otolaryng. 74, 660—676 (1961); — The electronic synchron-stroboscope: its value fo rthe practicing laryngologist. Laryngoscope 71, 1586—1588 (1961). — van Leden, H. and P. Moore: The mechanics of the cricoarytenoid joint. Arch. Otolaryng. 73, 541—550 (1961). — Lehfeldt, C.: Nonnulla de vocis formatione. Inaug. Diss., Berlin (1835). — Leith, E. N. and J. Upatnieks: Photography by Laser Scientific American, 212, 24—35 (1965). — Leydhecker, W.: Kunst und Technik des wissenschaftlichen Vortrages Münch. med. Wschr. 42, 2038 (1960). — Lindner, G.: Frequenz und Luftverbrauch beim Kehlkopf — Z. Phonetik 11, 344 (1958); — Veränderungen der Sprechmelodie bei Verlangsamung des Sprechtempos. Z. Phonetik 11, 220 (1958); — Untersuchungen über die Schwingungsformen künstlicher Kehlköpfe mit dem Hochfrequenzfilm. Wiss. Z. Humboldt-Univ. 11, 651 (1962). — Linke, C. E.: A study of pitch characteristics of female voices and their relationship to vocal effectiveness. Dissert. Univ. Iowa, (1953). — Lubker, F. and K. L. Moll: Simultaneous oral-nasal air flow measurements and cinefluorgraphic observations during speech production. Zbl. NHO 2, 257—272 (1966). — Luchsinger, R.: Der zeitliche Ablauf d. Stimmritzenveränderung bei Zeitlupenaufnahmen der Stimmlippenbewegung. Folia phoniatr. 6, 14—19 (1954). — Luchsinger, R., Ch. Schweizer und E. Nielsen: Eine neuartige stroboskopische Kurzfilmapparatur für den klinischen Gebrauch in der Kehlkopfheilkunde. Arch. Ohr.-Nas.-KehlkHeilk. 172, 411—418 (1958). — Luchsinger, R.: Fortschritte der Stroboskopie des Kehlkopfes. Med. Bild 1, 138 (1958); — Nuevas fotografies laringeas de velocidad reducida. Su importancia para la fisiologia vocal. Ann. Fonol. Audiol. 11, 244 (1958); — The construction of a novel short-film apparatus for laryngo-stroboskopy in: Research Potentials in Voice Physiology edited by David Brewer, M. D., State University of New York, pp 185—189 (1964); — Beitrag zur Diagnostik (Elektromyographie) isolierter peripherer Lähmungen des N. laryngeus cranialis. Folia phoniatr. 17, 105—114 (1965). — Luchsinger, R. und K. Pfister: Ergebnisse der Kehlkopfaufnahmen mit einer Zeitdehnerapparatur. Bull. Schweiz. Akad. Wiss. 15, 164 (1959); — Die Messung der Stimmlippenverlängerung beim Steigern der Tonhöhe. Folia phoniatr. 13, 1—12 (1961); — Fortschritte der Laryngostroboskopie mit Photo und Film. Arzt an der Kamera. **6**, 129 (1959). — LUCHSINGER, R. und E. NIELSEN: Über den Ausbau einer neuartigen Kurzfilmapparatur für die Laryngo-Stroboskopie. Folia phoniatr. **13**, 93—96 (1961). — LUCHSINGER, R. und K. FAABORG-ANDERSEN: Phonetische und elektromyographische Registrierungen beim Tonhalten. Folia phoniatr. **18**, 91—97 (1966). — LUERS, T.: Neuere Untersuchungen über die sexuellen Zwischenstufen des Menschen. Umschau **57**, 233 (1957). — LUETHI, P.: Shakespeare und die Medizin, Münch. Med. Wschr. **106**, 1155 (1964). — LULIES, A.: Zur Frage der Erzeugung und Beeinflussung elastischer Schwingungen in quergestreiften Muskeln durch Nervenimpulse. Arch. Ohr.-Nas.-KehlkHeilk. **173**, 480 (1958); — Stimme und Sprache; in LANDOIS-ROSEMANNS Lehrb. d. Physiologie d. Menschen **28**, 939—953 München/Berlin: Urban & Schwarzenberg, 1962. — LULIES, H.: Physiologie der Stimme und Sprache. Heidelberg: Springer, 1953.

MAKUEN, G. H.: Falsetto voice in the male. A.M.A. Arch. Otolaryng. **32**, 474 (1899). — MARKEL, N. N., M. MEISELS and J. E. HOUCK: Judging personality from voice quality. J. abnorm. soc, Psychol. **69**, 458—308 (1964). — MARKEL, N. N.: The Reliability of Coding Paralanuage: Pitch, Loudness, and Tempo. J. of Verbal Learning **4**, 306—308 (1965). — MAYET, A.: Die sensible cerebrospinale Innervation des menschlichen Stimmbandes. Z. Anat. Entw-Gesch. **123**, 420 (1962). — MESSERKLINGER, W.: Die Beteiligung des Nervus vagus an der Gaumensegelinnervation und ihre diagnostische Bedeutung. Mschr. Ohrenheilk. **97**, 173 (1963). — VAN MICHEL, CL.: Étude, par la méthode électroglottographique, des comportements glottiques de type phonatoire en dehors de toute émission sonore. Rev. Laryng. (Bordeaux) **85**, 469—475 (1964); — Étude par la voie électronique des mouvements phonatoires des cordes vocales. Rev. Electr. Diag. Ther. **4**, 291 (1965); — Mouvements glottiques phonatoires sans émission sonore. Étude électroglottographique. Folia phoniatr. **18**, 1—8 (1966). — MIEHLKE, A.: Über die Struktur des funktionstüchtigen und funktionsuntüchtigen Stellknorpels. Arch. Ohr.-, Nas.-KehlkHeilk. **170**, 435 (1957). — MILOJEVIC, B. and M. H. HAST: Cortical mototr centers of the laryngeal muscles in the cat and dog. Ann. Otol. Rhinol. Laryng. **73**, 979 (Dezember 1964). — MINNIGERODE, B.: Klinische und vergleichend-anatomische Untersuchungen zur Erzeugung der hohen Schrilltöne menschlicher Säuglinge. Arch. Ohr.-Nas.-KehlkHeilk. **181**, 208 (1963); — Funktionelle und experimentelle Untersuchungen zur Stimmgebung der Primaten unter besonderer Berücksichtigung der Eigendämpfung der Stimmbänder beim Schwingungsvorgang. Arch. Ohr.-Nas.-KehlkHeilk. **184**, 403—410 (1965). — MITRINOWICZ-MODREZEJEWSKA, A.: Physiologie und Pathologie der Resonanz räume. Folia phoniatr. **12**, 107 (1960). — MITRINOWICZ-MODRZEJEWSKA, A. and ST. KRUSZEWSKI: Röntgenkinematographie und die Pathologie der Stimme. Folia phoniatr. **13**, 164 bis 173 (1961). — MITROVIC, M. et B. MILOJEVIC: Le radiodiagnostic du voile du palais. Rev. Laryng. Bordeaux **81**, 260—270 (1960). — MOOLENAAR-BIJL, A. J.: Laryngeal whistle. Folia phoniatr. **9**, 164—168 (1957). — MOORE, P. and H. VON LEDEN: Dynamic variations of the vibratory pattern in the normal larynx. Folia phoniat. **10**, 205 (1958); — Television in otolaryngology and other specialities. A. new teaching device. J. Amer. Med. Ass. **169**, 1967 (1959). — MOORE, P. F., WHITE and H. VON LEDEN: Ultra high speed photography in laryngeal physiology. J. Speech, Hear. Dis. **27**, 165—171 (1962). — MOORE, P. and C. L. THOMPSON: Comments on Physiology of Hoarseness Arch. Otolaryng. **81**, 97—102 (1965). — MOERNER, M.: The voice organs. Svenska Bokförlaget, Norstedts/Stockholm (1959). — MOSES, P.: Reorientation of concepts and facts in phonetics. Logos **1**, 45 (1958); — Der Laryngologe und die neueren Probleme des Singens. Z. Laryng. Rhinol. **42**, 445 (1963). — MOUNIER, P. et C. LAFON: De l'intéret audio-phonologique de l'étude de la voix chuchotée audio-phonologique de l'étude de la voix chuchotée au sonagraph. Acta oto-rhino-laryng. belg. **3**, 212 (1959). — MUELLER, E.: Stimmphysiologische Untersuchungen an einem Kehlkopfmodell. Arch. Sprach-Stimmheilk. **2**, Heft 4 (1938); — Über den Einfluß von Ansatz- und Windrohr auf die Stimmlippenbewegungen eines Kehlkopfmodells. Arch. Sprach.-Stimmheilk. **3**, 1—28 (1938). — MUENDICH, K.: Arch. Ohr.-Nas.-KehlkHeilk. **171**, 363 (1958). — MURAI, J.: The sounds of infants "Their phonemization and symbolization". Studia Phonologica **III**, 17—34 (1963).

NEGUS, V.: The voice of man. Med. Press. **242**, 143 (1959). — NESSEL: Über das Tonfrequenzspektrum der pathologisch veränderten Stimme. Acta Oto-Laryng., Suppl. 157 (1960); — Berufsschäden des Kehlkopfes. Arch. Otolaryng. KehlkHeilk. **185**, 379—464 (1965).

Ochiai, Y.: Fondamentales des qualités phonémique et vocalique des paroles par rapport au timbre, obtenues en employant des voyelles japonaise vocalisées par des sujets japonais. Memoirs Fac. Engineering, Nagoya Univ. **10**, 197 (1958); — Étude plus détaillée sur l'enveloppe des patrons du timbre des vocales orales. particulièrement au point de vue de la structure des vallons. Memoirs Fac. Engineering, Nagoya Univ. **12**, 246 (1960). — Ochiai, Y. and T. Fukumura: Timbre pattern representation and subjektive quality measurement of "forced vocalics". Memoirs Fac. Engineering, Nagoya Univ. **12**, 75 (1960); — Sur les qualités essentielles des vocales. Ann Télécommunicat. **15**, 277 (1960). — Ochiai, Y., T. Fukumura and K. Nakatani: Timbre study on nasalics. Part. II. Preliminary experimental representation of timbre-patterns of sustained nasals. Memoirs. Fac. Engineering, Nagoya Univ. **9**, 160 (1957). — Oeken, F. W.: Beitrag zur Schallanalyse des primären Kehlkopftones. Arch. Ohr.-Nas.-KehlkHeilk. **180**, 800 (1962). — Ondrackova, J.: The movement of the tongue and the soft palate in the singing of vowels. Folia phoniatr. **13**, 99—106 (1961). — Oppikofer, E. K.: 100 Jahre Kehlkopfspiegel. Schweiz. med. Wschr. **85**, 506 (1955). — Oordt van, H. W. A. and H. A. Dorst: Development of the frequency range of the voice in children. Folia phoniatr. **15**, 289 (1963). — Ostwald, P. F.: Methods in Psychiatry, Sc. Amer. **212**, 82 (1965).

Panconcelli-Calzia, G.: Hegener, der Schöpfer der Stereophotographie und Strobokinematographie der Stimmlippen. HNO, Wegweis. fachärztl. Praxis **2**, 225 (1950); — Leonardi da Vinci als Zeichner von Deformationen der peripheren Sprechwerkwerkzeuge. Münch. med. Wschr. **99**, 1960 (1958); — Phonetik und Kultur. Hamburg: Hansischer Gildenverlag, 1942; — Die Taschenbandstimme. Berlin: Akademieverlag, 1953; — Entstehung und Entwicklung der bildlichen Darstellung des Kehlkopfes. Folia phoniatr. **91** (1957); — Earlier history of phonetics. Manual of Phonetics. Amsterdam: North-Holland Publishing Comp., 1957. — Pahn, J.: Autogenes Training in der Behandlung funktioneller Stimmstörungen. Folia phoniatr. **18**, 341—353 (1966). — Paulsen, K.: Die Rolle der Muskelspindeln und propriozeptiven Reflexe beim Schwingen von Muskeln. Pflüg. Arch. **268**, 376 (1959); — Untersuchungen über das Vorkommen und die Zahl von Muskelspindeln im M. vocalis des Menschen. Z. Zellforsch. **47**, 363 (1958); — Über Vorkommen und Zahl von Muskelspindeln in inneren Kehlkopfmuskeln des Menschen (M. cricoarytaenoidens dorsalis, M. cricothyreoideus). Z. Zellforsch. **48**, 349 (1958); — Über die Bedeutung von Muskelspindeln und Schleimhautreceptoren bei der Phonation. Arch. Ohr.-Nas.-KehlkHeilk. **173**, 500 (1958). — Pawlowski, Z.: Objektive diagnostics in the vibration of vocal cords. Arch. Otolaryng **82**, 195—197 (1965). — Perello, J.: La théorie muco-ondulatoire de la phonation. Ann. Otolaryng, Paris, **79**, 722 (1962); — La vibration des cordes vocales. Rev. Laryng. Bordeaux **84**, 217 (1963); — Classification anatomique et phisiologique des muscles laryngiens. J. Franç. ORL **14**, 341—345 (1965). — Pfau, W.: Zur Frage der Stimmlippenverlängerung beim Aufwärtssingen. Arch. Ohr.-Nas.-KehlkHeilk. **177**, 458—466 (1961); — Chronaxie und Stimmgattung. Folia phoniatr. **14**, 1—14 (1962); — Zur Klassifizierung der menschlichen Stimme. HNO. **13**, 227—228 (1965). — Pfau, W. und H. Jakobi: Beeinflussen operative Änderungen der Nasenräume den Stimmklang? Wiss. Z. Univ. Halle **11**, 1633 (1962). — Pfister, K.: Kurzzeitphotographie. Bericht über den internationalen Kongreß für Kurzzeitphotographie und Hochfrequenzkinematographie. Aufnahmen von ausgewählten Stimmlippenvorgängen, kombiniert mit magnetischen Schallaufzeichnungen. „Kurzzeitphotographie", Dr. Othamar Helwich, Darmstadt (1959). — Piquet, J. et A. Barets: Observations sur l'innervation motrice du muscle vocal. Acta oto-laryng. **51**, 203 (1960). — Pollak-Rudin, R. und L. Stein: Ein neues handliches Laryngostroboskop. Wien. med. Wschr. **82**, 916 (1932). — Pommez, J.: Étude acoustique du vibrato de la voix chantée. Rev. Laryng. 249—264 (1962); — La spectrographie de fréquence à l'aide du sonagraph Kay dans la pratique clinique phoniatrique. Rev. Laryng. Bordeaux, **83**, 705 (1962); — L'analyse spectrographique de la voix des chanteurs. Rev. Laryng. Bordeaux **84**, 192 (1963); — Particularités acoustiques des principales voyelles françaises Rev. Laryng. Bordeaux **85**, 533—547 (1964). — Portmann, G., J. L. Robin et P. Laget: Sur la physiologie de la voix. Rev. Laryng. Otol. Rhinol. **80**, 1 (1959). — Portmann, G., J. L. Robin, P. Laget et F. Duncombe: Electromyographie de cordes vocales paralysées par section récurrentielle traumatique bilatérale. Rev. Laryng. **80**, 21 (1959). — Precechtel, A.: Stroboscopy in laryngeal keratosis and its cancerization. Acta oto-laryng (Stockh.) **183**, 171 (1963). — Pressmann, J. Arch. oto-laryng. **35**; (1942). Pressmann, J. J. and G. Kelemen: Physiology of the larynx. Phys. Rev. **35**, 506 (1955).

De Quiros, J. B.: Le potassium en laryngologie. Rev. Laryng. **79**, 81 (1958).

Radermecker, R. et M. A. Gerebtzoff: Recherches sur les jonctions synaptiques dans les ganglions spinaux. Ass. Anatom., Gand p. 688 (1958). — Rampont, M. P.: De la voix et de la parole (Imprimerie de Feuguery, 1803). — Rapport, W.: Über Messungen der Tonhöhenverteilung in der deutschen Sprache. Acustica 8, 220 (1958). — Reinecke, W.: Die Kreuzung der Resonanzen und das Decken der Töne. Die Stimme, **6**, 173 (1912). — Riechert, T. und F. Mundinger: Beschreibung und Anwendung eines Zielgerätes für stereostatische Hirnoperationen. (2. Modell). Acta neurochir. Suppl. III, 308 (1955). — Riechert, T.: Das Parkinsonsyndrom und seine neurochirurgische Behandlung. Ärztl. Fortbild. **4**, 1 (1958). — Über die Technik und einige Indikationen der gezielten Hirnoperationen. Nervenarzt **30**, 385 (1959). — Ringel, R. L. and N. Isshiki: Intra-oral voice recordings: An aid to laryngeal photography. Folia phoniatr. **16**, 19 (1964). — Ringel, R. L. and D. D. Kluppel: Neonatal crying: A normative study. Folia phoniatr. **16**, 1 (9164). — Rohen, A.: Der konstruktive Bau des Vokalsystems beim Menschen. 15. Versamml. d. dtsch. Ges. Sprach- und Stimmheilk. in Bd. Reichenhall, (1967). — Rothe, H.: Heilkunde und Heilkünstler in Shakespeares Welt. Ciba Symposium **14**, 67—71 (1966). — Romportl, M.: Zur akustischen Analyse und Klassifizierung der Nasale. Wiss. Z. Univ. Halle **11**, 1653 (1962). — Rubin, H. J.: The neurochronaxic theory of voice production — A refutation. A.M.A. Arch. Otolaryng. **71**, 913 (1960); — Further observations on the neurochronaxie theory of voice production. A.M.A. Arch. Otolaryng. **72**, 207—211 (1960); — Experimental studies on vocal pitch and intensity in phonation. Laryngoscope **73**, 973 (1963). — Rubin, H. J. and M. le Cover: Technique of high-speed photography of the larynx. Ann. Otol. Rhinol. Laryng. **69**, 1072—1082 (1960). — Rubin, H. J. and Ch. Hirt: C. The falsetto. A. high speed cinematographic study. Laryngoscope **LXX**: 1305—1324 (1960). — Rudolph, G.: Die Erregungsübertragung an der motorischen Endplatte. Der gegenwärtige Stand der Frage. Hippokrates **33**, 829 (1963); — Störungen der Nervenleitung. Z. Laryng. Rhinol. **40**, 430 (1961); — Particularités des synapses neuromusculaires dans le muscle vocal de l'homme. Rev. Laryng **62**, 569 (1962); — Nerve terminals (Motor and Sensory) in the vocal muscle of man. Histological findings and physiological interpretations. Excerpta med., Congress Series No. 48 (1962); — Mehrfach-Innervation von Muskelfasern im Stimmbandmuskel des Menschen. Umschau H. **8**, 254 (1962). — Ruedi, L.: Some observations on the histology and function of the larynx J. Laryng. Otol. **LXXIII**: 1 (1959). — Russel, G. O.: Physiological cause of voice quality differences. Carnegie Institution of Washington, Year Book **37**, 384 (1937). — Ruth, W.: Die mit dem kunstgerechten Singen verbundenen Sinnesempfindungen der Zwerchfellstütze und der Kopfresonanz im Lichte der neueren Physiologie „HNO", Wegweiser **7**, 50 (1958).

Sabouraud, O. et F. Grémy: Sur la possibilité des mouvements des cordes vocales sans émission sonore. Logopaedie en Phoniatrie **31**, 7—8 (1959). — Sacerdote, G.: Research on the singing voice. Acustica **7**, 61 (1957); — Die Nachahmung von Stimmen. Voice Imitation. Z. Akustik **3**, 177 (1964). — Santis, de M.: Il cortisone nelle laringopatie nodulari. Boll. Soc. Ital. Fonet. **9**, 72 (1959). — Scala, D. A. e M. Sacco: Minerva med. Torino II 534—546 (1955). — Schardin, H. und R. Schall: Leistungsstand der Kurzzeitphotographie I. 10 Millionen Bilder pro Sekunde. Umschau **59**, 396 (1959). — II. Einzelaufnahmen mit sehr kurzer Belichtungszeit. Umschau **59**, 419 (1959). — Scheuer, J. L.: Fibre size frequency distribution in normal human laryngeal nerves. J. Anat., Lond. **98**, 99 (1964). — Schilling, A. und K. Karthaus: Entwicklungsbeschleunigung und Stimmwechsel. „HNO", Wegweiser **9**, 271—275 (1961). — Schkölziger, E.: Betrachtungen zur Stimmerziehung von Kindern. Neue Zürcher Zeitung, vom 20. April (1960). — Schlosshauer, B.: Kann die myoelastische Stimmtheorie noch heute vertreten werden? Z. Phonetik, **10**, 307 (1957); — Die klinische Bedeutung der Elektromyographie der Kehlkopfmuskeln. Wiss. Z. Univ. Halle **11**, 1669 (1962); — Über die Entstehung und Formänderung der Stimmlippenschwingung. Phoniatrie. Hals.-Nas.-Ohrenheilk., H. 14. Leipzig: Barth, 1963. — Schlosshauer, B. und K. H. Vosteen: Über die Anordnung und Wirkungsweise der im Conus elasticus ansetzenden Fasern des Stimmuskels. Z. Laryng. Rhinol. **36**, 642 (1957). — Schönhärl, E.: Die Stroboskopie in der praktischen Laryngologie. Stuttgart: G. Thieme, 1960; — Zur klinischen Bedeutung der Stroboskopie. Z. Laryng. Rhinol. **41**, 568—573 (1962); — Beitrag zur Modulation der Gesangsstimme. Z. Laryng. Rhinol. **42**, 815 (1963). — Scott, R. Stevenson and Guthrie Douglas: A history of otolaryngology, Livingstone, Edinburgh (1949). — Schubert, P.:

Größemessungen im Kehlkopf durch Photographie. Arzt an der Kamera **6**, 132 (1959). — Schwab, W. und H. Bauer: Phonetische Untersuchungen beim Vorliegen einer Hypopharynxfistel. Folia phoniatr. **7**, 200 (1955). — Seemann, M.: Laryngo-stroboskopische Untersuchungen. Mschr. Ohren-Heilk. 55 (1921) Hajek-Festschrift. — Sedlackova, E.: Données stroboscopiques en relation avec le développement de la voix des enfants. Folia phoniatr. **13**, 81 (1961); — Laryngostroboskopische Untersuchungen der Kinderstimme. HNO (Berl.) **9**, 142—143 (1961). — Sedlaček, K. und A. Sychra: Die Melodie als Faktor des emotionellen Ausdrucks. Folia phoniatr. **15**, 89 (1963). — Sercer, A.: La marche bipède, la phonation et la parole. Rev. Laryng. (Bordeaux) **83**, 34 (1962). — Sergeant, R. L.: Speech during respiration of a mixture of helium and oxigen. Aerospace Med. **34**, 826—829 (1963). — Shelton, R. L. Bosma and B. V. Sheets: Tongue, hyoid and larynx displacement in swallow and phonation. J. appl. Physol. **15**, 283—288 (1960). — Shimizu, K.: Experimental studies on movements of the vocal cords during phonation by high voltage radiograph motion pictures. Stud. Phonol. **1**, 111 (1961). — Sjöström, L.: Experimentell phonetische Untersuchungen des Vibratophänomens der Singstimme. Acta oto-laryng. **67**, 123 (1948). — Smith, S.: Quelques résultats d'études experimentales concernant la mécanique de vibration des cordes vokales. J. franç. oto-rhino-laryng. **14**, 347—351 (1965); — Mid voice on a Model. De Therapie voicis et loquelae der Int. Gesellsch. für Log. u. Phoniatrie. Int. Kongress Wien 91 (1965); — Le jet d'air relatif aux mouvements des cordes vocales des deux modèles. J. franç. ORL **8**, 113 (1959); — On pitch variation. Folia phoniatr. **11**, 173 (1959); — Einige experimentelle Untersuchungsergebnisse zur Mechanik der Stimmlippenschwingungen. Phoniat.-Hals-Nas.-Ohren-Heilk., H. 14, p. 45. Leipzig: Barth, 1963; — Vertikale Komponenten bei der Funktion der Stimmlippen. Phonetica **11**, 243—247 (1964). — Sokolowski, R.: Bericht über die III. Versamml. dtsch. Ges. Sprach- und Stimmheilk. (1931). Leipzig: Curt Kabitzsch. — Solisch, P. u. G. Bärenwald: Über die Netzstruktur der feinsten Blutgefäße des menschlichen Stimmbandes. Arch. Ohr.-Nas.-KehlkHeilk. **184**, 225—234 (1964). — Sonninen, A.: The significance of "Tracheal" and "Oesophageal opening" in high-pitsched singing. De Therapia vocis et loquelae der Int. Gesellsch. für Log. u. Phoniat. Int. Kongress, Wien 93—99 (1965). — Sonneson, B.: Die funktionelle Anatomie des Cricoarytaenoidgelenkes. Z. Anat. Entw. Gesch. **121**, 292 (1959); — A method for studing the vibratory movements of the vocal cords. J. Laryng. Otol. **LXXIII**: 732 (1959); — The mechanics of the crico-arytenoid joint. Arch. Scient. Films No. 2 (1959); — On the anatomy and vibratory pattern of the human vocal folds. Acta oto-laryng., Stockholm Suppl. **156**, 7—80 (1960). — Spiegel, E. A. and H. T. Wycis: Physiological and psychological results of thalamotomy. Proc. roy. Soc. Med. **42**, 84 (1949). — Sovijaervi, A.: Die sonographische Auswertung der Bandaufnahmen. Phonetica **6**, 34 (1961). — Spoor, A. and H. A. E. Dishoeck: Elektromyographie of the human vokal cords and the theory of Husson. Prac. ORL **20**, 353 (1958). — Steer, M.: Modern instrumentation fo diagnosis, therapy and research. Folia phoniatr. **12**, 118 (1960). — Stern, H.: Wien. Wschr. **73**, 1871 (1923); — Erwiderung auf den Artikel „Zur Bedeutung und Bewertung stroboskopischer Befunde (1)" Folia oto-laryng. **22**, 264 (1932); — Eine weitere Mitteilung über Ergebnisse bei der laryngostroboskopischen Untersuchung. Wien. klin. Wochenschau, **43**, 1259 (1930). — Strenger. F.: Methods for direct and indirect measurement of the sub-glottic air-pressure in phonation. Studia Linguistica S. 98 (1959). — Striglioni, L.: Contribution à l'étude de la physiologie laryngée en voix parlée; med. Diss. (Marseille 1963).

Tarneaud, J.: The fundamental principles of vocal cultivation and therapeutics of the voice. Logos **1**, 7 (1958). — Terracol, J., J. Calvet et F. Granel: Les Eléments Neuro-Musculaires du Larynx. Rev. d'Oto-Neuro-Ophalmologie **86**, 1—29 (1965). — Terracol, J., J. Calvet, F. Granel, Ardouin et B. Vallancien: Les elements neuro-musculaires du Larynx leurs incidences fonctionelles. Rev. oto-neuro-ophtal. **86**, 113—142 (1965). — Terracol, J. et P. Ardouin, P.: La morphologie et l'adaptation fonctionnelle du larynx. J. franç. ORL, Suppl. 4 (1963); — L'hémodynamique de la corde vocale. Acta oto-laryng. (Stockholm) **56**, 224 (1963). — Thorwart, W.: Photographische „Zeitmikroskopie" mit Funkenblitzen. Naturwiss. Rundschau **12**, 233 (1959). — Timcke, R.: Nouvelles mesures de la durée de la phase d'ouverture de la glotte pendant la phonation chez l'homme et "in vivo" effectuées avec un stroboscope synchronisé. Rev. Laryng. **78**, 619 (1957). — Timcke, R., H. von Leden and P. Moore: Laryngeal vibrations: Measurements of the glottic wave. A.M.A. Arch.

Otolaryng. **68**, 1 (1958). — TRENSCHEL, W.: Phonetisch-logopädische Hinweise für die Zahn-, Mund- und Kieferheilk. Dtsch. zahnärztl. Z. **16**, 569—578 (1961). — TSCHIASSNY, K.: "Necrophonia". A.M.A. Arch. Otollaryng. **67**, 643 (1958). — TSUIKI, Y.: Methods of laryngeal examination. Kanehara Shuppan Co. — TYNDALL, J.: Sound. A. Course of Eight Lectures Delivered at the Institution of Great Britain. London: Longmans, Green and Co., 1867.

ULDALL, E.: Attitudinal meanings conveyed by intonation contours. Language Speech **3**, 223—234 (1960). — UMBACH, W.: Tiefen- und Cortexableitungen während stereotaktischer Operationen am Mensch. int. Congr. Sci. Neurol., Bruxelles 1957, p. 161; — Spätkomplikationen nach stereotaktischen Eingriffen bei älteren Patienten. Nervenarzt **30, 134** (1959); — Behandlung extrapyramidal-motorischer Störungen, Ärztl. Praxis **12**, 94 (1960).

VALLANCIEN, B.: Radio-Cinématographie des organes vocaux, Acta oto-rhino-laryng.-belg. **12**, 425—426 (1958); — L'actualité en physiologie vocale. Ann. ORL 189—197 (1957); — Aspect laryngé du chant en cinéradiographie et images glottiques des registres vocaux. J. franç. ORL **8**, 119 (1959); — Images glottiques des registres vocaux. Congr. Soc. Franç. ORL. Libraire Arnette, Paris (1958). — Un nouveau laryngoscope permettant la prise de vues. J. franç. ORL **9**, 302 (1960); — Aspect morphologique des registres vocaux. Acta otorhino-laryng. belg. **13**, 205 (1959); — Cinematographic research on laryngeal behaviour in singing. Proc. Int. Ass. Logoped. Phoniat. Basel—New York: Karger, 1960, p. 125. — VALLANCIEN, B. et C. DINVILLE: Etude oscillographique du rendement vocal. J. franç. ORL. **10**, 95—100 (1961). — VENNARD, W.: Laryngeal singing function studied in new sound film. Music of the West Oct. (1960); — The BERNOULLI effect in singing. The Bulletin (1962); — An experiment to evaluate the importance of nasal resonance in singing. Folia phoniatr. **16**, 146 (1964). — VÖLKNER: Amplitudenverhältnisse bei Brust- und Kopfstimme gleicher Intensität und Ableitung von der Schädelkalotte. HNO. (Berl.) **9, 143** (1961).

WASZ-HÖCKERT, O., V. VUORENKOSKI, E. VALANNE und K. MICHELSSON: Tonspektrographische Untersuchungen des Säuglingsschreis. Experientia **18**, 583 (1962). — WASZ-HÖCKERT, O., E. VALANNE, V. VUORENKOSKI, K. MICHELSSON and A. SOVIJAERVI: Analysis of some types of vocalization in the newborn and in early infancy. Ann. Paediat., Helsinki **9**, Fasc. 1 (1963). — WAENGLER, H. H.: Singen und Sprechen in einer Tonsprache (Hausa). Z. Phonetik. **11**, 23 (1959); — Stimmpflege als pädagogischer Auftrag. Wiss. Z. Univ. Halle **10**, 1325 (1961); — Über die Funktion des weichen Gaumens beim Sprechen. Wiss. Z. Univ. Halle **11, 1747** (1962). — WEISS, D.: Zur Frage der stroboskopischen Diagnostik. Mschr. OhrenHk. **22**, 182 (1932); — Discussion of the neurochronaxic theory (HUSSON). A.M.A. Arch. Otolaryng. **70**, 60 (1959); — Erwiderung auf den Artikel von Prof. E. N. MALJUTIN „Zur Frage der stroboskopischen Diagnostik". Mschr. OhrenHk. **66**, 182 (1932). — WENDHAL, R. W., G. P. MOORE and H. HOLLIEN: Comments on Vocal Fry, Folia phoniatr. **15**, 251—255 (1963). — WENDAHL, R. W.: Laryngeal Analog Synthesis of Jitter and Shimmer Auditory Parameters of Harhness. Folia phoniat. **18**, 98—108 (1966); — Some Parameters of Auditory Roughness. Folia phoniatr. **18**, 26—32 (1966). — WENDLER, J.: Stimmlippenlänge und Tonhöhe. Zschr. für Laryng. Rhinol. Otologie und ihre Grenzgebiete **45**, 255 (1966). — Zur Messung der Stimmlippenlänge. Z. Laryng. Rhinol. **44**, 162—173 (1965); — Die Bedeutung der Stimmstärke bei der stroboskopischen Untersuchung. Folia phoniatr. (1967). — WINCKEL, F.: Der elektrische Kehlkopfgenerator. Umschau **60**, 72 (1960); — Die Bedeutung des Grundtons im Stimmspektrum. Proc. Int. Ass. Logoped. Phoniat. Basel—New York: Karger, 1960, p. 132; — Kybernetische Funktionen bei der Stimmgebung und beim Sprechen. Phonetica **9**, 108 (1963); — Tonhöhen-Extraktor zur Messung und Steuerung von Stimme und Sprache (Verhandlungsbericht). Arch. Ohr.-Nas.-KehlkHeilk. **182**, 651 (1963); — Ermittlung von Spracheigenschaften aus statischen Verteilungen von Amplitude und Tonhöhe. 5. Int. Congr. acoustique Liège. 7.—14. Sept. (1965). — WUSTROW, F.: Kehlkopf. Vergleichende Anatomie und Entwicklungsgeschichte, Mißbildungen, Anomalien und Varianten; in BERENDES, LINKS und ZOELLNERS Hb. d. Hals.-, Nasen.-OhrenHeilk. vol. II, pp. 717—818. Stuttgart: Thieme, 1963. — WUSTROW, F. und WIECK: Untersuchungen des menschlichen Musculus vocalis mit Hilfe der Elektromyographie und Stroboskopie. HNO (Berl.) **9**, 142 (1961); — Elektromyographische Untersuchungen am menschlichen M. vocalis und ihre Bedeutung für die Theorie über die Entstehung der Stimmlippenschwingung. Z. Laryng. Rhinol. **42**, 118 (1963).

YAMASHITA, T. und K. URABE: Glottisschlußreflex und M. cricoarytaenoideus posterior. Arch. Ohr.-Nas.-KehlkHeilk. **177**, 39—44 (1960). — YANNATOS, G.: Le réflexe de la synergie pneumophonique dans le traitement des dysphonies fonctionelles. L'importance de son étude radiologique. J. franç. ORL **7**, 143 (1958). — YAMASHITA, T., N. KOHATA, N. KAWAMOTO, S. UEDA und N. UEDA: Elektromyographie und funktionelle Aphonie. Z. Laryng. Rhinol. **43**, 96 (1964). — YANNOULIS: Der LOMBARDsche Versuch in Db und Hz gemessen. Folia phoniat. **15**, 312 (1963); — Einige interessante Hals-Larynxbilder. III. Congrés-Gréco-Yougoslave D.O.N.O. (1962).

ZALIOUK, A.: Falsetto voice in deaf children. Phoniat. Logopäd. **1**, (1960). — ZBORIL, M.: Elektromyographie der inneren Kehlkopfmuskeln bei verschiedenen Phonationstypen. Arch. Ohren-, Nas.-KehlkHeilk. **184**, 443—449 (1965). — ZENKER, W.: Anatomische Probleme zum Spannmechanismus der Stimmlippen. Wien. klin. Wschr. (1958) p. 801; — Über Bindegewebsstrukturen des Kehlkopfes und seine Aufhängesysteme und deren funktionelle Bedeutung für den Kehlkopfraum. Mschr. Ohrenheilk. **92**, 269—349 (1958). — ZENKER, W. und J. GLANINGER: Die Stärke des Trachealzuges beim lebenden Menschen und seine Bedeutung für die Kehlkopfmechanik. Z. Biologie **111**, 154 (1959). — ZENKER, W.: Zur Frage der Endigung von Muskelfasern am Bindegewebsapparat des menschlichen Stimmbandes. Acta anat. **64**, 198—213 (1966). — ZENKER, W. und A. ZENKER: Über die Anspannung und Entspannung der Stimmlippen durch äußere Kehlkopf- und Rachenmuskeln. Proc. Int. Ass. Logoped., Phoniat., Basel—New York: Karger, p. 138 (1960). — ZIBORDI, F. et T. CARACENI: Studio elettromiografico dei muscoli intrinseci laringel dell'uomo in condizioni fisiologiche. Arch. ital. Oto-Rino-Laring. **75**, 478—499 (1964). — ZIBORDI, F. et T. CARACENA: L'electromyographie dans la pathologie nerveuse du Larynx. Rev. Oto-Neuro-Ophtal. **37**, 65—91 (1965).

V. Die Vererbung der Stimme

Die erbbiologischen Untersuchungen der physiologischen Funktionen auf dem Gebiete der Laryngologie sind noch nicht sehr zahlreich. R. SCHILLING hat (1936) zum erstenmal E.-Z.-Paare stimmärztlich genau untersucht. Aus einem größeren Untersuchungsmaterial von E. Z. und Z. Z. veröffentlichte er vorläufig zwei Paare. Auf dieser Basis sowie der Arbeit von M. SEEMANN (1937) fußten meine Beobachtungen (1940) an 28 E. Z. und 11 Z. Z., welche die Genetik der Stimme und Sprache als Ziel hatten. Es zeigte sich, daß die Stimmumfänge der E. Z. (Anzahl der Halbtöne) außerordentlich nahe beieinander liegen. Die höchste Differenz betrug in einem Fall drei Halbtöne. Besonders ähnlich waren die Resultate beim Vergleich der mittleren Stimmlage. Die Stimmumfänge der Kinder (E. Z.-Paare) und der Erwachsenen wiesen in bezug auf die Ähnlichkeit keine wesentlichen Unterschiede auf. Auch die Vitalkapazität bot eine auffallende Konkordanz bei den E. Z., ebenso das Längenwachstum des Körpers. So kann man annehmen, daß die Größenzunahme des Kehlkopfes mit geringen Differenzen bei dem Partner in den verschiedenen Altersstufen konform geht, wodurch sich die große Ähnlichkeit der Klangfarbe und der Stimmstärke erklären läßt. Im Gegensatz dazu stand die starke Differenz aller Stimmumfänge der Z. Z. gegenüber den E. Z. Auch bei ihnen lieferte die mittlere Stimmlage ein deutliches Bild der Verschiedenheit der Stimmen von Z. Z., die nie die genau gleiche mittlere Stimmlage zeigten. Ebenso ergab die Beobachtung der Klangfarbe bei 10 von 11 Z. Z. eine Verschiedenheit, sei es, daß die Helligkeit, Sättigung oder das Volumen verschieden waren, oder daß der eine Zwilling eine etwas überhauchte Stimme hatte.

Auf Grund von experimentellen Untersuchungen konnten L. Gedda, L. Fiori-Ratti und G. Bruno (1960) zeigen, *daß bei E.Z. eine weitgehende Übereinstimmung der Sprechstimme* besteht. Diese beruht zum größten Teil auf den anatomisch-funktionellen Grundlagen des Kehlkopf-Stimmgenerators.

1. Die Ähnlichkeitsdiagnose bei Zwillingen

Sie stützt sich auf möglichst viele Merkmale:

1. *Haut-, Haar- und Augenpigment:* Auch bei der zweiten Zwillingsserie konnte, wie bei der früheren Zwillingsreihe, eine auffällige Konkordanz der Haar- und Augenfarbe der E.Z. bei der üblichen Betrachtung festgestellt werden.

2. *Die Körpergröße:* Wenn auch die Körpergröße bekanntlich eine gewisse peristatische Variabilität aufweist, so war die Übereinstimmung der Körpergröße bei unseren E.Z. nach den vorliegenden Untersuchungen in die Augen springend. Von 28 ausgemessenen E.Z. zeigten 19 Fälle eine Differenz von 0 bis 2 cm, 5 Fälle bis 3 cm und 4 bewegten sich zwischen 3,5 und 5,5 cm. Dagegen waren die Unterschiede bei den 11 Z.Z. deutlich größer: 7 Fälle wiesen Unterschiede zwischen 5 bis 12,5 cm auf, in 4 Fällen betrug die Differenz 1 bis 2 cm. Die Verschiedenheit bei den Z.Z. ist auch in unseren Fällen offenbar der Ausdruck einer Differenz im Eintritt der Pubertät, oder der Körper ist während der Geschlechtsreife allgemein umweltempfindlicher (v. Verschuer).

3. *Blutgruppen:* (A, B, 0 — MN und Rhesus-System usw.)

4. *Die Ohr-, Nasen- und Lippenformen* zeigten die schon oft festgestellte ausgeprägte Konkordanz der E.Z. Zur weiteren Sicherung der Eineiigkeit stand in sehr vielen Fällen der Bericht einer geburtshilflichen Klinik über die Eihäute zur Verfügung.

2. Oto-rhino-laryngologische Untersuchungen

Obgleich Stellung und Form des Nasenseptums wie auch die Form und Größe der Muscheln äußerst variabel sind, und auch bei den E.Z. immer wieder kleine Verschiedenheiten beobachtet werden, kann das Naseninnere doch sehr gut für den Identitätstest herangezogen werden, wenn man auf wesentliche Verbiegungen, aber auch auf das Geradestehen des Septums achtet (Krepuska, Luchsinger). Auch bei der zweiten Untersuchungsreihe von 28 E.Z. waren 24 übereinstimmend, 2 fast ähnlich und nur 2 deutlich verschieden. Bei den Z.Z. zeigte das Naseninnere deutlichere Differenzen als bei den E.Z. Von den 12 Z.Z. fand sich in 11 Fällen eine deutliche Diskordanz, nur in einem Fall konnte eine hervorstechende Ähnlichkeit festgestellt werden. Auch bei der Beurteilung des lymphatischen Rachenringes, welche zwar durch teilweise oder völlige Entfernung der Mandeln oft erschwert wird, trat bei den vorliegenden Fällen der in der früheren Arbeit erhobene Befund einer deutlichen Konkordanz bei den E.Z. hervor. Von 23 E.Z. waren nur 2 in dieser Beziehung nicht sehr ähnlich. Sechs Fälle bei den E.Z. konnten wegen Status nach Tonsillektomie nicht beurteilt werden (bei den Z.Z. zwei Fälle). Von den 10 Z.Z. waren 7 diskordant, 1 Fall fast übereinstimmend und 2 Fälle fast ähnlich.

Bei den *laryngologischen Untersuchungen* wurde darauf geachtet, ob die Stimmlippen kurz oder breit, mittellang oder lang und schmal sind, ob die Epiglottis infantil, überhängend oder aufgerichtet gefunden wird, ob die Eingänge in die Ventrikel sehr deutlich sind, was ja als Zeichen einer guten Stimme aufgefaßt werden kann. Im besonderen wurden auch *Asymmetrien* notiert. Hier zeigte sich bei den E.Z. eine besonders deutliche Übereinstimmung: 26 Fälle waren ganz ähnlich, nur 3 nicht ganz übereinstimmend. In einem Fall davon war eine Symmetrie im Larynxinnern erkennbar. Bei den 12 Z.Z. waren 8 Fälle sehr verschieden und 4 Fälle leicht different.

Ergänzt wird die Kehlkopfspiegelung durch das Abtasten am Hals und Betrachten der Halskonfiguration. Auf diese Weise kann es nicht entgehen, wie z. B. das Vorstehen der Prominentia laryngis bei den E.Z. auffallend gleich ist, ebenso die Größe des Kehlkopfes im ganzen, wie auch einzelner Teile. Bei den zweieiigen Zwillingen dagegen steht oft der Adamsapfel bei einem Zwilling stärker vor als beim andern; die Einkerbung des Schildknorpels ist tiefer als beim Partner; der Kehlkopf differiert in der Größe; oder endlich findet sich ein Unterschied in der Konfiguration der Schildknorpelplatten.

Auch in bezug auf die mit den unten erwähnten Meßinstrumenten gewonnenen *Winkel- und Höhenmaße* des Kehlkopfes findet sich bei den E.Z. eine deutliche Übereinstimmung. Bei E.Z. konnten die gleichen Maße erhoben werden. Allerdings gelang die Abgrenzung in 4 Fällen nicht genügend und in einem Fall war sie unmöglich. Bei 12 Z.Z. waren 8 auch in bezug auf die Winkelgröße und Höhe des Kehlkopfknorpels deutlich diskordant und 4 Fälle „nicht sehr verschieden“.

In dem Falle einer im Spiegelbild sichtbaren *Asymmetrie* (Überkreuzen der Aryknorpel), wobei der Kehlkopf bei der Betastung von außen als symmetrisch gebaut befunden wurde, war die Stimmstärke bei beiden Zwillingen wenig kräftig; dabei hatten beide eine tiefe Mutationsstimme mit einem Umfang von F bis d^2. Die laryngoskopisch zu Gesicht gebrachte Verschiedenheit des Kehlkopfbaues war nur bei einem Zwilling zu erkennen, ähnlich wie bei einem früher mitgeteilten E.Z. (1940). Daß unter 16 von mir untersuchten Kretinen und Halbkretinen mit hypoplastischen Kehlköpfen und äußerst minderwertigen Stimmen von sehr geringem Umfang 9 Fälle eine deutlich tastbare Asymmetrie zeigten, und andererseits die Beschränkung einer deutlichen Asymmetrie auf je einen E.-Z.-Partner (10- und $15^1/_2$jährig) machen es wahrscheinlich, daß eine fötale Erkrankung (im Falle der Kretinen und Halbkretinen der Jodmangel) die bleibende Formveränderung hervorgerufen hat.

In bezug auf die *Ohren* wurde bei beiden Partnern eines E.-Z.-Paares eine gleichartige Innenohrschwerhörigkeit festgestellt, auf die in diesem Zusammenhang hier nicht näher eingegangen werden soll. Bei einem männlichen E.-Z.-Paar fanden sich bei beiden Partnern ausgedehnte Residuen nach früher durchgemachten Mittelohreiterungen.

Die Stimme ist also, wie die Haut-, Haar- und Augenfarbe, eine *erbliche* Eigenschaft. In bezug auf die Stimmgattungen lehrten das die Untersuchungen von Bernstein und Schläper (1925). Die Stimmgattungen Baß, Sopran, Tenor, Alt sind nach Bernstein reine Rassenmerkmale im Mendelschen Sinn. Seither sind wenig einschlägige phoniatrische Arbeiten erschienen, obwohl gerade das Gebiet der rassischen Verteilung verlockend gewesen wäre. Voraussetzung für solche Studien mußte aber nach wie vor der Ausbau der Erb- und Konstitutionslehre des menschlichen Stimmorgans sein.

Seit langem sind die Beziehungen von Form und Größe des Kehlkopfes zu den *Stimmgattungen* bekannt. Man kennt die geschlechtsbedingten Wachstumsveränderungen des Stimmorgans und der damit in Zusammenhang stehenden Vertiefung der Stimme.

Da die anthropometrischen Feststellungen in der menschlichen Erblehre eine sehr große Rolle spielen, ist jedes Maß, das im Gebiet der Laryngologie für diese Zwecke gewonnen werden kann, eine wertvolle Bereicherung. Wenn man die Handbücher der Erbforschung auf die anthropologischen Meßmethoden hin durchschaut, werden die Augen, das Gesicht, die äußeren Ohren und wohl auch etwa noch der Unterkinn-Halswinkel eingehend beobachtet, photographiert und in einzelnen Fällen auch gemessen. Der Kehlkopf aber wurde nie eingehend berücksichtigt.

Wohl kennt man seit alter Zeit anatomische und physiologische Daten des Stimmorgans. Sie betreffen vor allem den Winkel, den die Schildknorpelplatten zueinander bilden, die Tiefe der Incisura, die Höhe und Breite des Schild- und Ringknorpels. Alle diese Maße sind für uns von Wichtigkeit, weil sie die Geschlechtsdifferenzierung und die Stimmgattung betreffen. L. Merkel (1863) gibt in einer Tabelle erstmals eine Übersicht über die anatomischen Verhältnisse des Kehlkopfes, wobei er die Maße von Huschke und Harless vergleichsweise hinzusetzt. Ebenso erwähnt er die Zahlen von Ségond, dessen Angaben auf Durchschnittszahlen von 7 weiblichen und 4 männlichen Kehlköpfen beruhen. Nach Luschka (1871) beträgt die größte Höhe des Cartilago thyreoidea beim Menschen 27 mm und die größte Breite 37 mm. Gruber stellte am anatomischen Präparat eines Kastratenkehlkopfes seine sehr geringe Höhe, 12,6 mm, fest. Die Tiefe der Incisura betrug 6,8 mm.

Was die *Stellung der Schildknorpelplatte* zueinander betrifft, so machte L. Merkel folgende Angaben: Bei erwachsenen Männern 65 bis 90°, bei Frauen 100 bis 120°. Bei kleinen Kindern ist der Winkel sehr stumpf und nicht gut meßbar. Wichtig ist noch die Angabe, daß der Winkel an der unteren Apertur zunimmt, weil die Ränder nach außen gerichtet sind.

Für die Aufklärung der Frage: „Was ist Anlage und was ist Umweltwirkung?“ durch die Zwillingsmethode galt es daher auch für unser Gebiet, meßbare Vergleiche zwischen den ein- und zweieiigen Partnern in bezug auf die Form und die Größe des Kehlkopfes und der umgebenden Teile zu gewinnen, so wie dies an den übrigen Körperteilen laufend durchgeführt wird. Allerdings stellten sich hier der Meßmethode gewisse Schwierigkeiten entgegen, weil das Knorpelgerüst des Larynx für einen Maßstab, ähnlich wie z. B. für das knöcherne Becken, nicht ohne weiteres zugänglich ist. So mußte ein geeigneter Meßapparat gesucht werden, wobei den Fehlerquellen, die sich durch die Weichteile der bedeckenden Haut und des darunterliegenden Gewebes ergaben, Rechnung zu tragen war. Die oben erwähnte Arbeit von F. Bernstein basierte auf den experimentell-statistischen Singstimmuntersuchungen, die O. Intrau (1934) in Göttingen durchführte. Dieser hatte mit dem Sprachzeichner von Rousselot Klangkurven des gesungenen „a“ aufgenommen und bei den männlichen Stimmen mittels der mathematischen Analyse drei wohlcharakterisierte Gruppen unterscheiden können: Beim Baß fand er kein weiteres Maximum als dasjenige, das dem Formanten des „a“ zugehörig ist, beim Bariton zweigte sich ein zweites zwischen b^2 und cis^3, und beim Tenor ein drittes um e^1 bis a^1. Die untersuchten Stimmen gliederten sich in 14 Bässe, 35 Baritonstimmen und 15 Tenöre. Es wäre wichtig, an einer ebenso großen Anzahl von Sängern die Klanganalysen mit den modernen

Aufnahmegeräten (z. B. mit dem Oktavsieboszillographen oder mit dem Tonfrequenzspektrometer) zu überprüfen.

Wie die biologische Formverschiedenheit, welche die verschiedenen Stimmgattungen hervorbringt, zustande kommt, ist noch unbekannt. Nach Bernstein dürfte es sich nicht um eine reine Größenverschiedenheit handeln, weil eine solche selten von einem Genpaar gesteuert wird. Eher kommt ein rassenmäßiges Vorhandensein bzw. Fehlen bestimmter Muskeln oder Muskelpartien in Frage (Adachi und Loth). Bereits 1842 erkannte Retzius das Baß-Soprantimbre als ein Charakteristikum der nordischen Rasse (blond, dolichocephal, blauäugig).

Wenn also Baß, Bariton, Tenor mendelnde Merkmale sind, denen das Genpaar Aa zugrunde liegt, so wird die Genzusammensetzung AA Baß beim Mann, Sopran bei der Frau erzeugen, andererseits Aa Bariton bzw. Mezzosopran, und aa Tenor bzw. Alt. Bis jetzt sind diese an einem großen statistischen Material (Bernstein und Schläper) gewonnenen Erkenntnisse noch nie auf ein homogenes

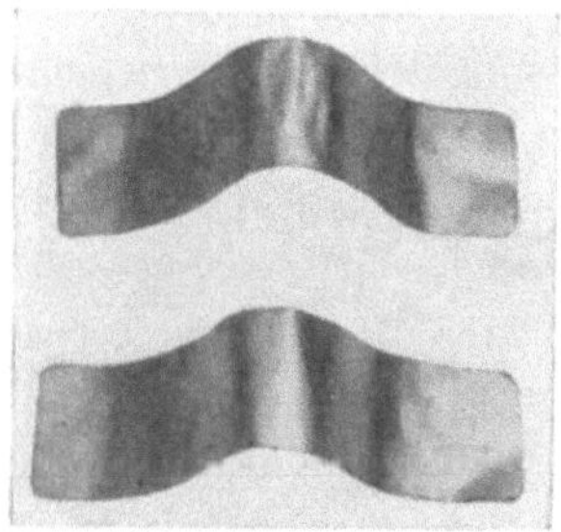

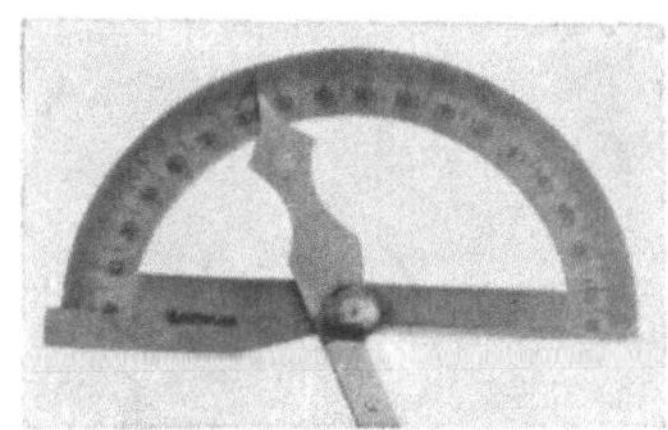

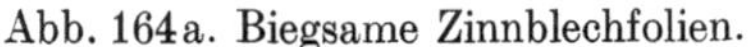

Abb. 164a. Biegsame Zinnblechfolien. Abb. 164b. Winkelmesser.

Erbmaterial, wie es die eineiigen Zwillinge mit den Eltern darstellen, angewendet worden, obgleich dieses Erbgut geradezu als Prüfstein hätte dienen können. Daß dies bis jetzt noch nicht geschehen ist, mag mit der außerordentlichen Schwierigkeit zusammenhängen, nicht nur ein großes Beobachtungsgut an reifen ein- und zweieiigen Zwillingen zusammenzubringen, sondern auch deren Eltern sowohl laryngologisch als auch phonetisch genau zu untersuchen. Es muß damit gerechnet werden, daß bei älteren Zwillingen deren Väter und Mütter (die oftmals schon gestorben, erkrankt, getrennt sind usw.) oder die Aszendenten nicht zur Untersuchung kommen können. Gerade in unserem Fall, im Zusammenhang mit der Größe und Form des Kehlkopfes bei den Probanden, spielte aber der Nachweis des Ergbanges der Stimme, möglichst weit in die Aszendenz zurück, eine große Rolle.

Wie beim früheren Vorgehen wurden zuerst die äußeren Kennzeichen (Größe, *Augen-* und *Haarfarbe*) notiert. Zur möglichst genauen Erfassung der wechselvollen Mischfarben der Iris diente die Martinsche anthropologische Tabelle mit der Ergänzungstafel der Augenklinik Zürich (L. Bollag, Archiv d. Jul.-Klaus-Stiftung, Bd. II). Dann erfolgte die genaue Untersuchung der Nase, des Halses, des Kehlkopfes und auch der Ohren.

Um nun ein möglichst genaues Bild der Konfiguration und der Größe des Kehlkopfes zu bekommen, wurde der Vp. eine 9 cm lange und 2 cm breite, dünne, biegsame Zinnblechfolie von vorn an den Larynx gedrückt, welche so von dessen vorderem, von außen gut tastbaren Teil einen guten Abdruck gibt (Abb. 164a). Noch idealer wäre ein Gipsabguß (resp. mit Negocoll) der Kehlkopfpartie. Da dieser längere Zeit in Anspruch nimmt und mit einer gewissen

Belästigung der Vp. verbunden ist, wird eine solche Methode wohl nur ausnahmsweise in Frage kommen. Stellt man nun die zwei an je einem Zwilling gewonnenen Zinkbleche senkrecht nebeneinander, so kann man die Wölbung, resp. den Winkel, den die Seitenflächen miteinander bilden, gut auf ihre Ähnlichkeit oder Verschiedenheit vergleichen. Ein besonderer Winkelmesser mit einer Gradeinteilung von 0 bis 180° (Abb. 164b) erleichtert die Feststellung des Winkels. Man kann das kurze Winkelmaß auch direkt von vorn an den Kehlkopf legen, wobei man den beweglichen Teil möglichst fest an den Larynxknorpel drückt. Bei den so gefundenen Winkelwerten muß man allerdings mit einer Schwankungsbreite von 2 bis 5° rechnen, welche bei der Ähnlichkeitsdiagnose zu berücksichtigen ist. Fährt man bei den senkrecht auf ein Papier aufgesetzten Zinkblechen der (oberen) Randung nach, so gewinnt man ein genaueres und besser demonstrierbares Bild für die äußere Gestalt des Larynx (s. Abb. 69a und 69b, S. 128).

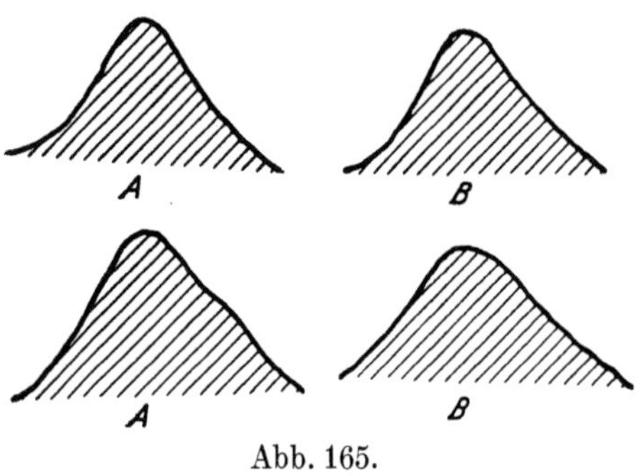

Abb. 165.

Besondere Schwierigkeiten bereitet die Messung der Schildknorpelhöhe in der Medianlinie. Nur in einem Teil der Fälle ist es möglich, den Knorpelrand in der Höhe der Incisura und den untern Rand mit dem palpierenden Finger abzugrenzen. Sehr oft wird durch ein zu dickes Fettpolster ein genaues Abtasten verhindert. Für die leicht zugänglichen Fälle wurde ebenfalls ein besonderes Meßgerät nach Art eines Meßzirkels mit Millimetereinteilung benützt, dessen bewegliche Branche nach erfolgter Bestimmung mit einer Schraube festgelegt werden kann. Die Messung findet am besten beim etwas nach hinten geneigten Kopf der Vp. statt, wie dies die Photographie zeigt (Abb. 166).

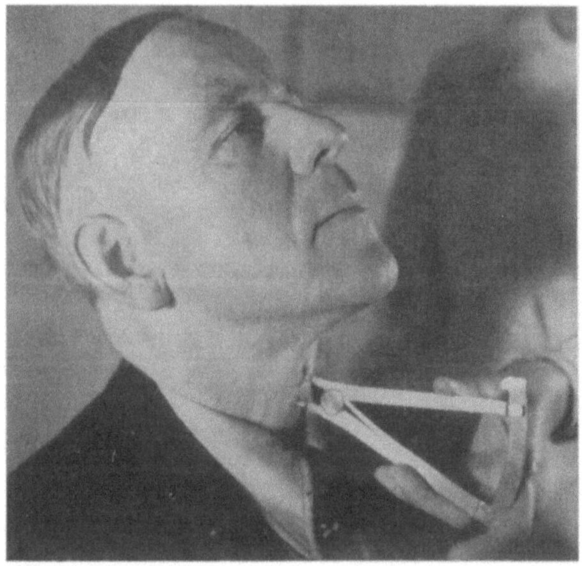

Abb. 166. Handhabung des Meßapparates.

Bei der Beobachtung der Größenverhältnisse im Innern des Stimmorganes wurde besonders auf die Länge und Breite der Stimmlippen, auf die Weite des Ventrikeleinganges und auf Asymmetrien geachtet.

3. Laryngologische und phonetische Untersuchungen bei Zwillingseltern

In acht Fällen war es möglich, das Elternpaar zur genauen Untersuchung des Stimmorgans zu gewinnen, wobei sich beide Eltern in freundlicher und dankenswerter Weise gleichzeitig zur Verfügung stellten. Erst so bekommen die physiologischen Prüfungen des Zwillingserbgutes das nötige Gewicht und es konnte auf diese Weise das Herkommen der Stimmgattung an dem bei den beiden E.Z. erkannten homogenen Material aufgedeckt werden.

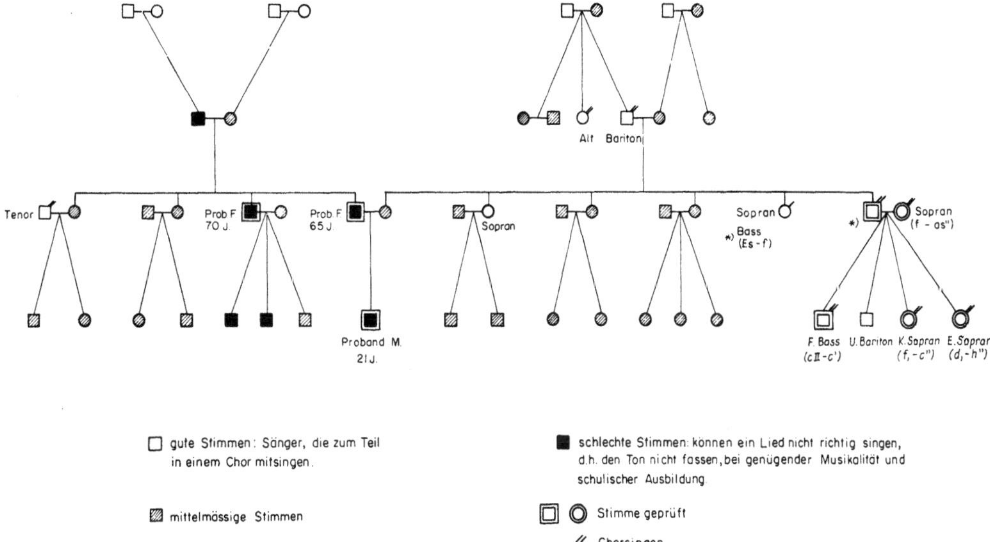

Abb. 167. Stammbaum einer Familie mit gehäufter Heiserkeit (funktionelle Dysphonie).

Bei diesen Untersuchungen wurden sowohl einzelne anthropologische als auch rhino-laryngologische und phonetische Befunde erhoben unter Beobachtung eventueller früherer gesanglicher Tätigkeit und der Stimmcharakterisierung der Eltern. Es fanden sich unter diesen Elternprobanden erfreulicherweise eine Reihe recht guter Stimmen, und so konnte ich auch hier wieder beobachten, wie sich eine anlagemäßig wirklich treffliche Stimme bei im übrigen normalem Körperbau bis ins hohe Alter kräftig und relativ klangschön erhält. Der Vater eines E.-Z.-Paares zum Beispiel, der lange Zeit in einem Männerchor als Baß sang, hatte mit 68 Jahren noch einen recht beträchtlichen Stimmumfang (D bis c′) und eine starke Stimme.

Wie bereits früher hervorgehoben, erzeugt das Genpaar AA (Baß-Sopran-charakter) nach Bernstein beim Mann Baß, bei der Frau Sopran, das Genpaar Aa Bariton bzw. Mezzosopran und das Genpaar aa Tenor bzw. Alt.

Überblickt man das Stimmaterial der Zwillingseltern und dasjenige der E.Z., so kann man folgende Gruppen unterscheiden:

1. Bei sechs Fällen vertreten die Eltern den *AA-Baß-Sopranchara*kter. Dementsprechend sind die Väter groß (167 bis 174 cm), in zwei Fällen nur relativ groß (162 und 164 cm). Die Stimmlippen zeichnen sich durch die dem Baß zukommende Größe, Länge und Schmalheit aus. Bei den guten Stimmen mit dem laryngologisch deutlich weiten Eingang in den Ventrikel findet sich dieses Merkmal auch bei E.Z. wieder. Fehlt beim Vater (resp. bei der Mutter) der E.Z. dieses Kennzeichen einer weittragenden und meist klangvollen Stimme, ist es indessen bei der Mutter (resp. beim Vater) vorhanden, so kann damit ein gewisser Rückschluß auf das Herkommen eines guten Stimmorgans bei den Kindern gezogen werden.

Auf *der mütterlichen Seite* stehen die kleinwüchsigen Soprane (152 bis 159 cm, nur in zwei Fällen 163 und 166 cm) mit eher kurzen und breiten Stimmlippen.

In der Tat sind in dieser Gruppe nur AA-Deszendenten unter den Kindern vertreten. Von den 6 Baß-Sopran-Elternpaaren zeigte 2 (männliche) E.Z. den Baß- und 4 (weibliche) den Soprancharakter.

2. An die vorstehende Gruppe reiht sich der *Aa-Charakter* (*Bariton-Mezzosopran*). Bei *zwei Zwillingseltern* haben die Väter (Körpergröße 164 und 168 cm) wohl charakterisierte Baßstimmen mit entsprechenden laryngologischen und phonetischen Kennzeichen. Der weibliche Partner des einen Elternpaares ist groß (177 cm) und die Stimmlippen sind ziemlich lang, mittelbreit, was neben dem Stimmumfang usw. zur Charakterisierung der Altstimme beiträgt. Im zweiten Fall ist die Mutter allerdings nur 152 cm groß.

Sieht man nun deren Söhne auf die Stimmgattung und deren laryngologische Merkmale hin nach, so kann man auch hier in Übereinstimmung mit dem Mendelschen Gesetz bei beiden männlichen E.-Z.-Paaren den Aa-Charakter Baritonstimmen feststellen. Soweit lassen sich also die früheren Untersuchungen von BERNSTEIN und SCHLÄPER durch die Zwillingsmethode bestätigen. Bei weiblichen Deszendenten wären *Mezzosoprane* zu erwarten gewesen. Solche Fälle fehlten leider bis jetzt in diesem durch die äußeren Umstände beschränktem Material, ebenso wie auch das Elternpaar von 2 Tenor-E.-Z.

Hier kann einigermaßen der *Stammbaum eines Tenors* von hohem Ruf in die Lücke treten. Es handelt sich um eine außerordentlich schöne und strahlende Tenorstimme. Stimmumfang: H bis d^2, mittlere Sprechstimmlage bei c. Die Stimmlippen sind breit und ziemlich kurz. Sein Vater hat ebenfalls eine *Tenorstimme*, Stimmumfang D bis h, (im vorgerückten Alter). Seine Mutter ist *Altistin*, ihre Stimme hat einen sehr großen Umfang (E bis g^2). Sein Großvater mütterlicherseits hatte ebenfalls eine ausgesprochene Tenorstimme, er war mittelgroß, etwas untersetzt, beim Singen erreichte er mühelos das c^2. Seine Großmutter mütterlicherseits soll angeblich eine etwas *tiefe Stimme* gehabt haben. Über die Großeltern väterlicherseits kann der Proband keine genaueren Angaben machen. Vergl. auch den Stimm-Stammbaum des Tenors P. J.

Es sei ein weiteres Beispiel eines berühmten, dramatischen (Helden-) Tenors W. genannt. Bereits dessen Urgroßvater hatte eine hohe Stimme und soll viel Lust am Singen gezeigt haben. Der Großvater war ein begeisterter Laiensänger, vermutlich Tenor. Sein Vater war anfangs lyrischer Tenor, dann Heldentenor. Dieser hatte zwei Brüder, gleicher Vater. Der eine war mit einer Baritonstimme begabt, sang in einem Laienchor. Über die Stimme des andern Bruders ist nichts weiteres bekannt.

Die Mutter des genannten Tenors W. war eine bekannte Bühnensängerin (dramatischer Sopran). Ihre Schwester verfügte über eine Mezzosopranstimme; bisweilen sang sie als Altistin, allerdings ohne „schwarze Tiefe“. Deren Vater hatte vermutlich eine Baßstimme, die Mutter eine Sopranstimme (nach W. WESSLING).

Weniger übereinstimmend sind die Befunde der äußeren Konfiguration und der Größe, soweit sie sich durch die oben beschriebenen Winkelmaße erfassen und sich durch dieselben ausdrücken lassen. Nur bei 3 E.-Z.-Paaren findet sich eine eigentümliche Übereinstimmung der äußeren Gestalt mit der Winkelweite,

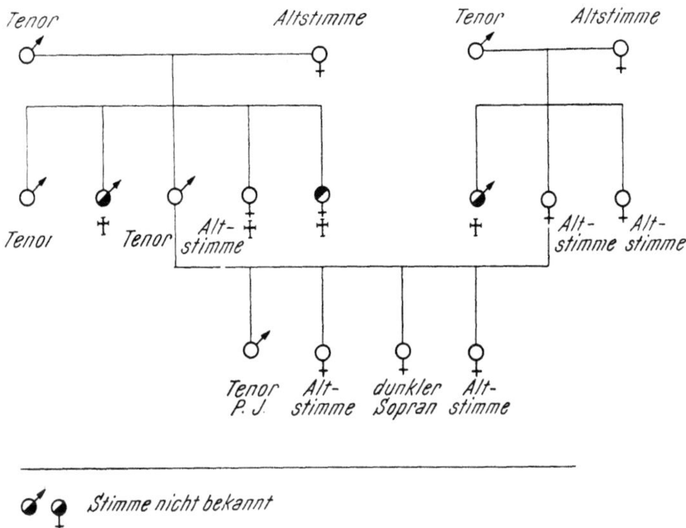

Abb. 168. Stimmstammbaum des Tenors P. J.

und zwei in 2 Fällen zwischen den Söhnen (55°) und der Mutter (55°), in einem Fall dagegen zwischen den Töchtern (55°) mit dem Vater (55 bis 60°). Bei den restlichen Elternpaaren läßt sich keine deutliche Größenzuordnung erkennen. Am ehesten neigen hier die weiblichen Deszendenten der Mutter zu.

In neuerer Zeit hat F. MUNDINGER (1951) an Angehörigen des Freiburger Domchors, ferner der Freiburger Musikhochschule und einigen Mitgliedern des Theaterchors der Freiburger städtischen Bühnen und deren Familien nachgeprüft, ob der menschliche Singstimmcharakter ein MENDELsches Merkmal ist. Von 116 Familien folgten nach seinen Stimmuntersuchungen nur 34% dem MENDELschen Erbgang. So zeigten z. B. 13 Familien mit dem Typus AA × AA (Baß, Sopran) die Kinderverteilung:

I (Baß-Sopran): 26; II Aa, aA (für Bariton, Mezzosopran): 9; III aa (für Tenor bzw. Alt): 3. Zu erwarten war jedoch *nur* der I-Typus, nämlich 38 Kinder. F. MUNDINGER zeigt in seiner Arbeit auch, daß man, wie das BERNSTEIN tat, für erbgesetzliche Folgerungen keine Kinderstimmen zugrunde legen darf, da man bei ihnen keine exakte Trennung in drei Gattungsgruppen vornehmen kann. Die Mindestaufforderung ist die zusätzliche Prüfung des Stimmumfanges, der mittleren Sprechstimmlage und die Feststellung der Register — und das nur bei Erwachsenen. So läßt sich nach den Untersuchungen und Überlegungen F. MUNDINGERS — geprüft an dem Stimmgattungswechsel — der erbliche

Charakter über die Mutation nicht verfolgen, wie das nach der BERNSTEINschen Hypothese der Fall sein müßte. Die Stimme ist eben ein Merkmal, das aus dem Zusammenspiel einer ganzen Reihe von Faktoren resultiert. Wenn auch für jeden einzelnen Teil: knorpeliges und knöchernes Gerüst des Kehlkopfes, Muskel- und Bandapparat, Schleimhaut und Stimmlippen, Atemapparat u. a. eine vererbbare Merkmalslage vorhanden ist, so kann der menschliche Stimmcharakter nicht ohne weiteres als *ein* Merkmal bezeichnet werden (F. MUNDINGER). Auch L. GEDDA (1955) und seine Mitarbeiter sind sich dessen bewußt, wenn sie schreiben, die genetische Forschung finde sich beim Mechanismus der Sprache einer großen Anzahl von psychologischen, morphologischen und funktionellen Merkmalen gegenüber, die sorgfältig nach den Gesetzen der Genetik geprüft werden sollten. Bei seinen Zwillingsuntersuchungen (58 E.Z. und 46 Z.Z.) nimmt er ebenfalls die Stimme als ein Resultat einer großen Anzahl der psychophysischen Vererbung als Grundlage einer Identifikationsprobe. Dieser Autor ließ jeden Zwillingspartner die Wiedergabe (aufgenommen mit einem Tonbandgerät) der eigenen Stimme und der des Zwillings anhören und forderten jeden einzelnen auf, unter den beiden Stimmproben die eigene von der des Zwillings zu unterscheiden. In 66% der E.Z. konnten beide Zwillinge jeweilen die Stimme des andern nicht unterscheiden, in 21% der E.Z. erkannte nur einer der beiden die Stimme des anderen und in 13% konnten jeweilen beide die Stimme des andern Zwillings unterscheiden. Bei den Z.Z. waren die Resultate fast genau entgegengesetzt: 2%, 20%, 78%. Es zeigte sich also, daß die Stimmen von E.Z. bei Luftübertragung zu ihrer akustischen Wirkung praktisch identisch sind. Man kann nach einem Vergleich mit den Z.Z. sagen, daß die der Bildung der menschlichen Stimme übergeordneten Mechanismen in hohem Grade erbbedingt sind.

Im Gegensatz zu BERNSTEIN-SCHLÄPER (1925) und MUNDINGER (1951) will K. HARTLIEB für erbgesetzliche Folgerungen nur die Jugendstimmen zugrunde legen, weil diese für beide Geschlechter ein homogenes Erbgut darbiete. Als einziges stabiles und individuell fixiertes Merkmal stellte er den tiefst möglichen Ton (= *phonisch-Null*) fest. Dieser ist in der Jugendstimme angelegt, verschiebt sich nicht während der Reife in der Frauenstimme und findet sich in der Männerstimme genau um eine Oktave nach unten verschoben. Aus einem großen Beobachtungsgut von Jugend- und Erwachsenenstimmen konnte K. HARTLIEB erkennen, daß die Werte für „phonisch-Null“ mit großer Konstanz innerhalb der Grenzen c_0—c_1 (bzw. c_1—c_0 für Männerstimmen) eingeordnet werden können. Diese Fixierung des individuellen phonischen Nullpunktes und die Struktur des Stimmorgans (Frequenz—Schaltung—Stimmumfang) lassen nach ihm eine Gesetzlichkeit erkennen, „deren Verteilungscharakteristik nach Phänomen und Deutung mit der binominalen Ordnung befriedigend dargestellt werden kann“. Mit Recht regt der Autor an, bei Jugendlichen oder Erwachsenen E.Z. und Z.Z. zu überprüfen, ob phonisch-Null hoch konkordant ausfällt, während bei Z.Z. große Diskordanzen nachgewiesen werden müßten.

F. OSTWALD, C. FREEDMAN und H. KURTZ (1962) registrierten bei Zwillingen während der ersten Lebensmonate deren *erste Schreilaute* auf Tonband. Die akustischen Charakteristica der Stimmen wurden mittels des H. H. SCOTT-Halboktavband-Analysators ausgewertet. Zwei Paare konnten in stimmlicher Hinsicht auch spektrographisch analysiert werden. Es zeigten sich keine signifikanten Unterschiede zwischen den ein- und zweieiigen Paaren. Die Autoren lenken daher die Aufmerksamkeit auf andere Vererbungsfaktoren, die während der ersten Lebensmonate wirksam sein könnten: z. B. verschiedenartige körperliche Reifung und die Körperkraft.

Wichtig ist auch *die objektive Erfassung des Sprechtempos.* Im Tempo der Rede kommt die Lebhaftigkeit des psychischen Gehabens im Zusammenhang mit den erwähnten Komponenten, Stimmlage und Dynamik und auch des

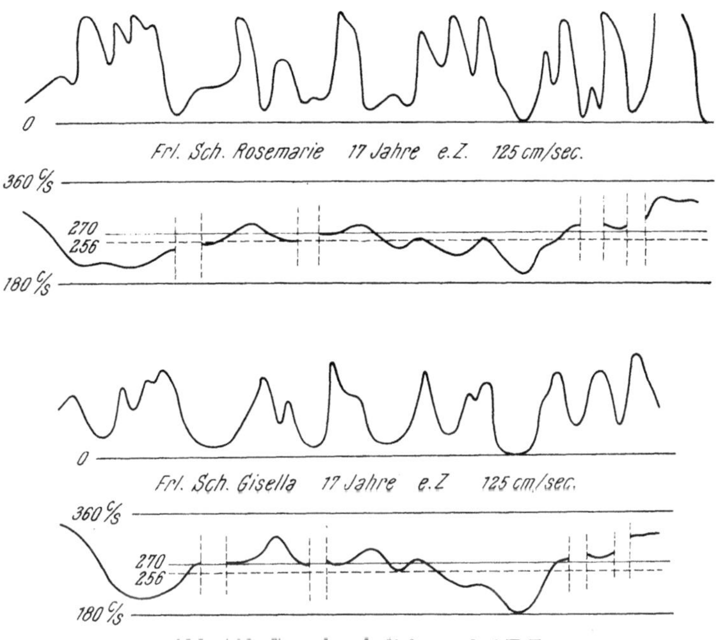

Abb. 169. Sprachmelodiekurve bei E.Z.

Stimmtimbres zum Ausdruck. Auch die Schnelligkeit der Denk- und Gefühlsabläufe tun sich kund. „Das Tempo ist ein Mittel der sprecherischen Ausdrucksgestaltung von gleichem Range wie Dynamik und Melodik“, schreibt von Essen in seinem wichtigen Werk „Allgemeine und angewandte Phonetik“ (1953).

Als Beispiele dienen Abbildungen. Es wurde von zwei eineiigen Zwillingen Gisela und Rosmarie S., 17 J., der Satz: „Es isch emal en Esel gsi“, gesprochen. Diese Vp. wurden deshalb gewählt, weil zu erwarten war, daß sie, unabhängig voneinander geprüft, in der Auseinandersetzung mit der Umwelt beim freien Sprechen vor dem Mikrophon die gleiche Sprachgestaltung zeigen. Tatsächlich sieht man eine auffallende Ähnlichkeit der Sprachmelodiebewegung, des dynamischen Akzentes und des Sprechtempos.

Der Frequenzumfang beträgt beim eineiigen Zwilling A (Gisela) 160 Hz und bei B. (Rosmarie) 140 Hz. Auch die Akzentbewegung ist in ähnlicher Weise bei beiden E.Z. belebt. Im Gegensatz dazu stehen die Kurven von zwei zweieiigen Zwillingen, 33 J., A (Frl. H. H.) und B. (Frau E.Z.-H.). Während die Vp. B eine bewegte Sprachmelodie (Umfang 150 Hz (= 9 Halbtöne) von 1,8″ Dauer und eine mittlere Sprechstimmlage von 295 Hz zeigt, spricht A den Satz weniger stark fluktuierend mit einer mittleren Sprechstimmlage von 235 Hz (8 Halbtöne) in

2,55″ und weist einen Frequenzumfang von 110 Hz auf. Interessanterweise ergaben die introspektiven Prüfungsmethoden nach R. Baerwald (1916) beim Zwilling A einen rein visuellen Typus. Die Partnerin B, die über ein absolutes

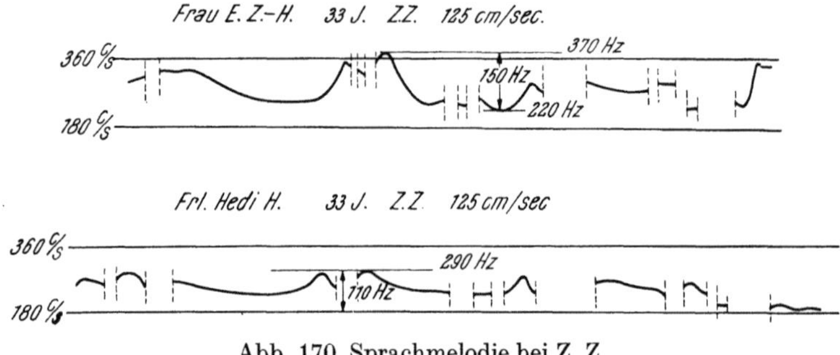

Abb. 170. Sprachmelodie bei Z. Z.

Gehör verfügt, empfindet beim inneren Sprechen deutlich das Hörbild; ebenso ist sie ein motorischer Typus mit flüssigen Gestikulationen und gelegentlichem lauten Denken und Flüstern (vgl. Abb. 169, 170).

4. Vererbung pathologischer Kehlkopferkrankungen

Bei Stimmlippenknötchen — wobei es sich um flach, sich erhebende, fibrinöse Schwellungen von etwa Stecknadelgröße, fast immer im vorderen Drittel — meist beidseitig, selten einseitig — gehandelt hat, konnte G. Bruno (1957) an zwei eineiigen Zwillingen aus dem Istituto Gregorio Mendel in Rom diese Affektion und Heiserkeit nur bei einem Partner feststellen. Bei drei Zweieiigen war ebenfalls immer nur der eine Zwilling betroffen. Man muß daher in erster Linie an durch Stimmübermüdung oder durch Entzündungen von Drüsen der Stimmlippen bedingten exogenen Erkrankungen denken. Fauvel und Poyet berichteten von gehäuften Fällen von Polyposis in der gleichen Familie (cit. nach M. Schwarz). Wüsthoff konnte schließlich den Nachweis erbringen, daß neben der Stimmlippenhyperplasie auch *Schleimhauthyperplasien* im gesamten Schleimhauttraktus vorhanden sind. Reihenuntersuchungen ergaben eine deutliche Beziehung zum „*Habitus hyperplasticus*“.

Es sei auch daran erinnert, daß hormonale Dysfunktionen zu klinisch bedeutsamen Laryngopathien führen können. In einem Teil der Fälle, etwa bei der *Laryngopathia gravidarum*, welche mit Auflockerung der Schleimhaut bis zu schweren Ödemen, Epithelabstoßungen, Borkenbildungen und Blutungen im Kehlkopf der Schwangeren — ohne entzündliche Veränderungen — einhergeht, ist nach H. Leicher und J. Matzker eine erhebliche Disposition anzunehmen. Ebenso liegt dem *Laryngospasmus* bei der idiopathischen Tetanie eine bedeutende Disposition zugrunde (H. Leicher).

In neuerer Zeit teilten T. O. Howie, P. Ladefoged und R. E. Stark (1961) eine familiär vorkommende (die gleiche Erkrankung fand sich bei der Mutter, 34 J., beim Großvater und ihrer Schwester, 4 J.) *subglottische Verwachsung* mit. Alle Erkrankten hatten eine heisere, gepreßte Stimme, die viel zu hoch lag und schwächer war, als beim Normalen. Die weiblichen Patienten litten zudem an Atemstörungen und inspiratorischem Stridor. Die Heiserkeit wird mit der unvollständigen Abduktion der Stimmlippen in Verbindung gebracht, die möglicherweise auf eine Entwicklungsanomalie zurückgeht.

Y. Guerrier und J. Condusorguez (1961) bringen drei Reihen von Krankengeschichten der nicht leicht faßbaren familiären Stimmstörungen („Heiserkeit"). Die erste betrifft eine Familie mit 4 Kindern im Alter von 5 bis 11 Jahren, deren Mutter, ihre Schwester und ihr Großvater mütterlicherseits an einer eigentümlich rauhen näselnden Stimme und teilweise an einer Gaumensegelinsuffizienz litten. Die älteste Tochter und die Mutter wiesen verdickte Stimmlippen und Stimmlippenknötchen auf. Die Stimmübungsbehandlung der Kinder war fast erfolglos. Die zweite Reihe zeigt eine seit der frühen Jugend bestehende schwere Heiserkeit bei einem 16jährigen Mädchen mit offenem Näseln, dessen Vater und Großmutter väterlicherseits ebenfalls während des ganzen Lebens heiser waren. Auch diese junge Kranke litt an einer beträchtlichen Gaumensegelinsuffizienz. Außerdem waren die weiß aussehenden Stimmlippen atrophisch und wurden bei der Phonation teilweise von den Taschenfalten bedeckt. Die Stimmübungsbehandlung konnte hier eine leichte Besserung bringen. Die dritte Beobachtungsreihe umfaßt, ähnlich wie bei den anderen Fällen, ein Mädchen, 11 Jahre, das seit der frühesten Kinderzeit an einer ausgesprochenen Heiserkeit und überhauchter Stimme — ohne Näseln — litt. Bei der Untersuchung fand der Autor zwar ein etwas kurzes Gaumensegel, das aber einen genügenden Rachenabschluß zeigte. Die Stimmlippen waren atrophisch und gerötet. Ihre Großmutter und eine Tante mütterlicherseits hatten ebenfalls eine heisere Stimme. Die Umerziehung der Stimme brachte nur einen geringen Erfolg. Bei allen diesen familiären Dysphonien findet sich als gemeinsamer grundlegender Faktor, eine hereditäre organische *Mißbildung der Rachenorgane*, welche die Resonanzräume steuern, *oder des Kehlkopfes*. Da die Umerziehung der Stimme schwierig ist, wird im Falle von Gaumensegelinsuffizienz die chirurgische Behandlung erwogen werden müssen.

VI. Die Stimme in den verschiedenen Lebensaltern

1. Die Kinderstimme und der Stimmwechsel

Über die *Stimme des Säuglings* gab es bisher nur eine Arbeit von Gutzmann und Flatau. Sie untersuchten 30 Fälle, wobei sie einen erstaunlichen Wechsel und eine große Mannigfaltigkeit in den ersten reflektorischen Schreilauten feststellen konnten.

Der erste Schrei bewegt sich um a′ und h′. Das Haupttongebiet liegt meist in der Gegend der oberen Mittellage oder Kopfstimme des Soprans bei a′ und d², manchmal bei a². Oberhalb und unterhalb dieser Mittellage können jedoch noch verschiedene eigenartige und zwar inspiratorische Phonationsarten ganz außerordentliche Höhen (bis e⁴) erreichen. Unter 30 Kindern fanden sie den sogenannten Pfeifton viermal zwischen dem 1. Lebensjahr und der 5. Lebenswoche. Diese verschwinden aber später wieder. Hervorzuheben ist der anfangs weiche Stimmeinsatz, der erst später beim Unlustschrei (am Ende des zweiten Lebensmonats) hart wird.

F. Ostwald, A. Freedmann und H. Kurtz (1962) waren meines Wissens die ersten, welche den kräftigen Schrei von Säuglingen (mit dem H. H. Scott

420-A Sound Analyser) analysierten. Die Analysen wurden an den Schallspitzen jedes Schreies abgelesen und die Intensität mit jedem Halb-Oktavband-Tonhöhenpegel zwischen 125 bis 13600 Hz kurvenmäßig in Beziehung gebracht. Die Intensität bewegte sich bei den 16 Zwillingen zwischen 86 bis 100 Phon, die Maxima der Frequenzen zwischen 500 bis 4000 Hz.

Wertvolle methodische, klinische, vergleichend-anatomische und akustische Untersuchungen eines besonderen Säuglingsschreies brachte B. MINNIGERODE (1963). Er bezeichnete den lust- oder unlustbetonten, außerordentlich durchdringenden nicht modulationsfähigen Schrei als *Schrillton*. Diesen glasklaren, hohen Schrillton, der weit über der normalen Stimmlage liegt, fand er nur in 6 Fällen unter 50 Neugeborenen und Säuglingen zwischen dem 10 Tag post partum und dem 3. Lebensmonat. Nach diesem Lebensabschnitt und dem ersten Lebensjahr konnten Schrilltöne unter 50 Kindern in keinem Fall registriert werden. Für solch hohe Pfeiftöne scheint also der erste Lebensabschnitt vor Eintritt des Descensus laryngis (LANZ und WACHSMUTH) in Frage zu kommen. Nach einem ausgiebigen tiefen Inspirium wird der Schrillton unter forcierter Exspiration als gleichmäßiger Dauerton gebildet, als an- und abschwellender Ton oder er wird mehrfach unterbrochen. Die mit dem ATLAS-Sechsfach-Schreiber durchgeführte Klanganalyse ergab (in 4 Frequenzbereichen aufgenommen) das *völlige Fehlen* tiefer und hoher Klanggemische, wie man sie beim normalen Säuglingsschrei immer wieder findet. Es traten dann die Obertöne bei etwa 2000 Hz auf. Kurzdauernde Schrilltöne lagen bei f^3 (1393 Hz).

Seine sehr interessanten vergleichend-anatomischen Untersuchungen am Kehlkopf einiger Primaten (Platyrrhinae, Katarrhiane) führten ihn zur Annahme, daß diese hohen Schrilltöne des Säuglings, die zwischen dem weichen Gaumen und dem freien Rand der Epiglottis rein reflektorisch gebildet werden, eine noch ungeordnete Stimmgebung darstellen. Sie hängt im wesentlichen vom Exspirationsdruck, dem Kontraktionszustand der Pharynxmuskulatur ab, sowie vom bereits erwähnten frühkindlichen Kehlkopfhochstand.

(1964) führten L. RINGEL und D. KLUNGEL anhand von 6 weiblichen und 4 männlichen Säuglingen mittels des Sonagraphen (Kay-Elektric, 662-A) Untersuchungen von normalen Säuglingsschreien durch. Sie fanden als mittlere Grundfrequenz 413 Hz und 82 dB Schalldruck, Dauer: 1,47 Sek. FAIRBANKS (1942) hatte bei einem einzelnen Kind (Hungerschrei) während des 1. Lebensmonats als Mittelwert 373 Hz gefunden. Spektrographische Analysen ließen die Autoren meist Formanten des [ae] erkennen. *Röntgenologische Studien* des Nasen-Rachenraumes beim Säuglingsschrei hat J. BOSMA bereits (1961) durchgeführt.

Ausgedehnte akustische Analysen von 30 Neugeborenen-Stimmen anhand von 197 Sonagrammen hat auch E. SEDLÁČKOVÁ (1964) bearbeitet. Die Schreie der Neugeborenen sind nach ihren Angaben durch eine Abschwächung des Grundtones und der tiefen Teiltöne der Stimme gekennzeichnet sowie durch den sehr hohen Formanten in der Gegend von 1400–3000 Hz. Verschiedene Arten von Ausdruckslauten (spastische Schreie, inspiratorischer Schrei, Triller, klonische Schreie) wurden spektrographisch instruktiv dargestellt.

Einen Beitrag zur Differenzierung der *physiologischen* und *pathologischen* Bildung des Säuglingsschreies hat J. HIRSCHBERG (1966) gegeben. Akustische Analysen, ebenfalls mit dem Sonagraphen vorgenommen, führten ihr zur Unterscheidung von 5 Gruppen *aphysiologischer Stimmen:* 1. Heiserkeit, 2. Aphonie, 3. Stridor, 4. andere Stimmbildungen meist oropharyngealen Ursprungs, 5. Hustenlaute.

Spektralanalysen eines seltenen pathologischen Säuglingsschreies, des *Cri-du-Chat-Syndroms* haben R. LUCHSINGER, C. DUBOIS, F. VASELLA, E. JOSS, R. GLOOR und U. WIESMANN (1966) mitgeteilt (s. Abb. 171, 172).

Das Cri-du-Chat-Syndrom, (1963) von LEJEUNE und Mitarbeitern beschrieben, wird durch eine Deletion des kurzen Armes eines der Chromosomen der Gruppe B, Nr. 5 bedingt. Die klinische Diagnose stützt sich vor allem auf ein eigentümliches Wimmern und spitzes Schreien, welche an das Miauen junger Katzen erinnert.

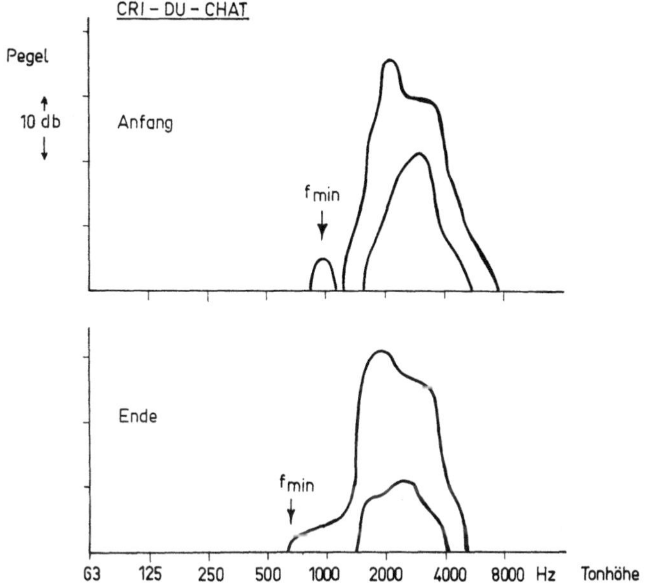

Abb. 171. Man ersieht aus der Spektralanalyse des Cri-du-Chat, daß der Grundton des Miauens viel höher liegt als beim normalen Säuglingsschrei. Aus R. LUCHSINGER, C. DUBOIS, F. VASELLA u. Mitarb., Folia phoniatr. **19**, Fasc. 1 (1967).

Zu den Hauptmerkmalen werden gerechnet: erniedrigtes Geburtsgewicht bei normaler Schwangerschaftsdauer, katzenartiges Schreien in der Säuglingszeit, Mikrozephalie, rundliche Gesichtsform, antimongoloide Augenstellung, Hypertelorismus, Epikanthus, tiefer Ohransatz, Muskelhypotonie, anomaler Tastleistenverlauf, Gedeihstörung sowie geistige Retardierung. Weitere, nicht obligate Merkmale sind: Brachyzephalie, Mikro- und Retrognathie, hoher Gaumen, kurzer Hals, Vierfingerfurche, Hernien, Mißbildungen innerer Organe gehören zu den Ausnahmen. Das Überwiegen des weiblichen Geschlechts ist nicht eindeutig, wie es nach den ersten Mitteilungen der Fall zu sein scheint.

Kasuistik: Das Mädchen M. D. (geb. 9. 1. 1966) ist das Kind junger italienischer Eltern. Keine Erbleiden in der Familie nachweisbar; keine Konsanguinität der Eltern. Die Schwangerschaft verlief unauffällig. Komplikationslose Spontangeburt.

Bereits unmittelbar nach der Geburt fiel nebst einer kraniofazialen Dysmorphie ein schwächliches Schreien auf, welches an das Miauen einer jungen Katze erinnerte. Während der ersten Lebenstage wurde es beim Schreien zyanotisch; die Ernährung war infolge Trinkschwäche sehr erschwert. Im Alter von 3 Wochen wurde das Kind mit der Diagnose „*Cri-du-Chat-Syndrom*" von der Frauenklinik in die hiesige Kinderklinik verlegt. Beim Klinikeintritt wurden folgende Befunde erhoben: Gewicht 2940 g, Länge 50 cm. Cutis marmorata mit verstärkter Lanugo-Behaarung an Rücken sowie Oberarmen. Der Schädel ist brachyzephal und diskret mikrozephal (Kopfumfang 33 cm). Rundliche Gesichtsform verbunden mit Epikanthus und antimongoloider Augenstellung; tiefer Ohransatz, hoher Gaumen, Mikro- sowie Retrognathie. Die linke Hand weist eine Vierfingerfurche auf; der proximale axiale Triradius beider Palmae ist distal und lateral gelegen. Es fällt eine generalisierte Muskelhypotonie auf, bei sonst altersentsprechendem neurologischem Status. Eine psychomotorische Retardierung ist in diesem Alter nicht feststellbar. Herz, Lungen und Abdomen klinisch unauffällig.

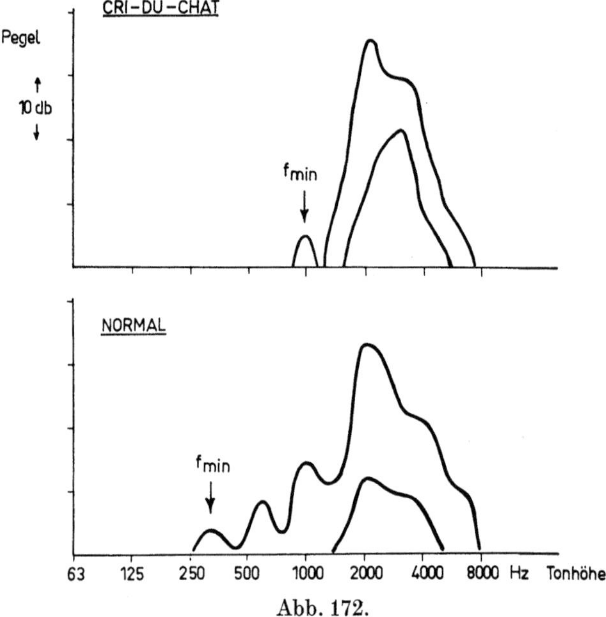

Abb. 172.

Laryngoskopie (Dr. M. Neiger, ORL-Klinik der Universität Bern).

Sofort nach Einführen des Laryngoskops wurde ein Glottiskrampf festgestellt, weshalb das Laryngoskop wieder entfernt wurde. Der Glottiskrampf löste sich nicht wie üblich mit einem inspiratorischen Stridor, sondern dehnte sich länger aus und es wurde durch ein Miauen beendet. Nun wurde das Laryngoskop erneut eingeführt, wobei durch Anheben der Epiglottis der „Cri du Chat" unterbrochen werden konnte. Die Stimmbänder waren unauffällig und bewegten sich leicht; die Atmung war frei. Sobald der Zug an der Epiglottis vermindert wurde, legten sich die Stimmbänder aneinander, und das Miauen ertönte wieder. Auf diese Art konnte das Miauen mehrmals unterbrochen bzw. wieder zum Ertönen gebracht werden. Wurde während des Cri-du-Chat die Epiglottis nur leicht angehoben, so daß die Arytaenoidhügel gerade erkennbar wurden, konnte festgestellt werden, daß diese aneinander gepreßt waren. Wegen des Glottiskrampfes konnten die Stimmbänder während des Miauens nicht beobachtet werden.

Chromosomen-Kultur: (Peripheres Blut). Alle untersuchten 10 Mitosen zeigten die für das Syndrom charakteristische Deletion an den oberen Armen von einem Chromosom aus Paar 5.

Laryngologisch-phonetischer Teil: Seit der ersten Beschreibung durch Lejeune ist das Cri-du-Chat-Syndrom durch das an junge Katzen erinnernde Wimmern und Schreien gekennzeichnet. Im englisch-amerikanischen Schrifttum wird die Stimme als high-pitched beschrieben. A. Pfeiffer und H. A. Simon (1965) vermuten, daß die Ursache in einer abnormen Hypoplasie und Malazie der Epiglottis und den aryepiglottischen Falten liege. Diese Schleimhautfalten fallen bei der Inspiration in das Lumen hinein und verwehren so den Einblick auf die Stimmritze. Die Stimmlippen sowie der Rachen sind normal konfiguriert. Ein ähnliches „Hineinstürzen" der aryepiglottischen Falten bei der Inspiration erwähnen auch französische Autoren. Auch sie fanden den Kehlkopf im übrigen normal ausgebildet. Die genannten Veränderungen findet man in verschiedensten Ausmaßen; sie fehlen aber nie (N. Ricci, 1964). Auch bei älteren Kindern hat man noch die eigentümliche Stimmgebung beobachtet. Bergmann, Hijmans (1965) berichten, daß die typische Stimmlage wohl erhalten bleibt.

Methodik: Auf dem Originaltonband wurden 10 Stellen mit „Cri-du-Chat"-Syndrom und vier Stellen mit Geschrei normaler Säuglinge, deren Dauer genügend war, um eine Messung durchzuführen, ausgemessen. Die Messungen sind laufend numeriert worden.

Weil alle Meßstellen sich dadurch auszeichnen, daß sowohl der Pegel wie auch die Tonhöhe erhebliche Schwankungen unterworfen sind, konnten nur Messungen nach dem *Terzanalysenverfahren* in Frage kommen. Für jede Meßstelle wurde ein Pegeldiagramm mit dem Terzfilterverfahren erstellt. Um die Messung durchführen zu können, mußten endlose Schleifen erstellt werden. Um auch zeitlich kurze Stellen erfassen zu können, wurde eine Zeitdehnung vorgenommen. Alle Meßstellen wurden auf ein Bandgerät mit einer Bandgeschwindigkeit von 19 cm/Sek. überspielt. Dieses Band wurde hernach mit der halben Geschwindigkeit (9,5 cm/Sek.) abgespielt und wieder auf ein Band mit 19 cm/Sek. überspielt. Dadurch entstand eine zeitliche Dehnung auf die doppelte Dauer von jener des ursprünglichen Ereignisses. Durch diese Verfahren wurden alle Frequenzen um eine Oktave nach unten verschoben, d. h. auf die Hälfte ihres ursprünglichen Wertes reduziert. Auf diese Weise wurde es möglich, auch kurze Stellen von etwa einer Sekunde Dauer auf eine endlose Schleife zu bringen.

Um die Auswertung der Pegeldiagramme zu erleichtern, wurde jede Meßstelle auf ein separates Tonband (19 cm/Sek.) auf der Spur 2 festgehalten. Die Spur 1 trägt die Bezeichnung der Meßstelle aufgesprochen. Die Wiedergabe auf ein Stereogerät (Revox D 36) in Stellung „Tape I + II" erlaubte das Abhören der Meßstelle sowie gleichzeitig deren Bezeichnung. Die erste Hälfte des Bandes enthielt die Meßstellen nach der Zeitdehnung, die zweite Hälfte *vor* derselben, d. h. in der ursprünglichen Frequenzlage.

Pegeldiagramme: Zwanzig Diagramme enthalten über der Frequenz die relativen Pegelwerte der Terzanalyse aufgetragen. Da innerhalb einer endlosen Schleife der Pegelwert schwankt, wurde eine obere und eine untere Pegelgrenze aufgetragen. Zwischen beiden Kurven bewegt sich der momentane Pegelwert und verschiebt sich während der Dauer der Schleife von der einen Kurve zur anderen. Die Frequenzlage entspricht der Originallage. Aus den Diagrammen ist es nicht möglich, den zeitlichen Verlauf des Pegelwertes zu entnehmen. In jedem Diagramm wurde eine Frequenz f_{min} eingetragen. Diese Frequenz ist die tiefste eindeutig meßbare Frequenz des *Grundtones* des Schallvorganges innerhalb der endlosen Schleife. Die untersuchten Stellen haben einen Klangcharakter mit einer mehr oder weniger stark überlagerten Geräuschkomponente. Diese letztere besitzt bekanntlich ein kontinuierliches Spektrum, im Gegensatz zum Linienspektrum des Klanges. Hieraus ergibt sich der Umstand, daß es nicht möglich ist, auch nur schätzungsweise zu klären, wie viele Obertöne der Klang besitzt; *sie gehen mit steigender Ordnung im Geräusch unter.* Außerdem verunmöglicht auch die ändernde Tonhöhe eine Bestimmung der Ordnung der Obertöne. Diese beiden Umstände zwangen dazu, sich mit der relativ groben Methode der Terzanalyse zu begnügen. Die Frequenz wurde dadurch mit einer Genauigkeit von $^1/_2$ Terz erfaßt. Die tiefste Frequenz f_{min} läßt sich dagegen mit einer Genauigkeit von ca. 1% bestimmen.

Das angewendete Verfahren, das Tonband mit der halben Geschwindigkeit abzuhören, hat den großen Vorteil, daß eine wesentlich bessere subjektive Beurteilung des Klangkörpers ermöglicht wird, als das Abhören in der Originaltonlage. Dieses Verfahren dürfte deshalb überall dort mit Vorteil angewendet werden, wo Klänge zu beurteilen sind, in einer Tonlage, die so hoch ist, daß das absolute Auflösungsvermögen des menschlichen Ohres nicht mehr genügt, die Struktur des Klanges zu erfassen (CL. DUBOIS).

Vergleicht man die Spektralanalysen der Normalkinder mit denjenigen früherer Autoren, so findet man eine ziemlich gute Übereinstimmung. Die Werte für den Grundton schwanken zwischen f_{min} 290 Hz und 440 Hz (im Mittel 378 Hz). Der Grundton ist ebenfalls ausgesprochen schwach ausgebildet. Die obere Pegelgrenze bewegt sich zwischen 35 und 40 dB. Beim *Cri-du-Chat-Syndrom* fällt auf, daß der Grundton, der ebenfalls recht schwach entwickelt ist, durchwegs viel höher liegt. Er schwankt zwischen f_{min} ca. 600 Hz bis 1000 Hz (c''''). Die obere Pegelgrenze liegt in verschiedenen Fällen bei 50 dB. Man erkennt, daß die Formanten entsprechend nach oben gerückt sind. Während beim normalen Säuglingsschrei (SEDLÁČKOVÁ (1964)) die Formanten bei 4 kHz meist schwach sind, finden wir in unserem Cri-du-Chatt Fall noch deutliche Teiltöne bis 7 kHz im oberen Schallpegel von 10—30 dB. Dies bewirkt das eigentlich Gellende dieses „Miauens". Wie zu erwarten, sieht man in 4 analysierten Fällen das deutliche Abfallen des Stimmtones (Anfang f_{min} ca. 700 Hz, Ende 600 Hz und 1000 Hz (Anfang)—600 Hz Ende.

In neuester Zeit konnten auch V. VUORENKOSKI (1967) und Mitarbeiter bei 8 Kindern mit dem Cri-du-Chat-Syndrom spektrographisch zeigen, daß *dieses Miauen typisch und spezifisch* ist und sich vom Schrei der Säuglinge bei Hunger oder Schmerzen deutlich unterscheidet. Einen ähnlichen Fall hat H. BAUER (1967) mitgeteilt.

Das *erste Singen* äußert sich nach GUTZMANN in eigenartigen schwankenden Tonfolgen, die eine Art „primitiven Gesangs" bilden. Die Stimmlage umfaßt die Töne e' bis g'. Mit zunehmendem Wachstum des Kehlkopfes entwickelt sich allmählich die Kinderstimme. Sie umfaßt in den ersten Jahren durchschnittlich sechs Halbtöne von a' nach unten, um schließlich zu Beginn des Schulalters den Umfang der C-Dur-Oktave zu erreichen. Die Ausdehnung der Kinderstimme bis zum Stimmwechsel ist aus der Abb. 173 ersichtlich.

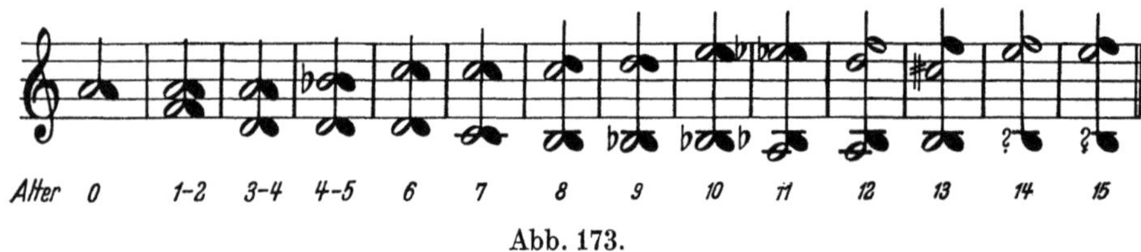

Abb. 173.

Die Mehrzahl der Kinder verfügt *vor der Pubertät* über einen Stimmumfang von etwa eineinhalb Oktaven. Größere Stimmumfänge haben nur etwa 30% der Kinder. Die Zahl jener Schüler, die keine brauchbaren Singstimmen aufwiesen (sogenannte „Brummer") betrug unter den von GUTZMANN und FLATAU untersuchten 575 Kindern 3 bis 6%. WEINBERG fand unter 800 untersuchten Kindern etwa 7%. Auf den durchschnittlich wesentlich geringeren Umfang *Schwachsinniger* hat IMHOFER aufmerksam gemacht.

Brummer, soweit sie intelligent und aufmerksam sind, können stimmlich geschult werden. Es handelt sich keineswegs dabei nur um unmusikalische kleine Kinder; vielfach sind es im Gegenteil tonbegabte, die aus psychischen Gründen die Zugänge zum Schulsingen blockieren. Wenn etwa vom Stimmerzieher die dem Kinde gemäße Falsettstimme zum Vor- und Mitsingen gebraucht werden kann, gelingt es dem begabten Pädagogen, auch die Stimme des Kindes zu entwickeln. Unter 20 zusammen mit dem Zürcher Stimmpädagogen Herrn

E. SCHKÖLZIGER (1960) laryngologisch untersuchten Brummer der ersten/zweiten Volksschule hatte keiner einen krankhaften Befund im Kehlkopf und sie konnten später mit den übrigen Kindern am Schulgesang teilnehmen. Interessant ist die Erfahrungstatsache, daß alle Brummer im Verlaufe der Stimmschulung *hoch angelegte* Stimmen erkennen lassen (E. SCHKÖLZIGER).

Ausführliche statistische Untersuchungen der Kinderstimmen führte F. J. HELL durch. So zeigten Knaben und Mädchen folgende Stimmumfänge:

% der Fälle	75%	25%	75%	25%
im 6. Jahr	d′–a′	d′–c″ c′–g′	dto.	dto.
im 10. Jahr	c′–d″	f–f′	dto.	dto.
im 15. Jahr	h–e″	g–f″ a–g″	h–f″	h–gis″ as–f″

Durch den während der Pubertät wachsenden Einfluß des Inkretes der Geschlechtsdrüsen wird die Stimme tiefer. Der Stimmumfang nimmt zu und umfaßt schließlich nach SCHILLING 24 bis 36 Halbtöne. Die Stimme klingt häufig während der *Mutation* belegt, ist schwächer und zeigt bei Knaben das bekannte Umschnappen in die Fistelstimme. Die vorstehende Tabelle nach H. GUTZMANN (1900) zeigt die häufigsten Werte von verschiedenen Untersuchern. Sie betreffen etwa 75% der Stimmen; die übrigen sind jeweils entweder größer oder kleiner. E. PAULSEN (1895) hat 5000 Schulkinder in Kiel durchgeprüft. H. GÄRTNER (1929) untersuchte 259 volksschulpflichtige Kinder in Vörde/Ruhrgebiet. Sowohl R. SCHILLING (1956) als auch K. HARTLIEB (1957) machten mit Recht darauf aufmerksam, daß die durchschnittlichen Stimmumfänge bei GÄRTNER beträchtlich größer sind; aber der erstgenannte Untersucher war mit den Klassen wenig vertraut, während bei GÄRTNER die Situation psychologisch günstig war, indem dieser Untersucher an einer Volksschule in allen Klassen den Musikunterricht erteilt hatte und die Schüler während ihrer ganzen Schulzeit durch eine Hand geschult worden waren.

Die gleichen günstigen Verhältnisse lagen bei K. HARTLIEBS *Untersuchungen des Umfangs der Jugendstimme* vor. Seine Prüfungen umfaßten fast 1300 Schülerstimmen (359 Knaben und 883 Mädchen) der Karlsruher Volksschulen. Er konnte die im Schema von GUTZMANN angegebene Vertiefung der Jugendstimme von a^1 nach a nicht bestätigen. Vielmehr fand er über die Hälfte aller untersuchten Stimmen — unabhängig vom Lebensalter — (ohne Einbezug von Kleinkindern) auf dem g der kleinen Oktave und darunter. Mädchen und Knaben zeigten keinen Unterschied. Der Bereich e/f und fis/g bildete etwa den Mittelwert einer symmetrischen Verteilung. Die übrigen Tonstufen ließen sich als Streuung um den Mittelwert auffassen (vgl. Abb. 174a, b).

Wie die Stimmtiefe, so ließ auch der Stimmumfang keine Beziehung zur Altersklasse erkennen. Die optimale Größe von 2 bis $2^1/_2$ Oktaven war ebenfalls übereinstimmend auf die Altersklassen verteilt (vgl. Abb. 174a, b). Wie weit die Akzeleration gegenüber dem Jahre 1900 bei der Entwicklung der Jugendstimmen eine Rolle spielt, bleibt zunächst eine offene Frage (vgl. A. SCHILLING).

Auch die Stimmtiefe schreitet nicht stufenmäßig fort; sie ist nach K. HARTLIEB vielmehr mit dem Stimmumfang angelegt.

Aus diesen Ergebnissen wird die Folgerung gezogen, daß zur Erhaltung der gesunden Organleistung, der volle Stimmumfang als Funktionsgrundlage betrachtet und vor allem in der Schule für die Bildung und Pflege der Stimme mit in die gesangliche Übung einbezogen werden sollte. Ein physiologisch fundierter Stimmbildner und Stimmerzieher könnte auch die Frage stellen, ob ein Teil der

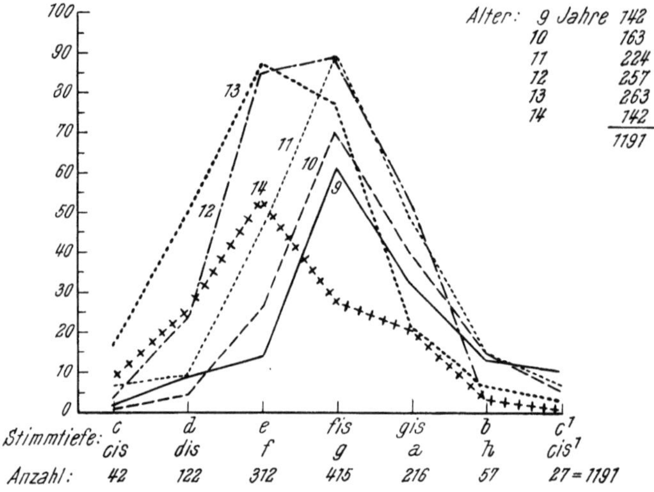

Abb. 174a. Alter und Stimmtiefe (293 Knaben, 989 Mädchen). Nach K. HARTLIEB, Folia phoniatr. 9, 205 (1957).

phoniatrisch festgestellten Störungen als Symptome der im Wachstum labilen, aber während der Schulzeit nicht im gesamten Umfang komplex geübten Stimme betrachtet werden kann.

Auch E. SCHKÖLZIGER (1960) hat bei 44 achtjährigen Schülern und Schülerinnen *nach einjähriger Pflege der Stimme* in 16% c bis fis als den tiefsten Klangton festgestellt und in 30% g bis gis; 52% bewegten sich zwischen a bis dis. Durchschnittlich zeigte dann diese Schulklasse $2^{11/12}$ Oktavumfänge, maximal sogar 4 Oktaven (c bis c^4) und minimal wurden immer noch 2 Oktaven (a bis a^2) gefunden.

2. Die Akzeleration und die Stimme

In allen Ländern Europas, sowie auch in Nordamerika und Japan ist festgestellt worden, daß die Kinder im Verhältnis zu ihrem Alter stets größer werden und daß gleichzeitig die Geschlechtsreife früher einsetzt. Nach J. M. TANNER (London, 1962) ist im Zeitraum von 1840 bis heute das durchschnittliche Alter beim Auftreten der ersten Menstruation pro Jahrzehnt um etwas mehr als 4 Monate vorgerückt. Diese Propulsion ist auch heute noch nicht abgeschlossen. Für die allgemeine Akzeleration wird in erster Linie die Ernährung dafür verantwortlich gemacht und zwar sind es weniger die Kalorienmengen als der erhöhte Anteil an Proteinen. Das Klima soll nach früheren Angaben auch einen Einfluß auf die Reifung ausüben; Kinder in heißen Ländern sollen früher reifen als in den gemäßigten Zonen. Aber nach neueren Statistiken konnte nachgewiesen werden, daß der durchschnittliche Zeitpunkt der Menarche im Gegenteil in heißen Ländern bei den untersuchten Gruppen später liegt, z. B. in Indien und Nigeria, im Vergleich zu London und Kopenhagen. Die Ernährung kann also als der einzige, sichere Faktor bezeichnet werden, dem man mit Sicherheit einen Einfluß auf die Reifung zusprechen darf. Wichtig ist für diese Bestimmungen, daß man ein zuverlässiges Maß hat, um das rein entwicklungsmäßige, resp.

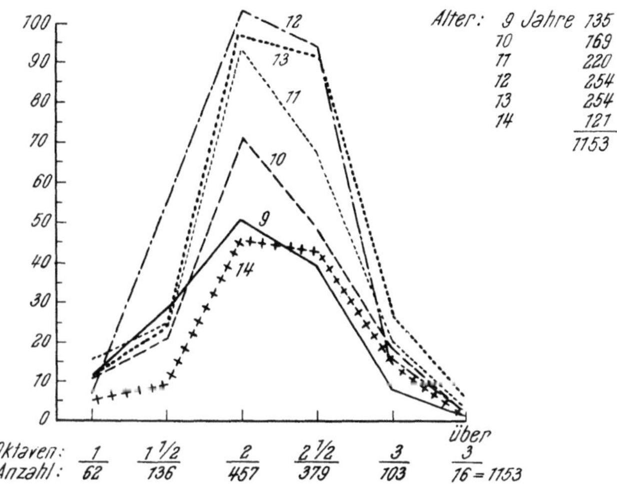

Abb. 174b. Alter und Stimmumfang (318 Knaben, 835 Mädchen). Nach K. Hartlieb, Folia phoniatr. 9, 205 (1957).

das physiologische Alter zu bestimmen. Die besten Anhaltspunkte dafür bieten die Stadien der Ossifikation. Wenn auch die Faktoren, welche diese Vorgänge bei gesunden Kindern steuern, noch nicht geklärt sind, so weiß man doch, daß Wachstumshormone wenig zum Vorgang der Reifung beitragen. Thyroxin wirkt nur bei einem Mangel dieses Stoffes in einer Richtung, d. h. verzögernd. Ein Überschuß wirkt jedoch nicht fördernd. Androgene, welche vor der Pubertät in sehr geringen Mengen vorhanden sind, werden in normalen Fällen nicht für die Reifung verantwortlich gemacht (J. M. Tanner, 1962).

Der allzufrüh verstorbene Phoniater A. Schilling und sein Mitarbeiter K. Karthaus haben sich die Frage gestellt, wie weit sich die Vorverlegung der Pubertät auf das Stimmwechselgeschehen auswirkt. Es wurde nach Vergleichsmöglichkeiten früherer Untersucher gesucht. Wegen der etwas schwierigen Abgrenzung gegenüber der „Promutation" (R. Schilling, 1948, P. Neumann, 1934), ergibt sich für den Untersucher ein gewisser Ermessungsspielraum. Für die meisten früheren Bearbeiter der Frage standen somatische Fragen ganz im Vordergrund. Dementsprechend beziehen sich ihre Angaben meist auf die knappen Feststellungen der eingetretenen Mutation. Stimmumfangsmessungen und Bestimmungen der Register finden sich bei E. Paulsen, 1900, Gärtner, 1929 und

R. SCHILLING, 1948. Die Untersuchungen erstreckten sich auf 460 Jugendliche im Alter von 8 bis 18 Jahren. Es erfolgte

1. jedesmal die Messung der Körpergröße und Beurteilung des Gesamteindruckes;

2. Untersuchungen der mittleren Sprechstimmlage, des Klangcharakters und der Indifferenzlage.

Beim Vergleich zum Jahre 1900 (PAULSEN), wo die ersten Anzeichen der Mutation bei den Zwölfjährigen zu finden waren, stellten die Autoren 1960 diese schon bei Neunjährigen fest. Der Höhepunkt betraf im Jahre 1900 die Fünfzehn- und Sechzehnjährigen, 1960 die Dreizehn- und Vierzehnjährigen. Die letzten Mutanten, früher unter den Neunzehnjährigen, trifft man heute schon bei den Siebzehnjährigen an. Demnach findet man heute eine Vorverlegung der Mutation (1 Jahr), besonders der Prämutation um 3 Jahre, während ihr Abschluß um 2 Jahre verfrüht ist (vgl. Abb. 175). Diese Ergebnisse sind nicht nur von medizinischem Interesse, sondern sie haben auch eine Bedeutung für Pädagogen, Chorleiter und Schulmusiker.

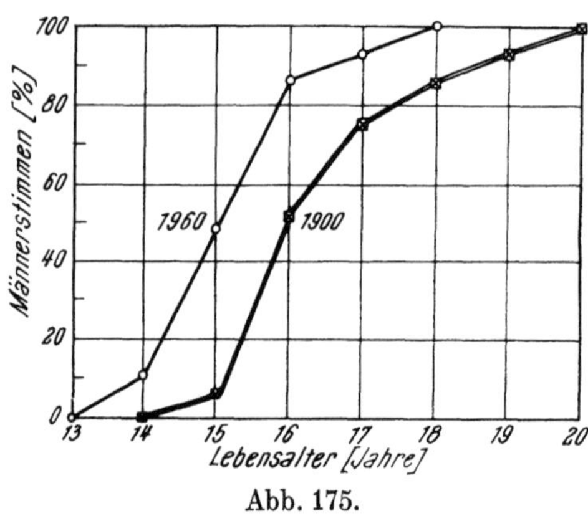

Abb. 175.

Schließlich seien Untersuchungen von H. HOLLIEN, E. MALIK und B. HOLLIEN (1965) erwähnt, welche den *Einfluß der Rasse auf den Stimmwechsel* der Jugendlichen bei gleichen geographischen und klimatischen Verhältnissen spektrographisch ermittelten. Sie fanden, daß der Stimmwechsel bei Negern und Weißen ungefähr im gleichen Alter eintritt. Sie erachteten den Einfluß des Klimas als noch unbekannt, so daß dieser mögliche Faktor weiter der Klärung bedürfe.

C. CHÉVRIE-MÜLLER und F. GRÉMY (1962) haben mittels der *Glottographie* von FABRE, die durch die photographische synchrone Registrierung des *Glotto- und Tomogramms* erweitert worden war, die *Sprechstimme während der Mutation* untersucht. Es wurden im ganzen 9 Knaben im Alter von 12 bis 15 Jahren hinsichtlich der Stimme anhand von 122 Phonemen durchgeprüft. In einer ersten Gruppe (5 Fälle) zeigte sich keine Anomalie des Glottogrammes, sei es, daß die Stimmen noch zu knabenhaft waren oder schon Erwachsenen zugeordnet werden mußten. In der zweiten Gruppe (4 Fälle) ergaben sich Ausfälle der Glottisöffnung oder eine intermittierende, abwechselnd große oder kleine Amplitude der Stimmlippenschwingung. Die Autoren erachten diese Feststellungen als wichtig für die Theorie der Stimmentstehung, da es sich bei diesen rasch wechselnden Spannungsänderungen der Stimmlippen, um außerordentlich *kurz dauernde* Vorgänge handelt, welche nach der Ansicht der Autoren besser durch die neurogene als durch die myoelastische Theorie erklärt werden können.

Interessant sind *Stimmprüfungen während den pubertalen Veränderungen*, J. NAIDR, M. ZBORIL und K. SEVCIK (1964) an 100 Internat-Jungen im Alter von 12 bis 15 Jahren durchgeführt haben.

Es wurden die Störungen der Stimme (Sprech- und Singstimme), die anatomischen Veränderungen des Kehlkopfes, die Länge, das Gewicht und die Pubertätsstufen (ähnlich denen von GREULICH) untersucht. Sie fanden die hauptsächlichen Stimmveränderungen in der ersten Hälfte des raschen Pubertätswachstums (größte Zunahme der Länge) die zeitlich aber dem Wachsen des Stimmorganes etwas vorangehen. Die Stimmveränderungen offenbaren sich zuerst durch das Sinken der oberen Grenze der Singstimme, dann durch die Einengung des Stimmumfanges und schließlich durch seine neuerliche Erweiterung. Die Autoren charakterisieren die einzelnen Mutationsstadien und Veränderungen des Stimmorganes folgendermaßen:

Vor der Mutation: Knabenstimme; Gesamthöhe des Kehlkopfes bis 30 mm, bedeutendes Höhenwachstum des Körpers.

I. Beginn der Mutation (12 bis 13 Jahre): Auffallender Verlust der hohen Töne, auffallende Veränderungen des Schildknorpels, des Kehldeckels und der Stimmlippen. Maximale Zunahme der Körperhöhe.

II. Höhepunkt der Mutation (13 bis 14 Jahre): Bedeutende Einengung des Stimmumfanges, deutliche Prominenz des Schildknorpels; Befund eines großen Kehldeckels. Maximale Zunahme des Körpergewichtes.

III. Ende der Mutation (14 bis 15 Jahre): Die Stimme erreicht die größte Tiefe, Erweiterung ihres Umfanges. Maximale Länge der Stimmlippen und maximale Zunahme aller Dimensionen des Kehlkopfes. Weitere Zunahme des Körpergewichtes, Aufhören des Höhenwachstums des Körpers.

Eine eingehende Studie über die Physiopathologie der Mutationsstimme, die sowohl *stroboskopische* als auch *spektrographische Untersuchungen* miteinbezieht, verdanken wir J. DEPONS und J. POMMEZ in Bordeaux (1964). Sie stellten stroboskopisch vor allem Frequenzvariationen fest. Die dabei festgestellten Schwingungen sind synchron und symmetrisch, sowohl rechts als auch links. Die Amplitudenveränderungen haben nichts Charakteristisches. Sie sind nur Zeichen des Registerwechsels. Gewöhnlich findet man sie symmetrisch ausgeprägt. Es wird mit Recht betont, daß man bei jeder einseitigen Modifikation der Amplitude oder der Frequenz, an etwas anderes als an eine Mutationsstörung denken soll: Es kann sich z. B. um eine gleichzeitig vorhandene organische Veränderung im Kehlkopf handeln.

Diese Veränderungen der mutierenden Stimme sind durch das bedeutende Wachstum des Kehlkopfes bedingt, welches oft überstürzt vor sich geht: der Höhen- und Tiefendurchmesser vergrößert sich besonders stark, während er sich weniger nach der Breite entwickelt. So kommt es zu einem Nachvorntreten des Larynx, wobei der Winkel der Schildknorpelplatten als sogenannter Adamsapfel nach außen hervortritt. Die ersten Zeichen des Stimmwechsels treten im Süden früher auf als im Norden. In unseren Gegenden sieht man die ersten körperlichen Geschlechtsveränderungen bei Knaben im 10. oder 11. Jahr auftreten, woran sich auch die stimmliche Umstellung anschließt. Nach PAULSEN sieht man beim Kehlkopfspiegeln etwa bei 75% der Kinder in dieser Phase eine oft rasch wechselnde Rötung zwischen den Aryknorpeln. Eine Verwechslung mit Kehlkopfkatarrh ist also bei beiden Geschlechtern leicht möglich.

Weniger bekannt ist die Tatsache, *daß auch die Mädchen einen Stimmwechsel durchmachen.* Während aber der Stimmumfang der Knaben um 1 Oktave sinkt, senkt er sich bei Mädchen nur um etwa eine Terz; zugleich wird die Stimme voller. Bei den Knaben wachsen die Stimmlippen etwa um 1 cm, bei den Mädchen nur um 3 bis 4 mm in der Länge. So nimmt der Kehlkopf während der Pubertät bei Knaben in einer verhältnismäßig kurzen Zeitspanne die Größe und Form des männlichen Kehlkopfes an. Da nun die erreichte Ausdehnung des Kehlkopfes und der Stimmlippen eine ganz andere Innervation der Muskeln verlangt (L. Stein), oder die verschiedenen Wachstumstendenzen der einzelnen Teile des Larynx eine Diskoordinierung des Muskelzuges zur Folge haben, wird die Stimme unsicher. Die bei dieser Entwicklung häufig beobachteten Abweichungen seien im Abschnitt über „Mutationsstörungen der Stimme" beschrieben (S. 331).

Weitere Erscheinungen des *Stimmwechsels* sind im Abschnitt „Endokrinbedingte Stimmstörungen" geschildert (S. 333), ebenso die Veränderungen der Stimme, die mit dem Ovarialzyklus resp. der Menopause in Verbindung stehen.

3. Das Altern der Stimme

wirkt sich gewöhnlich nach dem 60. Jahr aus. Es gibt aber auch berühmte Sängerstimmen, denen das Alter nicht wesentlich zusetzt. So besaß z. B. Matenci (1730), der berühmte Repräsentant des „Belcanto", im Alter von mehr als 80 Jahren eine Gesangskunst, daß er den Eindruck eines im Vollbesitz aller seiner Fähigkeiten stehenden Sängers machte. Umgekehrt kennt man auch ein frühzeitiges Altern.

Der Stimmumfang nimmt im Alter ab; die Stimmstärke und die Ausdauer lassen nach und die Klangfarbe wird schärfer. Die geringe Vitalkapazität hat zur Folge, daß die Atmung entsprechend schwächer ausfällt. Die Stimme wird oft rauh und zittrig (*Alterstremolo*). Dies ist die Folge der Steifigkeit der Kehlkopfgelenke, der zunehmenden Verkalkung der Knorpel und der Hypotonie der Muskeln. Koflers diesbezügliche histologische Befunde sind auf S. 339 dargestellt.

Man muß sich allerdings bewußt sein, daß die Stimme nicht nur ein Spiegelbild des Alters, sondern auch des Allgemeinzustandes des Körpers bietet. Damit das neuromuskuläre System des Stimmorgans in harmonischer Weise zusammenspielt, muß auch das Gesamtnervensystem in Ordnung sein. Bei einem frühzeitigen Stimmverlust im sogenannten *Senium praecox*, wobei zahlreiche Erkrankungen neben endokrinen Einflüssen in Frage kommen, muß man also stets den einzelnen Fall ursächlich klären.

E. McGlone und H. Hollien (1963) haben die mittlere Sprechstimmlage beim Lesen bei alten und sehr alten Frauen untersucht. Es wurden spektrographische Aufnahmen von 20 Frauen durchgeführt, die in zwei Gruppen eingeteilt waren:

A: 65 bis 79 Jahre alt (mittleres Alter 72 Jahre).

B: 80 bis 94 Jahre alt (mittleres Alter 87 Jahre).

Alle Vp. mußten gesund sein, dem Stoff entsprechend lesen können und durften keine hemmende Hörstörung aufweisen. Die Autoren fanden keine Unterschiede in der mittleren Sprechstimmlage zwischen der Gruppe A und B und der Sprechtonhöhe jüngerer Frauen, die andere Autoren mit vergleichbarer Technik mitgeteilt hatten. (G. FAIRBANKS, 1949, L. HERBERT, J. HAMMOND, 1949, R. DUFFY, 1958 und C. LINKE, 1953).

Diese Resultate führten zum Schluß, daß die mittlere Sprechstimmlage der Frauen während des ganzen Lebens offenbar *wenig wechselt*, obgleich Angaben über Frauen der mittleren Lebensabschnitte bisher noch fehlen. Es wurde vor allem festgestellt, daß die Sprechtonhöhe bei vorgerücktem Alter (bei gesunden Frauen) wenige Veränderungen zeigt, so daß nicht von einer „*senilen Stimme*" bei den untersuchten Vp. gesprochen werden konnte.

Spektrographische Untersuchungen der Sprechstimmlage bei isolierten Vokalen [a] und [i] in verschiedenen Altersabschnitten, beim Kind und beim Greis, haben auch A. APPAIX, J. HÉNIN, G. KAPLAN, M. LANFRAY und J. FONDARAI (1965) durchgeführt. Die Spektralanalysen des Sonographen wurden densimetrisch ausgewertet und statistisch überprüft. Es zeigte sich anhand von ersten Untersuchungen, daß beim Vokal [a] und [i] des Kindes und des Greises eindeutige, statistisch signifikante Unterschiede bestehen.

VII. Berufliche Verwendungen der Stimme

1. Die Kommandostimme

Wenn es sich darum handelt, einer Truppe oder einer Menge einen Befehl zu geben, so ist eine außerordentliche stimmliche Leistung notwendig. Es hat daher dem Kommando eine lange und tiefe Inspiration vorauszugehen, welche die nötige Stimmstärke während der Exspiration gewährleistet.

LOEBELL (1936) hat experimentelle Untersuchungen der Befehlsstimme an 22 Kommandierenden einer Unteroffiziersschule in München vorgenommen. Bei 6 Vp. war der Stimmeinsatz hart, 2 hatten Sängerknötchen. Die körperlich sehr gesunden Vp. brachten eine auffallend lange Ausatmungsdauer auf dem Vokal o zustande, meist etwa zwischen 30 bis 40″ (normal gewöhnlich nur bis 20 bis 30″). Auch die Vitalkapazität war sehr groß (4 bis 5 L). Bei der Mehrzahl fanden sich stark gerötete Stimmlippen mit Gefäßzeichnung.

Wichtig ist, daß nicht mit einem harten Stimmeinsatz begonnen wird, sondern mit einem *Schwellton*, der mit einem weichen Stimmeinsatz anfängt und zur gewaltigen Stärke anschwellen kann (Atemstütze). Dazu kommt, daß nach LOEBELL die Unterschiede gegenüber der normalen Sprechmelodie außerordentlich groß sind. 1 Oktave und 1 kleine Quarte war das geringste Intervall zwischen der durchschnittlichen Tonhöhe des ersten *ankündigenden* Teiles des Befehlssatzes und der Tonhöhe des zweiten *ausführenden* Teiles. Bei einem schlecht Kommandierenden war der Bereich von 2 Oktaven der höchste Wert, 1 Oktave und 1 Quarte der niedrigste. Meist vernahm man 1 Oktave und 1 Quinte. Beim längeren Befehlen tritt allerdings eine gewisse Monotonie auf und die Stimmhöhenschwankung erreicht dann nur eine Terz, wobei die Vp. die einzelnen Worte ganz verschieden betonen. Es wird durch die Nase *und* durch den Mund eingeatmet. Für das Befehlenlernen ist es daher wichtig, das Stimmorgan vorher funktionell und rhino-laryngologisch zu prüfen und gegebenenfalls eine sorgfältige Schulung der Stimme durchzuführen.

U. Seifert (1964) hat die Befehls- und Kommandostimme aufs neue untersucht. Die Autorin beurteilte 274 Armeeangehörige nach folgenden phonetischen Gesichtspunkten: Fehlleistung der Atmung, Einsätze, Tonhöhenüberschreitung, Schwelltonbildung, Artikulation, muskuläre Fehlspannungen, Klangfarbe, Intensitätseinschränkung, Mimik und Gestik, psychische Faktoren. Häufigste Fehlleistungen waren ein zu harter Stimmeinsatz (36%) und eine zu hohe Sprechstimmlage (27,5%). Das sogenannte Ausführungskommando wurde bisweilen um 10 Ganztöne höher als das sogenannte Ankündigungskommando gegeben. Die meisten Störungen (47,5%) fanden sich im 3. und 6. Dienstjahr. Jüngere Dienstalter waren zu 23,6%, ältere zu 19,4% betroffen. Auch diese Autorin hält eine geeignete Stimmerziehung in der Ausbildung zum soldatischen Befehlshaber oder zu entsprechenden Berufen für unerläßlich (Zit. nach E. Nessel).

2. Die Stimme des Vortragenden

Hier handelt es sich um einen speziellen Fall. Auch die gepflegte Sprechstimme verlangt einen guten Resonatorausgleich und deren Erziehung soll den klangphysiologischen Gesetzen folgen. Es muß der Vortrag nach einem bestimmten Plan durchgeführt werden, wobei die Einfälle und die Improvisation keine große Rolle spielen dürfen; trotzdem soll die Stimme des Vortragenden etwas Lebendiges haben und man soll nicht einfach den Text ablesen. Die Voraussetzung dafür aber ist eine bereits vorher geschaffene Ordnung der Gedanken und das Festhalten des zugrunde liegenden Planes. Besondere Beachtung soll man dabei der Aussprache schenken. Auch hier ist die Sprechstimmlage um einige Töne erhöht.

Beim Prediger, beim Advokaten und auf der politischen Bühne kommt noch etwas Besonderes dazu. Hier gilt es vor allem zu überzeugen, mitzureißen und die Leidenschaften wachzurufen. Es gibt zahlreiche Regeln, die bei dieser Beredsamkeit eine Rolle spielen. So werden besondere Betonungen, Gesten und Akzente verwendet. Dem Prediger kann die getragene und gewaltige, kräftige und monotone Stimme dienen, während sachliche Erklärungen mehr mit nüchternen und eher eintöniger Stimme gegeben werden. Ein dramatischer Effekt dagegen wird durch plötzliche Verdunklung der Stimme, unter Senkung der Tonhöhe und Verminderung der Stimmstärke vermittelt. Auch hier spielt eine korrekte und genaue Aussprache eine große Rolle.

Welches sind die besten Mittel, um für einen Redner oder einen Deklamationskünstler die freie Entfaltung ihrer Stimmeigenschaften zu gewährleisten? Wie ist es möglich, den Gewandtesten unter ihnen eine persönliche Note zu vermitteln, die sie über den Durchschnitt heraushebt?

Während es in der Musik zwischen jeder Note ein bestimmtes Intervall gibt, die genau festgelegt, mittels Zeichen leicht aufgezeichnet werden, so daß es durch irgendein Instrument wiedergegeben werden kann, fehlt dies bei der Rede. In dieser wechseln die Intervalle nicht nur im selben Satz, sondern oft auch im selben Wort. Die Betonungen folgen sich gleitend und sind durch alle Schattierungen der Klangfarbe verbunden. Diese aber zeigt darin nicht nur eine Abhängigkeit des Sprechenden. Man kann daher in keiner Weise ein Schema von Intonationszeichen für die Sprechkunst des Schauspielers, des Advokaten oder in den höchsten Schulen geben.

Wichtig ist für diese Berufe die Kraft der Berufung, der dialektische und der kritische Sinn; das sind alles intellektuelle Fähigkeiten, die man nicht lernen kann. Die Regeln können hier nur die zusätzlichen Mittel betreffen: Die Komposition ist das Gleichgewicht der Rede und Gegenrede. Die Richtigkeit des Tones und die genaue Dosierung der Erregung können durch das Hinhorchen auf die Reaktion und die Kritik der Zuhörerschaft erlernt werden.

3. Funktionelle Stimmprüfung bei Sängern

Einen sehr ausführlichen *Untersuchungsplan für die funktionelle Stimmprüfung* hat NADOLECZNY in seinem Lehrbuch gegeben. Sie verlangt vom Arzt ein wenigstens mittelmäßiges musikalisches Gehör und ein auf Klangeigenschaften eingeübtes Ohr. Je mehr Musikalität und Kenntnisse der Arzt hier mitbringt, um so leichter wird er sich in diesem Gebiet zurechtfinden.

Zuerst soll man sich über das musikalische Gehör des Sängers und auch des Redners vergewissern. Je besser es entwickelt ist, desto ersprießlicher werden Gesangsübungen sein. Wer bei einfachen Tonleitern, bei auf- und absteigenden Terzenfolgen, bei Tonleitern in Oktavsprüngen regelmäßig falsche Töne singt, ohne es zu merken, sollte nicht den Beruf des Sängers ergreifen. Ebenso muß man den zahlreichen körperlich schwächlichen, asthenischen Gesangsschülerinnen, die meist über mäßige Stimmittel verfügen, von einem Studium (welches große Summen erfordert) abraten. Hier hat sich die Vorprüfung der Gesangsschülerinnen und -schüler, wie sie bereits an einigen Konservatorien durchgeführt wird, voll bewährt. Zum Beginn des Studiums wird der Sänger sowohl in gesangpädagogischer als auch in phoniatrischer Hinsicht unabhängig voneinander geprüft. So können oft frühzeitig ungünstig wirkende Asymmetrien im Kehlkopf, Atemneurosen, erhebliche Verengungen in der Nase, in seltenen Fällen zu weite Nasenhöhlen u. a. erkannt werden, oder es gelingt beim allmählichen Einreihen des Schülers, eine ihm zukommende Stimmgattung vom laryngologischen Spiegelbild und phonetischen Gesichtspunkt aus (auch Messung der Stimmlippenlängen) mitzubestimmen.

Nachfolgend sei ein *Untersuchungsplan des Musikkonservatoriums Zürich* für Stimmuntersuchungen in Zusammenarbeit mit dem Stimmarzt mitgeteilt.

KONSERVATORIUM ZÜRICH Stimmbefund für Sänger

I. Stimmärztliche Untersuchung

Datum: ....

Name: ....Vorname: ....Alter: ....
Adresse: ....

1. Mittlere Sprechstimmlage:
   in der Umgangssprache: ....
   beim beruflichen Reden oder Rufen: ....
2. Stimmumfang: ....
   (Registerverteilung)
4. Stimmeinsatz:
   in der Umgangssprache: ....
   beim beruflichen Reden, Rufen oder Singen: ....

5. Stimmstärke: ....
6. Tonhalten:
in Sekunden, auf dem Vokal o in mittlerer Sprechstimmlage: ....
7. Bau des harten Gaumens:
flach — mittel — steil ....
....
8. Bau des Kehlkopfes:
normal: ....
nicht normal: ....
9. Vitalkapazität (Fassungsvermögen der Lunge): ....
....

Unterschrift des Stimmarztes:
....

II. Beobachtungen des Lehrers

1. Hat der Schüler schon Unterricht gehabt? ....Wenn ja, wie lange? ....
2. Sind Zeichen von Stimmübermüdung vorhanden (Pressen des Tones, usw.)? ....
....
....
3. Wie verhält sich der Schwellton in Höhe und Tiefe? ....
....
....
4. Wie verhält sich das musikalische Volumen? ....
....
....
5. Wie ist der Stimmumfang beim Singen? ....
....
6. Wie sind die Registerübergänge? ....
....
....
7. Sind Sprachfehler vorhanden (Stottern, Gaumen-r, Lispeln usw.)? ....
....
....
8. Ist sofortiger Unterricht empfehlenswert? ....
9. Wenn nein, wie lange soll damit zugewartet werden? ....
....
10. Musikalische Veranlagung, Gehör: ....
....
....
11. Besondere Stimmeigentümlichkeiten: ....
....
....

Zürich, den ....19.... Unterschrift des Lehrers:
....

Unter den *körperlichen Voraussetzungen für das auszubildende Stimmorgan* figuriert an erster Stelle eine gute Allgemeingesundheit. Auf der Bühne ist der Sänger oft Staub und Erkältungen ausgesetzt; dazu kommen die außergewöhnlichen Ansprüche an die Nervenkraft. Die sogenannte Anfälligkeit steht dem Sängerberuf so sehr entgegen, daß hin und wieder das öffentliche Auftreten aufgegeben werden muß. Der Künstler muß oft einen wesentlichen Teil seiner Zeit in der Eisenbahn oder im Flugzeug zubringen. Dabei sollte er trotz aller Unregelmäßigkeit der Lebensführung immer körperlich frisch und stimmlich gut disponiert sein!

Wenn man auch nicht ohne weiteres aus dem anatomischen Bau des Kehlkopfes die Stimmgattung (Baß — Bariton — Tenor, Sopran — Mezzosopran — Alt) oder die Qualität der Stimme erkennen kann, so wird man bei der Stimmbeurteilung doch auf gewisse laryngologische Kriterien achten: Mit einer gewissen Wahrscheinlichkeit lassen gut ausgeprägte und absolut symmetrische Formen des Kehlkopfes und ein deutlich ausgeprägter, weiter Eingang zum Morgagnischen Ventrikel auf eine schöne Stimme schließen. Auf der anderen Seite muß man bei Asymmetrien, besonders bei Überkreuzungen der Aryknorpel, Bedenken hinsichtlich der Wahl des Sängerberufes haben. Auch dem Beruf des Redners (des Schauspielers, Predigers) sind solche Anomalien abträglich. Die Überkreuzung der Aryknorpel gewährleistet offenbar beim Glottisverschluß nicht die nötige Festigkeit ihrer hinteren Endpunkte. E. Barth sah wiederholt bei angeborenen Formen der Überkreuzung, daß trotz aller Schulung und des Eifers die Stimme in den oberen Tönen im Forte zittrig und unsicher blieb, so daß sogar talentierte Künstler wegen dieses Fehlers ihren Beruf aufgeben mußten.

Ohne Bedeutung für die Funktion des Kehlkopfes sind die *halbseitigen* (A. Tobeck, 1949) oder *totalen Aplasien* (H. Beck) der *Epiglottis*. Auch mehr oder weniger starke Einkerbungen am Kehldeckelrand, resp. Zweiteilung, Hypoplasien (Kallius) und rudimentäre Ausbildungen der Epiglottis (knorpelhaltige Zapfen, Rohrmann) spielen für die Stimmgebung keine Rolle. Verdickungen der Hinterwand des Kehlkopfes und Internusparesen mahnen jedoch zur Vorsicht. Ferner beachte man das Ansatzrohr: Eine dicke, sich hochwölbende, kloßige Zunge und ein kleiner Nasenrachenraum — wobei der Abstand zwischen dem herabhängenden Zäpfchen und der Rachenhinterwand sehr klein ist — und eine steile Gaumenwölbung, bilden ebenfalls keine guten Voraussetzungen für eine schöne, klangreiche Stimme. Gerne sieht man dagegen eine flache, sich im hinteren Abschnitt leicht zu einer Mulde formende Zunge, eine große phonatorische Distanz des weichen und eine flache Wölbung des harten Gaumens, welche alle zusammen für den Wohllaut der Töne günstig sind.

Wenn nur eine dilettantische Verwertung der Gesangs- oder Sprechstimme in Aussicht genommen wird, können begreiflicherweise die Anforderungen an die körperliche und geistige Veranlagung milder ausfallen. Die Stimmschulung ist ja — sowohl in gesundheitlicher als auch ästhetischer Hinsicht — für jeden Menschen nur vorteilhaft.

VIII. Allgemeine Therapie der Stimmkrankheiten

1. Methoden und Apparate der Stimmübungsbehandlung

Geschichtliches. Im Altertum wurde auf die Pflege der Stimme höherer Wert gelegt als heute. Neben den phonetischen Übungen kannte man eine Stimmdiätetik, die die Stimme gesund erhalten, und wenn sie krank war, heilen sollte. Das älteste Zeugnis von der Verwendung eines stimmdiätetischen Mittels findet man in der sechsten Rede Antiphones „über den Choreuten". Danach soll ein Sängerknabe gestorben sein, nachdem er einen Trank zur Besserung seiner Stimme eingenommen hatte. Die Berichte klassischer Rhetoren gewähren uns interessante Einblicke in die damalige Stimm- und Sprecherziehung.

Moderne Stimmübungstherapie. Hat sich eine erhebliche Stimmstörung entwickelt, so weiß heute jeder Praktiker, daß für die ursächliche Behandlung die *Stimmruhe* für einige Zeit unumgänglich ist. Sobald sich die entzündlichen Erscheinungen im Kehlkopf oder im Nasen-Rachenraum — die oft zu Beginn der Erkrankung mit im Spiele sind — zurückgebildet haben, muß man sich mit der *Dysfunktion der Stimme* beschäftigen. Denn diese hält der Patient oftmals weiterhin aufrecht; er muß also vom Arzt über seine falsche Stimm- oder Sprechtechnik aufgeklärt werden. Der Sänger wird belehrt, in der ihm angemessenen Stimmlage zu singen. Er darf nicht im übermäßiger Kraftanstrengung den Ton hervorbringen und ein schlechter Stimmansatz muß abgewöhnt werden.

Liegt eine Stimmschwäche vor, so beginnt man zunächst mit Atem- und mit Resonanzübungen (Summ- und Brummtöne). Eine angepaßte Atemführung und richtige Ausnützung der Resonanzräume gewährleistet ja den Wohlklang der Stimme. Auf die Technik der *gymnastischen Behandlung*, die ja nach dem Einzelfall in beliebiger Anzahl und Reihenfolge gewählt werden kann, soll hier nicht näher eingegangen werden. Es sei aber hervorgehoben, daß solche Übungen dem Sänger nicht wider die Natur gehen sollen.

Bei allen Formen der Phonasthenie hat sich die *Anwendung der Elektrizität* bewährt. Während der Stimmgebung des Patienten bewirkt ein schwacher, durch den Kehlkopf geleiteter faradischer Strom eine Erhöhung des Tones, also einen Ausgleich des Detonierens. Die Zuleitung des Stromes gelingt am besten mittels zweier an einem FLATAUschen *Halsband* befestigten Elektroden, die seitlich auf die Schildknorpelplatten aufgesetzt werden. Gelingen dem Patienten die langgehaltenen Töne nach und nach besser, so wird der Strom entsprechend vermindert und schließlich ganz ausgeschaltet. Diese Ausgleichübungen sollen den Patienten schließlich befähigen, auch ohne die Anwendung der Elektrizität den Ton weiter in derselben Tonhöhe zu summen oder zu singen, bis endlich rein intoniert wird. Wendet man nun den faradischen Strom wieder an, so soll als Zeichen vollendeten Ausgleichs der Ton in gleicher Richtung abweichen, aber sich bloß wenig erhöhen. Die Dauer der Behandlung beträgt mehrere Wochen; sicher läßt sich vor 14 Tagen kein wesentlicher Erfolg erreichen.

Bei den *paretischen Stimmstörungen* und den *Paresen der Stimmuskulatur* ist die *elektromechanische Tonbehandlung* angezeigt. Die einstimmbare Vibrationsmassage hat sich seit der GUTZMANNschen Apparatur mit elektrischen Stimmgabeln immer weiter entwickelt. So ist von R. SCHILLING (1931) der „*Tastenisochron*" herausgebracht worden.

Dieses Gerät besteht aus einer durch einen Elektromotor angetriebenen, vier- bis mehrreihigen Sirene, die mit Druckluft von 1,5 bis 2,0 Atmosphären angeblasen wird. Die pneumatischen Stöße werden als hör- und fühlbare Tonschwingungen, ähnlich wie bei den früheren Apparaten auf den Kehlkopf übertragen. Das wesentlich Neue daran ist, daß die Druckluft zunächst einer mit einer Tastatur versehenen Windlade zugeführt wird und so jede Lochreihe beliebig angeblasen werden kann. Auf diese Weise können die den Kehlkopf treffenden Vibrationsstöße in beliebiger Reihenfolge (Stärke und Dauer als Terz, Quart, Quint, Oktav) eines einstellbaren Grundtones durch die Tastatur ausgelöst werden. Diese wirken so ohne vorausgehende Übergangs- oder Gleittöne auf den Kehlkopf ein. Die Möglichkeit, beliebige Tonfolgen auf einen Grundton unter isochroner elektrovibratorischer Toneinwirkung zu singen hat nach R. SCHILLING einen besonderen Vorteil sowohl bei mnestischen Störungen, wo die Erinnerung an Tonhöhen und Melodiefolgen vergessen ist, als auch bei motorischen Formen, wo ihre Produktionsfähigkeit blockiert ist. Hier erhält das Gedächtnis durch den Vibrationssinn in melodischer und rhythmischer Hinsicht eine wertvolle Stütze.

Man kann die *harmonische Vibration* in Verbindung mit dem Tongenerator eines Elektrostroboskops verwenden, wobei die tonfrequenten Schwingungen mittels eines Magneten auf eine die Schildknorpelplatten berührende verdickte Membran übertragen werden.

Solche tonfrequente *Vibratoren* legt man dem Kehlkopf an, läßt phonieren und leitet dem Kehlkopf so viele Vibrationsstöße zu, wie der Stimmton Schwingungen enthält. Intoniert der Patient falsch, so entstehen subjektiv unangenehme Schwebungen, die mehr oder weniger bewußt korrigiert werden. Falls die Töne gehört werden, so erfolgt auch der Ausgleich über das Ohr.

2. Zur Behandlung von Atemstörungen, die im Zusammenhang mit der Stimme und Sprache stehen

Schon oft ist die Atemregulierung als Heilmittel empfohlen und beschrieben worden. Bei zahlreichen Störungen der Singstimme setzt der Stimmpädagoge in erster Linie bei der Atemführung an, beim Asthma bronchiale, und selbst bei dem vorwiegend psychogen bedingten Stottern, hat man immer wieder versucht, mittels Atemumstellung eine Heilung des Sprechens zu erzielen. LUDWIG HOFBAUER (1948) hat für solche Fälle wertvolle allgemeine Regeln angegeben: 1. Kraftanwendung beim Atmen soll nach Möglichkeit vermieden werden. 2. Die Ausatmung soll mehr Zeit in Anspruch nehmen als die Einatmung; ihre Bedeutung für eine adäquate Atemleistung soll dem Kranken eingehend auseinandergesetzt werden. 3. Individuelle Beschwerden und Folgeerscheinungen müssen vom Arzt genau analysiert und berücksichtigt werden. Athletische Leistungen werden abgelehnt.

Wichtig ist die funktionelle Prüfung bei Patienten, die über die Unmöglichkeit klagen, genügend Luft zu bekommen (Atemsperre). Hier muß dem Patienten gezeigt werden, daß die Atemwege durch die Nase, sowohl in Ruhe als auch bei körperlicher Bewegung, frei ist. Besonders wichtig ist die *Ausatmungsverlängerung und -verstärkung* vermittels Stimmübung. Der Kranke beginnt die Übung mit summender Ausatmung, ohne vorausgegangene Einatmung; der Ton wird am Ende der Summperiode gesteigert, wobei der Kranke auf die sichtbare Einziehung der vorderen Brustwand aufmerksam gemacht wird. Darauf folgt ein langsames Einatmen, das ruhig vor sich gehen soll.

HOFBAUER gibt in seiner Monographie wertvolle Übungen für die exspiratorischen Muskelleistungen, z. B. das inspiratorische Atemheben, das inspiratorische Brustheben an, die sich zum Teil mit den einfachen Übungen der modernen sportlichen gymnastischen Übungen decken.

Der Autor macht aber auch auf die „*Preßatmung*“ aufmerksam: „Der erreichte Endeffekt bildet jedoch das ausgesprochenste Beispiel schädlicher Wirkung bei falscher Verwendung der respiratorischen Hilfskräfte.“

Hier müssen nun die Kenntnisse des Wesens der Hyperkinese der Atemführung einsetzen.

In neuester Zeit hat J. Faust neue Wege für die aktive Entspannungsbehandlung aufgezeigt, auf deren Bedeutung auch G. Panconcelli-Calzia aufmerksam gemacht hat. Während im Normalfall nach einer *Anspannung* — etwa durch eine äußere Veranlassung — eine natürliche Entspannung erfolgt, können seelische Spannungen, wenn nicht ein aktives Entspannen eintritt, sehr leicht mittelbar auf die mimische oder anderweitige periphere Muskulatur überfließen. Ihre Auswirkung wird dann deutlich sicht-, fühl- und hörbar. So etwa, wenn jemand „gespannt" über etwas nachdenkt oder von einer gequetschten oder überhauchten Stimme nicht mehr loskommt.

„Führen nun beim Gesunden die Anforderungen im Berufs- und Privatleben", so schreibt J. Faust, „als exogene oder endogene Ursachen (berufliche Überarbeitung, Hetze, Sorgen, unglückliche Lebenslage, aber auch Charaktereigenschaften, die mit Spannung einhergehen: Härte, Energie, Geltungsdrang, Pedanterie, Neigung zum Zorn) zu einer ständig sich mehrenden Reizung und Belastung der Nerven, dem keine natürliche Entspannung folgt, so kommt es zu einer Steigerung der Erregbarkeit im Gesamtnervensystem". Dementsprechend zeigen auch die zugehörigen, schaltungsmäßig mitreagierenden Muskeln eine erhöhte Spannung. Dieser Grad der Sensibilisierung ist gesteigerte Überregbarkeit des Nervensystems und ist noch nicht eigentlich pathologisch. Man kann diese Stufe mit J. Faust als Nervosität ersten Grades bezeichnen und deren Vorgänge schematisch folgendermaßen darstellen (Abb. 176): dabei soll die dickausgezogene Linie Normallinie genannt werden, mit der Anstrengung einer körperlichen, geistigen oder thymogenen An- und Abspannung. Die gestrichelte Linie deutet die natürliche An- und Entspannung an, die überschießende bei *b* und die ständige Aufladung über Gebühr bei *c*. Es besteht schließlich ein Zustand, wobei alle Verrichtungen in einem erhöhten Spannungsgrad ausgeführt werden: Der nervöse (übererregte, übersensible) Mensch bietet fast ständig eine Leistung (mit zentral, neural oder peripher, übergesteuerter Muskelanspannung) die *aktiv* über die Anforderungen hinausgeht.

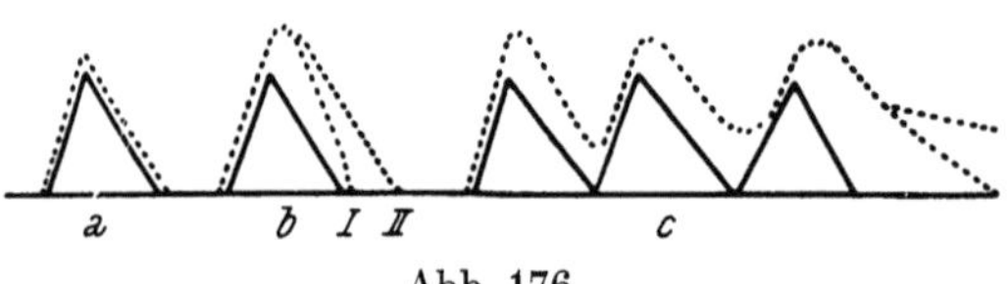

Abb. 176.
Nach J. Faust „Aktive Entspannungsbehandlung".

Im zweiten Stadium, wenn die Toleranzgrenze überschritten ist, empfinden die Menschen solche Fehlspannungen als etwas Krankhaftes, indem sie darunter leiden.

Hier setzt nun die *aktive Entspannungstherapie* ein. Seit alter Zeit versuchte man mit sogenannten kleinen oder auch großen Psychotherapien die psychische Haltung respektive Einstellung der Patienten zu ändern. Von ihr aus sollte dann auch die neutrale, periphere Entspannung erzielt werden. In Anbetracht der Rückfälle werden die Resultate bei dieser zentralen psychischen Direktion von den Fachleuten meist als mäßig angesehen.

Wichtig ist, daß der Kranke leichter die peripheren Spannungsgrade im Muskelsystem empfindet und sie lenken kann, während das zentrale Einstellungsgefühl den Patienten viel leichter im Stiche läßt.

Es stellt sich auch eine Einwirkung auf das vegetative Nervensystem ein. Hier trifft sich die Bemühung um eine periphere Entspannung mit der Verwendung der entspannenenden „*Schonstimme*" (im Gegensatz zur „*Kraftstimme*"), wie sie

F. TROJAN in seiner wertvollen Schrift: „Ratschläge für solche, die viel sprechen müssen", beschrieben hat. Die Schonstimme ist gekennzeichnet durch weiche Einsätze, leichte Schwellklänge, geringer muskulärer Tonus, gleichmäßig ruhige, wenig frequente Atmung. Experimentell konnten F. TROJAN und seine Mitarbeiter zeigen, daß die Schonstimme einen eindeutigen Zusammenhang mit dem trophoendophysikalischen vegetativen Nervensystem, d. h. mit dem parasympathischen Nervensystem aufweist.

Bei der praktischen Methodik der Entspannung, wobei der Patient die Muskelspannungskontrolle täglich deutlich kennenlernen muß, geht J. FAUST folgendermaßen vor:

Anweisung: „Sitzen Sie einmal ganz bequem, wie sorglos oder gleichgültig, angelehnt da; die Schultern hängen lassen, die Hände auf dem Schoß übereinander gekreuzt, ganz lose liegen lassen, ebenso die Beine ganz locker, Brust und Bauch völlig lose lassen; aber nicht tadelnswert ausgesprochen schlaff!"

Alles Gespreizte und Gespannte muß dabei aus den Bewegungen heraus. Die Bewegungen müssen wieder ganz den Charakter annehmen, wir wir ihn hauptsächlich noch bei unseren Jungkindern unterhalb des Schulalters kennen.

Hier soll eine unerläßliche, eindrucksvolle Aufklärung des Patienten über die Bedeutung des eigenen Sich-Erregens, Sich-Hetzens, seines ganzen Impulslebens erfolgen.

Begreiflicherweise muß Hand in Hand die schwierige Lösung der seelischen Überspannungsweise erfolgen. Hier trifft sich diese praktische Methode von J. FAUST sicher mit der sogenannten „*kleinen Psychotherapie*".

Die Korrektur der falschen Brustatmung (statt einer natürlichen Brust- und Bauchatmung) macht gewöhnlich dem Stimmtherapeuten keine große Mühe, im Gegensatz zum Arzt, der oft, infolge Zeitmangels, hier gegebenenfalls mit dem Stimm- und Sprachtherapeuten oder mit dem Gesangspädagogen zusammenarbeitet.

Lokale Entspannung bringt auch das „Atemessen", respektive die *Kaumethode* von E. FRÖSCHELS, die bei habituellen hyperkinetischen Dysphonien neben anderen Entspannungsübungen bei der Wiedererziehung der Stimme recht gute Dienste leistet. Für die Verstärkung der Resonanz kann auch die sogenannte „*Gähnmethode*" mit Vorteil verwendet werden.

Die *Gähnmethode* (J. LANDEAU, 1952) wird in der Gesangspädagogik häufig verwendet. Sie bezweckt, die Bildung der höchsten Töne zu erleichtern und die Stimme zu vollem Klang zu bringen. Der erwähnte Autor hat neben Kehlkopfuntersuchungen, zahlreiche Tomogramme bei mittelgradiger Öffnung des Mundes, bei starker Senkung des Unterkiefers, und nachfolgend bei partieller und kompletter *Gähnstellung* durchgeführt. Es zeigte sich, daß während dieser Entspannungsstellung der ganze Stimmapparat, der Kehlkopf und die übergeordneten Resonanzräume, in einen Zustand höchster Erweiterung kommen. (Hinabsteigen des Kehlkopfes, Auseinanderweichen der Gaumenpfeiler, Heben des Gaumens und Abflachung der Zunge.) Im weiteren werden die Tomogramme auf den mit der „Gähnmethode" gesungenen Ton („Emission baillée") ausgedehnt und dabei konnte ebenfalls die geschilderte Entspannung festgestellt werden.

Auch bei dieser Entspannungsbehandlung ist die suggestive Persönlichkeit des Stimmtherapeuten wichtig. Schwieriger und unter Leitung des Arztes auszuführen, ist das, aus alten und sicheren Erfahrungen der *Hypnose* hervorgegangene „*autogene Training*" von J. H. Schultz. Wie bei der Hypnose infolge der Entspannung eine Schwere und Wärmegefühl eintritt, wenn die Gefäße sich öffnen und mehr Blut durchlassen, so soll durch entsprechende Schulung der Konzentration eine aktive Entspannung der Muskeln und Blutgefäße zu erreichen sein. Man gewinnt durch Erholung und Selbstberuhigungsstellung, und zwar nicht durch krampfartiges Zusammennehmen, sondern durch innere Lösung, weiterhin eine *Selbstregulierung* sonst unwillkürlicher Körperfunktionen. Dazu kommt eine *Selbstbestimmung*, durch „in die Versenkung eingebaute formelhafte Vorsätze", die wie hypnotische Suggestionen wirken.

Das *autogene Training* nimmt seinen Ausgang von den Bewegungsmuskeln, weil sich bei diesen bei jedem Normalen das Gefühl der Gliederschwere und Wärme einstellt. Die betreffenden Übungen sind in einem praktischen Übungsheft von J. H. Schultz (1953) zusammengefaßt: Nach anfänglicher bequemer Sitzhaltung läßt man sich im Sitzen in sich selbst zusammensacken, wobei die Arme seitlich herunterhängen. Fehlt so jede Muskelhaltung, so hängt man gewissermaßen in seinen Knochengelenkapparaten, wobei die Arme lose schwingend bewegt werden („Droschkenkutscherhaltung"). Die Augen werden zur Erleichterung der inneren Sammlung geschlossen und auf die formelhafte Vorstellung: „ich bin ganz ruhig" — „der rechte Arm ist ganz schwer", bemerkt der Normale eine deutliche Schwere- (Wärme-) Empfindung. Nach etwa einer Minute erfolgt das „Zurücknehmen" (Spannung), indem tief ein- und ausgeatmet wird, und die Augen geöffnet werden.

Bei der „*Atemeinstellung*" soll die innere Lösung nach J. H. Schultz unmittelbar in die Atmung hineintrainiert werden. Bei diesen Basisübungen zur Bekämpfung der Hyperkinese des Atem- und Stimmorgans bedeutet aber jede absichtliche Änderung der Atmung eine Störung: eine irgendwo gelernte Atemübung muß vermieden werden. Um jede falsche absichtliche Atembewegung auszuschalten, wird folgende ergänzende Konzentrationsvorstellung empfohlen: „*Es atmet mich*", wobei sich der Übende der Atmung hingeben soll. Die Atmung soll aus der Ruheentspannung heraus den Übenden vollkommen tragen, wie „beim Schwimmen auf leicht bewegtem Wasser".

Hinzuzufügen ist noch, daß in gleicher Weise mit autogenem Training, die Regulierungen des Herzens, der Bauchorgane und des Kopfes erreicht werden: wobei die Herzschlagfolge ruhig und kräftig wird, das „Sonnengeflecht" (Plexus solaris, dem größten Lebensnervenknoten des Leibes), „strömend warm" und zur Einstellung des Kopfgebietes die „angenehm kühle Stirn" in die betreffenden Körpergegenden konzentriert werden sollen.

Auch J. Pahn (1966) hat dem *autogenen Training* nach J. H. Schultz eine besondere Bedeutung für die phoniatrische Praxis beigemessen. Da ihre formelhaften *Vorsatzbildungen* mit ihrer Zielrichtung auf die Stimme und Sprache vom autogen trainierten Patienten selbst gesprochen werden, kann ihre Wirkung als unmittelbar und vor allem vom Patienten und vom Therapeuten auch als sofort erfaßbar bezeichnet werden. Diese Vorsatzbildungen lassen sich als kleine Sätze so in die Behandlung einbeziehen, daß sie, geordnet nach Gesichtspunkten der artikulatorischen Schwierigkeit, gleichzeitig als Bewegungsübungen bedeutsam sind. So lautet z. B. eine stimmbezogene Formel mit geringer artikulatorischer Schwierigkeit: „Meine neue Stimme klingt."

Höhere funktionelle Anforderungen stellt dagegen die Formel:

„Ich spreche mit klangvoller Stimme", wenn dabei die stimmliche Qualität durch die schwierigen Lautverbindungen nicht absinken darf.

Solche Formeln können sich auf das Timbre, auf die Artikulation, das Sprechtempo, die Sprechmelodie, die Stimmatmung, den Sprech-Denkablauf und jede andere Seite der stimmlich-sprachlichen Äußerung in vielerlei Nuancen beziehen. Die Einführung einer neuen Vorsatzbildung schließt sich am besten an das autogene Training an. Diese organbezogenen Empfindungen — mit funktionellen Übungen eng verknüpft — sind geeignet, in Fällen stark fixierten oder kaschierten Mutationsstimmen oder psychogener Aphonien, doch noch eine Heilung zu bringen.

Erwähnt sei auch, daß in der klassischen indischen Yoga, deren Merksprüche wahrscheinlich aus dem 4. oder 5. Jahrhundert nach Chr. stammen, als viertes Mittel des Yogapfades die *Atemregulierung* (prânâyâma) eine große Rolle spielt. Sie erstreckt sich auf die drei Phasen des Atmens, nämlich auf das Aus- und Einatmen und das Atemhalten. Daneben kennt man noch eine vierte Phase, das Verharren im Zustand der Entleerung, nach dem Ausatmen. Mit der Technik soll ein Bewußtseinszustand gewonnen werden, die die geistige Konzentration und die Loslösung von allen äußeren Bindungen fördert.

3. Die besondere Medikation der Sängerpraxis

Was die Behandlung infektiöser Krankheiten anbelangt, ist in den Lehrbüchern genug darüber zu finden. Man bedenke aber bei der Verabreichung stark toxischer Mittel, daß die Künstler oft sehr heftig darauf reagieren. Große Dienste leisten die Sedativa vor allem bei sensitiven Naturen. Bei den recht häufigen Störungen des vegetativen Systems hat sich das Calcium gluconatum, per os oder intravenös angewendet, recht gut bewährt. Dabei werden bei Erschöpfungszuständen mit der gleichen Injektion die Vitamine der B-Gruppe und Redoxon gegeben. Bei spastischen Erkrankungen empfiehlt es sich, neben Kalzium kleine Mengen von Atropin und ein leichtes Sedativum zu geben. Die ausgesprochen antispastische Eigenschaft des Papaverins und des Lobelins kann bei der Hyperkinese ausgenützt werden.

Man bedenke aber immer, daß es sich bei der Hypo- und Hyperkinese nur um durch die Störung des dynamischen Gleichgewichts bedingter Reflexe handelt, so daß nach einigen Tagen der Stimmruhe die besondere, bereits geschilderte, phoniatrische Übungsbehandlung einzusetzen hat. Man vermeide daher, bei einem übermüdeten und kongestionierten Kehlkopf die Stimmlippen zu bepinseln. Antiseptische Mittel oder Oelinstallationen, in den Kehlkopf gegeben, vermehren nur die bereits vorhandene Reizung im Kehlkopf und führen zu vermehrter Schleimabsonderung und Husten.

Zur Behandlung dieser Schwellungszustände im Bereich der oberen Luftwege eignen sich vielmehr kurze, mäßig temperierte Inhalationen mit Emsersalz und geringen Zusätzen von abschwellenden Mitteln aus der Ephedringruppe. Der Reizhusten wird am besten durch Anästhesinpulver bekämpft. Dabei können Wärmeapplikationen (Kehlkopflichtbäder) ebenfalls reizlindernd wirken.

Recht ungünstig kann sich beim Künstler eine akute *Influenza* (Grippe) gerade im Moment eines wichtigen Auftrittes auswirken.

Wenn auch die Befunde im Halsgebiet nicht sehr ausgesprochen sind, werden der leichtgradige Temperaturanstieg, die Kopfschmerzen und die Schwellung der Nasenschleimhäute (Corrhyza) mit Sekretion sehr lästig, besonders bei großer Anfälligkeit, die zum Glück mit dem Alter meistens abnimmt. Wie kann die moderne Immunologie hier helfen? Schon seit langem ist man bestrebt, durch geeignete Vakzine, Antigenfraktionen bereits einige Zeit vor der Konzertsaison zu applizieren. Es kommt eine sehr stark verdünnte *Mischvakzine* in Frage, welche z. B. Micrococcus catarrhalis, Haemophilus influenzae und Klebsiella enthält. Diese wird während 3 Wochen einmal wöchentlich subkutan injiziert. Dazu empfiehlt es sich, gegen Vireninfektionen Influenza-Virusstoff (A + B) am Schluß, oder auch unabhängig von der ersten Serie, ebenfalls subkutan zu geben (z. B. Beecham Research Laboratories, England, Schweiz. Serum- und Impf-Institut). Beim Virus-Impfstoff sollte aber vorerst nur $^1/_{10}$ cm^3 der Menge injiziert werden wegen einer möglichen Allergiereaktion auf vorhandene Eiweißspuren, da die in Frage kommenden Virusstämme auf Hühnerembryonen gezüchtet wurden. Darauf soll 10 bis 15 Minuten gewartet werden und erst bei gutem Befinden des Patienten die restliche Dosis eingespritzt werden.

Der Impfling erleidet bei den genannten Vakzinen keine Berufsbehinderung an den folgenden Tagen und bleibt fieberfrei. Er merkt nur ein leichtes „Ziehen“ und geringfügige lokale Schmerzen im Oberarm. Auf alle Fälle kann gesagt werden, daß durch diese Behandlung die *Immunität verstärkt wird.* Bei über 200 Patienten mit auffälliger Katarrhneigung ohne Nasennebenhöhlenerkrankungen oder Herdinfekte haben sich mir diese kombinierten Mischvakzinen bewährt. Zahlreiche Kranke zeigten am anderen Tag ein 2 bis 3 cm großes Erythem mit Schwellung, was offenbar auf eine deutliche Reaktion gegenüber den genannten, bei Influenza (Grippe) am häufigsten angetroffenen, Bakterien und Viren hindeutet. Das waren auch diejenigen Probanden, die am meisten Gewinn daraus zogen. Bei vielen Künstlern konnte dadurch eine über die ganze Wintersaison dauernde Immunität aufrecht erhalten werden. Es muß allerdings berücksichtigt werden, daß der Influenza-Impfstoff nicht sehr lange anhält (etwa 2 bis 3 Monate), so daß es sich empfiehlt, pro Saison zweimal zu impfen. In seltenen Fällen muß auch eine Durchtestung auf weitere Allergien (Hausstaub, Pilze, Bakterien) in einer Allergiestation (Allergie-Klinik mit Allergie-Testserien) durchgeführt werden.

Es stellt sich die Frage, wie der Mensch nun gegen die Grippe geschützt werden kann, wenn es unter den Erregern von grippinösen Affektionen etwa 100 Virentypen gibt (Virusstämme A + B, Para-Influenza-Virus, Adenoviren, Reoviren, Echoviren, Rhinoviren). Nach meiner Ansicht können gegebenenfalls auffallend günstig verlaufende Fälle auf die sog. „Interferenz“ zurückgeführt werden, d. h., das betreffende Virus, selbst ein so gefährlicher Stamm wie das *Coxsackie-Virus*, das mit ähnlichen fieberhaften Erscheinungen und die Muskelerkrankungen etwa der Halsmuskulatur — die Bildung sehr hoher Töne wird dann verunmöglicht — einhergeht, könnte durch die in einem weiteren Spektrum wirkenden antiviralen Antikörper geschwächt oder gar unschädlich gemacht werden. Interessant ist, daß die respiratorischen Viren von Mensch und Tier im Prinzip die gleichen sind (L. Rosen, Ann. N. Y. Acad. Sci. **101,** 461, 1962). Diese Viren messen 60 bis 90 mm; sie sind gegen Hitze relativ widerstandsfähig (P. Halonen, Ann. Med. exp. Biol. fenn. **39,** 12, 1961). Vgl. auch das Kapitel über Immunisation gegen gewöhnliche Erkältungen (eine Viruserkrankung) und respiratorische Leiden, die durch das Myxovirus hervorgerufen werden, in Topley und Wilsons Principles of Bacteriology and Immunity (Bd. I und II, S. 1985 bis 1999, 1966).

Leider haben sich Antivakzine aus ganzen Streptokokken, die mit Pneumokokken bei Erkältungen etwas häufiger vorkommen — nach neuesten amerikanischen Forschungen — als nicht gangbar erwiesen. Die ganze Frage bedarf noch weiterer Klärungen.

Im gleichen Sinne wirkt bei hartnäckigen Katarrhen und Allgemeinübermüdung eine *Thermalkur.* Nicht nur wird die lokale Einwirkung der Thermalquellen angenehm entspannend empfunden, sondern auch das Aussetzen jeglicher beruflichen Tätigkeit führt zur gewünschten Erneuerung der Kräfte. Besonders *schwefel- und jodhaltige Quellen* üben eine günstige Wirkung auf die Schleimhäute der oberen Luftwege aus, vor allem bei trockenen Katarrhen, C. Lejeune, P. Raband (1962). Aber auch die Mg-, Na- und Ca-haltigen Salzquellen kommen für das otolaryngologische Spezial-Gebiet in Frage. P. und L. Trenque heben auf Grund ihrer krenologischen Studien bei Stimmkrankheiten besonders hervor, daß einzelne Thermalwasser von Patienten die zu spasmodischen Reaktionen neigen, schlecht ertragen werden, dagegen wirken andere, die reichhaltiger an gasförmigen und *radioaktiven* Bestandteilen oder weniger mineralisiert sind, bei diesen Krankheiten beruhigend. In einzelnen Bädern (z. B. in Cauterets/Frankreich, Salzungen/Deutschland) besteht bereits eine enge Zusammenarbeit mit dem Phoniater. So berichtet H. Jentzsch (1966) über die Stimmtherapie im Katarrhbad, wo neben der Solebehandlung (Soleinhalationen, Großraum-Aerosol-Inhalationen, Aerosol-Einzelinhalationen, Ultraschall-Aerosol-Inhalationen usw.) in einer stimmtherapeutischen Abteilung ein Entspannungstraining und die Gruppentherapie (kombiniert-psychologische Übungstherapie nach H. Krech) zur Anwendung kommen. Er schreibt: „Der stimmkranke Mensch befindet sich oft in einem circulus vitiosus — falsche Stimmfunktion bedingt organische Schäden, organische Schäden wirken wiederum ungünstig auf die Stimmfunktion und das Ergebnis, die schlechte Stimme, bewirkt in den meisten Fällen Störungen der Psyche, die sich dann wiederum in der Stimme spiegeln. Ebenso können psychische Faktoren die Stimmstörung auslösen. Es gilt, diesen „circulus vitiosus“ aufzubrechen, am besten durch parallele Behandlung aller Störungen. Wenn z. B. durch jahrelangen falschen Stimmgebrauch, vielleicht noch unterstützt durch ungünstige klimatische Verhältnisse (bei Lehrern Unterricht in trockener, staubiger Luft) eine Hyposekretion der Schleimhäute eingetreten ist, können wir eine Besserung des gesamten Befundes wesentlich schneller erreichen, wenn die Stimmbehandlung durch die schleimhautregulierende Solebehandlung ergänzt wird.“

A. Kummer (Solbad Rheinfelden/CH, 1965) lobt die sehr günstige Wirkung der *Vibrationsaerosole* bei Behandlung von Erkrankungen der oberen Luftwege und der Tuba Eustachii. Im Prinzip handelt es sich bei dieser Methode um einen Vibrator, der das Aerosol in eine Schwingung von 100 Hz versetzt, wobei deren Intensität regulierbar ist. Dadurch wird das Penetrationsvermögen des Aerosols um das 50- bis 60fache erhöht, was das rasche und leichte Eindringen in die Öffnungen der Nasennebenhöhlen ermöglicht[1].

[1] Nachtrag bei der Korrektur: Vgl. A. Kummer und K. Dirnagl, Z. angew. Bäder- u. Klimaheilk. **16**, 253—262 (1969).

4. Die Hygiene der menschlichen Stimme

Aus den Kenntnissen der Physiologie und der Pathologie ergeben sich die Grundzüge der Hygiene der Stimme. Diese ist wichtig für alle diejenigen, welche sich mit der Stimme beruflich oder künstlerisch betätigen. Unter dem Begriff „Hygiene" faßt man alle Faktoren zusammen, die der Gesunderhaltung der Organe oder Organsysteme dienen. So ist in erster Linie die *Vorbeugung* zu nennen, nämlich die Vermeidung von Erkältungen, Infektionen, Schädlichkeiten aller Art, soweit dieses überhaupt möglich ist. Andererseits soll der Körper in seiner Widerstandsfähigkeit gefestigt werden. Es besteht heute kein Zweifel mehr, daß durch geeignete Übungen der Stimme und des Atmungsapparates die Gesundheit, Leistung und Widerstandsfähigkeit des gesamten Organismus gehoben werden kann. Von jeher war bekannt, daß die vertiefte Atmung während der Gesangsübungen eine ausgiebige Ventilation des Blutes in den Lungen bewirkt.

Man weiß, daß die Stimmbildner in der Antike sehr auf Atemübungen hielten, die dazu dienten, die Lunge gesund zu erhalten oder zu heilen, wenn sie krank war. Im vorigen Jahrhundert hat Sir Morell Mackenzie (1873) ein heute noch lesenswertes Büchlein für die Pflege und Ausbildung der menschlichen Stimmorgane geschrieben. Wie im Kapitel über die Vitalkapazität ausgeführt wurde, führt das Körpertraining zu einer Zunahme der Vitalkapazität der Lunge. Es ist bekannt, daß man bei Sängern meist eine sehr große Vitalkapazität findet. Wo eine Unterbilanz festzustellen ist, ist es Sache des Arztes, deren Gründe aufzudecken und gegebenenfalls in physiologischen Grenzen eine Besserung derselben zu erzielen.

Mit Recht hat E. Barth geschrieben: Singen ist also gleichzeitig eine Muskelgymnastik, welche einen wesentlichen Teil der gesamten Körpermuskulatur übt und so wiederum auf den Stoffwechsel des ganzen Körpers zurückwirkt. Ausgiebige Gesangsübungen können die Elastizität der Rippenknorpel und ihrer Verbindungen aufrechterhalten und helfen damit die oft schon im frühen Alter sich einstellende Steifheit derselben bekämpfen. Für den Künstler sind schließlich auch die Geradehaltung der Wirbelsäule, die Gelenkigkeit der Hals-, Brust- und Lendenwirbelsäule von großer Wichtigkeit, so daß auch in dieser Hinsicht atemgymnastische Übungen sich günstig auswirken. Schließlich gilt das gleiche für den Kehlkopf, was von der Elastizität der Lunge gesagt wurde, die Stimmlippen erlangen durch Übungen eine größere Elastizität und die Kehlkopfmuskeln gewinnen an Größe und Kraft. Damit wächst auch die Spannungsfähigkeit der Stimmlippen und damit auch der Umfang der Stimme.

Wenn von der speziellen Gesundheitslehre des Sängers die Rede ist, so muß man immer davon ausgehen, daß der Berufssänger stets an das Wohl seiner Stimme denken muß. In dieser Beziehung gleicht er — mutatis mutandis — einem Zirkuskünstler, der auch auf vieles verzichten muß, um stets in „Form" zu sein. Wenn schon in jedem anderen Beruf *Mäßigkeit* in jeder Hinsicht wichtig ist, so muß sie den angehenden und ausgebildeten Sänger besonders empfohlen werden. Der Alkohol wird zwar in sehr mäßigen Mengen vom Körper ertragen; in größeren Mengen dagegen wirkt er sich bekanntlich auf das Allgemeinbefinden, und zwar *besonders auf die Stimme*, nachteilig aus. Aus dem gleichen Grunde ist der Alkohol für den gehemmten Redner nicht zu empfehlen. In gleicher Weise sollte der Sänger seine Luftwege nicht mit Rauch schwärzen.

Was die *Diätetik* anbetrifft, so kommen die heute weit verbreiteten Erkenntnisse einer naturgemäßen Ernährung auch der Sängerwelt zugute. Schon wegen der äußeren Erscheinung muß der Künstler eine zu reichliche Ernährung, vor allem mit Fleisch, vermeiden. Bekannt ist, daß das Singen nach einer reichlichen Mahlzeit schwer fällt. Denn der gefüllte Magen hemmt die Zwerchfellbewegungen. Wichtig scheint mir, daß dem Sänger ans Herz gelegt wird, der Stimme von Zeit zu Zeit vollständige *Ruhepausen* zu gewähren. Vor allem dann, wenn sich eine akute Erkältung eingestellt hat. In noch höherem Maße gilt das auch für Konzertsänger, die oft weite Reisen zwischen den verschiedenen Orten einer Tournee unternehmen müssen. Zwar verlangt der Existenzkampf oft gebieterisch ein immer häufigeres Einsetzen der Stimme. Es sollte aber nicht vorkommen, daß der Künstler eine zu kurze Zeitspanne zwischen dem Auftreten schmerzlich empfindet. Recht amüsant ist die Liste aller derjenigen Mittel, die Sir MORELL MACKENZIE gibt, die berühmte Sänger verwenden, um ihre Stimmen zu verbessern:

Von den harmlosen Pflaumen bis zu den sogenannten „Emollientia" (Glyzerin, Tragant, rohe Eier) und den „Stimulantia" (Cayennepfeffer, Eukalyptus) ist ein weiter Weg. Immer wieder muß man darauf achten, daß diese Mittelchen wenigstens nicht reizen sollen, und im Erkrankungsfalle der ärztlichen Verordnung gemäß zu verwenden sind.

In diesem Zusammenhang sei die notwendige *Stimmhygiene in der Schule* erwähnt. Man vermeide den übertriebenen Chorgesang. Schon WILLIAM SHAKESPEARE läßt Falstaff sagen: „Was meine Stimme anbetrifft, die habe ich mit lautem Chorsingen verdorben." (Übersetzung von WILH. V. SCHLEGEL, im Originaltext: "... while halloing and singing anthems.") (Heinrich, IV., II. Teil, I, 2).

In der Schule sollen nicht Lieder eingeübt werden, die den Durchschnittsstimmumfang der Mehrzahl der Kinder überschreiten. Ungünstig wirkt auch der „Schulsprechton" mit seinen harten Stimmeinsätzen sowie das Singen nach Eintritt der Geschlechtsentwicklung. Namentlich soll vermieden werden, daß die untere Stimme zu zweit oder zu dritt gegen einen ganzen Chor erster Stimmen auftreten muß.

Die sogenannte „*Heiserkeitsziffer*" der Schulen beträgt 41,6% (FLATAU und GUTZMANN). Andere Autoren kommen auf kleinere Zahlen, was wohl mit örtlichen Sprechgewohnheiten und Mundarteinflüssen in Zusammenhang gebracht werden muß. So zeigt sich, wie wichtig es ist, wenn der Lehrer eine genügende Vorbildung in der Physiologie der Sprech- und Singstimme erhält. „Er muß nur lautlich richtig sprechen und lautlich Richtiges lehren, die Behandlung der Sprach- und Stimmstörungen aber ist Sache des Arztes", schreibt NADOLECZNY (1926). Man soll also schon früh den späteren Sprechunarten entgegentreten und die Kinder dazu erziehen, auch kurze Vokale mit deutlichen Vokalstellungen des Mundes zu bilden. Es soll mit *weichen* Stimmeinsätzen gesprochen und bei Vokalfolgen soll der harte Stimmeinsatz vermieden werden. Man spreche also nicht: „wie—' oft", sondern „wie—oft". Hier hat die Stimmpflege (Stimmpädagogik) eine wichtige Aufgabe. BIAGGI machte als erster auf die Beeinflussung der Schülerstimme durch die Stimme des Lehrers aufmerksam. Dies spielt vor allem eine Rolle bei Lehrerinnen, deren Stimmlage fast die gleiche wie die der Kinder ist. Wenn also eine Lehrerin zu hoch spricht, so schadet sie nicht nur ihrer eigenen Stimme, sondern bringt den Schülern den gleichen Fehler bei. Schon bei den Vokalübungen soll also eine tiefe Stimmlage eingehalten werden, da sich die gewöhnliche Sprechstimme ja am unteren Ende des Stimmumfangs bewegt (NADOLECZNY). Dabei muß auch die *Tondauer* und der *Tonfall* beachtet werden, damit ein schöner Gebrauch der Stimme erlernt wird.

Literatur

Erbbiologie der Stimme (I)

BAUR, FISCHER, LENZ: Menschl. Erblehre. München: J. F. Lehmann-Verlag. 1936. — BECHER, H.: Anatom. Untersuchungen an eineiigen Zwillingen. Verh. anatom. Ges. in Jena, **81**, 225 (1936). — BERNSTEIN, F.: Beiträge zur Mendelistischen Anthropologie. Quant. Rassenanalyse auf Grund von statistischen Beobachtungen über den Klangcharakter der Singstimme (I und II). S.B. Preuß. Akad. Wiss., math.-phys. Kl. Berlin. 1925; — u. B. SCHLÄPER: Über die Tonlage der menschlichen Singstimme. S.B. Preuß. Akad. Wiss. math.-phys. Kl. Berlin. 1922. — BIGLER, M.: Beitrag zur Vererbung und Klinik der sporadischen Taubstummheit. Arch. Ohr.-Nas.-Kehlkopfhk. **119**, 81 (1928). — BOLLAG, L.: Vererbung der Mischfarben der Iris beim Menschen. Arch. Klaus-Stift. Bd. II. 1927. — BORGSTRÖM, A.: Eine Serie von kriminellen Zwillingen. Arch. Rass. Ges.Biol., **33**, 4. H., 1939. — BOSE: Klangstile als Rassenmerkmale. Ber. internat. Kongreß Singen und Sprechen in Frankfurt a. M. München: R. Oldenbourg. 1938. — BOUTERWEK, H.: Asymmetrien und Polarität bei erbgleichen Zwillingen. Arch. Rass.- Ges.Biol., 28: 1939. — BRACKEN, H. v.: Das Schreibtempo von Zwillingen. Z. menschl. Vererb. Konstit. Lehre 23: 278, 1939. — BRANDER, T.: Über die Bedeutung des unternormalen Geburtsgewichtes für die weitere körperliche und geistige Entwicklung der Zwillinge. Z. menschl. Vererb.-KonstLehre, **21**, 306 (1938). — BRUCHHAGEN, P.: Allgemeine Rassenlehre. Leipzig: Quelle & Meyer. 1940. — BRUGGER, C.: Untersuchungen über die Fruchtbarkeit der Lehrerschaft von elf Schweizer Kantonen. Arch. Klaus-Stift., **XII**: 630, 1937; — Erbkrankheiten und ihre Gefahren für die Schweiz. Rotapfelverlag Erlenbach-Zürich; — Erbkrankheiten und ihre Bekämpfung. Erlenbach-Zürich: Rotapfelverlag 1939; — Weitere Untersuchungen über die Ausscheidung von Phenylbrenztraubensäure bei Schwachsinnigen. Schweiz. med. Wschr. Nr. 32, 967, 1943. — BURGER-PRINZ: Diagnose der Erbkrankheiten. Leipzig: Thieme, 1936. — BÜRGER, M.: Fortschr. inn. Sekretion. 30: H. 3. 1939 (Jahreskurse f. ärztl. Fortbildg.).

CHORUS, A. H.: Le rhythme personel et le rhythme de travail des enfants instables. Z. Kinderpsychiat., 10: 1943. — CONRAD, K.: Der Konstitutionstypus als genetisches Problem. Berlin: J. Springer. 1941. — CZAPNIK, C. R.: Über die Erbbedingtheit der Intersexualität. Arch. Rass.-GesBiol., 36: 3. H. 1943.

DARANY: Die körperlichen und seelischen Eigenschaften der Zwillinge. Budapest. 1941. — DEBRUNNER, H., und E. A. SCHMID: Paarvergleich eineiiger Zwillinge. Sonderdruck a. Schweiz. Z. Psychol., Bd. V, H. 1. Bern: Huber. 1946. — DRESEL, G. E.: Körperliche Entwicklung und Umwelt. Aus Inst. Vererbung und Erziehung. Berlin: Julius Springer. 1930. — DREXEL, A.: Grundrisse der Rassenkunde. Universitätsbuchhandlung Freiburg (Schweiz). 1941.

ECKLE, CH.: Erbcharakterologische Zwillingsuntersuchungen. Ambros. Barth Beihefte zur Z. angew. Psychol. Charakterk. 1939. — ELZE, C.: Anatomie des Kehlkopfes und des Tracheobronchialraumes. Hb. d. Nasen-, Hals-, Ohrenheilkunde, S. 225. Berlin: J. Springer. 1925. — EUGSTER, J.: Der endemische Kropf. Genetische Untersuchungen. Neue dtsch. Klinik, 4. Ergb. 1936; — Zur Erblichkeitsfrage der endemischen Struma. Arch. Klaus-Stift. 11: 1936; — Zur Erblichkeitsfrage des endemischen Kretinismus. Untersuchungen an 204 Kretinen und deren Blutsverwandten. I. Teil. Arch. Klaus-Stift., **XIII**; 383, 429. 1938; — Zur Erblichkeitsfrage des endemischen Kretinismus. Arch. Klaus-Stift. **429, 458** (1938).

Franceschetti, A., F. Bamatter et D. Klein: Valeur des tests cliniques et sérologiques en vue de l'identification de deux jumeaux univitellins, dont l'un a été échangé par erreur. Bull. Acad. suisse Sci. Méd. **4**, 433 (1948). — Freerksen, Enno: Die Struktur der menschlichen Iris und ihre Vererbung. Z. Anat. EntwGesch., 109; 207, 1938. — Frischeisen-Köhler, J.: Untersuchungen an Schulzeugnissen von Zwillingen. Z. angew. Psychol. 35: 385, 1930; — Das persönliche Tempo. Leipzig: Georg Thieme. 1933; — Zwillingsforschung. Arch. Sprach-Stimmheilk. I: 183 (1937); — Zwillinge in den Familien von Hilfsschülern. Z. menschl. Vererb. Konstit. 20: 1, 1937.

Gedda, L.: Genetica Medica. I. Symp. Intern. Genet. Med. Ediz. dell'Istituto G. Mendel, Roma (1954). — Gedda, L., A. Bianchi e L. Bianchi-Neroni: La voce dei Gemelli, 1. Prova di identificazione intrageminale della voce in 104 Coppie (58 Mz e 46 DZ). Acta Genet. med. e Gemell. **IV**, 121 (1955). — Gottschald, K.: Zur Problematik der psychologischen Erbforschung, Arch. Rass.-GesBiologie, 36: 27, 1942. — Gottschick, J.: Sprachpsychologische Zwillingsuntersuchungen. Arch. ges. Psychol. 103: 1 bis 70, 1939. — Graewe, Herbert: Zwillinge und Schule. Biologische Zeitfragen. Erfurt: K. Stenger. 1938. — Grassel, Fr., und R. Lafon: La capillaroscopie chez les jumeaux univetellins. Arch. soc. Sci. méd. biolog. Montpellier, I: 181. 1936. — Günther, H.: Vitale Lungenkapazität und Körpermaße. Z. menschl. Vererb. KonstitLehre, 20: 9, 1937. — Gutzmann, sen.: Die Vererbung von Sprachstörungen. Leipzig: Thieme. 1916. — Gutzmann, H.: Die pathobiologische (klinische) Diagnostik des Jugendarztes. In Zellers Hb. d. jugendärztl. Arbeitsmethoden 1: 294, Leipzig: Ambros. Barth, 1938. — Gutzmann, H. jun.: Konstitution und Sprachstörung. Hippokrates, H. 16: 369 bis 371. 1937.

Habs, H.: Zwillingsphysiologische Untersuchungen. (Über die Erbbedingtheit der alveolaren CO_2-Spannung, der Geschmacksschwellen und der Dunkeladaption.) Z. menschl. Vererb. KonstitLehre **21**, 447 (1938). — Haecker, Valentin und H. Ziehen: Zur Vererbung und Entwicklung der musikalischen Begabung. Leipzig: J. A. Barth. 1922. — Hanhart, Ernst: Körperliche Entwicklung und Vererbung. Aus Inst. Vererbung und Erziehung. Schweiz. med. Wschr. 54: 30, 1942. Berlin: J. Springer. 1930; — Ergebnisse der Erforschung von Erbkrankheiten und Mißbildungen in der Schweiz. Separatabdr. aus: Arch. Klaus-Stift. XVIII, H. 3/4 (1943). — Hell, F. J.: Physiologische und musikalische Untersuchung der Singstimme der Kinder. Arch. Sprach-Stimmheilk. **2**, 65 (1938). — Hoffmann, A.: Tafel mit dem Ergebnis der Stimmprüfungen von 1880. Aus der internat. Hygieneausstellung in Dresden. „Stimme", Bd. V, S. 340. 1911. — Hoffmann, H.: Psychische Entwicklung und Vererbung (unter Ausschluß der intellektuellen Entwicklung. Aus Inst. Vererbung und Erziehung. Berlin: J. Springer. 1930. — Humboldt, W. v.: Über die Verschiedenheit des menschlichen Sprachbaues. Berlin. 1936. — Hutchinson, J.: Die Kapazität der Lungen und unteren Atmungsfunktionen. Braunschweig. 1849.

Just, G.: Vererbung und Erziehung. Berlin: J. Springer. 1930; — Zur gegenwärtigen Lage der menschlichen Vererbungs- und Konstitutionslehre. Z. menschl. Vererb.-KonstitLehre **19**, 1 (1935).

Koch, W.: Über die Veränderungen des menschlichen Wachstums im ersten Drittel des 20. Jahrhunderts. Leipzig: Ambros. Barth. 1935. — Krepuska: Erbliche Augenkrankheiten und Ohrleiden. Z. Hals-Nas.-Ohrenheilk. **42**, 320 (1937); — Otolaryngologische Untersuchungsresultate bei Zwillingen. Z. Hals-Nas.-Ohrenheilk. **42**, 345 (1937). — Kretschmer, E.: Körperbau und Charakter. 9. u. 10. Aufl., 1931. — Kroh, O.: Zur Methodenfrage in der experimentell-psychologischen Erblichkeitsforschung. Z. menschl. Vererb.-KonstitLehre, **24**, 116 (1939).

Lenz, F.: Über die verschiedene Bedeutung der Wörter „erblich" und „nichterblich" beim Menschen. Forschung und Fortschritte, 15, 422, 1939; — Zur Problematik der psychologischen Erbforschung. Arch. Rass.-Ges.Biol. **35**, H. 5 (1942). — Lotze, Reinhold: Zwillinge. Einführung in die Zwillingsforschung. Dehringen: Verlag Hohenlohesche Buchh. Ferd. Rauh. 1937. — Luchsinger, R.: Die Sprache und Stimme von ein- und zweieiigen Zwillingen in Beziehung zur Motorik und zum Erbcharakter. Arch. Klaus-Stift. XV: H. 3/4, 1940; — Die erbbiologischen Untersuchungen der Stimme und Sprache. Sonderdruck aus: Arch. Sprach-Stimmphys. **5**, H. 2 (1941). — Lüscher, E.: Otomikroskopische Untersuchungen an Zwillingstrommelfellen. Versammlg. schweiz. Ges. Vererbungsforschung, 6. und 7. Mai 1944. — Luschka: Der Kehlkopf des Menschen. 1871.

MAUERHOFER, H.: Über Zwillingsschwerhörigkeit. Schw. med. Wschr. Nr. 19, 433 (1934). — MUCKERMANN, H.: Rasseforschung und Volk der Zukunft. Berlin und Bonn: F. Dimmler, 1928. — MUNDINGER, F.: Zum Vererbungsproblem der menschlichen Singstimme. Folia Phoniatr. **3**, 191, 1951.

NEWMANN und MÜLLER: Vererbung eineiiger Zwillinge verschiedener Umwelt. Journal of Heredity 1932/33, zit. nach Dr. W. KÖHN, Arch. Rass.-Ges.Biol. **28** (1938).

ORGLER, A.: Berlin. Über Erbgleichheit eineiiger Zwillinge. Med. Klinik. **17**, 54 (1935).

PREISSLER, W.: Stimmumfänge und Gattungen der menschlichen Stimme. Arch. Sprach-Stimmheilk. **3**, 65 (1939). — PÜSCHEL, E.: Über die Spirometrie und ihre Ergebnisse im Kindesalter. Ergebn. inn. Med. Kinderheilk. **61** (1942).

REKER, H.: Asymmetrien. Arch. Sprach-Stimmheilk. 1938. — RENGGER, L.: Anthropometrische und atemphysiologische Untersuchungen an 30 Davosern. Med. Diss. Zürich. 1927. — ROHRWASSER, G.: Die Beziehung von Körpermaßen-Proportionen zwischen Indices auf die Vitalkapazität. (Diss.) Z. menschl. Vererb.-KonstitLehre **19**, 484 (1935).

SCHILLER, MARIA: Zwillingsprobleme, dargestellt auf Grund von Untersuchungen an Stuttgarter Zwillingen. Z. menschl. Vererb.-KonstitLehre 20: 284, 1937. — SCHILLING, R., Freiburg: Über die Stimme erbgleicher Zwillinge. Klin. Wschr., 15: 756/757 (1936); — Sprechkunde und inneres Sprechen. Die Stimme, XXVI: H. 5 (1932). — SCHWARZ, M.: Die Formverhältnisse der Nasenscheidewand bei 84 Zwillingspaaren (53 eineiigen und 31 zweieiigen). Arch. Orh.-Nas.-KehlkHeilk. **119**, 291 (1928). — SCHWERZ, F.: Über das Wachstum des Menschen. Bern: Akad. Buchh. Max Drechsel, 1912. — SEEMANN, M., Prag: Die Bedeutung der Zwillingspathologie für die Erforschung von Sprachleiden. Arch. Sprach-Stimmheilk. **1**, 88 und 161 (1937). — SEGRE, R.: El ventrilocuo. Rev. Otolaryng. **1**, 412—414 (1950). — SIEBERT, Wetzlar: Anatomische Untersuchungen über die Ähnlichkeit bei eineiigen und zweieiigen Zwillingen. Z. Anat.EntwGesch. **109**, 1 (1938). — SPAICH, D. und M. OSTERTAG: Untersuchungen über allergische Krankheiten bei Zwillingen. Z. menschl. Vererb.KonstitLehre **19**, 731 (1936). — STEINMANN, P.: Von den Symmetrieverhältnissen bei eineiigen Zwillingen und Drillingen. Mitteilg. Aarg. Naturforsch. Ges. XXI. H., 57 bis 77 (1942); — Über seitenverkehrte Zwillinge und über die Symmetrie von Doppel-Monstrositäten. Arch. Jul.-Klaus-Stiftung Vererbungsforsch. XVIII: 703 bis 707 (1943). — SERN, J. H.: Vergleichende Untersuchungen des Augenhintergrundes bei eineiigen Zwillingen. Klin. Mschr. Augenheilk. (Zit. nach GRANEL, FR. und R. LAFON). 1933.

UNDRITZ, W.: Die Bedeutung der Erbfaktoren bei verschiedenen otorhinolaryngologischen Erkrankungen. Arch. Ohr.-Nas.-KehlkHeilk. **119**, 270 (1928).

VERSCHUER, O., FRHR. v.: Erbpathologie (ein Lehrbuch für Ärzte), Dresden und Leipzig: S. O. Verlag Theod. Steinkopf. 1934. — VIERORDT, H.: Anatom.-physiologische und physikalische Daten und Tabellen. Jena: G. Fischer, 1906.

WENINGER, J.: Die anthropologischen Methoden der menschlichen Erbforschung. Handb. d. Erbbiologie d. Menschen, Bd. II. Berlin: J. Springer, 1940. — WEINERT, H.: Biologische Grundlagen für Rassenhygiene. II. Auflg. F. Enke. 1943. — WERNER, M.: Die Erb- und Umweltbedingtheit der Unterschiede bei der vitalen Lungenkapazität und einigen zugehörigen Körpermaßen und Indices. Z. menschl. Vererb. Konstit. **21**, 293 (1938). — WÜSTHOFF: Die Bedeutung der Vererbung auf dem Gebiet der Sprach- und Stimmheilkunde. Bericht internat. Kongreß Singen und Sprechen. München: R. Oldenbourg, 1938.

Erbbiologie der Stimme (II)

AMMANN, F., et H. KOECHLIN: Une famille atteinte de fistules congénitales bilatérales de la lèvre inférieure (chéiloporie) avec bec-de-lièvre associées dans un cas à une osteogenesis imperfecta congenita (LOBSTEIN-VROLIK). Arch. Klaus-Stift. Vererb.-forsch. **35**, 427—433, (1960). — ANDREANI, D., M. NEGRI e A. PINCHERA: Alcuni rilievi su la ereditarietà nei distiroidismi. Genetica della Tuberculosi e dei Tumori. Atti Simp. Int., Torino (1957). — ARNOLD, G. E.: Dysplastic dysphonia: minor anomalies of the vocal cords causing persistent hoarsness. Laryngoscope **68**, 142—158 (1958).

BECK, K., und P. SCHNEIDER: Mißbildungen und Anomalien des Kehlkopfes. a. Hb. ORL-Heilk. **II**, 409 (1926). — BENNHOLDT-THOMSEN: Ergeb. inn. Med. Kinderheilk. **62**, 1135 (1942); — Das Kind in der Zivilisation. In: Das Kind in unserer Zeit. Stuttgart: A.

Kröner, 1958; — Das Großstadtkind und seine Umwelt. In: Medizin und Städtebau. München u. Berlin: Urban u. Schwarzenberg, 1957. — BÉRAUD, TH.: Répartition de l'iode organique plasmatique en physiopathologie thyroidienne. Schweiz. med. Wschr. **90**, 1340—1344 (1960). — BIGOZZI, U., A. BORGHI, M. SALT e G. GIUSTI: Ipogennesia gonadica discordante in gemelle apparentemente monozigotiche. Act. Gen. Mc. Gemell. **15**, 199—207 (1966). — BIGOZZI, U., G. GIUSTI e A. BORGHI: Iperfunzione androgena surrenalica in gemelle. Atti Simp. Int., Torino (1957). — BINNING, G.: Earlier Physical and Mental Maturity among Saskatoon Public School Children. Can. J. Publ. Health, **VI**, 9—17 (1958). — BLEULER, M.: Arch. Psych. **180**, 271 (1948). — BLICKENSTORFER, E.: Arch. Psych. **186**, 88 (1951). — BOTSCH, W.: Morsealphabet des Lebens. Stuttgart: Franckh. 1965. — BOYNE, A. W. and J. R. CLARK: Secular Change in the Intelligence of Eleven-Year-Old Aberdeen School Children. Hum. Biol. **XXXI**, 325—333 (1959).

DARLINGTON, C. D.: The genetic component of Language. Nature **175**, 178 (1955); — The genetic component of Language. Heredity **1**, 269—286 (1947).

GATTO, I.: Sindrome adrenogenitale ereditaria (Pseudoermafroditismo femminile). Act. gen. **8**, 279 (1959). — GEDDA, L.: De Genetica Medica. Pars Prima. Genetica generalis. Ap. Mend. Inst., Roma (1961); — De Genetica Medica. Pars Secunda. Genetica Humana Normalis. Ap. Mend. Inst., Roma (1961); — De Genetica. Pars Terzia. Doktrin- und Morphologie-Prinzipien. Ap. Mend. Inst., Roma (1961); — De Genetica Medica. Pars Sexta. Genetica de Morbis Oculorum. Genetica de Morbis Mentis. Ap. Mend. Inst., Roma (1962). — GEDDA, L., e G. BRUNO: Linguaggio peculiare in gemelli MZ. Boll. Soc. it Fonet. **9**, 39 (1959). — GEDDA, L., L. FIORI-RATTI e G. BRUNO: La voix chez les jumeaux monozygotiques. Folia phoniatr. **12**, 81 (1960). — GREULICH, W. W., et al.: The diagnosis and treatment of endocrine disorders in childhood and adolescence, 2nd ed. Oxford; Blackwell, 1957. — GUERRIER, Y., und J. CONDUZORGUEZ: Die familiären Dysphonien. Rev. Laryn., Bordeaux, **83**, 638—641 (1962).

HANHART, E.: Neue Ergebnisse der Vererbungsforschung an Mensch und Tier. Pro Infirmis **20**, 2 (1961); — Aktuelles aus der allgemeinen und Humangenetik. Schweiz. med. Wschr. **91**, 721, 756 (1961); — Die genealogische und otologische Erforschung des großen Walliser Herdes von rezessiver Taubheit und Schwerhörigkeit im Laufe der letzten 30 Jahre (1933—1962). Arch. Klaus-Stift. Vererb.forsch. **37**, 198 (1962); — Zur genetischen Abgrenzung neurologischer Krankheitseinheiten und „nervöser Belastungen". Ac. psych. scand. **39**, 85 (1963); — Sull'ereditarietà dell'oligofrenia differenziata ed indifferenziata. Le insufficienze mentali famigliari al II Congresso Europeo di Pedopsichiatria. Rom Mai/Juni (1963). — HARTLIEB, K.: Erbliche Merkmale der menschlichen Stimme. Z. menschl. Vererb. Konst.Lehre **36**, **413** (1962). — HOWIE, J.O., P. LADEFOGED and R. E. STARK: Congenital sub-glottic bars found in 3 generations of one family. Folia phoniatr. **13**, 56—61 (1961). — HUG, E.: Kann man mit Zwillingen Erbforschung am Menschen treiben? Schweiz. Ges. Anthr. u. Ethn. **42**, 44—58 (1965/66).

KIML, J.: Trouble de la voix dans le sillon des cordes vocales. Folia phoniatr. **14**, 272—279 (1962). — KLEIN, D.: Les diverses formes héréditaires de l'albinisme. Bull. Schweiz. Ak. med. Wiss. **17**, 351 (1961).

LABHART, A., et al.: Klinik der inneren Sekretion. Heidelberg: Springer, 1957. — LAMY, M.: L'hérédité du talent. Médecine de France. **179**, 3 (1967). — LEWIS, H.: zit. nach STORRING u. LEMSER. — LUCHSINGER, R.: Die Vererbung von Sprach- und Stimmstörungen. Folia phoniatr. **11**, 166 (1959).

MASIMO, L., G. GEMME, M. G. VIANELLO e B. VERRI: Studio di una Coppia di Gemelli dizigotici di cui uno Mongoloide con Chimerismo Transitorio di Cellule con Trisomia 21. Act. Gen. Med. Gem. **15**, 208—211 (1966).

OSTWALD, P. F., D. G. FREEDMAN and J. H. KURTZ: Vocalization of infant twins. Folia phoniatr. **14**, 37 (1962).

PAULSEN, E.: Pflügers Arch. ges. Physiol. **61** (1895); — Die Singstimme im jugendlichen Alter und der Schulgesang. Keil, Comm. Verl. Gnevkow u. v. Gellhorn (1900). — PERELLÓ, J.: El Cambio de Voz en la Pubertad y su Patologia. Rev. Ib. Endocrin. **III**, 57—66 (1956). — PFEIFFER, R. A., und H. A. SIMON: „Cri du Chat", ein neues Mißbildungssyndrom als Folge einer Chromosomenaberration. Münch. med. W.schr. **107**, 2669 (1965). — PONCET, E., J. LAFOURCADE, J. ZHA et CH. AUTIER: Les troubles de la voix et les malformations laryngées dans la maladie par aberration chromosomique de "maladie du cri du chat". Ann. Otolar. Paris **82**, 865–868 (1965).

SCHRÖDER, G.: Osteo-Onycho-Dysplasia hereditaria (albuminurica). Z. menschl. Vererb. Konst. Lehre **36**, 42 (1961). — SCHWARZ, M.: Handbuch der Erbbiologie des Menschen. **4**, 46 (1940). — SEITZ, L.: Konstitutionsforschung, Rassen- und Erbbiologie. Geschlechtliche Konstitution und geschlechtliches Hormonsystem. Arch. Gyn. **173**, 376 (1942). — SEMADENI, H.: Die Erbkrankheiten um 1850. med. Diss. Zürich (1960). — STILES, A. K.: Isoun, Miriam Forbes, Bibliography of Mongolism A. Ge. Ge. **15**, 247–276 (1966). — STORRING, F. K., und H. LEMSER: Münch. med. Wschr. **87**, 338 (1940).

THAL, J. H. VAN: Four generations of aphonia. Proc. 12th Int. Conf. Speech and Voice Therapy, Padua 396 (1962).

VERSCHUER, v. O.: Die Zwillingsforschung im Dienste der inneren Medizin. Verh. Dtsch. Ges. inn. Med. 64. Kongreß 262 (1958); — Erbanalage und Lebensdauer. Mehrdimensionale Diagnostik und Therapie. Stuttgart; Thieme, 1958; — Die Mutationsrate des Menschen. Forschungen zu ihrer Bestimmung. Z. menschl. Vererb. Konst. Lehre **35**; 93 (1959); — Das Problem der Degeneration — betrachtet vom Standpunkt des Arztes. Hippokrates **30**, 1 (1959); — Die genetischen Probleme. Therapiewoche **9**, 458 (1959); — Die Mutationsrate des Menschen. Forschungen zu ihrer Bestimmung. Z. menschl. Vererb. Konst. Lehre **35**, 163 (1959); — Die Gefahren für das Erbgut des Menschen. In R. DEMOLLS „Im Schatten der Technik". München-Esslingen: Bechtle, 1960; — Die Frage der Erblichkeit bei Infektionskrankheiten und malignen Tumoren. Dtsch. med. Wschr. **86**, 1029 (1961). — VUORENKOSKI, V., et al.: Spectrographic analysis of cries from children with maladie du cri du chat. Ann. Paed. Fenn. **12**, 174 (1966).

WILDERVANCK, L. S.: Heredity counselling as a preventative measure. Univ. Manch. Press, **52** (1960); — Hereditary malformations of the ear in three generations. Act. oto-laryng **54**, 553 (1962); — Perceptive deafness associated with split-hand and -foot, a new syndrome? Act. gen. Basel **13**, 161 (1963).

B. Pathologie der Stimme

I. Stimmlippenknötchen

Aetiologie. *Die Sängerknötchen* geben Gelegenheit, die funktionellen Störungen der Stimmlippen zu zeigen und die Grenzen gegenüber der operativen Behandlung zu ziehen. Die Behandlung der Sängerknötchen hat schon ziemlich große Wandlungen durchgemacht und kann auf eine längere Geschichte zurückblicken, seit STÖRCK 1880 die erste brauchbare und zutreffende Beschreibung dieser kleinen

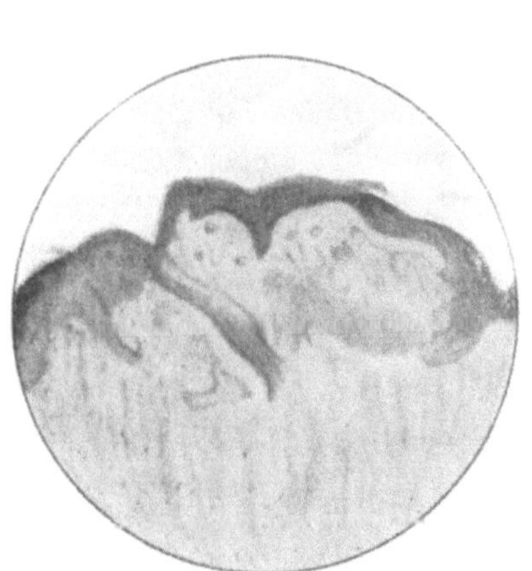

Abb. 177a. Stimmlippendrüsen aus A. ALEXANDER: Arch. Laryng. 1899.

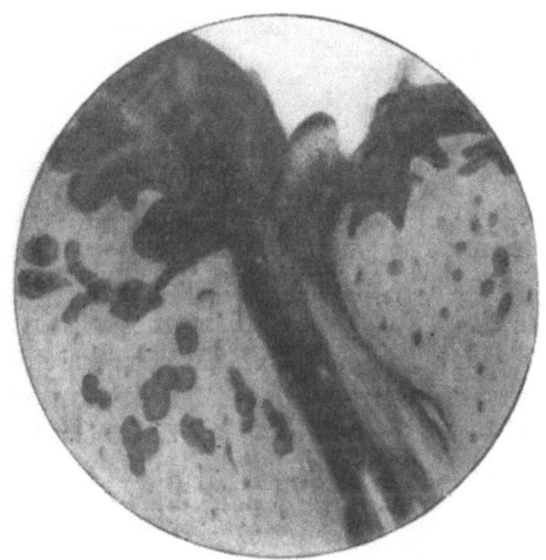

Abb. 177b. Drüse mit Ausführungsgang als Ausgangspunkt von Stimmknötchen (FRÄNKEL).

Neubildungen gegeben hat. IMHOFER, der 1904 eine Monographie über die Sängerknötchen geschrieben hat, gibt folgende Definition: „Sängerknötchen sind kleine, höchstens bis stecknadelkopfgroße, derbe, bald rundliche, bald kegelförmige Geschwülstchen, welche am freien Rande der Stimmlippen, gewöhnlich in deren vorderen Partien, oft doppelseitig, aufsitzen, eine glatte Oberfläche zeigen und in ihrer Farbe der jeweiligen Farbe der Stimmlippen, der sie aufsitzen, entsprechen." *Kleine Polypen* oder *kleine, blutreiche Fibrome* werden also nicht dazu gezählt. Die Sängerknötchen kommen vor allem bei den Berufskategorien vor, die ihre Stimme in übermäßiger Weise anstrengen, z. B. bei Schauspielern, Rednern, Offizieren. Die Knoten findet man auch oft bei Kindern, die viel schreien. Unter den Sängern sind es besonders die höheren Stimmlagen, also die Soprane, die Tenöre, die einen höheren Prozentsatz zur Statistik des Vorkommens der Sängerknötchen liefern, und hier ist es vor allem wieder der Koloratursopran, der am meisten Knötchen beisteuert (IMHOFER, L. STEIN).

Unter den vielfältigen aetiologischen Faktoren werden auch chemische Substanzen (Histamin, Cholesterinase und Prostigmin) verantwortlich gemacht. Desgleichen werden psychische Spannungszustände wie Eifersuchtsempfindungen, feindliche Einstellung, Angriffslust und Minderwertigkeitsgefühle in den Vordergrund gestellt (B. T. WITHERS, 1960). DE SANTIO schließlich suchte den ursächlichen Faktor in Störungen des Leberstoffwechsels, weil er bei 28 Patienten 21mal abweichende Leberfunktionsproben festgestellt hatte.

Zur Histologie der Stimmlippenknötchen. Der strittige Punkt in der Lehre über die Sängerknötchen ist vor allem die *Histologie* und die *Histogenese* dieser kleinen Tumoren. A. ALEXANDER sieht nach seinen histologischen Untersuchungen die Ursache hauptsächlich im Verstopfen des Ausführungsorganes einer *Stimmlippendrüse*, die von B. FRÄNKEL im Jahre 1898 (als seltener Befund) zum erstenmal beschrieben wurde; früher hatte man die Stimmlippe für absolut drüsenfrei gehalten. Tatsächlich hat schon MERKEL (1866) eine *Zyste* an der Randzone der linken Stimmlippe entfernt. Sie kann nach zu großer Anstrengung, welche zu einem vermehrten Stoffwechsel (mit einer Zunahme der Epithelzellen) führt, zustande kommen, oder auch dadurch, daß die Stimmlippen in toto anschwellen, z. B. bei der Skrofulose der Kinder. Ein Katarrh bedeutet demgegenüber eher eine Komplikation als eine Ursache. O. CHIARI (1901) hat ebenfalls neun typische Knötchen histologisch untersucht. Er fand nur zwei rote Zysten (die von Drüsen abzuleiten wären) und kommt daher zum Schluß: „Drüsen können vorkommen, aber nur in der Minderzahl.“ Nur in drei Fällen bestand eine Hypertrophie des Epithels mit vermehrtem Bindegewebe, während die andern sich als kleine, typische Fibrome erwiesen. Nach ihm bilden die Sängerknötchen also den Übergang zur einfachen Schleimhautverdickung in den Fibromen. Nach O. CHIARI, STÖRCK, TARNEAUD steht die physikalische Hypothese im Vordergrund, wonach die Knötchen infolge übermäßiger Reibung der Stimmlippen *beim Singen in falscher Stimmlage* zustande kommen. Die Sängerknötchen wären dann eine Art Schwiele, ein „Hühnerauge der Stimmlippen“ (*physikalische Entstehung*). Seit OERTEL durch seine stroboskopischen Untersuchungen zeigen konnte, daß keine Knotenpunkte beim Schwingen der Stimmlippen entstehen, fällt die *Annahme* von physiologischen Schwingungsknoten (SCHNITZLER, KLEBS), welche zu Knötchen prädisponieren, dahin. Der seltener vorkommende *glanduläre Typus* setzt, wie bereits erwähnt, demgegenüber einen Reizzustand mit Hypersekretion oder leichte Entzündung voraus, und ist durch die vermehrte Füllung der von FRÄNKEL beschriebenen Drüse bedingt. Diese Knötchen müssen immer an der von FRÄNKEL bezeichneten Stelle, d. h. zwischen vorderem und mittlerem Drittel der Stimmlippen liegen. Nach IMHOFER bilden sich *beide* Typen bei Schonung der Stimme spontan zurück, die epithelialen brauchen aber dazu viel längere Zeit. Sängerknötchen haben immer ein pathologisches Substrat und demnach kann man die Bemerkung THOSTS begreifen, wonach Knötchenträger „niemals Sänger ersten Ranges sind“. Sofern die knötchentragenden Sänger nicht umlernen, werden sie auf jeden Fall einmal stranden, wenn sie auch am Anfang in den Leistungen nicht viel verspüren. Die Sänger sind dann immer häufiger indisponiert und beschuldigen dann „Katarrhe" oder das „Klima" usw. Die Intervalle der guten Zeiten werden immer kürzer. Oft kann man ein Kommen und Gehen der Sängerknötchen beobachten.

Die moderne *Stroboskopie* hat auch hier wichtige neue Erkenntnisse gebracht. E. Schönhärl (1960) berichtete über 20 typische, am Übergang des mittleren zum vorderen Drittel gelegenen Stimmbandknötchen. Von diesen waren 18 doppelseitig und zwei einseitig gelagert. Der Stimmklang erwies sich in jedem Fall beeinträchtigt. „Diese breitbasig aufsitzenden Knötchen stoßen in der Schlußphase aufeinander und verhindern dadurch einen vollkommenen Schluß", schreibt dieser Autor. Die Glottisspalte erscheint dabei in 2 Abschnitte unterteilt, was als *Sanduhrglottis* bezeichnet wird. Auffallend war, daß die Knötchen nicht in allen Fällen schwingungshemmend wirkten; bei 7 Knötchenträgern konnten regelmäßige Schwingungen, normale Amplituden und Randkantenverschiebungen festgestellt werden. In 6 Fällen war bei unregelmäßigen Schwingungen und Amplitudenschlußverhältnissen eine beidseitige Randkantenverschiebung noch vorhanden. Dies läßt nach E. Schönhärl auf einen oberflächlichen Sitz der kleinen Gebilde schließen. Man kann also mittels der stroboskopischen Untersuchungstechnik zwischen oberflächlich aufsitzenden, sog. „*weichen*" Knötchen und tiefergreifenden, sog. „*harten*" Knötchen unterscheiden, was gegebenenfalls für eine therapeutische Maßnahme wichtig ist. Bemerkenswert erscheint auch die weitere Feststellung, daß *ausgedehnte und bauchige Randverdickungen* (Residuen nach Entzündungen oder nach operativen Eingriffen) ebenfalls die Beweglichkeit der Stimmlippen einschränken und einen unvollständigen Glottisschluß bewirken. In solchen Fällen konnte ich stroboskopisch ebenfalls sog. *alternierende Stimmlippenbewegungen* beobachten, was die Stimmbeeinträchtigung erklärt.

Auch G. Arnold (1963) unterscheidet klinisch zwischen jungen, weichen und rötlichen Knötchen und reifen oder älteren Noduli, die hart und weißlich erscheinen. Die erste Gruppe besteht aus normalem Epithel und einem ödematösen Stroma eines lockeren fibrösen Gewebes. Dagegen findet man bei der zweiten Gruppe ein durch Akantose, Keratose oder Parakeratose verdicktes Epithel, welches auf einem kompakten, fibrösen Gewebe mit wenig Oedem beruht.

W. Berendt (1964) ist an Hand von einem Untersuchungsgut von 225 einfachen Knötchen (leicht abgrenzbare Polypen, Papillome, Leukoplakien wurden nicht berücksichtigt) der Frage nachgegangen, was sich histologisch hinter dem scheinbar gleichartigen klinischen Befund eines Nodulus vocalis verbergen kann. Er schließt sich B. T. Withers (1961) und K. Koehn (1959) an, nach welchen zwei große Gruppen aufgestellt werden können:

1. *Junge und unreife Knötchen*, deren Substrat eine lymphozytäre oder plasmazelluläre Infiltration des Gewebes bzw. eine ödematöse Veränderung desselben bei unverletztem Epithel erkennen lassen.

2. *Reife Knötchen mit Akanthose und Parakeratose* des Epithels. Daneben kommen Übergänge zwischen den beiden Hauptgruppen vor.

In 131 Fällen war das subepitheliale Gewebe betroffen; aber es fanden sich sowohl Reaktionen von seiten des Bindegewebes als auch des Epithels („*Pseudotumor*").

Auch LEROUX-ROBERT (1955) und H. REBAGLIATTI (1959) betonen, daß es sich bei den Stimmknötchen und Polypen um sogenannte *Pseudotumoren* handelt, die eine myxomatöse, angiomatöse (mit Ödem) und fibrinöse Degeneration aufweisen. Das männliche Geschlecht war deutlich bevorzugt, was auch H. G. FITZ (1958) festgestellt hat. Es fiel jedoch auf, daß fast $^1/_4$ aller Stimmknötchen der gesichteten kleinen Neubildungen *echte* Tumoren betrafen. Diese treten, wie auch die *Zysten*, immer nur einseitig auf, was für die *Differentialdiagnose* wichtig erscheint. Es wurden am häufigsten Fibroepitheliome, dann Hämangiome, selten ein Zylindrom und Lipom gefunden.

Die Fibroepitheliome wachsen sowohl exophytisch als auch endophytisch und gewinnen so als *Leukoplakie* Bedeutung für eine *Präcancerose.*

Neben zwei gutartigen Haemangiomen zeigte sich auffallenderweise auch ein *Haemangio-Sarkom.* Das führt uns erneut vor Augen, wie sich unter einem harmlos erscheinenden Knötchen ein bösartiger Tumor verbergen kann, worauf auch G. ARNOLD neben anderen Klinikern erneut besonders hingewiesen hat.

K. KOEHN und W. BERENTH mahnen daher mit Recht, in allen langwierigen Fällen, in denen sich die erwartete Rückbildung unter konservativer Therapie nicht einstellt, eine *histologische Sicherung* der Diagnose durchzuführen.

J. POMMEZ führt die Stimmknötchen der Frau außerhalb des Gesanges in erster Linie auf einen Stimmißbrauch zurück. Diese Patientinnen gebrauchen die Bruststimme in übertriebener Weise („Monophasage") und zeigen einen Verlust der physiologischen Kopfstimme („Diphasage"). Deshalb ist auch bei solchen Fällen die angepaßte Wiedererziehung der Stimme neben der Allgemeinbehandlung von Bedeutung, wobei auf alle Fälle das Sprechen mit Bruststimme beseitigt werden soll. Frauen mit neuro-endokrinen Störungen zwischen 30 und 50 Jahren werden häufiger ergriffen.

Krankengeschichte. Eine vierzigjährige Lehrerin leidet seit drei Jahren an Heiserkeit. Sie strengt ihre Stimme während des Unterrichtes von Schwerhörigen enorm an. *Stimmumfang:* g—g², mittlere Sprechstimmlage: c'. Bei der Spiegelung findet sich auf dem vorderen Drittel der rechten Stimmlippe ein flach aufsitzendes Knötchen. Dabei ist die Sekretion im Rachen nur wenig vermehrt. Es wird zunächst für einige Tage Stimmruhe und das Aussetzen der beruflichen Tätigkeit während 14 Tagen angeordnet. Tägliche Stimmübungen, unterstützt durch den faradischen Strom, bringen das Knötchen rasch zum Abschwellen. Nach einem Jahr tritt ein Rückfall ein: die Stimme ist scherbelnd, oft heiser. Die gleiche Therapie erzielt nach vier Wochen wieder eine ausgeglichene Stimme. Rückfall wieder nach einem Jahr: in den zweieinhalbwöchigen Ferien machte Patientin Stimmübungen, nach einer Woche ist die Stimme klar, und die Sprech- und Singstimme ist wiederhergestellt.

Symptome. So begreift man den Ausspruch NADOLECZNYS, „daß Knötchen und Knötchen nicht dasselbe ist." Es gibt Knötchen, die auf unsere Maßnahmen besser oder schlechter reagieren, je nachdem, *ob die Stimmlippenmuskeln noch nicht in Mitleidenschaft gezogen worden sind.* Die *Dauer* der Erkrankung gibt dafür keinen sicheren Anhaltspunkt. NADOLECZNY beschreibt die Stimmstörungen, die bei den Sängerknötchen beobachtet werden, folgendermaßen: Der *Stimmeinsatz* ist fast immer unrein, oft hauchig. Der Ton kann nicht gehalten werden. Er rutscht oft tiefer und dieses Detonieren wird in einem kleineren oder größeren Tonbereich immer deutlicher. Nicht selten tritt in diesem Bereich Tremolieren auf. Wird die Stimmritze durch das Knötchen zweigeteilt (Sanduhrform), so entstehen gelegentlich *Doppeltöne* (*Diplophonie*), wie sie auch bei entzündlichen

Veränderungen der Stimmlippen zu hören ist. Die Heiserkeit tritt besonders in der Mittellage stark hervor. Am oberen Ende der Bruststimme des Mannes brechen die Töne ab und schlagen in die Fistelstimme um, etwa um eine Terz höher oder noch mehr. Die Fistelstimme klingt gewöhnlich rein. Die Kopfstimme der Frau kann im Piano ganz fehlen oder nur mühsam pressend hervorgebracht werden. Dann bricht der Ton ebenfalls am Ende der Mittellage ab oder kippt stark in die Höhe um, z. B. von c^2, f^2 auf cis^3. Im Forte gelingen die Töne bei der Frau oft noch lange. Sie werden aber oft krächzend hervorgebracht. Die Stimme ermüdet leicht. Dazu kommt das fortwährende Räuspern infolge eines Fremdkörpergefühls, und schließlich beobachtet man Stimmlosigkeit über einen großen Teil des Stimmumfanges, während die Tiefe noch rauh klingt. E. Döhne (1941) erwähnt, daß symmetrisch gelegene, gleich große Knötchen weniger leicht Beschwerden machen als die einseitigen. Durch den mangelhaften Schluß der Glottis komme es bei der Stimmgebung zum Ausströmen ungebrauchter Exspirationsluft und damit zu *Nebengeräuschen.*

Therapie. Auf alle Fälle ist eine längere Schweigekur einzusetzen, die sich auch auf das *Sprechen, Räuspern* und *Flüstern* erstreckt.

Wenn eine kürzere oder längere Schweigekur nicht zum Erfolg geführt hat, so ist damit die Behandlung *noch nicht* abgeschlossen. Kann trotz des Verschwindens der Knötchen kein einwandfreies funktionelles Resultat festgestellt werden, so ist offenbar längere Zeit bereits mit Knötchen gesungen worden, so daß sich eine Schwächung der feineren Stimmlippenmuskulatur eingestellt hat. Es liegt dann eine *Phonasthenie* vor, die besonders behandelt werden muß (vgl. S. 435). Selbst wenn das stimmliche Resultat nach der Zurückbildung der Knötchen tadellos ist, muß doch *über die Ursache* der Stimmknötchen eine Aufklärung erfolgen. Es soll mit dem Gesangspädagogen Rücksprache genommen werden und eventuell kommt sogar ein Umlernen, resp. ein Wechsel des Lehrers, in Frage, wobei nach nicht zu langen Pausen die Kontrolle einzusetzen hat. Man wird in leichteren Fällen besser von „leichter Schwellung der Stimmlippen“ sprechen. Bei stärkerer Entwicklung der Knötchen wird der Patient die seelische Energie zu einer erfolgreichen Schweigekur aufbringen müssen, ohne daß er seelisch stark erschüttert wird, wenn nach der Aufklärung eine Übungsbehandlung einsetzt.

Während J. Tarneaud weiterhin an der konservativen Behandlung (Vibrationsmassage usw.) festhält, da er gesehen hat, daß Stimmlippenknötchen immer wieder nach einiger Zeit bei falscher Stimmtechnik rezidivieren, wollen andere Autoren (R. Sokolowsky, Flatau, Nadoleczny, L. Stein u. a.) *die operative Entfernung der Sängerknötchen als ultimum refugium* ansehen. Bei den üblichen flachaufsitzenden Knötchen, die im Zusammenhang mit falscher Atmung und Stimmgebung stehen, kann man jedenfalls ohne Eingriff auskommen und es bietet sich für die phoniatrische und stimmpädagogische Behandlung eine schöne Aufgabe. Für die Entscheidung, wieweit eine ungenügende Lungenfunktion bei der Stimmgebung beteiligt ist, sollen in solchen Fällen immer auch genaue spirometrische Lungenfunktionsprüfungen herangezogen werden (vgl. S. 16).

Über phonetische und stroboskopische Beobachtungen der Sprech- und Singstimme bei 28 Pat. mit *Stimmbandpolypen vor und nach der operativen Entfernung* berichtete R. Motta (1942). Er stelle stroboskopisch fest, daß der Polyp vor allem bei den hohen Tönen die Vibrationen stört. So schwingt oft nur ein Teil der Stimmlippe, oder man sieht ein abwechslungsweises Schwingen zuerst im vorderen, dann im hinteren Teil der Stimmlippe („Schwingungen nach Art einer Waage"). In zwei Fällen waren die Vibrationen der erkrankten Stimmlippe dagegen viel stärker als die der gesunden Seite.

Katzenstein hat zur instrumentellen Entfernung für kleine Knötchen eine Larynxguillotine verwendet, welche später von Flatau modifiziert wurde. Als allgemein günstiges Verfahren im Falle der Indikation kann man das Haslinger-Instrument mit Doppellöffel empfehlen, für das auch andere Phoniater (z. B G. Arnold) eintreten. Das mehrmalige Ätzen mit 10%iger Arg.-nitricum-Lösung zur Umstimmung des Gewebes muß allenfalls mit der *größten Vorsicht* durchgeführt werden! Es wird jedenfalls heute nur noch selten geübt und H. Jakobi (1963) rät davon ab, weil er bisher keine guten Erfolge, sondern eher *verlängerte* und *vermehrte Stimmstörungen* gesehen hat.

Wichtig ist auch die Wiedererziehung der Stimme nachdem *benigne* Läsionen der Stimmlippen operativ entfernt wurden. Holinger und Johnston haben die Resultate von Behandlungen einer großen Zahl (1197) gutartigen Tumoren des Kehlkopfes mitgeteilt. Sie kommen zum Schluß, daß die Wiedererziehung der Stimme für die *Knötchen-* und *Polypenträger*, wie auch für die Kranken mit Granulomen *bei Kontaktulcus* von fundamentaler Bedeutung sei. S. Brodnitz (1955) empfiehlt auch die postoperative Stimmübungsbehandlung für gutartige Läsionen der Stimmlippen, die nicht auf einen Stimmißbrauch zurückgeführt werden können: Papillome, Haemangiome, nicht-spezifische Granulome nach endotrachealer Anästhesie, Zysten und Leukoplakien der Stimmlippen. Die Stimmruhe soll nur kurz sein, um eine gute Heilung der Wunde zu sichern; *dann soll so bald als möglich die Wiedererziehung der Stimme einsetzen.* Je näher ein Patient einem Stimmberuf steht, um so mehr ist er das Opfer von emotionellen Störungen. Furcht und Angst umgeben die ersten Versuche der Wiedergewinnung der Stimme, so daß er in der ersten Zeit der Hilfe des Stimmtherapeuten bedarf.

Relativ selten sind die Resultate der Wiederherstellung der Stimme mitgeteilt worden. S. Brodnitz betont in seiner Arbeit, wie wichtig die Wiedererziehung der Kranken ist: Von 521 Patienten, in der Übersicht über *lokalisierte Polypen* von Holinger und Johnston (1951), hatten 21 Kranke bereits anderswo eine Entfernung der Polypen durchmachen müssen. S. Brodnitz gibt eine Zusammenstellung der Resultate von 31 Patienten, die postoperativ zur Stimmübungsbehandlung kamen. Diese werden in zwei Gruppen eingeteilt. 20 Fälle gehören in die erste Kategorie, die direkt mit einem Mißbrauch der Stimme in Zusammenhang stehen. Bemerkenswert ist das Fehlen von Rückfällen in dieser Gruppe, während einer zum Teil mehrjährigen Beobachtung. Begreiflicherweise sind die Resultate der zweiten Gruppe, kleine Zysten, generalisierte Polypen, Papillome, Granulome nach endotrachealer Anästhesie weniger gut.

Therapeutisch empfiehlt auch G. Arnold aus reicher klinischer Erfahrung bei Berufssängern zunächst Stimmruhe. Sollte eine falsche Stimmtechnik gefunden werden, so wird eine verständnisvolle Stimmschulung empfohlen. Während man bei Künstlern wegen ihrer emotionellen Unstetigkeit mit den Operationen sehr zurückhaltend ist, sollten Knötchen bei Lehrern möglichst bald entfernt werden, um deren Stimmunfähigkeit abzukürzen. Chirurgische Maßnahmen drängen sich in folgenden Fällen auf: dicke Knoten, die bereits lange bestehen;

alle einseitigen Noduli. Selbstverständlich muß jeder Polyp chirurgisch entfernt werden.

Da manche Kehlkopfveränderungen dieser Art sowohl chirurgisch wie auch konservativ behandelt werden können, ist es für uns wichtig, die Stimme eines maßgebenden Laryngologen, H. Jakobi, zu notieren, welcher bemüht war, eine Gegenüberstellung der laryngologischen und phoniatrischen Methoden vorzunehmen. Er schreibt: „An histologischen Präparaten kann man am leichtesten ersehen, daß ein Knötchen am Stimmband anders gestaltet ist als ein Polyp. Wir verstehen unter einem Stimmbandknötchen eine Verdickung des Stimmbandes, was von manchen Autoren auch „Hühnerauge" genannt wird. Entfernt man ein solches und betrachtet es unter dem Mikroskop, dann sieht man eine kleine Epithelverdickung, unter der im Bindegewebe etwas Oedem zu sehen ist. Wenn man dagegen einen *Polypen*, der meistens ein Fibrom ist, entfernt hat, handelt es sich um eine typische Bindegewebs-Neubildung, die selbstverständlich das gleiche Epithel trägt, aber fast unregelmäßig bestielt erscheint und festeres, faserreiches Bindegewebe enthält." Schon mikroskopisch kann man im indirekten Kehlkopfbild an der Größe der Veränderung, am äußeren und an der Form des Sitzes einen Polypen von einem Knötchen unterscheiden. Bei der Diagnose Polyp (oder manchmal auch Papillom) sollte man alle konservativen Maßnahmen fortlassen und der glatten Abtragung den Vorzug geben. Das Stimmband darf dabei nicht beschädigt werden. Es sollen dabei scharfschneidende Instrumente benützt werden (H. Pfau, Jakobi, P. Belou u. a.).

Auch der südamerikanische Laryngologe P. Belou (1954) stellte sich die Frage, ob das chirurgische Vorgehen alle die Probleme der korrekten Wiederherstellung der Stimme bei 30 Knötchenträgern lösen könne, als er die phonetischen Resultate dieser Eingriffe beurteilte. Auch er ist der Meinung, daß Knötchen immer auf Grund einer übermäßigen Stimmanstrengung im Zusammenhang mit emotionellen und reaktionsmaßigen Faktoren entstehen.

Er konnte *histologisch* folgendes unterscheiden:

1. Knötchen, die von einem wenig veränderten Epithel bedeckt sind. Das Stroma ist von Fibroblasten, zarten Fibrillen, ausgesprochenem Oedem und zahlreichen Gefäßen durchsetzt.
2. Fibromatöse Knötchen, die eine Zone schleimiger Degeneration aufweisen.
3. Myxomatöse Knötchen mit myxomatöser Degeneration.

Alle diese Knötchen zeigen als größte Veränderung eine *Erkrankung des Mesenchyms* und nicht eine krankhafte Epithelalteration.

Die besten Resultate wurden bei der Großzahl der Fälle bei der Wiedererziehung der Stimme gefunden. Wenn sich das Knötchen während der Stimmübungsbehandlung nicht zurückbildete und eine fehlerhafte Stimmgebung nicht mehr zu erkennen war, brachte die chirurgische Behandlung die besten Resultate.

Die histologischen Untersuchungen bei solchen Stimmkranken ergaben dann eine stark fibröse Gewebsbildung zusammen mit kleinen Gefäßthrombosen. Es ist noch hervorzuheben, daß bei den rein medizinischen Maßnahmen (vor allem bei Asthenikern) Vitamin B_1, Schilddrüsen- und Sexualhormone, A C T H und Cortisone, zusammen mit der Wiedererziehung der Stimme die Behandlungszeit wesentlich abgekürzt.

Die *Larynxpapillomatose* gehört zweifellos zu den chirurgisch und radiologisch zu behandelnden Krankheiten des Kehlkopfes. Sie zählt zu den seltenen Kehlkopfaffektionen Nach W. IMFELD kamen während 21jähriger Tätigkeit unter 18362 Eintritten in die Zürcher Poliklinik nur 35 Fälle zur Behandlung. Seine Nachkontrollen von 10 geheilten, d. h. rezidivfreien, jugendlichen Papillomkranken verdienen in phonatrischer Hinsicht ein besonderes Interesse. Nur vier besaßen eine normale oder nur leicht überhauchte Stimme, fünf waren leicht heiser. Nur in einem Fall fand sich eine gesanglich gute Stimme. Die übrigen hatten mehr oder weniger ausgesprochene Stimmstörungen. Diese bestanden in hartem Stimmeinsatz, gepreßter Stimme in höheren Tonlagen, Einschränkung des Stimmumfanges, rascher Sprechermüdung und in einer Verminderung der Stimmstärke. GUTZMANN JUN. empfahl (1938), die chirurgisch-radiologische Behandlung durch die konservativ-phoniatrische Therapie zu unterstützen, da die Papallomata laryngis durch die Kombination der beiden Behandlungsarten rascher und günstiger beeinflußt würden als durch ein bloß operatives Vorgehen. Für die zusätzlich helfenden Maßnahmen sprach sich auch G. E. ARNOLD (1939) aus, der ebenfalls bei einem Patienten nach dem durchgeführten chirurgischen Eingriff durch die phoniatrische Nachbehandlung einen guten Erfolg erreichte. Jedenfalls sollte nichts unversucht bleiben, um auf stimmphysiologischer Grundlage die Hygiene der Stimme und Sprache dieser Patienten zu unterstützen.

Auch heute noch sind die Behandlungsresultate dieser *virusbedingten* Erkrankung des Kehlkopfes und der Luftröhre (seltener der Lippen) unsicher. A. BECKER (1955) ließ die Frage in seiner wichtigen Monographie über die virusbedingten Erkrankungen im Hals-, Nasen- und Ohrenbereich noch offen, ob das von vielen Autoren (HOLINGER, HOLINGSWORTH, DECROIX, JAKOBI) empfohlene Podophyllin wirklich „das Mittel der Wahl“ sei[1].

II. Asymmetrien des Kehlkopfes und angeborene Heiserkeit — Diaphragma laryngis

Aetiologie. Die Asymmetrien des Kehlkopfes sind im ganzen wenig bekannt und doch haben sie eine große Bedeutung für die Erklärung von Stimmstörungen. So wie der Anatom ZUCKERKANDL bei guten Sängern einen für das Auge sichtbaren harmonischen Bau des Kehlkopfes feststellte, wurden von anderen Autoren Asymmetrien des Kehlkopfeinganges, der Stimmlippen, oft verbunden mit

---

[1] Nachtrag bei der Korrektur:

Die jeweilige Kehlkopfpapillomatose trotzt immer noch den verschiedensten Behandlungsmethoden. In neuester Zeit haben verschiedene Autoren (PREIBISCH-EFFENBERGER, ARSLAN und RICCI, 1968, JENKINS, 1967) die endoskopische Ultrabeschallung (US) des Papillomgewebes durchgeführt. Die US-Wirkung beruht auf einer Druckwirkung auf jede beschallte Zelle und man weiß, daß auf diesem rein mechanischen Wege die erwähnte Papillomschädigung eintritt, welche zur Nekrose führt. Zur Beurteilung, ob durch die US-Anwendung auch Schädigungen der Stimmlippen bewirkt wurden, haben die Autoren 9 Patienten mit juvenilen Kehlkopfpapillomen, die chirurgisch und mit US erfolgreich behandelt worden waren, sowie 7 rein chirurgisch behandelte Pat. sowohl mit der gewöhnlichen Kehlkopfspiegelung als auch stroboskopisch nachkontrolliert. Die Stimmqualität war meist deutlich günstiger gegenüber dem therapeutischen Befund vor der Behandlung. Stroboskopisch zeigten die beiden Gruppen Amplitudenveränderungen gegenüber dem Normalen, gelegentlich vermißte man die „Randkantenverschiebungen“. In der Gruppe der chirurgisch und US-behandelten Kranken fand sich bei einem Fall 8 Tage nach der Beschallung stroboskopisch ein Stillstand. Zusammenfassend kann also gesagt werden, daß die mit US-Bestrahlten, deren Behandlung Erfahrung und technisches Wissen verlangt, keine zusätzlichen funktionelle und organische Stimmbandläsionen aufwiesen. Die Untersuchungsergebnisse werden durch theoretische Überlegungen der US-Wirkung verständlich gemacht.

einer ausgesprochenen Deviatio septi, beobachtet, wobei die Stimme funktionell minderwertig war. NÉMAI (1931) berichtet über die Schiefstellung der Stimmritze, die dadurch entstanden sei, daß die beiden Schildknorpelplatten nicht genau in der Mitte verschmolzen seien. Es trete eine hinter der anderen zurück, was der vorsichtig tastende Finger wahrnehmen könne. H. REKER, ein Schüler NADOLECZNYS, hat 18 Fälle von laryngoskopisch sichtbaren Asymmetrien gesammelt. Die Ungleichheiten hinsichtlich der Länge der Stimmlippen wurden außerdem durch Messung mit dem TRENDELENBURGschen Apparat mit den Stimmstörungen verglichen. Aus einem Teil der Krankengeschichten geht hervor, daß die Asymmetrien *vererbt* sein können. Bei einigen Gliedern der Familie traten dieselben Stimmbeschwerden auf wie beim Kranken, und die beobachteten Heiserkeiten datieren aus dem frühesten Kindesalter. Endgültige Beweise können jedoch erst durch Sippenuntersuchungen und darauf begründete Stammbäume mit vollständigen stimmärztlichen Untersuchungen beigebracht werden. H. REKER faßt die Asymmetrien als teils angeboren, teils als Folge des Stimmwechsels auf.

Der Kehlkopf wächst während der Geschlechtsreife außerordentlich rasch. Die Länge der Stimmlippen vergrößert sich beim männlichen Geschlecht fast um einen Zentimeter, beim weiblichen um einige Millimeter. Dabei sinkt, wie oben geschildert, bei den Jünglingen die Stimme um etwa eine Oktave, bei den Mädchen um eine Terz. Während dieser starken Streckung ist es wohl möglich, daß die eine Seite des Kehlkopfes im Wachstum gegenüber der anderen zurückbleibt. Daraus resultiert oft eine belegte, unreine und heisere Stimme, möglicherweise begünstigt der falsche Gebrauch der Stimme während dieser Wachstumszeit noch die Stimmstörung.

Symptome. In fast allen Fällen klagen die Kranken über eine herabgesetzte Leistung der Stimme, z. B. über die Einbuße der Stimmstärke oder leichte Ermüdbarkeit der Stimme bei stimmlichen Anforderungen. Der normale Durchschnittsumfang für die gebräuchlichen Stimmlagen wird gewöhnlich erreicht und sogar überschritten, aber es wird häufig über Klangunreinheit geklagt. Die Töne klingen in einzelnen Lagen gepreßt und rauh, wobei Nebengeräusche auftreten (ungleichmäßige Schwingungen der Stimmlippen).

Krankengeschichte: T. Johann, 30 Jahre, ist seit dem Schulalter heiser. Seit zehn Monaten arbeitet er in einer Kohlengrube. Seit April 1941 befand er sich in einer Militär-Sanitätsanstalt. Im Juni 1941 wurde er aus dem Militärdienst wegen Heiserkeit entlassen. Diese blieb seit November 1941 konstant.

Die Untersuchung ergibt von außen einen asymmetrisch gebauten Schildknorpel. Die linke Schildknorpelplatte ist in der Gegend der Incisura höher als rechts. Auch der Aryknorpel scheint links etwas größer als rechts. Die linke aryepiglottische Falte ist kürzer als rechts. Die Kehlkopfspiegelung am 16. Juni 1942 ergab eine Rötung der Schleimhaut und der Stimmbänder. Die Funktion derselben ist annähernd normal (geringgradige Internusparese). Das linke Taschenband zeigt eine geringgradige Schwellung. Stimmumfang: F bis c', dann werden die Töne gepreßt. Mittlere Sprechstimmlage bei H (A). Die Rufstimme ist eingeschränkt. Tonhalten: 10″ auf dem Vokal o.

Der *Zusammenhang mit anderen Asymmetrien des Körpers ist oft deutlich.* So wurden in 4 von 18 Fällen auffällige Gesichtsasymmetrien festgestellt, oft auch geht damit eine auffallende Verbiegung der Nasenscheidewand einher, ohne daß aber eine Übereinstimmung der Seite zu finden wäre. Auch Asymmetrien des Gaumens (Tiefstand z. B. der rechten Gaumenhälfte) wurde beschrieben, wobei das Zäpfchen nach rechts abwich. Alle diese Zustände sprechen für eine angeborene Störung. Was nun den Kehlkopf selbst betrifft, so wurden recht oft die ungleiche Länge der Stimmlippen beobachtet und Differenzen von zirka 1 bis 2 mm gemessen. Die Verschiedenheit der Stimmlippenbreite, welche man ja wegen der Taschenfalten nicht messen kann, hat kaum eine große Bedeutung (in zwei Fällen wurden dünnere Stimmlippen auf der einen Seite vermerkt). Oft kommt auch eine *Niveaudifferenz* vor sowie ein stärkeres Hervortreten eines Aryknorpels gegenüber dem andern, ja sogar Überkreuzung hat man festgestellt. In einzelnen Fällen wurden stroboskopisch Schwingungsdifferenzen konstatiert.

Die *angeborene Heiserkeit* hat bisher im Schrifttum nur wenig Beachtung gefunden. Man ist von jeher gewöhnt, die Ursache einer chronischen Heiserkeit in einem Katarrh, der durch häufige Erkältungen, Staub oder Rauch hervorgerufen wird, zu erblicken. Bei der Mehrzahl der Menschen führen die Schädigungen aber zu keinen dauernden Veränderungen im Kehlkopf. Es drängt sich daher die Bedeutung der Konstitution auf, durch welche im anatomischen Aufbau eine gewisse Anfälligkeit zu Stimmstörungen gegeben ist. Erst in neuerer Zeit haben Y. GUERRIER und CONDUZORGUES (1962) über *familiäre Asymmetrie des Kehlkopfes* mit Dysphonie berichtet. (Vgl. auch meine erbbiolgoische Zusammenstellung des Stimmstammbaumes der Familie Sch.)

Dieser angehende Lehrer M. der vollständig gesund, und musikalisch ist, suchte mich wegen seiner Singunfähigkeit auf. Aus der Anamnese ist zu entnehmen, daß auch sein Vater und dessen Bruder auch nicht singen kann. Beim Sprechen hat er gar keine Beschwerden. Sowie er einige Kopftöne bildet, klingen diese überhaucht, oder können überhaupt nicht hervorgebracht werden. *Stimmumfang:* gering; F—c′, Kopftöne bis f′ überhaucht, schwach. Explorand kann den Ton nicht treffen. *Mittlere Sprechstimmlage:* c (128 Hz) normal, *Tonhalten:* 10″ auf Vokal o, piano. *Kehlkopfspiegelung:* Epiglottis schlank, normal geformt. Die Stimmlippen sind grauweiß. Sie werden gut ab- und adduziert. Aryhügel rechts gegenüber links in das Lumen des Kehlkopfes vorgeschoben. *Stroboskopie:* beidseits normale Gegenschlagsbewegungen. Bei den Kopftönen sieht man links geringere und manchmal unregelmäßige Seitwärtsbewegungen, als Zeichen der Stimmschwäche.

Eine Untersuchung des Vaters von M. ergab ebenfalls einen geringen *Stimmumfang:* G—e′. Seine Stimme ist tief, (bei A), heiser. Er konnte nie recht singen. Tonfassen unmöglich. *Kehlkopf:* Schildknorpel von außen asymmetrisch. Die Epiglottis wird bei der Stimmgebung hinuntergedrückt. Stimmlippen grauweiß; sie werden gut ab- und adduziert, lassen aber bei der Phonation eine lanzettförmige Spalte offen. Der linke Aryknorpel steht etwas gegen das Lumen vor. Dessen Bruder (F) hat ebenfalls einen geringen Stimmumfang (E—h); mittlere Sprechstimmlage bei c, *Tonhalten:* 14—15″, auf Vokal o, piano; gepreßte, flattrige Stimme. Kann den Ton nicht fassen, ist unmusikalisch. *Kehlkopf:* die Stimmlippen werden in normaler Weise an- und abduziert. Keine deutliche Asymmetrie des Kehlkopfes. *Stroboskopisch* sieht man in mittlerer Stimmhöhe bds. normale Gegenschlagsbewegungen, dann beim g (185 Hz) Flattern beider Stimmlippen. Vergl. die weitere Zusammenstellung („Stimmstammbaum“) der Stimmen aus der Familie, die zum Teil durchgeprüft werden konnten, die ich dem Probanden verdanke.

Äußerlich tastbare Asymmetrien finden wir recht häufig. Wichtig ist die Abtastung für die Beurteilung des Stimmorgans bei Leuten mit Stimmberufen (Sänger, Lehrer, Prediger). Wenn diese angeborenen Veränderungen der Morphologie eines Organs außerhalb der Variationsbreite der Spezies gelegen sind, müssen wir sie nach E. SCHWALBE als Mißbildung ansprechen.

Ein Beispiel: A. Gertrud, 19 Jahre. Pat. ist seit der frühesten Jugend heiser. Die Heiserkeit blieb immer unverändert bestehen. In der Familie sind keine besonderen Stimmstörungen bekannt. Ein Jahr vor der Behandlung führt die Pat. ein halbes Jahr Stimmübungen durch, unterstützt durch den faradischen Strom, ohne daß ein Erfolg eingetreten wäre.

Lokalstatus 28. Dezember 1942: *Nase, Ohren* frei. *Rachen:* Tonsillen klein, Schleimhaut o. B. *Kehlkopf:* Die Stimmlippen sind grauweiß, kurz, von mittlerer Breite. Bei der Phonation schließen sie nicht vollständig. Die rechte Stimmlippe ist stark nach außen konvex, die linke nur geringgradig und nicht immer gleich stark (funktionelle Internusparese). Pat. hat eine heisere Stimme, die jedoch von einer bestimmten Tonhöhe (e′) an klar wird. Die Rufstimme ist nicht eingeschränkt. *Stimmumfang:* d bis g^2. *Mittlere Sprechstimmlage:* cis′. Registerübergang e′, Brust-Mittelstimme. Tonhalten 10″ auf dem Vokal o.

Bei der doppelseitigen Anwendung der BÁRÁNYschen Lärmtrommel beobachtet man keine Veränderung der Stimme. Bei der *Stroboskopie* sieht man *altenierende Gegenschlagsbewegungen* der Stimmlippen im Bereich d′ bis e′ (normalerweise schwingen die Stimmlippen synchron einander entgegen, während hier ein Wechsel der Stimmlippenbewegung eintritt).

Diagnose: Asymmetrie (Aplasie bzw. Hypoplasie) des rechten M. thyreoarytaenoideus internus.

Angeborene Heiserkeiten infolge von Asymmetrien sind wahrscheinlich häufiger, als man nach dem bisherigen Schrifttum glauben könnte. Offenbar bedingen Ungleichheiten im Längenwachstum der Stimmlippen geringere Schwingungen oder einen Scheinstillstand auf der ganzen Seite. Von unseren drei Patienten mit angeborener Asymmetrie des re. M. thyreoarytaenoideus zeigte jedoch nur ein Fall einen stroboskopisch erkennbaren pathologischen Schwingungsmechanismus (alternierende Gegenschlagsbewegungen). ARNOLD berichtete in seinem Buche (1948) über 21 eigene Beobachtungen von *Kehlkopfasymmetrien*, die er 1939 bis 1944 unter 1250 Soldaten beobachtet hatte. Die Stimme war in allen Fällen hochgradig gestört. Teils bestand die Heiserkeit seit Geburt; teils war sie erst nach dem Stimmwechsel aufgetreten. Einige Male lag auch psychogene Dysphonie vor.

Vor einiger Zeit hat G. ARNOLD den laryngologischen und phonetischen Befund einer Kehlkopfmißbildung eines sonst gesunden, 41jährigen Mannes beschrieben. Die damit einhergehende Dysphonie führte der Autor auf einen wahrscheinlich während der schwierigen Geburt entstandenen Kehlkopfbruch zurück. Im Stimmklang fiel besonders eine Zweiteilung der Stimme auf. Pat. zeigt eine Fistelstimme; dieser wurde durch die Enge des Kehlkopfeinganges ein tieferer, schnarchender Beiklang hinzugefügt.

Auch RECKER und NADOLECZNY wiesen auf eine Vererbung größerer Asymmetrien hin.

Wenn man sich daran erinnert, daß die Viszeralbögen, aus denen später die verschiedenen Teile des Kehlkopfes mit den dazugehörigen Kopfnerven hervorgehen, sämtlich zum Primordialkranium gehörend, so begreift man, daß auf dem langen Weg des ontogenetischen Hinabsteigens zahlreiche Anomalien entstehen können. In diese Partien treten die viszeralen Muskeln, die von ganz anderer Herkunft sind, da sie nämlich den Muskelanlagen des Rumpfdarmes entstammen. E. BRAUS weist besonders darauf hin, daß im Bereich der Kiemenregion eine Verwerfung von Muskeln leicht zustande kommen kann.

H. BAUER (1961) hat Fälle mit Kehlkopfasymmetrien phonetisch genau durchgeprüft. Es fanden sich *Skoliosen der Hals- und Brustwirbelsäule*, einseitige *Strumen* mit Verdrängung des Kehlkopfes und der Trachea und als seltener Fall, *Atrophie der Halsmuskulatur*. Die Stimmqualität war immer herabgesetzt, meist überhaucht, brüchig, resonanzlos und blechern. Die mittlere Sprechstimmlage zeigte gegenüber dem Regelfall keine Abweichung, dagegen war die Tonhaltedauer *auf durchschnittlich 5 Sekunden verkürzt*. Auffallenderweise wurde bei 6 stroboskopisch untersuchten Patienten keine Differenz im Schwingungsablauf festgestellt.

Von fast allen Autoren wird *die Stimme bei Kehlkopfasymmetrie* als funktionell minderwertig beurteilt. Es ist allerdings einzelnen aufgefallen (Stern, Recker, Luchsinger), daß mitunter trotz deutlicher Kehlkopfasymmetrie gute Stimmen, bisweilen sogar Höchstleistungen möglich sind. Auch H. Bauer hat zwei solcher Patienten mit guten Stimmen gesehen.

In Übereinstimmung mit dem überwiegenden Teil der Literaturangaben kann die Kehlkopfasymmetrie als *Organminderwertigkeit* aufgefaßt werden. Es findet sich oft keine unmittelbare Übereinstimmung des Ausmaßes des Kehlkopfbefundes mit dem Grad der Stimmstörung. Man muß daran denken, daß bei den allgemein üblichen Untersuchungsmethoden (indirekte Laryngoskopie und äußerliche Abtastung des Kehlkopfes) nicht alle Asymmetrien des Larynx aufgedeckt werden können, besonders wenn sie nur in geringerem Maße ausgeprägt sind. Die Qualität der vorgefundenen Stimme ist offenbar zum großen Teil abhängig von der Einstellung und Reaktionsweise des Patienten auf diese Anomalie. Viele sind wenig musikalisch oder gänzlich unmusikalisch und begnügen sich zeitlebens mit ihrer mangelhaften Stimme. Kranke mit höher entwickelter Hörsphäre unternehmen den Versuch, einen Ausgleichsmechanismus in Gang zu bringen. Diese funktionelle Anpassung kann bei entsprechend gelagerten Bedingungen, gute musikalische Begabung, seelisch-geistige Vitalität, adäquate Stimmerziehung und Fehlen von schädigenden Einflüssen exogener und endogener Natur zu weitgehender Kompensation des Anlagemangels und Ausbildung einer guten Stimme führen. Trotzdem dürften solche Stimmen gegenüber allen schädigenden Momenten störanfälliger sein (H. Bauer). Höchstleistungen bei kleineren Kehlkopfasymmetrien sind offenbar recht selten.

Therapie. Die Kenntnis solcher Heiserkeiten ist deshalb wichtig, weil diese Fälle trotz langer und sorgfältiger Übungstherapie kaum beeinflußt werden können.

Trotz verschiedenartiger Behandlungsverfahren gelang es mir in keinem Falle, eine erhebliche Besserung zu erzielen. Die Stimme blieb immer gleich schlecht. Aber auch hier keine Regel ohne Ausnahme. Ein Fall bildete ein Unikum: Ein berühmter Tenor bot folgenden Befund: An der rechten Stimmlippe ragt der processus vocalis auffällig stark wie eine Zacke hervor, während der linke deutlich klein ist. Beim Stimmritzenschluß legt sich der rechte processus vocalis über dieselbe, so daß er einen Polypen vortäuscht. Die Stimmgebung ist tadellos. *Patient war nie stimmkrank.* Stroboskopisch wurde ein ganz normaler Befund erhoben (Reker). — Wenn dagegen bei Sängern mit solchen Befunden Stimmstörungen auftreten, gibt es wohl nichts anderes als den Rat, den Beruf zu wechseln! — Manchmal sind Patienten seit der frühesten Jugend in immer gleichbleibender Weise heiser.

Diaphragma des Kehlkopfes. Angeborene Heiserkeit, die sich bis zur vollkommenen Tonlosigkeit steigern kann, findet man bei dem selten vorkommenden *Diaphragma laryngis,* welches je nach der Ausdehnung von einem mehr oder weniger erheblichen *in- und exspiratorischen Stridor* begleitet ist. Bei Kindern fällt auf, daß sie nicht laut oder gar nicht schreien können. Seit der ersten Beschreibung eines solchen Falles von Fleischmann (1820) sollen bisher nur 40 Fälle bekannt geworben sein. A. Möller (1953) teilte einen solchen extremen Fall bei einer 55jährigen Frau mit, die schon in frühester Kindheit heiser war und beständig unter hochgradiger Atemnot litt. Die laryngologische Untersuchung ergab folgendes Bild: Zwischen den reaktionslosen Stimmlippen läßt sich eine weißliche Membran erkennen, die von der vorderen Komissur aus bei der erweiterten Glottis über die ganze Fläche im Niveau der Stimmlippen ausgespannt ist und hinten nur eine kleine, etwa erbsengroße, scharfrandige Öffnung freiläßt. Bei der Phonation legt sich diese Membran nach Art eines gefalteten Fächers zusammen, wobei die Falten der Membran fast subglottisch verschwinden, so daß nur eine leichtgradige kaum erkennbare Erhöhung bemerkbar ist. Die Bewegungen der Stimmlippen schienen nicht behindert, so daß die Anomalie im Spiegelbild bei der Phonationsstellung schwer zu erkennen war. Die Therapie dieser Hemmungsbildung erfolgte, wie immer in solchen Fällen, operativ, und führt zu einer guten klangvollen Stimme. Gelegentlich soll eine Neigung zu Rezidivbildung bestehen, besonders wenn die Membran festeres Gewebe zeigt. Aber abgesehen von diesen anlagemäßig vorhandenen Kehlkopfveränderungen hat H. Jakobi in letzter Zeit auch Diaphragmata erlebt, die *iatrogen* waren. Gerade bei Abtragungen von Solitärpolypen, besonders aus der vorderen Komissur oder aber bei multiplen Papillomen, entstanden nach dem Eingriff Verwachsungen der Glottis. Wenn man Polypen abträgt und dabei, durch die Enge bedingt, auch auf der Gegenseite eine Läsion setzt, indem man mit dem Instrument das andere freie Stimmband verletzt, erlebt man oft eine Verklebung in der vorderen Kommissur, aus der sich ein Diaphragma entwickelt. (2 Fälle).

III. Stimmlippenfurchen (Sulcus glottidis)

Aetiologie. Neben der Asymmetrie des Kehlkopfes hat wohl diejenige Veränderung der Stimmlippenform am meisten Aufmerksamkeit auf sich gezogen, bei der sich eine *Längsfurche* von verschiedener Ausdehnung und Tiefe in der Stimmlippe hinzieht. Die Furche ist meist auf der einen Seite des Kehlkopfes stärker ausgesprochen als auf der andern. Bei deutlicher Faltenbildung scheint eine Verdopplung der Stimmlippe vorhanden zu sein.

Citelli (1906) konnte diesen Sulcus, wenn auch nicht immer makroskopisch, bei 55 Prozent der von ihm untersuchten menschlichen Kehlköpfe feststellen, bei Kindern verhältnismäßig häufiger als bei Erwachsenen. Er hält den Sulcus vocalis (Sulcus glottidis) für eine Bildung rudimentär-regressiver Art, die beim Menschen zum Verschwinden neige. Regelmäßig soll sich diese Furche noch beim Gorilla, bei der Katze und beim Schwein finden. Zahlreich sind die Mitteilungen von Einzelfällen und Erörterungen über deren Ursache. Als sicher darf heute gelten, daß es sich um eine angeborene Entwicklungsstörung handelt (Salvi, Alézais, Oertel, E. Lautenschläger, 1952). Der gleichen Ansicht ist Arnold, welcher in seinem Buche (1948) 12 eigene Beobachtungen mitteilte. Die Furche befand sich fünfmal auf beiden Stimmlippen, einmal auf der rechten und sechsmal auf der linken oder war hier stärker ausgeprägt. Daneben fanden sich wiederholt andere der bereits erwähnten Asymmetrien.

Symptome. Wird eine solche Laryngopathie von Heiserkeit und Entzündung begleitet, so lautet die Diagnose oftmals Laryngitis chronica. Man denkt auch zunächst an einen Ventrikelprolaps oder an Narben. Solche ausgesprochenen Fälle haben W. Berger (1928) und J. Tarneaud (1944) besonders in phoniatrischer Hinsicht ausführlich beschrieben. Der Fall von BERGER zeigte eine heisere und klanglose Stimme, die sich schon in früher Jugend bemerkbar machte. Er schildert den besonderen Kehlkopf folgendermaßen: die lateralen Partien beider Stimmlippen liegen höher als die medialen. Sie sind identisch mit der eigentlichen schwingenden Stimmlippe, wie aus dem Ansatz des Processus vocalis hervorgeht. Die mediale Partie findet sich in einem tieferen Niveau und vollführt, stroboskopisch gesehen, keine stimmhaften Schwingungen. Die lateralen Teile weisen deutliche Zeichen von Entzündung auf, die sich unter der Behandlung langsam zurückbildeten. Die heisere, wenig tragfähige Stimme bestand aber weiter.

Auch in Fällen von J. TARNEAUD zeigte die unterhalb der Furche liegende Partie stroboskopisch gar keine Schwingungen, während der darüber liegende stark geschwollene und gerötete Teil etwas abgeschwächte, unregelmäßige und in der Mitte stärker hervortretende Schwingungen aufwies.

A. DELAINI und DE STEFANI haben *4 Fälle mit Sulcus glottidis laryngo-stroboskopisch* und *phonetisch* untersucht. In einem Falle zeigte der oberhalb des Sulcus glottidis gelegene Teil unregelmäßige Vibrationen, während im unteren Teil keine Schwingungen erkennbar waren. Zwei Schwestern väterlicherseits zeigten diese Anomalie, so daß die Autoren diese Fälle auf eine frühembryonale Mißbildung (vor dem dritten Monat) zurückführen. Solche Fälle führen uns die Wichtigkeit vor Augen, gegebenenfalls sämtliche Familienmitglieder laryngologisch zu untersuchen.

J. KIML (1962) hat 30 Beobachtungen von *Sulcus glottidis* an 23 Männern und 7 Frauen mitgeteilt. Bei 25 Fällen konnte vermutet werden, daß es sich um eine *Mißbildung* handelte; bei 5 Kranken dagegen sprachen die Krankengeschichten für eine erworbene Erkrankung im erwachsenen Zustand. In Anbetracht der offenen Stimmritze war die Stimme bei allen Kranken überhaucht und unrein. Funktionelle Stimmprüfungen und stroboskopische Untersuchungen ließen das „spastische Kompensationssyndrom" der Stimme erkennen: infolge der übersteigerten Anstrengung kommt es rasch zur Übermüdung und Dekompensation der Stimme, so daß es zu einer hyperkinetischen, ja sogar spastischen Stimme kommt.

Diese Fälle sind häufiger als gewöhnlich geglaubt wird: In einer Spezialklinik entdeckte G. ARNOLD *einen Fall* auf 1000 Patienten[1].

Therapie. Ist die Furche nicht stark ausgesprochen, so braucht diese Anomalie zu keiner Stimmstörung zu führen, wie ich dies bei einem gesunden, kräftigen Gesangsschüler (Bariton) mit ausgedehntem Stimmumfang (E bis c^2) feststellen konnte. Stroboskopisch sah man die linke, mit einer leichten Furche behaftete Stimmlippe genau die gleichen Gegenschlagsbewegungen ausführen wie die rechte, welche bei den Fortetönen mit einer entsprechenden Amplitude einhergingen. Da ähnlich wie bei der Asymmetrie und der Monochorditis vasomotoria die ständigen Anstrengungen im Kehlkopf vorzugsweise Kongestionszustände hervorbringen können, spielen Stimmübungen für die Wiederherstellung einer normalen Sprechstimmlage und die Schonung eine große Rolle. Weiterhin soll der Kranke aufgeklärt werden, daß in einem solchen Falle die Heiserkeit infolge ihrer organischen Ursache nicht verschwinden könne.

---

[1] S. auch: M. HEINEMANN, Zeitschr. Laryng. Rhin. Otol. **46**, 571 (1969).

IV. Endokrin bedingte Stimmstörungen

Die Endokrinologie hat in den letzten Jahrzehnten bedeutende Fortschritte gemacht, und es ist bereits ein großes einschlägiges Schrifttum vorhanden. Aber die verschiedenen Fälle sind in der Literatur stark verstreut, da das eine Mal vorwiegend internistische, das andere Mal hauptsächlich pathologisch-anatomische Betrachtungen im Vordergrund standen.

Die ersten Angaben über die Stimmstörungen bei Basedow und Morbus Addison fanden sich in der französischen oto-laryngologischen Literatur, während man sie im deutschen Schrifttum lange Zeit vermißt hat, wie auch die genauere Kenntnis der Stimme bei Kretinen und bei Akromegalie. Wenig bekannt sind auch die Stimmveränderungen bei der Intersexualität, bei der sie oft mit Psychosen verkettet sind.

Die Stimme in ihrer Höhe und Tiefe, im Timbre und in ihrer Kraft, bildet ja in diesen Fällen ein außerordentlich charakteristisches Merkmal. Das Fortbestehen einer hohen Stimmlage oder die abnorm tiefe Stimme in früher Jugend bleibt zunächst oft das einzige auffällige Symptom einer schweren innersekretorischen Störung.

Die Kehlkopfspiegelung ergibt in solchen Fällen allerdings manchmal wenig. Es müssen die mittlere Sprechstimmlage sowie der Umfang, die Register und die Stärke der Stimme festgehalten werden. Auch akustische Registrierungen werden heute bereits eingesetzt. Die genaue Untersuchung der Stimme ist in all diesen Fällen sowohl für den Internisten als auch für unser Fachgebiet wichtig, zumal in neuester Zeit zahlreiche Fälle durch wirkungsvolle Hormone therapeutisch beeinflußt werden konnten.

Bei der Abgrenzung und Einteilung der endokrin bedingten Stimmstörungen ergeben sich allerdings gewisse Schwierigkeiten, weil alle innersekretorischen Erkrankungen mehr oder weniger pluriglandulär sind. Ein Teil der verschiedenen Drüsenerkrankungen entwickelt sich gleich zu Beginn des Leidens, ein anderer erst nach und nach. So verkümmern einerseits bei vorgeschrittenem Basedow die Keimdrüsen, die Nebennieren werden klein, andererseits führt die Kastration zur Atrophie der Schilddrüse mit prozentualer Vermehrung ihres Jodgehaltes (Brokelmann und Scheringer). Bei der Sektion Eunuchoider fand Garfunkel anatomisch-histologisch Veränderungen der Hypophyse (Hypo- und Hyperplasie). Bei M. Basedow findet man auch eine Vermehrung der Hauptzellen in der Hypophyse, und bei Kretinen sind die Keimdrüsen oft atrophisch oder entwickeln sich nicht. Über die zahlreichen Wechselwirkungen der Blutdrüsen gibt es eine ausführliche Arbeit von E. Leschke (1933), worauf an dieser Stelle nur kurz hingewiesen sei. Trotzdem müssen wir die Krankheiten der endokrinen Drüsen für unsere Zwecke nach ihren Hauptmerkmalen abgrenzen und einteilen, wenn auch noch nicht alle Fragen restlos beantwortet sind.

Bei der Gruppierung sollen die seit alters her für die Stimme den Ausschlag gebenden Drüsen, nämlich die *Keimdrüsen*, zuerst behandelt werden, dann folgen die für den Laryngologen und Phoniater bedeutsamen Veränderungen der *Schilddrüse*, der *Nebennieren* und schließlich die Erkrankungen der *Hypophyse*. Um sich ein Bild vom engen Zusammenhang dieser für uns in Frage kommenden innersekretorischen Drüsen zu machen, habe ich die Blutdrüsen für unsere Zwecke in ein Schema eingezeichnet (s. Abb. 178).

Es kann sich in diesem Zusammenhang nicht darum handeln, eine ausführliche Schilderung der Krankheiten der endokrinen Drüsen zu geben. Reiches Material findet sich in den Handbüchern und in den einschlägigen Arbeiten der Endokrinologie. Trotzdem seien einzelne grundlegende klinische und pathologisch-anatomische Tatsachen und besondere Erkenntnisse aus dem neueren Schrifttum jedem Abschnitt dieses Hauptstückes vorangestellt.

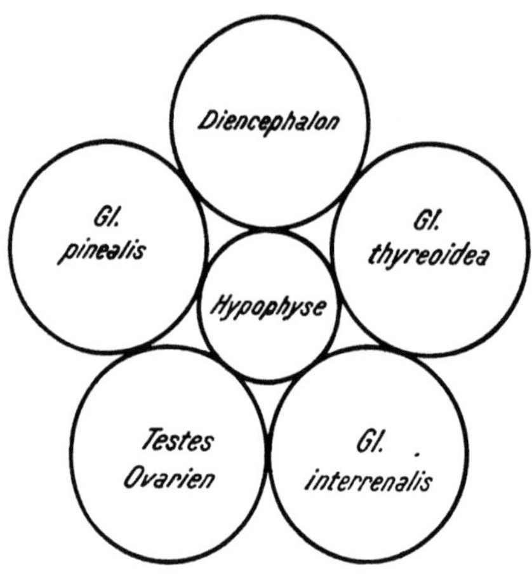

Abb. 178. Endokrin bedingte Stimmstörungen. Pubertas praecox pinealis. Mutationsstimme, verlängerte Mutation. Kastratenstimme, Stimme bei Hypogenitalismus. Stimme bei M. Basedow. Syndrome thyréo-vocal (v. d. Hoeven). Stimme bei Kretinen, Greisenstimme. Pubertas praecox hypergenitalis bei Tumoren der Nebennieren, M. Addison. Akromegalie.

1. Veränderungen der Keimdrüsen und Stimme

Bereits im Altertum schenkte man dem Stimmwechsel bei Knaben und Mädchen besondere Aufmerksamkeit. So schreibt Aristoteles im VII. Buch seiner „Tierkunde": „Wenn man aber durch sorgfältige Behandlung den Wechsel der Stimme gewaltsam zurückhält, wie dies manche Chorsänger tun, so bleibt sie bis auf lange Zeit unverändert und erleidet überhaupt nur eine schwache Veränderung "(zitiert nach Panconcelli-Calzia). Auch war Aristoteles bereits bekannt, daß die Stimme der Mädchen in der Pubertät etwas tiefer wird.

Der Zusammenhang zwischen den Keimdrüsen und der Stimme war von jeher offensichtlich. Bei den Tieren dient sie zum Anlocken des anderen Geschlechtes. Sie drückt bei den Vögeln und Säugetieren besonders während der Paarungszeit die Affekte aus und steht also im Dienste der Fortpflanzung. Wenn die innersekretorischen Vorgänge durch pathologische Prozesse (Tumoren, Tbc.) oder Verletzungen gestört werden, so treten weitgehende Veränderungen im Kehlkopf auf.

a) Die Kastratenstimme

Am längsten bekannt ist die operative Entfernung der Testes zum Zwecke der *Kastration*. Diese nahm schon im frühesten Altertum ihren Ursprung in den religiösen Sitten der Volksstämme und bildete auch eine Strafe für Kriegsgefangene.

Die Kastration vor der Pubertät diente auch zur Gewinnung hoher Stimmen, die dann besonders in den Dienst der Kirche (heutzutage wirken an deren Stelle, wie in den frühesten Zeiten, sogenannte Falsettisten, d. h. normal entwickelte Männer mit sehr hohen Stimmen) gestellt wurden.

Nach BERGMANN erzählt ein Scholastiker des 4. Jahrhunderts, SOKRATES, von einem Eunuchen Briso, der die Eunuchen die Kirchenhymnen singen lehrte. Im 12. Jahrhundert war die Gesangskunst der Kastraten in Konstantinopel eingeführt und nicht selten kamen diese damals als Sänger oder Gesangslehrer nach dem Abendland. Papst CLEMENS VIII. führte als erster männliche Soprane in dem Kirchenchor ein und entfernte dadurch die Frauenstimmen. Im 18. Jahrhundert wurden auch die meisten weiblichen Bühnenrollen in der Oper (nach PIETRO DELLA VALLE) von Sängern dieser Gattung übernommen. Noch RICHARD WAGNER hat in seiner Kindheit und auch während seiner späteren Kapellmeisterzeit in Dresden die letzte Blüte dieses Gesanges in der Hofkirche erlebt. Mit der Verwendung der Kastratengesangstimmen hat Papst LEO XIII. endgültig aufgeräumt.

Im 18. Jahrhundert sollen in Italien noch jährlich mehr als 4000 kleine Knaben „dem Messerchen“ ausgeliefert worden sein (HABÖCK). Die Kastratenstimme erlangte um diese Zeit eine außerordentliche Berühmtheit, besonders in den italienischen Gesangsschulen und in der Oper. Die auserlesenen und sorgfältig geschulten Stimmen von Kastraten hatten einen außerordentlichen Umfang. So reichte der Stimmumfang des berühmten Kastraten Farinelli im Alter von 23 Jahren von c bis d^3 und das Tonhalten gelang ihm bis zu 60″. Über die kulturhistorische Bedeutung der Kastratenstimme hat HABÖCK ein interessantes Buch geschrieben, worauf an dieser Stelle hingewiesen sei. Die besondere Wertschätzung dieser Stimme in der damaligen Zeit kennzeichnet auch ein Brief von ZELTER an GOETHE im Jahre 1814. Er schreibt nach der Besichtigung des Kölner Domes, „eine Musik ohne männliche Soprane wird in einem solchen Raume immer von mäßiger Wirkung sein, wenn sie auch noch so stark besetzt wird.“

Die Psychologie der Kastratenstimme basiert zum Teil auf der Erkenntnis der geistigen Strömungen, welche die Zeit im Übergang von der Renaissance zum Barock bewegten. Die besondere Wertschätzung der Kastratenstimme im Barock kann als Sinnbild der Erfüllung hermaphroditischer Wunschträume gelten, wie sie die Suche nach dem Stein der „Weisen“ als dem mystischen Symbol des zur Hälfte Männlichen, zur Hälfte Weiblichen bedeutete. Im Barock und in der Folgezeit konzentrierte sich das Stimmideal auf die hohe Stimme; die Baßstimme galt als betont sexuell-brutal — (z. B. Mozarts Osmin in der „Entführung“). Die Kastratenstimme diente zugleich einer stimmlichen Abstraktion, wie sie die Rollen der Barockopern forderten, in denen Götter und Halbgötter agierten. Die Stimme wurde dabei zu einem unpersönlichen und scheinbar vom Körper gelösten Instrument, das die höchsten Anforderungen eines Musikinstrumentes erfüllen vermochte, nämlich zu klingen wie die menschliche Stimme (nach G. HABERMANN, 1962).

Über den Einfluß der Kastration auf den Organismus berichteten TANDLER und GROSS (1909), die Gelegenheit hatten, einen 28jährigen umbrischen Kastraten zu sezieren und speziell den Kehlkopf zu messen. Die Prominentia laryngea war kaum angedeutet. An der Incisura laryngis betrug die Höhe des Schildknorpels 13 mm, die größte Höhe der Schildknorpelplatte 24 mm (normal 27 mm). Tiefe (gemessen von der Incisura bis zum hinteren Rand): 30 mm (normal 34 mm). Die Lamina thyreoidea bildete einen stumpfen Winkel wie beim Kind. Der Kehlkopf war auffallend klein. Die Länge der Stimmlippen betrug nur 14 mm (normal — am Lebenden gemessen — für den Baß 22 bis 24 mm).

Eine experimentelle Untersuchung der Stimmveränderung beim Hahn nach der Kastration liefert R. MOTTA (1938). Bei Hähnen sinkt die Stimme nach totaler Entfernung beider Hoden um einen halben Ton und wird in der Klangfarbe verändert: sie klingt rauh. Dabei beobachtet man aber keine Modifikation des Rhythmus, noch der einzelnen Tonstufen, noch der Zahl derselben. Es tritt nur eine gewisse Verlängerung ein. Die Sprechtonlage ist wie bei den Eunuchoiden stark erhöht. Der *Stimmumfang* nimmt gegenüber dem kindlichen zu; er entspricht daher dem der weiblichen Erwachsenenstimme, ebenso wie auch der *Register*. Das Stimmtimbre wird als eigentümlich neutral geschildert.

Über die Stimme der Kastraten schreibt DEBROSSE in seinem Brief über Italien (1738): „An ihre Stimme muß man sich erst gewöhnen, sie hat ein Timbre wie das der Chorknaben, nur ist sie viel lauter, hat dabei immer etwas Hartes, Trockenes, ist aber brillant, stark und von großem Umfang (zit. nach LEIPOLDT, 1926).

Die Kastration nach der Pubertät hat dagegen keinen wesentlichen Einfluß auf die Stimme.

Die *Symptome* der Kastratenstimme betreffen mehrere Stimmeigenschaften. Volumen und Bewegungen der *Atmung* sind diejenigen des erwachsenen Mannes.

b) Die Stimme der Eunuchoiden

In unserer Zeit wird man es wohl nur noch mit Eunuchoiden zu tun haben. Die Bezeichnung wurde von TANDLER und GROSS (1913) sowie von DUCKWORTH und GRIFFITH eingeführt.

Man versteht darunter heute allgemein Individuen, deren Körperformen und Konstitution ohne vorausgegangene Kastration dem echten Eunuchentyp gleichen oder doch sehr ähnlich sind. Es gibt unter den Eunchoiden sowohl hochaufgeschossene, magere Kranke (eunuchoider Hochwuchs) als auch fettsüchtige, wobei die Hypoplasie des Genitales, mangelhafte Entwicklung der sekundären Geschlechtsmerkmale und die Dysproportion des Skeletts charakteristisch sind. Die pathogenetisch wichtige Frage, ob der Eunuchoidismus infolge Erkrankung einer oder mehrerer Blutdrüsen zustande kommt, ist bis heute noch nicht völlig gelöst. Während die französischen Autoren eine pluriglanduläre Krankheitsursache als wahrscheinlich ansehen, will FALTA die Funktionsstörung auf eine einzige Drüse mit innerer Sekretion zurückführen. Dagegen sind auch nach FALTA Fälle von Späteunuchoidismus durch eine pluriglanduläre Störung bedingt. Seit FALTA kennen wir den sogenannten passageren Eunuchoidismus, den er als „forme fruste" bezeichnet. H. STAHEL lieferte sechs ausführlich geschilderte Fälle, deren eunuchoide Konstitution vor der Pubertät nachgewiesen war. Genaue Körpermessungen an solchen „ausgeheilten" Patienten lassen allerdings noch immer als einziges Merkmal für den überstandenen Eunuchoidismus dessen Dysproportion des Körperbaus erkennen, so daß wohl diese „formes frustes" dem echten Eunuchoidismus zuzurechnen sind.

Die Veränderungen des Basalstoffwechsels sind im allgemeinen außerordentlich gering. Man ist aber oft erstaunt über die außergewöhnliche Toleranz dieser Patienten gegenüber den Kohlehydraten. Die Schwäche wird erst während der Pubertät oder später bemerkt, wenn der Stimmwechsel fehlt. Der Hypogenitalismus führte oft bei den Kranken wegen der sexuellen Impotenz zu einer nervösen Depression. Die sekundären Geschlechtsmerkmale sind wie bei den Kastraten kaum angedeutet oder fehlen.

Kehlkopfbefunde beim Früh- und Späteunuchoidismus teilen die unten erwähnten Autoren L. PÜSCHEL und H. NOWAKOWSKI (1954) mit. Zum gleichen Bilde wie die Kastration führen auch *kongenitale Defekte der Testikel*, wie z. B. Anorchie, Hodenaphasie (Fall 15). Es handelt sich um einen 52jährigen Patienten mit typisch früheunochoiden Symptomen, bei dem weder im Scrotum, noch im

Leistenkanal die Hoden palpatorisch nachweisbar sind; möglicherweise liegt hier eine Anorchie vor (Hoden noch im Abdomen?). An der völligen Funktionslosigkeit der Keimdrüsen auf Grund der klinischen Erscheinungen besteht kein Zweifel. Die Röntgenuntersuchung des Skelettes deckte eine schwere Osteosklerose auf. Das Kehlkopfröntgenbild ließ bei dem 52jährigen nur eine ganz geringe Verknöcherung am Hinterrand vom Schild- und Ringknorpel sowie eine unvollständige Ossifikation des Zungenbeines erkennen. Auch die übrigen Fälle von Früheunuchoiden zeigen in der überwiegenden Mehrzahl eine ausgeprägte Verzögerung der Kehlkopfverknöcherung. Bei Pat. mit späteunuchoiden Symptomen (bei doppelseitiger Hodenatrophie) waren pathologische Abweichungen der Kehlkopfverknöcherung meist nicht nachweisbar.

Den Einfluß androgener Hormone auf die Verknöcherung des Kehlkopfskeletts haben L. Püschel und H. Nowakowski (1954) studiert. Bei 17 Früheunuchoiden fanden sie in der überwiegenden Mehrzahl eine Verzögerung der Kehlkopf-Ossifikation. Bei erhöhter Ausschüttung von männlichen Sexualhormon bei einem 27jährigen Mann mit *iso-sexuellem adrenogenitalen Syndrom* und *N.N.R.-Hyperplasie* bestand eine für das Lebensalter des Patienten ungewöhnlich starke Ossifikation. Wenig bekannt bis heute ist die Wirkung weiblicher Sexualhormone auf die Ossifikation. Das hängt wohl damit zusammen, daß eine Kastration vor der Pubertät bei Mädchen selten vorkommt.

Im Schrifttum (s. Monographie von Altmann in Virchows Archiv) findet man nur wenige Arbeiten über die Stimmen der Eunuchoiden (Birman-Béra, M. Seemann, Terracol et Azemar, Bilancioni und R. Schilling, Schicker, M. Nadoleczny). In drei Fällen konnte Stahel zeigen, daß bei gewissen Formen von Eunuchoidismus eine Nachentwicklung unbedingt möglich ist, wobei sich die Ausheilung bis über das 20. Altersjahr hinaus erstrecken kann.

Die *Stimme* hat infolge der Reifungshemmung des Kehlkopfes die Klangfarbe eines jungen Knaben. Die mittlere Sprechstimmlage (beim Manne normalerweise zwischen G bis d) liegt meist ein Oktave zu hoch und entspricht also der Sprechstimmlage der Frau.

Als Beispiel diene ein Fall von Nadoleczny: *X. R.*, 20 Jahre, zweites Kind. Ein älterer Bruder hat auch eine zu hohe Stimme. Mit 10 Jahren wurde Pat. wegen einer Phimose operiert. Größe: 172 cm, Gewicht 54,5 kg. *Hypogenitalismus.* Die Achselhaare fehlen. Die Schamhaare sind nur angedeutet. *Kehlkopf:* Die Stimmlippen sind schmal und zart. *Mittlere Sprechstimmlage:* a bis h. *Brustregister:* e bis e′. *Kopfstimme:* f′ bis g^2.

Das Fehlen von Pubertätsanzeichen *nach Beendigung des fünfzehnten Lebensjahres* ist als Entwicklungsabweichung zu betrachten, da normalerweise bis zu diesem Alter etwa 97% der derzeitigen männlichen Jugendlichen in die puberale Reife eingetreten sind (O. Weler). Eine solche Störung der Pubertätsentwicklung kann durch einen primären oder sekundären *Hypogonadismus* verursacht sein, dem eine irreversible Hodenschädigung oder ein permanentes Versagen der hypophysären Gonadotropinbildung zugrunde liegt. Zum anderen mag es sich um eine *Pubertas tarda* handeln. Bei dieser Entwicklungsstörung setzt der puberale Reifungsvorgang erst zu einem vom durchschnittlichen Termin abweichenden, verspäteten Zeitpunkt ein, kann dann aber einen regulären Ablauf nehmen. Der maßgebliche, pathogenetische Faktor dieser temporären Störung ist eine nicht zeitgerechte Auslösung der hypophysären Gonadotropinsekretion.

Bei Jugendlichen im Alter zwischen 15 und 20 Jahren, die noch keine Pubertätszeichen aufweisen, stellt soch somit die Frage, ob ein permanenter Hypogonadismus oder eine Pubertas tarda vorliegt. Da die verspätete Pubertät spätestens bis zum 21. Lebensjahr spontan einsetzt, könnte ein Abwarten diese Frage entscheiden. Ein solches Vorgehen würde jedoch bei allen Fällen den Termin für eine rechtzeitige Therapie, die eine baldige, den physiologischen Gegebenheiten angepaßte Korrektur der Entwicklungsabweichung zum Ziele hat, verstreichen lassen (O. WELLER, 1961). Um dies zu verhindern, sollte frühzeitig — möglichst schon im sechzehnten Lebensjahr — die Aetiologie und Pathogenese der Pubertätsstörung geklärt und danach eine entsprechende Hormonbehandlung eingeleitet werden.

Bei einer Hypophysen-Affektion bleiben die Hoden infolge der fehlenden Stimulierung auch im Erwachsenenalter infantil (NOWAKOWSKI und PÜSCHEL). Während die sekundäre inkretorische Hodeninsuffizienz durch die aus pathologischen Quellen stammenden Androgene verdeckt wird, zeigt sich die spermiogenetische Schwäche in einer Azoospermie. Wird nun die erhöhte Hormonproduktion durch operative Entfernung der Geschwulst oder, wie beim kongenitalen adrenogenitalen Syndrom, durch Cortisonbehandlung ausgeschaltet, so setzen die Absonderungen der Hypophyse und anschließend diejenigen der Keimdrüse ein. Dieser Vorgang ist beim Erwachsenen durchaus regelmäßig, im Kindesalter ist die Funktionsaufnahme im System Hypothalamus-Hypophyse-Hoden an das Erreichen eines bestimmten körperlichen Entwicklungsstadiums gebunden. Im Kindesalter tritt die hypophysäre Gonadotropinsekretion und die Hodenreifung dann ein, wenn das dem chronologischen Alter vorauseilende ,,Knochenalter" 12 bis 14 Jahre beträgt.

Während die Stimmen der konstitutionell bedingten hochaufgeschossenen Eunuchoiden (*eunuchoider Hochwuchs*) oder der Fettsüchtigkeiten mit *Hypoplasie des Genitales* mangelhafter Entwicklung der *sekundären Geschlechtsmerkmale* und *Dysproportion des Skelettes* verschiedentlich beschrieben worden sind, fehlte früher die Schilderung der Fistelstimme beim WERNER*schen Syndrom* (juveniler Katarakt, diffuse Sklerodermie und genitale Hypoplasie). R. LUCHSIGER (1951) hat zwei Fälle dieser seltenen Erkrankung laryngologisch und phonetisch untersucht. Es handelte sich um 2 Kranke im Alter von 21 und 43 Jahren, deren Leiden während der Pubertät aufgetreten war: Katarakt, Hypogenitalismus und Sklero-Poikilodermie. Der Stimmumfang war bei beiden um etwa eine Oktave, die mittlere Sprechstimme hoch, bei fis resp. f. Die pluroglanduläre Dysharmonie in Verbindung mit Kleinwuchs der generalisierten Hautaffektion und Katarakt ließen für dieses Syndrom eine primäre Störung im *Zwischenhirn* und *Hypophyse* annehmen. Der Ausfall der Mutationsstimme spricht für den Beginn dieser Erkrankung in der Pubertätszeit.

Was die **Behandlung** mit Drüsenpräparaten anbetrifft, so haben mehrere Autoren über zufriedenstellende Resultate berichtet. Es wurden die verschiedenen Mittel verwendet: Androstin, Perandren (*Ciba*), Praephyson, Prolan (*Bayer*), Proviron (*Schering*), Testes siccati (*Merck*), Testifortan (*Promonta*), Testiglandol (*Roche*) und Testogan (*Henning*). Außer einem Fall von SCHILLING und den Fällen von NADOLECZNY und SCHICKER wurde aber nie die Stimme einer genaueren Untersuchung unterzogen. Allerdings muß die Injektionstherapie oft über Monate, ja über Jahre hindurch ausgeführt werden, was vom Patienten und vom Arzt viel Geduld verlangt. Bei den familiär auftretenden Fällen fand ich aber die Behandlung auch mit den reinsten und wirksamsten Geschlechtshormonen manchmal unwirksam, was auch NADOLECZNY bei einem seiner Patienten feststellen mußte.

c) Thyreogene und hypophysäre Spätreife

Es ist erwähnenswert, daß man neben der *hypogenitalen* und *konstitutionellen* auch eine *thyreogene und hypophysäre Spätreife* unterscheiden kann, welche gewöhnlich unter dem Bilde der sogenannten *Dystrophia adiposogenitalis* einhergeht (LESCHKE). Dabei ist die Hypophysentätigkeit herabgesetzt. WISSLER hat zahlreiche solche Fälle der hiesigen Kinderklinik (früh. Dir. Prof. FANCONI) beobachtet und später nachkontrolliert. Es zeigte sich, daß nur selten wirklich unausgleichbare Störungen zurückbleiben. Auch H. SCHÜTZ stellte in seiner Arbeit über die konstitutionellen Verhältnisse bei kindlicher Fettsucht fest, daß in der überwiegenden Anzahl eine regelrechte Geschlechtsentwicklung zu finden sei. Unter 63 Fällen fand er nur einen Fall von Dystrophia adiposogenitalis. In zwei Fällen konnte ich mich auch von der durchaus normalen Entwicklung der Stimme überzeugen. Das Beibehalten der Kinderstimmen ist also im allgemeinen selten. Dagegen beobachtet man sie beim *hypophysären Zwergwuchs* (BIEDL und HANHART) sowie beim rezessiv vererbten, *heredodegenerativen Zwergwuchs* mit Dystrophia adiposogenitalis (HANHART, 1922). Eineiige Zwillinge mit konkordantem LAURENCE-MOON-BARDET-BIEDL-*Syndrom* (Dystrophia adiposogenitalis, Netzhautanomalie, Polydactylie, Schwachsinn) mit Hypoplasie der Genitalien und konkordantem Fehlen von gonadotropen Hypophysenvorderlappenhormon haben in neuester Zeit A. MOENCH und J. SCHAEUBLE (1954) beschrieben. Gehen und Sprechen erfolgte spät: Sprechen erst mit 4 Jahren.

d) Die Stimme bei der unvollkommenen Mutation (Mutatio tarda, Mutatio prolongata, Mutatio incompleta)

Definition. Der Kastraten- und Eunuchoidenstimme beim Hypogenitalismus steht nun der *unvollkommene Stimmwechsel* gegenüber, welchem eine konstitutionell bedingte *Pubertätsstörung* der Stimme zugrunde liegt, jedoch im Gegensatz zu den erstgenannten bei Individuen mit normaler Geschlechtsentwicklung beobachtet wird. Man könnte daher von einer *Pseudo-Eunuchoidenstimme* (NADOLECZNY) sprechen.

Symptome. Die leichtgradigen Pubertätsstörungen der Simme sind durch stärkere Heiserkeit, Umschlagen in die Fistel oder auffallende Tiefe gekennzeichnet. Bei Knaben, aber auch (seltener) bei Mädchen, findet man hierbei oftmals eine ziemlich starke, ja erhebliche Rötung und Schwellung der Stimmlippen, was oft zur Verwechslung mit Kehlkopfkatarrhen und zu zweckloser Behandlung mit den verschiedensten Heilmitteln führt. Die Stimmlippen schließen rückwärts nicht und bilden das sogenannte „Mutationsdreieck".

Beim *verlängerten* Stimmwechsel bleibt die Stimmlage der Knaben oft bis ins Mannesalter bei a bis e' und reicht höchstens bis an die obere Grenze der Sprechstimme des Mannes (d oder e), wobei die Patienten gewöhnlich heiser sind. Manchmal fehlt die Bruststimme ganz oder ist nur schwach entwickelt, Über sogenannte „*larvierte Formen*" berichtete ZUMSTEEG (1916).

Die Therapie ist die gleiche wie bei der Mutationsfistelstimme. Sie ist aber mühsam, weil man gelegentlich mit psychischen Fixationen rechnen muß. Bei normaler körperlicher Entwicklung ist die Prognose gut.

Auch E. Schönhärl hat markante Beispiele eines 18jährigen Schülers und eines 23jährigen Studenten mit *unvollkommener Mutation* geschildert. Die Mutationsstörung war im zweiten Fall nicht ohne weiteres erkennbar; erst die Anamnese ließ den Zusammenhang mit der Mutation erkennen (*Mutatio tarda, larvierte Form der Mutationsstimme*). Bleiben nämlich Erscheinungen des Stimmwechsels über Jahre bestehen, dann spricht man von verlängertem Stimmwechsel oder von einer unvollkommenen Mutation. Es kann dann eine heisere, überhauchte Stimme festgestellt werden, mit häufigen Doppeltönen, Umkippen der Stimme nach oben. E. Schönhärl hat bei diesen Stimmen sogar Oktavsprünge festgestellt. Oft geben die Patienten starke Katarrhanfälligkeit an, räuspern sich oft und werden oft längere Zeit fachärztlich wegen „chronischem Kehlkopfkatarrh" oder „Internusparesen" behandelt.

Laryngologisch findet man ein Erscheinungsbild, das nicht mit einem Kehlkopfkatarrh verwechselt werden sollte (Stauungserscheinungen). Die Stimmlippen schließen häufig nicht vollständig („Mutationsdreieck"). Dabei zeigen sich unsymmetrische Spannungsunterschiede, die auf die unterschiedliche Größe beim Wachstum zurückgeführt werden können. Diese oben beschriebenen Stimmstörungen können oft über Jahre bestehen.

1899 hat der amerikanische Arzt G. Hudson Makuen zum ersten Mal einen solchen Fall beschrieben. Es handelte sich um einen jungen Geistlichen, dem die hohe Stimme weicher und angenehmer erschien, als die Bruststimme. Er konnte nicht dazu gebracht werden, die erstere aufzugeben, obgleich es für ihn mit wenig Anstrengung möglich gewesen wäre: er konnte nämlich ohne weiteres einen echten tiefen Brustton erzeugen.

In neuerer Zeit sind die Mutationsstimmveränderungen auch mit dem *Sonagraphen* objektiviert worden (E. Schönhärl, 1963 und J. Pommez, 1965).

Es lassen sich sehr gut die Brüche darstellen, und bei Bitonalität erkennt man die verschiedenen Frequenzvariationen: die erkrankte Stimmlippe schwingt mit einer niedrigeren Frequenz gegenüber der gesunden Stimmlippe. Die Intensität des Grundtones und der Teiltöne läßt sich allerdings nur durch die mehr oder weniger ausgesprochene Schwärze der Kurven in der Aufzeichnung erkennen. J. Pommez hebt hervor, daß es sich bei einer heiseren Falsettstimme, einer funktionellen Störung, nicht um eine bitonale Stimme handelt, sondern um eine plötzliche Änderung der Frequenz.

Wird eine größere stimmliche Leistung verlangt, kommt erstmals das Stimmversagen zum Vorschein (Theologiestudentenlehrer, die erstmals längere Zeit Unterricht erteilen müssen u. a.).

Die Stroboskopie des Kehlkopfes ergibt die typischen Merkmale einer funktionellen Stimmstörung.

Zur Abgrenzung gegenüber *Phonasthenie* (*Rhesasthenie*) kann das Alter des Patienten herangezogen werden, und im Falle eines Rednerberufes, die Zeitdauer der Berufsausübung. So wird man bei einem jungen Anfänger in einem Lehrerberuf eher an den Zusammenhang mit der *Mutation* denken, als etwa bei einem älteren Lehrer, der jahrelang ohne Stimmbeschwerden unterrichtet hat und erst in letzter Zeit an einer Stimmstörung erkrankte. Was die larvierten Formen anbetrifft, so fanden sich in der Erlanger Klinik (Dir. Prof. G. Theissing) unter

182 Fällen, 107 männliche Patienten mit Mutationsstörungen, 43 akustisch gut wahrnehmbare und 64 larvierte Formen.

Die *Behandlung der Mutatio tarda* kann sich schwierig gestalten und vielfach über viele Monate hinziehen, weil gelegentlich psychische Fixationen im Spiele sind. Aber sie bringt dem Therapeuten schöne Aussicht auf Erfolg, wenn nicht Unmusikalität vorliegt. Wenn die entzündlichen Erscheinungen abgeklungen sind, so empfiehlt es sich, Entspannungsübungen (z. B. Kauübungen nach FRÖSCHELS, „Le son baillé" u. a.) sowie Atem- und Artikulationsübungen anzuwenden. Bei hypokinetischen Befunden ist die Applikation des elektrischen, einschleichenden Reizstromes (E. SCHÖNHÄRL) von Nutzen.

e) Mutationsfistelstimme

Bei dieser Störung bleibt die Stimme in manchen Fällen bei Knaben zwischen a und e′ und erreicht später die obere Grenze der Mannesstimme (d oder e). Mit Recht wies D. WEISS (1938) darauf hin, daß man den Ausdruck „persistierende Fistelstimme" besser vermeidet, da ja die gewöhnliche Knabenstimme keine „Fistelstimme" ist. Pat. mit Mutationsfistelstimme leiden meist sehr unter dem Gespött der Umgebung. Daher zeigen sie manchmal offensichtliche oder versteckte Depressionszustände. Da zwangsneurotische Begleiterscheinungen fehlen, ist die Prognose, auch im höheren Alter, bei entsprechender Behandlung eine gute. Die Erklärung für diese Erscheinung ist nach GUTZMANN SEN. in einem Überwiegen des M. cricothyreoideus zu suchen. Dieser Spannmuskel, der beim Aufwärtssingen in Tätigkeit tritt, kommt dabei dem (infolge des raschen Längenwachstums) versagenden M. vocalis zu Hilfe.

Ein Beispiel: M. Cl., 21 Jahre, ist ein großer, kräftiger Mann. Der Vater des Pat. hatte ebenfalls eine Stimmstörung während des Stimmwechsels. Pat. ist seit zirka 4 Jahren heiser, die Töne sind oft scherbelnd. Der *Kehlkopf* zeigt von außen normale Größe. Der Adamsapfel springt vor. *Kehlkopfspiegelung.* Die Stimmlippen sind grauweiß, bei der Phonation findet sich ein dreieckiger Spalt gegen die Kehlkopfhinterwand zu, sonst o. B.

Stimmumfang: G bis f². *Registerübergang:* bei h′. Hier sind die Töne scherbelnd. Die *mittlere Sprechstimmlage* ist zu hoch, bei g. Bei Druck auf den Kehlkopf von vorn wird der Ton jeweils um einen ganzen Ton tiefer. Unter der Stimmbehandlung besserte sich der Zustand sehr rasch und der Pat. konnte nach vier Wochen aus der Behandlung entlassen werden.

Von jeher wurde nebem dem raschen, überstürzten Wachstum des Kehlkopfes bei einzelnen Patienten während der Pubertät die *psychische Fixation der falschen Stimmlage* geltend gemacht. In einer Arbeit erklärte F. HOGEWIND (1938), indem er sich JAMES SONNETT GREENE (1937) anschloß, diese als rein psychisch bedingt, und betonte die Wichtigkeit der suggestiven Kraft des Stimmtherapeuten.

Die Patienten — meist Einzelsöhne — sollen eine deutlich stärkere Mutterbindung haben als die normalen Jünglinge. Ein Teil der Patienten sei fast erschrocken, wenn man ihnen die normale Stimmlage vermittle und lehne diese als unschön ab. Nun zeigten aber gerade der oben erwähnte Fall wie auch meine Untersuchungen an zahlreichen ein- und zweieiigen Zwillingen, welche große Bedeutung die Erbanlage für die Mutation hat, so daß es in einzelnen Fällen beim allzu schnellen Wachstum des Kehlkopfes in dieser Periode leicht zu einem falschen Gebrauch der Stimmlippen (infolge des schlaffen M. thyreo-arytaenoideus) und zu einem zähen Festhalten der zu hohen Stimmlage kommt, besonders wenn das Individuum unmusikalisch ist und die Umgebung sich nichts weiter daraus macht. Aus der Familienanamnese 20 solcher von mir behandelter Patienten ergab sich, daß eine große Anzahl von diesen ältere Brüder hatten, wobei keine besondere Mutterbindung eruiert werden konnte.

In Einzelfällen kann jedoch *die psychische Eigenart* eine Rolle spielen. Es fehlt bei diesen Pat. oft das positive, aktive Auftreten, und es besteht bei ihnen eine gewisse Neigung zur Bequemlichkeit und Umständlichkeit, ähnlich wie bei Eunuchoiden (FISCHER, FALTA, GARFUNKEL, STAHEL u. a.). G. ARNOLD hat dagegen diese psychische Eigentümlichkeit nur selten beobachtet.

Auch G. CORNUT (1961) und G. PENHA (1957) betonen, daß bei der Pubertätsstimmstörung *immer psychische Faktoren eine bedeutsame Rolle spielen.*

So beschrieb J. POMMEZ (1962) den Fall eines 54jährigen Beamten, der eine eunuchoide Stimme aus psychischen Gründen zäh aufrecht erhielt. Nach eingehender Aufklärung des im übrigen gesunden Kranken — Vater mehrerer Kinder — über die wahrscheinlich psychische Genese des ausgebliebenen Stimmwechsels, gelang es leicht, unter der üblichen Stimmbehandlung innert kurzer Zeit eine männliche Stimme zu erzielen.

Über den *Stimmwechsel bei Gehörlosen* berichteten H. BAUER und H. DING (1962). Reihenuntersuchungen *gehörloser Schüler* ergaben gegenüber Vollsinnigen im Durchschnitt ein späteres Einsetzen der Mutation sowie einen allmählichen und unvollkommenden Verlauf. Als Ursache kommt das mangelnde Vorbild der tiefen Männerstimme in Frage.

Bei *Schwachsinnigen* kann deren recht häufige hohe Stimme entweder eine Folge hormonaler Insuffizienz oder durch funktionelle Fistelstimme bedingt sein. In diesem Sinne wäre also der Begriff der somatisch-psychischen Genese zu erweitern.

Es ist jedoch hervorzuheben, daß nur eine kleine Prozentzahl unter den Knaben zu finden ist, die einen wirklichen Stimmbruch durchmachen. Nach MACKENZIE (1871) sollen nur 17% von Chorknaben einen Stimmbruch aufgewiesen haben. DAWSON (1902) hat sehr früh die Auffassung vertreten, daß der Stimmbruch ("break of voice") nur ein Zusammenbruch einer mißbrauchten Stimme im Knabenalter sei, und daß systematische Singübungen während der Mutationszeit einen langsamen Übergang zur Stimme des Erwachsenen ohne einen „Stimmbruch" ermögliche. Es gibt noch wenige sorgfältig durchgeführte *Stimmwechselgeschichten.* R. SCHILLING (1948) ist darin vorangegangen, daß er in einer wertvollen Arbeit die Stimmutation seiner drei Söhne beschrieben hat. Er führt darin aus, daß der Verlauf der unteren Singgrenze reiner Ausdruck des Stimmlippenwachstums sei, während derjenige der oberen Stimmgrenze als Ausdruck des komplizierten Zusammenwirkens von Kehlkopfwachstum, Dynamik des Spannungsmechanismus, Registerbildung und Verteilung aufzufassen sei. Im weiteren gibt er weitreichende Vorschläge zur Bewältigung dieser — nur nach Zusammenarbeit aller Kulturvölker möglichen — Aufgabe einer gründlichen Erforschung des Stimmwechselproblems.

Die Dauer des Stimmwechsels der Singstimme ist länger als diejenige der Sprechstimme. Daher empfehlen die meisten Autoren, mit dem richtigen Gesangsstudium bei Mädchen nicht vor dem 17. Altersjahr zu beginnen und bei Jünglingen nicht vor dem 18. bis 19. Jahr.

Unter Chorleitern und Schulmusikern war folgende Ansicht über den Stimmwechsel bei Knabenstimmen weit verbreitet: Aus dem kindlichen Sopran wird nach der Mutation eine Bariton- oder eine Baßstimme, das Kind, das eine Altstimme hatte, wird Tenor. Nach zahlreichen Untersuchungen von E. BEHNKE und BROW (1885), R. SCHILLING (1928) und F. MUNDINGER (1951) werden aber aus den Sopranknabenstimmen etwa zwei Drittel Bässe und ein Drittel Tenöre, aus den Altstimmen schwach drei Viertel zu Baß und etwas über ein Viertel zu Tenor. Diese phaenotypisch manifest werdenden, nicht geringen Abweichungen von der Regel (BERNSTEIN und SCHLÄPER) werden durch das Pubertätsgeschehen ausgelöst (F. MUNDINGER).

In seinem sorgfältigen und ausholenden Referat schreibt D. WEISS (1950) „Die Großzahl der Mutationsstörungen muß als *funktionell* betrachtet und als solche behandelt werden. Sie bilden oft in eindeutiger, häufiger in einer bisher nicht allgemein bekannten Weise, die Ursache von vielen späteren phonasthenischen und rhesasthenischen Störungen". Alle Mutationsstörungen können nach D. WEISS entweder in ihrem Entstehen oder als ihre Konsequenz gewisse psychische Abweichungen aufweisen; aber die Therapie soll in erster Linie in Stimmübungen bestehen, die gegebenenfalls mit Psychotherapie verbunden werden kann.

J. BECK (1955) schlägt mit Recht vor, die sogenannte persistierende Fistelstimme als *Mutationsfistelstimme* zu bezeichnen. In seinem Krankengut, das allerdings nur 7 Fälle umfaßt, vermißt er deutliche psychische Fixationen. Objektive Aufzeichnungen über die Charakteristica, Tonhöhe von Jünglingsstimmen hat E. THAYER CURRY (1940) mitgeteilt. Frequenzmessungen bei 3 Gruppen von je 6 Zehn-, Vierzehn- und Achtzehnjährigen ergaben folgende mittlere Tonhöhe beim Lesen: 10jährige: 269,7 Hz, 14jährige: 241,5 Hz und 18jährige: 137,1 Hz. Bei der Mehrzahl der meßbaren Stimmbrüche (nach auf- und abwärts) zeigten sich die Frequenzen in einem relativ engen Bereich.

Einen sehr gründlichen Überblick über die zahlreichen Arbeiten der letzten Jahre gibt auch BELLUSSI (1952) in seiner Arbeit „Entwicklungsstörungen der Stimme", worin er zum ersten Mal die Tomogramme von Kindern und Jünglingen im Alter von $3^1/_2$ bis 17 Jahren veröffentlicht, die im Laufe der Jahre weitergeführt werden sollten.

Für die **Therapie** kommt es bei diesen weitgehend konstitutionell bedingten Stimmstörungen, die sich bei unmusikalischen Patienten oft langwierig und mühsam gestaltet, nur die Stimmübungsbehandlung in Frage, wobei ein leichter Druck auf den Kehlkopf von vorn die Stimme oft sofort senkt. A. DELAINI (1950) empfiehlt die Verwendung doppelseitiger Lärmtrommeln, wobei der Druck auf den Schildknorpel die sofortige Umstellung unterstützen soll. Die Behandlung wirkt sich praktisch für den Patienten außerordentlich günstig aus, denn die Ausübung zahlreicher Berufe (Theologie, Jurisprudenz usw.) kann durch eine solche Stimmveränderung in Frage gestellt sein. Es hat sich bewährt, die Stimmübungen (auf einzelnen Vokalen in möglichst tiefer Lage) durch den faradischen Strom zu unterstützen. NADOLECZNY empfiehlt ferner, den in der Entwicklung zurückgebliebenen Jugendlichen Hypophysenpräparate (Vorderlappenextrakt) zu geben.

f) Verfrühte Mutation

Man kennt seit langem nicht nur eine Spätreife, sondern auch eine *Frühreife* (Pubertas praecox), wobei man, abgesehen von einem stark vergrößerten Genitale und vergrößertem Körperwachstum äußerlich nichts Krankhaftes findet. Die

Psyche weist die entsprechenden kindlichen Züge auf. Tritt die Geschlechtsreife in der Kindheit nach LANZ vor dem 8. Lebensjahr auf, so spricht man von *Pubertas praecox* als Folge einer vorzeitigen Androgenwirkung.

Bei der *Pubertas praecox* entstammen die Androgene den *Leydigzellen* des Hodens, die durch vorzeitige Auslösung der hypophysären Gonadotropinsekretion zur strukturellen und funktionellen Entfaltung gebracht werden. Den Impuls zur Abgabe von Gonatropinen erhält die Hypophyse ihrerseits vom Hypothalamus, d. h. von dem im Tuber cinereum lokalisierten sog. Sexualzentrum (SPATZ, HARRIS). Es erlangt bei Fällen mit Pubertus praecox durch pathologische Prozesse (Tumoren, chronische Entzündungen), die im Zwischenhirn selbst oder im dritten Ventrikel lokalisiert sind, wie auch aus bisher unbekannten Ursachen („konstitutionelle" oder „idiopathische" Pubertas praecox) vor der regulären Zeit Funktionsbereitschaft (LANGE-COSACK, JOLLY, STUTTE). Die Funktionskette Hypothalamus-Hypophyse-Hoden nimmt nach O. WELLER (1961) bei der Pubertas praecox in gleicher Stärke ihre Tätigkeit auf, wie es in der normalen Pubertät der Fall ist. Auch in der weiteren Differenzierung folgen wir der Schilderung von E. WELLER. Bei der *Pseudopubertas praecox* stammen die Androgene hingegen aus pathologischen, teilweise autonomen Quellen; das Funktionssystem Hypothalamus-Hypophyse-Hoden ist nicht in Tätigkeit. Die meist erhöhte Androgensekretion erfolgt aus kongenital hyperplastischen Nebennieren, aus Geschwülsten der Nebennierenrinde und aus Leydigzelltumoren.

Trotz gleichartiger körperlicher Symptome der vorzeitigen Androgenausschüttung sind die einzelnen ursächlichen Formen der Pseudopubertas praecox differentialdiagnostisch gut voneinander abzugrenzen. Beim *Leydigzelltumor*, der im Kindesalter immer eine benigne Geschwulst darstellt, findet sich eine einseitige, glatte Hodenvergrößerung. Liegt eine Nebennierenrindenhyperplasie (kongenitales adrenogenitales Syndrom) vor, so führt Verabreichung von Cortison und seinen Derivaten zu einem starken, rasch einsetzenden Abfall der *erhöhten Harn-17-Ketosteroide* (Cortison-Test nach WILKINS); bei einem autonomen *Nebennierenrindentumor* unterbleibt dagegen dieser durch Hemmung der ACTH-Bildung hervorgerufene Abfall der 17-Ketosteroide.

Wir können nach E. SIGRIST (1940) folgende Gruppen unterscheiden:

1. Sogenannte *genuine Pubertas praecox*. Bereits A. v. HALLER erwähnt den Fall einer Frau, die mit 2 Jahren die Menarche, mit 9 Jahren das erste Kind hatte und mit 75 Jahren gestorben sei. Diese Fälle sind oft *familär*. Idiopathische sexuelle Frühreife kommt sowohl beim männlichen als auch beim weiblichen Geschlecht vor. J. MONEY und J. G. HAMPSON (1955) haben 14 Fälle beschrieben. 5 waren männlich, im Alter von $2^1/_2$ bis $7^1/_2$ Jahren. 9 betrafen Mädchen von 1,2 bis 15 Jahren. Aus dieser Reihe sei ein Beispiel mitgeteilt:

L. W., 2 Jahre, 9 Monate alt. Gewicht: 25,8 kg. Größe: 111,2 cm. Alter der entsprechenden Größe: $5^3/_4$ Jahre. Knochenalter: 9 Jahre. Sexuelle Entwicklung entsprechend der Entwicklung eines Jünglings. Testes etwas größer als normal. Pubeshaare 1 bis 2 cm lang. Axillarhaare. Ziemlich tiefe Stimme. Im Urin: 17-Ketosteroide 0,9 mg bis 1,64 mgr pro 24 Stunden. Oestrogene: 12,2 gamma. Röntgenaufnahme des Schädels und neurologische Untersuchung: Nichts Krankhaftes. Elektroencephalogramm: keine Abnormität.

Exploratorische Laparotomie: Normal aussehende Nebennieren; bioptische Untersuchung: normal; bioptische Untersuchung des Testes: außerordentlich reichliche interstitielle Zellen mit geringgradiger Entwicklung der Samenkanälchen, keine Spermatogenese.

Im Alter von 6 Jahren entsprachen die Sexualorgane denjenigen eines Erwachsenen und die Stimme des Knaben war außerordentlich tief. Im Alter von 2 Jahren und 10 Monaten sprach das Kind fließend Französich und Deutsch. Der Knabe trat im Alter von 4 Jahren und 2 Monaten in die Schule, konzentrierte sich gut und erfaßte besonders die formalen Probleme des Intelligenztestes.

Bei einem entsprechenden weiblichen Fall (6 Jahre) waren die Mammae und Pubeshaare bereits entwickelt, und im Alter von 7 Jahren und 6 Monaten traten Menses regelmäßig auf. Eine Schwester zeigt die gleiche geschlechtliche Frühreife. Sie wies eine außerordentliche Intelligenz auf, fließendes Sprechen und ungewöhnliche Interessen und Kenntnisse. Auch bei einem zweiten Fall eines Mädchens mit *idiopathischer sexueller Frühreife* fand sich ein *familiäres Vorkommen*, nämlich auf der Seite des Vaters: bei 3 Schwestern des Vaters traten die Menses bereits mit 7, 8 und 9 Jahren auf.

2. *Pubertas praecox hypergenitalis* entsteht bei Tumoren der Testes oder Blastoma der Ovarien.

3. *Pubertas praecox suprarenalis.* Unter dem Überschuß des Rindenhormons kommt es zur Hypertrichosis, Fettsucht und frühzeitiger Geschlechtsreife (Syndrome GALLAIS), was besonders bei Mädchen auffällt. Nach NOBECOURT wirkt sich im Tierversuch der Überschuß auf den männlichen Teil der Genitalsphäre aus und hemmt den weiblichen.

Einen Fall von gesteigerter Androgenbildung bei einem 27jährigen mit *kongenitaler Erkrankung der Nebennierenrinde* teilten L. PÜSCHEL und H. NOWAKOWSKI mit. Auf Grund der Vorgeschichte (*Pubertas praecox*) und der erhöhten 17-Ketosteroidausscheidung im Harn bestand der Verdacht auf eine NNR-Erkrankung mit gesteigerter Androgenproduktion. Die Diagnose kongenitale *NNR-Hyperplasie* konnte durch den Effekt einer Cortisonmedikation erhärtet werden. Die Röntgenuntersuchung des Kehlkopfes deckte eine ausgedehnte Verknöcherung auf, die weit über das hinausgeht, was in diesem Lebensalter als physiologisch betrachtet wird. Auffallend waren vor allem die Ossifikation der Trachealringe, die normalerweise erst zwischen dem 40. und 50. Lebensjahr auftritt.

4. *Pubertas praecox pituitaria* bei basophilen Adenomen der Hypophyse.

Bei einem interessanten Fall einer heterosexuellen Androgenausscheidung bei einer 29jährigen Patientin mit hormonalem Virilismus wurde ein fast vollständig verknöcherter viriler Kehlkopf ebenfalls mit verknöcherten Trachealringen und Verkalkung der Rippenknorpel gefunden.

5. *Pubertas praecox pinealis:* Diese ist meist durch Tumoren (Adenome, Sarkome, Teratome) bedingt. F. FASSBÄNDER (1933) gibt in seiner Arbeit eine Tabelle der Tumoren: Von den 38 im Schrifttum von 1875 bis 1933 gesammelten Fällen zeigten 17 eine deutliche Frühreife und ausgeprägte sekundäre Geschlechtsmerkmale. Experimentell konnte gezeigt werden, daß die Entfernung der Zirbeldrüsen bei jungen männlichen Tieren zu einer verstärkten Tätigkeit der Keimdrüsen und zur frühzeitigen Ausbildung der sekundären Geschlechtsmerkmale führt sowie zu einer Aktivierung des sexuellen Trieblebens.

6. *Pubertas praecox cerebralis.* Ein Teil der Fälle von sexueller Frühreife ist auf die gestörten Beziehungen zwischen der Hypophyse und dem *Tuber cinereum* zurückzuführen. Vergleichende histologische Untersuchungen von SPATZ, DIEPEN und O. GAUPP führten zur Vorstellung einer zentripetalen nervösen Verknüpfung der Adenohypophyse mit dem Sexualzentrum im Tuberbereich des Hypothalamus.

So beschreibt E. Bormann (1940) den Fall eines Knaben, der mit 2 Jahren und 10 Monaten einen vollentwickelten Penis und Hoden hatte. Die Schambehaarung war stark entwickelt. Auf der Oberlippe zeigt sich beginnende Bartbildung. Sella röntgenologisch o. B. Körperlänge 117,5 cm. Kopfumfang 53,5 cm. Die *Seitenventrikel* wiesen eine geringgradige Erweiterung auf. Ursächlich fand sich hier eine hyperplastische Mißbildung des *Tuber cinereum*. Weitere Fälle von Pubertas praecox bei Hirnerkrankung (Tumor *am Boden des III. Ventrikels* mit Zysten in den Ventrikel hineinragend) stammen von A. Schmalz und Cornelia de Lange (1943), deren Patientin mit 8 Jahren bereits menstruiert hatte und eine Behaarung der Achselhöhle aufwies. Es fand sich ein Hamartom der Basis cerebri.

Auch im Falle von E. Sigrist (Hans St.) muß man wohl eine zerebrale Erkrankung in der Gegend des III. Ventrikels annehmen. Dank dem freundlichen Entgegenkommen von Prof. Fanconi hatte ich Gelegenheit, die Stimme dieses Patienten phonetisch genau zu untersuchen. Bis jetzt sind genaue Stimmuntersuchungen bei solchen Fällen noch nicht zahlreich.

Zur *Anamnese.* Als der Knabe $2^1/_2$ Jahre alt war, fiel der Mutter das starke Wachstum des Penis und die Schambehaarung auf. (Untersuchung in der paediatr. Poliklinik.)

Status praesens. Großer, kräftig gebauter, gesund aussehender Knabe. Auffallend ist die Kleinheit des Kopfes, verbunden mit Andeutung von Turmschädel, abgeplattetem Hinterhaupt und abstehenden Ohren. Die Knochen sind kräftig, die Oberschenkel sind besonders muskulös. Körperlänge: 106 cm (+ 17); Gewicht: 16,8 kg. Beide Maße entsprechen ungefähr einem 5jährigen Knaben. Brustumfang: 55 cm (+ 7); Bauchumfang: 49 cm; Kopfumfang: 47 cm (— 1,5 cm). Die Intelligenz ist rückständig. Für eine endokrine Störung der Hoden oder der Nebennierenrinde sind keine Anhaltspunkte vorhanden. Der Hirndruck ist erhöht auf 39 cm im Bromäthylrausch. Die Ventrikulographie ergibt in der a-p-Aufnahme eine Ausdehnung der oberen Ventrikeldecken (leichtgradiger Hydrocephalus chron. internus). Kontrolle nach $11^1/_2$ Jahren:

Status localis. Nase beidseits etwas weit, ohne Sekret; *Rachen:* Tonsillen mittelgroß, Schleimhaut normal; der *Kehlkopf* erscheint sehr geräumig und entspricht dem eines Erwachsenen, wie überhaupt der Patient den Eindruck eines 18jährigen macht; der Adamsapfel ist deutlich sichtbar und der Schildknorpel 20 mm hoch; der Kehldeckel ist schlank, aber kräftig entwickelt; die Stimmlippen sind auffallend breit und lang und bewegen sich in normaler Weise; die Taschenfalten sind normal; die *Stimme* klingt tief, ihr Umfang reicht von H bis g; die Sprechstimmlage bewegt sich um c, entspricht also der des Mannes; singen war nie möglich, weil das Aufwärtssingen größte Mühe bereitet.

Eine weitere Beobachtung von hypothalamischer *Pubertas praecox* bei einem 7jährigen idiotischen Knaben beschrieben H. Graber und G. Kernstein (1955). Es fand sich eine umschriebene, geschwulstartige Hyperplasie der nervösen Kerngebiete im Infundibulum Tuber cinereum und beider Corpora mamillaria, vergesellschaftet mit einer 2 mm großen primitiven Augenanlage im Innern des r. hyperplastischen Mammilarkörpers (Hamartie). Eine wichtige, kritische Übersicht über die Literatur betreffend der Pubertas praecox bei Tumoren des ventromedialen Hypothalamus gibt H. Lange-Cosack (1951) unter Mitteilung eines Falles eines 4jährigen Knaben, bei dem eine ganseigroße Geschwulst des Hypothalamus (Astracytom) gefunden wurde.

g) Perverse Mutation

Definition. Unter perverser Mutation versteht man jene Mutationsstörung, die darin besteht, daß der Kehlkopf vom Mädchen zur Zeit der Geschlechtsreife männliche Größe einnimmt. Dadurch entsteht eine abnorm tiefe Stimme. Diese Art Mutationsstörung, die in jedem Fall hinsichtlich der körperlichen Genese geklärt werden muß, kann als ein Pendant zur Eunuchenfistelstimme bei männlichen Individuen betrachtet werden. Fröschels berichtete über ein 6jähriges

Mädchen mit *perverser Mutation*, dessen durchschnittliche Sprechstimmlage sich in der großen Oktave (Sprechstimmlage des Mannes) bewegte; 2 von 4 Mädchen mit zu tiefer Stimme, die er behandelte, seien geheilt worden. NADOLECZNY stellte bei einem 3jährigen Mädchen mit vorzeitiger Geschlechtsentwicklung (das von W. HERZOG beschrieben ist) eine Stimmlage zwischen Gis und c fest. Im deutschen Schrifttum fehlen jedoch genaue Stimmuntersuchungen bei *weiblichen* Patienten mit Pubertas praecox. Einzig in der französischen Literatur fand ich otolaryngologische Angaben in einer Arbeit von J. CALVET.

In die Gruppe der perversen Mutation muß auch der Fall von M. SCHEIER (1908) eingereiht werden, welcher einen *perversen Stimmwechsel* zeigte. Es handelte sich um ein 16jähiges Mädchen, das mit 14 Jahren nur ein Jahr lang menstruierte. Während der Schule hatte es eine schöne Sopranstimme. Dann blieben die Menses aus. Die Stimme wurde tief und rauh wie bei einem Manne. Der Kehlkopf zeigte ein starkes Vorspringen des Adamsapfels. Die Stimmlippen waren bedeutend länger und breiter als bei gleichaltrigen Mädchen. Leichter Bartflaum fand sich an der Oberlippe. Die Genitalien waren jedoch von femininem Typus. *Stimmumfang:* C bis h^2 (vier Oktaven), von g bis c′ etwas heiser. Das Röntgenbild des Kehlkopfes zeigte eine mäßige Verknöcherung im hinteren Teil der Lamina.

GUTZMANN SEN. erwähnt den Fall eines 13jährigen Mädchens, dessen Stimme zwischen tiefem Baß und der normalen Lage der Frau schwankte.

h) Die Stimme während der physiologischen Funktionszyklen der Ovarien und bei deren Ausfall

1. *Menstruelle Dysodie.* Stimmstörungen *während der Menstruation* werden öfters beobachtet. IMHOFER und NADOLECZNY sahen dabei sogar Stimmlippenblutungen infolge gleichzeitig phonischer Überanstrengung. Gewöhnlich bemerkt man während der Menstruation ein Detonieren und eine kurz andauernde Einbuße hoher Töne. BAYER und andere Beobachter erwähnen eine stärkere menstruelle Durchblutung. NADOLECZNY teilt in seinem Lehrbuch den Fall einer Schauspielerin mit, die regelmäßig zu dieser Zeit stockheiser wurde: Die Stimmlippen erscheinen glänzend, geschwollen, sukkulent, wobei die Schleimabsonderung gering war.

2. *Praemenstruelle Dysphonie.* J. PERELLO (1962) machte auf die praemenstruelle Stimmstörung aufmerksam, die sich bei einzelnen Frauen 7 bis 10 Tage vor der Menstruation einstellt und mit anderen praemenstruellen Symptomen einhergeht (Kopfschmerzen, nervöse Unruhe, Bauch- und Brustschmerzen, Blutdruckerhöhung). Nach einigen Tagen hellt sich die Stimme wieder auf. J. PERELLO hat bei seinen Fällen nie Veränderungen der Stimmlippen gesehen, wie das verschiedene Autoren (IMHOFER, NADOLECZNY, PIQUET und TERRACOL, CASTEX) beobachtet haben. Er erklärt dies dadurch, daß es sich bei den Fällen dieser Laryngopathie um Sängerinnen gehandelt habe, die sich dem Arzt bei solchen Stimmstörungen immer wieder zeigen und dann eine *Rötung* der Stimmlippen darbieten (die nicht mit einer Laryngitis zu verwechseln ist). Bei anderen Frauen, die keine Belästigung während ihrer gewöhnlichen Tätigkeit verspüren, bleiben diese Symptome oft unbemerkt.

Diese Stimmveränderung kann offenbar unter dem Einfluß der erhöhten Östrogenproduktion mit einer Epithelverdickung in Zusammenhang gebracht werden, wie dies auch gleichzeitig an anderen Stellen seit langem festgestellt worden ist (J. PERELLO und COMAS, 1959).

Ebenso führt der Gynäkologe J. WILL (1960) die *regelmäßig praemenstruell* beobachtete *Heiserkeit* auf vasomotorische Zustände zurück. Die immer wieder auftretende *Heiserkeit vor den Periodenblutungen* dürfte in den Symptomkreis der „praemenstruellen Beschwerden" gehören: Beckenkongestionen, Brustbeschwerden, Blasenstörungen, Allergosen, Wasserretentionen und auch Beschwerden im Nasen-Rachen-Raum. Die Ursache dazu dürfte vor allem auf eine Störung des Hormongleichgewichts beruhen, die sekundär die neuro-vegetativen Regulationen beeinflussen kann. Auch eine besondere psychische Disposition kann begünstigend auf die Entstehung des praemenstruellen Syndroms wirken.

Störungen im Bereich des Rachenraumes und der oberen Luftwege fand er unter normalen Bedingungen selten. Es gibt aber doch eine Anzahl von Fällen mit Stimmstörungen vor und während der Menstruation, ohne daß außerhalb dieser Zeit eine Veränderung des Kehlkopfes beobachtet werden konnte.

Im Gegensatz zu diesen seltenen funktionellen Störungen finden sich nach J. WILL häufiger Beschwerden vor und während der Menstruation bei organischen Veränderungen und entzündlichen Erkrankungen im Bereich des Kehlkopfes (WESSELY, BAYER), so daß eine praemenstruelle Heiserkeit geradezu auf eine organische Erkrankung hinweist.

3. *Laryngopathia gravidarum.* NADOLECZNY beobachtete ferner gelegentlich ein Tieferwerden der Stimme in der Zeit der *Schwangerschaft.* „Recht oft bleibt aber die Stimme in den ersten Monaten, solange die Atmung nicht behindert ist, durchaus frei. Hinzuzufügen ist noch, daß während der Schwangerschaft öfters vasomotorisch bedingte Veränderungen im Gebiete der oberen Luftwege mit Schwellungen und vermehrter Absonderung von Sekret, das leicht eintrocknet und zu starkem Husten reizt, auftreten." Dabei kommt es oft zu Heiserkeit. Nach SCHREINER (1942) ist der Kehlkopf etwa in einem Fünftel der Fälle beteiligt. Bald nach Ablauf der Schwangerschaft bilden sich die Symptome wieder ganz zurück. B. KECHT und SCHÖN sprechen daher mit Recht von einer „Laryngopathia gravidarum". B. KECHT (1951) unterscheidet eine a) oedematöse, b) trockene (ozaenaartige) und c) nervöse Form dieser offenbar dispositionellen, rein laryngealen Schwangerschaftstoxikose.

4. Zur Zeit der *Menopause* bemerkt man oft ein Tieferwerden der Stimme, jedoch ist dies nach NADOLECZNY durchaus nicht die Regel. Das Klimakterium verläuft ja auch ganz verschieden. Bei einem Teil beobachtet man deutliche Charakterveränderungen und *Virilismus*, welcher auf das Überwiegen der Nebennierentätigkeit zurückgeführt wird. Dabei ist dann eine Vertiefung der Stimme nicht zu verkennen. Manchmal ist die Stimme nur vorübergehend behindert, oft verliert sie aber für immer an Glanz und Höhe.

5. *Die Stimme bei virilisierenden Hormonen.* J. BECK (1961) war meines Wissens der erste Autor, der auf die ungünstigen Wirkungen *virilisierender* Hormone aufmerksam gemacht hat. Er teilte folgende Beobachtungen mit:

Bei einer 52jährigen und einer 34jährigen Frau war nach Anwendung von Hormonen das Tieferwerden der Stimme aufgefallen. Die Sprechtonhöhe lag in einem Fall zwischen e und g und im anderen zwischen e und a. Der Stimmumfang in der Höhe war eingeschränkt. In beiden Fällen erschienen die Stimmlippen gerötet und sukkulent. Bei der Phonation zeigte sich im hinteren Drittel der Stimmritze eine Lücke wie beim Mutationsdreieck.

Im weiteren hat dann J. BERENDES (1962) eine ausgezeichnete Beschreibung der Virilisationssymptome gegeben. Alle seine Fälle waren mit Testosteron behandelt worden. Dann folgten auch warnende Stimmen, daß auch *anabole Steroide* bei übertriebenem Gebrauch zu einem eigentlichen Stimmwechsel führen können, dessen Korrektur große Schwierigkeiten bereitet. (H. ARNOLT, 1963, P. H. DAMSTE, 1964, S. TIMONEN, A. SONNINEN, K. WICHMANN, VAN DEINSE, F. DIELEMANN, H. DROST.) Da die Vermännlichung des Stimmorgans nicht rückgängig gemacht werden kann, gibt es nur eine möglichst gute Anpassung an die neue Gegebenheit.

Stimmveränderungen bei Ovarialtumoren. S. TIMONEN, A. SONNINEN und K. WICHMANN (1962) beschrieben seltene Fälle von Stimmstörungen (tiefe Baßstimmen) bei Ovarialtumoren. (Arrhenoblastome, Teratome, adrenaler Resttumor u. a.) *Die operative Entfernung von Ovarien* bei Erwachsenen hat meist keine wesentliche Veränderung der Stimme zur Folge, wie schon CASTEX schrieb; manchmal findet man aber Störungen wie bei der Menopause.

i) Das Altern der Stimme

Bei der *Greisenstimme* finden wir eine Erstarrung der Gelenke, eine Schwäche des Tonus der Muskeln und Gefäße, Veränderungen, die alle auf die Störung des endokrinen Systems zurückzuführen sind: Die Schilddrüse zeigt im hohen Alter deutliche Spuren von Atrophie. Dagegen sollen die Keimdrüsen nicht ganz diejenige zentrale ausschlaggebende Bedeutung haben, wie manche Forscher behaupten. Die Greisenstimme nimmt an Umfang ab, wird leise und schwach. Oft schnappt sie in die Fistellage über, wird flatternd und tremolierend. Manchmal ist sie zu hoch, besonders beim Sprechen. Die Tonhöhe kann nicht lange eingehalten werden; die Singstimme detoniert und wird zittrig. Über die Alterserscheinungen in der Stimmgebung hat H. STERN (1932) ausführlich berichtet.

Die gleiche Involutionserscheinungen, die beim alternden Organismus in mannigfaltiger Weise auftreten, lassen sich auch am menschlichen Kehlkopf nachweisen. In erster Linie ist für den Alterskehlkopf die Verkalkung und Verknöcherung der hyalinen Kehlkopfknorpel charakteristisch. Diese kann im hohen Alter manchmal so weit vorgeschritten sein, daß die zwischen die Finger genommenen Schildknorpel beim Zusammendrücken keine Spur einer elastischen Federung zeigen. Die Atrophie der Innenweichteile des Kehlkopfes führt zu einer bedeutenden Verschmälerung der Taschenfalten, so daß man die obere Fläche der Stimmlippen in größerer Ausdehnung sieht und der Eingang in die Ventriculi laryngis sehr weit erscheint. Die Stimmlippen weisen eine verminderte Spannung auf und sind sehr häufig exkaviert. Die ganze Schleimhaut hat eine rötlichgelbe, manchmal eine gelbe oder bräunlichgelbe Pigmentierung. Die Sekretion ist vermehrt; gelegentlich findet man Blutextravasate als Zeichen der erhöhten Brüchtigkeit der Gefäße. Diese klinischen Merkmale des Alterskehlkopfes konnte K. KOFLER (1931) auf Grund von mikroskopischen Befunden hinlänglich erklären.

J. TERRACOL und R. AZÉMAR (1949) lieferten eine wichtige Monographie über das Altern der Stimme. Die Frage nach der Stimme im hohen Alter stellt sich ja immer häufiger, weil das Leben des Menschen unstreitig länger dauert als früher. Zuerst werden die allgemeinen Grundeigenschaften des Alterns dargestellt, denn es besteht ein deutlicher „Concensus" — „Man hat das Alter seiner Arterien" (BOURLIÈRE); „Der Mensch hat das Alter seines Bindegewebes zwischen den Organen" (BOGOMOLETZ). Die Autoren gehen dann auf die biologischen Phänomene des Alterns ein, und zwar können unterschieden werden:

1. Die Veränderungen, die sich auf die anatomischen Elemente beziehen, und 2. die Änderungen des biochemischen Zustandes. Ausgehend von dem wichtigen Gedanken, daß die Stimme ein Ganzes darstellt, betonen die Autoren mit Recht, daß der Atemapparat die wichtige Rolle spielt. Er ist besonders gegenüber Infektionen anfällig und es fällt daher oft recht schwer, zwischen den Zeichen der Krankheit und denen des Aufbrauchs zu unterscheiden. In Betracht zu ziehen ist auch die Tatsache, daß der WALDEYERsche Schlundring bereits nach dem 35. Jahre eine normale Involution zeigt. Infolge der Verkalkung der Rippenknorpel und der Osteoporose der Rippen erleidet der Brustkorb eine Verringerung seiner Beweglichkeit und infolgedessen ein weniger rasches Ansprechen bei der Stimmausübung, wobei das Lungenvolumen kleiner wird (NACHER und ROMSTON, NEGUS, PROETZ). Die endokrine Forschung ist wichtig, aber ihre Ergebnisse sind noch eingeschränkt, da viele Resultate auf Tierexperimenten beruhen. Die Beurteilung wird dadurch erschwert, daß in dem großen endokrinen Zusammenspiel die Rolle der einzelnen Drüsen (*Schilddrüse*, *Hypophyse*, *Nebennieren*) nicht leicht abgegrenzt werden kann. Recht eng sind bekanntlich die Stimmveränderungen mit den Sexualhormonen verknüpft, sowohl beim Mann als auch bei der Frau. Wichtig scheint jedoch die heutige Erkenntnis, daß man beim Mann nicht von einem Klimakterium sprechen kann. Die funktionelle Involution der Keimdrüsen verläuft immer langsamer und variiert außerdem von Mann zu Mann [L. BINET, F. BOURLIÈRE und H. BOUR (1949)]. Unter den biochemischen Veränderungen im Alter seien vor allen der Verlust an Wasser (Metabolismus des Wassers) und der Elastizität genannt. Ebenso wichtig sind die Vitamine. Die Askorbinsäure nimmt im Gehirn mit dem Alter zu immer mehr ab (BOURLIÈRE). Es besteht eine große Übereinstimmung zwischen dem Zustand der elastischen Fasern und dem Spiegel der Askorbinsäure in den alternden Organen. Aus allem geht hervor, je differenzierter ein Gewebe ist, desto mehr wird es vom Alter betroffen. Das Altern der Stimme ist individuell verschieden ausgeprägt je nach der stark variierenden bekannten Verkalkung der Kehlkopfknorpel, der Gelenke und des Muskelapparates. Hinsichtlich der Morphologie summieren die Autoren folgende Feststellungen: Atrophie der Kehlkopfinnenmuskeln mit Verdünnung der Schleimhaut und Metaplasie, Atrophie der Schleimdrüsen, Abnahme der elastischen Fasern und Fettinfiltrierung. Auffallend ist das relative Freibleiben der Gelenke und der Halsmuskeln, vor allem des M. crico-thyreoideus. Beim Greis tritt der Kehlkopf und der ganze folgende Eingeweidetrakt tiefer, und zwar *dauernd*, weil die Muskeln und passiven Halteapparate schlaff und überdehnt sind (H. BRAUS). Nach der Ansicht der Autoren hält sich aus hormonalen Gründen die Männerstimme länger als die Frauenstimme. Mittels diagnostischen Methoden, vor allem der Tomographie und der Stroboskopie, lassen sich das Fortschreiten des Alterns und die Funktionen des Stimmorgans außerordentlicht gut erkennen.

Die Vorschläge für die Hygiene der Stimme im Greisenalter sind vor allem psychologischer Natur: „Am Lebensende kann der altgewordene Mann, trotz des allmählichen Verlustes der physischen Kräfte, immer noch eine soziale Rolle spielen. Seine Stimme soll er nicht mehr für äußere Reize und auch nicht für die Führung der Männer verwenden! Er gebrauche sie vielmehr für weise Ratschläge mit gemessener Stimme, auf Grund seiner Erfahrungen."

k) Die Stimme bei der Intersexualität

Die eigentümlichen Stimmveränderungen beim *Hermaphrodismus* sind noch wenig systematisch untersucht worden. Befunde über einen funktionstüchtigen Zustand der Keimdrüsen beider Arten beim gleichen Individuum (*Hermaphrodismus verus*) werden beim Menschen kaum beobachtet. Dagegen ist das Auftreten von Zwitterdrüsen (Ovotestes), d. h. Keimdrüsen mit geschlechtsspezifischen Elementen beiderlei Geschlechtes, wiederholt nachgewiesen worden (ZONDEK). Bei solchen Individuen können die sekundären Geschlechtsmerkmale nach der einen oder anderen Seite vorherrschen. Wesentlich häufiger sind die Fälle von *Pseudo-Hermaphrodismus*. Bei diesem findet sich nur äußerlich eine Verbindung von Sexualcharakteren beider Geschlechter, während die Keimdrüse nur eines Geschlechtes vorhanden ist. Praktisch interessieren besonders diejenigen Formen von Intersexualität, die nur angedeutet während der kritischen Entwicklungsjahre, wie Pubertät und Klimakterium, auftreten („*kritische Intersexe*" MARANONS).

Findet sich bei Knaben in der Pubertät eine Art eunuchoider Adipositas mit Gynäkomastie, Hypogenitalismus und Fehlen oder weiblicher Typus der sekundären Geschlechtsmerkmale, so fällt die Entscheidung manchmal schwer, ob es sich um eine verzögerte Pubertät oder um eine vorübergehende Intersexualität handelt, oder ob eine dauernde Fehlbildung vorliegt. Nach Überwindung dieses kritischen Alters kann, wenn auch meist verzögert, eine normale Entwicklung eintreten, oder aber Fettsucht und Hypogenitalismus können bestehen bleiben. Manchmal findet sich ein Übergang zu eunuchoidem Hochwuchs (E. HAASE).

Einen seltenen Fall von *Androgynie* beschrieb M. ERBSTEIN (1928). Es handelte sich um einen echten Sopran bei einem Manne mit normalen männlichen Geschlechtsorganen, normaler Verteilung der Behaarung am Körper. Daneben fehlten aber die Haare im Gesicht, bei weiblicher Psyche, weiblicher Erotik und Stimme (c′ bis c³) und weiblichem Kehlkopf. Nur eine Störung der endokrinen Drüsen kommt als Erklärung in Betracht.

ZONDEK gibt ein Beispiel einer Pseudo-Hermaphroditin: X. X., 39 Jahre, weiblich, genannt „Onkel Otto", menstruierte mit 13 Jahren. Mit 20 Jahren hatte sie ein gesundes Kind geboren. Die Stimme ist tief und rauh wie bei einem Manne. Die Fettlager tragen virile Züge. Das Becken zeigt männliche Dimensionen, ebenso ist der Charakter männlich. Genitalien: weiblich.

M. BLEULER und H. BAER (1948) untersuchten 10 heterosexuell stigmatisierte *schizophrene* Frauen. Alle Fälle, deren Schizophrenie besonders schwer verlief, wiesen grobe männliche Züge, sowohl des Gesichtes als in den Körperformen, auf. Einige zeigten ferner deutliche maskuline Veränderungen der Stimme mit auffallend langen Stimmlippen. Andere wiederum zeigten männliche Körperbehaarung. Trotz intensiver fünfmonatiger Behandlung mit synthetischen Oestrushormonen konnten die maskuline Stigmatisation und die schizophrene Psychose nicht beeinflußt werden.

Ich hatte Gelegenheit, 15 Patientinnen mit *Intersexualität*, welche sämtliche wegen Psychosen in der Heilanstalt Burghölzli, Zürich (Dir. Prof. M. BLEULER) interniert waren, in bezug auf den Kehlkopf und die Stimmen zu untersuchen. Es war zu erwarten, daß neben den übrigen virilen Veränderungen auch der Kehlkopf und die Stimme, die ein deutliches sekundäres Geschlechtsmerkmal bilden, daran teilnehmen. In der Tat konnte ich bei sieben Fällen deutlich männliche Züge feststellen.

Ein Beispiel: B. Frieda, Katatonie. Prominentia laryngea wenig vorspringend, *Stimme:* männlich tief, bei c (H). Die Kehlkopfspiegelung wegen Resistenz nicht möglich, Behaarung an den Extremitäten ausgesprochen maskulin. Schamhaare deutlich heterosexuell verteilt, mittelstark. Gesichtsform viril, Schnurrbart und Haare seitlich vom Kinn.

Ein weiterer Fall: B. Magr., geb. 1914, Pfropfkatatonie. Pat. sang mit 17 Jahren im Kirchenchor die zweite Stimme. Sie hätte aber sogar die dritte Stimme singen können. *Kehlkopf:* Epiglottis überhängend. Die Stimmlippen sind auffallend lang wie bei einem Mann, im übrigen aber normal. *Stimmumfang:* G bis a′. Die oberen Töne sind heiser. Die Stimme klingt männlich tief: mittlere Sprechstimme bei c. *Gesichtsform:* Virile und infantile Züge. Schnurrbart und Kinnbart angedeutet. Extremitätenbehaarung ausgesprochen maskulin. Schamhaare: heterosexuelle Verteilung angedeutet.

In allen diesen Fällen muß eine verstärkte Tätigkeit der *Nebennierenrinde* angenommen werden, welche sich auf die Keimdrüsen und auf die sekundären Geschlechtsmerkmale (tiefe Stimme, frühzeitige Geschlechtsreife) auswirkt. Die auffällige Umwandlung in den männlichen Typus bringt es mit sich, daß 80% der Krankheitsfälle bei weiblichen Individuen beobachtet werden (Leschke). Im Gegensatz dazu steht die Hypoplasie der Nebenniere, die das vorzeitige Altern mit herabgesetzter Geschlechtsfunktion, Ausfallen der Haare und der Zähne bringt. Nach C. R. Czapnik (1943) sind alle Formen von Intersexualität monomer erbbedingt. Selten sind die Gelegenheiten, bei denen die Sektion die auf eine Nebennierenhyperplasie zurückzuführende Intersexualität bestätigte. Über einen solchen Fall berichtete A. Werthemann (1943).

Es handelt sich um eine 76jährige Frau, die eine frühzeitige Vermännlichungstendenz aufwies. Sie hatte einen männlichen Gesichtsausdruck, die Schambehaarung war männlich. Die Mammae fehlten. Der Uterus, die Tuben und der Sin. urogenitalis zeigten eine ordentliche Entwicklung. Keine Prostataanlage. Beide Nebennieren waren hypertrophisch, 25,5 g und 45,5 g. Die Rinde war verdickt und ödematös.

In neuester Zeit wurde es möglich, das Klinefelter-Syndrom mittels des Geschlechtschromosomennachweises *als echte chromosonale Intersexualität* einzuordnen. Diese Kranken zeigen eunuchoide Symptome, rasche Ermüdbarkeit, Änderungen der Körperproportionen, der Behaarung, Osteoporose, sowie hypotone Kreislaufregulation und Hypometabolismus, der als Folge des Hypogenitalismus aufgefaßt werden kann.

1959 gelang der Nachweis eines überzähligen X-Chromosoms (P. Jakobs, A. Strong, Ford, C. Polani, J. Briggs und P. Bishop).

2. Erkrankungen der Schilddrüse und Stimme

a) Die Stimme der Kretinen

Historisches. Bereits die älteren Autoren beobachteten den geringen Rauminhalt des Kehlkopfes und die tiefe heisere Stimme der Kretinen.

So liegt ein Bericht Felix Platters (1644) über diese Menschen vor, welche er im Dorf Brennis im Wallis/CH gesehen hat. „Man brachte ihm einige nach Sitten, weil man Hülfe von ihm erwartete; er bemerkte besonders einen bisweilen umgestalteten Kopf, eine dicke geschwollene Zunge, Sprachlosigkeit und Kröpfe.“ (Nach F. Ackermann, 1790.) A. von Haller (1771) gibt eine kurze Beschreibung der Kretinen im Wallis/CH und erwähnt auch einzelne Ursachen von denen er glaubt, sie würden das Übel erzeugen. F. Ackermann schreibt: „Die Stimmritze im Luftröhrenkopf kann sich über den gewöhnlichen Durchmesser verengen, erstens, weil das achte Nervenpaar bei einem Durchgang durch den knöchernen

Schädel so sehr viele Gewalt leidet . . ., zweitens, weil die Muskeln von der Zunge zum Zungenbein nicht im Stande sind das Stimmorgan zu befestigen."

Schon die älteren Forscher beobachteten also den geringen Rauminhalt des Kehlkopfes und die tiefe, heisere Stimme der Kretinen. Aber lange Zeit fehlte eine systematische Erforschung des Einflusses der Schilddrüsenhormone auf die Entstehung, das Wachstum und die Funktion der oberen Luftwege. Erst durch die Arbeiten von SEEMANN, LOEBELL, NADOLECZNY und SCHILLING wurde der Kehlkopf als sekundäres Geschlechtsmerkmal genau beschrieben. Auch erkannten sie die Wichtigkeit der Schilddrüse für das Wachsen des Kehlkopfknorpels. Unter den neueren französischen Autoren erwähnten TERRACOL und AZÉMAR den Infantilismus des Larynx bei allen kretinischen Formen. Auch diese Autoren, ebenso SEEMANN, heben die kleine Zahl der Untersuchungen über den Einfluß der Schilddrüse auf das Wachstum und die Entwicklung des Kehlkopfes hervor. WEGELIN (1936) wies darauf hin, daß bei Zwergkretinen der Kehlkopf im Wachstum zurückbleibe, jedoch fast nie so stark, daß bei Männern der Stimmbruch nicht zustande komme. Besondere Schwellungen sind ihm im Larynx nicht aufgefallen. Eine Verknöcherung der Knorpel vermißte er auch im höheren Alter. Aus diesem Grunde stellte ich mir die Aufgabe, die für uns erreichbaren Halbkretinen sowohl otorhino-laryngologisch, als auch vom phonetischen Standpunkt aus genau zu untersuchen. Außerdem bot sich Gelegenheit, durch pathologisch-anatomische Untersuchungen an zwei Kehlkopf- und Schilddrüsenpräparaten von Kretinen meine Beobachtungen zu ergänzen.

Die otolaryngologischen Untersuchungen sind bei diesen meist debilen oder imbezillen Menschen außerordentlich mühsam und zeitraubend, wobei auch noch die oft vorhandene endemische Schwerhörigkeit die Schwierigkeit der Stimmuntersuchung erhöht. Trotz diesen Einschränkungen läßt sich, wie das Labyrinth bei den Gehörprüfungen, auch die Funktion der Stimme beurteilen. Im ganzen wurden 35 Kretinen und Halbkretinen untersucht.

Nach diesen Untersuchungen ergab sich, daß von den 35 Kretinösen 26 einen auffallend kleinen *Stimmumfang* hatten. Dieser bewegt sich von einigen Tönen bis höchstens zu einer Oktave. Die Kopfstimme fehlt oder ist nur ganz schwach entwickelt. Das Stimmtimbre bietet alls Stufen von verdumpfter und belegter bis zur grunzenden Stimme. Die Kehlkopfuntersuchung ergibt in 22 Fällen eine deutlich tastbare *Hypoplasie* des Larynx, wie sie auch an den zwei erwähnten pathologisch-anatomischen Präparaten von Kretinen festgestellt werden konnte.

Der Einfluß der Schilddrüse auf das Wachstum des Organismus ist wohl bekannt. Es liegen aber schon zahlreiche Beobachtungen vor, die zeigen, daß die nach dem Schilddrüsenausfall auftretende Wachstumshemmung erst dann zustande kommt, wenn auch andere Wachstumsdrüsen in Mitleidenschaft gezogen werden. Nach FLOWER und EVANS (1925) wachsen thyreoidektomierte Ratten weiter, wenn man ihnen Vorderhypophyse verfüttert. Allerdings müßte die Vorderhypophyse auf ihren Thyroxingehalt geprüft werden. WEGELIN sagt, daß ein Zusammenspiel zwischen der Schilddrüse und der Hypophyse für ein normales Wachstum unbedingt notwendig sei. Auch bei unseren Fällen beobachtete man, wie so oft bei der Jodmangelkrankheit, die „Dissoziation der Symptome" (EGGENBERGER). Der Kehlkopf muß nicht immer schwer geschädigt sein; es kommen auch leichtere Hemmungen vor.

Es hält also der Schilddrüsenmangel den Organismus in einem infantilen Zustand; der Grad der Infantilität hängt von dem Zeitpunkt ab, in dem die Schilddrüsentätigkeit aufhört, mit der entsprechenden Wachstumsphase Schritt zu halten (GUDERNATSCH). So ist es begreiflich, daß wir in unserem Untersuchungsmaterial von dem schwer betroffenen, hypoplastischen Kehlkopf des Vollkretinen alle Übergänge bis zur leichten Insuffizienz der Stimme finden. Dabei sind aber, wie bereits erwähnt, auch die Genitalorgane von großer Wichtigkeit, wenn auch die Schilddrüse (in den frühesten Jugendjahren, unterstützt von der Thymusdrüse) als Differenzierungsdrüse die Hauptrolle spielt. Die Reifungsstufen der Geschlechtssphäre liefern die deutlichsten Zeichen der progressiven Differenzierung. Man sieht leicht ein, daß die höheren Stufen, der letzte Ausbau, wie er sich in den sekundären Geschlechtsmerkmalen äußert, beim Schilddrüsenmangel nicht mehr erreicht wird. Im Gegensatz zum *Eunuchoidismus* und dem *Kastraten* ist bei der mit *Hypogenitalismus* verbundenen Atrophie der Schilddrüse der Kehlkopf in seinem Wachstum so schwer geschädigt, daß er weder die früher viel bewunderte, klangvolle Kastraten- noch die viel primitivere eunuchoide Stimme hervorbringt. Der exogene Faktor (der Jodmangel) wirkt sich eben schon im Keim in seiner Anlage aus, während beim Kastraten oder Eunuchoiden nur der letzte Ausbau unterbleibt.

So zeigen unsere Fälle von Hypogenitalismus zwar auch die Hypoplasie des Kehlkopfes, eine hohe Sprechstimmlage und das kindliche Stimmtimbre, während von einer eigentlichen Singstimme keine Rede sein kann. Allerdings muß man auch die gestörte Fähigkeit der akustischen Aufnahme und vielleicht die mangelhafte Funktion der kortikalen Hörzentren (in der HESCHLschen Hirnwindung) bei unseren Fällen in Betracht ziehen.

Die Stimme der Kretinösen hat viele Beziehungen zur Greisenstimme, welche mit der Erstarrung der Gelenke, dem Elastizitätsverlust des Bindegewebes, der Schwäche der Muskeln und Gefäße des gealterten Kehlkopfes auch auf die Dysfunktion des endokrinen Systems zurückzuführen ist. Vom Kretinösen sagt man ja auch, er altere frühzeitig. Wie weit die bei der übrigen Körpermuskulatur beobachtete, kretinische Muskelschwäche bei der Stimmgebung eine Rolle spielt, ist schwer zu entscheiden. Nach LANGHANS ist sie durch ödematöse Durchtränkung, gelegentlich auch Verfettung der Muskelfasern, oder durch den mangelnden Muskelsinn infolge der veränderten, sensiblen Endorgane in den Muskeln bedingt. Andere Autoren (BAYON, SCHOLZ und WEGELIN) fanden dagegen bei vielen Kretinen histologisch normales Muskelgewebe mit schöner Querstreifung. Die histologische Untersuchung eines Stückes aus dem M. cricothyreoideus (path. anat. Präparat, Fall 1 und 2) einer 52jährigen Kretinen zeigte ein geringgradiges Ödem.

Ein Beispiel: A. Adolf, 60jährig, debil; hatte nie den Stimmbruch, Körpergröße 141 cm. Kretinoides Aussehen. Haare dünn. Haut trocken. Schilddrüse aplastisch. Genitalien: der rechte Hoden ist unterentwickelt. *Ohren:* Trommelfell beidseitig o. B. Hörweite: rechts 30 cm, links 50 cm für Flüsterzahlen, für Konversationszahlen: rechts 500 cm, links 600 cm (mit der BÁRÁNYschen Lärmtrommel). Lateralisation nach links, A-40″, a′-7″. Untere Tongrenze: rechts A, links A_I. Obere Tongrenze: rechts c_5, links c_6. Nase: Nasengänge weit, Schleimhaut trocken, sonst o. B. *Rachen:* o. B. *Kehlkopf:* (von außen) klein, Höhe 18 bis 20 mm. Die Stimmlippen sind grauweiß, kurz und schmal; sie bewegen sich bei der Phonation in normaler Weise. Die Stimme klingt unrein, schwach, Stimmeinsatz weich. Stimmumfang: d bis h′. Die mittlere

Sprechstimme ist auffallend hoch (bei h). Die Sprache ist monoton. Der zeitliche Akzent ist ebenfalls gestört: nach zögerndem Beginnen überhasten sich die Silben. Jedes Wort wird zwei- bis dreimal wiederholt und wird nach und nach immer undeutlicher. Ein eigentlicher Klonus aber fehlt. Beim Nachsprechen gelingt der einfachste Satz nicht, es kommen bald Auslassungen vor. Silben werden verschluckt und das Sprechen wird bald undeutlich. Es werden hauptsächlich Infinitive verwendet. Sigmatismus stridens und Pararhotazismus (r = l).

Beim *Myxödem* beruht nach E. SCHÖNHÄRL die Heiserkeit auf einer rein muskulären Bewegungsstörung der Stimmlippen. Daß es sich um einen echten Substanzverlust (Atrophie) handelt, kann auch aus dem stroboskopischen Bild geschlossen werden, das im übrigen regelmäßige, gegenschlagende Bewegungen erkennen ließ, während die Exkavation der Stimmlippen erhalten blieb.

J. CHRYSSIKOS und P. PANTAZOPOULOS (1962) beschreiben ausführlich einen Fall von *Myxödem* bei einem 53jährigen *Hyperthyreotiker*, der, bei normalem Aussehen der hypotonischen Stimmlippen, eine dauernde Dysphonie mit Ausfall der Kopftöne aufwies. Die Diagnose Myxödem konnte histologisch durch die Untersuchung eines prätibialen Hautstückes gesichert werden. Übrige Ursachen, z. B. der Druck der vergrößerten Schilddrüse, ließen sich ausschalten. Diese Beobachtung steht im Gegensatz zu den Feststellungen von A. SONNINEN (1960), der bei drei Hyperthyreotikern ohne Kompression der Struma nie eine Dysphonie erheben konnte. Es muß in diesem Fall angenommen werden, daß myxomatöse Veränderungen in den Kehlkopfmuskeln die Stimmstörung verursachten. Diese ließ sich durch eine spezifische Behandlung (radioaktives Jod und Cortisone) nicht beeinflussen. Ebenso zeigte das prätibiale Ödem nur eine leichte Besserung.

b) Stimmstörungen bei Hyperthyreose

Bei der *Entstehung des Morbus Basedow* spielen psychische, diencephale, hypophysäre und vor allem thyreogene Faktoren mit; an Jodschaden ist in jedem Fall zu denken. Viele Autoren — vor allem amerikanische — haben die *Jodanämie* als Maßstab der Schilddrüsenfunktion in den Vordergrund gestellt: Beim Normalen findet man 4 bis 10 g%, während bei Hyperthyreosen 10 bis 20 g% an Eiweiß gebundenem Jod im Blut festgestellt wird. Es gibt jedoch schwerste Hyperthyreosen mit normalem Gehalt an eiweißgebundenem Jod im Blut. So ist also immer noch das zuverlässige klinische Urteil maßgebend [W. HADORN (1953)].

Über die Veränderung der Stimme bei Basedowkranken fand man bis in die neuere Zeit weder im internistischen Schrifttum noch in der Endokrinologie und Phoniatrie eine besondere Arbeit. Einzig STERN erwähnt kurz einzelne Formen der Dysphonie, die er bei dieser Krankheit beobachtet hat. Als erster befaßte sich R. SEGRE (1933) eingehender mit den stimmlichen Symptomen bei *M. Basedow*, indem er diese Erkrankung mit dem *M. Addison* in Beziehung brachte, da beide in phonetischer Hinsicht, wenn auch nicht konstant, aber doch zum mindestens häufig, ähnliche Merkmale hätten. Eine gewisse nahe Beziehung ergebe sich auch aus der bei M. Basedow häufig vorkommenden Hypofunktion der Nebennieren und der Hyperfunktion der Schilddrüse bei M. Addison, deren gekoppelte Erscheinungen nach der Theorie einzelner Endokrinologen (CASTELLINO, PENDE u. a.) eine bedeutende Rolle spielen sollen. Er bemerkte aber gleich, daß die dabei beobachteten Stimmstörungen nicht ausschließlich diesen Krankheiten angehörten und deshalb für diese nicht ganz charakteristisch seien.

Mit Recht weist SEGRE darauf hin, daß Fälle von Druckwirkung der vergrößerten Schilddrüse auf den Kehlkopf, auf die Luftröhre oder auf die Nn. recurrentes, auszuschalten sind und daß auch die Lunge frei sein müsse.

Im Vordergrund der Symptome des Hyperthyreoidismus steht die frequente, oberflächliche Atmung und die *verminderte Vitalkapazität* (BRYSON, M. RABINOWITSCH, MCKINLAY). Nach RABINOWITSCH senkte sich die Vitalkapazität bei den Basedowikern in dem Maße, wie der Grundumsatz ansteigt. Die Vitalkapazität soll für die Prognose des M. Basedow wichtiger sein als der Grundumsatz selbst (MCKINLAY). Dazu kommt die seelische Störung, die sich hauptsächlich in einer unerklärlichen Angst, in einer Übererregbarkeit und leichten Erschöpfbarkeit äußert. Die Stimmstörung ist sehr wechselnd. Die Kranken klagen über leichte Ermüdbarkeit, oft verbunden mit krampfartigen Zuständen. Oft ist das Stimmtimbre verändert, manchmal auch scherbelnd. Nach SEGRE sind die Stimmregister oft, speziell bei der Frau, „in toto" nach oben verschoben. Daneben finden sich, besonders bei den Gesangbetreibenden, Zeichen von *Phonasthenie* (zittrige Töne, Dystonieren, Heiserkeit). Die *Kehlkopfspiegelung* ergibt außer den wechselnden Zeichen, wie man sie bei der Stimmschwäche sieht, nichts Krankhaftes. Auffallenderweise bemerkte SEGRE *auch eine Art Sprachhemmung* („*Dysarthrie*"), die eine gewisse Ähnlichkeit mit dem Stottern hatte. Die Sprachstörung äußerte sich in einem „tonischen Spasmus", auf welchen eine Embolophrasie folgte. Ihr vorübergehender Charakter, ihre Unbeeinflußbarkeit vor Respektspersonen und ihr Auftreten jenseits der Kindheit veranlaßten den Autor, diese Sprachschwierigkeit nicht zum Stottern zu rechnen.

SEGRE schildert einen Fall einer 36jährigen Frau mit dem Zeichen von Phonasthenie und der geschilderten Sprachstörung, von der Patientin selbst als „Stottern" bezeichnet. Die übrigen körperlichen Symptome (frequenter Puls, leichtes Zittern der Hände, Zeichen von Graefe und pos. Stellwag sowie die familäre Belastung) ließen den Autor an M. Basedow denken. Die Bestimmung des Grundumsatzes sicherte die Diagnose. Die nicht weiter präzisierte hormonale Behandlung habe zum völligen Verschwinden sowohl des Händezitterns als auch der psychischen und phonasthenischen Beschwerden geführt.

Zur Diagnosestellung ist zunächst zu sagen, daß die Abgrenzung der leichten Hyperthyreosen gegenüber den *vegetativen Dystonien* oft nicht ganz leicht ist. Die vasomotorischen Zeichen sind nach W. THIELE bei dieser zuletzt genannten Störung verschieden: Die Haut ist blaß (bei der Hypertrophie der Schilddrüse gerötet), die Extremitäten kalt (bei der Hypertrophie warm). Subjektiv hat der Hyperthyreotiker ein Hitzegefühl, während der vegetative Dystonische fröstelt. Besonders findet sich bei der Hyperthyreose eine dauernde Tachykardie, während sie bei der vegetativen Dystonie nur nach Belastung auftritt. Nach W. THIELE sind Steigerungen des G. U. bis 25% nicht pathologisch. Bei dieser strengen Diagnosestellung werden die Fälle von M. Basedow mit Stimmstörungen nicht sehr häufig zu finden sein. Sechs mir zur Verfügung stehende Fälle konnten phoniatrisch untersucht werden.

Ein Beispiel: Sch. Käthe, 49 Jahre. *Anamnese:* Seit zirka 25 Jahren leidet Pat. an einem Kropf. Nach einer Jodmedikation trat eine *Hypothyreose* auf, die sich nicht zurückbildete. Der Pat. fiel eine Veränderung der Stimme auf. Sie konnte früher mühelos bis zum c^3 singen; jetzt macht ihr das Singen Mühe, weil ihr der richtige Atem fehle. Grundumsatz: +30%. Blutsenkung 3 mm in einer Stunde. Blutstatus: 9% Eosinophile, im übrigen o. B. Vitalkapazität 2,7 L (leichtgradige Verminderung).

Der *otolaryngologische Status* zeigt keine Besonderheiten.

Phonetische Untersuchung: Stimmumfang f bis g². Mittlere Sprechstimmlage: c′. Tonhalten auf dem Vokal o, Ton c′, ist stark verkürzt (4″). Die Rufstimme findet sich eingeschränkt. Nach der Strumektomie war die Stimme wie früher. Das Tonhalten verbesserte sich auf 8 bis 10″.

Bei der Beobachtung aller einschlägigen Fälle, die vegetative Dystonie mit inbegriffen, galt es nachzuprüfen, ob tatsächlich Krämpfe vorkommen, die, wie SEGRE schreibt, „die Rede hemmen" oder beim Sprechvorgang eine Art von „Stottern" zeigen. Ich konnte in keinem Falle solche Anzeichen finden, ebenso waren die Patienten nicht heiser und hatten keine scherbelnde Stimme. Eine Anzahl von unsern Basedowikern hatte gar keine Beeinträchtigung der Stimme im Verlaufe der Erkrankung bemerkt. Daß leichte Ermüdbarkeit der Stimme, Herabsetzung der Rufstimme, Dystonieren und flattrige Töne gelegentlich beobachtet werden können (NADOLECZNY), ist bei der herabgesetzten Vitalkapazität, der Übererregbarkeit des Nervensystems begreiflich und — wie auch SEGRE mit Recht betont — nicht charakteristisch für die Hyperthyreose. Da die Stimmschwäche hier nicht einfach funktionell bedingt ist und nicht infolge einer Übermüdung oder des falschen Gebrauchs der Stimme zustande kommt (wobei die Ängstlichkeit und die Besorgnisse der Kranken sich nicht ausschließlich um die Stimmfähigkeit drehen), kann man mit dem oben genannten Autor tatsächlich von einer „*Pseudo-Phonasthenie*" sprechen. Diese wäre jedoch von der STERNschen *Pseudo-Phonasthenie* (Überanstrengung bei großen stimmlichen Leistungen infolge schlechter, beziehungsweise der Eigenart des jungen Künstlers nicht angepaßter Gesangsmethode, oder auch, wenn an eine ungeschulte Stimme dauernd künstlerische Anforderungen gestellt werden, z. B. Solosingen, Deklamieren) abzugrenzen. Besser wäre wohl die Bezeichnung „*thyreogen bedingte Dysphonie*".

Einen wichtigen Beitrag zur Untersuchung der Stimme bei Basedow hat D. SCURI (1938) gebracht. Seine 9 weiblichen Fälle (unter Weglassung von 3 Fällen mit annähernd normalem Grundumsatz) zeigten eine Erhöhung des G. U. von 66% im Mittel. Die deutlich herabgesetzten Spirometerwerte bewegten sich zwischen 0,7 L bis 2,4 L (nach der Ermüdungsperiode, d. h. nach 7 Atemzügen). Aufnahmen mit dem Gürtelpneumographen ließen eine allgemeine geringe Ausgiebigkeit der respiratorischen Bewegungen erkennen. Bei einer großen Zahl der Fälle war das normale Verhältnis: I: E offensichtlich verändert. Keine der Patientinnen bot bei der Kehlkopfspiegelung offensichtliche Veränderungen der Stimmlippen. Recht oft fand dieser Forscher Hemmungen der Sprache, sowohl beim Lesen als auch beim spontanen Sprechen. Es zeigten sich Wiederholungen, Stillstände, Verzögerungen, wie man dies etwa beim Poltern und Stottern feststellt. SCURI sieht darin aber etwas Akzessorisches, das sich aus der Dissoziation der ideo-assoziativen Zentren und denjenigen der sprechmotorischen erklären lasse.

Beim sogenannten „*thyreovokalen Syndrom*" [VAN DEN HOEVEN (1928)], welches sich bei Patienten *mit vergrößerten Schilddrüsen* ohne Zeichen von M. Basedow findet, handelt es sich möglicherweise um Patienten mit *vegetativer Dystonie*. Diese Patienten zeigen ebenfalls schnelle Ermüdbarkeit der Stimme. Sie sind ängstlich, haben Schwierigkeiten in der Stimmgebung, besonders bei den hohen Tönen mit einer Verdumpfung des Stimmtimbres (TARNEAUD).

Über *Muskelveränderungen bei Schilddrüsenfunktionsstörungen* hat H. Jesserer (1961) berichtet. Es lassen sich zwei Gruppen von Muskelveränderungen unterscheiden:

1. *Die hyperthyreotische (thyreotoxische) Myopathie.* Sie befällt die gesamte, quergestreifte Muskulatur. Zuerst tritt ein allgemeines Müdigkeitsgefühl bei muskulären Beanspruchungen auf. Schließlich kann die Schwäche bis zur Bettlägerigkeit führen. Wirkliche Lähmungen fehlen. Gleichzeitig beobachtet man fortschreitenden Muskelschwund und Gewichtsverlust. Die Muskeln sind weich, schlaff und zeigen gelegentlich ein spintanes Fibrillieren. Eine Entartungsreaktion fehlt, das Verhalten auf Prostigmin und Curare ist normal. Das Elektromyogramm und die Histologie sind pathologisch (Lipomatose, Atrophie). Oft werden Tumorkachexie oder eine primäre Muskelkrankheit diagnostiziert, besonders bei Myopathiefällen von chronischer Hyperthyreose ohne Augensymptome. Schwere Fälle sind selten; oft besteht keine Parallelität mit dem Ausmaß der Hyperthyreose. Die Therapie ist sinngemäß, die Prognose ist nicht schlecht. Die Gefahr einer thyreotoxischen Krise wird beim Bestehen der Myopathie größer.

Auffällig zeigt sich ein häufiges Zusammentreffen von *Hyperthyreose* und *Myasthenia gravis*. Ein kausaler Faktor ist bisher nicht erwiesen. Häufiger als man erwartet, findet man auch das Zusammentreffen von Hyperthyreosen und paroxysmalen Lähmungen.

2. *Die hypothyreotische Myopathie* entspricht im Vollbild einer Myotonie (Myotonia acquisita im Gegensatz zur klassischen M. congenita). Sie kommt bei Erwachsenen und meist besonders schwer bei Kindern vor, sowohl beim postoperativen wie beim kryptogenetischen Myxödem und steht in keinem eindeutigen Zusammenhang mit der Schwere der Hypothyreose (nach H. Keller).

c) Struma und Stimme — Hypothyreoidose

Bei einer sehr großen Zahl von Kranken mit einer gewöhnlichen *Struma*, die zum großen Teil von der Operation auch phonetisch untersucht wurden, konnte ich nie besondere Stimmbeschwerden feststellen, wenn man von jenen Kranken absah, bei denen die vergrößerte Schilddrüse auf die Luftröhre, auf die äußere Halsmuskulatur oder auf die beteiligten Nerven drückte.

Wenig bekannt ist, daß eine ausgesprochen linguale *Ektopie der Schilddrüse* eine charakteristische Dysphonie verursachen kann. G. Yannatos und P. Pantazopoulos (1965) haben drei solcher Fälle mit etwa eigroßen Tumoren an der Zungenbasis beschrieben. Der Kehlkopf erwies sich dabei als normal. Die Stimme war klosig und hatte einen bedeckten, näselnden Klang infolge der veränderten Resonanz im Pharynx. Nach Exstirpation in einem Fall wurde die Stimme normalisiert. Die zwei anderen Kranken, deren Behandlung konservativ war, zeigten zwar eine progressive Besserung, aber nicht ein so gutes Resultat wie beim Operierten.

A. Sonninen (1960) hat die Kehlkopfsymptome und Stimmstörungen bei 131 *Kropfpatienten* untersucht. Es wurde eine erste Gruppe von 22 Kranken, mit Luftröhrenkompression ohne Thyreotoxikose, einer zweiten von 23 mit echter Toxikose ohne Kompression gegenübergestellt. Es zeigte sich statistisch, daß laryngeale Symptome (eine unklare und tiefe Sprechstimme — etwa in der

Hälfte der Fälle — und Schwierigkeiten beim Singen hoher Töne und eine überhauchte Singstimme — etwa bei $^{1}/_{3}$ der Fälle — neben den übrigen Kropfzeichen) hauptsächlich bei der 1. Gruppe vorhanden waren. Die Patienten der zweiten Gruppe wiesen dagegen größtenteils Allgemeinsymptome auf. Stroboskopisch wurde in 5 von 11 Kompressionsfällen eine deutlich stärkere Stimmlippenamplitude auf der kompressionsfreien Seite gefunden.

d) Die Stimme bei Mongoloiden

Im Jahre 1868 hat L. Down zum ersten Mal das *Syndrom des Mongolismus* beschrieben. Eines der charakteristischen Merkmale dieses Syndroms, *dessen Ursache sich heutzutage in einer abweichenden Struktur des Chromosomenpaares 13 und 21 zeigt,* ist eine rauhe, heisere Stimme. Die Eigenschaften der Stimme bei diesen Kindern sind früher meist durch hormonale Störungen erklärt worden. Im allgemeinen wird angenommen, daß die Stimmstörungen durch eine Schilddrüseninsuffizienz verursacht werden. C. E. Benda analysierte eingehend die hormonalen Störungen bei dem Downschen Syndrom. Bei der hystologischen Untersuchung beobachtete er die schwerwiegensten Veränderungen in der Hypophyse und nahm daher an, daß die Insuffizienz der Hypophyse die übrigen Drüsen mit innerer Sekretion beeinflußte.

St. Klaymann, Belejewski, St. Novak und E. Sedláčová untersuchten eine Gruppe von 32 Patienten mit Downschem Syndrom. Bei allen Kranken wurde eine phonetische Untersuchung durchgeführt. Bei der Mehrzahl der Personen fanden die Autoren einen geringen Stimmumfang; Stimmregister waren nicht nachweisbar. Die Stimme war oft rauh und heiser. Im Spektrum fanden sich folgende charakteristische Merkmale:

1. das Hervortreten des Grundtones bei Selbstlauten;
2. die höheren Formanten waren verringert.

Die Verfasser konnten auch weitere pathologische Phänomene im Spektrum feststellen:

a) durch erhöhten Phonationsdruck verursachte Unregelmäßigkeiten der Stimmlippenschwingungen;

b) Unregelmäßigkeiten, die durch Zusammenpressen der Taschenfalten entstehen;

c) Geräuscherscheinungen, die durch erhöhten Phonationsdruck zustande kommen.

Die Stimmstörungen bei Mongoloiden können offenbar nicht nur durch Veränderungen der Stimme, sondern auch durch Abweichung in der ganzen Art ihrer Sprechäußerung: Dyslalie, Tachylalie und Monotonie bestimmt werden

Ähnliche Befunde erhoben J. F. Michel und J. R. Carmay (1964) bei 8 *mongoloiden Knaben* und H. Hollien, R. H. Copeland bei 9 *mongoloiden Mädchen.* Sie fanden, daß der Grundton der mittleren Sprechstimmlage nicht deutlich tiefer liegt als bei gleichaltrigen, normalen Kindern; die abnormalen Stimmqualitäten müssen also auch bei diesen Autoren durch andere Charakteristika (z. B. abnormale Resonanzen, Flüsterton u. a.) ursächlich in Betracht gezogen werden.

3. Erkrankungen der Nebenschilddrüse und Stimme

a) Hyperparathyreoidismus

Selten sind Stimmstörungen bei *Hyperparathyreoidismus* beschrieben worden. Es ist bekannt, daß ein relativ kleiner Abfall des ionisierten Kalziums im Blutserum Übererregbarkeit und Muskelspasmen (Tetanie) verursacht. Im Gegensatz dazu läßt *der erhöhte Blutkalziumspiegel* erwarten, daß er die *Nervenerregbarkeit herabsetzt.* Die Muskelschwäche, wie man sie gewöhnlich beim Hyperthyreoidismus findet, ist darauf zurückgeführt worden (ALBRIGHT und REIFENSTEIN, 1948). Die Steuerung des Ca- und Phosphorstoffwechsels findet statt: 1. durch Vitamine, besonders Vitamin D, 2. durch das Parathyreoidealhormon, 3. durch nervöse Zentren im Zwischenhirn-Mittelhirn-System, wo die Integration aller Regulationen entsprechend den Bedürfnissen des Gesamtorganismus erfolgt (G. FANCONI). Selten sind in diesem Krankheitsbild sensorische Symptome beschrieben worden. J. SIMPSON hat 5 Fälle von Hyperparathyreoidismus gesammelt, welche *Hörstörungen* darboten und in einem Fall *Aphonie.* GUTZMANN, SWENSON und PARSON (1934) beschrieben einen Fall, der eine fast aphonische Stimme zeigte, bei einem Kalziumwert von 13,9 mg/100 cm³. Die Kehlkopfspiegelung ergab keine Abnormität außer Ödem der Schleimhaut. In 3 Fällen des Krankengutes von J. SIMPSON verschwanden die Hörstörungen nach Entfernung eines Adenoms der Parathyreoidea und die Hörprüfung ließ keinen Hördefekt erkennen. Ähnlich wie das Chinin die Nervenleitung blockiert (COPPER, 1924), vermutet J. SIMPSON einen engen Zusammenhang der Hypercalcämie zwischen der reversiblen Schwerhörigkeit, Aphonie und Muskelschwäche.

C. WILLIAM und seine Mitarbeiter (1961) berichteten über 21 operativ bestätigte Fälle von primärem *Hyperparathyreoidismus.* Die Patienten zeigten größtenteils Symptome von seiten des Skelettes: unbestimmte, lokalisierte oder generalisierte Schmerzen, gelegentlich Spontanfrakturen. Bei 15 Patienten fand man radiologisch abnorme Knochenstrukturen, teils typische Osteitis fibrosa, teils lediglich Osteoporose. Bei zwei Patienten traten Nierensteine auf. Ein wichtiges und häufiges Symptom ist die Pollakisurie und Polyurie. Bei 6 Patienten lag ein peptisches Geschwür vor. Typisch ist die Verschlimmerung der Symptome unter der üblichen Milchdiät (kalziumreich). Biochemisch konnte in allen Fällen eine Hyperkalzämie nachgewiesen werden. Bei 11 Patienten war eine Hyperkalziurie vorhanden; bei 16 Patienten eine Hypophosphatämie nachweisbar. 4 Patienten zeigten normale Phosphatwerte.

b) Hypoparathyreoidismus

Hypoparathyreoidismus und Stimmlippenlähmungen sind wohlbekannte Folgen von Kropfoperationen. B. T. SHERMAN (1965) und Mitarbeiter untersuchten 25 Frauen und einen Mann, die an Hypoparathyreoidismus litten. Jeder Patient hatte nach der kurz oder lang zurückliegenden Operation Serum-Kalziumwerte von 8,5 mg/100 ml oder weniger. Demgegenüber stand eine Gruppe von 52 Kranken, die eine Strumektomie hinter sich hatten. Keiner dieser Patienten hatte Vitamin D erhalten. Der Kalziumspiegel bei diesen Probanden entsprach dem Normalen. Von der ersten Gruppe (Hypoparathyreoidismus) zeigten 13 Patienten eine *Stimmlippenlähmung*; 12 davon hatten auch eine subjektiv empfundene Stimmstörung. In drei Fällen war die Lähmung doppelseitig. Dagegen wiesen nur 4 Strumektomierte mit Normalkalziumwerten eine einseitige Lähmung der Stimmlippen auf. Drei dieser Operierten verspürten auch subjektiv eine Stimmveränderung.

4. Erkrankungen der Nebennieren und Stimme

Es seien hier zu Beginn einzelne Hauptzeichen aus der Mannigfaltigkeit der Symptomatologie der *Addisonschen Krankheit* genannt:

Im Vordergrund steht die Muskeladynamie, die mit einer raschen Ermüdbarkeit, auch im Bereich des Seelischen, einhergeht. Dazu kommen die Abmagerung, die Durchfälle und die gelbbraunen Pigmentierungen der Haut sowie der Schleimhäute (besonders in der Mundhöhle in Form von dunklen Flecken) und Kreislaufveränderungen: Tachykardie, Hypotonie. Was das Blutbild anbetrifft, so sind nach NAEGELI hohe Lymphozytenwerte mit oder ohne Anämie ein starkes Argument für die Diagnose des Morbus Addison. Typisch ist auch die Eosinophilie.

Da die Nebennieren eine hohe Bedeutung für den gesamten intermediären Stoffwechsel haben, ist es begreiflich, daß bei zahlreichen allgemeinen Störungen dieses Organ besonders belastet wird. Kommt es dann zu einer relativen *Insuffizienz*, so bezeichnet man diesen Zustand auch als *Addisonismus* (EHRMANN und DINKIN). Bei diesem Formenkreis handelt es sich also um eine geringere Schwäche der Nebennieren, bei der nicht alle Symptome des M. Addison vollständig ausgeprägt sind. Der Morbus Basedow wird von einzelnen Autoren ebenfalls zur Addisonschen Krankheit gezählt, da auch hierbei Adynamie und Pigmentierung auftreten.

Entsprechend der allgemeinen Adynamie ist es zu begreifen, daß auch die Stimme Schwächezeichen aufweist. Diese erscheinen im vorgeschrittenen Stadium der Asthenie und der Pigmentation und verstärken sich mit der weiteren Verschlimmerung des Leidens. Nach einer Phase von leichter Ermüdbarkeit stellt sich nach R. SEGRE eine Verdumpfung der Stimmklänge ein, die im Liegen oftmals verschwinden soll. Schließlich kommt es dann zu totaler Aphonie, meist einige Tage vor dem Exitus. Dieser zuletzt genannte schwere Zustand mit den trägen Stimmlippenbewegungen ist jedoch nicht charakterisiert für Morbus Addison. Man findet dieses Symptom allgemein bei der Kachexie, bei hochgradigen toxischen und infektiösen Krankheiten. Die Auffassung, daß es sich bei all diesen schweren Zuständen um eine Erschöpfung der Nebennierensekretion handelt, dient zur gemeinsamen pathologischen Abklärung. Es sei im folgenden eine typische Krankengeschichte auszugsweise wiedergegeben:

S., Karl: *Anamnese:* Stark pigmentiert. Die Pigmentierung sei während des Sommers in auffallender Weise aufgetreten und bestehe seither jeden Sommer und Winter seit zirka fünf Jahren. Starke Müdigkeit, die in den letzten Monaten noch zugenommen habe. Seit dieser Zeit bestehe bei Anstrengungen eine gewisse Atemnot, leichter Husten und Auswurf. In den letzten Jahren habe Pat. allmählich zirka 10 kg abgenommen. *Allgemeinstatus:* Starke Pigmentierung, Blutdruck 120/80, Paradentose, Leber vergrößert, bis fast zum Nabel reichend. Röntgen: Keine Kalkschatten im Bereich der Nebennieren. *Diagnose:* Morbus Addison.

Otolaryngologische Untersuchung: Nase: Schleimhaut trocken, Septum gerade. *Rachen:* Schleimhaut auffallend trocken, von blaßrosaroter Farbe. *Kehlkopf:* Die Stimmlippen schließen bei der Phonation im hintersten Drittel nicht vollständig. Im übrigen ist die Funktion nicht behindert. Die Stimme zeigt einen heiseren Klang, sie ist leicht scherbelnd. *Tonhalten:* 15″. Vitalkapazität: 2800 ccm.

Übereinstimmend mit den Angaben von R. Segre zeigen die zwei Fälle von M. Addison und ein Fall von Addisonismus Schwierigkeiten beim Rufen und rasche Ermüdbarkeit der Stimme. In zwei Fällen kommt ein weiteres Symptom dazu, nämlich die auffallend scherbelnde Stimme, die offenbar — wie auch die Heiserkeit — auf die Überanstrengung des leicht ermüdbaren Stimmorgans zurückzuführen ist. Man kann also auch hier von einer „*Pseudo-Phonasthenie*“ sprechen.

Eine 48jährige Patientin, bei der die Diagnose M. Addison im Frühstadium gestellt und durch *Percortin* (tägl. 10 mg) außerordentlich günstig beeinflußt wurde, hatte stimmlich gar keine Beschwerden. Dagegen war ihre Sprechstimme auffallend tief. Nach W. Gloor-Meyer, Häsler, Segre u. a. ist die Behandlung mit synthetischem Rindenprodukt (z. B. Percortin) sehr wirksam, vor allem bei Addisonismus, wenn auch die Pigmentierung wenig oder gar nicht beeinflußt wird.

Einen interessanten, seltenen Fall einer isolierten Wucherung jener Anteile der Nebenniere, welche die Sexualhormone hervorbringen, teilten A. Hauser und M. Keller (Universitätsfrauenklinik Basel) mit. Eine 30jährige Patientin litt an Amenorrhoe, einem immer stärker werdenden Virilismus und einer zunehmenden Vermännlichung der Stimme. Der Grundumsatz war um 17% erhöht; beim Hahnentest fand man 40 bis 50 mg Androsteron, d. h. etwa 5 bis 10mal mehr als beim normalen Menschen. Das Röntgenbild des Periretroperitoneums (P. D. Dr. C. Buetti) zeigte an der linken Nebenniere eine faustgroße, rundliche Verschattung. Die Epinephrektomie ergab links einen 180 g schweren, gut abgrenzbaren Tumor, der von der Nebenniere ausging. Histologisch fand er *ein ziemlich differenziertes Nebennierenadenom.* Alle übrigen Funktionen der Nebenniere, insbesondere der Mineral- und Zuckerstoffwechsel, waren nicht betroffen. Die präoperativ festgestellte sehr starke Östrogenausscheidung konnte sich auf die weiblichen Organe nicht auswirken, da sie offenbar durch die Wirkung der enorm erhöhten Androgene vollständig neutralisiert wurden. Nach der Operation erreichte die 17-Ketosteroidproduktion wieder ihre normalen Werte, die Behaarung verschwand weitgehend und die Ovarialfunktion erholte sich auffallend rasch. Ähnliche Fälle publizierten E. Riegler, O. Colombo und A. Probst (1960), S. Toninen und Mitarbeiter (1962).

5. Hypophysenerkrankungen und Stimme

Beim Erwachsenen kennt man neben der generellen *organischen Insuffizienz des Hypophysenvorderlappens (Panhypopituitarismus)* verschiedene Formen von partieller und selektiver Insuffizienz, bei denen nicht alle, sondern nur ein Teil, oder sogar nur eines der Vorderlappenhormone, fehlt. Im Gegensatz dazu ist beim Kind der hypothalamo-hypophysäre Zwergwuchs die bekannte Form der organischen *Hypophysenvorderlappen-Insuffizienz.* Neben dem verzögerten Wachstum ist dabei das Ausbleiben der Pubertät besonders charakteristisch. Dies deutet einerseits auf den Ausfall des hypophysären Wachstumshormons und andererseits auf den Ausfall der Gonadotropine. Klinische Symptome einer Nebennieren- und Thyreoidea-Insuffizienz liegen nur selten vor, lassen sich aber mit genauen Funktionsproben häufig nachweisen.

Ein Beispiel: Ein vom 5. bis zum 18. Jahr von O. WELLER beobachtetes Mädchen wies einen ausgesprochenen *Zwergwuchs*, mangelhafte Knochenreifung und deutliche Insulinüberempfindlichkeit mit hypoglykämischen Anfällen auf. Mit 15 Jahren setzte spontan die Brustentwicklung und mit 17 Jahren die Menarche ein. Die Pubesbehaarung war mit 18 Jahren noch kaum vorhanden und die 17-Ketosteroidausscheidung wurde extrem niedrig. Während der Pubertätsentwicklung setzte nur die Knochenreifung beschleunigt ein, jedoch nicht das Wachstum.

Die Ursache bildete eine *partielle Hypophysen-Insuffizienz* mit ungenügender Produktion von somatotropem und adrenocorticotropem Hormon bei ausreichender Produktion von gonadotropen Hormonen.

Da die experimentellen Untersuchungen bei infantilen Tieren, denen man Hypophysenvorderlappenextrakte injizierte, eine Zunahme des Keimepithels und der interstitiellen Zellen zeigten sowie (auf Schwangerenharn) zu einem starken Hervortreten der sekundären Geschlechtsmerkmale führten, wären Veränderungen der Stimme beim Menschen erklärlich. Es wurden deshalb die in die Klinik und Poliklinik eintretenden Patienten mit Hypophysenerkrankungen hinsichtlich des Kehlkopfes und der Stimme näher untersucht. Im ganzen konnte ich 10 Fälle (8 Männer und 2 Frauen) beobachten. Es handelt sich in sämtlichen Fällen um intrasellare Hypophysentumoren, die von Prof. NAGER nach der transethmoidalen Methode von CHIARI operiert wurden. Bei den zwei weiblichen Patienten fiel besonders die tiefe, männliche Sprechstimme auf. Bei den übrigen Kranken bot die Stimme nichts Auffälliges.

Besondere Beachtung verdienen jedoch drei Fälle von *Akromegalie*. Da in Fachschriften Beschreibungen der Kehlkopfveränderungen sehr selten sind, seien deren Krankengeschichten auszugsweise mitgeteilt:

Fall 1. B. Erika, geb. 1917. *Persönliche Anamnese:* Menarche mit elf Jahren, immer ganz unregelmäßig. In den letzten vier Jahren keine Periode mehr, mit Ausnahme einer einzigen, 1941. Das Leiden begann zirka 1937. Damals merkte die Pat. plötzlich einen Stimmbruch: die Stimme wurde heiser, und wenn Pat. laut rief, wurde die Stimme ganz tief. Die Finger und die Füße vergrößerten sich in auffallender Weise. 1941 entwickelten sich Barthaare und eine starke Behaarung an Brust und Bauch. Die Brüste wurden kleiner. Allgemein starke Ermüdbarkeit. Keine Kopfschmerzen. Gelegentlich Flimmern der Augen.

Allgemeinstatus: Ausgesprochen viriler Körperbau. Hals: keine Struma. Lunge, Herz, Abdomen o. B. Das Reflexbild ist normal. Grundumsatz: +10,5%. Versuch nach STAUB: Angedeuteter diabetischer Kurvenverlauf. Enzephalographie: normal große Ventrikel. *Diagnose:* Akromegalie. Die am 17. November 1942 vorgenommene Operation (Prof. F. NAGER) ergab ein Adenom der Hypophyse.

Lokalstatus: Kehlkopf von außen: Das Auffällige ist, daß die Prominentia laryngea stark vorspringt. Beim Tasten bemerkt man deutlich den Adamsapfel und im Profil sieht man denselben ganz deutlich. *Larynxspiegelung:* Die Arygegend ist beiderseits etwas verdickt, ebenso ist die aryepiglottische Falte wulstig, kurz. Es besteht eine leichte *Asymmetrie* der Kehlkopfhälften insofern, als die linke Kehlkopfpartie etwas länger erscheint als die rechte, im übrigen normale Verhältnisse. Die Vergrößerung der übrigen Teile des Kehlkopfes war nicht sehr auffallend.

Phonetische Untersuchung: Stimme: Die Sprechstimme ist belegt, mittlere Sprechstimmlage c'. *Stimmumfang:* d bis a', stark überhauchte, gepreßte Töne. Die Kopfstimme fehlt. Tonhalten 10 Sekunden auf dem Ton c', Vokal o.

Fall 2. S. Gregor, 40 Jahre. *Anamnese:* Etwa im Jahre 1928 bemerkte Patient, daß seine Finger immer dicker und größer wurden, ebenso seine Füße und sein Gesicht. Seine Umgebung sah, wie seine Nase, sein Kinn immer unförmiger wurde. Pat. nahm stark an Gewicht zu. Sehfähigkeit herabgesetzt; er leidet an heftigen Kopfschmerzen und depressiven Stimmungen sowie starker Müdigkeit.

Allgemeinstatus: Die Reflexe sind in Ordnung. Lunge, Herz o. B. Starke Vergrößerung der Akra, plumpe, wulstige Lippen. *Diagnose:* Akromegalie.

Lokalstatus: Nase: Schleimhäute trocken aussehend. *Pharynx:* Leichte Verdickung der Zunge. *Ohren:* o. B. *Kehlkopf:* Die Arygegend beidseits wulstig verdickt, ebenso die aryapiglottische Falte. Die Stimmlippen sind wulstig, bewegen sich aber in normaler Weise. Der Kehlraum war nicht auffallend vergrößert.

Phonetische Untersuchung: Die Stimme ist tief und rauh. Mittlere Sprechstimmlage: *Ais*. Es gelingt dem Pat., nur wenige rauhe Töne zu bilden (zwischen A bis fis).

Fall 3. A. Hermann, geb. 1904. *Anamnese:* Pat. machte 1930 eine Lues II durch. Nach vier Kurven sei der Wa. immer negativ geblieben. Mit 26 Jahren, nachdem er früher immer schlank geblieben war, wurde er plötzlich dicker. Mit etwa 33 oder 34 Jahren sei der Mutter des Pat. aufgefallen, daß seine Nasenspitze sich verdickt habe. Dazu traten häufige Kopfschmerzen und vergröberte Gesichtszüge. Etwa im Jahre 1937 bemerkte er, daß der Unterkiefer nach vorne wuchs, und daß die unteren Zähne sich immer mehr von den oberen entfernten. Die Stimme sei tiefer geworden. Der Adamsapfel soll stark nach vorn getreten sein.

Allgemeinstatus: Starke Vergröberung der Akra, plumpe, wulstige Lippen. Haare struppig. Herz, Lunge o. B. Reflexe normal. *Diagnose:* Akromegalie.

Lokalstatus: Hals: Keine Struma. Nase: o. B. Ohren: o. B. Die Prominentia steht stark vor. Die rechte Schildknorpelplatte steht gegenüber der linken zurück (*Asymmetrie*). *Kehlkopfspiegelung:* Epiglottis plump, dick. Die Arygegend beidseits verdickt, ebenso die aryepiglottische Falte. Die Stimmlippen sind nicht auffallend wulstig, sie bewegen sich in normaler Weise.

Phonetische Untersuchung: Die Stimme ist tief und etwas rauh. *Mittlere Sprechstimmlage:* Gis. Stimmumfang: F bis c'.

Die bisher wohl umfangreichste Untersuchung zur Frage der *Erblichkeit* der *Akromegalie* verdanken wir E. Blickensdorfer (1951) aus der Klinik von Max Bleuler in Zürich. Unter 1430 Verwandten von 21 Akromegalen konnte ein weiterer Fall von Akromagalie nicht gefunden werden. Blickensdorfer hat daraus den Schluß gezogen, daß die Akromagalie als solche nicht erblich ist. Über Akromagalie bei Zwillingen sind nur Beobachtungen an zwei eineiigen Zwillingspaaren mitgeteilt worden (Levis, H. Störing, H. Leinser, 1940), von denen jeweils nur der eine Zwilling die Krankheit aufwies.

Auch E. Bruno (1958) hat *zwei Fälle von Akromegalie* beschrieben. Der Kehlkopf erwies sich als vergrößert, mit Kongestion und erhöhtem Turgor besonders der Taschenfalten, aber auch der übrigen Schleimhaut. Die Stimme war tief und hatte einen gutturalen Beiklang.

Zahlreiche Autoren haben darauf hingewiesen, daß die knorpeligen Anteile der Nase, des Ohres, des Kehlkopfes und der Luftröhre ungewöhnlich verdickt seien. Dabei komme es zu einer echten Wucherung der Knorpelzellen (Senator, 1907, Neufeld, 1907, Landesmann, 1908, Pagniez, Chapell, 1896, Jackson, 1918).

Literatur

Knötchen, Furchen. Endokrine Stimmstörungen (I)

Aristoteles, übersetzt von Huber und Wimmer: Tierkunde, 2, 335 (1868). — Arnold, G. F.: Die phoniatrische Nachbehandlung mehrfach operierter und bestrahlter multipler Papillome des Kehlkopfes. Mschr. Ohrenheilk. 73, 253 (1939); — Phonetische Beobachtungen bei einer Kehlkopfmißbildung. Mschr. Ohrenheilk. **81**, 264 (1947); — Die traumatischen und konstitutionellen Störungen der Stimme und Sprache. Wien: Urban und Schwarzenberg, 1948.

BAAR, H.: Makrogenitosomia praecex — Zirbeltumor, Z. Kinderhk. **27**, (1920). — BARTON, S.: Abhandlung über den Kropf in Nordamerika, übersetzt von W. LIELSCH. Göttingen: H. Dietrich. 1802. — BERNHARD, H.: Neue Ergebnisse der Hypophysenforschung. Ergebn. ges. Med. **20**, 39. Berlin u. Wien: Urban & Schwarzenberg, 1935. — BIEDL: Innere Sekretion, 2. Teil. Berlin, 1922. — BIRCHER, H.: Der endemische Kropf und seine Beziehungen zur Taubstummheit und zum Kretinismus. Basel: B. Schwabe, 1883. — BLEULER, M.: Untersuchungen aus dem Grenzgebiet zwischen Psychopathologie und Endokrinologie. Arch. Psyc. Z. Neu. **180**, 272 bis 528 (1948). — BORMANN, E.: Pubertas praecox. Arch. Psychiatr. **111**, 666—694 (1940). — BRUGGER, C.: Psychiatrische Erbprognose. Schw. med. Wschr. **29**, 855 (1941); — Weitere Untersuchungen über die Ausscheidung von Phenylbrenztraubensäure bei Schwachsinnigen. Schw. med. Wschr. 32, 967, 1943. — BÜRGER, M.: Fortschr. inn. Sekret. Jahreskurs ärztl. Fortbild., **30**, H. 3 (1939).

CALVET, J.: Mue de la voix et macrogénitosomie précoce. Rev. franç. Phoniatr. **7**, Nr. 26, 1938. — CHERVIN: Bégaiement et autres defauts de prononciation. Soc. d'éditions scientifiques, Paris, 1895. — COULON, W.: Über Thyreoidea und Hypophysis der Kretinen. Virchows Arch. **147**, H. 1 (1897). — CRINIS, DE, M.: Das vegetative System in seinen Beziehungen zu den klinischen Krankheitserscheinungen. Leipzig: G. Thieme, 1944. — CZAPNIK, C. R.: Über die Erbbedingheit der Intersexualität. Arch. Rasen-Gesellschaftsbiol. **36**, H. 3 (1943).

DIELEMANN, F.: Een 62jarige met een fistelstem (holl.). Logopaedie en Phoniatrie **18**, Nr. 5, 1946. — DIETERLE, TH.: Die Athyreosis. Virchows Arch. **184**, 56 (1906); — Zur Pathologie des infantilen Myxödems. Verhandl. 28. Vers. Ges. Kinderheilk., 83. Vers. Ges. dtsch. Naturforscher und Ärzte in Karlsruhe. Wiesbaden: Bergmann, 1911; — Über endemischen Kretinismus und dessen Zusammenhang mit anderen Formen von Entwicklungsstörungen. Med. Diss. Berlin: S. Karger, 1906.

EGGENBERGER, H.: Kropf und Kretinismus. „Handb. inneren Sekretion", Leipzig: C. Kabitzsch, 1928; — Verh. Schweiz. naturforsch. Ges. **362—363**, 1931; Schweiz. med. Wschr. **38**, 19 (1941); — Die Prophylaxe des Dystyreosen und ihre Wirkung auf die Wehrfähigkeit. Schweiz. med. Wschr. **38**, 19. Sept. 1941. — ENKE, W.: Konstitutionstypische und endokrine. Faktoren bei besonderer Berücksichtigung der Erbbiologie. Arch. Klaus-Stift. Vererbungsforsch. **17**, H. 1/2 (1952); — Konstitutionstypische und endokrine Faktoren bei Geisteskrankheiten. Allg. Z. Psychiatr. **1**, 109 (1938). — ERDSTEIN, M. S.: Ein seltener Fall von Androgynie. Msch. Ohrenheilk. **62**, 783 (1928). — EUGSTER, J.: Zur Erblichkeitsfrage des endemischen Kretinismus. Arch. Klaus-Stift. 429—458, 1938; — Zur Erblichkeitsfrage der endemischen Struma. Arch. Klaus-Stift. **11** (1936); — Neue deutsche Klinik. **4**. Ergänzungsbd. 1936; — Endemische Thyreopathie und Kapillarbild. mit besonderer Berücksichtigung der Erbbiologie. Arch. Klaus-Stift. Vererbungsforsch. **17**, H. 1/2 (1942); — Kropfproblem und Bodenatmung. Arch. Klaus-Stift. **12**, 27 (1937). — EUZIÈRE, J., J. TERRACOL et R. FAFON: Les troubles de la parole dans les affections du système nerveux central. Rev. franç. Phoniatr. **7**, 21 (1939). — EVANS, H. M.: Function of the anterior hypophysis. Harvey lecture N. Y. 1924, zit. nach F. GUDERNATSCH.

FABRE, A.: Traité du goître et du crétinisme. 138—151, Paris: Labbé, 1857. — FALTA, W.: Handbuch der inneren Medizin **4**, Berlin: J. Springer, 1912. — FASSBENDER, F.: Über einen Fall von Praecoxtas somopsychogenitalis bei einem $7^1/_2$ Jahr alten Mädchen. Z. Kinderheilk. **54**, H. 3—5 (1933). — FELLENZ, H. L.: Über Mutationsstörungen der Stimme bei beiden Geschlechtern. Z. Hals-, Nas.-, Ohrenheilk. **16**, 426—442 (1926). — FODÉRÉ: Über den Kropf und Kretinismus. Übersetzt von W. LINDENMANN. Berlin: Fr. Himburg, 1796. — FONIO, A.: Weiterer Beitrag zur Methodik der Untersuchung der Blutgerinnung. Schweiz. med. Wschr. Nr. 7, 146 (1921). — FRISCHEISEN-KÖHLER, J.: Zwillinge in den Familien von Hilfsschülern. Z. menschl. Vererb.-Konstit.-Lehre **20**, 1 (1937). — FRÖSCHELS, E.: Untersuchungen über die Kinderstimme. Zbl. Physiol. 1934.

GARFUNKEL: ZIEGLERS Beiträge zur pathol. Anatomie und allgem. Pathologie. 72. — GLASSCHEIB, A.: Therapie der Ozaena. Mschr. Ohrenheilk. 1931. Mschr. Ohrenheilk. 1936, 2. — GLOOR-MEYER, W.: Praxis 51, 1938. — GRABER, H., und G. KERSTING: Pubertas praecox bei Hamartie des mediobasalen Hypothalamus mit heterotoper Retinaanlage, Dtsch. Z. Nervenheilk. **173**, 1—20 (1955). — GUDERNATSCH, F.: Entwicklung und Wachstum. Handb. d.

inneren Sekretion v. M. HIRSCH, 2. Hälfte. Leipzig: C. Kabitzsch, 1933. — GUTZMANN, H.: Ergebn. inn. Med. 3, 366, J. Springer, 1909. — GUTZMANN, H., und P. SWENSON: J. Amer. med. Ass. **103**, 87 (1934).

HABÖCK, FR.: Die Kastraten und ihre Gesangskunst. Stuttgart: Dtsche Verlagsanst. 1927. — HADORN, und K. BAER: Die neue Behandlung des Morbus Basedow und der Hyperthyreose mit Thiouracilderivaten. Schweiz. med. Wschr. Nr. 38, 1945. — HAMILTON, J. B., und G. R. HUBERT: Stimmveränderungen bei eunuchoidalen und kastrierten Männern nach Anwendung des männlichen Wirkstoffes. Amer. J. Physiol. **129** (1940). — HAMPSON, J., and J. MONEY: Idiopathic Sexual Precocity in the Female. Psychosom. Med. XVII, 16—35 (1955). — HANHART, E.: Über heredodegenerativen Zwergwuchs mit Dystrophia adiposogenitalis. Arch. Klaus-Stift. Vererbforsch. **1**, 181 (1925). — HART, C., und E. MAYER: Atmungswege und Lungen. Handb. spez. path. Anatomie und Histologie von F. HENKE und LUBARSCH **3**, 1, Berlin: J. Springer, 1928. — HÄSLER, V.: Zur Behandlung der Nebenniereninsuffizienz. Med. Diss. Zürich, 1943. — HOGEWIND, F.: Zur Ätiologie und Therapie der sogenannten persistierenden Fistelstimme. Arch. Sprach-Stimmphys. **5**, 34 (1941). — HOSFORD: Fall eines 17jähr. Mädchens mit genuiner Baritonstimme. Zbl. Laryng. 176 (1908). — HUNZIKER, H.: Der Kropf, eine Anpassung an jodarme Nahrung. Bern: A. Francke, 1915.

IMHOFER, R.: Die Beziehungen der oberen Luftwege zum weiblichen Genitaltrakt in der Schwangerschaft. Münch. med. Wschr. S. 1605 (1910).

JACKSON, CH.: Le larynx et ses maladies. Paris: Doin & Cie., 1940. — JANNULIS: Operative Behandlung der persistierenden Fistelstimme. Mschr. Ohrenheilk. S. 1273 (1935). — JORDI: Kropfhäufigkeit und soziale Lage. Schweiz. med. Wschr. S. 348 (1939).

KECHT, B.: Zur Kenntnis der Laryngopathia gravidarum (L. g.) Z. Laryngolog. **30**, 230 bis 237 (1951). — KECHT u. SCHÖN: Zur Kenntnis der Schwangerschaftsveränderungen des Larynx. Wien klin. Wschr. **1**, 395 (1935). — KEMP, H., und H. OKKELS: Lehrbuch der Endokrinologie. Leipzig: Joh. Ambr. Barth. 1936. — KIELHOLZ, P.: Zur Kenntnis des LAURENCE-MOON-BIEDLschen Syndroms. Med. Diss. Zürich, 1945. — KINLAY, MC. C. A.: The vital capacity of the lungs and its significance in hyperthyroidism. Arch. Intern. Med. **34**, 596 (1924). — KLACZKO, B.: Über Akromegalie, Kleinwuchs und Diabetes insipidus. Med. Diss. Zürich, 1943. — KOCH, W.: Über die Veränderungen menschlichen Wachstums im ersten Drittel des 20. Jahrhunderts. Leipzig: Ambr. Barth, 1935. — KOLLER, A.: Anormalenzählung in Appenzell a. Rh. im Jahre 1937. Zürich: Orell-Füssli, 1939. — KÖNG, ELSBETH: Ein Fall von primordialem Zwergwuchs. Med. Diss. Zürich, 1946. — KRAUSE, FR.: Der Grundumsatz. Med. Klinik 41 (1942).

LANGE-COSACK, H.: Verschiedene Gruppen der hypothalamischen Pubertas praecox. Dtsch. Z. Nervenheilk. **166**, 499—545 (1951); — **168**, 237—266 (1952). — LANGE, DE CH.: Zur Klinik und pathol. Anatomie der Pubertas praecox. Acta paediat. **161**, H. 3/4 (1943). — LANZ: Alpenkropf und Küstenkropf. Schweiz. med. Wschr. Nr. 34, 825 (1927). — LANZ, W.: Über einen Fall von Teratom der Zirbeldrüse. Med. Diss. Bern: Buchdr. Sieber, 1926. — LAUNER, P.: Ein Beitrag zur Begründung der Notwendigkeit einer planmäßigen Kropfbekämpfung. Schweiz. med. Wschr. Nr. 7, 189 (1936). — LESCHKE, E.: Die Wechselwirkungen der Blutdrüsen. Leipzig: C. Kapitzsch, 1933. — LEWIS, N.: Kretinismus in London. Lancet. **1**, 1505 (1937). — LINK, R.: Infiltration bei Tonsillektomie und Schilddrüse. Z. Ohrenheilk. **48** (1943). — LOTMAR: Histo-pathologische Befunde an Gehirnen bei endemischem Kretinismus. Thyreoplasie und Kachexia thyreopriva. Zbl. Neurol. **146** (1938). — LUCHSINGER, R.: Über die Stimme und Sprache der Kretinen. Schweiz. med. Wschr. **72**, 811 (1942). — Endokrinbedingte Stimmstörungen. Arch. Ohr.-Nas.-KehlkHeilk. **155**, H. 3 (1948).

MAFFEI, und RÖSCH: Neue Untersuchungen über den Kretinismus **2**. Erlangen: F. Enke, 1844. — MARX, H.: Innere Sekretion. Hdb. inn. Med. **6**; 1. Teil. Berlin: J. Springer, 1941. — MÖBIUS, P. J.: Über die Wirkung der Kastration. Halle/Saale: C. Marhold, 1906. — MÖLLER, A.: Über Diaphragma des Kehlkopfes und andere seltene Kehlkopfbilder. Z. Laryng. **32**, 295 bis 301 (1953). — MOTTA, R.: La modificazione del canto del Gallo in seguito alla castrazione. Valsalva II: Nr. 10 (1938). — MÜLLER: Schizophrenes und endokrines Krankheitsgeschehen (Übersetz. üb. d. bisher. Arbeiten). Arch. Klaus-Stift. **19**, 53—156 (1944).

NADOLECZNY, M.: Traitement hormonal de la voix eunuczoide (Hypogénitalisme). Rev. franç. Phoniat. H. 2 (1938). — NAGER, F.: Zur paranasalen Freilegung und Operation von Hypophysentumoren. Arch. Ohr.-Nas.-KehlkHeilk. **154**, H. 1/2 (1944). — NAGER, G.: Arch.

Ohrenheilk. **43** (1902). — NAGER, F. R.: Z. Ohrenheilk. **80**, 107 (1920). — Schweiz. med. Wschr. **44** (1921). — NEGUS, E.: The mechanism of the larynx. London: Heinemann, 1929. — NEURATH: Ergebn. inn. Med. Kinderheilk. **4** (1946). — NIECPE, B.: Traite du goître et du crétinisme. Paris: J. B. Ballière, 1851.

ODERMATT, W.: Zur Diagnostik der Zirbeldrüsentumoren. Med. Diss. Zürich: Leemann & Co., 1915. — OSWALD, A.: Die Kropfkrankheit. Zürich: Orell-Füssli, 1922.

PLATTNER, W.: Augen- und Haarfarbe der Kretinen. Z. menschl. Vererb.-Konstit.-Lehre **23**, H. 3 (1939); — Psychosen bei Kretinismus. Z. ges. Neurol. Psychiat. **153**, 4. und 5. (1935); — Die Kretinennase. S. Arch. Klaus-Stift. Vererbforsch. **15**, H. 1/2 (1940). — Größen- und Formverhältnisse der Kretinenhand. Arch. Klaus-Stift. **13**, H. 4 (1938). — POMMEZ, J.: A propos du module de la corde vocale chez la femme, Rev. Laryng. Nr. 9 bis 10 (1953). — PÜSCHEL, L., und H. NOWAKOWSKI: Über den Einfluß der androgenen Hormone auf die Verknöcherung des Kehlkopfskeletts. Arch. Ohr.-Nas.-KehlkHeilk. **166**, 255—274 (1954).

QUERVAIN, F. DE: Zur Frage von der Dysfunktion der innersekretorischen Drüsen. Schweiz. med. Wschr. Nr. 35, 840 (1927); — und C. WEGELIN: Der endemische Kretinismus. Berlin: J. Springer, 1936.

RABINOWITSCH, J. M.: The vital capacity in hyperthyroidism with a study of the influence of pusture. Arch. Intern. Med. **31**, 910 (1923). — REICHHARDT, H.: Mschr. Ohrenheilk. **4** (1936). — RIEGER, C.: Die Kastration. G. Fischer, 1900. — ROHDE, C.: Die Krankheiten der Schilddrüse und der Epithelkörperchen. Handb. Hals-Nasen-Ohrenheilk. Berlin: J. Springer, 1929. — ROMEIS, C.: Altern und Verjüngen. Hdb. inn. Sekret. 2. Hälfte. Leipzig: C. Kapitzsch, 1933. — ROSSIER, P. H., und M. DRESSLER: Familiäre Erkrankung innersekretorischer Düsen, kombiniert mit Ulcuskrankheit. Schweiz. med. Wschr. **69**, Nr. 43 (1939). — RÜEDI, L.: Die Bedeutung der Taubstummenuntersuchungen für die Erforschung der endemischen kretin. Degeneration. Schweiz. med. Wschr. **66**, Nr. 19 (1936). — RÜDIN: Über Ursachen des endemischen Kropfes und Kretinismus. Dtsche Forsch.-Anstalt Psychol. Kaiser-Wilhelm-Institut, Berlin. Münch. med. Wschr. I, 988—993 (1932).

SALTYKOW, S.: Zur Kritik einiger Forschungseinrichtungen in der gegenwärtigen Konstitutionslehre. Z. menschl. Vererb.-Konstit.-Lehre **26**, **414** (1943). — SAUSSURE, H. DE: Reisen durch die Alpen. S. 234, 1788. — SCHACHTER, M., et S. COTTE: Un cas de puberté précoce chez un arrière mongoloide. Ann. paediat. **160**, H. 1/2 (1943). — SCHEIER, M.: Über einen Fall von tiefer Baßstimme bei einem jungen Mädchen. Med. Klinik, Nr. 43 (1908); — Über den Kehlkopf der Eunuchen. Mschr. Ohrenheilk. Nr. 10 (1901). — SCHICKER, H.: Arch. Sprach-Stimmheilk. **2**, 161 (1938). — SCHILLING, R.: Stimmuntersuchungen an Studenten der Universität Freiburg i. B. II. Vers. dtsch. Ges. Sprach- und Stimmheilk. Leipzig, 1929; Fol. otolaryng. **26**, 2 (1935); Klin. Wschr. **15**, 756—757 (1936); — Schallplattenvorführung von Mutationsstörungen. Z. Laryng., Rhinol. **26**, 90 (1935), — SCHITTENHELM, A., und W. WECHARDT: Der endemische Kropf. Berlin: J. Springer, 1912. — SCHMALZ, A.: Über einen Fall von Hirntumor mit Pubertas praecox. Beitr. path. Anat. **73**, H. 2 (1925). — SCHMID, C.: Makrogenitosomia praecox infolge eines Hirntumors bei intakter Zirbeldrüse. Med. Diss. Basel: B. Schwabe, 1929. — SCHOLZ, W.: Ergebn. inn. Med. 3. Berlin: J. Spinger, 1909. — SCHREINER, N.: Beitrag zur Kenntnis der schwangerschaftsbedingten Schleimhautveränderungen im Gebiet der oberen Luftwege. Mschr. Ohrenheilk. **76**, 351 (1942). — SCHÜTZ, H.: Konstitutionelle Verhältnisse bei kindlicher Fettsucht mit besonderer Berücksichtigung des Adipositas-Gigantismus. Arch. Kinderheilk. **122** (1941). — SCHÜTZ, W.: Die Taubstummheiten in Deutschland. Leipzig: Joh. Ambr. Barth, 1939. — SCURI, D.: La voce nel Morbo di flaiani-Basedow. Atti Clin. Otorinolaring. Univ. di Roma **XVII** (1938). — SEGRE, R.: Les troubles vocaux dans les maladies de Basedow et Additon. Rev. franç. phoniat. 1933. — SEEMANN, M.: Die Bedeutung der Zwillingspathologie für die Erforschung von Sprachleiden. Arch. Sprach-Stimmheilk. **1**, 88 (1937). — SEITZ, L.: Geschlechtliche Konstitution und geschlechtliches Hormonsystem. Arch. Gynäk. **173**, 376—388 (1942). — SIGRIST, E.: Über drei Fälle von genuiner und einen Fall von zerebraler Pubertas praecox. Ann. paediat. **155**, Nr. 2 (1940). — SIMPSON, J. A.: Aphonia and deafness in hyperparathyroidism. Brit. Med. J. **4860**, 494—496 (1954). — STAHEL, H.: Zur Frage des passageren Ennuchoidismus. Med. Diss. Zürich, 1928. — STEINMANN, P.: Beitrag zur Klinik des fötalen Hypophysenadenoms. Schweiz. Arph. Neurol. Psychiat. **56**, H. 2 (1946). — STERN, F.: Über Pubertas praecox bei epidemischer Encephalitis. Med. Klinik, Nr. 27, 864 (1922). — STERN, H.: Über einige Ursachen und Folgen der Alterserscheinungen in der Stimmgebung. Wien. Laryng. Ges. 15. 3. 32, Mschr. Ohrenheilk. **66**, H. 9 (1932); — Über einige Erfahrungen auf dem Gebiete der Sprach- u. Stimmheilk. Mschr. Ohrenheilk. **69**, 813 (1935). — STINER, P.: II. intern. Kropfkonferenz Bern, 1933. Bern: H. Huber 1935. — STOERK, K.: Beiträge zur Heilung des Parenchym- und Cystenkropfes. Erlangen: Enke, 1874. — SUTERMEISTER, H. M.: Zum gegenwärtigen Stand der Kropfforschung. Ars Nedici **35**, Nr. 12 (1945). — SZONDI: Konstitutionsanalyse abnormer Kinder. Halle/Saale: Marhold, 1933.

TANDLER, J., und S. FROSS: Arch. Entw.-Mechanism. Nr. 27, 1909; — Eunuchoidismus. Wien. med. Wschr. **63**, 1410 (1913). — TERRACOL, J.: La calcification du larynx et de la voix. Rev. franç phoniat. Nr. 5 (1934) et R. AZEMAR: Le larynx et les glandes endocrines. Rev. franç. phoniat. Nr. 12 (1935); — La Senescence de la voix. Soc. franç. Phoniat., 1949. — THADDEA, S.: Neue deutsche Klinik **16** (1939); — und L. SAKADY: Über selektive Aufnahmen verschiedener Zucker in die Gewebe (II). Schweiz. med. Wschr. 1943. — THIELE, W.: Zur Diagnose und Therapie der leichteren Hyperthyreosen. Psych.-neurol. Wschr. Nr. **19** (1941).

VERZAR, F.: Die Funktion der Nebennierenrinde. Basel: Benno Schwabe, 1939. — VIERORDT, H.: Anatomisch-physiologische und physikalische Daten und Tabellen. Jena: G. Fischer, 1906.

WEGELIN, C.: Drüsen mit innerer Sekretion. Handb. speziell pathol. Anatomie, Histologie von F. HENKE und LUBARSCH. Berlin: J. Springer, 1926. — WEINERT, H.: Biologische Grundlage für Rassenkunde und Rassenhygiene. II. Auflage. Stuttgart: F. Enke, 1943. — WENZEL, J., und K.: Über den Kretinismus. Wien: K. Schaumburg, 1802. — WERTHEMANN, A.: Über Nebennierenhyperplasie und Intersexualität. Schweiz. med. Wschr. Nr. 32, 985 (1943). — WESPI-EGGENBETGER, J.: Die Kropfprophylaxe. Ergebn. inn. Med. **61** (1941). — WESPI, H. J.: Schweiz. med. Wschr. **70**, 925 (1940); — und H. EGGENBERGER: Kropfprophylaxe und Diensttauglichkeit. Schweiz. med. Wschr. Nr. 41 1184 (1941); — Münch. med. Wschr. H. 15/16, 199 (1944). — WISSLER, H.: Die Pubertätsmagersucht. Mschr. Kinderheilk. **85**, H. 3/4 (1941); — Pubertät und Pubertätsstörungen. Schweiz. med. Wschr. **73**, 409 (1943).

ZEHNDER, E.: Zur Kenntnis der Somatologie des endemischen Kretinismus unter besonderer Berücksichtigung der Kiefer- und Zahnverhältnisse auf Grund der Untersuchungen von 78 Fällen. Arch. Klaus-Stift. **12**, 272 (1937). — ZONDECK, H.: Die Krankheiten der endokrinen Drüsen. Berlin: J. Springer, 1923.

Endokrine Stimmstörungen (II)

BANSI, H. W.: Krankheiten der Schilddrüse, Handb. inn. Med. 4. Aufl. **VII.** Berlin. Springer, 1955. — BECK, J.: Über die persistierende Fistelstimme. Z. Laryng. **84**, H. 1 (1955). —

CARMENA, M.: Hyperthyreoidismus bei eineiigen Zwillingen. Z. menschl. Vererb.-Konstit.-Lehre **29**, 386—392 (1949). — CALVET, J., et MALHIAC: Courbes vocales et mue de la voix. J. franç. d'ORL **1**, 115—125 (1952). — CURRY, T. E.: Voice Breaks and Pathological Larynx Conditions. J. Speech Dis. 356—558 (1944); — Voices changes in Male Adolescents. Laryngoscope **56**, 795—805 (1946); — An objective study of the pitch characteristics of the adolescent male voice. Speech Monographs **7**, 48—62 (1940); — Hoarseness and Voice change in Male adolescents. J. Speech Dis. **14**, 23—25 (1949). — CHERIDJIAN, Z.: Les troubles endocriniens. en oto-rhino-laryngologie. Presses Genève: Acad. 232—247 (1943).

Endokrine Stimmstörungen (III)

ACKERMANN, J. F.: Über die Kretinen, eine besondere Menschenabart in den Alpen. Gotha: Ettingersche Buchh., 1790. — AKEN, B. VAN: Pubertas praecox bei einem $2^3/_4$ Jahre alten Mädchen. Med. Tschr. Genessk. **17**, 1325 (1949). — APPAIX, A., et al.: Etude spectrographique de la voix parlée en fonction de l'age. De Therapia vocis et loquelae d. Int. Ges. Logo. u. Phon., Int. Kongr. Wien 105—115 (1965). — APPAIX, A., J. HÉNIN-ROBERT et J. J. CODACCIONI: Aspects phoniatriques des hyper- et hypogènes fémines post-pubertaires spontanes et provoquées. J. Franç. ORL **13**, 303—308 (1964). — ARNDT, H. J.: Zur Kenntnis hormonell bedingter Stimmstörungen bei Frauen (Verh. ber.) Arch. Ohr.-Nas.-KehlkHeilk. **182**, 659

(1963); — Stimmschäden bei Frauen durch androgene und anabole Hormone. Dtsch. med. Wschr. 88, 2336 (1963).

Bauer, J.: The close association of endocrinology with genetics in clinical medicine. A. Ge. Me. Ge. 9, 296 (1960). — Beckmann, R.: Über die Wirksamkeit von anabolen Steroiden auf den kindlichen Stoffwechsel. Med. tuenda I, 81 (1965). — Benoit, P. E.: A true hermaphrodite. Anat. Rec. 134, 61—67 (1959). — Berendes, J.: Veränderungen der weiblichen Stimme durch virilisierende und anabole Hormone. Folia phoniatr. 14, 265—271 (1962). — Bierich, J. R.: Frühreife. Münch. med. Wschr. 107 (1965). — Bornhauser, S.: Zur Geschichte der Schilddrüsen- und Kropfforschung im 19. Jahrhundert. Aarau (Schweiz); Sauerländer, 1951. — Brodnitz, F. S.: The pressure test in mutational voice disturbances. Ann. ORL 67, 235 (1958). — Bruno, G.: L'esame foniatrico in un gruppo di endocrinopatici. Boll. Soc. it. Fonet. 8, 133 (1958). — Bruno, G., et R. Gadini: La voix et le langage chez les mongoliens. Il Valsalva 34 (1958). — Buge, A.: Aperçus sur les corrélations neuro-endocriniennes. Méd. France 111, 9 (1960).

Calvet, J., et J. Coll: Trois cas de masculination de la voix par pellets de testostérone. J. franç. ORL 13, 287—290 (1964). — Chwalla, R.: Hyperostrogenismus beim Mann und seine Wirkungen. Wien. med. Wschr. 110, 642 (1960). — Ciampalini, L., G. Bruno e di Lorenzo, Aspetti anatomo-funzionali della laringe nelle discrinie delle gonadi. Atti Soc. it. Fonet. VII Congr. naz. Roma (1961); — Aspetti anatomo-funzionali della laringe nelle discrinie ipofisarie. Atti Soc. it. Fonet. VII Congr. naz. Roma (1961). — et al.: Aspetti anatomo-funzionali della laringe nelle tireopatie. Atti Soc. it. Fonet. VII Congr. naz. Roma (1961). — et al.: Aspetti anatomo-funzionali della laringe nelle malattie del cortico-surrene. Atti Soc. it. Fonet. VII Congr. naz. Roma (1961). — Copelman, L. S., et Zampfiresco, I.: La voix dans la lumière de l'activité dynamique neurohormonale. J. franç. O. R. L. 13, 229—235 (1964); Zbl. NHO (1964). — Cornut, D. G.: Etude comparative des voix de mue pathologique avant et après rééducation. De Therapia vocis et loquelae d. Int. Ges. Logo .u. Phon., Int. Kongr. Wien 19-4424 (1965). — Cornut, D. G., et C. Cornut: Abaissement pathologique du registre vocal chez la femme. J. franç. O.R.L. 14, 59—69 (1965).

Damsté, P. H.: Incomplete mutation as a cause of voice troubles in adults. Pract. ORL 24, 118 (1962); — Virilization of the voice due to anabolic stereoids. Folia phoniatr. 16, 10 (1964). — Deinse, J. B. van, en E. Dieleman: Virilisatie van de stem. Logop. en Fon. 37, 33—41 (1965); —Deinse, J. B. van, E. Dieleman et H. A. Drost: La révalidation des troubles de la voix virilisée par des médicaments. Pract. ORL 28, 288—293 (1966). — Despons, J., et J. Pommez: La physio-pathologie de la mue. J. franç. ORL 14, 391—418 (1965); — La physio-pathologie de la mue. Rev. Laryng. 86, 550—584 (1965). — Dorta, T.: L'utilité de la scintigraphie pour le diagnostic des maladies thyroidiennes et quelques considérations sur le métabolisme de l'iode du goitre nodulaire. Schweiz. med. Wschr. 90, 1344 (1960).

Ezrin, C.: Erkrankungen des Hypophysenvorderlappens. Ciba Symp. 14, 43—55 (1966).

Francés Antonin, J. M.: Hypothalamo-hypophysärer Zwergwuchs mit spontaner Pubertät. Med. Diss. Zürich (1961) und Helv. paediat. Acta 16, 267 (1961). — Frösch, E. R., et al.: Die Wirkung des Glukagons auf das Fettgewebe. Schweiz. med. Wschr. 80, 1329—1332 (1960). — Furger, R.: Psychiatrische Untersuchungen beim Cushing-Syndrom. Med. Diss. Zürich (1961).

Gatto, I., e A. la Grutta: Sindrome adrenogenitale ereditaria (Pseudoermafroditismo femminile). Effetti della surrenectomia parziale. Act. Ge. Me. Ge. 8, 279 (1959). — Gentilli, C., T. del Basso e. M. Bugamelli: Fisiopatologia nella muta negli allievi dei conservatori. Boll. Soc. it. Fonet. 7, Fas. Dic. (1957). — Guthrie, G. L.: Contributions to the study of precocity in children. London: Miller, 1921.

Haas, H. G.: Knochenstoffwechsel und Parathyreoidea-Erkrankungen. Stuttgart: Thieme, 1966. — Hadorn, W.: Die Behandlung des Morbus Basedow. Ciba Symp. 1, 34 (1953). — Haller, A. von: Novi comment. Societ. reg. Scient. Goett. T. 1 (1771). — Herzog, W.: Ein Fall allgemeiner Behaarung bei einem dreijährigen Mädchen. Münch. med. Wschr. 6 u. 7 (1915). — Hoexter, M.: Zur Differentialdiagnose der persistierenden Fistelstimme. HNO-Arzt, Berlin 12, 208 (1964). — Hollien, H., and E. Malcik: Adolescent voice change in southern negro males. Speech Monogr. 29, 53—58 (1962). — Hollien, H., and R. H. Copeland: Speaking Fundamental Frequency (SFF) Charakteristics of Mongoloid. J. Speech. Hear. Dis. 30, 4 (1965).

Imre, V.: Hormonbedingte Stimmstörungen und ihre Behandlung. De Therapia vocis et loquelae d. Int. Ges. Logo. u. Phon., Int. Kongr. Wien 139—142 (1965).

Jesserer, H.: Erkrankungen und Probleme aus den Grenzgebieten der Inneren Medizin. Praxis **50**, 1174 (1961) und Med. Klinik **56**, 45 (1961). — Jores, A.: Krankheiten der Hypophyse und des Hypophysenhirnsystems. Hb. Inn. Med., Inn. sekr. Krankh. **VII**, 1. Teil. Berlin: Springer, 1952.

Kaiser, W., und H. Krosch: Relative (chronisch-intermittierende) Nebenschilddrüseninsuffizienz. Münch. med. Wschr. **106**, 2238 (1964). — Kaiser, W., I. Löwe und W. Ponsold: Folgeerscheinungen unzureichender Substitutionsbehandlung von Nebenschilddrüseninsuffizienz. Med. Bild **4**, 129—131 (1961). — Klajman, et al.: Zur Stimmbildung bei Kindern mit Syndrom Down. De Therapie vocis et loquelae d. Int. Ges. Logo. u. Phon. Int. Kongr. Wien 219—222 (1965). — Klein, M.: The technique of analysis in puberty. Contributions to Psychoanalysis. London: Hogarth, 267—277 (1950). — Koch, G.: Neuere Betrachtungen über die Ätiologie des Mongolismus. Ärztl. Praxis **12**, 141 (1960). — Kröhnert, O.: Entwicklungshemmungen eines sechsjährigen Kindes mit endokrinen Störungen (Myxoedem) unter besonderer Berücksichtigung seiner Sprech- und Sprachausfälle und deren Therapie. Sprachheilarb. **5**, 222 (1960).

Labhart, A.: Cushing, Sheehan, Adrenogenitales Syndrom. Mon. kurse ärztl. Fortbild. **12**, 566 (1959). — Lehmann, W.: Erbpathologie der Krankheiten der Innern Sekretion. Anal. Gen. I. Symp. gen. Med. Ed. Inst. G. Mendel, Roma (1954). — Lenneberg, E. H., I. A. Nichols and E. F. Rosenberger: Primitive stages of language development in mongolism. Disord. comm. **XLII**: 119—137 (1964). — Lichtwitz, A., et al: La parathyroide, glande de protection du capital calcique. Presse méd. **69**, 1015—1018 (1961). — Libersa, M., et al.: Communication sur un cas psycho-pathologique de la mue. J. franç. ORL **14**, 425 (1965). — Liddle, G. W., W. C. Williams jr und A. Walser: Die Bedeutung von ACTH für die Pathogenese der Cushingschen Erkrankung. Schweiz. med. Wschr. **90**, 1325 (1960). — Lorenzo, M. di, et al.: Contributi sperimentali sui rapporti tra laringe e ghiandole endocrine. Atto Soc. it. Fon., VII Congr. naz. Roma (1961).

Mahmoodian, M. H.: Über die Dysostosis craniofacialis hereditaria (Morbus Crouzon). Spectrum **4**, 13 (1961). — Major, H., und W. Müller-Ruchholtz: Der Hyperparathyreoidismus — in Sonderheit die Epithelkörperchenadenome — und seine Beziehungen zum Organismus. Münch. med. Wschr. **103**, 237—242 (1961). — Masura, S.: Disorders of the voice in pregnancy. Čsl. otolar. **9**, 143—147 (1960). — McGlone, R. E., and H. Hollien: Vocal pitch characteristics of aged women. J. Speech Hear. Res. **6**, 164 (1963). — Meng, H.: Neurosenfragen, Psychosenpsychologie, Endocrinium. Psyche 499 (1959). — Michel, J., und J. Carney: Pitch characteristics of mongoloid boys. J. Speech. Dis. **29**, 121 (1964). — Mieher, W. C., Y. Thibaudeau and B. Frame: Primary Hyperparathyroidism. Arch. Int. Med. **107**, 361 (1961). — Milcu, St.-M., et al.: Die virilisierende, bösartige Nebennierengeschwulst. Med. Bild **3**, 180—184 (1960). — Montreuil, F.: Bifid epiglottis. Report of a case. Laryngoscope **59**, 2, 194—199 (1949). — Moses, P. J.: Psychological aspects of the castrato voice. Proc. Int. Ass. Logop. Phon., Basel-New York: Karger, 1960. — Müller, A.: Médications anabolisantes et voix fémines. Pract. ORL, Basel **26**, 91—96 (1964).

Naidr, J.: The course of mutation in Boys at puberty. Congr. Otolar. Pragae (1964). — Nessel, E.: Zur Frage der Schwangerschaftsmutation der Stimme. Münch. med. Wschr. **101**, 1007 (1959). — Nitschke, U., und B. Rohr: Das Klinefelter-Syndrom und seine Beziehungen zur Intersexualität. Münch. med. Wschr. **102**, 2087 (1960).

Oppenheim, Y.: Zur Frage des Zusammenhangs von Störungen der Schilddrüsenfunktion und Psychose. Inaug. Diss. Zürich, Juris-Verlag (1959). — Orthmann, W.: Zur psychisch fixierten Mutationsfistelstimme. Sprachheilarb. **7**, 211 (1962). — Øster, J.: Das mongoloide Kind in der Familie und Gemeinschaft. Doc. Geigy (1966). — Overzieher, C.: Echte menschliche Zwitter. Act. endocrin., Kbn. **20** (1955); — Testogene Allgemeinstörungen. Ärztl. Praxis **12**, 95 (1960).

Pasi, A.: Häufigkeit des echten Klinefelter-Syndroms bei Autopsien. Schweiz. med. Wschr. **46**, 1580—1584 (1964). — Pellnitz, D.: Über den durch das Altern bedingten Gestaltswandel der menschlichen Epiglottis. Arch. Ohr.-Nas.-KehlkHeilk. **178**, 350—354 (1960). — Perelló, J.: La disfonia premenstrual. Act. ORL. Iber-Amer. **13**, 561 (1962). — Platter, F.: Observationes in hominis affectibus plerisque. lib. 3 Basileae, 35 (1614). — Pommez, J.: Traitement tardif d'une voix eunuchoïde. Rev. Laryng. Bordeaux **83**, 886—888 (1962).

RIEGLER, E., O. COLOMBO u. A. PROBST: Über einen virilisierenden Nebennierenrindentumor. Münch. med. Wschr. **102**, 2450—2453 (1960).

SACERDOTE, G.: Fisiologia endocrina della voce. Att. Soc. it. Fon. Fon. Audiol. VII Congr. naz. Roma (1961); — Contributo dell'analisi elettroacustica allo studio delle alterazioni della voce. Att. Soc. it. Fon. Audiol. VII Congr. naz. Roma (1961). — SANTIS, M. DE: Prime osservazioni su alcune caratteristiche della voce parlata in bambini albini. Boll. Soc. ital. **9**, 85 (1959). — SCAZZIGA, B.-R., L. L. BARBIERI u. T. BÉRAUD: Die Pathophysiologie der Schilddrüse. Ac. clin. **5**, 13—79 (1966). — SCHACHTER, M.: Maladies des glandes endocrines. In *Geddas* "De Genetica Medica" IV: 29—47 Ed. Ist. Mendel, Roma (1963). — SCHÄRER, K., und A. PRADER: Wachstum und Knochenreifung beim hypophysären Zwergwuchs in Abhängigkeit von Thyreoidea- und Nebennierenfunktion. Schweiz. med. Wschr. **90**, 1349 (1960). — SCHILLING, R.: Ein Fall von persistierender Knabenstimme bei angeborenem Schiefhalse. Z. Phon. **12**, 262 (1959). — SCHINDLER, H., und A. KORN: Anabole Stereoide und ihre hormonellen Nebenwirkungen. Münch. med. Wschr. **10**, 479—484 (1965). — SCHÖNHÄRL, E.: Der unvollkommene Stimmbruch. Landarzt **37**, 543—547 (1961); — Die unvollkommene Mutation und ihre Therapie. Phon. Hals-Nas.-Ohr.-Heilk. **14**, 140 Leipzig: Barth, 1963. — SCHREINER, L.: Mißbildungen und Hörschäden bei der Dysostosis mandibulofacialis. Arch. Ohr.-Nas.-KehlkHeilk. **180**, 414 (1962). — SCHWARZ, K.: Die Schilddrüsenüberfunktion. Münch. med. Wschr. **106**, 2229 bis 2230 (1964). — SCHWARZSCHILD, W.: Endocrine Dysfunction in idiopathic infantile. Inaug. Diss. Zürich; Juris-Verlag, 1957. — SEIDEL, K., G. FELSCH und H. BOSSECKERT: Innere Sekretion. Wachstumshormone. Münch. med. Wschr. **106**, 1226 (1964). — SEIFERT, U.-M.: Symptomatik und Übungstherapie bei einer endokrin bedingten Stimmstörung. Wiss. Z. Humb. Univ. Berlin **12**, 971 (1963). — SONNINEN, A.: Laryngeal signs and symptoms of goitre.

TERRACOL, M. J.: Les troubles laryngés d'origine hormonale. Montpellier Méd. **55**, 226 (1959). — TIMONEN, S., A. SONNINEN and K. WICHMANN: Endocrinological laryngopathy. Ann. Chir. Gyn. Fenn. **51**, suppl. 107 (1962).

VAN CUTSEM: Rôles du phoniatre dans les écoles de déficients mentaux. Essai de thérapeutique et de rééducation chez le mongolien. Rev. Laryng. Bordeaux **85**, 775—780 (1964). — VISSER, H. K. A.: Kongenitale Störungen der Nebennierenrindenfunktion. Triangel **7**, 220—232 (1966).

WALSER, A.: Probleme der Langzeittherapie endokriner Krankheiten. Schweiz. med. Wschr. **17**, 95, 564 (1965). — WEISSBECKER, L.: Diagnostik und Behandlung von Wachstumsstörungen. Ärztl. Fortbild. **11**, 179 184 (1961). — WELLER, O.: Störungen der männlichen Pubertät, ihre Pathogenese und Therapie. Deutsch. med. Wschr. **86**, 243—252 (1961). — WESTPHAL, O. R.: Zur Akromegalie. Med. Bild **3**, 27 (1960). — WILL, I.: Heiserkeit vor den Periodenblutungen. Münch. med. Wschr. **102**, 2605 (1960). — WOLFF, E. DE: Etude clinique de 134 Mongoliens. (Supp. ad Vol. 202, Ann. Paed.) IV: 48 S., Basel-New York: Karger, 1964. — WOLFF, O. H.: Adipositas in der Kindheit. Triangel **7**, 234 (1966). — WURTMAN, R. J., and J. AXELROD: The Pineal Glaud. Sc. Am. **213**; 50—60 (1965).

YANNATOS, G., et P. PANTAZOPOULOS: La dysphonie dans l'ectropie thyroidienne linguale. J. franç. ORL **14**, 361 (1965). — YOVANOVITCH, B.-Y.: Complications des thyroidectomies. Presse méd. **68**, 2227—2229 (1960).

ZEISEL, H.: Die Intersexualität beim Kind und Jugendlichen. Münch. med. Wschr. **102**, 375 (1960); — ZEISEL, H., und J. STRÖDER: Endokrin gestörte Kinder und Jugendliche. Münch. med. Wschr. **48**, 1813 (1957) und **49**, 1869 (1957). — ZENKER, R., und R. PICHLMAYR: Zur chirurgischen Behandlung innersekretorischer Erkrankungen. Ciba Symp. **12**, 54 (1964). — ZERSSEN, D. v.: Zur Ätiologie und Pathogenese des gewöhnlichen Hirsutismus. Schweiz. med. Wschr. **90**, 1333 (1960).

V. Stimmstörungen bei Lähmungen der Kehlkopfnerven

Als *Ursachen* der verschiedenen Lähmungen kommen teils Erkrankungen der Nervenkerne, teils Schädigungen der Nerven selbst, durch Geschwülste, Aortenerkrankungen, Verletzungen nach Operationen oder sogenannte rheumatische und entzündliche Erkrankungen in Frage.

a) Die Lähmung des N. laryngeus cranialis

Historisches. Die ersten laryngologischen Angaben einer Paralyse der Mm. cricothyreoidei finden sich bei M. MACKENZIE (1880). Es handelte sich um einen 51jährigen Kranken, der bei einem Selbstmordversuch die Insertionspunkte beider Mm. cricothyreoidei durchschnitten hatte und dadurch einen zwei Jahre lang bestehenden Stimmverlust davontrug. Bei der laryngoskopischen Untersuchung fand MACKENZIE, daß die normal gefärbten Stimmlippen bei der Phonation präzis bis zur Mittellinie genähert wurden, aber *deutliche Zeichen mangelnder Spannung* darboten; ihre Ränder zeigten nämlich während der Phonation eine konstant wechselnde, wellenförmige Bewegung. Genauere Angaben über eine isolierte periphere Lähmung der beiden Nn. laryngei superiores (I.N.A.: Nn. laryngei craniales) hat L. GRÜNEWALD (1897) in seinem Atlas der Kehlkopfkrankheiten mitgeteilt. Eine 63jährige Frau litt seit längerer Zeit an einer Heiserkeit. Ihre Stimme war schwach, rauh und klanglos. Während die Stimmlippen im Ruhestand einen leicht exkavierten glatten Rand darboten, bildete dieser eine *leicht gewellte Linie*, so daß die Glottis nicht ganz geschlossen werden konnte. Eine in den Kehlkopf eingeführte Sonde wurde ohne Hustenreiz ertragen, ja, von der Patientin sogar (bei geschlossenen Augen) nicht gefühlt. Auch mit den Fingern ließ sich von der Epiglottis aus kein Reflex auslösen. Mangels eines krankhaften Befundes des übrigen Körpers konnte damals keine Ursache ermittelt werden.

Neuere Untersuchungen. Die isolierte Lähmung des M. cricothyreoideus galt früher als selten. H. MYGIND (1906) hat neben 4 eigenen Beobachtungen nur 13 Fälle aus dem Schrifttum mitteilen können. Er gab für die Lähmung des N. laryngeus cranialis folgende Symptome an: Mangelhaftes Vermögen, hohe Töne hervorzubringen, Monotonie der Sprechstimme und schnelle Ermüdbarkeit als Folge der geringen Spannung des gelähmten Muskels. Bei allen Fällen besteht eine stark herabgesetzte Reflexerregbarkeit. Während einzelne Autoren (LEUBE, ACKER) keine Abweichung im Aussehen der Stimmlippen feststellen konnten, beobachteten andere (MACKENZIE, NEUMAYER, SEMON) eine Höhendifferenz (Niveaudifferenz) der Stimmlippen. Recht häufig wurde eine Schiefstellung und Schlaffheit der Stimmlippe auf der erkrankten Seite bemerkt. Im neueren Schrifttum findet sich nur ein Fall von V. TANTURRI (1930) bei einem Aneurysma der Carotis externa, wobei eine homolaterale Anästhesie und eine kontralaterale Hypästhesie der Kehlkopfschleimhaut beobachtet wurde. GORDON B. NEW und J. CHILDREY (1931) stellten eine Lähmung des N. laryngeus cranialis bei Arteriosklerose fest. Die häufigste Ursache bilden die Diphtherie, dann bulbäre Erkrankungen und Traumata (Verletzung, z. B. bei falscher Technik der Alkoholinjektion bei Tuberkulose oder bei abnormem Verlauf der Nerven).

1940 konnte ich erstmalig das *genaue phonetische Störungsbild* einer peripheren isolierten Lähmung des M. cricothyreoideus an Hand eines Falles nach Strumektomie beschreiben, wobei besonderer Wert auf die genaue laryngologische Beobachtung und die Untersuchung der Stimme gelegt wurde.

Fall 1: Die mittlere Sprechstimmlage war auffallend tief, es bestand eine eindrucksvolle Eintönigkeit der Sprechstimme und die Unfähigkeit, in die Höhe zu singen. Die starke Einschränkung der Rufstimme zeigte die auffallende Schwäche der Stimme, die vor der Operation eine große Kraft und Höhe (c^3) hatte. Die Prüfung der Sensibilität ließ eine deutliche Hypästhesie der betroffenen Kehlkopfseite erkennen. Das laryngoskopische Bild ergab *eine leichte Schiefstellung der Stimmlippe*, verbunden mit einer scheinbaren Längendifferenz der Stimmlippen. Mittels Röntgenaufnahmen (vgl. Abb. 179a u. b) konnte gezeigt werden, daß die Verkleinerung des Spatium cricothyreoideum, welche bei normaler Funktion des M. cricothyreoideus zu erwarten ist, beim Aufwärtssingen ausblieb. Trotz der einseitigen Lähmung war offenbar die Funktion des M. cricothyreoideus der gesunden Seite derart beeinträchtigt, daß dessen Funktion im Röntgenbilde nicht zum Ausdruck kam. Dis stroboskopischen Untersuchungen ergaben normale Gegenschlagsbewegungen der Stimmlippen.

Fall 2: Der Abteilung für Sprach- und Stimmkranke der Otolaryngologischen Poliklinik in Zürich (früherer Dir. Prof. F. Nager) wurde eine 56jährige Patientin, Frau H. B., zugewiesen, welche im Anschluß an eine Strumaoperation eine auffallend tiefe, männliche Stimme bekam. Die Patientin hatte von klein auf eine sehr gute, kräftige Stimme. Noch vor der

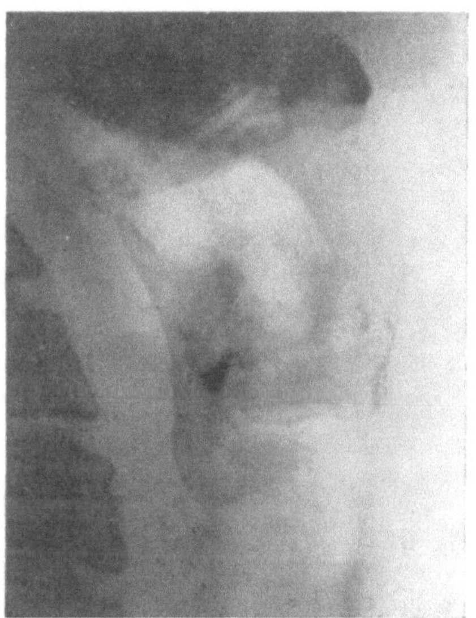

Abb. 179a.

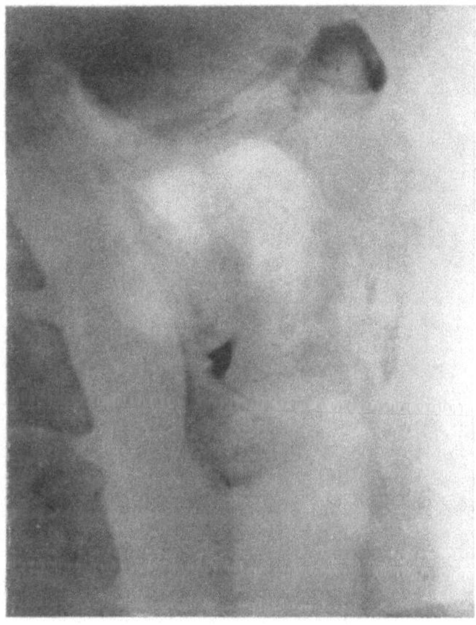

Abb. 179b.

Abb. 179a. Frau B. H., 48 J., periphere isolierte Lähmung des N. laryngicus cranialis bei der Phonation: Vokal a, Tonhöhe A.

Abb. 179b. Frau B. H., 48 J., periphere isolierte Lähmung des N. laryngicus cranialis bei der Phonation: Vokal a, Tonhöhe e. (Statt daß das Spatium cricothyreoideum beim möglichst hohen Ton (e) verkleinert wird, ist es im Gegenteil sogar noch etwas größer geworden.)

Operation sang sie mühelos bis zum c^2. Nun war es ihr unmöglich, in die Höhe zu singen. Ihr Stimmumfang beschränkte sich bloß auf vier Töne, von c bis f. Das musikalische Nachsingen war stark erschwert. Die Lautheit der Stimme fehlte. Der Versuch zu schreien, war sehr mühsam. Das Tonhalten auf einem Vokal betrug nur 4 bis 5 Sekunden. Die mittlere Sprechstimmlage bewegte sich um dis herum. Dabei zeigte die Kehlkopfspiegelung symmetrische Bewegungen der Stimmlippen und der Taschenfalten, nur am Schluß der Phonation beobachtete man ein Flattern.

Trotz sorgfälter phoniatrischer Behandlung während mehr als drei Monaten konnte auch in diesem Fall keine wesentliche Ausdehnung der Stimme erzielt werden. Anläßlich einer Kontrolle der Pat. fand sich die Rufstimme immer noch stark eingeschränkt, und es bestand weiterhin die absolute Unfähigkeit, forte über das c′ in die Höhe zu singen (s. Abb. 179a und b).

Auch bei Frau H. (Fall 5, s. Tabelle 8) konnte die Stimme trotz lang dauernden Stimmübungen nicht gebessert werden. Eine Nachkontrolle ergab laryngologisch den gleichen Befund, fast den gleichen Stimmumfang, gleiche Sprechstimmlage (fis); ebenso das erschwerte Bilden der geforderten Töne bei guter Tonempfindung.

Tabelle 8. *Periphere Lähmungen des Nervus laryngeus cranialis*

1. bis 3. eigene Fälle	Stimmumfang	mittlere Sprechstimmlage	Tonhalten	Kehlkopfbefund	Sensibilität im Kehlkopf
1. Frau B.	A bis g	f	10″	Leichte Schiefstellung der linken Kehlkopfhälfte. Die linke Stimmlippe erscheint bei der Phonation länger	Hypästhesie links
2. Frau D.	c̊ bis f	f	4 bis 5″	Symmetrische Bewegungen der Stimmlippen; am Schluß der Phonation Flattern	Anästhesie auf der rechten Seite geringer als auf der linken
3. Frau L.	d bis a	a	4 bis 5″	Leichte Schiefstellung der linken Kehlkopfhälfte. Rechte Stimmlippe bei der Respiration weniger lang als die linke	Hypästhesie rechts
4. Frau K. Der von E. DÖHNE beschriebene Fall (1944)	A bis c	A	5″	Bei der Respiration erscheint die linke Stimmlippe kürzer als die rechte. Links Schiefstand der linken Stimmlippe	Hypästhesie links
5. Frau H.	c bis fis	fis	4 bis 5″	Lautheit fehlt. Bei der Phonation schließen sich die Stimmlippen bis auf einen feinen Spalt im hintern $^2/_3$ der Stimmritze. Dabei besteht ein deutliches Flattern beider Stimmlippen. Stroboskopisch deutliche Gegenschlagsbewegungen beider Stimmlippen	Hypästhesie links
6. Herr Sch.	F bis g	H/c	8″	Stroboskopie: Beidseits in der mittleren Sprechstimmlage (c 128 Hz) normale Gegenschlagsbewegungen. Bei höheren Tönen e/g schwingt die linke Stimmlippe stärker als rechts.	Keine Hypästhesie
7. Herr. M.	F bis h	G	7″	Linke Stimmlippe gerötet. Bei der gewöhnlichen Kehlkopfspiegelung: Ab- und Adduktion nicht behindert. Stroboskopisch links Stillstand.	Keine Hypästhesie
8. Frau M.	d bis g	f	3 bis 4″	Schiefstand der Stimmritze. Beidseits normale Gegenschlagsbewegungen der Stimmlippen	Keine Hypästhesie nachweisbar

Zur gleichen Zeit hat nun E. Döhne ebenfalls eine isolierte periphere Lähmung des N. laryngeus cranialis (links) nach Strumektomie mitgeteilt. Die klinischen Symptome und das laryngoskopische Bild stimmten mit dem von mir mitgeteilten Fall gut überein. Vor allem fiel bei der Kranken, die vor der Operation eine durchschnittlich hohe und unauffällige Frauenstimme hatte, die ausgesprochene männliche Baßstimme und das leise und mühsame Sprechen auf. Die Kehlkopfspiegelung ließ, wie in dem von mir veröffentlichten Fall, eine Verkürzung der in Frage stehenden Stimmlippe erkennen. Diese zeigte sich auch nur in der Respirationsstellung. Ebenso erschienen bei der Phonation dagegen beide Stimmlippen gleich lang. Ferner war ein leichtes Schiefstehen der Stimmlippe auf der erkrankten Seite festzustellen und der Aryknorpel der gesunden stand bei der Phonation gegenüber der anderen etwas vor. Auf der erkrankten Kehlkopfhälfte war die Sensibilität herabgesetzt.

E. Döhne versuchte ebenfalls röntgenologisch darzustellen, ob das Spatium cricothyreoideum beim Singen tiefer und hoher Töne in einem solchen Fall irgendwelche Veränderungen zeige. Auch Döhne konnte eine Einschränkung gegenüber Normalergebnissen nachweisen. Beim tiefen Ton (a) war sie um 29%, bei höheren (beim d) 40% eingeschränkt. Er zog daraus den richtigen Schluß, daß die kompensatorische Tätigkeit des gesunden M. cricothyreoideus bei zunehmender Höhe der Stimme um so stärker versagt, je höher hinauf gesungen werden soll. Es wird schließlich ein Punkt erreicht, bei dem kein Ausgleich mehr möglich ist.

Alle bisher beobachteten Fälle kamen beim Hinaufsingen nicht mehr über die mittlere Sprechstimmlage der Frau hinaus, oder blieben weit darunter.

K. Faaborg-Andersen (1964) hat als erster *elektromyographische Untersuchungen bei der isolierten peripheren Lähmung des M. cricothyreoideus* durchgeführt. Er betont in seiner Arbeit, daß die isolierte Lähmung des M. cricothyreoideus nicht so selten sei, wie man glaube. Die Stimmritze fand er — wie die meisten Autoren — schiefstehend. Diese relativ leicht durchzuführenden elektromyographischen Prüfungen sind z. B. in Versicherungsfällen für einen objektiven Nachweis der Nervenschädigung — oder des Ausfalls — wichtig.

Auch R. Luchsinger (1965) untersuchte zusammen mit Prof. K. H. Kaeser (Dir. der Neurologischen Klinik in Basel) drei solche Fälle, sowohl phonetisch-laryngologisch als auch elektrokymographisch (siehe auch Abschn. Wustrow).

Vgl. Abb. 180. Das laryngoskopische Bild stimmte mit der Beschreibung der meisten Autoren hinsichtlich der schiefen Stimmritze überein. Es müssen aber kongentiale Asymmetrien, Verdrängung des Kehlkopfes durch eine Struma ausgeschaltet werden. In Verbindung mit dem Verlust der Spannung beobachteten zahlreiche Untersucher ein Tieferstehen der erkrankten Stimmlippe, welches bei doppelseitiger Erkrankung fehlt. Gleichzeitig mit dem Nachweis der einseitigen (bzw. doppelseitigen Ausfälle der Muskelpotentiale wird man bei traumatischen Schädigungen des M. cricothyreoideus bzw. des. N. laryngeus cranalis erkennen müssen, daß von einem gewissen Zeitpunkt an nicht mehr mit einer vollständigen Wiederherstellung der Stimme gerechnet werden kann, während eine vorübergehende *Neuritis* eine günstige Prognose zeigt.

Selten ist der Fall einer beginnenden *amyotrophischen Lateralsklerose*, die zuerst die Kehlkopfmuskeln angreift (H. C. Kaeser).

Wenig bekannt sind die ebenfalls seltenen, durch Kernläsionen bedingten Lähmungen des N. laryngeus cranialis. Solche Fälle beanspruchen das Interesse der Laryngologen und Neurologen, *weil die Stimme neben der bulbären Sprachstörung oft ein Frühsymptom abgibt.* R. Luchsinger (1945) hat zwei Fälle (von welchen der eine obduziert werden konnte) von Kernlähmung des N. laryngeus cranialis laryngologisch und phonetisch beschrieben. Es handelte sich um einen Fall (mit Obduktionsprotokollen) um eine *Lateralsklerose*, im zweiten um einen *chronisch-enzephalitischen Prozeß* luetischer Genese. Die *klinischen Symptome und das laryngoskopische Bild* der im Bulbus lokalisierten Lähmung des N. laryngicus cranialis stimmten mit dem der peripheren Ausfallerscheinungen gut überein.

b) Die Lähmung des N. laryngeus caudalis (recurrens)

Wichtiger sind die Lähmungen der unteren Kehlkopfnerven. Das Schrifttum über dieses Leiden hat bereits ein sehr großes Ausmaß erreicht. Eine Zusammenfassung der älteren Literatur findet sich in dem Referat von Neumayer, Stupka, Klestadt, Spiess (1922), auf welches hier verwiesen sei. Mit Recht wies Nadoleczny in seinem Lehrbuch (1926) darauf hin, daß man der Stimme, also der Leistung des geschädigten Kehlkopfes, auffallend wenig Beachtung schenkte. Seither ist die Rekurrensfrage nicht nur von der laryngologischen, sondern auch von der phoniatrischen Seite gefördert worden. Die neueste und ausführlichste Darstellung bietet eine Reihe von Aufsätzen Arnolds seit 1955.

Bei der sogenannten reinen *Postikuslähmung* ist die Stimmfunktion oft nicht gestört, selbst das Singen kann bei leichten Paresen gelingen. Die Stimmstörungen bei *Medianstellung* der gelähmten Stimmlippen sind außerordentlich variabel. Spiess und Seemann erkannten als Ursache der hochgradigen Stimmstörungen bei dieser Stellung die *Niveaudifferenz* und die *Exkavation* der gelähmten Stimmlippe. Seemann konnte stroboskopisch keine Arrhythmien im Schwingungsvorgang der mediangestellten (gelähmten) Stimmlippe beobachten.

Die Stimmstörungen bei *einseitigen Rekurrenslähmungen* bieten ein ungemein wechselvolles Bild, je nachdem eine Median-, Intermediär- oder Abduktionsstellung vorhanden ist. Auch vom phonetischen Standpunkt aus kann man die Stimmstörungen plötzlich entstandener und allmählich entwickelter Lähmungen einander gegenüberstellen.

Stimmveränderungen bei *akut* eingetretenen Lähmungen, wobei die Stimmlippe in *Intermediärstellung* steht, sind durch ihre Schwere charakterisiert. Da die Glottis nicht mehr genügend geschlossen werden kann, wird viel Luft verschwendet und die Stimme ist zunächst aphonisch. Unter den kompensatorischen Einflüssen der gesunden Seite kommt es schließlich über schwere Heiserkeit zur Flatterstimme und zu leichten Stimmstörungen, und schließlich zu einer wieder brauchbaren Stimme. Während diese zunächst nur wenige Töne umfaßt und monoton ist, nimmt allmählich der Stimmumfang zu und die Stimmgebung wird modulationsfähiger. Nach E. Döhne (1944) tritt bei den plötzlichen Leitungsunterbrechungen des N. laryngeus caudalis selten eine so vollständige Kompensation ein, daß die Stimme größeren Anforderungen, wie Singen oder Rufen, genügen kann.

Umgekehrt verhalten sich die Stimmstörungen bei den *allmählich sich entwickelnden Formen der Rekurrenslähmungen* (SEEMANN, E. STERN, E. DÖHNE). Die Stimmveränderungen sind anfänglich nicht sehr charakteristisch. Sie nehmen aber langsam an Schwere zu und das Ende ist eine dauernde hochgradige Heiserkeit oder Stimmlosigkeit.

Den *Sprechton* fanden NADOLECZNY und E. DÖHNE während oder nach dem Stadium der Flatterstimme meist auffallend hoch, d. h. am oberen Rande der Bruststimme, in der unteren Mittelstimme oder manchmal sogar im Gebiet der Fistelstimme. Im Stadium der schweren Dysphonie findet man dagegen allgemein ein Absinken gegenüber der Norm für die Frauen- und Männerstimme.

Der *Stimmumfang* ist gewöhnlich bei beiden Geschlechtern stark eingeschränkt, und zwar sowohl an der unteren als auch an der oberen Stimmgrenze. Seine Zunahme spricht nach E. DÖHNE im allgemeinen für eine Besserung der Stimmqualitäten, ebenso wie die Zunahme der meist stark verkürzten *Phonationsdauer* in Sprechstimmlage (in schweren Fällen 3 bis 5″, in leichten 10″ auf dem Vokal o).

Bei *doppelseitiger Kehlkopflähmung* (Stimmlippen in Paramedianstellung) ist die Stimme meist erhalten. Selten sind *zentralbedingte doppelseitige Lähmungen* der Rekurrensnerven. Unter mehr als 200 Fällen von SMITH, LAMBERT, WALLACE, NEW und CHILDREY wurden nur in 5 bis 6% der Fälle deren zentrale Genese festgestellt. Alle Erkrankungen betrafen bulbäre Läsionen. W. S. SOMMERFELD (1951) beschrieb einen wichtigen Fall eines *supranukleären* Tumors bei einem Kind, das zur Autopsie kam, bei welcher nach anfänglicher Dyspnoe eine *doppelseitige* Lähmung der Abduktoren festgestellt werden konnte.

Auf die wechselnden *Kehlkopfbilder* bei der Spiegeluntersuchung und die Schwierigkeit der Deutung kann hier nicht näher eingegangen werden. Erwähnt sei nur, daß der Ablauf der Stadien des SEMON-ROSENBACHschen Gesetzes (1. reine Abduktionslähmung, 2. allmähliche Adduktion der gelähmten Stimmlippe zur Mittellinie, 3. Lähmung aller Adduktoren mit Einstellung der gelähmten Stimmlippe in die Intermediärstellung) keineswegs zwangsläufig ist. Zahlreiche Autoren (GRABOWER, HERZOG, L. RÜEDI u. a.) haben dargetan, daß die Lähmung des M. cricoarytaenoideus posterior nicht immer derjenigen der Adduktoren vorangehen muß. GRÜNWALD und AMERSBACH beobachteten, daß bei organisch bedingten Leitungsunterbrechungen des N. laryngeus caudalis in einer kleinen Anzahl der Fälle die Adduktoren ausschließlich gelähmt waren, oder daß wenigstens ihre Lähmung im Vordergrund stand. In neuerer Zeit machten G. HOFER und J. JESCHEK in einer wichtigen Arbeit darauf aufmerksam, daß es einer Reihe von Autoren gelang, beim Menschen eine beidseitige Medianstellung der Stimmlippe nach Durchschneidung des N. laryngeus cranialis so zu verändern, daß eine erweiterte Glottis erzielt wurde. Außerdem kennt man Fälle, bei denen ein- oder beidseitige Medianstellung besteht, ohne daß sich jemals eine Intermediärstellung gebildet hätte. Auch wir haben zahlreiche solche Rekurrensparalysen gesehen. HOFER gelang es nun, vor geplanten Larynx- oder Larynx-Pharynxresektionen Nervenausschaltungen am menschlichen Kehlkopf mit erhaltener Stimmfunktion durchzuführen und sie fortlaufend zu beobachten. Diese Fälle mußten folgenden Voraussetzungen genügen:

1. maligner Tumor nahe am Kehlkopf,

2. ein günstiger interner Befund, um den nachfolgenden großen Eingriff zu ermöglichen,

3. die vollständige freie Übersicht und Beweglichkeit des Stimmorgans.

Bei einzelnen Patienten war allerdings die Beobachtung desselben durch die vorgenommene Tracheotomie und Drüsenausräumung infolge sekundärer Schwellungen an den Stimmlippen recht erheblich gestört. Entscheidend war aber immer der Befund nach der Ausschaltung (also vor der Tracheotomie) und die wiederholte Kontrolle nach dem Rückgang der Schwellungszustände. HOFER konnte nun an elf im Laufe der Zeit gesammelten Fällen folgende für die motorische Innervation wichtigen Tatsachen feststellen:

1. Die vollständige Durchschneidung des *N. laryngeus caudalis* zeigt eine (Para-) Medianstellung der gelähmten Stimmlippen. Diese Stellung wurde noch nach zwei Monaten vorgefunden. Aus dieser Tatsache läßt sich das SEMON-ROSENBACHsche Gesetz (wenigstens für periphere Nerven) widerlegen.

2. Die hohe Verletzung des *N. vagus* führte zu einer Intermediärstellung der Stimmlippe mit Exkavation.

3. Die motorisch symptomlose Ausschaltung des *inneren Astes* des N. laryngeus cranialis beweist, daß durch diesen inneren Ast beim Menschen keine motorischen Impulse dem Stimmlippenapparat zufließen.

4. Dagegen verloren die Stimmlippen bei der doppelseitigen Ausschaltung des *N. laryngeus cranialis* die *Spannung*. Auch der etwas wellenförmig verlaufende Stimmlippenrand (HAJEK) und der Verlust der hohen Töne konnte festgestellt werden, während die einseitige Ausschaltung auffallenderweise keinerlei Bewegungsänderung oder Stimmausfall erkennen ließ. Genaue phonetische Angaben fehlen allerdings.

5. Die gleichzeitige Ausschaltung des N. laryngeus *caudalis* und des inneren Astes des N. laryngeus *cranialis* ergab nur das Bild des Stimmlippenapparates, wie man es bei der einfachen Durchschneidung des N. laryngeus caudalis beobachten kann.

6. Schließlich zeigte die Unterbrechung des N. laryngeus *caudalis* und des *äußeren Astes* des oberen Kehlkopfnerven den Befund der Rekurrensparalyse, die Intermediärstellung der Stimmlippen mit etwas nach außen rotiertem Aryknorpel und scheinbarer Verkürzung der Stimmlippe. Eine ausgesprochene Schiefstellung der Glottis wurde nicht in allen Fällen notiert.

An Hand des Materials der Züricher Nasen-Hals-Ohrenklinik ließ sich feststellen, daß die überwiegende Mehrzahl der postoperativ gelähmten Stimmlippen (nach Strumektomie) in *Medianstellung* fixiert ist (83mal auf 91, meist frische Rekurrensverletzungen), während die Abduktions- und Intermediärstellung nur achtmal beobachtet wurde. Aus den Operationsberichten ließ sich allerdings nicht mit Sicherheit abklären, ob der obere Strumapol weit nach oben reichte und ob die oberen Gefäße am Stamm ligiert wurden. Durch die Feststellung, daß die Medianstellung (Rekurrenslähmung im Sinne von HOFER und JESCHEK) im erwähnten Krankenmaterial weitaus vorherrscht und andererseits die fixierte Abduktionsstellung nur selten beobachtet wird, findet jedenfalls die Auffassung von HOFER von chirurgischer Seite eine Stütze (G. RIEBEN). Über die Häufigkeit der Lähmungen nach Strumektomie haben in neuester Zeit M. RICHARD (1949) und E. FRITZSCHE (1951) bei ähnlichen Einzelergebnissen an Hand von zusammen 1811 Fällen berichtet. Sie haben etwa 5,25% primäre und 1,55% bleibende Nervenschädigungen festgestellt. Weitere Kasuistik findet sich bei J. BERENDES im Harzburger-Kongreß-Bericht (1956).

Es ist allerdings auffällig, daß bei Fällen von Lähmung des Vagus bei Schädelbasisfrakturen (SIEBENMANNscher Symptomenkomplex) durchaus nicht immer eine Rekurrensparalyse in Intermediärstellung und eine (scheinbare) Verkürzung der Stimmlippe eintritt. Auch wir beobachteten über längere Zeit einen Fall, bei dem die Stimmlippe in Medianstellung nach der Verletzung fixiert und die Stimme dementsprechend ordentlich erhalten blieb. *Wir müssen also nach wie vor individuelle Verschiedenheiten dieser motorischen Innervationsverhältnisse annehmen.*

J. BERENDES (1956) hat in einer wichtigen Arbeit mit reichhaltiger Literatur die neueren Ergebnisse über Bewegungsstörungen des Kehlkopfes nach Schädigung der peripheren motorischen Innervation dargestellt. Aus einer sehr instruktiven Zusammenstellung von O. H. MEURMAN (1950) an Hand von 161 peripheren Rekurrenslähmungen aus einem Krankengut von 222 Fällen ist zu entnehmen, daß der größere Teil zwar mit Paramedianstellung dem Ergebnis der Versuche von HOFER und JESCHEK entspricht, bei einem Teil der Fälle aber die Stimmlippen in Intermediärstellung gefunden wird, obgleich die Läsion des N. recurrens ganz sicher caudal vom Abgang des N. laryng. cran. erfolgte. Beim Studium solcher paradoxen Lähmungen konnte HOFER aufzeigen, daß nicht nur die Rekurrens, sondern der *Vagusstamm* oberhalb des Abganges des Rekurrens komprimiert war. Eine histologische Untersuchung der Medulla oblongata deckte zahlreiche degenerative Veränderungen im Nucleus ambiguus (z. B. in Form von Tigrolyse) auf. HOFER erklärt diese als retrograd wirkende Folge der Vaguskompression, wodurch auch der N. laryngeus cranialis geschädigt wird. J. BERENDES schreibt zusammenfassend: „Wenn auch bei den Befunden von HOFER und JESCHEK zweifellos die klarsten Versuchsbedingungen vorlagen, so haben doch auch die andern abweichenden Befunde ihr Gewicht und regen an, die weitere Prüfung der Frage nicht als erübrigt anzusehen.“

G. F. GREINER, P. ISCH, C. ISCH-TREUSSARD, J. EBTINGER-JOUFFROV, G. KLOTZ und M. CHAMPY betonen in ihrer Arbeit die Wichtigkeit der *elektromyographischen Untersuchung* bei Stimmbandlähmungen. Die verstärkten Muskelpotentiale wurden mittels eines K.O. unter Verwendung einer Kamera auf photographischem Papier registriert, neben der Aufzeichnung des Tones. Zur Entnahme der elektrischen Muskeltätigkeit im Kehlkopf beschritten sie den äußeren Weg, indem sie die Abnahme durch die Membrana cricothyreoidea hindurch vornahmen. Bei 40 Kranken (davon 16 Kanülenträger) konnten 38 Registrierungen gewonnen werden. Es zeigten sich 2 Arten elektrischer Tätigkeit im Bereich der Stimmlippen: Die erste betrifft Potentiale motorischer Basiseinheiten, welche dem Atemrhythmus folgen und sogar bei Abwesenheit eines Luftstromes vorhanden sind. Der zweite, der sogenannte mikrophonische Typus folgt homorhythmisch der Stimme. Dieser letztere kann gelegentlich den ersteren überlagern. Bei 883 Fällen von Kehlkopflähmungen, von denen 346 nachuntersucht werden konnten, hat K. FAABORG-ANDERSEN (1964) die Beziehung zwischen der Stellung der gelähmten Stimmlippe und den klinischen Befunden studiert. In 31 Fällen war die Stellung der erkrankten Stimmlippe nicht in Übereinstimmung mit den klinischen Erhebungen. Diese Divergenz haben auch viele andere Autoren gefunden. Als die wahrscheinliche Erklärung solcher Ausnahmen wird vom Verfasser eine partielle Denervierung genannt.

Bei *cerebralen Motilitätsstörungen* des Kehlkopfes findet man recht of *atypische Adduktionsbewegungen,* so daß während des Ablaufs der Bewegung von der Lateral- zur Medianstellung eine *atypische Glottisform* (J. JESCHEK) entsteht. Die Bilder sind ähnlich den sogenannten Paresen einzelner Kehlkopfmuskeln, jedoch verschwinden diese atypischen Glottisformen bei den lateralen und medianen Endstellungen ganz, so daß wir mit J. JESCHEK eine zentral bedingte Inkoordination des Einsetzens der einzelnen Adduktoren annehmen.

Im Verlaufe von reinen Halbseitenlähmungen des Kehlkopfes ist man erstaunt über die *Abwesenheit von vasomotorischen Störungen*, die in die Augen fallen müßten wegen ihrer Einseitigkeit. J. COLLET (1946) hat jedoch in zwei Fällen von *traumatischer Halbseitenlähmung des Kehlkopfes* eine auffallende *Rötung* festgestellt, die über Monate anhielt. Es fand sich eine sichere Lähmung des Vagus, die durch den Sitz der Verletzung und durch die Pulserhöhung (120 bis 130) gekennzeichnet war. Wenn im allgemeinen der vaskuläre Tonus trotz der Durchschneidung der Kehlkopfnerven erhalten bleibt, so erklärt sich dies durch das Erhaltensein der sympathischen Innervation (Rami carotici) der A. laryngealis superior. Entfernt man diesen am stärksten ausgeprägten Plexus, so tritt in der entsprechenden Kehlkopfhälfte eine Hyperaemie, ja zuweilen sogar ein Ödem auf, das sich bis zur Arygegend und Stimmlippe ausbreitet [LERICHE und FONTAINE (1928)].

Mit Recht wiesen NADOLECZNY (1926) und J. FEUZ (1934) darauf hin, daß die Diagnose *Rekurrenslähmung* nicht genüge, sondern jeder einzelne Fall müsse genau beschrieben und auch phonetisch (stroboskopisch) untersucht werden. Dabei hat sich nun der kurze, aber alles Wesentliche erfassende *Untersuchungsplan* NADOLECZNYs sehr gut bewährt und es empfiehlt sich, zur einheitlichen Beurteilung der Fälle dieses Schema vorzunehmen:

Name, Alter, Ursache, Seite: ....

Verschmälerung: .... Ausbuchtung: .... Länge: ....

Farbe der gelähmten Stimmlippe: .... Stellung derselben: ....

Stellknorpelstellung: ....

Stellknorpelbewegung bei der Stimmgebung: ....

Stellung der Stellknorpel zueinander bei der Stimmgebung: ....

Verlauf und Form der Stimmritze: .... Niveaudifferenz: ....

Stimmklang, Sprechton, Stimmumfang (Register), Tondauer, Druckprobe, Behandlungsdauer: ....

Bemerkungen (Stimmstärke, Gesangsstimme, Rufstimme): ....

K. BRAHM (1952) fand in Übereinstimmung mit früheren Befunden von R. LUCHSINGER und NEUMAYER, daß ein Stimmumfang von zwei Oktaven nie überschritten wurde, ja meist nicht einmal erreicht wurde. Die mittlere Sprechstimmlage war unter 14 Patienten 10mal innerhalb der Norm, bei 3 Patienten darüber, bei einem Patient darunter. 8 Kranke hatten nach Einsetzen der Lähmung ein Höherwerden der Stimme bemerkt. Bei einem Patienten, dessen Lähmung sich spontan zurückbildete, nahm der Stimmumfang nach unten um eine Oktave zu. Die mittlere Sprechstimmlage senkte sich von cis auf G.

J. BERENDES, R. LUCHSINGER und K. PFISTER (1957) haben Änderungen der Schwingungen bei Rekurrenslähmung in Paramedianstellung im *Hochgeschwindigkeitsfilm* gezeigt. Bei den paramedian gelähmten Stimmlippen sieht man je nach dem Grade der Spannung ein Fehlen der Schwingungen mit stärkster Spannung bis zu verstärkten Schwingungen mit Überschlagen der Schwingungsbäuche nach medial und lateral. Interessant ist auch, daß das laterofixierte Stimmband (bei einer doppelseitigen Postikuslähmung) Schwingungen allerdings von geringerer Amplitude als das nicht operierte aufweist.

Durch den Ausfall der gelähmten Kehlkopfmuskeln bei einer Rekurrenslähmung in Medianstellung fand J. JESCHEK (1958), daß die komplexe Muskelverspannung unter dem Einfluß des vorwiegend vertikal angreifenden Luftdruckes in eine vorwiegend horizontale Schwingungskomponente umwandelt und die Schwingungen sowohl nach lateral als auch nach medial dämpft.

Stroboskopisch wird vollkommene Aufhebung der Randkantenverschiebung beobachtet (E. SCHÖNHÄRL).

Therapie: Die Behandlung geht darauf aus, durch Vokalübungen (z. B. durch ein deutliches offenes o) eine Überkompensation der gesunden Seite mit gleichzeitiger Entspannung, die ja der spastischen Kontraktur entgegenwirkt, zu erreichen. Dabei kommt meist bereits ein ordentlich klarer, tiefer Ton zustande. Zunächst spricht der Patient am besten in recht tiefer Stimmlage, um dann später in eine etwas höhere überzugehen. Durch Kopfneigung oder -drehung zur gelähmten Seite hin läßt sich oft die Stimmschwäche bis zu einem gewissen Grad ausgleichen. Dann sucht man durch Stimmübungen den Stimmumfang zu vergrößern, indem man die Stimmgrenzen nach unten und oben erweitert. Auf diese Weise gelangt man am besten zur Stärkung der Stimme, was vor allem für die Ausbildung der Rufstimme wichtig ist.

Außerdem unterstützen wir diese Übungen durch Behandlung mit dem pulsierenden galvanischen Strom, wie sie FLATAU für die Behandlung der Phonasthenie empfohlen hat. Als Elektroden verwenden wir solche, die an einem Halsband befestigt sind und als Pelotten den Schildknorpelflächen aufliegend gleichzeitig einen leichten Druck ausüben. Dabei braucht man nur ganz schwache Ströme ($^1/_2$ bis 2 mA). Die therapeutische Wirksamkeit beruht auf folgendem: Schickt man einen faradischen Strom durch einen gesunden Kehlkopf, während rein und nicht zu laut intoniert wird, so steigt die Tonhöhe etwas. Auf diese Weise kann man bei unseren Kranken unreine und unausgeglichene oder zu tiefe Töne in besserer Tonlage und Reinheit erzielen. So werden die meisten Patienten wöchentlich zwei- bis dreimal behandelt, etwa 2 bis 3 Monate lang. In geeigneten Fällen wirkt auch die *harmonische Vibration* recht günstig. Diese elektromechanische Tonbehandlung kann nach dem Vorgehen von GUTZMANN JUN. durch Dehnung von innen mit einem nach FLATAUS Angaben etwas modifizierten REICHERTschen Haken unterstützt werden. Der Haken wird dabei in den Valleculae eingesetzt und kräftig nach vorn gezogen.

T. TROJAN und H. WEIHS haben in einer bemerkenswerten Arbeit über die Kombination der elektrotherapeutischen Behandlung peripherer Rekurrenslähmung mit Tonübungen oder die daran anschließende logopädische Wiedererziehung der Stimme berichtet. Dabei wurde nach dem Vorgehen von L. WYT der *Exponentialstrom* bei den Rekurrenslähmungen verwendet.

Die Bezeichnung „Exponentialstrom“ hat sich eingebürgert für *Gleichstromimpulse* mit verzögertem Kurvenanstieg. Die Flußzeit dieser Impulse darf aber nicht länger als eine Sekunde sein. Diese Exponentialimpulse sind nur angezeigt für selektive Reizung bei schweren und schwersten Entartungen. Bei leichten bis mittelschweren Lähmungen schickt man kurze, steil ansteigende Gleichstromimpulse mit Flußdauer von wenigen Millisekunden. Die letzteren kurzen Gleichstromimpulse in hoher Impulsfrequenz (zirka 50 Hz) mit tetanisierender Wirkung bezeichnet man als faradischer Strom (BUSCH, GOLSETH-FIZELL, GILLERT, KOWARSCHIK, HENNSGE, RUMPF).

In ähnlicher Weise kann nach meinen günstigen Erfahrungen ein *Schwellstrom*, wie er z. B. im „*Erbogalvan S*“ erzeugt wird, verwendet werden. Es handelt sich dabei um das langsame An- und Abschwellen eines *faradischen* Stromes. Sein Zyklus ist auf den Rhythmus natürlicher Muskelbewegung abgestimmt. Beim *Erbogalvan S* hat der Schwellstrom eine Flußdauer von zirka 3 Sekunden und eine Pausenlänge von 3 Sekunden. Der Schwellberieb mit reinem galvanischem Strom kommt in den speziellen Fällen bei Behandlung sehr starker Entartungen in Frage.

Die *phonetischen Methoden* suchen im weiteren den Zusammenhang des stimmlichen Ausdrucks mit der vegetativen Reaktionslage (F. TROJAN). Dabei ergab sich die Höhe eines Hauptstimmtones von optimaler Qualität, wenn der Patient ohne Anwendung von Seitendruck in der Art eines behaglichen Stöhnens phoniert. Wichtig ist ferner das Beachten der sogenannten *Tiefstütze* (bei Flankenatmung). Stakkatoübungen mit gestütztem Toneinsatz sollen die mit dem Fehlen des aspiratorischen Widerstandes in der Glottis zusammenhängenden Neigung der Patienten zu *oberflächlicher Atmung* bekämpfen. Schließlich werden von F. TROJAN und H. WEIHS musikalisch-rhythmische Taktierbewegungen und Schrittbewegungen zur Koordination gesamtkörperlicher Bewegungen mit der Phonation herangezogen, um die Atembeschwerden bei der Alltagsarbeit zu verringern.

Von 56 in dieser Weise behandelten Kranken mit einseitiger Rekurrensparese, deren Lähmungen nicht älter als zwei Jahre waren und durch mindestens zwei Monate behandelt wurden, konnte J. MAYER bei 11 einen vollständigen Rückgang feststellen. Von 12 Fällen mit starker Atonie und Exkavation der Stimmlippe wurden nur 4 nicht gebessert. Von den Kranken mit bleibender Lähmung zeigten 29 eine sehr gute oder vollkommene, 5 eine ausreichende Kompensation, während 8 Fälle ungebessert blieben.

Aus unseren *Krankengeschichten* seien folgende zwei charakteristische Fälle erwähnt.

1. Beispiel E. J., 30jähriger Mann. Nach Kropfoperation sofort fast stimmlos. Man versuchte zehn Tage lang ohne Erfolg die Behandlung mit Ultrakurzwellen. Der Patient blieb drei Monate fast vollständig aphonisch.

Befund 3 Monate später: Die rechte Stimmlippe ist leicht verschmälert, sie zeigt keine Ausbuchtung. Die Stimmlippen sind lang und schmal. Die gelähmte Stimmlippe ist grauweiß. Die rechte Stimmlippe steht in *Paramedianstellung.* Der rechte Stellknorpel ist vorgesunken; er bewegt sich bei der Stimmgebung etwas. Die Stimmritze ist gerade, zirka 1 mm breit und verläuft nur etwas schief von rechts vorn nach hinten links. Die Stimme ist stark heiser (Flattertöne zwischen E und dis′). Der Vokal o wird 9″ lang gehalten. Sprechton Ais. Kopfseitenneigung ohne Einfluß.

Nach *dreimonatiger Behandlung* klingt die Stimme noch belegt. Die Tondauer ist auf 15″ angestiegen. Stimmumfang von Es bis dis′. Lautes Rufen ist möglich. Patient kann wie früher zum erstenmal wieder als zweiter Baß in seinem Gesangverein mitsingen. Der Lokalbefund ist unverändert.

Diagnose: Rekurrenslähmung.

2. Beispiel: M. Chr., 34jährige Frau, Kropfoperation. Sofort nach der Operation stark belegte Stimme. Nur am Morgen ist die Stimme etwas deutlicher.

Befund 1 Monat später: Die rechte Stimmlippe ist weiß, von mittlerer Länge, nicht verschmälert, ausgebuchtet, in *Intermediärstelluög,* der Stellknorpel zuckt bei der Stimmgebung. Die Stimmspitze verläuft von vorne rechts nach links hinten und klafft in der Mitte. Ihre Breite beträgt etwa 2 bis 3 mm. Keine Niveaudifferenz. Stimme belegt, kraftlos. Sprechton d′. Stimmumfang: h bis g′. Tondauer 2 bis 3″.

Nach zweimonatiger Behandlung ist die Tondauer nur wenig verlängert. Lokal ist der Befund derselbe geblieben.

Diagnose: Hemiplegia laryngis.

Zwischen diesen zwei neurologisch und phonetisch verschiedenen, charakteristischen Fällen gibt es nun zahllose *Zwischenstufen.* Am auffallendsten ist das Ansteigen der Tondauer unter der Behandlung bei allen unseren Fällen, und zwar weitgehend parallel mit der Besserung der Stimme verlaufend. Wir fanden ebenfalls, daß eine lange Tondauer, z. B. 10″, prognostisch günstig einzuschätzen ist, worauf NADOLECZNY als erster hingewiesen hat. Bei den Halbseitenlähmungen nach Kropfoperationen sehen wir im weiteren Verlauf oft beträchtliche Erweiterungen des Stimmumfanges, die aber, wie unbehandelte Fälle auch zeigten, ebenfalls von selbst eintreten können.

Nicht selten sind die Halbseitenlähmungen so stark *psychogen* überlagert (NADOLECZNY, MUCK), daß sich neben der organischen Lähmung das Bild einer *Neurose* feststellen läßt. In derartigen Fällen ist es wichtig, den neurotischen Anteil früh zu erkennen und entsprechend zu behandeln. Zur Erleichterung der Diagnose verwendeten wir hierbei die Probe von LOMBARD-ULRICH mit der künstlichen Vertäubung beider Ohren durch Lärmtrommeln (bzw. elektrisch betriebene Kopfhörer), die seither auch von TARNEAUD als zweckmäßig empfohlen wurde.

Mit Recht hat PANCONCELLI-CALZIA (1955) auf die Bedingtheit des LOMBARDschen Versuchs aufmerksam gemacht. Unter 83 stimmlich normalen Vp. zeigten bei Leseproben nur 65 (78%) eine kräftigere Stimme (Lombard pos.) und 22% keine Stimmverstärkung (Lombard neg.). Die Reaktion fiel spezifisch individuell aus: Es kommen beim Ertönen des Geräusches mehr oder weniger deutliche Affekterregungen zustande. Manchmal beobachtet man „paradoxe" Reaktionen: Die Stimmstärke nimmt sogar ab bis zum Flüstern, anstatt zuzunehmen. PANCONCELLI schreibt: „Der positive LOMBARD-Versuch zeigt nur, ob der Untersuchte fähig ist, eine kräftige Stimme zu erzeugen. Diagnostisch und prognostisch ist diese Erscheinung nur bei großer klinischer Erfahrung zu verwerten. Wie zahlreiche Autoren betont auch er, daß ein *negativer* LOMBARD-Versuch kein Beweis für Aggavation oder eine Überlagerung ist. Bei meinen Nachprüfungen mit einer beidseits elektrisch betriebenen Lärmtrommel (die der Vertäubung der Audiometrie entspricht — mit 90 bis 100 dB, so daß die Vp. ihre Stimme sicher nicht hört) fand ich bei 30 Gesunden stets eine Stimmerhöhung. Den Vp. wurde nichts über den Zweck des Versuchs mitgeteilt. Ich probierte jedoch immer vorher vor der Vp. die Lärmtrommeln (ohne jedoch zu sprechen) an mir aus, so daß eine abnorme psychische Reaktion auf ein Minimum reduziert wurde.

Zahlreiche Phoniater haben über die *Ergebnisse der Übungsbehandlung* berichtet [M. NADOLECZNY (1922), R. LUCHSINGER (1936), P. MATHEY (1936). H. GUTZMANN d. J. (1937), E. DÖHNE (1944), V. IMRE (1950)]. Man kann sagen, daß in der überwiegenden Mehrzahl der Fälle eine laute, brauchbare, manchmal allerdings eine etwas belegte Sprechstimme unter wesentlicher Erweiterung des Stimmumfanges zustande kommt. Weniger häufig gelingt es, eine brauchbare Ruf- oder Singstimme zu erzielen. Völlige Mißerfolge sind selten.

G. ARNOLD (1948) fand unter 205 genau beobachteten und behandelten Fällen von Rekurrenslähmungen (Kriegsverletzungen) 38 Kranke mit organischer Aphonie, 106 mit schwerer und 23 mit leichter Dysphonie. 17 Fälle zeigten eine Fistelstimme; hypo- und hyperkinetische psychogene Dysphonien bestanden in 21 Fällen. Was die Behandlungsresultate anbetrifft, so konnte in allen Fällen die bedrückende organische Aphonie beseitigt werden. Der frühere heisere Stimmklang wurde ebenfalls beseitigt, indem die zum Sprechen gebrauchte Stimme klar und laut wurde. Wie bereits DÖHNE hervorhob, verschwindet in erster Linie der übermäßige Luftverbrauch, wodurch die Stimme gekräftigt wird. Dies zeigt sich in der zunehmenden Lautstärke. ARNOLD hebt die von vielen Ärzten nicht geglaubte funktionelle Heilung der Stimmstörungen hervor. Es ist nun an der Zeit, die Gleichgültigkeit gegenüber der Stimme der Rekurrensgelähmten aufzugeben und jeden solchen Patienten einer fachärztlichen Behandlung zuzuführen.

Auch M. LANDEAU und S. LOISEAU (1965) führen aus, daß zwar Spontanheilungen der Rekurrenslähmungen, speziell bei den einseitigen, vorkommen, aber nur die phoniatrisch behandelten Fälle lieferten unstreitbar günstige Resultate. Die Wiedererziehung der Stimme erfolgt unter Benützung der sogenannten sekundären Kehlkopfinnervation, über die vom Glosso-Pharyngeus und eventuell dem Laryngeus cranialis innervierten Halsmuskeln. Die frühe Übungsbehandlung (unterstützt durch den faradischen Strom) läßt vor allem die Atrophie der Stimmlippen vermeiden. Es soll auch die bitonale Stimme nicht aufkommen, die sich, wie bei funktionellen Stimmstörungen, nach Art des bedingten Reflexes leicht einstellt.

Bei unausgleichbarer Stimmlosigkeit hat man früher *Paraffin* in die gelähmte Stimmlippe injiziert. R. SCHILLING, der zehn Fälle phonetisch nachgeprüft hat, ist mit den Resultaten zufrieden gewesen. Senkungen des Paraffins hat er nie gesehen. Er betont jedoch, daß es verboten sei, die Injektion bei noch beweglichen Stimmlippen durchzuführen, da die Masse in einem beständig in Bewegung befindlichen Organ die Ursache ständiger Reizung sein könnte. Die *Methode* der *Paraffinplastik* bei Rekurrenslähmungen hat BRÜNINGS im Jahre 1911 angegeben. Im ersten Weltkrieg wurde sie von ZANGE mit bestem Erfolg angewendet. Weitere Berichte stammen von KOFLER, O. MAYER, NEUMANN und NEUMAYER, V. IMRE (1950).

Da das Paraffin zum Ausgleich der Stimmstörung infolge einseitiger Rekurrenslähmung heute in der ganzen Medizin verpönt ist, verwendet G. ARNOLD neuerdings steril entnommenen autogenen Septumknorpel (des gleichen Patienten) oder in Merthiolate präservierten homogenen Septumknorpel (anderer Patienten).

Die Verkleinerung erfolgt durch Schaben mit der Messerschneide. Dann werden die Knorpelspäne im Mörser mit steriler, injizierbarer Gelatine zu einer festen Pasta zerrieben. Das Füllen geschieht mit einem kleinen Löffel und mit einer für diese Zwecke hergestellten „Füllspritze“. Die Technik der Injektion unterscheidet sich nicht von der früheren Methode mit Paraffin nach BRÜNINGS. Die bisher von G. ARNOLD behandelten Fälle zeigten einen günstigen Erfolg. Vor allem war der postoperative Verlauf milder als nach der Paraffininjektion. Er empfiehlt die Injektion: 1. bei erfolgloser Übungsbehandlung, wenn keine psychogene funktionelle Überlagerung vorhanden ist, 2. bei mangelhaftem Glottisschluß infolge Abduktionsstellung der gelähmten Stimmlippe, Exkavation durch Atrophie, fehlender Überkreuzungsfähigkeit der gesunden Stimmlippe oder bei deutlichem Höhenunterschied der beiden Stimmlippen.

G. ARNOLD (1961) hat erneut in Fällen *einseitiger Kehlkopflähmungen in Abduktionsstellung* bei kongenital spastischen Dysphonien nach Chordektomie oder nach radikaler Entfernung von Knötchen oder Polypen, eine *Teflon-Pasta* in die erkrankte Stimmlippe eingespritzt. Diese Injektion soll erst nach erfolgloser Wiedererziehung der Stimme und bei Lähmungen nicht vor Ablauf von 6 Monaten nach Beginn der Lähmung, oder bei Doppelseitigkeit, durchgeführt werden. Patienten mit Amusie sollten ausgeschaltet werden.

Es muß allerdings beachtet werden, daß bei Ratten oder Mäusen nach Einbringung polymerisiertem Tetrafluoraethylen („Teflon“), Sarkome festgestellt worden sind. [N. SCHÜMELFELDER und J. GIMMY (1964)].

Dr. De Graaf-Wodman empfiehlt wegen solch möglicher cancerogener Effekte nur zentrifugiertes Eigenblut dem Patienten in die Stimmlippe zu injizieren.

Seither ist in Amerika in verschiedenen Kliniken synthetisches Material zur Ausfüllung von Kehlkopfdefekten verwendet worden. H. Harris und J. Carleton (1965) haben zunächst an Tieren, dann an 10 Patienten, das *RTV-Silastic* (Polydimethylsiloxan) ausprobiert. Sie fanden, daß dieses Produkt ein Minimum von Gewebsreaktionen erzeugt und eine genügende Retention im Gewebe zeigt. Dagegen sahen die Autoren nach parakordaler Injektion von Teflon, Fremdkörper-Riesenzellen-Reaktionen. Neoplastische Veränderungen wurden nicht beobachtet. Die klinische Anwendung von Silastic ergab gute Resultate; es war nur eine Injektion notwendig. Sollte eine Infektion sich einstellen, so hat das neue Material den Vorteil, weniger Schäden im Kehlkopf zu hinterlassen, weil es in geringerem Maße im Gewebe haftet. Dies bringt aber den Nachteil mit sich, daß es deswegen leichter zu Verlagerungen des Implantates kommt. Da gegebenenfalls mit neoplastischen Reaktionen gerechnet werden müsse, empfehlen die Autoren eine strenge Überwachung solcher Patienten.

In der Wiederherstellungschirurgie des Kehlkopfes (besonders nach Verletzungen, bei Intermediärstellung, Exkavation und *starker Niveaudifferenz*) hat man auch Knorpel (nach Laryngofissur) in die erkrankte Kehlkopfseite implantiert (Payr, A. Seiffert, Y. Meurman (1943). L. Rüedi (1945) schritt zur Implantation eines Knochenspans, die sich bisher sehr gut bewährte. Die chirurgischen Heilungsverfahren bedeuten aber recht eingreifende Operationen.

In neuerer Zeit sind verschiedene Arbeiten über die Behandlung der Lähmungserscheinungen der Stimmlippen und der Atembeschwerden bei *doppelseitiger Rekurrenslähmung* mit Paramedianstellung erschienen. Zur Lateralfixation einer Stimmlippe wird wohl die Methode nach De Graaf-Woodman am häufigsten verwendet. J. Berendes (1956) hat die verschiedenen Arten des operativen Vorgehens eingehend beschrieben und ihre Vor und Nachteile berücksichtigt. Jede operative Erweiterung, bei der die Stimmlippe nicht zur Phonation in die Mittellinie zurückkehren kann, wird mit einer Verschlechterung der Stimme erkauft. Der Operateur sieht sich meist zum Kompromiß gezwungen, die Stimmritze so zu erweitern, daß der Patient bei mäßigen Ansprüchen genügend Luft bekommt, während die Stimmlippen wenigstens soweit aktiv und passiv beim Durchströmen der Luft einander genähert werden können, daß wenigstens nicht tonlos gesprochen werden muß. J. Berendes empfiehlt, der Operation regelmäßig eine Stimmübungsbehandlung anzuschließen. Die Übungstherapie ist vor allem dann zu empfehlen, wenn sich postoperativ eine zu weite Stimmritze eingestellt hat. De Graaf, Woodman und Pollack fanden eine deutliche Besserung der Stimme bei allen Patienten, die Gelegenheit zu solchen Uebungen hatten.

Da man bei den Operationsverfahren aber nicht nur Vorteile, sondern bei einer größeren Anzahl von Kranken auch Mißerfolge buchen muß, wird man in der Empfehlung der Operation zurückhaltend sein. E. Lüscher weist auf die Einfluß von *Glottiskrämpfen* hin, welche bei Patienten mit doppelseitiger Rekurrenslähmung besonders leicht eintreten. Diese durch Anstrengungen und Erregungszustände ausgelösten Spasmen können einen Operationserfolg vorübergehend illusorisch machen. Manchmal handelt es sich bei diesen Kranken um Neurotiker oder durch das Leiden Neurotisierte.

c) Die organische Parese des M. cricoarytaenoideus lateralis,

des Antagonisten des M. cricoarytaenoideus posterior. MACKENZIE (1880) erwähnt einen Befund NAVRATILS, welcher 1876 einen Fall von *Trichinose* in den Mm. cricoarytaenoidei laterales beschrieben hat. Als weitere Ursache wird die *Blei-* und *Arsenikvergiftung* sowie die *Lues* angegeben.

Die erste gute Beschreibung des Krankheitsbildes stammt von STOERCK (1880). Bei der beidseitigen Parese muß die Einwärtsdrehung der Aryknorpel ausfallen und die Glottisspalte bekommt auf diese Weise eine rautenförmige Gestalt, die aus zwei Dreiecken mit gemeinschaftlicher Basis zusammengesetzt ist; diese Basis befindet sich zwischen den beiden Stimmfortsätzen. Das vordere Dreieck ist zwischen den Rändern der Stimmlippen, das hintere zwischen den Innenwänden der Aryknorpel. Die Stimme ist in solchen Fällen fast aphonisch und ermüdet schnell. Außerdem kann nach STOERCK der Schluß der Knorpelglottis in der oberen Hälfte so vollständig sein, daß man die verdeckte, unten freibleibende Spalte nicht sieht. Dabei fällt aber leicht die Kürze der Glottisspalte auf. AMERSBACH (1929) vermutet, daß noch niemand eine isolierte Lateralislähmung auf organischer Grundlage gesehen habe. Nicht zu bezweifeln sei jedoch, daß diese Lähmungsform an sich vorkommen könne, z. B. auf der Grundlage einer *luetischen Erkrankung.* Das laryngologische Bild der doppelseitigen Parese wird auch als rautenförmiger Spalt mit dem größten Durchmesser auf der Höhe des Processus vocalis geschildert. Im weiteren weist er auf die Schwierigkeit hin, abzugrenzen, ob ein myopathischer oder ein luetischer Prozeß, der den Nerv angreift, vorliege. Für die Differentialdiagnose sei es wichtig, die *psychogenen Lähmungen,* welche sehr ähnliche „Zustandsbilder" hervorrufen, auszuschließen.

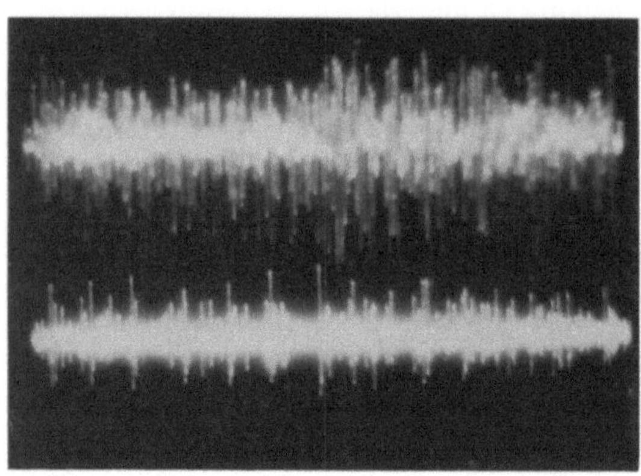

Abb. 180.

G. ARNOLD hat drei Fälle (Kriegsverletzungen) von *isolierten muskulären Lateralisschädigungen* beobachtet. Der Ausfall der Muskelfunktion betraf jedesmal die rechte Seite. Es handelte sich um *mechanische Verletzungen* im Gebiete des M. cricoarytaenoideus und nicht um nervöse Lähmungen. Laryngologisch zeigte sich bei der Phonationsstellung das aus den Lehrbüchern bekannte Bild der rechtsseitigen Laterialislähmung. Die Stellknorpel wurden gut adduziert, aber die Einwärtsdrehung des rechten Aryknorpels fehlte. Die Stimme hatte einen fast tonlosen, hauchigen Klang. Sprechtonhöhe cis. Die übrigen Symptome glichen denen der Rekurrensstimme. Die Stimmübungsbehandlung, die in gleicher Weise wie bei Rekurrenslähmung durchgeführt wurde, erzielte nach drei Monaten eine fast völlige Wiederherstellung der Stimme. Nun eine eigene

Krankengeschichte. Sch. A., 22 Jahre, männl., Familienanamnese o. B. *Frühere Krankheiten:* 1935 Lungenentzündung. 1939 absolvierte er die Rekrutenschule ohne Krankheitstage. Anfangs Januar 1941 bemerkte Pat. eine langsam zunehmende Heiserkeit, ohne daß Husten oder Fieber bestanden hätte. Beim Wiedereintritt in den Militärdienst meldete er seine Erkrankung beim Truppenarzt und wurde für zehn Tage dispensiert, nachher aber angenommen. Im Dienst nahm die Heiserkeit immer mehr zu. In der ohrenärztlichen Abteilung der Militärsanitätsanstalt wurde am 22. Februar 1941 eine linksseitige Rekurrenslähmung und *Rhino-Pharyngitis sicca* festgestellt und die Aufnahme in die Militärsanitätsanstalt empfohlen. Die Blutsenkung betrug 29 mm nach einer Stunde. Nachdem vom Dermatologen eine Alopecia areolaris, Plaques muqueuses im Mund und breite Condylomata ad anum sowie eine eitrige Balanitis festgestellt worden waren, kam Pat. unter der Diagnose *Lues II* zur spezifischen Behandlung in die Dermatologische Klinik Zürich (früh. Vorsteher: Prof. MIESCHER). Wegen seiner Heiserkeit wurde Pat. uns zur Kontrolle und Nachbehandlung zugewiesen.

Lokalstatus: Nase: Beide Nasenhöhlen sind weit, die unteren Muscheln zeigen Atrophie. Gelbgrüne Borken bedecken die Schleimhäute. Kein Foetor. *Rhin. post.:* Die Schleimhäute des Nasenrachenraumes weisen ebenfalls grüne, schmierige Beläge auf. *Rachen:* Die Tonsillen sind beidseits leicht hypertrophisch, die Schleimhaut hat ein trockenes Aussehen. *Ohren:* Beidseits o. B. *Kehlkopf:* Rechte Kehlkopfhälfte o. B. Die linke Stimmlippe steht in einer Mittelstellung zwischen der Respirations- und Phonationsstellung und zeigt eine Einknickung an der Stelle des Proc. vocalis, welcher nach außen gedreht ist. Der linke Aryknorpel ist nach vorn geneigt, bewegt sich aber etwas bei der Phonation. Es besteht eine deutliche Hypästhesie der linken Kehlkopfhälfte, die sich bis zum Rachen fortsetzt. Bei der Prüfung auf Wärme und Kälte empfindet Pat. nur auf der rechten Seite des Kehlkopfes normal. Bei der Stimmgebung bleibt die Stimmlippe in dieser Stellung fixiert. Die linke Stimmlippe steht wesentlich tiefer als die rechte. Die doppelseitige Anwendung der BÁRÁNYschen Lärmtrommel (LOMBARDscher Versuch) ergab keine Veränderung des Stimmcharakters oder der Höhe und Tiefe der Stimme. Diese ist fast aphonisch. Es gelingen auch keine Fisteltöne. *Innere Organe:* Vollständig o. B. Neurologisch findet sich, abgesehen von leicht erhöhten Patellarsehnenreflexen, ebenfalls nichts Krankhaftes. Die WASSERMANNsche Reaktion war stark positiv.

Die *Lumbalpunktion* ergab, abgesehen von einer leichten Pleozytose und schwach positivem *Pandy*, keinen pathologischen Befund. Insbesondere sind die verschiedenen quantitativen Eiweißreaktionen und der Wassermann negativ.

Diagnose: Lähmung des M. cricoarytaenoideus lat. sin. und Rhinopharyngitis sicca bei Lues II.

Die *Therapie* bestand neben der spezifischen Behandlung in Stimmübungen, unterstützt durch den pulsierenden Gleichstrom.

Die *phonetische Untersuchung* ergab folgendes: Stark heisere Stimme. Es gelingt dem Pat., einige wenige, stark belegte Töne um e′ zu bilden. *Rufstimme:* Lautheit fehlt vollständig. *Tonhalten* auf dem Vokal o (Tonhöhe d′, o′) 3 bis 4″. *Stroboskopisch* beobachtet man bei e′ bis f′ als den am deutlichsten hervorgebrachten Tönen Gegenschlagsbewegungen der rechten Stimmlippe, während die linke keine deutlichen Schwingbewegungen zeigt.

Im *weiteren Verlauf* (nach etwa vier Wochen) verflachte sich die Einknickung der Stimmlippen in eine gleichmäßige konkave Begrenzung der Stimmspalte, was nach STOERCK auf einen schweren Grad der Lähmung schließen läßt. Der stark vorgefallene Arylknorpel verdeckt einen Teil der Glottis und so erscheint dieselbe auf der linken Seite verkürzt.

Bei der *direkten Laryngoskopie* findet sich nun die linke Stimmlippe in starker Intermediärstellung. Sie ist leicht atrophisch, exkaviert und steht deutlich tiefer als die rechte. Bei der Stimmgebung bewegt sich weder die Pars cartilaginosa noch die Pars membranacea. Der Aryknorpel weist dabei eine nur ganz geringgradige Bewegung auf. Nach dem laryngoskopischen Befund hat also die Lähmung fortschreitend den Thyreoarytaenoideus internus und den Cricoarytaenoideus posterior ergriffen, wobei wohl nur die von beiden Seiten innervierten Mm. transversi und obliqui freigeblieben sind. Laryngologisch bietet sich jetzt also das Bild der *Rekurrensparalyse.*

Laryngoskopisch stand also das *Bild der Lateralislähmung* deutlich im Vordergrund. Dabei mußte auch der vom N. laryngeus cran. versorgte M. cricothyreoideus beteiligt sein, da der linken Stimmlippe in diesem Zustand jegliche Spannung fehlte und die Stimme auffallend kraftlos war. Die einseitige Lähmung des Lateralis bedingt nach STOERCK u. a. durchaus nicht Stimmlosigkeit, da der Cricothyreoideus als Hilfsmuskel ausgleichend wirken kann. Auch die Sensibilitätsstörung weist auf die Beteiligung des N. laryngeus cranialis.

d) Die Schädigung des M. sternothyreoideus

Vorübergehende *Stimmstörungen nach Strumaoperation ohne Rekurrensschädigung*, die weder die Folge einer Nervenschädigung noch einer Lage-, Druck- oder Zirkulationsstörung sind, sondern auf die Durchschneidung der äußeren

Kehlkopfmuskulatur zurückgeführt werden müssen, haben J. Katzenstein, B. Sokolowsky, R. Schilling und R. Luchsinger beschrieben.

In neuerer Zeit hat A. Sonninen 76 Patienten nach Thyrektomie ohne Lähmungen hinsichtlich der Stimme vor und bald nach der Operation untersucht. Es zeigte sich, daß bei den Pat., deren peritracheale Muskeln halb- oder doppelseitig durchschnitten wurden, stärkere Einbußen aufwiesen als bei solchen Kranken, deren Muskeln nicht beeinträchtigt wurden.

Ein Beispiel: Eine 43jährige Patientin, welche früher immer eine ausgezeichnete Sopranstimme hatte — sie sang mühelos bis zum c^2 —, wurde wegen einer Struma compressiva operiert. Sofort nach der Operation fiel der Pat. auf, daß ihre Stimme tiefer als normal geworden war, und die Pat. konnte nicht mehr gut in die Höhe singen. 2 Tage später zeigte Pat. einen Stimmumfang von *nur einer Oktave* (c bis d'). Die mittlere Sprechstimmlage war tief (bei dis, normal h, c'). Den Ton hielt sie nur 8'' auf dem Vokal o. Bei der Siegelung des Kehlkopfes stellte man jedoch durchaus normale Stimmlippen- und Taschenfaltenbewegungen fest, es bestand also keine Rekurrenslähmung. Auch fand sich keine Hypästhesie des Kehlkopfes. Mit der Báránуschen Lärmtrommel konnte ein psychischer Einfluß ausgeschaltet werden. Nur bei der stroboskopischen Untersuchung waren die Schwingungen der linken Seite etwas geringer als auf der rechten Seite. Unter der phonetischen Übungsbehandlung konnte jedoch die Stimme nach und nach wieder ausgeglichen werden. Schließlich erreichte die Stimme wieder den früheren Umfang und ihre natürliche Höhe (mittlere Sprechstimmlage um h herum). Diese ganz erhebliche Stimmstörung, die den Umfang, die Qualität und die Kontinuität des Tones noch etwa sieben Wochen nach einer im übrigen normal verlaufenen Strumaoperation betraf, kann nur *auf die Durchschneidung der äußeren Kehlkopfmuskulatur zurückgeführt werden.*

Einen seltenen Fall einer *angeborenen Verkürzung* des *M. sternocleidomastoideus mit persistierender Knabenstimme* mit nachfolgender Operation desselben hat A. Schilling (1959) mitgeteilt.

Er schrieb: „Beim Ausfall des M. sternothyreoideus wird die Rahmenfunktion zum Zwecke der freien Tätigkeit des M. vocalis gestört; hohe Töne und die Registerübergänge können nicht mehr genau gebildet werden." Die ist aber auch hier von besonderer Bedeutung bei Leuten mit Stimmberufen (Lehrer, Redner, Sänger). Bei solchen Patienten muß der Chirurg eine besonders große Sorgfalt auf die *äußere Halsmuskulatur* verwenden, indem er die durchzuschneidende Halsmuskulatur anschließend peinlich genau und gewissenhaft näht.

G. Arnold beschrieb eine *beidseitige traumatische Hypoglossuslähmung* mit leichtgradiger peripherer mechanischer Dysglossie und Verlust der Singstimme infolge des Ausfalles der Tätigkeit der von diesen Nerven versorgten äußeren Kehlkopfmuskulatur. Bei einem 39jährigen Berufssänger entstand nach einer Verletzung am Kinn ein Osteom an dessen Innenseite. Dies machte sieben Operationen notwendig. Es kam zur völligen Behinderung der Aufnahme fester Nahrung und zu einer schweren Beeinträchtigung der früher geschulten Singstimme, indem die hohen Töne verlorengingen. Heiserkeit oder sichtbare Störungen der Stimmlippenbeweglichkeit fehlten. Die Stroboskopie deckte jedoch den gestörten Schwingungsvorgang beim Übergang aus dem Mittel- in das Kopfregister auf. Die differentialdiagnostisch in Betracht kommende Lähmung der oberen Kehlkopfnerven konnte auf Grund der ungestörten Kehlkopfsensibilität, des negativen Spiegelbefundes, der röntgenologisch nachweisbaren ungesörten Funktion des M. cricothyreoideus sowie des phonetischen Untersuchungsbefundes ausgeschlossen werden. Eine Besserung der Stimme war in Anbetracht der Schwere der Nervenverletzung nicht möglich. Auf Grund stimmphysiologischer Überlagerungen muß die Störung auf die Lähmung der vom Hypoglossus versorgten äußern Halsmuskulatur, besonders auf den Ausfall des *M. sternothyreoideus* bezogen werden. Der wichtige von G. Arnold beschriebene Fall ergänzt die bisher wenig bekannten Krankheitsbilder (Denker, v. Meurers, Maas) nach Verletzungen der äußeren Halsmuskulatur.

Einen wesentlichen Beitrag *zur Kenntnis pathologisch veränderter Schwingungsvorgänge bei Kehlkopfnervenlähmungen* hat J. JESCHEK (1962) beigesteuert. Auf Grund zahlreicher wichtiger eigener stroboskopischer Untersuchungen und Hochgeschwindigkeitsfilmaufnahmen bei einem eigenen Fall einer 61jährigen Patientin mit linksseitiger Lähmung des Kehlkopfnervens, mit Intermediärstellung der erkrankten Stimmlippe, führte er mitten in Probleme der Stimmtheorien. Die pathologischen Schwingungsvorgänge entstehen nicht nur durch die veränderten aerodynamischen Verhältnisse, durch die Formveränderung der Glottis und der Stimmlippen, sondern auch der Wegfall der muskulären Kräfte ist von Bedeutung. Auf Grund von Versuchen an Kehlkopfpräparaten kam der Autor zum Schluß, daß die Adduktoren, vor allem die Mm. thyreoarytaenoidei interni und externi, eine antagonistische Wirkung entfalten. So werden bei Auswärtsschwingungen der medialen Fasern des M. internus, die lateralen Muskelfasern vom Externus gedehnt und, je weiter die Muskelmasse schwingt, um so stärker wird sie gedämpft. Haben die Schwingungen die lateralen Muskelfasern erfaßt, so werden andererseits die medialen Fasern gedehnt und durch die Spannungszunahme ebenfalls gedämpft. Sinnvoll wird auf diese Weise das Überschlagen über die Medianlinie verhindert und auf der anderen Seite das Aufprallen auf der lateralen Kehlkopfwand vermieden. Es ist nun hervorzuheben, daß — wie der erwähnte Hochgeschwindigkeitsfilm dies gezeigt hat — diese Schwingungsdämpfung im Falle der Kehlkopflähmung (Intermediärstellung mit *völliger Unterbrechung jeder motorischer Innervation*) fehlt, weshalb man ein eigentümliches Überschlagen der Schließungsschwingung über die Medianlinie hinaus und außerdem das Anschlagen an die seitliche Kehlkopfwand beobachten kann. Daneben bewirkt der vorwiegend senkrecht angreifende subglottische Druck eine vorwiegend senkrecht-horizontale Stimmlippenschwingung mit Dämpfung der Schwingung, sowohl nach lateral als auch nach medial. Aufschlußreich ist auch sein Bericht über einen Zeitdehnerfilm der normalen und pathologischen Tätigkeit im Kehlkopf.

Ein erster Teil des Filmes zeigt den Ton 650 Hz. 38 dB. In einem zweiten Abschnitt sieht man die Schwingungen der beidseits paramedian fixierten Stimmlippen, wovon die linke laterofixiert worden ist (J. BERENDES). Die rechte laterofixierte Seite zeigt eine horizontale Schwingung (Ton 308 Hz), die von vorne beginnt, wobei sich die Stimmritze langsam nach hinten öffnet. Der Processus vocalis springt stark vor. Auffallend ist die verstärkte senkrechte Schwingungskomponente. Der Stimmritzenschluß vollzieht sich unter Parallelstellung der Stimmlippen ziemlich plötzlich. Auf der Seite mit Arylplexie erfolgt die Öffnung von unten nach oben mit deutlicher Hohlraumbildung, wie unter normalen Bedingungen, jedoch von vorne. Die Amplitude ist auf der laterofixierten Seite wesentlich kleiner als im nicht operierten Teil. Bei der Schließungsphase drängt sich die nicht fixierte Stimmlippe in den offenen Glottisspalt, um diesen völlig zu verschließen. Trotz des chirurgischen Eingriffes findet man synchrone Gegenschlagsbewegungen. Im dritten Teil sieht man schließlich das Verhalten der Stimmlippen bei einer linksseitigen Lähmung in Intermediärstellung, Ton 180 Hz, Intensität der Stimme 20 dB. Bei der Stimmgebung kann man eine Schwingungsart der gelähmten Stimmlippe ähnlich einem schlaffen, flatternden Segel erkennen. Es zeigte sich auch bei einer Einzelbildauswertung eine stark ausgehauchte Stimmlippe. Der Processes vocalis springt ebenfalls stark vor. Wichtig ist, daß die Stimmlippen nicht synchron schwingen, was die tiefe heisere Stimme erklärt. Der Verfasser betont auch die Wichtigkeit der antagonistischen Wirkung von verschiedenen Adduktoren, besonders des M. thyreoarytaenoideus internus et externus („Zügelwirkung").

Bisher kannte man zur Unterscheidung von Dysphonien und besonders bei Zuständen vor und nach der Behandlung von Kehlkopfnervenlähmungen nur die Beurteilung durch das Ohr oder die Kehlkopfspiegelung.

Greiner und Mitarbeiter (1966) *haben das sonographische Verfahren herangezogen*, um die Fortschritte der Stimmtherapie bei 20 Rekurrenspatienten zu objektivieren. Es handelt sich bei allen Kranken, mit einer Ausnahme, um eine linksseitige Rekurrenslähmung, teils nach einer Strumaoperation, zum Teil infolge mediastinaler Genese. Vereinzelt fand man eine amyotrophische Lateralsklerose oder eine Neuritis. Es wird auch darauf hingewiesen, daß die Wiedererziehung der Stimme bald aufgenommen werden soll, spätestens 3 Wochen nach der festgestellten Erkrankung, um die *Atrophie* der Stimmlippen zu vermeiden. Im *sonographischen Bild* vor der Behandlung lassen sich keine deutlichen Formantzonen erkennen. Es wird eher ein Geräusch als gut artikulierte Töne aufgezeichnet. Nach der Therapie sieht man allmählich die Normalisierung, wenn auch oft noch eine Hyperkontraktion festzustellen ist (tafelwerkartiges Phänomen, „Serrage laryngé", das mit dem Ohr nur schwer wahrgenommen wird).

VI. Der Einfluß des vegetativen Nervensystems auf die Stimme

Zahlreiche experimentelle Untersuchungen von P. Schulz und M. Grossmann haben gezeigt, daß der Sympathikus keinen motorischen Einfluß auf den Kehlkopf hat. Es besteht jedoch die Möglichkeit, daß sympathische Fasern in den Kehlkopfnerven verlaufen. Die experimentell am Sympathikus von Versuchstieren gewonnenen Ergebnisse lassen sich zwar nicht ohne weiteres auf den Sympathikus des Menschen übertragen. Mit der Regel, daß der Sympathikus quergestreifte Muskeln nicht innerviert, kann also klinischerseits nicht gerechnet werden. Um so auffälliger ist ein Fall von Verletzung des Sympathikus; diese führte zu einer deutlichen stimmlichen Einbuße. Ein Patient erlitt durch eine Operation am Halse eine Verletzung des Sympathikus. Er war danach nicht mehr imstande, Kopfstimmtöne hervorzubringen, obgleich die Kehlkopfmuskeln und Nerven keinerlei Veränderungen erkennen ließen. In neuester Zeit haben E. Garde und R. Husson einen interessanten Fall einer schweren Reizung des Parasympathikus im Verlauf einer Prostigmintherapie bei einer 45jährigen Frau mitgeteilt. Es traten die bekannten Erscheinungen der Reizung der parasympathischen Nervenapparate ein (Myosis, Krampf der Akkommodation, starke Speichel- und Schweißabsonderung, Hydrorrhea nasalis, Verlangsamung der Herzschläge, Krämpfe der Bronchialmuskeln). Die Patientin konnte zeitweise nicht sprechen und nicht recht schlucken. Auffallenderweise zeigte die Kranke im Zusammenhang starker faszikulärer Zuckungen der Hals- und Kehlkopfmuskulatur ein metallisches Timbre der Stimme und eine Verschiebung der Stimmumfanges und der Stimmstärke nach der Höhe zu. Diese stand im Gegensatz zur gewöhnlich tiefen, schwachen und überhauchten Stimme, die als Folge eines früher operierten Stimmknötchen vorhanden war. Man weiß, daß durch die Intoxikation mit Prostigmin (Physostigmin) die Erregbarkeit der Enden der sympathischen Nerven in der quergestreiften Muskulatur erhöht wird; außerdem kommt es zu den erwähnten faszikulären Muskelzuckungen (E. Starkenstein, E. Rost, J. Pohl, 1929). Da aber im Tierversuch mit Physostigmin *auch nach Nervendurchschneidung* noch Muskelzuckungen beobachtet werden, scheint mir auf Grund der bisherigen Forschungen die Ansicht von E. Garde, daß der Parasympathikus eine *motorische* Rolle spielt, wenig begründet zu sein. Dagegen hat man schon früh auf den vasomotorischen und sekretorischen Einfluß des Sympathikus hingewiesen (E. Barth, 1911). A. Castex (1907) hat einen Fall eines Bassisten mitgeteilt, der eine Beeinträchtigung der Höhe und Tiefe seiner leicht verschleierten Stimme verspürte. Bei der Kehlkopfspiegelung hatte er eine ausgeprägte Röte der Stimmlippe, welche die dem freien Rand zugehörige Hälfte betroffen hatte. Vielfach leiden die Patienten, meistens Sänger, während der Erkrankung auch noch an anderen vasomotorischen Symptomen (Kopfschmerzen); vor allem fällt nach meinen Beobachtungen die Höhe der Stimme aus oder macht Schwierigkeiten.

J. Tarneaud und R. Luchsinger (1947) haben bei der *Monochorditis vasomotoria* eine Störung des neuro-vegetativen Gleichgewichtes angenommen. Stroboskopisch sieht man deutlich unregelmäßige Schwingungen der erkrankten Stimmlippe, oft auch einen (scheinbaren) *Stillstand* der erkrankten geröteten Stimmlippe. Manchmal ist ein schwerer Stress — etwa eine schwere Bergtour, ein infektiöser Schub mit Fieber — vorausgegangen. Erhebt man diesen Befund bei einem Sänger, so soll das berufliche Singen verboten werden. Differentialdiagnostisch sollen alle auf S. 361 genannten Lokal- und Allgemeinstörungen in Betracht gezogen werden.

Seit der wichtigen Arbeit von W. Racine über das vegetative System des Kehlkopfes können wir uns den eigentlichen lokalen Ausdruck einer neurovegetativen Dystonie leicht erklären. Es gelang diesem verdienten Autor, die plasmaförmigen Fäden und den sympathischen Grundplexus nicht nur unter dem Epithel der Stimmlippe, sondern auch in der Muskulatur des M. thyreoarytaenoideus nachzuweisen. Tierexperimente haben gezeigt, daß der Halssympathikus vasomotorische Fasern für den Kehlkopf führt. *Die Reizung des peripheren Endes des M. laryngeus cranialis* bringt eine *Vasodilatation der entsprechenden Kehlkopfseite zustande.* P. Regulus (1932) hat *nach Exstirpation des Ganglion cerviale craniale vorübergehend ödematöse Veränderungen der Stimmlippe, neben Störungen der Sekretion und kongestiven Zuständen*, auch Veränderungen der Sing- und Sprechstimme beobachtet.

VII. Myopathisch bedingte Stimmstörungen

(Myasthenia gravis pseudo-paralytica)

Das Krankheitsbild der Myasthenie ist erstmals von Erb, 1878, beschrieben worden. Von Jolly (1891) stammt der Name Myasthenia gravis pseudo-paralytica, deren Krankheitsbild durch die enorme Ermüdbarkeit und Erschöpfbarkeit der Muskelfunktion gekennzeichnet ist. Die ersten Muskelkontraktionen, die anfänglichen Bewegungen, erfolgen zunächst mühelos. Bei der Wiederholung stellt sich rasch oder auch allmählich eine Erschöpfung ein, bis schließlich weitere Kontraktionen ausbleiben. Nach einer gewissen Zeit, die bei leichten Fällen und zu Beginn des Leidens nur kurz ist, erholt sich der Muskel. Später braucht es für die Erholung längere Zeit und bei ganz schweren Fällen stellen sich Dauerlähmungen ein. Die myasthenische Störung kann sowohl die Extremitäten als auch die Nacken- und Halsmuskulatur befallen. Der Nasen-Hals-Arzt sieht vor allem die Fälle, bei denen die Gesichtsmuskulatur betroffen ist, in erster Linie die Lippen- und Wangenmuskulatur, aber auch der M. orbicularis und M. frontalis. Das Gesicht erscheint dann schlaff und ausdruckslos und beim Lachen heben sich die Mundwinkel nicht. Seltener ist die Zungenmuskulatur betroffen, aber das Kauen und Schlucken macht oft Mühe. Schon nach wenigen Bissen werden die Patienten müde und verschlucken sich oft.

Die abnorme Ermüdbarkeit des Muskels zeigt sich nicht nur bei willkürlicher Muskelaktion. Bei *Dauerreizung* des zugehörigen Nervs mit faradischem Strom sieht man ein allmähliches Nachlassen der Stärke der Kontraktion des myasthenischen Muskels (Myasthenische Reaktion nach JOLLY). Das Haupterkrankungsalter liegt zwischen dem 15. und 50. Altersjahr, wobei die Kurve der Ersterkrankungen einen Gipfel zwischen dem 20. und 25. Lebensjahr aufweist. Die Lebenserwartung war früher ohne *Prostigminbehandlung* sehr herabgesetzt, ein großer Teil der Kranken starb innerhalb weniger Jahre nach den ersten Anzeichen der Erkrankung (P. E. BECKER).

Abgesehen von der myasthenischen Sprachstörung (Rhinolalia aperta, Dysarthria paralytica), die ein wichtiges Frühsymptom dieser Erkrankung sein kann, kommt auch — weniger regelmäßig — eine Störung der Phonation vor (Myasthenische Dysphonie, E. OPPIKOFER (1943), R. SEGRÉ, HAYEK.) Es tritt auch hier die rasche Ermüdbarkeit ein, indem die Kraft der Stimme bei wiederholter Beanspruchung rasch abnimmt und Heiserkeit und Aphonie auftreten.

Eingehende phonetische Untersuchungen der phonatorischen Symptomatologie eines Falles von Myasthenia gravis teilen B. DE STEFANI und A. DELAINI (1952) mit. Die stroboskopische Untersuchung ließ bei zunehmender Ermüdung beim Zählen nach sechs Minuten ein Offenstehen in Form eines gleichschenkligen Dreiecks mit der Basis an der Hinterwand des Kehlkopfes erkennen. Die Spannung der Stimmlippen schien auffallend vermindert; der Verfasser beobachtete deutliche *vertikale Schwingungen* der Stimmlippen. Nach der 12. Minute wurde die Stimme ganz aphonisch. Außerdem bestand eine mit der Ermüdung immer stärker werdende *Rhinolalia aperta*. Auch in diesem Fall hatte das *Prostigmin* einen vollen Erfolg. Sowohl die stroboskopischen als auch die übrigen phonetischen Befunde fielen 20 Minuten nach Einnahme des Medikamentes normal aus. Gleichzeitig konnte auch die Dysphagie durch Injektion vor dem Essen behoben werden.

Literatur

Kehlkopflähmungen (I)

ANTHONY, A.: Klin. Fortbildung. 1934. — ARNOLD, G. E.: Über die Wiederherstellung der Stimme nach postoperativer Stimmbandlähmung. Wien. klin. Wschr. **54**, Nr. 22 (1941); — Ein praktisches Verfahren zur Behandlung von Rekurrensschädigungen. Mschr. Ohrenheilk. **75**, 407 (1941); — Verlust der Singstimme und schwere Sprachstörung infolge beidseitiger peripherer Hypoglossuslähmung. Mschr. Ohrenheilk. **81**, 195 (1947); — Phoniatrische Erfahrungen über Paraffinplastik wegen Rekurrenslähmung. Mschr. Ohrenheilk. **81**, 378 (1947); — Die traumatischen und konstitutionellen Störungen der Stimme und Sprache. Wien: Urban und Schwarzenberg, 1948.

BAHRE: Arch. Ohr.-Nas.-KehlkHeilk. **127**, 41 (1930). — BERENDES, J., und K. GÖTZMANN: Zur Unterscheidung zwischen funktionell und organisch bedingten Bewegungsstörungen im Kehlkopf. Arch. Ohr.-Nas.-KehlkHeilk. **144**, 239 (1938). — BRETSCHGER, M.: Die Lähmung der Nerven Glossopharyngeus, Vagus und Accessorius bei Schädelbasisfrakturen. Med. Diss. Zürich, 1939. — BRUNNER, V.: Über Strangulation als Unfall. Med. Diss. Zürich, 1919.

Chauchard, A., et L. Dumont: Les centres moteurs corticaux des cordes vocales, étude chronaximétrique. Soc. Biologie 1932, p. 692. — Cola, F.: Contributo alla casuistica delle paralisi laryngee associate. Valsalva **2**, 200—211 (1926). — Collet, J.: Les Troubles de l'Innervation pharyngolaryngée et oesophagienne. Paris: Masson, 1946.

Döhne, E.: Arch. Ohr.-Nas.-KehlkHeilk. **154**, H. 1/2 (1944); — Beobachtungen über eine periphere Lähmung des N. laryngeus superior. Sonderdr. a. Arch. Sprach- und Stimmphys. **5** (1941).

Feuz, F.: Revue de Laryngologie Nr. 1. 1934. — Freystadtl, Béla: Kehlkopf und Rachen in ihren Beziehungen zu den Erkrankungen des Zentralnervensystems. Berlin: Karger, 1928; — Über eine zerebral (supranukleär) bedingte Form von Bewegungsstörung des weichen Gaumens. Arch. Laryng., Rhinol. **34**, 87 (1921). — Fröschels, E.: Mschr. Ohrenheilk., H. 6 (1935); —Zbl. Ohrenheilk. **25**, 428 (1936); — Experiences of a bloodless Treatment for Recurrent Paralysis. J. Laryng. Otol., LIX, Nr. 10 (1944).

Grossmann, M.: Zur Lehre von der Postikuslähmung. Arch. Laryng., Rhinol. **6**, 383 (1897) — Gutzmann, H.: Hals-Nas.-Ohrenarzt **28**, H. 2, 1937; — Die dysarthrischen Sprachstörungen. Wien: 1911.

Herbst, R.: Dtsch. Arch. klin. Med. I (1928). — Heymann, O.: Z. Laryng. **21**, 500 (1931). — Hofer, G., und J. Jeschek: Z. Nas.-Hals-Ohrenheilk. **45**, H. 5 (1940). — Hülse, E.: Arch. f. Sprach- u. Stimmheilk. **2**, 237 (1935).

Imre: Rekurrenslähmung und Singstimme. Mschr. Ohrenheilk. **76**, H. 4 (1942).

Jackson, Ch.: Myasthenia laryngis. Arch. Otolaryng. **32**, 434 (1940).

Kahler: Mschr. Ohrenheilk. **65**, H. 11 (1931). — Katzenstein, J.: Über die Wirkung der äußeren Kehlkopfmuskulatur. Z. Hals-Nas.-Ohrenheilk., H. 3, 438—600 (1922). — Kelly, J.: Surgical Treatment of bilateral Paralysis of the abductor muscles. Arch. Otolaryng. **33** (1941). — King, B.: Lehrbuch Ch. Jackson. Philadelphia: Saunders, 1945. — Krainz, W.: Z. Nas.-Hals-Ohrenheilk. **46**, H. 2/5 (1941).

Leichsenring, und Hegner: Z. Ohrenheilk. **7**, 284 (1924). — Leubi: Dtsch. Arch. klin. Med. 1870. — Lore, John, M.: Ann. Otol. **45**, 679—686 (1936); — Preliminary report on an Operation for the relief of double abductor paralyses. Laryngoscope. **46**, 380—382 (1936). — Lotmar, F.: Die Stammganglien und die extrapyramidalen motorischen Syndrome. Berlin: Springer (1926). — Luchsinger, R.: Ergebnisse der Übungsbehandlung bei Halbseitenlähmungen des Kehlkopfes. Schweiz. med. Wschr. **66**, 760 (1932); — Stimmstörung nach Strumaoperation ohne Rekurrenslähmung. Schweiz. med. Wschr. **72**, 1136 (1942); — Über die periphere isolierte Lähmung des N. laryngeus superior. Arch. Sprach-Stimmphys. **4**, H. I/II (1940); — Die periphere isolierte Lähmung des N. laryngeus superior. Arch. Ohr.-Nas.-Kehlk-Heilk. **151**, 393—401 (1942); — Die zentrale Lähmung des N. laryngeus superior. Pract. oto-rhino-laryng. **7**, H. 2 (1945); — Kasuistischer Beitrag zu den Kehlkopflähmungen bei Lues II. Schweiz. med. Wschr. **72**, 477 (1942); — Zur Behandlung der Kehlkopfstenose bei doppelseitiger Medianstellung der Stimmlippen. Schweiz. med. Wschr. **67**, 1065 (1937). — Lüscher, E.: Schweiz. med. Wschr. 1937.

Marschik, H.: Verletzungen des Kehlkopfes, der Luftröhre und der Bronchien. Hdb. Nas.-Hals-Ohrenheilk. **3**, 540 (1928); — Unfallbegutachtung der Kehlkopfkranken. Hdb. Denker und Kahler **3**, 809. Berlin: Springer, 1928. — Mathey, P.: Traitement phoniatrique de la paralyse récurrentielle. Paris: Jouve, 1936. — Menzel, K.: Z. Hals-Nas.-Ohrenheilk. **25** (1930). — Müller, F.: Über Paralysis agitans mit Beteiligung der Kehlkopfmuskulatur. Charité Ann. XII, 267 (1887).

Nager, F.: Schweiz. med. Wschr. 1931. — New, B., and J. Childrey: Zbl. **16**, 57 (1931).

Petsch, J.: Aus unseren Kehlkopfgutachten. Z. Hals-Nas.-Ohrenheilk. **48**, 554 (1943). — Platt, H. J.: Myasthenia laryngis. J. Speech Dis. **XI**, 187 (1946). — Portmann, G., Cornat, R. Mathey et H. Rousset: Radiologie et Phonation. Bordeaux: Delmas, 1936.

Réthi, L.: Die laryngealen Erscheinungen bei multipler Sklerose des Gehirns und des Rückenmarks, Wien (1907), Zbl. inn. Med. 1105 (1907). — Rieben, G.: Der Spätverlauf der doppelseitigen Stimmbandlähmung nach Strumektomie. Chirurg. **14**, H. 23 (1942). — Rodel, A., und F. Schürmann: Schweiz. med. Wschr. **76**, Nr. 2 (1946). — Rosenberg: Berl. klin. Wschr. **100**, 771 (1892). — Rossi del, A.: Valsalvy 8, 125—132, 1932. — Roettger, L.: Z. Lanryngol. **24**, 101 (1933). — Rüedi, L.: Pract. oto-rhino-laryngolog. **7** (1945).

Schilling, R., Arch. Sprach-Stimmheilk. **6**, H. 3/4 (1942); — Nas.-Hals-Ohrenarzt **31**, H. 2 (1940); — Arch. Sprach-Stimmphysio. **4**, H. 1/2 (1940). — Schultzen: Über das Vorkommen von Tremor und tremorartigen Bewegungen der inneren Kehlkopfmuskulatur. Charité Ann. 169 (1894). — Sjöberg, A. A.: Experimental and clinical studies od Paresis of the Pharynx, Larynx and Oesophagus. Acta Oto-rhino-laryng. **38**, 1—84 (1939). — Sokolowsky, R.: Mschr. Ohrenheilk. **70**, 1170—1176 (1936). — Steiner, G.: Klinik der Neurosyphilis. Hdb. Haut-Geschlechtskrankh. **17**, 3. Berlin: Springer, 1928.

Tanturri, V.: Hals-Nas.-KehlkopfHeilk. **15**, 660 (1930). — Tarneaud, J.: Rev. franç. Phoniat. Nr. 10 (1935). — Terracol: Les sequelles pharyngo-laryngées de l'encéphalite épidémique. Congrès d'ORL 1931.

Weiss, D.: Ohrenheilk. **30**, 634 (1932); — Weleminsky, J.: Mschr. Ohrenheilk. **66** (1932). — Wittmaack: Arch. Ohr.-Nas.-KehlkHeilk. **127**, 41 (1930). — Wright, E.: Ann. Otol. Rhinol. Laryng. 52: 1943.

Kehlkopflähmungen — neuere Literatur (II)

Alonso, J. M.: Obra Social Centro de Estudios del Cancer Laringeo. Separatum, Montevideo (1955). — Arnold, G. E.: Injektion neuer Substanzen mit der Brünings-Spritze zum Ausgleich einseitiger Rekurrenslähmung. Arch. Ohr.-Nas.-KehlkHeilk. **167**, 508—510 (1955); — Vocal Rehabilitation of Paralytic Dysphonia. I A. M. A. Arch. Otolaryng. **62**, 1—17 (1955); — Vocal Rehabilitation of Paralytic Dysphonia. II A. M. A. Arch. Otolaryng. **62**, 593—601 (1955); — Medico-Legal Evaluation and Vocational Guidance in Cases of Voice and Speech Disorders. Clinical Medicine **58**, 120 (1951); — The importance of Voice and Speech Pathology for insurance Medicine. J. Insur. Med. **6**, 18—27 (1951); — Arslan, M.: L'aryténoidectomie dans la paralysie des dilatateurs: contrôle clinique et histologique de la méthode. Congrès Soc. Franç. d'Oto-Rhino-Laryng. 22. Octobre (1951).

Berendes, J.: Neuere Ergebnisse über Bewegungsstörungen des Kehlkopfes. Arch. Ohr.-Nas.-KehlkHeilk. **169**, 1—172 (1946); — Ein retrolaryngealer Weg zur Erweiterung der bei beidseitiger Posticuslähmung verengten Glottis. Arch. Ohr.-Nas.-KehlkHeilk. **155**, 586—590 (1949). — Brahm, K.: HNO-Wegweiser **3**, 131 (1952). — Brodnitz, F. S.: Post-Operative Vocal Rehabilitation in Benign Lesions of the Vocal Cords. Folia Phoniatr. **7**, H. 4 (1955).

Freedman, L. M.: The Role of the Cricothyroid Muscle in Tension of the Vocal Cords. A. M. A. Arch. Otolaryng. **62**, 347—353 (1955). — Fritzsche, E.: Radikale Kropfoperation und Kropfprophylaxe. Schweiz. med. Wschr. **30**, 718 (1951).

Gisselsson, L.: Dislocation of the Larynx. "Laryngoskop" LX, 1 (1950). — Gros, J. C.: Laryngeal Paralysis in Surgery and Diseases of the Thyroid Gland and their Treatment. Pract. otol. XIV, 1 (1952),

Imre, V.: Mschr. Ohrenheilk. **84**, 214 (1950).

Jeschek, J.: Theorie und Klinik der Stimmbandlähmung. Arch. Ohr.-Nas.-KehlkHeilk. **162**, 237—303 (1953).

Kressner, A.: Über zwei neue operative Verfahren bei bilateraler Posticusparalyse. Sdr. a. Arch. Ohr.-Nas.-KehlkHeilk. **155**, 4, 459—482 (1949); — Beitrag zur Frage der Stimmbandlähmungsbilder und zur funktionellen Anatomie des Kehlkopfes. Arch. Ohr.-Nas.-KehlkHeilk. **162**, 479—496 (1953). — Kindler, W.: Fistelstimme als Ausgleich einseitiger Rekurrenslähmung im Alter. Arch. Ohr.-Nas.-KehlkHeilk. **147**, 4, 371—374 (1955). — Krejci, F.: Zur Genese der Stimmbandlähmung nach Jugularisligatur. Mschr. Ohrenheilk. **85**, 181 (1951).

Luchsinger, R.: Gelöste und ungelöste Fragen der elektronischen Stroboskopie. Atti Labor. Fonet. Univ. Padova, **III** (1954); — To the Technics of Laryngostroboscopic Examination. Folia Phoniatr. **2**, 1 (1949). — Lynch, M.: Traumatic Paralysis of the Vocal Cords. Laryngoscope **60**, 4 (1950).

Macmillan, A. S., and G. Kelemen: Radiography of the Supraglottic Speech Organs. Arch. Orolaryng. **55**, 671—688 (1952). — Meurman, O. H.: Acta otolaryng., Stockh. **38**, 460 (1950). — Meurmann, Y.: Arch. Ohrenheilk. **153**, 163 (1943). — Morrison, L. F.: Recurrent Laryngeal Nerve Paralysis. Ann. Otol., Rhinol, Laryng. **61**, 567 (1952). — Murtagh, J. A.: Arytenoidectomy a preliminary Study. Laryngoscope **LX**, 4 (1950).

Negus, V. E.: Effects of disordered Function of the crico-pharyngeal Sphincter. Rev. Laryng. 371—376 (1951).

Panconcelli-Calzia, G.: Lingua 4, H. 2 (1955). — Perello, G.: Nouvelle technique pour le traitement de la paralysie des cricoaryténoidiens postérieurs. Rev. Laryng. 1—2 (1949).

Rateau, J.: Sur un cas d'arthrite crico-thyroïdienne. Rev. Laryng. H. 3—4 (1952). — Rüedi, L.: Weiterer Beitrag zur kleinen Wiederherstellungschirurgie des Kehlkopfes. Pract. Oto-Laryng. **15**, 299—305 (1954).

Schönhärl, E.: Die Bedeutung der Laryngostroboskopie für den praktischen HNO-Arzt. Z. Laryng. **31**, 383—386 (1952); — Stroboskopische Stimmbandbefunde bei Myxödem. Ohr.-Nas.-KehlkHeilk. Arch. **165** (1954). — Sommerfeld, W. S.: A case of central abductor paresis of the vocal cords. J. Laryngol. Otol. **LXV**, 373—377 (1951).

Vido, G. de: La paralisi dei postici. Atti Labor. Fonet. Univ. Padova **II** (1952).

Welti, H.: A propos du problème des nerfs recurrents en chirurgie. J. franç. d'ORL **II**, 85—90 (1953).

Kehlkopflähmungen (III)

Arnold, G.: Vocal rehabilitation of paralytic dysphonia. IV. Paralytic dysphonia due to unilateral recurrent nerve paralysis. A. M. A. Arch. Ot. lar. **68**, 284 (1958); — Spastic dysphonia. Logos **2**, 2 (1959); — Vocal rehabilitation of paralytic dysphonia. V. Vocal symptomatology after bilateral loss of abduction. A. M. A. Arch. Otolar. **70**, 444 (1959); — Vocal rehabli-tation of paralytic dysphonia. VI. Further studies of intracordal injection materials. A. MiA.. Arch. Ot. lar. **73**, 290 (1961); — Physiology and pathology of the cricothyroid muscle. Laryngoscope **LXXI**, 687—753 (1961); — Vocal rehabilitation of paralytic dysphonia. Arch. Ot; lar. **75**, 549 (1962); — Vocal rehabilitation of paralytic dysphonia. Arch. Ot. lar. **76**, 76 (1962). — Vocal nodules and polyps: Laryngeal tissue reaction to habitual hyperkinetic dysphonia. J. Speech. Dis. **27**, 205 (1962); — Vocal rehabilitation of paralytic dysphonia. Arch. Ot. lar. **76**, 358 (1962); — Alleviation of aphonia or dysphonia through intracordal injection of teflon paste. Ann. ORL **72**, 384 (1962); — Vocal rehabilitation of paralytic dysphonia. X. Functional results of intracordal injection. Arch. Ot. lar. **78**, 179 (1963); — Vocal nodules. N. Y. St. J. Med. **63**, 3096 (1963); — Alleviation of aphonia or dysphonia through intracordal injection of teflon paste. Ann. Otol. (St. Louis) **72**, 384 (1963); — Wiederherstellung der Stimme nach Rekurrenslähmung durch intrachordale Injektion. Mschr. Ohr. heilk. **97**, 94 (1963); — Paralytic dysphonia. Principles of voice therapy techniques. Methods of vocal rehabilitation. Eye, E. N. Th. Month. **43**, 27 (1964).

Berendes, J.: Die Korrektur bleibender Rekurrensschädigungen. Münch. med. Wschr. **101**, 2397 (1959). — Brunetti, F.: Chirurgische Behandlung der Kehlkopflähmungen. Arch. Ohr.-Nas.-KehlkHeilk. **185**, 611—614 (1965).

Denecke, H. J.: Der Einfluß der laryngoplastischen Eingriffe und der Antibiotica auf die Indikation zur Larynxexstirpation. Arch. Ohr.-Nas.-KehlkHeilk. **178**, 288—291 (1961); — Zur Korrektur der Schluck- und Stimmstörungen bei partieller Lähmung der Pharynx- und Larynxmuskulatur. Arch. Ohr.-Nas.-KehlkHeilk. **178**, 538—539 (1961).

Faaborg-Anderson, K.: The position of paretic vocal cords. Act. Ot. lar. **57**, 50 (1964). — Faaborg-Anderson, K., and M. Jensen: Unilateral paralysis of the superior laryngeal nerve. Act. Ot. lar. **57**, 155 (1964).

Guerrier, Y., Y. Dejan, P. Basseres et E. Lete: Traumatismes du rachis cervical et lésions pharyngées. J. Franç. ORL **12**, 979 (1963).

Hagan, P. J.: Vocal cord paralysis. Ann. ORL **72**, 206 (1963). — Harris, H., and J. S. Carleton: Clinical investigation of the use of RTV silastic S-5392 for paralytic dysphonia and its histological comparison to teflon in animals. Trans American Ophtal. Otolaryng. **70**, 48 bis 58 (1966).

Jeschek, J.: Die Ektomie des M. cricothyreoideus als zusätzlicher Eingriff zur Laterofixation. Arch. Ohr.-Nas.-KehlkHeilk. **173**, 433 (1958); — Das Schwingungsverhalten der Stimmbänder bei Lähmung in Paramedian- und Intermediärstellung. Z. Laryng. **38**, 346 (1959); — Zur Physiologie und Pathologie der menschlichen Stimme. Mschr. Ohr.-Heilk. **96**, 268 (1962); — Über die Schwingungen normal beweglicher und gelähmter Stimmbänder mit Vorführung eines Hochgeschwindigkeitsfilmes. 3. Congr. Gréc. Youg. (1953).

Kaeser, H. E., et R. Richter: La paralysie isolée du muscle cricothyréoidien. Rev. neur. Paris **112**, 339—341 (1965). — Knuesel, H.: Therapie und Prognose des cervikalen Vagusneurinoms. Med. Diss. Zürich (1962); — König, E.: Die Laryngoplastik bei einseitigen und doppelseitigen Rekurrensparalysen an Hand von drei Fällen. Pract. ORL **20**, 184 (1958); — Die operative Behandlung der doppelseitigen Posticusparese (Medianstellung beider Stimmbänder). Pract. ORL **21**, 249 (1959).

Landmann, G. M. H.: Röntgencinematographic study of recurrent paralysis. Pract. ORL **28**, 294—298 (1966). — Luchsinger, R.: Beitrag zur Diagnostik (Elektromyographie) isolierter peripherer Lähmungen des N. laryngeus cranialis. Folia phoniatr. **17**, 105—114 (1965).

Miehlke, A.: Zur Indikation und Technik der Recurrens-Neurolyse. Z. Lar. Rhin. **37**, 44 (1958). — Moser, F.: Periphere und zentrale Recurrensschädigungen und ihre Auswirkungen. Arch. Ohr.-Nas.-KehlkHeilk. **173**, 285 (1958). — Mounier-Kuhn, P., J. Bonnefoy, R. Charachon et A. Morgon: Paralysies laryngées du nouveau-né. J. franç. ORL **9**, 549 (1960).

Perelló, J.: Dysglossia due to congenital unilateral paralysis of the soft palate. Logos **1**, 52 (1958); — Dysarthria resulting from amyotrophic myotonia. Folia phoniatr. **10**, 239—242 (1958); — Dysphonies fonctionelles. Folia phoniatr. **14**, 150—205 (1962); — Les manifestations phoniatriques des traumatismes crâniens. Rev. Laryng. Bordeaux **83**, 82 (1962). — Pfau, W.: Erfahrungen mit alloplastischen Stimmbandimplantaten. De Therapia vocis et loquelae. Int. Ges. Log. Phon. Int. Kongr. 147—149 (1965).

Rawlins, A. G.: Operative procedure for the relief of stenosis in double abductor paralysis of the larynx. Laryngoscope **XLIX**, 260 (1939).

Scheicher, A.: Haftpflichtfragen bei Rekurrensschädigung und Tetanie nach Kropfoperationen. Münch. med. Wschr. **40**, 1737 (1959). — Schoenhärl, E., K. Pfister u. R. Luchsinger: Schwingungsform der Stimmbänder bei doppelseitiger Rekurrensparese. Arch. Ohr.-Nas.-KehlkHeilk. **180**, 796 (1962). — Sheaman Brian, T., S. Clubb, C. Neale and S. Posen: Vocal cord paralysis and voice changes in patients with surgical hypoparathyreoidism. Brit. med. J. **2**, 619—621 (1955). — Skonnord, O.: Über Accessorius-Lähmungen. Inaug. Diss. Riemer, Zürich (1957).

Wit, G. de: The pathogenesis of obstructive vocal cord paralysis after strumectomy. Pract. ORL **20**, 58 (1958).

VIII. Zentral-organisch bedingte Stimmstörungen

1. Experimentelle Untersuchungen der kortikalen Kontrolle der Stimme

Krause (1884) hat beim Hunde bei direkter Beobachtung des Kehlkopfes unter Reizung einer umschriebenen Stelle der vorderen und *äußeren Partie des Gyrus praecentralis eine Annäherung der Stimmlippen beobachtet.* Solche Zentren finden sich sowohl in der rechten als auch in der linken Hemisphäre und *ihre Tätigkeit ist doppelseitig*: bei der einseitigen Zerstörung der erwähnten Region traten nur vorübergehende Veränderungen auf, während ihre bilaterale Entfernung den vollständigen *Verlust des Gebells* zur Folge hatte. Versuche an Affen [Semon und Horsley (1886 und 1890)] bestätigten im wesentlichen diese Resultate. Cauchard und Dumont (1932) bestimmten die Chronaxie der die antagonistischen Muskeln der Adduktion und Abduktion versorgenden kortikalen motorischen Zonen (Gyrus praecentralis) beim Hund, wobei sie das ungefähre Verhältnis 2:1 fanden (zitiert nach F. Collet).

2. Anatomisch-klinische Befunde

Während die Existenz kortikaler Zentren des Kehlkopfes, ähnlich wie die der bilateralen kortikalen Respirationszentren, nicht bezweifelt werden kann, ist die Frage der Kreuzung oder bilateralen Versorgung des Larynx noch nicht gelöst. Graefner (zitiert von Euzière und Terracol) fand auffallenderweise unter 200 Fällen von Hemiplegie gelegentlich eine Schwäche der Adduktoren und nur in vier Fällen eine einseitige Lähmung, zweimal auf der gelähmten Seite und zweimal auf der Gegenseite. Es scheint also, daß die einseitige Zerstörung der kortikalen motorischen Zentren der Kehlkopfmuskulatur keine gekreuzte Lähmung zur Folge hat. Die Bewegung der beiden Stimmlippen erfolgt immer synergisch, wie man dies auch von anderen bilateral innervierten Organen kennt.

3. Einzelne Krankheitsbilder

Es soll hier nicht von Sprachstörungen die Rede sein, die wir etwa bei der Aphasie, Demenz, kennen. Auch bei der Dysarthrie betrachten wir hier nur die Störungen, die sich in bezug auf die *Tonhöhe*, die *Intensität* und die *Geschwindigkeit* der Lautfolge ergeben. So kann man eine *Dyspneumie* (P. PIALOUX) feststellen, d. h. eine Atemstörung, die mit einer schwachen, gehauchten Stimme einhergeht. *Lähmungen* haben die bereits früher geschilderten Einschränkungen der Stimme zur Folge, zu denen Störungen der Laut- und Wortbildung kommen.

Dazu kommen schließlich besondere Störungen der Stimme, die auf Grund speziell lokalisierter Läsionen im Gehirn zustande kommen: im extra-pyramidalen System und im Kleinhirn kann man vereinfachend sagen: entweder handelt es sich bei diesen zentralen Stimm- und Sprachkrankheiten um eine total oder partielle *lähmungsbedingte Störung* oder *um eine besondere Molitätsbehinderung: Ataxie, Akinesie, Hypertonie und Zittern.* Diese beiden Erkrankungen kommen einzeln oder kombiniert vor. Die verschiedenen Phonationsmuskeln werden — wie wir gesehen haben — vom N. facialis, N. glosso-pharyngeus, Vagus und von den Spinalnerven und dem Hypoglossus innerviert. Abgesehen vom N. facialis haben alle diese Nerven ihr Ursprungszentrum im Bulbus cerebri. Von dort sind sie mit dem Operculum Rolandi verbunden. Schematisch kann man also zwei Neurome unterscheiden: das erste reicht von der Peripherie bis zu den bulbären Kernen; das zweite führt von diesen Zentren zur Hirnrinde.

Erstes Neurom

a) Bulbäre Stimmkrankheiten. Neben zahlreichen bulbären Affektionen, die infolge einer multiplen Sklerose, der Tabes, der amyotrophischen Lateralsklerose oder der Syringomyelie, auftreten, gibt es eine selbständige, vielfach familäre Erkrankung der motorischen Hirnnervenkerne. Es kommt dabei zum Schwund der Ganglienzellen mit Degeneration der Hirnnerven und Atrophie der Muskulatur.

Die *progressive Bulbärparalyse* beginnt mit leichten Ermüdungserscheinungen der Muskulatur der Lippe und der Zunge. Es schließen sich dann Schluck- und Schlingbeschwerden sowie Kehlkopfstörungen an. Oft findet man ein Zittern der Stimmbänder; die Adduktion der Stimmlippen ist behindert. Der mangelnde Stimmritzenschluß bedingt Heiserkeit und Aphonie. Nur selten findet sich im Frühstadium einer Bulbärparalyse eine Rekurrensparese (GERRIER und DE JEAU). G. BÖHME (1963) konnte stroboskopisch zentralbedingte Einbrüche im Schwingungs ablauf der Stimmlippen beobachten, im Gegensatz zum normalen laryngologischen Spiegelbefund. Während bei der akuten Bulbärparalyse wegen des stürmischen

Verlaufs eine Stimmbehandlung abgelehnt werden muß, kommt sie dagegen bei der chronischen in Frage.

Bei der *Syringobulbie* kann eine Rekurrensparese als frühdiagnostisches Zeichen gewertet werden. Es andelt sich nach J. Collet meist um einseitige, seltener um beidseitige Lähmungen.

Mit besonderer Vorliebe werden auch sensible Teile des N. trigeminus, des Hypoglossus und Glossopharyngeus befallen. Es entstehen dann atrophische Paresen von Zunge und Gaumen, sowie Parästhesien und Schmerzen in diesen Gebieten. Da vorwiegend jüngere Patienten erkranken und die Psyche gewöhnlich keine gröberen Störungen zeigt, kann sich eine Stimmbehandlung günstig auswirken.

b) Bulbäre syphilitische Prozesse sind heute selten geworden. Infolge der frühen wirksamen Bekämpfung der Syphilis kann man die Tabes fast als eine historische Krankheit bezeichnen. Dagegen führen Erweichungs- und Blutungsherde, je nach ihrer Lage, zu Kehlkopfstörungen. Vor allem handelt es sich um *bulbäre Apoplexien.* (Syndrom von Wallenberg, das dieser Autor auf die Verlegung der Cerebralis inferior zurückgeführt hat.) Diese Obstruktion führt zur bulbären Apoplexie. Die Schule von Foix (cit. nach P. Pialoux) hat die Grundlagen für das Studium der Gefäßversorgung im Bulbus geliefert.

Es wurde das sogenannte *laterale bulbäre Syndrom* mit einseitiger Stimmbandlähmung herausgestellt.

Nach den Erfahrungen von G. Boehme sind die Paresen bei bulbären Blutungen fast immer reversibel. Das gleiche soll nach Mauer, Neuroberger und Zippel beim Wallenberg-Syndrom gelten (cit. nach G. Boehme). Stimmtherapeutische Maßnahmen sind daher neben der Allgemeinbehandlung angebracht.

Differentialdiagnostisch kommen in Frage: Tumoren und Metastasen, infektiöse Prozesse, wie Diphtherie, Grippe und toxische Schädigungen nach Streptomycin und Chinin.

Zweites Neurom

a) Hier treten expressive Sprachstörungen in den Vordergrund. Sie sind auf Erkrankungen der *Protuberantia* oder der *Pedunculi* zurückzuführen (Gefäßaffektionen oder Tumoren). Die Dysarthrie ist durch abgeschnittene Worte und Silben sowie Poltern gekennzeichnet. In manchen Fällen findet sich auch eine verlangsamte, abgehackte Rede; Kleinhirnaffektionen können hinzutreten.

Die **Pseudobulbärparalyse** ist durch die schwere Sprachstörung charakterisiert. Die Stimme klingt monoton, näselnd und manchmal — infolge einer spastischen Komponente — kann der Kranke nur einige Worte äußern, dann muß er unter beträchtlichen Anstrengungen wieder Luft holen. Es ergibt sich daraus eine explosive, schnelle, manchmal fast unverständliche Lautgebung. Auch der Schluckmechanismus ist beeinträchtigt.

In einzelnen Fällen tritt ein spezielles charakteristisches Phänomen auf: eine Störung unter dem Namen *Palilalie* von Souques bekannt. Sie besteht in ein-, zwei-, dreimaligen Wiederholungen einer Silbe, eines Wortes oder eines Satzes. Dieses Symptom kann auch ohne Dysarthrie vorhanden sein. Der häufigste und am besten bekannte ist der (vgl. auch Band II dieses Handbuches):

b) Parkinsonismus. *Historisches.* Im Jahre (1871) hat J. PARKINSON ein neues Krankheitsbild beschrieben: unwillkürliche zitternde Bewegungen und verringerte Muskelkraft mit Propulsion; der Intellekt ist ungestört. Ein wichtiges Symptom der erhöhten muskulären Spannung, der *Rigor*, der nach PARKINSON bekannten Krankheit ist von diesem nicht beschrieben worden.

Die Bezeichnung „*Paralysis Agitans*" ist rein desoriptiv. Sie gibt lediglich wieder, was der Arzt beim Kranken, beim ruhigen oder bewegten Körper sieht. Den Namen „*Schüttellähmung*" muß man nicht nur als ungenau, sondern als irreführend bezeichnen, weil er die Vorstellung erweckt, es handele sich bei dieser Erkrankung um die Folgen einer Lähmung, während es sich tatsächlich um eine Funktionsstörung des *extrapyramidalen Systems* handelt. Da im Laufe der Jahre beim Zustandekommen des Krankheitsbildes zahlreiche Ursachen gefunden wurden, hat sich die Bezeichnung *Parkinsonismus* oder das PARKINSON-*Syndrom* eingebürgert.

In ätiologischer und pathogenetischer Hinsicht kann man nachfolgende Einteilung vornehmen:

α) *Idiopathischer, gelegentlich familiär vorkommender Parkinsonismus (früher Paralysis agitans).*

β) *Symptomatischer Parkinsonismus* infolge postencephalitischer, arteriosklerotischer, toxischer (Kohlenmonoxyd-Vergiftung) oder traumatischer Läsionen.

Die dominierenden Symptome sind die Monotonie, die herabgesetzte Intensität der Stimme, das Hervorstoßen und Blockieren der Rede. Die Sprache der PARKINSON-*Patienten* ist offensichtlich durch die Krankheit verändert. ALAJOUANINE und Mitarbeiter legen auf folgende Eigenschaften besonderes Gewicht:

1. die schwache Intensität,
2. die Monotonie,
3. den geringen Klang und
4. die gestörte Geschwindigkeit, entweder konstant, oder intermittierend, oder für andere Autoren, eine Verlangsamung[1].

Der Tremor (Ruhetremor) fehlt in knapp einem Viertel der Fälle. In fortgeschrittenen Fällen stellt man einen Kopf-Lippen- und Zungentremor fest. Daneben besteht eine verstärkte Grundspannung der Muskulatur (*Rigor*). Tremor und Rigor stehen in umgekehrter Beziehung: Je stärker der Tremor, desto weniger ausgeprägt ist der Rigor. Manche Kranke, die einen starken Tremor aufweisen, haben kein Maskengesicht und bewegen sich mit annähernd normaler Geschwindigkeit. Die beiden Syndrome müssen offenbar verschiedene Ursachen haben. Nach neueren Forschungen (A. BRODAL (1962), R. HASLER (1956)) beruht der Rigor hauptsächlich auf Störungen des kortiko-striopallido-thalamischen Regelkreises zwischen präzentralen, frontalem Kortex, striopallidärem System und vorderem Abschnitt des oralen Ventralkern des Thalamus. Der Tremor dagegen kommt durch eine Beeinträchtigung des zerebellothalamischen Regelkreises zwischen dem Nucleus dentatus des Kleinhirns und den hinteren Abschnitten des oralen Ventralkerns des Thalamus zustande, welche ihrerseits mit dem präzentralen Kortex in Verbindung

[1] Vorschläge zur Sprachtherapie bei Parkinsonscher Krankheit nach stereotaktischer Operation bei einer Sprachverschlechterung hat G. HEESE (die Rehabilitation 7, 21—24, 1968) gebracht.

stehen. Die Kenntnisse dieser Regelkreise haben der modernen Neurochirurgie die Grundlagen für neurochirurgische Eingriffe im Bereich des Globus pallidus und in den *ventro-lateralen Kernen* des Thalamus ermöglicht [H. Krayenbuehl (1965)].

c) Kleinhirnerkrankungen und -Verletzungen. Die Adiadochokinese steht im Vordergrund des Krankheitsbildes. Die Muskelkontraktionen des Kehlkopfes, des Rachens, der Zunge, der Lippen sind in ihrer Koordination, im Ablauf ihrer Geschwindigkeit hochgradig gestört. Die Folge davon ist eine Monotonie der Stimme, eine skandierende Sprache, die aber weniger ausgesprochen ist als bei der multiplen Sklerose.

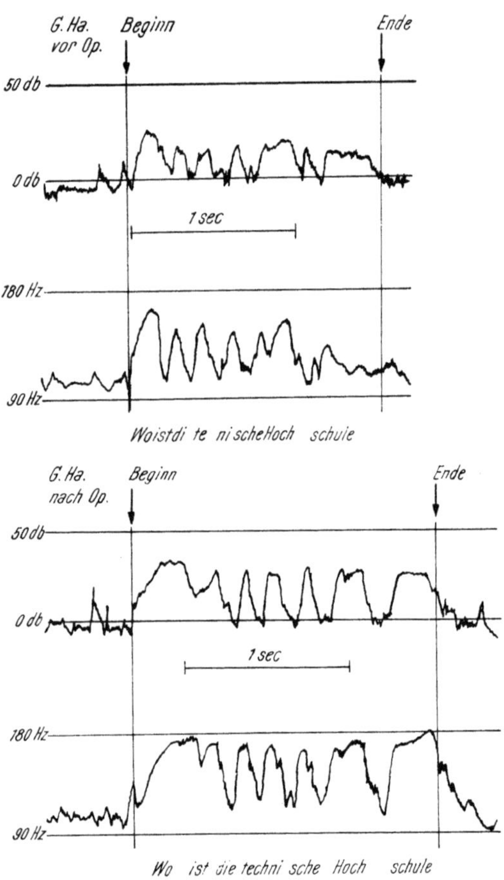

Abb. 181. Spektrographische Aufnahmen eines Parkinson-Patienten vor und nach der stereotaktischen Operation. Man sieht deutlich die geringere Monotonie durch Anheben des endsilbenden Fragesatzes und die Zunahme der Lautheit nach der Operation Nach R. Luchsinger, J. Siegfried u. Mitarb. Folia phoniatr. Vol. 18 (1966).

Herbert R. Spencer beobachtete ein Zittern der Stimmlippen bei einem Kranken der an einem *Tumor des Kleinhirns* litt, Royer und J. Collet bei einem Fall von Kleinhirnatrophie. Es sei hier die K. G. eines eigenen Falles (51jährige Privatpatientin) auszugsweise geschildert: Nach einem schweren Autounfall mit Contusio cerebri bot die Kranke folgende neurologische Ausfallserscheinungen (Dr. J. Kaufmann, Nervenarzt, Zürich): Läsion des Tractus spinothalamicus, Hemianästhesie für Temperatur und Schmerz. Läsion des *Kleinhirns* oder seiner Konnexionen im Hirnstamm: Ausgesprochene Rumpfataxie und Ataxie der linken oberen und der beiden unteren Extremitäten; ferner als interessantes Symptom der *Olivo-nucleusdentatus-Gegend* zeigt sich ein sogenannter *Nystagmus des Gaumensegels.* Bei der *Kehlkopfspiegelung* sieht man sowohl bei der Adduktion als auch bei der Abduktion plötzlich unregelmäßige Bewegungen der Stimmlippen, als ob eine Gegenbewegung der Stimmlippen einsetzen würde, die dann wieder von den ursprünglichen Schwingungen abgelöst wird. Beim Beginn der Phonation nähern sich die Stimmlippen manchmal stoßweise und beim Absetzen des Tones weichen sie ebenfalls, wie nach einer starken Spannung angestoßen, auseinander, worauf eine Reihe von einigen kleinen Schwingungen folgt („Kehlkopfnystagmus"). Die Stimme klingt dementsprechend rhythmisch unterbrochen, ataktisch. (Vgl. ferner das Kapitel Organische Sprachstörungen im II. Teil dieses Buches.)

d) Multiple Sklerose. Diese Erkrankung ist relativ häufig. $^3/_4$ der Fälle kommen zwischen 20 bis 40 Jahren zur klinischen Beobachtung. Infektionskrankheiten scheinen besonders innige Beziehungen zur multiplen Sklerose zu haben. Auf die geradezu verwirrende Vielgestaltigkeit des klinischen Erscheinungsbildes (Augenstörungen, Intensionstremor, Ataxie und spastische Paresen im Bereich der Rückenmarknerven, Sehnen und Hautreflexstörungen u. a.) kann hier nicht näher eingegangen werden. Die stärkere Miterkrankung *bulbärer Gebiete* wurde bereits genannt. Seit CHARCOT gilt als typische Sprachstörung das *Skandieren* (Einschieben einer Pause zwischen zwei zögernd und schwerfällig ausgesprochenen Silben und Lauten). Daneben besteht eine Monotonie der Stimme, die durch die geringen Spannungen der Stimmlippen erklärt werden kann.

Das auffallendste Merkmal ist die *monotone und skandierende Stimme.* Der Stimmumfang beträgt nur etwa drei Töne (LEUBE). Die Monotonie kann durch die geringe Spannung der Stimmlippen erklärt werden. Diese Erklärung stammt von LEUBE. Er hat festgestellt, daß die Stimmlippen zwar schließen, aber das eine Mal gespannt, das andere Mal wieder schlaff sind. Außerdem beobachtet man eine Verzögerung der Muskelbewegungen im Kehlkopf (LÖRI). Es braucht beim Kranken nach dem Zusammenschluß der Stimmlippen eine viel längere Zeit, bis der Ton entsteht, als beim Gesunden. Fordert man einen Kranken auf, einige Töne der Tonleiter zu singen, so verstreicht bei ihm eine viel längere Zeit als beim Normalen, bis er einige wenige rauhe Töne zustande bringt. Ebenso leidet er an der Unfähigkeit, einen Ton längere Zeit zu halten, was durch die ungenügende Spannung der Stimmlippen und die zu rasch entweichende Atemluft erklärt werden kann. Einzelne Autoren beobachteten dabei ein gewisses Umschlagen in die Fistelstimme. Selten findet man neben der Monotonie der Stimme eine wechselnde rhythmische Stimmerhöhung, die in einem bestimmten musikalischen Intervall zum begonnenen Ton steht (ERB).

Der Laryngologe findet weiterhin ein sehr charakteristisches Zeichen für die Krankheit: das *Zittern der Stimmlippen* zu Beginn der Stimmgebung, was man als *Intentionszittern* der Stimmlippen bezeichnen kann. Daneben treten oft plötzliche spastische Inspirationen auf, die gelegentlich das Lachen oder Weinen unterbrechen. Als Fühsymptom haben E. BARTH und H. STERN *spastische Aphonie* beobachtet.

Infolge der „FAHRschen" Krankheit stellt sich *neben der Hyperkinese und Ataxie* eine *zerebrale Sprachstörung ein.* Es handelt sich bei dieser Krankheit um eine idiopathische, nicht atherosklerotische intrazerebrale Gefäßverkalkung unbekannter Genese. Man kann die verkalkten Gefäße im Hirnschnitt als feine Spieße palpieren („Stoppelbarthirn"). Bei der Verschmelzung mehrerer solcher Gefäße spricht man von „Hirnsteinen". Es zeigte sich in einem von IMRE (1961) über längere Zeit beobachteten Fall bei der Laryngo-Stroboskopie, daß eine deutliche Ataxie, Monotonie, Nasalität und Akzentstörungen der Sprache vorhanden war. Im weiteren kam es zu Sprachkrämpfen und Silbenstolpern sowie Schreibstottern. Es fanden sich also neben den zerebralen Störungen auch noch pyramidale und extrapyramidale Symptome, Gaumensegel und Zungenparesen. Dazu traten

Atemstörungen und Zeichen einer Dementia paralytica auf. Die Behandlung bestand in Elektrotherapie, Atem-, Sprach- und Schreibübungen. Medikamentös wurden Strichnin, Direktan und sympathikus-blockierende Mittel gegeben, wonach die Sprach- und Schluckstörungen, sowie die krankhaften Gemütsreaktionen, verschwanden. Anzeichen eines progressiven Charakters der Gefäßkrankheit fehlten.

e) Encephalitis epidemica. Y. HAYASHI (1937) hatte die Gelegenheit, anläßlich einer schweren Epidemie von *Encephalitis epidemica*, von der ca. 1500 Personen befallen wurden, Stimm- und Sprachstörungen zu beobachten. $^1/_3$ der Kranken starb. Ein Beispiel: M. 35 J. klagte am 30. 8. morgens über Kopfschmerzen; nachmittags trat 38 °C Fieber ein. Danach machen sich folgende Beschwerden bemerkbar: Übelkeit, zweimaliges Erbrechen, gestörtes Bewußtsein, Schlaflosigkeit, deliriöser Zustand. Am 5. 9. vollkommene Bewußtlosigkeit.

Befund: Bewußtsein getrübt. Fibrilläre Zuckungen im Gesicht und an den Halsteilen Tremor an den Beinen und Armen. Apathischer Gesichtsausdruck, träge Pupillenreaktion auf Licht. Lumbalpunktion: Anfangsdruck 205 mm Wassersäule, Enddruck 165 mm. Pleozytose 36 (meist Monozyten), NONNÉ und PANDYsche Reaktion: stark positiv.

Örtlicher Befund: Fibrilläre Zuckungen um den Mund beim Sprechen. Zeitweise Zittern des Zäpfchens. Kehlkopf zuckt grobschlägig, 3mal in der Minute. Die Stimmlippen sind blaß, machen einen ödematösen Eindruck. Stimmritze: lang, spindelförmig. Stimme schwach flüsternd. Drückt man den Finger auf den Kehlkopf, so tritt die Stimme deutlicher auf: nach und nach Besserung der Stimme. 2 Monate später konnte der Patient nach Hause entlassen werden.

Das Kehlkopfbild zeigte bei 2 Fällen eine Internusparese mit der Rötung der Stimmlippen, während zwei andere Internus- und Transversuslähmungen ohne Veränderung der Stimmlippen auftraten. In weiteren 4 Fällen bemerkte man fibrilläre Zuckungen an den Mundlippen, der Zunge und am weichen Gaumen. In einem Fall traten grobschlägige Zuckungen des ganzen Kehlkopfes auf. Bei 2 Fällen fanden sich außerdem Schluckstörungen. Die Stimme war flüsternd monoton und z. T. aphonisch.

Für den Laryngologen kommen gewöhnlich nur die Folgezustände der Encephalitis epidemica (PARKINSON*sche Krankheit*) in Frage. Dieser postencephalitische Zustand ist vor allem durch die Rigidität der Artikulations- und Phonationsmuskeln gekennzeichnet.

Die Stimmstörung besteht in einer monotonen, zögernden und näselnden Stimmgebung (Rhinolalia aperta organica), ähnlich wie man sie beim pseudobulbären und bulbären Syndrom feststellt. Bei der Kehlkopfspiegelung kann man die Langsamkeit der Stimmlippenbewegung direkt sehen: die Stimmlippen weichen zwar rasch auseinander, nähern sich aber nur langsam. J. COLLET (1946) sah in einem Fall diese Trägheit sowohl bei der Abduktion als auch bei der Adduktion. Auch Zittern der Stimmlippen wurde beobachtet. Die Artikulationsstörungen zeigen sich in einer abgehackten, langsamen oder stotternden Sprache, die manchmal kaum verständlich ist.

A. DELAINI (1950) hat einen weiteren Beitrag zum Studium der Stimme bei Erkrankungen des extrapyramidalen Systems geliefert. In 6 von 10 Fällen stellte er eine deutlich *monotone* Stimme fest: Bradykinesis und Dyskinesis aller an der Stimmgebung beteiligten Muskeln. In 4 Fällen war die Sprache fast oder ganz unverständlich. Die beiden Fälle mit unfreiwilligen häufigen Wiederholungen von Silben und Worten (Poltern) sind wohl im Zusammenhang mit Amnesie und dem psychoorganischen Syndrom auf kortikal-nervöse Störungen zurückzuführen. Laryngoskopisch sieht man bei Zwischenhirnerkrankungen (PARKINSON) oft ein Taschenfaltenpressen als Ausgleichsbewegung (G. ARNOLD), wie ich dies ebenfalls beobachten konnte.

THAYER, CURRY (1953) hat Untersuchungen bei einem 15jährigen Encephalitiker klanganalytisch durchgeführt, wobei er zeigen konnte, daß der Patient ein tieferes Niveau der Stimmgebung gebraucht als eine normale Vp. und eine Umkehr der Verhältnisse der Auf- und Abwärtsbewegungen der Frequenzbewegungen gegenüber den Normalen.

Obwohl Sprachstörungen nach stereotaktischen Operationen manchmal klinisch beobachtet wurden, erlauben nur genaue objektive Analysen, diese zu erkennen. Es besteht selbstverständlich keine allumfassende graphische Methode. R. LUCHSINGER, J. SIEGFRIED und Mitarbeiter (1966) haben versucht, die Stimm- und Sprachstörungen nach stereotaktischen Operationen bei PARKINSON-Kranken zu analysieren.

Krankengut und Methode: Das Krankengut bestand aus 14 Patienten, die sich einer stereotaktischen Operation im ventrolateralen Thalamuskern unterzogen haben. Es handelte sich um 5 Frauen und 9 Männer im Alter von 35 bis 68 Jahren. Der gewählte Zielpunkt war der Nucleus ventrolateralis-posterior des Thalamus, und die Läsion wurde mittels Elektrokoagulation durchgeführt.

Bei der Sprachtestung wurde die Sprache der PARKINSON-Kranken vor, z. T. während und nach der stereotaktischen Operation erfaßt. Die Patienten mußten schwere Sätze, Zahlen von 1 bis 10, Sätze mit besonderer Betonung und Aussprache sowie bestimmte konsonantenreiche, schwierige Worte, die auf Tonband aufgenommen wurden, nach einem Schema frei sprechen und einen Text lesen. Ein besonderer Fragesatz: „Wo ist die technische Hochschule?“ wurde mit dem Spektrographen nach WEBER/DUBOIS (1963) experimentell-phonetisch ausgewertet. Die benutzte Apparatur erlaubt die gleichzeitige Aufzeichnung der Intensität und der Melodiebewegung.

Resultate: In 7 Fällen erschien die Sprache postoperativ nach dem Gehör schlechter, im Sinne einer Zunahme der Verwaschenheit; in 4 Fällen unverändert und in 2 Fällen etwas verbessert. Es war interessant festzustellen, daß die *Verschlechterung* nur jene Patienten betraf, *welche in der linken Hemisphäre operiert wurden*, oder ein beidseitig operierter Fall. Der unveränderte Zustand fiel auf 3 auf der rechten Seite operierte Patienten und auf einen Fall, der auf der linken Seite operiert worden war. Zwei Besserungen konnten auf rechtsseitig operierten Patienten beobachtet werden. Die Verschlechterung zeigte sich auch in Häsitationen, in Embolophrasien und leichter Dysarthrie. Manchmal fiel postoperativ, wie auch während der Operation die Verlangsamung der Rede auf, die dies auch andere Autoren bemerkt haben. Die *spektrographische Auswertung* bei 8 Patienten ließ folgendes erkennen: Die Kurve des Sprachmelos verläuft relativ flach. Sie bewegt sich zwischen 130 Hz und 145 Hz (gegenüber 120 bis 160 bei Normalen). Der deutliche Anstieg am Ende des Fragesatzes, wie man dies bei Gesunden in unserem Sprachkreis regelmäßig findet, fehlt. Daher erscheint die Sprachbewegung beim PARKINSON-Kranken recht häufig monoton. Wegen umgebender Geräusche, welche in einer Klinik nicht zu umgehen sind, konnten nur 8 Kurven von Operierten vor und nach dem stereotaktischen Eingriff genau ausgewertet werden. Die zweite Bandaufnahme wurde zwischen dem 4. und 10. postoperativen Tag durchgeführt. Es ist nun interessant, daß die Kurve der mittleren Frequenz der 8 Patienten, gegenüber dem Befund vor dem Eingriff im Mittelwert eine größere Beweglichkeit zeigt (vgl. Abb. 181). Dies war wahrscheinlich dadurch bedingt, daß der Rigor geringer geworden ist, weil die Sprache einen guten Indikator für die Motilität abgibt. Die Sprechzeit vor und nach dem Eingriff war nach den vorliegenden Registrierungen im Mittel 1,9 und 2,0 Sekunden; fast dreimal so lang wie beim Normalen (0,7 Sek. = Mittelwert). Eine Verbesserung derselben konnte also — nach der Auswertung zu schließen — nicht erreicht werden.

Die Schalldruckkurve wies geringere Unterschiede auf (5 bis 10 dB). Es fiel vor allem auf, daß die präoperative, fast stoßartige Erhebung beim zweiten Wort („ist") deutlich verringert war, was möglicherweise mit der Abnahme des Ausatmungsstromes im Zusammenhang stehend, aufgefaßt werden kann.

f) Choreatische Erkrankungen. H. KRAUSE (1888) hat bei der *Chorea* ein *Zittern der Stimmlippen* wie bei der multiplen Sklerose mit schlaffen und paretischen Adduktoren festgestellt, das ohne Übereinstimmung mit den choreatischen Bewegungen war. Die Stimme des Choreakranken ist tief und ermüdet rasch. A. DELAINI (1950) beobachtete bei choreatischen Erkrankungen während der spastischen Kontraktion dysarthritische Störungen, die von Pausen vollständigen Schweigens unterbrochen waren. Manchmal äußerte der Kranke auch einen tönenden Laut im Zusammenhang mit einer unerwarteten Inspiration, wobei die Worte aspiriert wurden, ähnlich wie ihn DELLE (1912) — als quietschenden Schrei — beschrieben hat.

IX. Stimmstörungen nach Verletzungen des Kehlkopfes, nach Chordektomie und nach Erkrankungen der Gelenke

Während die Verletzungen des Kehlkopfes zahlreiche Bearbeiter fanden [BURKHARD, WOLF (1904), ZENKER (1935), SAXER (1936)], welche in der Handbucharbeit von MARSCHIK dargestellt sind, fehlten lange Zeit phonetische Angaben über die Leistungen des Stimmorgans, das von einem Trauma betroffen worden ist. Aus allen Beiträgen ging hervor, daß die Stimme in sehr verschiedenen Graden geschädigt sein kann; man beobachtete bereits nach einfachen Quetschungen dauernde Einbußen. Auch ganz geringfügige Veränderungen der Stimmlippenränder, Residuen von Hämatomen oder Entzündungen, dann aber vor allem narbige Verwachsungen und Lähmungen können zu bleibenden Stimmstörungen Anlaß geben. „Die Stimme scheint hauptsächlich bei Schildknorpel- und Aryknorpelbrüchen gefährdet zu sein, weniger bei den Rindknorpelbrüchen", schreibt MARSCHIK.

1. Verletzungen des Kehlkopfes

Nun sind die Folgezustände solcher Verletzungen auch von phoniatrischer Seite NADOLECZNY (1914) und ERBSLÖH (1937), W. SCHMIDT (1943) beschrieben worden. Dies ist deshalb wichtig, weil die Kenntnis der Anforderungen, die beim Sprechen, Vortragen und Befehlen an die Stimme gestellt werden, die Voraussetzung für die *Behandlung* und vor allem für die *Begutachtung* bildet. Das größte stimmärztliche Beobachtungsmaterial hat ARNOLD im zweiten Weltkriege gesammelt. In seinem Buche (1948) sind 93 genau untersuchte und laufend kontrollierte Fälle beschrieben. Neben allgemeinen Schlußfolgerungen über den Zusammenhang der stimmlichen Ausfallserscheinungen mit den bleibenden endolaryngealen Veränderungen schilderte er die besonderen phonischen Störungsbilder. Es ist dabei sehr interessant, die einzelnen Stimmbefunde vor und nach der Behandlung mit den zahlreichen farbigen Kehlkopfbildern zu vergleichen. Damit lag nun auch eine systematische Einteilung der phonischen Verletzungsfolgen nach stimmphysiologischen Gesichtspunkten vor.

Die Befunde sind ähnlich wie bei der Rekurrenslähmung. Recht oft handelt es sich um eine *Halbseitenverletzung*. Mitunter beobachtet man noch eine Zeitlang Schwellungszustände im Bereich der Stellknorpel. Handelt es sich um Gelenkerkrankungen (Blutungen, Luxation der Stellknorpel), so fehlt oft die Bewegung der Aryknorpel bei der Phonation (GRÜNWALD). Der Knorpel zeigt alle Grade von Stellungsänderungen; manchmal ist er nach vorn gesunken und zeigt oft narbige Verdickungen.

Bei schweren Verstümmelungen ist es begreiflich, daß sich pathologische Phonationsmechanismen zum Ausgleich der Stimmlosigkeit einstellen. So sehen wir bei diesen Stimmvorgängen (z. B. nach Halbseitenresektion des Kehlkopfes) andere Teile schwingen als die Stimmlippen: die aryepiglottischen Falten, oder die Taschenfalten gegen die Stimmlippen, ja sogar der Kehldeckel gegen die aryepiglottischen Falten (D. HEYMANN, NADOLECZNY). Stroboskopische Beobachtungen an solchen Fällen zeigen, daß auch ohne Beteiligung der Stimmlippen Geräusche im Kehlkopf erzeugt werden können, wenn schwingungsfähige Teile (Schleimhautfalten) vorhanden sind. So gelingt es oft, trotz anatomisch ganz ungünstigen Verhältnissen, im Larynx in funktioneller Hinsicht noch ein gutes Resultat zu erreichen. „Es ist erstaunlich, wie die Natur bei der Wundheilung die Narben in einer solchen Weise wachsen läßt, daß sie später der Phonation dienen können", schreibt ARNOLD. Davon muß man allerdings durch eine systematische stimmärztliche Nachbehandlung auch Gebrauch machen.

Ein Beispiel: Es handelt sich um eine zirka 45jährige Frau, welche sich am 14. Dezember 1935 mit einem Rasiermesser in der Höhe des Kehlkopfes den Hals durchschnitt. Sofortige starke Blutung, die in der Klinik gestillt wurde. Seither war die Patientin heiser.

Die *laryngologische Untersuchung* vom 24. Februar 1936 zeigte folgendes: Die linke Stimmlippe ist in Paramedianstellung unbeweglich, mit einer Niveaudifferenz gegenüber rechts. Bei der Spiegelung mit dem KIRSTEIN-Spiegel sieht man in der Höhe des Ringknorpels weißes Narbengewebe in das Lumen hineinragen. Bei der Phonation fällt auf, daß der Stellknorpel links sich nicht bewegt, wie überhaupt die ganze linke Kehlkopfhälfte unbeweglich ist. Bei der direkten Besichtigung des Larynx mit dem Tracheoskop findet man die linke Kehlkopfhälfte narbig nach rechts verzogen, so daß es zu einer Schrägstellung des Larynx kommt.

Die Trachea zeigte keine Verletzung. Am 13. März 1936 wurde folgender Befund erhoben: Die linke Stimmlippe in Paramedinstellung, die Stimme belegt. Sprechton bei a. Tondauer 8″. Die Stimme erholte sich auffallend rasch. so daß schon am 21. April 1936 eine einigermaßen brauchbare Sprechstimme konstatiert werden konnte.

a) Luxationen der Aryknorpel

Einen interessanten Fall einer *Luxation* des rechten *Stellknorpels* bei einem 32jährigen Mann, dessen Stimme dadurch zeitweise blockiert wurde, veröffentlichte A. DELAINI (1950). Mit großer Anstrengung konnte der Kranke nur einzelne rauhe und abgeschnürte Töne hervorbringen. Der rechte Aryknorpel zeigte sich bei der indirekten Kehlkopfspiegelung vergrößert, da er von seiner Unterlage herausgehoben und nach vorn geschoben war, wobei er die Neigung hatte, die Medianlinie zu überschreiten. Die linke Seite des Kehlkopfes funktionierte normal. Bei der stroboskopischen Untersuchung bemerkte man, daß die rechte Stimmlippe bei tiefen Tönen nicht vibrierte, und bei hohen Tönen reduzierte Schwingungen aufwies. Heilung durch Laryngofissur (Prof. M. Arslan). Der Patient konnte nach der Fixation des luxierten Knorpels ohne Schwierigkeit sprechen, obgleich die Stimme etwas rauh blieb. Solche Fälle sind recht selten. A. Denker (1928) hat 25 Fälle der Literatur gesammelt. Davon waren 23 Fälle auf ein Trauma zurückzuführen.

b) Schußverletzungen des Kehlkopfes

Bei *Schußverletzungen* des Kehlkopfes waren die Erfahrungen im ersten und zweiten Weltkrieg im allgemeinen günstig. Meist gelang es, auch bei schweren Residuen eine wenigstens brauchbare Sprechstimme durch die Stimmübungsbehandlung, unterstützt durch Vibrationsmassage und Faradisation, zu erzielen.

Über den Behandlungserfolg bei zehn Fällen berichtete H. Erbslöh. Meist schon nach kurzer Zeit (1 bis 8 Wochen) wurde der anfänglich sehr eingeengte Stimmumfang erweitert, was für den Klang und die Modulationsfähigkeit der Stimme wichtig ist. Das Tonhalten konnte ebenfalls erheblich verlängert werden, wodurch die Stimme hinsichtlich der Stärke weiter verbessert wurde. Allerdings sind, je nach der Ausdehnung der Verletzung, Grenzen gesetzt, aber immer soll ein Versuch zur Wiederherstellung der Stimme gemacht werden. Bei manchen Kranken empfiehlt es sich, wenn beide Taschenfalten erhalten sind, eine Taschenfaltenstimme auszubilden. In einem Fall von Nadoleczny konnte schließlich nach dieser Ersatzstimme wieder die Stimmlippenfunktion erreicht werden. Arnold berichtete über besonders gute Heilungsergebnisse, weil er seine Patienten genügend lange und intensiv behandeln konnte. Unter dieser Voraussetzung hält er die Prognose für günstig. Dies zeigt auch seine ins einzelne gehende Schilderung aller Leistungen der Stimme und deren Verbesserung im Laufe der therapeutischen Bemühungen.

J. Beck und E. Schönhärl beschreiben eine seltene Form einer Ersatzstimmbildung, welche bei zwei Patienten nach schweren Kehlkopfverletzungen zustande kam. Nach teilweiser Zertrümmerung und Nottracheotomie im Kriege mußten im ersten Fall beide Stimmlippen bis auf kleine Reste entfernt werden. Die Ersatzstimme wird dadurch gebildet, daß der Kehlkopf bei der Stimmgebung stark zusammengepreßt wird und sich die Aryknorpel an den Petiolus glottidis anlegen. Der zweite Fall, ebenfalls nach Verlust der Stimmlippen (und der Taschenfalten), zeigt in gleicher Weise das Aneinanderlegen der Aryknorpel an den Stiel des Kehldeckels bei der Phonation, so daß, wie im ersten Fall, eine schmale querverlaufende Spalte entsteht. Wichtig ist der stroboskopische Befund: Es konnte in beiden Fällen eine von unten nach oben abrollende Schleimhautbewegung an den Stellknorpeln und am Kehldeckelgrund beobachtet werden. Solche wellenförmig abrollenden Bewegungen der auskleidenden Schleimhäute konnten die Verff. sowohl bei laryngektomierten Patienten mit Oesophagussprache, als auch bei allen Kranken nach Chordektomie feststellen. Die luftklangbedingten Schleimhautbewegungen solcher sehr tiefliegender (zwischen 70 bis 80 Hz) Ersatzstimmen — ohne Rücksicht auf die Lage der Pseudoglottis — werden für die Stimmerzeugung als wesentlich betrachtet, indem durch sie die bei diesen Stimmen registrierten Flatter- und Preßtöne als übergelagerte Teiltonfrequenzen erklärt werden können.

2. Stimme bei Gelenkerkrankungen des Kehlkopfes

Seltener werden *polyarthritische* und *gonorrhoische* Gellenkerkrankungen beobachtet. Die ganze Stellknorpelgegend ist ödematös geschwollen und es bestehen *starke Schmerzen*. Die Stimme wird in akuten Fällen heiser, scherbelnd. Kopftöne können nur mit Mühe gebildet werden, klingen bitonal oder fallen fast ganz aus. Die Aussichten für die Stimme scheinen nach Nadoleczny und auch nach den Beobachtungen des Verf. ziemlich gut zu sein.

3. Die Stimme nach chirurgisch-röntgenologischer Therapie des Kehlkopfkrebses — Teilresektion des Kehlkopfes

A. C. de Bruin und W. de Bruin, van Raamsdonk (1937) sowie R. Luchsinger (1939) haben Beobachtungen darüber mitgeteilt.

Sörensen zieht die Grenze für die Funktionstüchtigkeit des Larynx folgendermaßen: nimmt man mehr als die Hälfte des Kehlkopfes weg, so soll es auch durch eine spätere Plastik nicht mehr gelingen, eine einigermaßen gute Stimmfunktion zu erhalten. Er weist auf die Notwendigkeit hin, wenn irgendwie möglich, die aryepiglottische Falte und den Aryknorpel der erkrankten Seite zu schonen, um eine möglichst uneingeschränkte Funktion zu bewahren.

Begreiflicherweise steht jedoch nicht das stimmliche Resultat an erster Stelle in der Beurteilung des Vorgehens bei der Behandlung maligner Kehlkopfgeschwülste, sondern die maximale operative Chance für die Rezidivfreiheit.

Ein Beispiel: Sch. W., 44 Jahre, männl. Geschl. *Hemilaryngektomie* wegen linksseitigen Carcinoma laryngis (früherer Direktor Prof. F. Nager). Bald nach der Operation Beginn der Stimmbehandlung. Die Stimme fehlt ganz. *Tonhalten:* 5″. Nach zirka einem Vierteljahr Behandlung ist die Stimmfunktion weitgehend gebessert. Sprechton A, H. rauh. *Stimmumfang:* G bis c. *Tondauer:* 10″. Pat. kann anstandslos telephonieren. Bei einer Kontrolle nach einem Jahr zeigte die linke Kehlkopfhälfte einen Narbenstrang, der das Kehlkopfvolumen verengt. Gegen dieses wölbt sich bei der Phonation die rechte Taschenfalte in die rechte Arygegend vor und bewirkt so einen Schluß der Rima glottidis. So verläuft die Rima unregelmäßig schief von links hinten bis nach rechts vorn, wobei sie bei der Phonation zirka 2 mm weit ist. Die Stimme klingt heiser, gepreßt, abder deutlich. Sprechton etwa bei H. *Tonhalten:* 15″.

Die Ergebnisse der phoniatrischen Behandlung nach einem halben bis einem Jahr sind oft ganz erheblich. Ähnlich wie bei den Verletzungen nach Unfällen gelingt es, den Stimmumfang um eine Reihe von Tönen zu erweitern und die Tondauer zu verbessern. Mit Recht hat de Bruin gesagt, daß jede Verbesserung der Stimme das Vertrauen des Patienten zu seiner endgültigen Heilung des Krebses stärke, so daß er nicht mehr unter der Angst vor einem Rückfall leide. Die Stimmbefunde von nur nach röntgenbestrahlten, inneren Kehlkopfkrebsen ergeben natürlich bessere Resultate in bezug auf die Wiederherstellung der Stimme, was sich durch die schonendere Behandlungsweise erklärt.

Beobachtungen über die *Wiederherstellung der Stimme* nach *Chordektomie* haben G. Sartorio und G. B. Leonardelli mitgeteilt. Von 6 Kranken, bei denen die Chordektomie durchgeführt werden mußte, stellte sich die Stimmfunktion in 3 Fällen durch das Anlegen der Stimmlippe an die Narbenfalte ein. Diese zeigt (bei tiefen Tönen) echte, allerdings reduzierte Vibrationen, wie sie auch von anderen Autoren beobachtet wurden. In den restlichen Fällen kam es *zu einer echten Taschenfaltensprache*. Diese letztere gab hinsichtlich der Stimmintensität und des Stimmumfanges die besseren Resultate.

S. A. George und J. Metianu (1958) teilten eine laryngoskopische Beobachtung bei einem Patienten *nach einseitiger Chordektomie* mit. Der Kranke wies die übliche heisere Stimme nach Stimmlippenentfernung auf und zeigte *stroboskopisch* (bei 160 Hz) eine Schwingungsanomalie insofern, als sich der Schwingungsablauf auf das dorsale Drittel der einseitig schwingenden Stimmlippe zu verlegen schien. Dabei zogen sich die vorderen zwei Drittel zusammen, so daß sich der freie Rand lateral bewegte, unter gleichzeitigem Anschwellen des dorsalen Teils nach Art eines kleinen Bauches. Es wurde keine vertikale Schwingungskomponente festgestellt.

Auch M. Oreskovic (1962) hat die Stimme *nach ein- oder doppelseitiger Chordektomie* an einer Reihe von Operierten studiert. Es *zeigte* sich, daß die Taschenfalte der operierten Seite hypertrophiert war, welche das dicke Narbengewebe bedeckte, das anstelle der Stimmlippe getreten war. Der Ventriculus auf der operierten Seite erwies sich als abgeplattet oder fehlte. Stroboskopisch wies die Narbenfalte *keine* Schwingungen auf. Bei den einseitig Operierten kam es zur bekannten Stimmlippen-Taschenfaltenstimme, mit ihrem verschiedenartigen Schwingungsniveau und differenter Schwingungsmasse. Nach doppelseitiger Chordektomie kommt die Annäherung durch innere Kehlkopfmuskulatur zustande. Die Aufgabe dieser Muskeln ist die eines Sphinkters, wobei gleichzeitig die Aryknorpel nach innen geneigt werden. Die akustische Analyse ergab bei der Phonation des Vokals [a] bei einseitigen Narben eine mittlere Sprechstimmlage zwischen 130 bis 200 Hz, bei doppelseitigen Narben zwischen 100 bis 140 Hz. Der Schwingungsmechanismus der Taschenfalten ergibt während der Phonation den Eindruck eines Sägegeräusches, das sich bei allen Frequenzen auswirkt und nicht überwunden werden kann. Da die Taschenfalte gegenüber dem Schwingungsmodus der gesunden Stimmlippe als Dämpfungsfaktor wirkt, ist zu begreifen, daß die Spektralanalyse eine Verschiebung der Teiltonamplituden nach unten zu ergibt.

Je größer die Verstümmelung der Glottis ist (doppelseitige Chordektomie) um so mehr ist dies der Fall.

Nach der submukösen Exstirpation des Kehlkopfes (Stimme der aryepiglottischen Falten), bei Abwesenheit der Stimmlippen und der Taschenfalten [A. Sercer (1959)] nähern sich bei Phonation die aryepiglottischen Falten der Epiglottis, indem sie eine neue *horizontale* Glottis bilden. Die mittlere Sprechstimmlage bewegt sich zwischen 100 bis 140 Hz.

Für die Stimme nach Hemilaryngektomie hat der genannte Autor die Bezeichnung „voix demilaryngée" des Kehlkopfes vorgeschlagen. Sie ist rauh und gleicht derjenigen einer erweiterten Chordektomie. Die mittlere Sprechstimmlage liegt bei 70 bis 100 Hz.

Bisher sind noch wenig laryngologische und phoniatrische Befunde *nach spezieller Teilresektion des Kehlkopfes* bekannt geworden. G. Böhme und W. Oeken (1966) berichten über die *horizontale Partialresektion* von F. Moser. Über das Verfahren und dessen Indikation soll hier nicht weiter referiert werden. Es konnten 26 Patienten nach Stimmband-Karzinomoperation nachuntersucht werden. Die Phonation erfolgt *nach Art der Taschenfalten-Narbenstimme*, Epiglottis-Aryknorpelstimme oder als Kombinationsform zwischen beiden. Es findet sich eine tiefe mittlere Sprechstimmlage; der Stimmumfang ist begrenzt und die Tonhaltedauer verkürzt. *Sonographische Analysen* zeigten bei schlechteren Sprechern eine Verbreiterung der Formantbezirke und höher frequente Schallanteile durch unphysiologische Wirbelbildungen. Suchtonanalysen deckten außerdem Störungen des harmonischen Teiltonaufbaues auf und gewisse Veränderungen der Formantbezirke. Es wird hervorgehoben, daß die Stimmfunktion nach der erwähnten Teilresektion ausreichend ist und naturgemäß gegenüber der Oesophagusstimme ihre Vorteile hat.

Stroboskopische und phonetische Untersuchungen bei *hemilaryngektomierten Patienten* haben B. SCHLOSSHAUER und R. TIMCKE (1955) durchgeführt. Bei drei Kranken mit offengelassenem Laryngostoma konnten keine Stimmlippenschwingungen festgestellt werden. Ein Patient ließ bei Verschluß des Laryngostomas durch einen Glasdeckel Schwingungen im oberen Taschenband-Abschnitt erkennen. Röntgenologisch und stroboskopisch konnte die Taschenfalte als *Ersatzstimmlippe* erkannt werden.

4. Begutachtung der Stimme nach Kehlkopfunfällen

Was die gutachtliche Beurteilung der Stimme nach Kehlkopfunfällen anbetrifft, so sei in den untenstehenden Ausführungen dem wichtigen Referat von H. LOEBELL (1951) gefolgt, der als Phoniater und Klinikleiter über besondere Erfahrungen auf diesem Gebiet verfügt hat. Neben der Beeinträchtigung der Atmung ist es vor allem die Stimme — für viele Berufe besonders bedeutungsvoll — die nach Unfällen schwer beeinträchtigt gefunden wird. Mehr als bei anderen Organen ist bei Verletzungen des Stimmorgans die psychische Beteiligung in Betracht zu ziehen.

Durch chirurgische Eingriffe lassen sich nicht nur äußerliche Narben beseitigen und Fisteln schließen, sondern auch verschiedene *Stenosen* beheben. Kann der Atemweg nicht freigemacht werden und muß der Kranke eine Kanüle tragen, so sind viele dieser Kanülenträger für gewisse Berufe untauglich, z. B. für Berufe, die schwere körperliche Anstrengungen verlangen, auch etwa für Staubberufe und beim Arbeiten im Wasser oder bei rauher Witterung.

Bezüglich der *Entschädigung* bei dauernder Erwerbsunfähigkeit ist hervorzuheben, daß sich die Gutachten nicht so sehr nach den Gestaltsveränderungen des Stimmorgans und den therapeutischen Erfolgen oder Mißerfolgen, sondern nach dem Einfluß der Folgezustände auf die Erwerbsfähigkeit richten sollen. Während in früherer Zeit der Unversehrtheit einzelner Körperteile großer Wert beigelegt wurde, wird heute nach den Erfahrungen über die Wirkung der Anpassung und Gewöhnung mit funktionellen Besserungen gerechnet, auch nach Jahren.

Wichtig ist der Beruf des Verunglückten. Für den Sänger, Lehrer, Anwalt, Priester, Beamten oder für den Arbeiter in geräuschvollen Betrieben (Eisenwerken, Schlosserei usw.), der sich nur durch Schreien verständigen kann, bedeutet die Stimmstörung viel mehr als für einen Landarbeiter.

In den westlichen Staaten ist heute eine 50prozentige Rente üblich. Mit Recht hat H. LOEBELL betont, daß zahlreiche Kanülenträger als Prediger, Studienräte,

Handelsreisende den Beruf voll ausüben, so daß hier besonders eine individuelle Beurteilung notwendig ist.

Was die Zumutbarkeit einer *Operation* anbetrifft, so ist zu beachten, daß die Operation unter allen Umständen nach dem jeweiligen Stand der ärztlichen Wissenschaft gefahrlos sein muß. Dem Versicherten kann nur dann eine wiederherstellende Operation zugemutet werden, wenn nach einem ärztlichen Spezialgutachten eine angemessene Heilung in Aussicht gestellt werden kann. Eine Operation kann aber nicht verlangt werden, wenn in einiger Zeit infolge Gewöhnung und Anpassung und durch das hierdurch bewirkte Absinken der Erwerbseinbuße, die Rente entzogen werden kann (Trüb, zitiert nach H. Loebell).

Wichtig ist die Unterscheidung zwischen Stimme und Sprache, die sogar in Gesetzbüchern nach den Angaben von H. Loebell nicht immer scharf durchgeführt wird. Während wissenschaftlich unter Verlust der Sprache nur die Aphasien durch die entsprechenden organischen Veränderungen im Großhirn verstanden werden können (Marschik), wird in der Praxis ganz allgemein als Sprachverlust die allgemeine Unfähigkeit bezeichnet, sich durch artikulierte Laute verständlich zu machen. Fischer hat daher empfohlen, den Verlust der Sprache festzustellen, wenn sich der Kranke nur mehr schriftlich oder gestisch, aber nicht mehr mündlich verständigen kann (G. Arnold).

Der vollständige Verlust der Sprache (Aphasie), Störungen der Artikulation, wie sie nach Schädigung verschiedener Hirnnerven (Facialis, Hypoglossus und Vagus) auftreten, können mit ein- resp. doppelseitiger Taubheit (Störungen des Verkehrs mit der Umwelt) in Parallele gesetzt werden. Auf Grund der Zumessung der Entschädigung doppelseitiger leichter Schwerhörigkeit oder einseitiger Taubheit (nach Becker und Nager 20 bis 30%) werden solche Ausfälle mit einer Erwerbseinbuße von 41 bis 66% bewertet. Die Beurteilung der Aphasien und anderen Hirnschäden ist Sache des Neurologen.

Die *Stimmstörungen* auf beruflicher Grundlage, wenn sie entschädigungspflichtig sind, bedürfen einer besonders sorgfältigen speziellen Untersuchung. Bereits Nadoleczny hat ein *Schema der Begutachtung* ausgearbeitet (1941). Auch G. Arnold zeigte in seinem Schema zur Abfassung eines sprach- und stimmärztlichen Gutachtens (1948), den Weg zur weitgehenden Schematisierung, die aber notwendig ist, „damit nicht die vielen, für die Begutachtung notwendigen und dem Facharzt sonst ungewohnten Untersuchungsmethoden vergessen werden" (H. Loebell).

Für die Festsetzung der Erwerbseinbuße sei im folgenden in erster Linie den für den Kehlkopf angegebenen Richtlinien von H. Loebell gefolgt, der auf Grund der im Schrifttum bekannten Bewertungen zusammenfassende tabellarische Werte gebracht hat. Ebenso wurden die Leistätze der Hals-, Nasen- und Ohrenklinik von Zürich, früh. Dir. Prof. L. Ruedi (1958) miteinbezogen:

Kanülenträger mit normaler Stimme	30%
Kamülenträger ohne Stimme	50%
Verlust des Kehlkopfes	50% u. mehr
Kehlkopfverlust mit Stimmstörung und Atembehinderung (Dauerkanülenträger)	50 bis 70%
Kehlkopfverengung mit Atembeschwerden	50 bis 70%

Rekurrenslähmung (bei qualifizierten Berufen 20 bis 30%) 10 bis 20%
Doppelseitige Rekurrenslähmung mit Atembeschwerden 70%

Stimmstörungen bei

a) Redner, Sängern 50%
b) körperlich Arbeitenden 30%
c) geistig Arbeitenden 30%

Wichtig ist, *Beschäftigungsneurosen* von den Funktionshemmungen abzutrennen, die traumatisch bedingt sind (FLATAU). Gelegentlich kommt es vor, daß eine mechanische Schädigung bei einer funktionellen Stimmstörung vorhanden ist. Der Facharzt übersieht oft, daß eine Überbeanspruchung auch zu einer Rötung der Stimmlippen führen kann. Oft wird dann die Diagnose: „Kehlkopfentzündung" gestellt. Gewohnheitsmäßiges Räuspern, Husten, Paraesthesien sowie vorzeitige Ermüdungen, findet man häufig als Symptom einer Berufsneurose (Sänger, Redner, Sprecher, Rufer). Die Stimmstörung kann längere Zeit und auf eine bestimmte Stimmlage beschränkt sein. So bleibt unter Umständen bei einem Offizier, mit Schwäche der Kommando- oder Rufstimme, die Sprechstimme noch lange Zeit erhalten. Ebenso können Berufssänger mit gestörter Singstimme noch Rollen im Schauspiel übernehmen und für berufsfähig befunden werden.

Aus der Erfahrung heraus, daß die Stimm- und Sprachheilkunde für den Facharzt im allgemeinen ein Neuland ist, so daß die einschlägigen Gutachten meist wertlos sind (weil die notwendigsten diagnostischen Angaben nicht durchgeführt sind), gibt H. LOEBELL einen wichtigen *Untersuchungsplan* für *Praktiker*:

Richtlinien zur Begutachtung von Sprach- und Stimmstörungen für Praktiker: (H. LOEBELL).

Akustisch qualifizierte Berufe:

Musiker, Lehrer, Telephonisten, Uhrmacher, Feinmechaniker, Ingenieure, Ärzte, Hebammen, Chauffeure, Bahnangestellte und Berufe mit Publikumsverkehr.

1. Liegt eine Sprachstörung vor oder eine Stimmstörung? (Heiserkeit, Stimmlosigkeit sind keine Sprachstörungen; aber „Nichtsprechenkönnen" ist eine Sprachstörung, ebenso z. B. Näseln.)
2. Wie klingt die Stimme? heiser, tonlos, klar?
3. Ist Singen möglich? Wieviel Sekunden kann ein gesungener Ton gehalten werden? Das kommt bekanntlich bei Lähmungen in Betracht. Die eigentliche Stimmbegutachtung erfordert besondere Fachkenntnisse.
4. Wie klingt der Husten? Laut — tönend? heiser? tonlos?
5. Ist die Sprache fließend? ist sie gehemmt? lautlich oder grammatisch fehlerhaft?
6. Klingen die Nasenlaute m, n, ng (Prüfungswörter: „Mund", „Wange", „Nonne") verstopft?
7. Klingen die Vokale rein oder (offen) genäselt? (Prüfungswörter: Paket, Butter, Bote, Brille, Küste, Röte.)

Diesem soll gegebenenfalls die fachärztliche Untersuchung folgen.

Im folgenden sei noch der ausführliche Untersuchungsplan von M. NADOLECZNY mitgeteilt:

A. Vorgeschichte

I. Frühere Krankheiten allgemeiner Art (Operationen, Krankheiten der Eltern und Kinder, Todesfälle, Seelen- und Gemütserregungen.

II. Frühere örtliche Erkrankungen der Stimm- und Sprechorgane und deren bisherige Behandlung.

III. Stimmentwicklung. Stimmwechselerscheinungen, — Dauer (Geschlechtsentwicklung, Menopause).

IV. Berufliche Ausbildung und Tätigkeit.

1. Stimmliche Ausbildung:
   a) Schulgesang;
   b) Ausbildung der Sprechstimme;
   c) Ausbildung der Singstimme, wann? wie lange? wo? (Lehrerwechsel).
2. Berufliche Tätigkeit, wie lange? wo? in welchem Umfang (Tages-, Wochenleistung)?

V. Jetzige Beschwerden.

1. Örtliche Beschwerden, seit wann? Art, Ort, Dauer und Veranlassung.
2. Stimm- und sprachliche Störungen
   a) seit wann?
   b) Art der Ermüdungserscheinungen, subjektiv;
   c) Art der Stimm- und Sprachstörung, subjektiv;
   d) bei welchen Leistungen (Sprechen, Rufen, Singen, Vokale, Tonlage)? Nur bei beruflichen Leistungen?
   e) bei welchen Veranlassungen?
   f) welche Leistungen (Töne) sind verlorengegangen?

B. Befund

I. Allgemeiner Befund (körperlich, seelisch) mit Berücksichtigung der Konstitution einschließlich Urin- und Blutbefund.

II. Örtlicher Befund:

1. Nase.
2. Nebenhöhlen.
3. Rachen.
4. Mandeln.
5. Kehlkopf
   a) Farbe, Länge, Breite, Form und Stellung der Stimmlippen;
   b) Bewegung der Stellknorpel, der Stimmlippen in allen Registern (Stroboskopie), Einsatzbewegung.
6. Luftröhre.
7. Ohren:
   a) Sprachgehör;
   b) Tongehör;
   c) Musikalität.

III. Funktioneller Befund:

1. Atmung in Ruhe, beim Sprechen und Singen, Pneumographie mit Angabe der Töne oder der Sprechleistung, Vitalkapazität, Einatmung geräuschlos? Nasenatmung geräuschlos? Äußerlich sichtbare Atembewegungen.
2. Stimme:
   a) Stimmlage in Umgangssprache, beim beruflichen Reden oder Rufen;
   b) Stimmeinsatz in Umgangssprache, beim beruflichen Reden oder Rufen;
   c) Stimmumfang mit Angabe der Tonstärke forte und piano;
   d) Registergrenzen;
   e) Detonieren und Distonieren mit Angabe von Tonlage und Tonstärke, bei Schwelltönen;
   f) Kontinuitätsstörungen (Tremolieren) mit Angabe von Tonlage und Tonstärke;
   g) Stimmklang, Klangfarbe der Sprech- und Singstimme piano und forte, Art der Heiserkeit;
   h) maximale Tondauer auf einem Ton in Sprechtonlage und engem Vokal, z. B. „o“ oder „u“;
   i) Druckprobe und A-I.-Probe;
   k) besondere Stimmeigentümlichkeiten (Diplophonie u. a. m.);
   l) Ausgleichsmöglichkeiten durch Veränderung der Atmung (Druck, Vibration, elektrischer Strom).
3. Aussprache:
   a) Vokale a, e, i, o, u. ö, ü, ä;
   b) Konsonanten p, b, t, d, k, g, s, sch, vorderes ch, hinteres ch, l, r, m, n, ng;
   c) A.-I.-Probe mit offener und zugehaltener Nase;
   d) Sprechen von einfachen und schwierigen Wörtern;
   e) Vorlesen in Umgangstonlage, flüsternd, in Vortragtonlage.
4. Mitbewegungen und Fehlbewegungen:
   a) Mitbewegungen des Körpers, des Kopfes, der Gesichtsmuskeln einschl. der Nasenflügel, ferner Lippenzittern, Gaumenzittern, Kehlkopfzittern;
   b) räuspern, in welcher Art? seit wann?
   c) spucken;
   d) leerschlucken.

C. Zusammenfassung

Ursache und Art der Sprach- und Stimmstörung, berufliche Leistungsmöglichkeit, Arbeits- bzw. Erwerbsbeschränkung, Berufsbeschränkung, Berufsunfähigkeit, voraussichtliche Dauer.

Zu beachten ist auch die Unterscheidung zwischen Einschränkung resp. Verlust der Berufs-, Erwerbs- und Arbeitsfähigkeit. H. Loebell hat hinzugefügt: „Die Feststellung des Grades der Leistungsbehinderung ist gerade bei den reinen Stimmstörungen besonders schwierig, weil hier mehr als sonst seelische Ursachen mitwirken. Habe ich es doch oft genug erlebt, daß gute Opernsängerinnen heiser und vielen Klagen in die Sprechstunde kamen, weil sie bei einer Opernneubesetzung nicht die von ihnen gewünschte Rolle bekamen. Andererseits behaupten ältere Sänger und Sängerinnen, ihren Beruf ausfüllen zu können, wenn sie nach häufigem Versagen auf der Bühne, dem Stimmarzt zur Untersuchung auf Invalidität zugeschickt werden."

Die spezielle begutachtliche Beurteilung der Stimme bekommt auch eine besondere Bedeutung, seit L. Klotz und M. Landeau (1955) Vorschläge für die Versicherung gegen eine Stimmbeeinträchtigung ausgearbeitet haben, und zwar sowohl für die Sing- wie für die Sprechstimme. Die Verf. haben auch die allgemeinen Bedingungen eines Versicherungsabschlusses für eine Stimmbeeinträchtigung überprüft. Es muß gegebenenfalls genau gekennzeichnet werden, was die Versicherung tragen hilft und was sie nicht deckt. Für diese Zwecke sind begreiflicherweise spezielle medizinische Untersuchungen nötig, die sich auf die modernsten Erforschungen der Stimme und des Gehörs stützen.

X. Stimme ohne Kehlkopf

1. Oesophagusstimme

Geschichtliches. Während Beschreibungen von Stimmen nach absolutem Kehlkopfverschluß — bei denen die Respiration des Patienten durch Tracheotomie oder Laryngotomie gesichert worden ist — bereits seit über 100 Jahren bekannt sind, basieren die eigentlichen Kenntnisse der Sprache ohne Kehlkopf hauptsächlich auf der um die Jahrhundertwende von Gluck ausgebauten Larynxexstirpationsmethode. Der erste, der die Beobachtung machte, daß ohne künstliche Hilfsmittel, unter Ausschluß des Kehlkopfes, eine Stimme und Sprache gebildet werden kann, war Rapprand. Im Jahre 1828 hat dieser der Académie des Sciences in Paris unter Vorlegung des pathologischen Stückes eine Beobachtung mitgeteilt, daß trotz luftdichter Verwachsung des Kehlkopfes der Kranke noch sprechen konnte ("assez distinctement et de manière à être entendu à quelque distance", zitiert nach A. Schär). Einen ähnlichen Fall hat Czermak (1859) beschrieben. Bei einem Mädchen mit vollständigem Kehlkopfverschluß kam es doch zu einer deutlichen, wenn auch leisen Stimmbildung. Zum erstenmal praktisch die Exstirpation des Kehlkopfes ausgeführt zu haben, ist das Verdienst von Patrik Heron Watson in Edinburgh gewesen, der im Jahre 1865 einen Larynx wegen syphilitischer Stenose so günstig entfernte, daß der Kranke die Operation überstand. Allerdings starb der Patient nach einigen Wochen an einer nicht mit der Operation zusammenhängenden Lungenentzündung. In der Schweiz war, nach meinen Nachforschungen, Kocher in Bern der erste Chirurg, der totale Laryngektomien ausführte (1881). Sein Schüler O. Lanz hat in einer Arbeit die Befunde, die pathologische Anatomie, die Operationstechnik und die Nachbehandlung von 12 Laryngektomien mitgeteilt und am Schlusse hinzugefügt: „Die Kochersche Operationsstatistik ist in ganz vorzüglichem Maße geeignet, der Operation einen besseren Ruf zu verschaffen ..." Die Patienten erhielten jeweils einen künstlichen Kehlkopf (den GUSSENBAUERschen); erwähnt wird aber ein von ZIEGEL in Stettin Totalexstirpierter, der ohne Sprechkanüle „dank dem vikariierenden Eintreten der Pharynxmuskulatur (Pharynxstimme) verständlich gesprochen habe". H. SCHMIDT hat schon im Jahre 1888 einen Fall von Laryngektomie mit fehlender Kommunikation zwischen Lungenluft und Mundhöhle gezeigt, dessen spontane Sprache, welche LANDOIS „Pseudostimme" nannte, allgemeines Staunen erregte. FRÄNKEL hat damals die Erscheinungen dadurch erklärt, daß der Operierte mit der in der Speiseröhre befindlichen Luft regurgitiere, wobei eine Art Glottis spuria sich bilden könne, z. B. an Schleimhautfalten der Pharynx, deren Vibrationen eine Pharynxsprache ermöglichen. Am meisten machte ein von MIKULICZ operierter und von GOTTSTEIN näher studierter uhd stimmärztlich behandelter Fall von Totalexstirpation des Larynx von sich reden. Der Patient konnte eine Art von heiserem Ton dadurch hervorbringen, daß er seinen Kopf fest auf die Brust legte. Schließlich gelang ihm die Stimmbildung auch bei jeder anderen Kopfhaltung. Den vikariierenden Windkessel bildete der Raum oberhalb des Tracheastumpfes, vergrößert durch die Erweiterung des obersten Abschnittes der Speiseröhre. Die neue Glottis kam durch die seitliche Pharynxmuskulatur und die sich diesen beiden Falten nähernde Epiglottis zustande. Mit der Zeit konnte der Patient seine Stimme immer mehr modulieren und sogar ein Lied vom Umfang einer Oktave singen.

Anatomisches. Es sei daran erinnert, daß der Beginn der Speiseröhre und damit die Grenze zwischen Hypopharynx und Oesophagus in der *Höhe des unteren* Ringknorpelrandes liegt, etwa in der Ebene des sechsten Halswirbels, falls nicht der Kehlkopf höher oder tiefer steht als normal. Der mit dem Spiegel sichtbare Übergang des Schlundes in die Speiseröhre, der sogenannte *Oesophagusmund*, zeigt die beständige Bewegung in abwechselndem Auf und Zu.

In der *Pars cervicalis* des Oesophagus wird durch Fortsetzung der Pharynxmuskulatur eine kräftige Lage quergestreifter Muskeln gebildet. Die ringförmigen Fasern des M. *laryngopharyngeus* können die Lichtung des Oesophagusmundes schließen. Unterhalb des Zwerchfelldurchtrittes wird die äußere Wandschicht durch eine quergestreifte vom Zwerchfell stammende Muskelschicht verstärkt. Auf die Einleitung des Schlußaktes hat der Wille wohl Einfluß; im weiteren handelt es sich beim Schluck- und Würgereflex um einen der festesten eingeschliffenen Reflexe (BRAUS). „Aktive Kontraktionen", welche dem Laryngektomierten das Hervorbringen von Lauten ermöglichen sollen, können sich also wohl nur auf die quergestreifte Muskulatur beziehen. Die zum Gehirn führende Reflexbahn verläuft im zweiten Ast des N. trigeminus, im Glossopharyngicus und in den pharyngealen Zweigen des N. laryngeus cranialis (Vagus). Das Schluckzentrum liegt in der Medulla oblongata, in der Nähe des Vaguskerns. Die zentrifugale Reflexbahn folgt den motorischen Nerven, welche die beim Schlucken benützten Muskeln versorgen: Hypoglossus, R. mylohyoideus des N. trigeminus, Glossopharyngeus, Vagus, N. recurrens: Rami oesophagici für die Pars cervicalis oesophagi und kleine Zweige zum M. laryngopharyngeus sowie der Acessorius.

a) Röntgenuntersuchung

Der vikariierende Windkessel. Seit der zusammenfassenden Arbeit von H. STERN im Handbuch der Hals- Nasen-, Ohrenheilkunde (1929), worin dieser Autor anläßlich von Röntgenuntersuchungen an Laryngektomierten eine mehr oder weniger vergrößerte Magenblase festgestellt und den Magen ebenfalls als vikariierenden Luftkessel in Betracht bezogen hatte, ist der Ausdruck „Magensprache" durch die verschiedensten Arbeiten durchgeschleppt worden. Aber schon (1926) konnte M. SEEMAN mittels einer *Oesophagussonde röntgenologisch* zeigen, daß es sich bei den Kontraktionen im oberen Drittel der Speiseröhre von Laryngektomierten tatsächlich um aktive Bewegungen derselben während der Phonation handelt, die anstelle des füheren Kehlkopfes angebahnt werden. STUPKA hat die Auffassung vertreten, daß das Auftreten von Phonationsphänomenen als *Irradiation* der Phonationsimpulse in die Oesophagusmuskulatur aufzufassen sei, basierend auf der Tatsache, daß der N. recurrens auch für die Speiseröhre Äste abgibt.

Seither haben zahlreiche Autoren röntgenologische Untersuchungen an Laryngektomierten durchgeführt (J. BECK, G. VAN GILSE, D. A. WEISS, A. MOOLENAAR, GRÜNBERG, G. PERELLÓ). Sehr treffend wies J. BECK auf die Beobachtungen hin, die man bei Patienten nach dem Schlucken von Bariumbrei während der Phonation machen kann: man sah nach seinem Fall bei der Durchleuchtung deutlich die Oesophagusbewegungen; es handelte sich um ein aktives Öffnen und Luftansaugen. Besonders auffallend war das Verhalten der Cardia. Hier hatte sich etwas Brei angestaut, der beim Ansaugen aber unverändert liegenblieb, indem die Cardia sich nicht öffnete. Erst als der Beobachter den Patienten aufforderte, zu schlucken, trat der Brei in den Magen ein, ein weiterer Beweis — neben den wertvollen phonetischen Untersuchungen von G. VAN GILSE — daß es sich beim Ansaugen von Luft in den Oesophagus nicht um einen Schluckakt, sondern um eine aktive Öffnung des Oesophagus handelt, der bis zur Cardia reichen kann, diese aber nicht in die aktive Bewegung einbezieht. Dementsprechend änderte sich die Magenblase vor und während der Phonation nicht, sondern führte lediglich die Zufallsbewegungen aus. Auch D. A. WEISS und M. GRÜNBERG (1939) sprechen nur von einer Oesophagus- und Pharynxstimme, wobei sie mit Recht darauf hinweisen, daß ein Patient, infolge von Narbenbildungen im obersten Teil der Speiseröhre, nur die Pharynxsprache erlernen könne. Bereits seit der fast vergessenen Beobachtung von GLUCK weiß man, daß nach Oesophagoskopie, offenbar infolge Überdehnung und vorübergehender Parese des KILLIANschen Muskels, die Oesophagusstimme von Laryngektomierten völlig aufgehoben und kaum mehr verständlich ist. Die Luft kommt in solchen Fällen nicht aus der Speiseröhre, sondern aus dem Rachenraum, wobei der Pharynxraum sich von unten nach oben zusammenzieht. Die Luft wird durch die Pseudoglottis, die sich zwischen dem Zungengrund und der Rachenhinterwand befindet, entleert. Einen solchen Fall beschreiben auch R. SCHILLING und BINDER (17jähriger Knabe mit Larynxverwachsungen), bei welchem die Vergrößerung des Rachenraumes teils durch Erschlaffung der Mm. styloglossi und mylohyoidei, teils durch aktives Vorwärtsschieben des Zungengrunde, erfolgte.

Auch unsere eigenen Röntgenuntersuchungen an zehn gut sprechenden Laryngektomierten der Abteilung für Sprach- und Stimmkranke der otolaryngologischen Klinik und Poliklinik der Universität Zürich, früh. Dir. Prof. L. RÜEDI ergaben in allen Fällen, daß der Windkessel in der Speiseröhre zu suchen ist.

Ein Beispiel: W. A., Kontrolleur, geb. 1896, operiert Juni 1951. Am 13. 7. 1951 Beginn der Sprechübungen. Pat. spricht deutlich, so daß er auf ziemlich weite Distanz verständlich ist. Röntgenbilder am 5. 10. 1951: Larynx seitlich bei der Phonation. a) Nach dem Hinunterschlucken von Kontrastbrei ist der untere Mesopharynx im Bereich der Zungenhinterwand auf etwa 3 mm verengt. Der Hypopharynx ist etwa $1^1/_2$ cm breit. Im Larynxbereich sieht man eine nach vorn gerichtete hakenförmige Taschenbildung. Sie entspricht ungefähr der Stelle der Vallecula. Kleine Breiansammlung oberhalb des ehemaligen Larynxeinganges. Der retrolaryngeale Raum des Hypopharynx ist etwa 3 mm breit, glatter Übergang in den Oesophagus. b) Bei Phonation hat sich der untere Mesopharynxraum auf das Doppelte, etwa 8 mm, verbreitert. Der obere Hypopharynxraum ist unverändert $1^1/_2$ cm breit. Ebenso sind die unteren Hypopharynxpartien unverändert geblieben. c) Bei Phonation (Vokal A) hat sich der untere Mesopharynx auf 1 cm verbreitert und der obere Hypopharynx auf 2 cm. Man sieht einzelne Breibeschläge im oberen Hypopharynx an der Grenze zum Mesopharynx. Der Retrolaryngealraum des Hypopharynx ist jetzt auf 9 mm verbreitert und der Oesophagusmund auf 4 mm (Prof. COCCHI, Röntgeninstitut des Kt.-Spitals Zürich, früh. Dir. Prof. Dr. H. R. SCHINZ).

Ebenso wurde bei den Fällen von VAN GILSE, MOOLENAAR-BIJL, SCURI u. a. der Sitz des Windkessels in der *Speiseröhre* gefunden. Bemerkenswert sind röntgenologische Untersuchungen von L. COJAZZI (1950) an 12 Laryngektomierten, bei welchen er bei der Phonation *nie* nennenswerte Bewegungen der Magenblase feststellte.

Eine zweite Gruppe von Forschern [H. BURGER, L. KAISER (1925), M. PELEGRINI, R. RAGAGLINI (1951), W. SCHLORHAUFER (1955)] hält daran fest, daß sich der Windkessel nur im *Hypopharynx* bilde. PELEGRINI und R. RAGAGLINI beschreiben jedoch nur vier solcher Fälle. Die letzteren Autoren, und in neuester Zeit W. SCHLORHAUFER, stützen ihre Auffassung, daß die Speiseröhre in keiner Weise — obgleich eine Luftsäule in derselben vorhanden sei — funktionell an der Stimmbildung teilnehme, auf folgendes Experiment: Zwei Patienten wurden aufgefordert, einen nußgroßen, in jodiertes Öl getauchten Tampon, der an einem Seidenfaden befestigt war, zu verschlingen, so daß er in wechselnder Höhe gehalten werden konnte. Es zeigte sich, daß die Oesophagussprache im wesentlichen in gleicher Weise gebildet werden konnte, obgleich das Oesophagussystem ausgeschaltet war. Die Luft, die bei solchen Fällen, etwa beim Öffnen des Sphinkters, z. B. beim Schlucken, in die Speiseröhre gerät, würde also nur Luftreserve darstellen, die in der Regel nicht für die Funktion in Frage kommt.

L. VAN GELDER (1967) hat röntgenkinematographische Untersuchungen durchgeführt, welche zeigten, daß die Erziehung der Oesophagusstimme besondere Anforderungen *an die velopharyngeale Tätigkeit stellt*, sowohl für die Luftinjektion als auch für die Bildung der Pseudostimme. Es wird die Tendenz zur Denasilation (Rhinolalia clausa functionalis) erwähnt, als Resultat einer hyperkinetischen, velopharyngealen Funktion bei Laryngektomierten. Wenn der Nasen-Rachenabschluß fehlt (bei organischer oder funktioneller Rhinolalia aperta), so stößt die Erziehung der Oesophagussprache auf beträchtliche Schwierigkeiten.

Wichtige Ergebnisse brachten die Untersuchungen von J. VAN DEN BERG, J. MOOLEMAN-BIJL und P. DAMSTÉ (1958) mittelst synchroner akustischer Registrierungen der Oesophagusstimme, der Tätigkeit in der Gegend der Pseudoglottis Pharynx und der tieferen Abschnitte des Oesophagus. Es wurden folgende Werte registriert:

1. der Druck im Rachenraum,
2. der Druck in der Speiseröhre,
3. der Luftabfluß aus den Lungen und
4. der während mehrerer Silben und Sätze produzierte Luftabfluß der Laute.

Die Vp. füllt daher ihre Speiseröhre mit der benötigten Luft mittels der von MOOLENAR-BIJL empfohlenen Injektionsmethode. Ein Teil der Pharynxluft wird in die Speiseröhre injiziert unter Verschluß der Mundhöhle durch die Zunge und die Nasenhöhle. Unter Mitbewegung des Gaumensegels erfolgt dabei das Hinaufziehen der Gegend der Pseudoglottis und das Zurückziehen der Zunge. Dieser Injektionsvorgang ist identisch mit der ersten Phase des Schluckaktes, wobei der weitere Ablauf in die Speiseröhre vermieden wird. Die erste Phase des Schluckaktes kann isoliert angewendet werden; aber auch während des fließenden Sprechens, besonders durch eine geeignete und unauffällige Benutzung jener Mitlaute, mit denen er unmittelbar eingeleitet werden kann (d. h. mit den Explosiven p, t, k und d). Die Artikulationsvorgänge zur Vorbereitung dieser Mitlaute werden dann bei der Übung derart übertrieben, daß ein Teil der Pharynxluft in die Speiseröhre injiziert wird, bevor der Mitlaut ausgesprochen wird.

Die Injektion hat den großen Vorteil, daß die Speiseröhre passiv zur notwendigen Spannung aufgeladen wird. Die Ausatmung braucht also fast nicht verwendet zu werden; deshalb sind die Reibungsgeräusche im Tracheostoma schwach. Weiterhin werden die Lungen nicht zu exzessiven Bewegungen und Alveolardrucken veranlaßt, und der Blutkreislauf wird nicht behindert.

Um die Lufteinnahme während des Sprechens, des Schluckens und Atmens zu studieren, haben N. Isshiki und J. Snidecor (1965) folgende experimentelle Untersuchungen bei 6 Laryngektomierten durchgeführt: Mit pneumotachographischen Registrierungen wurde die Luftmenge/sek. der Kehlkopflosen, die aus der Nase und Mund austrat, mit einer dicht aufliegenden Nasen-Mundmaske gemessen. Ebenso konnte die Stimme und die Brustkorbbewegungen aufgeschrieben werden. Die Methode der Luftaufnahme deckte große individuelle Unterschiede auf. Ein „Explosivlaut-Injektor" verwendete meistens (91%) die ihm zur Verfügung stehende Luft während der Ausatmung. Dagegen benützten 4 Sprecher (Inhalations- und Injektionssprecher) vorzugsweise stimmlos die Inhalation. Alle Testpersonen, mit Ausnahme des „Explosiv-Injektors" erzeugten die Stimme während der Ausatmung. Der mittlere Luftflußwert beim gehaltenen Vokal [a] betrug 27—72 cm/sek. Der Schluckakt ist für den Sprecher nicht empfehlenswert und die sog. Inhalationsphonation war für alle Sprecher nicht beachtenswert.

R. Robe, P. Moore und Mitarbeiter haben (1956) ebenfalls bei 23 Laryngektomierten verschiedene Respirationsuntersuchungen durchgeführt. Sie fanden eine positive synchrone Beziehung zwischen der Lungentätigkeit und der Phonation bei allen Probanden. F. Berger (1961) wies darauf hin, daß die meisten Laryngektomierten eine Arbeitsdyspnoe unterschiedlichen Grades aufweisen, deren Pathogenese bisher noch nicht ausreichend geklärt werden konnte.

Spirometrische und pneumographische Untersuchungen ließen erkennen, daß die Luftfüllung der Speiseröhre um so größer ausfällt und die Dissoziation der Phonations- und Respirationsbewegungen sich um so größer gestalten, je längere Zeit nach der Wiedererziehung der Stimme verflossen war.

Die besten Resultate erreichte man bei denjenigen Kranken, die lernten, reichlich Luft in die Speiseröhre zu aspirieren, um sie dann nach und nach in fließender Weise oder mit kurzen Unterbrüchen, entsprechend dem Sprachsatz, wieder auszustoßen. Nach der Ansicht Seemans (1961) beweisen die antiperistaltischen Wellen, die man im Brustabschnitt der Speiseröhre beobachten kann, daß die Wandungen des Oesophagus aktiv an der Stimmgebung teilnehmen. Als die beste Prüfungsmethode der Funktion der Pseudoglottis wird die Anwendung stroboskopischer Röntgenaufnahmen O. Brankel (1957) genannt.

So lernten von 138 Laryngektomierten, die J. Berger genau kontrolliert hat, 81% gut sprechen; 15% benutzten eine unvollkommene oder fehlerhaft gebildete

Ersatzsprache. Nur 3,8% der Patienten gelang es nicht, die Oesophagussprache zustande zu bringen. Als Ursache des Mißerfolges wurden genannt: Infiltrate der vorderen Wand des Halses und des Pharynx sowie Retraktionen der Zungenwurzel, was das Einsaugen der Luft in die Speiseröhre behindert. Auch Schmerzen nach postoperativen Röntgenbestrahlungen können eine Rolle spielen.

Wie frühere Autoren, wiesen J. Calvet und Mitarbeiter (1963) auf die Wichtigkeit der seelischen Verfassung der Kranken hin: sie berichten über 20 Kehlkopflose, die in bezug *auf die psychischen Verhältnisse vor und nach der Operation* untersucht wurden. Die Wiedererziehung war bei 7 Kranken nicht möglich, wobei das Versagen mit dem niedrigen geistigen Niveau in Verbindung gebracht wurde. Dagegen wurde erkannt, daß das unkomplizierte, vorgerückte Alter kein ungünstiges Element bringt. Drei gut beeinflußte Fälle zeigten ein *depressives Syndrom*, nach G. Boehme und H. G. Schneider.

Eigentümlicherweise erlernen intelligente Patienten die Pharynx-Oesophagussprache schwerer als einfacher begabte; sie unterliegen mehr psychischen Hemmungen als unproblematische Durchschnittsmenschen. Durch das anfänglich ruckartige Sprechen fühlen sie sich der Lächerlichkeit ausgesetzt. Vielleicht läßt sich das dadurch erklären, daß die Problematik und die damit verbundene Wiedererlangung der Stellung in der Gesellschaft, diese Patienten von vornherein beeinträchtigt. Es spielen sich möglicherweise auch die Umstellungsprobleme der eingefahrenen Reflexe bei den Durchschnittsmenschen in einer mehr ungezwungenen Art und Weise ab, und sie nehmen die neuen Anforderungen rein mechanisch und unkompliziert auf.

G. Murphy und Mitarbeiter (1964) haben bei 24 Laryngektomierten Untersuchungen nach psychiatrischen Gesichtspunkten hinsichtlich der Möglichkeit, Fehler bei der Wiedereingliederung des Kranken vorauszusehen, durchgeführt. — Systematische Fragen betrafen das Alter, die Erziehung, die berufliche Tätigkeit, die Ehe, die Neigung zum Alkoholismus und die Wichtigkeit der Stimme während der Berufsausübung. $^3/_4$ der Patienten konnten ihre frühere Beschäftigung wieder aufnehmen; von 6 Kranken, die nicht zur Arbeit zurückkehren konnten, zeigten 3 eine klinisch markante Depression (Anorexie, Sichzurückziehen aus der menschlichen Gesellschaft, Gefühl der Hoffnungslosigkeit, Todesverlangen u. a.). Nach Y. N. Pitkin (Arch. Otolaryng. 58, 1953) zeigten von 61 Laryngektomierten 10% eine über 1 Monat dauernde depressive Periode; $^2/_3$ dagegen wiesen entweder gar keine Depression auf oder diese verging innerhalb 1 Woche. Die klinisch diagnostizierte Depression muß mit antidepressiven Mitteln (z. B. Tofranil, Geigy, und Amitriptyline, Elavil-Merck, Sharp & Dhome) sowie Elektroschock behandelt werden.

In neuester Zeit sind zahlreiche Beiträge zur Wiedererziehung der Laryngektomierten und zum Problem ihrer Wiedereingliederung erschienen. Eine praktische Schallplatte von H. A. Drost (1965) (J. F. Lehmanns Verlag, München) erleichtert dem Arzt und dem Patienten, das Wesen der Oesophagusstimme, der Technik des „Einsaugens“ (Suktion), der Injektion und den Bau einer Stimmprothese zu studieren. Auch gibt es neuerdings Übungsblätter für die Sprachbehandlung Laryngektomierter, zusammengestellt von E. Rees (1963), herausgegeben von der Arbeitsgemeinschaft für Sprachheilpädagogik, Hamburg-Altona, Berndorfstraße 147.

b) Beurteilung der Arbeitsfähigkeit

Im allgemeinen wird der Verlust des Kehlkopfes mit 50% gewertet. Dabei wird bei der Bewertung der Berufsfähigkeit vom Verlust der Sprache ausgegangen. J. Berger macht aber mit Recht darauf aufmerksam, daß von manchen Patienten der Auswurf aus der Trachea und der Hustenreiz viel unangenehmer empfunden werden als das Nichtsprechenkönnen. Er hat Kranke gesehen, die allein auf Grund ihres starken Auswurfs arbeitsunfähig waren, obwohl sie gut sprechen konnten. Auch die psychische Komponente dieses Zustandes muß beachtet werden und man verfehle nicht bei starker Sekretion, kleine Mengen eines Antiallergikums (z. B. 3 × $^1/_2$ Tabl. tgl. Pyribenzamin), oder nach J. Berger, solut Pilocarpini 2%, 10 bis 12 Tropfen auf ein Glas Wasser 3 × tgl.) zu verordnen.

Von besonderem Interesse sind die praktisch wichtigen Untersuchungen von H. Loebell und K. Brahm (1950), aus denen hervorgeht, daß der Kehlkopflose, trotz des Verlustes des Kehlkopfes, Lasten heben kann, da bei alltäglichen Belastungen ein Glottisschluß offenbar nicht zustande kommt.

Auch P. Mounier-Kuhn und Mitarbeiter (1962) beschäftigten sich mit den Problemen hinsichtlich der Bemessung der bleibenden Invalidität Laryngektomierter. Sie erachten es als richtig, in Analogie mit anderen Rückständen nach körperlichen Verstümmelungen *eine Invalidität von 30 bis 66%* vorzuschlagen. Dabei muß man nicht nur die Einbuße der Stimme, sondern auch den Allgemeinzustand und alle übrigen Faktoren in Betracht ziehen. Mit Recht betonen die Verff., daß sich auch die öffentlichen Dienste mit der Wiedereingliederung der Laryngektomierten befassen sollten, was auch der Präsident der *Société de Laryngologie des Hôpitaux de Paris* wärmstens unterstützt: es gibt in Frankreich bereits nationale Vereinigungen in Paris und Marseille; während des letzten Internationalen Kongresses für ORL in Paris ist die *Internationale Gesellschaft der Kehlkopflosen* gegründet worden.

Schließlich seien psychologische und psychopathologische Auswertungen der Schicksalsanalysen von 40 Kehlkopfexstirpierten von J. Haase (1960) erwähnt, Sie ergaben wichtige Einblicke zur Beurteilung der Persönlichkeitsanlage, Erlebnis und Milieu des Erkrankten. Es wurde das Verhalten nach der Eröffnung der Diagnose und der Operationsnotwendigkeit geprüft sowie ein Vergleich des psychischen Gehabens vor und nach der Operation herausgearbeitet. Im weiteren wurden die psychischen Folgen der Laryngektomie (Spracheinbuße, körperliche Operationsfolgen sowie die Einordnung in die Lebensgemeinschaft — Ehe, Familie, das sexuelle Verhalten —) besonderen Betrachtungen unterzogen. Es zeigte sich als häufigste psychische Folge die gesteigerte affektive Erregbarkeit der Kranken durch Beeinträchtigung der kathartischen Funktion der Sprache. 17 Patienten wiesen daneben andere psychische Störungen auf, meist Beeinträchtigung des Selbstwerterlebens; in anderen Fällen spielten depressive Verstimmungen die Hauptrolle. Der Autor äußert die Ansicht, daß selbst den Patienten mit psychischen Störungen eine Laryngektomie zugemutet werden könne, da nicht das „äußere", sondern das „innere" Schicksal entscheidend sei.

Was auch beachtet werden muß, sind die *Wirkungen umgebender Geräusche auf die Oesophagusstimme.* Auch hier liegen bereits experimentelle Prüfungen vor. S. Drummond (1965) hat Bestimmungen der Hörschwellen und der umgebenden Geräusche im Zusammenhang mit dem Schallpegel der Pseudostimme bei 15 Kehlkopflosen durchgeführt. 4 ausgezeichnete Sprecher zeigten interessanterweise einen deutlichen Gewinn der Stimmintensität nach täglicher Übung während einiger Wochen bei Anwendung umgebender Geräusche (weißes Geräusch, Radio). Die Autorin betrachtet es als wahrscheinlich, daß umgebende Geräusche während der Behandlung sich sowohl auf die Erlernung der Ösophagusstimme als auch auf deren Intensität und Verständlichkeit günstig auswirken.

c) Untersuchungen an Laryngektomierten

Wir finden unter den älteren Arbeiten bereits graphische Registrierungen bei GUTZMANN (1908) und GOTTSTEIN (1910), vor allem aber in den grundlegenden Veröffentlichungen von HUGO STERN (1920 und 1929) und in einer 1925 erschienenen Arbeit von BURGER und KAISER. Untersuchungen über die Pharynx- bzw. Oesophagusstimme wurden damals, mit Ausnahme eines von SCRIPTURE beschriebenen Falles, nur an solchen Patienten durchgeführt — meist handelte es sich um Totalexstirpierte, seltener um Narbenatresien —, die vor dem Verlust ihrer Kehlkopfstimme über eine auf natürlichem Wege entwickelte Sprache verfügt hatten.

1926 hat R. SCHILLING (zusammen mit H. BINDER) tiefschürfende experimentell-phonetische Untersuchungen und Beobachtungen an Patienten mit Pharynx- und Oesophagusstimme mitgeteilt. Es handelte sich im ersten Fall um einen 17jährigen Jüngling mit Kehlkopfverschluß infolge von Diphtherie im dritten Lebensjahr, der eine Kanüle trug. Er sprach laut, und zwar mit Rachenstimme, die er in einer sogenannten Pseudoglottis zwischen hinterer Zungenfläche und Gaumen zustande brachte. Der Windkessel im Hypo- und Mesopharynx enthielt etwa 50 bis 60 cm³ Luft und konnte die Ränder der Pseudoglottis, im Sinne einer Gegenschlagspfeife, in Schwingungen versetzen. So gelangen ihm Singtöne, und zwar im Bereich von etwa zwei Oktaven. Durch die Lage der Pseudoglottis war die Lautbildung, vor allem in der dritten Artikulationsstelle, natürlich stark behindert. Die Luftbewegungen im Pharynxraum wurden mittels Gesichtsmaske und Atemvolumenschreiber gleichzeitig mit der pneumographisch registrierten Thoraxbewegung auf die Trommel aufgeschrieben. Es ergab sich, daß die Sprechleistung von der Lungenatmung unabhängig war. Klanganalytisch ist bemerkenswert, daß nur am Anfang und am Ende des gesprochenen Vokals die Perioden Vokalcharakter hatten, während in der Mitte meist annähernd reine Sinusschwingungen vorhanden waren. Trotzdem kam der Vokalcharakter zum Ausdruck. Die Formanten schienen vorhanden zu sein, abhängig von der Höhe des Grundtones, der stark anstieg. Trotz der zahlreichen Arbeiten, welche die Stimme der Laryngektomierten zum Gegenstand haben, liegen neuere experimentell-phonetische Untersuchungen doch nur in beschränktem Umfange vor. Die wichtigen, vokalanalytischen Experimente und Atemuntersuchungen von R. SCHILLING (1926) und J. BECK (1931) wurden bereits genannt. Da der damals für die Vokalanalyse benützte FRANKsche Apparat z. B. den Hauptformanten des Vokals E nicht deutlich zur Darstellung kommen ließ (da dieser wesentlich höher liegt als die Eigenschwingung des FRANKschen Apparates) und außerdem gewisse unharmonische Teiltöne in den Frequenzen nach dem Gehör zu erwarten waren, hat der Verf. den Stimmklang der Laryngektomierten mit dem Tonfrequenzspektrometer von *Siemens* und Wave-Analyser, d. h. mit den 1953 erhältlichen modernen elektroakustischen Apparaten geprüft.

Über *Vokalanalyse* lese man im Abschnitt von F. Winckel nach.

J. C. Lafon (1960) hat mittels eines „*Sonagraphen*" die Stimme von trainierten Kehlkopflosen akustisch untersucht. Betrachtet man Gruppen von Phonemen, so zeigt sich nur ein geringer Unterschied gegenüber der Normalsprache. Die Vokale enthalten ihre individuellen Formanten, die jedoch etwas tiefer liegen. Die Konsonanten haben alle ihre Charakteristika. Schlechter steht es mit den üblichen *künstlichen Stimmprothesen* für Laryngektomierte. Der Tongenerator derselben liefert nicht diese Vielfalt von Frequenzen, wie sie für die ästhetische Seite der neu zu entwickelnden Stimme gebraucht wird.

Der Finne J. Kyttae (1964) hat ebenfalls eingehende spektrographische und kinematographische Untersuchungen bei 27 Laryngektomierten durchgeführt. Er stellte, wie Damasté, (1957) fest, daß der Grundton der Oesophagusstimme schwierig zu bestimmen sei wegen der zahlreichen Obertöne und der aperiodischen Frequenzen. Diese Ersatzstimme hat gewisse Züge der Heiserkeit. Er fand die *mittlere Stimmlage* bei 50,4 Hz, wobei beachtet werden muß, daß bei einzelnen Fällen mit starken Trachealgeräuschen die Bestimmung nahezu unmöglich war. E. Curry, Snidecor fanden die mittlere Frequenz bei 62,8 Hz, P. Damsté bei 78,5 Hz, R. Luchsinger bei 50 bis 64 Hz. Bei anderen Autoren schwankten die Werte bis 100 Hz, wobei offenbar die Übung einen Einfluß hat (J. Pato).

Mittels röntgenkinematographischer Aufnahmen kann man erkennen, daß die Lage der Pseudoglottis (C V bis VI) wichtiger ist, als das Ausmaß ihrer Gestalt.

Schalldruck- und Geschwindigkeitsregistrierung der Windkesselluft der Laryngektomierten. Atemvolumenmessungen sind bei Laryngektomierten schon recht früh durchgeführt worden. Es wurden recht kleine Volumina gefunden: 50 bis 60 cm^3 (R. Schilling und Binder), 33 cm^3 im Durchschnitt (J. Beck). Es konnte auch schon festgestellt werden, daß für die einzelnen Vokale ganz erheblich verschiedene Luftmengen gebraucht werden. Was den Phoniater bei der Stimmgebung des Laryngektomierten aber besonders interessiert, ist nicht nur die pro Zeiteinheit verbrauchte Luft, sondern auch die dabei erreichte akustische Leistung. Der Tachograph nach Fleisch gestattet eine einwandfreie optische Registrierung der Druckdifferenz an zwei Stellen eines starren Rohrs. Man erhält eine Geschwindigkeitskurve, deren Ordinatenwerte dem Stromvolumen pro Zeiteinheit entsprechen.

Versuchsanordnung: Der Laryngektomierte hatte mit aufgesetzter Maske die Vokale a, e, i, o, u in einer üblichen tiefen Stimmlage möglichst kräftig zu bilden. Dabei konnte auch das Einschlürfen („Schlucken") der Luft zur Füllung des Windkessels im Oesophagus aufgezeichnet werden. Auch die verschiedene Lautstärke bei den einzelnen Vokalen ließ sich gut registrieren. Beim I und E wird der größer größte Schalldruck entwickelt. Unsere Röntgenuntersuchungen und auch diejenigen früherer Autoren zeigten, daß die großen Ausmaße und die Gestalt des Hypopharynx und Pharynxraumes für die Bildung von mitbestimmender Bedeutung ist. Die Registrierung der Intensität der Laute ließ erkennen, daß auch die Resonanz dadurch deutlich beeinflußt wird, was J. Beck (1931) schon vermutet hat. Im einzelnen wurden folgende Werte (ccm pro Sekunde) erreicht:

1. H. A., geb. 1892:	A = 60,	E = 70,	I = 62,	O = 66,	U = 46
2. Spr. E., geb. 1892:	A = 33,	E = 30,	I = 19,	O = 41,	U = 40
3. W. Alfr., geb. 1896:	A = 27,	E = 72,	I = 60,	O = 60,	U = 42

Es besteht also auch nach diesen Untersuchungen ein erheblicher Unterschied im Luftverbrauch. Recht wenig Luft wird für die Vokale A und U gebraucht. Zwischen den einzelnen Kranken bestehen große Unterschiede. So z. B. kann der 2. Patient (Spr.), trotz geringen Luftverbrauchs, die Vokale I und E mit relativ großer Lautstärke bilden. Der veränderte Hypopharynx und zum Teil der Pharynx dienen in diesen Fällen als zusätzliche, schallverstärkende Räume. So spricht man wohl bei den gutsprechenden Laryngektomierten am besten von einer Oesophagus-Pharynxstimme.

Interessant ist der Vergleich der Luftgeschwindigkeitsregistrierung bei einer normalen männlichen Vp. (R. L.) bei der Stimmgebung beim tiefsten möglichen Ton F der Kontraoktave (86 Hz) in piano. Es zeigte sich, daß bei diesem mit ganz schlaffen Stimmlippen gebildeten Klang, bei annähernd gleicher Lautstärke, ebenfalls sehr wenig Luft verbraucht wird (66 ccm). Die weichen, entspannten Lippenwülste der normalen Glottis nähern sich in diesem Fall der Tätigkeit der Pseudoglottis. So begreift man, daß die Natur im physikalischen Sinne einen Schallerzeuger im Falle des Kehlkopflosen einsetzen kann, der zunächst nur wenig vom Stimmechanismus der Stimmlippen abweicht. Er versagt aber sofort dann, wenn die Stimmleistung gesteuert werden soll, d. h., wenn die Ersatzstimme deutlich erhöht oder wenn die Lautstärke der Oesophagusstimme erheblich gesteigert werden sollte. Hier besteht keine Möglichkeit einer zusätzlichen wesentlichen Spannung, und die Luftgeschwindigkeit der geringen eingesaugten Luft kann begreiflicherweise nicht wesentlich gesteigert werden.

H. Batemann, A. C. Dornhorst und G. I. Leathart haben ebenfalls experimentelle Atemuntersuchungen an drei gutsprechenden Laryngektomierten mitgeteilt. Die Registrierungen der Atmung bezogen sich auf 1. die Luftmenge in der Brust, 2. die Bewegungen des Luftstromes (ein- und auswärts) beim Sprechen, 3. den Druck in der Speiseröhre und 4. die akustische Aufzeichnung mittels eines Verstärkerapparates. Bei den drei Patienten wurden die gleichen Resultate gefunden. An diese Untersuchungen schlossen sich Röntgenaufnahmen an, wobei die Konturen der Oesophaguswandungen mit einer Bariumpasta zur Darstellung kamen. Während der Oesophagusdruck beim Atmen und Schlucken normal blieb, nahm er beim Sprechen stufenweise zu und überstieg sogar den atmosphärischen Druck. Damit ging Hand in Hand eine exspiratorische Bewegung der Brust und ein offensichtliches Ausstoßen von Luft durch das Tracheostoma. In den drei Fällen zeigte sich die Speiseröhre mit Luft gefüllt. Während des Sprechens wurde diese Luft nach einzelnen kurzen Exspirationsstößen serienweise ausgestoßen. Oft war es möglich, mehrere Silben mit einer „Füllung“ zu sprechen. Die Luft gelangte nur ausnahmsweise beim Beginn der Sprechversuche in den Magen. Mit der allmählich vollkommenen Kontrolle des *cricopharyngealen Sphincters* gelingt es dem Laryngektomierten, den Sphinkter zuerst zu entspannen, wobei die Luft in die Speiseröhre eingeschlürft wird, und dann — nach Maßgabe des Sprechens — den Grad der Kontraktion und die damit verbundene Luftabgabe der Speiseröhre und der Lunge zu dosieren.

Einen bedeutsamen experimentell-phonetischen Beitrag zur Patho-Physiologie der Oesophagussprache Laryngektomierter bringt auch O. Brankel (1957). Er untersuchte die dritte Art der Luftgewinnung für die Speiseröhre (*Injektionsmethode* A. Moolenaar-Byil) neben der Inhalationsmethode, dem Funktionsablauf des Hineingießens von Flüssigkeiten beim Humpentrinken und des Luftschluckens, die er als „*Luftschaukeln*“ bezeichnet. Er beobachtete röntgenologisch an einem Laryngektomierten, die die Injektionsmethode besonders gewandt beherrschte, daß die Zunge bei dieser Sprechmethode die Stellung eines velaren K einnimmt. Es sind Lautbildungen, wie sie bei den Ejektiven in den afrikanischen Sprachen, z. B. im Zulu, zu finden sind. Es handelt sich hierbei um ein Hinaufschleudern der, zwischen dem velaren Verschluß und peripheren Oralverschluß eingeschlossenem, von der Zunge komprimierten Luft. Wenn nun bei der sogenannten Injektionsmethode der velare Verschluß etwas weniger fest ist, so kann ein Teil der Luft in den Pharynx eintreten und der *Windkessel wird wieder etwas aufgefüllt*. Atemkymogramme (abgenommen von der Nase und vom Mund) ließen den Vorteil des *regelmäßigen* Lufteinschaukelns deutlich erkennen.

Zum erstenmal teilt O. Brankel auch Beobachtungen von röntgenostroboskopischer Durchleuchtung der Pseudoglottis mit einem bleiernen Scheibenstroboskop mit. Es fehlt immer noch eine systematische pharyngo-oesophago-stroboskopische Untersuchung bei den verschiedenen Sprechmethoden.

Weitere phonetische Untersuchungen mit dem Tonfrequenzspektrometer, welche die früheren Untersuchungen bestätigen, teilte J. Beck (1955) mit. Auch dieser Autor konnte die hohen Teiltöne zwischen 3500 und 5000 Schwingungen bei den Vokalen E und I registrieren und im übrigen seine früheren Feststellungen erklären. W. Kindler (1953) hat das *Geruchvermögen* von 21 Laryngektomierten nachkontrolliert und festgestellt, daß alle Pat. in der Lage sind, spontan zu riechen, wenn sie gewisse kauende Bewegungen ausführen oder gleichzeitig die Oesophagussprache betätigen.

Zusammenfassend kann gesagt werden, daß die vikariierende Glottis je nach den operativen Verhältnissen an verschiedenen Stellen gebildet werden kann, entweder zwischen dem Zungengrund und der hinteren Rachenwand, weiter unten begrenzt durch den Musculus constrictor pharyngeus caudalis, zwischen dem Kehldeckel und seitlich gebildeten Falten, oder durch den Oesophagusmund (R. Schilling, J. Beck, M. Seemann). Da die Speiseröhre nicht über eine genügend gestützte, quergestreifte Muskulatur verfügt, übernehmen die Muskeln der Lungenatmung die Hauptfunktion für den Luftantrieb der Pseudoglottis. Dieser erfolgt entweder durch die Zwerchfell- und Bauchmuskulatur allein oder in Verbindung mit der Thoraxmuskulatur, indem sie die in die Speiseröhre — und wohl nur am Anfang der Sprechübungen in den Magen — geschluckte Luft unter die Wirkung einer „Saug- und Druckpumpe" führt, wie R. Schilling treffend schreibt. Bei allen gutsprechenden Patienten erfolgt das Einsaugen der Luft in den Pharynx oder Oesophagus unter dem deutlich wahrnehmbaren schlürfähnlichen Geräusch, das sich manchmal wiederholt. Bei einzelnen Patienten findet man diesen geräuschvollen Schnappmechanismus vor der Lautbildung sehr ausgesprochen.

Nach der Entfernung des Kehlkopfes kann der Luftstrom aus Magen oder Speiseröhre einen hinlänglich starken Exspirationsstoß zustande bringen, um an einer vikariierenden Glottisbildung Schwingungen zu erzeugen. Die Speiseröhre ist dank ihrer Muskulatur außerordentlich anpassungsfähig. Es können „aktive Kontraktionen" auf einen Willensimpuls eintreten, wobei die gestaute Luft ausgestoßen wird. Beim Gesunden öffnet sich der Oesophagusmund nur beim Schlucken und Brechen, ebenso bei den Atembewegungen. Beim Laryngektomierten handelt es sich also darum, einen neuen Mechanismus in Gang zu setzen, wobei die Speiseröhre resp. der Hypopharynx als Luftreservoir eingesetzt wird, das nach Maßgabe des Stimmgebrauches Luft in den Pharynx abgibt.

Nach Nadoleczny hängt die Lage der neuen Glottis im allgemeinen von dem ersten Gelingen der neuen Stimmbildung ab.

J. Tarneaud hebt besonders hervor, daß die Operationstechnik, im Hinblick auf die Oesophagus-Pharynx-Stimme, die Erhaltung der für die Ersatzstimme notwendigen Muskeln möglichst beachten muß. Es sind dies: der Sternothyreoideus, Sternohyoideus, Thyreohyoideus und vor allem die Cricopharyngeusmuskulatur, welche während des Operationsvorgehens sorgfältig vom Cricoid und den Arytaenoidknorpeln entfernt werden müssen. Auch soll der Operator so gut als möglich die den Oesophagus versorgenden Nerven und den Rekurrens erhalten. Der Chirurg vermeide plastische Operationen, bei denen behaarte Haut ins Kehlkopfinnere oder in den Schlund verpflanzt wird.

d) Die Erziehung der Stimme bei Laryngektomierten

Die Wiederherstellung der Stimme nach Kehlkopfoperationen ist ein dringendes Gebot. Schon vor der Operation soll man dem Patienten die tröstliche Versicherung geben, daß er wieder laut sprechen lernen wird. Nach der Laryngektomie beginnt sowohl für den behandelnden Arzt als auch für den Spracharzt oder Stimm- und Sprachtherapeuten eine wichtige Zeit. Es ist daher eine enge Zusammenarbeit notwendig. Es muß dem Patienten gezeigt werden, daß seine neue Stimmgebung, seine „Röhrstimme", wie sie H. Gutzmann jun. nennt, für den sozialen Kontakt mit den Menschen ausreicht. Mit den Fortschritten der Stimmbildung nimmt der Lebensmut zu, und so wird die erste schwere Zeit des psychischen Schocks überwunden.

Vor der Ausbildung der Oesophagusstimme soll die Wunde im Hals vollständig vernarbt sein. Dann beginnt man mit Luftaspirationen in den Oesophagus, wobei der Patient Luft schlucken und regurgitieren muß. Mit Recht macht E. Fröschels darauf aufmerksam, daß das Einsaugen der Luft für den Übenden gleich von Anfang an besser ist als das Luftschlucken, wenn er dies bewerkstelligen kann. Wenn es sich auch beim sogenannten „Luftschlucken", nicht um das gewöhnliche Schlucken von Luft (Aerophagie) handelt, so kann beim fließenden Einschlürfen (Einschnappen) der Luft in die Speiseröhre eben doch viel flüssiger gesprochen werden. Anfänglich sind die Töne nur von kürzerer Dauer; schließlich können sie 8″ bis 10″ gehalten werden. Man geht von den Vokalen aus zu den Silben und Wörtern. Wichtig ist auch die Modulation der Stimmhöhe und Stimmstärke. Ein Umfang von einer Terz bis zu einer Oktave gestattet dem Patienten seine Sprechstimme genügend zu modulieren und verständlich zu machen. Eine besondere Schwierigkeit beim Einüben der Oesophagusstimme besteht im Hang der Patienten, ihre natürliche Atmung in altgewohnter Weise für das Sprechen einsetzen zu wollen. Der Patient muß daher lernen, nach erfolgter Einatmung den Thorax ruhig zu stellen und den Schluckmechanismus einzusetzen. Zur Kontrolle legt er am besten die Hände auf den Brustkorb, um sich über den Atemstillstand zu vergewissern. Eine starke Saugwirkung in der Speiseröhre erreicht man nach meiner Erfahrung durch ein festes Einziehen des Oberbauches. Diese Muskulatur muß der Patient direkt kräftigen und dafür einüben. Seit den wichtigen Untersuchungen Dahmanns wissen wir, daß die Einatmung im thorakalen Anteil der Speiseröhre eine Erweiterung und Drucksenkung bewirkt, was für die Einübung der Oesophagusstimme erfolgreich benützt werden kann. Zu Anfang der Übungen kann man die Luftbildung in der Speiseröhre durch zusätzliche Bildung von Gas im Magen unterstützen. Der Kranke trinkt mit Vorteil anfänglich kohlensäurehaltige Wasser. Als zuverlässiger Weg zur schnellen Erlernung der Ersatzstimme verwendet U. Legler einzelne Teile der heute üblichen Lachgassauerstoffgeräte mit vorsichtig dosiertem Überdruck. Durch diese Behandlung wird eine Dehnung des oberen Teils der Speiseröhre beim Sprechbeginn erreicht. J. Tarneaud hat schon früher eine günstige Wirkung der Luftinsuffilation durch die Nase Übung und zentrale Koordinierung der hierbei beteiligten Muskelgruppen erreicht; bedingte und gebahnte Reflexe werden beim Lernenden rasch geschaffen.

Die Wiederherstellung der Stimme sollte heute bei jeder Operationstechnik, ganz unabhängig von den Narben, die zurückgelassen werden, möglich sein. Auch nach einer plastischen Deckung eines Pharynxstomas kommt es zu genügend lauter und deutlicher Stimme.

J. van den Berg (1956) hat einen einfachen *Funktionstest des Oesophagussphinkters* angegeben: Es wird Luft in den Oesophagus (etwa durch einen Blutdruckballon) hineingepreßt und man mißt den Druck, bei dem der Sphinkter nachgibt, wenn der Patient den Sphinkter möglichst entspannt. So zeigte ein Pat., der während anderthalb Jahren die Oesophagussprache nicht lernen konnte (weil der Sphinkter erst bei einem Druck über 100 cm Wasser nachgab) eine ungenügende Pharynxstimme, die später doch noch in eine Oesophagusstimme übergeführt werden konnte.

Wichtige Beobachtungen bei Laryngektomierten, welche die Luft in den Oesophagus „aspirieren", hat A. Moolenaar-Bijl (1953) mitgeteilt. Es gibt zwei Modifikationen der Aspiration:

1. die *„direkte Inhalation"* und 2. die *„Injektion"*. Die bevorzugte Methode der Lufteinschlürfung während der Oesophagussprache ist die „Injektion". Die Bewegungen des Mundes, die dabei ausgeführt werden, sind identisch bei der Artikulation gewisser Konsonanten, speziell beim stimmlosen Explosiven. Diese sind daher mit Vorteil als Ausgangspunkt für die Therapie zu benützen, um das Einschlürfen in den Oesophagus auf natürliche Weise zu erreichen. Mittels Röntgenaufnahmen konnte die Autorin das Füllen der Speiseröhre bei der Aussprache verschiedener Silben zeigen.

Einzelne Patienten haben große Mühe, die Oesophagussprache zu erlernen. Ein Teil der Laryngektomierten geben die Ersatzstimme wieder auf, und die Kranken begnügen sich, mit einer Pseudoflüsterstimme zu sprechen, an die sich die Umgebung gewöhnen muß. Es handelt sich oft um zurückgezogene, deprimierte Patienten, die etwas vereinsamt sind, weil die Familienmitglieder kein Verständnis für ihren Zustand haben. Sehr aufschlußreich waren die Untersuchungen zur Psychologie und Soziologie der Laryngektomierten von F. Neuberger. Es zeigte sich, daß eine gute sprachliche Wiederherstellung vor allem bei jungen, aktiven Patienten zu erwarten ist, deren Stimmungslage als zufrieden bezeichnet werden kann, die nur zeitweilig Depressionen unterliegen. Die Berufsausübung scheint auch einen ziemlichen Einfluß auf die Sprachgüte zu haben. Höheres Alter bei dauernden Depressionszuständen oder bei Resignation sowie fehlende körperliche Leistungsfähigkeit erschweren die Erlernung der Ersatzsprache erheblich. Auch unter unserem Krankengut (20 Laryngektomierte) fanden sich drei solcher zurückgezogener, deprimierter Patienten, welche die Ersatzstimme nicht recht erlernen oder gebrauchen wollten. Mit Recht betont F. Neuberger, daß das Hauptaugenmerk des Arztes auf die, leider sehr oft vernachlässigte, psychische Wiederherstellung des Kranken zu richten sei: So können die Laryngektomierten dazu gebracht werden, in einer verständnisvollen Umwelt am sozialen und ökonomischen Leben noch teilzuhaben, eine für den behandelnden Arzt nicht leichte, aber würdige Aufgabe.

e) Die phonetischen Apparate

Sowohl vom akustischen als auch vom ästhetischen Standpunkt ist eine Ersatzstimme einem *prothetischen* Apparat vorzuziehen. Man hat schon in früherer Zeit den Patienten zur raschen Verständigung künstliche Kehlköpfe angeraten und angefertigt. Ein solcher Apparat wird einerseits auf die Mündung der Trachea aufgesetzt und andererseits nimmt der Patient das noch oben sich abzweigende Rohr in den Mund. In einem etwas erweiterten Zwischenstück findet sich ein Zungenblatt, das durch die durchpassiersnde Luft in Schwingungen versetzt wird. Es bestehen dabei zwei Wege für den Atemstrom: der eine geht, ohne durch den Vibrationsapparat zu ziehen, neben diesem vorbei, der andere führt beim Abschluß dieses Luftweges zum Zungensystem und dient zum Sprechen. In neuerer Zeit werden auch kleine Zylinder mit einem durch eine Batterie erzeugten Summton verwendet. Den vibrierenden Tubus setzt sich der Patient direkt vorn auf den Hals, und die Schwingungen des Mechanismus werden durch die Artikualtion in Wortlaute geformt. 1946 trat BRIANI mit einer neuen operativen Technik hervor. Es wird zunächst ein kleines Stoma, das in den Pharynx reicht, geschaffen, in welches ein weiches Gummistück hineinragt. Dieses trägt eine vibrierende Zunge und ist mit dem Apparat verbunden. BRIANI hat solche Patienten auch während des „Symposium Phoniatricum" in Padua (1954) vorgestellt, und man konnte sich von der recht guten und deutlichen Stimme dieser Laryngektomierten überzeugen.

Bekannt ist die *Pipa de Ticchioni* (Mailand). Hier wird durch ein in der Tasche getragenes, elektrisches Aggregat in einem als Pfeife getarnten, zwischen den Lippen gehaltenen Tonerzeuger ein Brummton in die Mundhöhle geleitet und dort moduliert. Nach W. KINDLER hat sich der Apparat bei Patienten, welche die Oesophagusstimme und Pharynxstimme nicht erlernen, in der Praxis vielfach bewährt. (In Deutschland ist das Gerät bei der Firma *Walb*, Heidelberg, erhältlich).

1960 berichtete H. PICHLER über klinische Erfahrungen mit einem neuen künstlichen Larynx. Es handelt sich um einen Mikrosender, eine sogenannte „*Sprechkontaktdose*" mit einem sehr kleinen Lautsprecher, der an einer Oberkieferzahnprothese möglichst zahnnahe befestigt ist und auf drahtlosem Weg gesteuert wird. Das Ein- und Ausschalten des Gerätes dieses künstlichen Kehlkopfes geschieht ohne Handbewegung auf automatischem Wege, wobei das mit der Tongebung verbundene Steuerungselement individuell bei jedem Patienten auf variablen Atemdruck eingestellt werden kann und als Impulsgeber dient. Nach Gewöhnung des Patienten an das in der Trachealkanüle eingebaute Gerät sollen bei richtiger Einstellung wort- und satzgerechte Pausen erfolgen, entsprechend dem normalen Sprechrhythmus, unter Ausschaltung der für die Vokalbildung erforderlichen Tongebung. Der Vorteil der Apparatur ist ihre Unauffälligkeit und das Freibleiben der Lippen und Zähne während des Sprechens. Es bestehen allerdings z. Z. noch zwei Schwierigkeiten: die ausreichende Batterieversorgung des Mikrosenders bei längerem Sprechen und die noch ungenügende Lautstärke bei der drahtlosen Übertragung.

Wichtig ist eine Neukonstruktion einer *Stimmprothese für Laryngektomierte der BELL-Telephone Laboratories:* The BELL System's Western Electrics Electronic Larynx, Nr. 5 Type. Diese stützt sich auf eine Geräuschquelle, die von außen an den Kehlkopf gehalten wird, wodurch die Sprachlaute durch die akustische Erregung von Mund- und Rachenraum vom Zugang der Luftröhre her gebildet werden. Die heutige Verwendung von Transistoren erlaubt es, den Generator mit einem elektromagnetischen System in den Abmessungen eines elektrischen Rasierapparates einschließlich Batterie herauszubringen. Um eine hohe Sprachverständlichkeit zu gewinnen, wird für die Geräuschquelle ein möglichst breites Frequenzband benutzt, wodurch genügend viele Obertöne entstehen. Der Generator soll, wie der gesunde Kehlkopf, möglichst scharf ausgeprägte Impulse liefern. *Nachteilig ist das begleitende Geräusch.* Um die bei den länger bekannten Stimmprothesen lästige *Monotonie* zu verringern, weist das Gerät eine Vorrichtung auf, welche erlaubt, die Tonhöhe in gewissen Grenzen zu verändern.

F. Havorth (1966) erklärt dazu folgendes: „Wird der Telephonhörer als Vibrator gegen den Kehlkopf gedrückt, unterliegt er ganz anderen Betriebsbedingungen als für die er ursprünglich bestimmt war. Scharfe Impulse, stärker als Sprechsignale, werden ihm zugeführt und wenn die Membran gegen den Kehlkopf gedrückt wird, gibt er seine Energie an ein Medium ab, dessen mechanische Impedanz etwa 4000mal höher ist, als die der Luft.“ Spektrographisch zeigte sich, daß die künstliche Lautquelle über ein geeignetes Lautspektrum verfügt.

Versuche mit dem neuen künstlichen Kehlkopf in einem kleinerem Rahmen, wurden von verschiedenen kehlkopfoperierten Personen einen Monat lang durchgeführt. In allen Fällen wurden die Geräte günstig aufgenommen und beurteilt, besonders hinsichtlich Sprechqualität und auch deshalb, weil ein nach außen abgestrahlter Summton nicht zu hören war. Die Stellungnahmen von seiten der Freunde und Verwandten solcher Patienten waren in gleicher Weise ermutigend und konnten später auch durch weitere Versuche erhärtet werden. Die Lebensdauer der Batterie wurde zwar nicht im einzelnen überprüft, doch berichteten die Benützer, daß diese je nach Sprechgewohnheiten, einige Wochen, sogar oft bis zu 3 Monaten betragen kann.

Nach meinen Erfahrungen mit diesem Gerät, das ich vielen Laryngektomierten zu Beginn der Wiedererziehung der Stimme anbot, ziehen fast alle Kranken den mühsamen, aber sicheren Weg zur Erreichung einer immerhin natürlichen Ersatzstimme, die jederzeit verfügbar ist, vor. Auch der erfahrene Phoniater E. Schönhärl, der die Stimmprothese phonetisch durchgeprüft hat, fügt doch am Schluß seiner Ausführungen hinzu, daß die natürliche, zuverlässig erzogene Ersatzstimme immer noch besser sei, als die mit einer Prothese erzeugte Stimme.

Immer ist darauf hingewiesen worden, daß *Sprechapparate* nicht von allen Patienten gut ertragen werden. Häufig wird der Atemstrom durch Schleim verlegt oder auch etwa durch Speisereste. Bei den elektrischen Apparaten muß ständig mit der Zerbrechlichkeit und der Erschöpflichkeit gerechnet werden. Außerdem ist die dabei hörbare Sprache recht monoton. Daher sollte, wenn immer möglich, die Oesophagus-Pharynxstimme angestrebt werden, da diese von besserer Qualität und zuverlässig ist.

2. Die parabuccale Sprache

Es gibt noch eine andere Sprechmethode, bei der man den Kehlkopf nicht gebraucht. Diese neue Methode (ad Modum Gallé — nach dem Namen des Patienten) teilte P. H. van Gilse in einer Sitzung des Kollegium Otorhinolaryngologicum in Kopenhagen (1948) mit, wobei er einen instruktiven Tonfilm vorführte. Bei diesem Sprechen wird zwischen der Wange und dem Kiefer eine

Luftblase gebildet. Durch Muskelaktion wird die Luft durch eine kleine Öffnung zwischen oder hinter den Zähnen in den Mund getrieben. Dies gibt das Grundtongemisch ab, woraus der tracheotomierte Patient durch Artikulation die Sprache bildet. Es ist hervorzuheben, daß dabei der Kehlkopf vollständig durch einen Dilator blockiert ist. Die Luft reicht in einer Füllung etwa für 3 bis 5 Silben. Diese Sprechmethode ist schwierig und nicht jedermann kann sie lernen. Deshalb kann sie nicht die Methode der Wahl nach Laryngektomien sein. Es werden weitere Fälle von parabuccaler Sprache bei vollständig normalem Kehlkopf mitgeteilt: ein Student der Universität Leyden (Fall II), Dr. Norton Canfield (USA) (Fall III), der am Londoner O.-L.-Kongreß diese Sprache ebenfalls demonstrierte, und Miss Roentgen (Fall IV). Bei diesem weiblichen Fall wurde durch Röntgenbilder die Stelle der Luftblase im Mund dargestellt. Die Luftblase ist ziemlich klein, etwa 3 cm hoch und tief, so daß sie höchstens etwa 27 cm^3 faßt. Die Vp. kann etwa fünf Silben mit einer Füllung sprechen. Was die Sprechtechnik anbetrifft, so muß in erster Linie die Luftblase geformt und an die richtige Stelle des Mundes gebracht werden. Dann muß man lernen, diese durch eine enge Öffnung in den Mundraum (Ansatzrohr) zu pressen. Die Artikulation soll in normaler Weise vor sich gehen, wobei (wie bei den Laryngektomierten) das stimmhafte Z, das Ch und H nur ungenügend ausgesprochen werden können. Die Vp. konnte mit dieser Stimmgebung auch Singen (zwei Oktaven). Es wurden mittels eines Röhrchens auch Mundkurven aufgenommen. So konnte gezeigt werden, daß die Atmung vom Sprechen getrennt gehalten wird. Weitere Untersuchungen dieser phonetisch interessanten Methode sind nötig, vor allem um die komplizierten Veränderungen des Atemdrucks und der Luftbewegung der normalen Atmung kennenzulernen. Spektrographische Registrierungen des Stimmklanges ergaben, daß die Luftblase einen starken, aber wenig differenzierten Klang (ähnlich dem Grundton der Stimme) zustande brachte. Die Vokale zeigten, wie zu erwarten war, eine normale Struktur im Spektrogramm.

Literatur

Oesophagussprache (I)

ANDERSON, J. O.: Descriptive study of elements of esophageal speech. Ph. D. Dissertation, Ohio, St. Univ. 1950.

BACCARANI, C.: Respiratory tract of laryngectomized individuals; clinical and symptomatologic study. Oto-rino-laryng. ital. **12**, 376—379 (1942). — BAKER, H. K.: The rehabilitation of the laryngectomized. Trans. Amer. Acad. Ophthal. Oto-laryng. **52**, 227—233 (1948). — BANGS, J.: J. Speech Dis. **11**, 171 (1946). — BANGS, J. L., D. M. LIERLE and C. R. STROTHER: Speech after laryngectomy J. Speech Dis. **11**, 171—176 (1946). — BANGS, J. L.: Bibliography: Esophageal speech, J. Speech Dis. **12**, 339—341 (1947). — BATEMANN, G. H.: Esophageal speech after laryngectomy. Acta-oto-laryng. **43**, 133—139 (1953). — BATEMANN, G. H., A. C. DORNHORST and G. L. LEATHART: Esophageal speech. Brit. Med. J. **4795**, 1177 bis 1178 (1952). — BARDIER, J.: Ann. Oto-laryng. **131** (1943). — BEATTY, H. G.: Cancer of the larynx and nasal accessory sinuses. Ohio St. med. J. **43**, 843—846 (1947). — BECK, J. C.: Living laryngectomized patients. Arch. Otolaryng., Chicago **29**, 590 (1939). — BECK, J.: Z. Laryng. **21**, 506—521 (1931); — Phonetische Untersuchungen an Laryngektomierten. Arch. Ohr.-Nas.-KehlkHeilk. **165**, 576—581 (1954). — BERG, J. VAN DEN: Röntgenfilm über die Oesophagussprache. Arch. Ohr.-Nas.-KehlkHeilk. **169**, 481 (1956). — BERGER, W.: Beiträge zur Analyse pathologischer Stimmklänge. V. Vers. dtsch. Ges. Sprach-Stimmheilk. Berlin. 1936. — BRANKEL, O.: Patho-Physiologie der Pseudosprache Laryngektomierter. Arch. Ohr.-Nas.-KehlkHeilk. **165**, 570—576 (1954). — BRIANI, A. A.: Metodo di plastica cutaneo-faringea per protesi fonetica in laringectomizzati. Tiopgrafia Commerciale, Venezia 1946, Congr. Soc. ital. d'ORL 1946. — BRIGHTON, G. R. and W. H. BOONE: Roentgenographic demonstration of method of speech in cases of complete laryngectomy. Amer. J. Roentgneol. **28**, 571—583 (1937). — BURGER, H.: Speech without larynx. J. Laryng. **40**, 789—792 (1925). — BURGER, H. und C. KAISER: Acta oto-laryng. 8, 90 (1925).

CATAHNO, G. B. und T. MADONIA: Die Wirkung von Muskelextrakten auf die Oeseophagus-mobilität beim Hund. Pract. oto-rhino-laryng. **17**, 237—248 (1955). — CATEWOOD, E.: Virginia Med. Monthly **73**, 206 (1946). — CLEMINSON, F. J.: Method of increasing andibility of speech after laryngectomy. Proc. r. Soc. Med. **22**, 1928—1929, Section 24. — CLERF, L. H. and F. J. PUTNEY: Cricopharyngeal spasm. Laryngoscope **52**, 944—953 (1942). — COJAZZI, L.: Sulla funzione esofagea fonetica vicariante nei laringectomizzati. Atti Labor. Fonet. Univ. Padova, **1**, 41—52 (1950). — CZERMAK: S. B. Akad. Wiss. Wien 1859.

DAHMANN, H.: Z. Hals-, Nas.-Ohrenheilk. **7**, 329 (1924). — DENES, L.: Changed method of voice and speech after laryngectomy. Orv. Hét. 82, 1237—1238 (1938). — DUB, A.: Soziale Einrichtungen zur Hilfe für die Kehlkopfoperierten in Uruguay. 6. Vers. dtsch. Ges. Sprach-Ohrenheilk. (1954), Arch. Ohr.-Nas.-KehlkHeilk. **165** (1955) Kongreßbericht. — DUPUY, H.: Voice without larynx. Med. surg. J. **82**, 791—792 (1930).

FAULKNER, W. B., jun.: Objective esophageal changes due to psychic factors; an esophagoscopic study with report of 13 cases. Amer. J. med. Sci. **200**, 796—803 (1940). — FERRARI, R. C.: Mechanism of esophageal speech after laryngectomy. Balentines y Trabajos, Academia Argentina Cirugia **31**, 693—700 (1947). — FINK, R. R., M. BASEK and V. EPANCHNI: The mechanism of opening of the human larynx. Laryngoscope **66**, 410—425 (1956). — FOULIS: Transactions of the Int. Med. Congress, London 1881. — FREUD, E.: Arch. Otolaryng. **48**, 150 (1948). — FROESCHELS, E.: Lehrb. Sprachheilkunde. 3. Aufl. Deuticke, Leipzig u. Wien 1931; — Therapy of the Alaryngeal Voice following Laryngectomy. A. M. A. Arch. Otolaryngol. **53**, 77—82 (1951).

GARDE, E.: Physiologie et pathologie de la voixe sophagienne. Rev. Laryng., 149—158, (1953). — GATEWOOD, E. T.: The development of esophageal speech after laryngectomy. Sth. med. J. **36**, 453—455 (1943); — Mechanism of esophageal voice following laryngectomy. Virginia med. Mon. **71**, 9—13 (1944); — New and simpe procedure for developing esophageal voice in laryngectomized patients. Virginia med. Mon. **73**, 206—209 (1946); — Simple and practical procedure for developing esophageal voice in laryngectomized patients. Ann. Otol., etc., **54**, 322—327 (1954). — GILSE, P. H. G. VAN: Parabuccal voice with demonstration of a soundfilm. VIII Intern. Speech and Voice Therapy Conference, Amsterdam: S. Karger, 1951; — Some pjonetical experiments in a new (female) case of parabuccal speech. Acta-oto-laryng. **43**, 140—143 (1953); — Arch. néerl. Phonet. exp. **5**, **36** (1930). — GLUCK u. SOERENSEN: Stimme und Sprache. Hb. spez. Chirurgie des Ohres und der oberen Luftwege von L. KATZ 96—110 (1913). — GREENE, J. S.: Composite postoperative therapy for the laryngectomized. Laryngoscope **3**, 13—16 (1943); — Laryngectomy and its psychologic implications. N. Y. St. J. Med. **47**, 13—16 (1947); — Rehabilitating the laryngectomized patient. Bull. Amer. Soc. Cancer **24**, 3—4 (1942). — GUNS, P.: Production of voice after laryngectomy. Scalpel, **86**, 549—552 (1933). — GUTTMAN, M. R.: Tracheohypopharyngeal fistulization, a new procedure for speech production in the laryngectomized patient. Trans. Amer. laryng. rhin. otol. Soc. **41**, 219—226 (1955). — GUTZMANN, H.: Dtsch. med. Wschr. **60**, 319 (1934); — Sprache ohne Kehlkopf. Leipzig: Kabitzsch, 1936; — Stimme und Sprache ohne Kehlkopf. Verh. Intern. Laryng.-Rhinol. Kongr. 1905; — Die Behandlung des Tracheostoma nach Laryngektomie. Arch. Ohr.-Nas.-KehlkHeilk. **161**, 569—570 (1952); — Sprache ohne Kehlkopf. Lehr- und Übungsbuch. Hannover: E. Staude, 29 S. 1953.

HOSHIN, P. T.: Complete extirpation of the larynx in carcinoma. Ann. Otol. etc. **28**, 466—472 (1919); — Rehabilitation of patient after laryngectomy. Occup. Ther. Rehabilit. **26**, 372—383 (1947); — Rehabilitation after total laryngectomy; successful esophageal speech. Glasgow med. J. 87, 45—48 (1946). — HYMAN, M.: An experimental study of the relative sound pressure, duration, intelligibility and aesthetics of the speech of artificial larynx, esophageal and normal speakers. Ph. D. Diss., Ohio State Univ. 1953.

JACKSON, C. L.: The voice after direct laryngoscopic operations, laryngofissure and laryngectomy. Arch. Otolaryng., Chicago **31**, 23—36 (1940). (Abstracted in J. Surg.) **70**, 537—539 (1940). — JACKSON, C. and C. L. JACKSON: Larynx and hypopharynx. In Diseases of the Nose, Throat and Ear. Philadelphia: Saunders, 581—582 (1946).

KALLEN, L. A.: Vicarious vocal mechanisms: The anatomy, physiology and development of speech in laryngectomized persons. Arch. Otolaryng. Chicago **20**, 460—503 (1934). — KINDLER, W. U.: Das Geruchsvermögen bei Laryngektomierten und Tracheotomierten. Arch. Ohr.-Nas.-KehlkHeilk. **162**, 512—519 (1953); — Diskussion. Arch. Ohr.-Nas.-Kehlk-Heilk. **169**, 483 (1956).

LANZ, O.: Arch. klin. Chir. **44** (1881). — LANZ, T. v., und W. WACHSMUT: Praktische Anatomie. 1/2: Hals. Berlin-Göttingen-Heidelberg: Springer (1955.) — LEGLER, U.: Ein neue zuverlässiger Weg zur schnellen Erlernung der oesophago-pharyngealen Ersatzstimme für Laryngektomierte. Arch. Ohr.-Nas.-KehlkHeilk. **162**, 535—541 (1953). — LEVIN, N. M.: Teaching the laryngectomized patient to talk. Arch. Otolaryng. Chicago **32**, 299—314 (1932); — Speech rehabilitation after total removed of larynx. J. Amer. Med. Ass. **149**, 1281—1286 (1952). — LEWIS, F. O.: Laryngectomy with results in 17 cases. Ann. Otol. etc. St. Louis **33**, 359—362 (1924). — LINDSAY, J. R., R. H. MORGAN and J. M. WEPMAN: The cricopharyngeus muscle in esophageal speech. Laryngoscope **54**, 55—65 (1944). — LOEBELL, H. u. K. BRAHM: Folia phoniatr. **2**, 67 (1950). — LUCHSINGER, R.: Der Mechanismus der Sprech- und Stimmbildung bei Laryngektomierten und die Übungsbehandlung. Pract. oto-rhino-laryng. **XIV**, Fasc. 4/5 (1952).

MARLAND, P. M.: A direct method of teaching voice after total laryngectomy. Speech **13**, 4—13 (1949). — MARTIN, H.: Esophageal speech. Ann. Otol. St. Louis **59**, 687 (1950); — Preliminary training for laryngectomy. Trans. Amer. laryng. Soc. 45—56 (1943); — Preliminary voice training for laryngectomy. Arch. Oto-laryng., Chicago **38**, 10—16 (1943); — Preoperative training for development of the esophageal voice in laryngectomized patients. Ann. Otol. **52**, 364—376 (1943). — MCCALL, J. W. and W. G. STOVER: Laryngectomy for laryngeal cancer; a review of 45 cases. Laryngoscope **54**, 659—676 (1944). — MCCASKEY, C. H.: Voice apparatus in laryngectomized patients. Trans. Ind. Acad. Ophthal. **23**, 41—47 (1940). — MCKENTY, J. E.: Technique and after treatment of hemilaryngectomy and laryngectomy. J. Amer. med Ass. **69**, 863—859 (1917); — Operation of total laryngectomy for cure of intrinsic caancer of the larynx. Ann. Otol. **31**, 1101—1117 (1922). — MOOLENAAR-BIJL, A.: Folia phoniatr. **3**, 20 (1951); — The importance of certain consonants in esophageal voice after laryngectomy. Ann. Otol. Fhinol. Laryng. **62**, 979 (1953); — Connection between consonant articulation and the intake of air in esophageal speech. Folia phoniatr. **4**, 4 (1953); — Internationaler Kongreß in Zürich, 1.—5. 9. 1953. Logopaëdie en Phoniatrie **25**, 172—174 (1953); — De Spraak na larynx-exstirpate. Ned. Tijdschr. Geneesk. **97**, 2379—2386 (1953). — MORRISON, W. W.: The production of voice and speech following total laryngectomy. Arch. Otolaryng. Chicago **14**, 413—431 (1931); — Production of voice and speech following total laryngectomy; therapy of exercise and practice for production of pseudo-voice. Trans. Amer. Laryng. Rhinol. Otol. Soc. **37**, 27—37 (1931); — Physical rehabilitation of the laryngectomized patient. Arch. Otolaryng. Chicago **34**, 1101—1112 (1941). — MORRISON, W. W. and S. FINEMAN: The production of the pseudo-voice after total laryngectomy. Trans. Amer. Acad. Ophthal. Otolaryng. **41**, 631—834 (1936).

NADOLECZNY, M.: Z. Hals-Nas.-Ohrenheilk. **44**, 36 (1938). — NEGUS, V. E.: Affections of the cricopharyngeal fold. Laryngoscope **48**, 847—858 (1938); — Mechanism of the Larynx. St. Louis, Mosby (1929); — Effects of disordered function of the cricopharyngeal sphincter. Rev. Laryng. 371—376 (1951). — NEUBERGDER, F.: Zur Psychologie und Soziologie der Laryngektomierten. Mschr. Ohrenheilk. **85**, 198—218 (1951). — NUSSDORFER, R.: Late results in laryngectomy, social problem of laryngectomized persons. Oto-Rino-Laryng. ital. **12**, 366—375 (1942).

ORTON, H. B.: Review of diseases of the larynx. Laryngoscope **50**, 158—163 (1940).

PANCOAST, H. K., E. P. PENDERGRASS and J. P. SCHAEFFER: Head and neck in Röntgen diagnosis. Springfield: C. C. Thomas, 1940. — PELLEGRINI, V. e G. RAGAGLINI: Ulteriori osservazioni sulla fonazione dei laringectomizzati. Boll. Mal. Or. **72**, 365—373 (1954); — Ricerche sulla fonazione dei laringectomizzati. Boll. Mal. Or **69**, 493—545 (1951).

RICKENBERG, H. E.: Laryngectomized speech. Arch. Otolaryng. **58**, 421—424 (1953). — ROBE, E. Y., P. MOORE, A. H. ANDREWS jr. and P. H. HOLINGER: A study of the role of certain factors in the development of speech after laryngectomy: 1. Type of operation. 2. Site of pseudoglottis, 3. Coordination of speech with respiration. Laryngoscope **66**, 382—401 (1956). — ROELFREMA, H. L.: Speech without larynx. Ned. Tijdskr. Geneesk. **68**, 191—193 (1928). — ROMONECK, P. L.: Artifical and pseudovoice following complete laryngectomy. Nebr. med. J. **17**, 238—243 (1932); — Re-education of the voice following a complete laryngectomy for carcinoma of the larynx. Trans. Amer. laryng. rhin. otol. Soc. **37**, 514—517 (1931).

SCHALL, L. A.: Psychology of laryngectomized patients. Arch. Otolaryng., Chicago **28**, 581—584 (1938). — SCHÄR, A.: Stimme und Sprache der Laryngektomierten. Bibliograph. Referat phonet. Laboratorium Univ. Hamburg (Manuskript). — SCHILLING, R. und H. BINDER: Experimental phonetische Untersuchungen über die Stimme ohne Kehlkopf. Arch. Ohr.-Nas.-KehlkHeilk. **115**, 235—270 (1926). — SCHLORHAUFER, W.: Ein Beitrag zur Oesophagusersatzsprache. Z. Laryng. Rhinol. **34**, 2, 91—94 (1955). — SCHLOSSHAUER, B., und R. TIMCKE: Stroboskopische Untersuchungen bei hemilaryngektomierten Patienten. Arch. Ohr.-Nas.-KehlkHeilk. **168**, 404 (1956). — SCHWAB, W.: Das Röntgenbild des Hypopharynx beim Kehlkopflosen. Arch. Ohr.-Nas.-KehlkHeilk. **167**, 521—523 (1955); — Über morphologische und funktionelle Veränderungen am oberen Speiseweg nach Laryngektomie. Arch. Ohr.-Nas.-KehlkHeilk. **168**, 5—7 (1955); — Röntgenuntersuchung und Kinematographie des oberen Speiseweges nach Laryngektomie (Röntgen-Kinofilm). Arch. Ohr.-Nas.-KehlkHeilk. **169**, 301 (1956). — SCRIPTURE, E. W.: Speech without using larynx. J. Physiol. **50**, 397—403 (1916). — SCURI, D.: Importance of conversation of epiglottis in laryngectomy for eventual re-education of speech. Arch. ital Otol. **41**, 18—34 (1930); — Phonetic mechanism after laryngectomy. Arch. ital. Otol. **42**, 318—337 (1931); — Re-education after laryngectomy. Arch. ital. Otol. **41**, 577—584 (1930). — SEEMAN, M.: Laryngectomy from phoniatric standpoint. Arch. klin. Chir. **140**, 285—298 (1926); — Movements of esophagus in phonation. Čas. Lék. čes. **63**, 771—776 (1924); — Speech and voice without larynx. Čas. Lék. čes. **61**, 369—372 (1922); — Speech after laryngectomy. Čas. Lék. čes. **63**, 984—994, 1011—1021 (1924). Abstracted in J. Amer. med. Ass. **83**, 884 (1924). — M.: Phoniatrische Bemerkungen zur Laryngektomie. Arch. klin. Chir. **140**, 285—298 (1926). — SEGER, R.: Acta oto-rhino-laring. Ibero-Amer. **4**, 3 (1950). — SEGRE, R. M. ARDISSONE: Protesis mecèanica para la fonación de los laringuectomizados. Acta oto-rhino-layrng. Ibero-Amer. **4** (1950). — SEILER, C.: A case of laryngeal stenosis with audible articulation. Philad. med. J. **18**, 199 (1888). — SHEARD, C.: Production of speech after laryngectomy. Surg. Clin. N. Amer. **12**, 959—965 (1932). — SIMPSON, W. L.: Treatment of cancer of larynx with special reference to esophageal voice. Memphis med. J. **21**, 86—87 (1946). — SOLIS-COHEN, J.: Return of voice after laryngectomy. J. Amer. med. Ass. **21**, 834—838 (1893). — STERN, H.: Wien. klin. Wschr. **33**, 540 (1920); — Hdb. Hals-, Nasen-Ohrenheilk. **5**, 494—542 (1929). — STETSON, R. H.: Can all laryngectomized patients be taught esophageal speech? Trans. Amer. laryng. Ass. **59**, 59—71 (1937); — Esophageal speech for any laryngectomized patient. Arch. Otolaryng., Chicago **26**, 132—142 (1937); — Esophageal speech: Methods of instruction after laryngectomy, Arch. Néerl. Phonet. exp. **13** (1937); — Speech rehabilitation after laryngectomy. J. Iowa St. med. Soc. **35**, 433—435 (1945). — STROTHER, C. R.: Voice training after laryngectomy. In FROESCHELS, E.: Twentieth Century Speech and Voice Correction. New York: Philosophical Library, 1948, Ch. XXII. — SUDECK, P.: Dtsch. med. Wschr. **48**, 85 (1922). — SYMONDS, C. J.: Total laryngectomy: Indications for and results of the operation. J. Laryng. **35**, 257—263 (1920).

TARNEAUD, J.: Ann. Oto-Laryng. **65**, 155—158 (1948); — Les maladies du larynx. Paris: Masson 1939, S. 802; — Traité pratique de Phonologie et de Phoniatrie. Paris: Maloine, 1941, S. 356. — TATO, J., N. MARIANI, E. DE PICCOLI and P. MIRASOV: Study of the sonospectrographic characteristics of the voice in laryngectomized patients. Acta oto-rhino-laryng. **44**, 431—438 (1954). — TRENDELENBURG, F.: Einführung in die Akustik. 2. Aufl. Berlin-Heidelberg: Springer, 1950.

VAN GILSE, P. H. G.: Another method of speech without larynx. Acta oto-laryng., 1949, Sup'lement 78 (109—110). — VOORHOEVE, N.: Stomach as vicarious air chamber for producing speech after extirpation of larynx. Acta Radiol. **7**, 587—594 (1926).

WEGEL, R. L.: Mechanics of larynx natural and artifical. Trans. Amer. Laryng. Rhin. Otol. Soc. **36**, 319—320 (1930). — WEISS, D. and M. GRUNBERG: Roentgenography of normal phonation and of that of laryngectomized patients. Bull. Soc. Belge Otol. Lar. Rhin., 373–383 (1939). — WEPMAN, J., J. MCGAHAN, J. RICKARD and N. SHELTON: The objective measurement of progressive esophageal speech development. J. Speech. Dis. 18, 247–251 (1953). — WIEDLER, H. und W. SCHWAB: Das Röntgenbild des Hypopharynx nach Laryngektomie. Arch. Ohr.-Nas.-KehlkHeilk. 168, 8–18 (1955).

Oesophagussprache (II)

ARNOLD, G. E.: Alleviation of alaryngeal aphonia with the modern artificial larynx. Logos, 3, 55 (1960). — APPAIX, A., et J. HENIN: Un cas complexe de réeducation: aphasie chez un laryngectomisé. Rev. Oto-neuro-ophthal. 32, 314–315 (1960).

BARNEY, H. L.: The new western electric No. 5 type artificial larynx. Logos 3, 68–72 (1960). — BARNEY, H. L. and M. HILL: A discussion of some technical aspects of speech aids for postlaryngectomized patients. Ann. Otol. Rhinol. Laryng. 67, 558 (1958). — BARNEY, H. L., F. E. HAWORTH and H. K. DUNI: An experimental transistorized artificial larynx. Bell. Syst. tech. J. 38, 1337 (1959). — BAUMANN, S.: The initiation of pharyngeal voice and early speech lessons in the laryngectomee. J. S. Afr. Logp. Soc. 6, 8 (1959). — BECKETT, J. M. and J. A. HARPMAN,: Voice rehabilitation after laryngo-hypo-pharyngo-cervical oesophagectomy. Med. Press *CCXLII*, 156 (1959). — BERG, J. VAN DEN, and A. J. MOOLENAAR-BIJL: Crico-pharyngeal sphincter, pitch, intensity and fluency in oesophageal speech. Pract. oto-rhino-laryng. 21, 298 (1959). — BERGER, F.: Über somatische Beschwerden nach Laryngektomie. Z. Laryng. Rhinol. 39, 499–504 (1961). — BOEHME, G. u. H. G. SCHNEIDER: Die Pathophysiologie des Laryngektomierten im Zusammenhang mit der Güte der Sprechfunktion. Z. Laryng. Rhinol. 39, 512–520 (1961). — BRANKEL, O.: Formung und Gestalt der Pseudoglottis Laryngektomierter im stroboskopischen Röntgenbild. Folia phoniatr. 9, 18 (1957). — BRODNITZ, F. S.: Vocal rehabilitation in a boy with esophageal voice. Clinical note. Ann. Otol. (St. Louis) 69, 1098–1101 (1960); — Vocal rehabilitation after reconstructive surgery for laryngeal cancer. De Therapia vocis et loquelae der Int. Gesellsch. für Log. und Phoniat. Int. Kongr. Wien 151–154 (1965). — BROWN, R. G.: A simple but effective artificial larynx. J. Laryngol. Otol. 40, 739 (1925). — BRUNO, G., L. FIORI-RATTI et L. GEDDA: La voix chez les jumeaux monozygotiques. Proc. int. Ass. Logop. Phoniat., Basel-New York: Karger, p. 32 (1960).

CALVET, J., J. COLL, J.-P. MARC-VERGNES et SON-QUI.: Le psychisme des laryngectomisés. Rev. Laryng. (Bordeaux) 84, 409 (1963). — CAMPANELLI, P. A.: Audiologic condiderations in achieving esophageal voice. Eye, Ear. Nose Thr. Monthly 43, 76–80 (1964). — CONLEY, J. J., F. DE AMESTI and M. K. PIERCE: A new surgical technic for the vocal rehabilitation of the laryngectomized patient. Ann. Otol. Rhinol. 67, 655 (1958). — COOPER, H. K., and R. T. MILLARD: A dental approach to speech restoration in the laryngectomee. Dental Digest, 65, 106 (1959). — CURRY, E. T., and J. C. SNIDECOR: Physical measurement and pitch perception in oesophageal speech. Laryngoscope. 71, 415–424 (1961). — CZERMAK, J.: Über die Sprache bei luftdichter Verschließung des Kehlkopfes. Wien Akad. Wiss. 35, 65 (1959). — CZERNY, V.: Versuche über Kehlkopfexstirpation. Wien. med. Wschr. 20, 557, 591 (1870).

DAMSTÉ, P. H.: Oesophageal speech after laryngectomy. Gröningen: Boekdrukkerij Voorheen Gebroeders Hoitsema (1958). — DAMSTE, P. H., J. W. VAN DEN BERG and A. J. MOOLENAAR-BIJL: Why are some patients unable to learn esophageal speech? Ann. Otol. Rhinol. Laryngol. 65, 998 (1956). — DAMSTE, P. H.: Oesophageal speech after laryngectomy. Proefschrift. Boekdrukkerij Voorheen Gebroeders Hoitsema, Groningen (1958). — The glosso-pharyngeal press. Speech Pathol. Therap. 2, 70 (1959); — Ecueils de la restauration vocale des laryngectomisés. Ann. Oto-Laryng. 76, 1083 (1959); — Le volle du palais dans la voix oesophagienne. J. franç. ORL 10, 57–66 (1961). — DECROIX, G.: La voix sans larynx — Les prothéses (Tapia-Gluck-Briani). Montpellier Med. 55, 246 (1959). — DINVILLE, C.: La réeducation de la voix oesophagienne. J. franç. ORL 10, 61–66 (1961). — DROST, H. A.: Das Sprechen nach Entfernung des Kehlkopfes. München: J. F. Lehmann 1965 (Schallplatten). — DRUMOND, S.: The effects of environmental noise pseudo voice after larynectomy. J. Laryng. 79, 193–202 (1965). — DUCHON, J., und G. TARCSY: Das Ermöglichen des Blasens eines Blasinstrumentes nach vollständiger operativer Entfernung des Larynx. Pract. oto-rhino-larynx. 23, 307–310 (1961).

FLACH, M., und H. SCHWICKARDI: Zur Frage der akustischen Fnuktion der Recessus Piriformes. De Therapia vocis et loquelae der int. Gesellsch. für Log. und Phoniat. int. Kongress Wien, 123—125 (1965). — FRANCOIS, J.: La voix sans larynx. Edité par le Groupment des Ass. d'Entr'aide de et Rééducation des Mutilés de la Voix de la Région de l'Est (1961). — FRAENKEL, B.: Über den künstlichen Kehlkopf und die Pseudostimme. Klin. Wschr. **31**, 756 (1893). — FONTAINE, A. and J. MITCHELL: Oesophageal voice: a factor of readiness. J. Laryng. (Lond.) **74**, 870—876 (1960). — FUMEAUX, J.: La voix oesophagienne des laryngectomisés (Etude radiocinématographique). Pract. oto-rhino-laryng. **23**, 397—400 (1961).

GEDDA, L., G. BRENCI, F. PIERELLI e P. PARISI: Malattie, Malformationi, Malposizioni dentarie studiate con il Test Clinico-Gemellare. Acta Genet. Med. Gem. **15**, 129—150 (1966). — GLUCK, T.: Flüstersprache und Phonationsapparate. Berlin. klin. Wschr. **36**, 215 (1899); — Die Chirurgie im Dienste der Laryngologie. Z. Laryngol. Rhinol. Otol. **1**, 179 (1909); — Phonetik-Chirurgie der oberen Luft- und Speisewege und künstlicher oder natürlicher Stimmersatz. Mschr. Ohrenheilk. **64**, 881 (1930). — GODFREY, C. M., and M. BAGSHAW: Speech therapy for the laryngectomized patient. Canad. med. Ass. J. **87**, 976 (1962). — GOTO, M., I. HIROTO and K. SAWADA: The movement of hypopharyngeal and esophageal walls during esophageal phonation. VIIth Int. Congr. Bronchoesophag, Kyoto, Japan 1958, p. 14. — GOTTSTEIN, G.: Pseudostimme nach Totalexstirpation des Larynx. Arch. klin. Chir. **62**, 126 (1900). — GREENE, J. S.: Rehabilitating the laryngectomized patient. Bull. Amer. Cancer Soc. **24**, 5 (1942); — The Postlaryngectomy Clinic of the National Hospital for Speech Disorders: Statistical study of 300 patients. N.Y. State J. Med. **49**, 2398 (1949). — GUSSENBAUER, C.: Über die erste durch Th. Billroth am Menschen ausgeführte Kehlkopf-Exstirpation und die Anwendung eines künstlichen Kehlkopfes. Arch. klin. Chir. **17**, **343** (1874). — GUTZMANN, S.: SR. Stimme und Sprache ohne Kehlkopf. Z. Laryngeal. Rhinol. Otol. **1**, 221 (1909); — Über die Rehabilitation der Laryngolektomierten. Foila phoniatr. **14**, 51—54 (1962).

HAASE, H. J.: Psychologie und Psychopathologie Kehlkopfexstirpierter. Fortschr. Neurol. Psychiat. **28**, 253 (1960). — HEAVER, L., and G. E. ARNOLD: Rehabilitation of alaryngeal aphonia. Postgrad. Med. **32**, 11 (1962). — HEAVER, L., WHITE and N. GOLDSTEIN: Clinical experience in restoring oral communication to 274 laryngectomized patients by esophageal voice. J. Amer. geriat. Soc. **3**, 678 (1955). — HODSON, C. J., and M. V. O. OSWALD: Speech recovery after total laryngectomy. Edinburgh & London: E. & S. Livingstone, 1958. — HUCHE, L.: Réeducation vocale du larynectomisé. France méd. **28**, 275—278 (1965). — HYMAN, M.: An experimental study of artificial-larynx and esophageal speech. J. Speech Dis. **20**, 291 (1955).

ISSHIKI, N., and J. SNIDECOR: Air intake and usage in esophageal speech. Acta oto-laryn- **59**, 559—574 (1965).

KYTTAE, J.: Finnish oesophageal speech after laryngectomy. Med. Diss. (Vammala 1964).

LAFON, J. C.: Etude acoustique de la voix oesophagienne. Rev. Laryng. (Bordeaux) **81**, 271—280 (1960). — LAGUAITE, K.: Psychological factors in the learning of oesophageal speech. De Therapia voicis et loquelae der int. Ges. für Log. und Phoniat. Int. Kongreß Wien, 187—189 (1965). — LANDOIS, L., and P. STRUEBING: Erzeugung einer Pseudo-Stimme bei einem Manne mit totaler Exstirpation des Kehlkopfes. Arch. klin. Chir. **38**, **143** (1889). — LANDEAU, M.: La voix oesophagienne. J. franç. ORL **10**, 9—45 (1961). — LENZ, W., und R. A. PFEIFFER: Die Genetik der Geschlechtsdifferenzierung beim Menschen. Münch. Med. Wschr. **108**, 1725—1732 (1966). — LUSE, E.: Occupations of Laryngectomees prior to surgery. De Therapia vocis et loquelae der int. Gesellsch. für Log. und Phoniat. Int. Kongr. Wien 191—193 (1965).

MILLER, M. H.: The responsibility of the speech therapist to the laryngectomized patient. Arch. Otolalryngol, **70**, 211 (1959). — MOOLENAAR-BIJL, A. J.: Het spreken zonder strottenhoofd. Logopaedie en Phoniatrie **31**, 65 (1959); — The importance of certain consonants in esophageal voice after laryngectomy. Ann. Otol. Rhinol. Laryngol **62**, 979 (1953b). — MOOLENAAR-BIJL, A. J., and P. H. DAMSTÉ: Peculiar speech in a case of laryngeal stenosis. Pract. oto-rhino-laryng. **21**, 186 (1959). — MOUNIER-KUHN, P., G. CORNUT et J. VALLERY: L'avenir social des laryngectomisés. La reprise du travail et la rééducation vocale. Ann. Oto-laryng. Paris **79**, 673 (1962). — MOSES, P.: Rehabilitation of the post-laryngectomized patient. Ann. Otol. Rhinol. Laryngol., **67**, 538 (1958). — MIROSLAV, O.: Der Stimmechanismus nach der ein- oder doppelseitigen Chordektomie. De Therapia vocis et loquelae der int. Ges. für Log. und Phoniatr. Int. Kongr. Wien 155—157 (1965).

NYLEN, C. O., and B. DRETTNER: Esophageal speech and ventriloquism. Pract. oto-rhino-laryng. **19**, 570 (1957).

OLBRICH, H.: Kehlkopf-Diagnose für den praktischen Arzt. Ther. Ber. **1**, 8 (1959). — ONODI, A.: Ergebnisse der Abteilung für Hör-Sprach-Stimmstörungen und Tracheotomierte. Mschr. Ohrenheilk. **52**, 85 (1918).

PELLEGRINI, V.: On the so called pseudo-glottis in laryngectomized-persons. J. Laryngol. Otol, **71**, 405 (1957). — PELLEGRINI, V., and G. RAGAGLINI: Richerche sulla fonazione dei laringectomizzati. Boll. Mal. Or. Gola Naso, **69**, 493 (1951). — PERELLO, J.: Les résultats de l'erygmophonie. J. franç. **10**, 67—68 (1961). — PICHLER, H.: Klinische Erfahrungen mit einem neuen künstlichen Larynx. Mschr. Ohrenheilk. **95**, 299—301 (1961). — PRECECHTEL, A.: Contribution à la discussion des conférences concernant la voix oesophagienne au XXe Congrès de la Société Française de Phoniatrie. J. franç. ORL **10**, 69—73 (1961).

REES, E.: Für Kehlkopfektomierte. Sprachlehrgang zur Ausbildung der Ruktussprache. Übungsblätter zur Sprachbehandlung (Arbeitsgemeinschaft Sprachheilpädagogik, Hamburg-Altona, Bernsttorffstr. 147, (1963). — RICHERI, S.: Studio elettromiografico di alcuni muscoli coinvolti nella respiratione fonica del normale e dei laringectomizzati. Boll. Soc. Ital. Fonet. **8**, 240 (1958).

SANDERS, J., and A. PERLSTEIN: Speech mechasm in pseudohypertrophic muscular dystrophy. Amer. J. Dis. Child. **109**, 538—543 (1965). — SCHMID, H.: Zur Statistik des Totalexstirpation des Kehlkopfes im funktionellen Sinne: Laute, verständliche Sprache. Arch. klin. Chir. **38**, 132 (1888—1889). — SEEMAN, M.: Die Bedeutung der Kraft des Verschlusses des Oesophagusmundes für die Rehabilitierung der Stimme nach Laryngektomie. HNO **9**, 142 (1961); — Nouveaux résultats des recherches expérimentales dans la rééducation de la voix oesophagienne. J. Franç. ORL **10**, 47—56 (1961). — SHEARD, CH.: The production of speech after laryngectomy. Presented before the Staff Meeting of the mayo clinic, April **29**, (1931). Abstract in the Proc. Staff Meetings of Mayo Clinic. **6**, 253—256 (29. April 1931). — SHIPP, TH.: A method for assessing pharyngo-esophageal activity in post-laryngectomy patients. De Therapia vocis et loquelae der Int. Gesellsch. für Log. und Phoniat. Int. Kongrß Wien, 207—211 (1965). — SIROKY, J.: Ergebnisse der Reedukation der Stimme nach der Laryngektomie. Z. Laryng. Rhinol. **39**, 504—512 (1960). — SNIDECOR, J. C., and E. T. CURRY: Temporal and pitch aspects of superior esophageal speech. Ann. Otol. Rhinol Laryngol **68**, 623 (1959). — SNIDECOR, J. C., and N. ISSHIKI: Vokal and use characteristics of a superior male esophagel speaker. Folia phoniatr. **17**, 217—232 (1965). — SNIDECOR, J. C., and E. THAYER CURRY: How effectively may the laryngectome expect to speak. Proceed. Internat. Ass. Logopedics, Phoniatr., Basel—New York: Karger 113 (1960). — SCHOENHARL, E.: Vergleichende sonagraphische Vokalanalysen unter Verwendung des „künstlichen elektronischen Kehlkopfes“. Z. Laryng. Rhinol. **41**, 845 (1962). — SCHWAB, W. EY W., und W. ULMER: Die Lungenfunktion beim Kehlkopflosen aus „Medizin, Theorie und Klinik“ in Einzeldarst., von H. SCHAEFER, A. Hüthig, Heidelberg 1958 und Folia phoniatr. **11**, 247 (1959). — SVANE-KNUDSON, V.: The substitute voice of the laryngectomized patients. Acta oto-laryng. Stockh. **52**, 85—93 (1960). — Laryngectomerede patienters oesophagusstemme. Tale og Stemme **2**, 107—123 (1960). — STRUBEN, W. H., and L. VAN GELDER: Movements of the superior structures in the laryngectomized patient. A.M.A. Arch. otolaryng. **67**, 655 (1958).

TAIT, R. V.: The oral vibrator. Brit. dent. J. **106**, 336, 392 (1959). — TAPTAPOVA, S. L.: Méthode appliquée en URSS pour créer la voix oesophagienne chez les laryngectomisés. De Therapia vocis et loquelae der Int. Gesellsch. für Log. und Phoniatr. Int. Kongr. Wien, 201—205 (1965). — TRONCZNSKA, J.: The dependance of the development of esophageal voice upon types of laryngectomy. De Therapia vocis et loquelae der Int. Gesellsch. für Log. und Phoniat. Int. Kongr. Wien, 195—199 (1965).

VALLANCIEN, B.: La Parole des Laryngectomises. De Therapia vocis et loquelae der Int. Kongreß Wien, 253—256 (1965). — VALLANCIEN, B., C. DINVILLE, E. CHÉRIGIÉ, F. BESANCON et F. HEBERT: Contribution à l'étude du mécanisme de la voix oesophagienne. Méd. Hygiène. **19**, 896—897 (1961). — BERG, J. VAN DEN: Röntgenfilm über die Oesophagussprache. Arch. Ohren-Nas.-KehlkHeilk. **169**, 481 (1956). — VRTICKA, K., and M. SVOBODA: A clinical and X-ray study of 100 laryngectomzed speakers. Folia phoniatr. **13**, 174—186 (1961); — Time changes in the X-ray picture of the hypopharynx, pseudoglottis and esophagus in the course of vocal rehabilitation in 70 laryngectomized speakers, Folia phoniatr. **15**, 1—12

(1963). — VRTICKA, A.: Acoustical structure of the esophageal voice and speech. De Therapia vocis et loquelae der int. Gesellsch. für Log. and Phoniat. Int. Kongr. Wien, 213—217 (1965).

WEIHS, H.: Der Einfluß benachbarter Bewegungssysteme auf die Hervorbringung der Oesophagussprache. Arch. Ohr.-Nas.-KehlkHeilk. **173**, 529 (1958).

YANNOULIS, G., et G. YANNATOS: Les pressions intra-tracheales chez les laryngectomisés éduqués avec et sans canule trachéale. De Therapia vocis et loquelae der Int. Gesellsch. für Log. und Phoniat. Int. Kongreß, Wien, 179—181 (1965).

XI. Monochorditis

Zu den Grenzfällen zwischen den rein organischen, entzündlichen Kehlkopfkrankheiten und den funktionellen Störungen der Stimme, wobei sich, wie bei der *Laryngitis chronica*, Symptome der einen oder anderen Gruppe mischen können und gelegentlich einzelne auffallend in den Vordergrund treten, zählen wir die *Monochorditis vasomotoria.*

Die *Monochorditis* umfaßt das Krankheitsbild der leicht geröteten, manchmal chagrinierten einen Stimmlippe, die vielleicht nur leicht verdickt ist. Bei der gewöhnlichen Kehlkopfspiegelung sieht man keine Bewegungseinschränkung. Wohl bestehen gewöhnlich Allgemeinsymptome, die manchmal aber zunächst nicht beachtet werden. Auffallend ist die immer ausgesprochene Heiserkeit, deretwegen der Patient manchmal den Laryngologen und Stimmarzt in erster Linie aufsucht.

Historisches. Schon die alten Autoren TOBOLD (1874), MACKENZIE (1880), STEWART (1894) u. a. stellten *einseitige* Rötungen mit Trockenheit der Stimmlippen fest, die sich als nichttuberkulös erwiesen. TOBOLD reiht eine solche Affektion unter die „*Laryngitis chron. simplex*“ ein. Eine besondere Form dieser eigentümlichen Kehlkopferkrankung schilderte L. TÜRCK (1866): „Das betreffende Stimmband bot dabei in den von mir beobachteten Fällen beiläufig im mittleren Abschnitt seiner oberen Fläche auch bis über den freien Rand nebst Rötung und Mißfärbigkeit ein eigentümlich höckeriges Aussehen dar.“ Es fanden sich dabei nebst anderen größeren rundlichen, länglichen Wülsten einige ganz völlig runde, opake und rötliche Höckerchen von etwa Mohnsamengröße. Er schlug für diese Erkrankung den Namen *Chorditis tuberosa* vor. Alle vier Fälle betrafen Sängerinnen.

A. CASTEX (1902) hat den Fall eines Bassisten erwähnt, der Beeinträchtigung der Höhe und Tiefe seiner leicht verschleierten Stimme verspürte. Bei der Kehlkopfspiegelung sah er *eine ausgeprägte Rötung der Stimmlippe*, welche die dem freien Rand zugehörige Hälfte betraf. Er führte diese Störung auf wiederholte starke Überanstrengung des Stimmorgans zurück. ROSENBERG (1905), HEYMANN (1913), CALAMIDA (1922), M. ALONSO (1935) teilen Krankengeschichten mit, aus denen hervorgeht, daß sie solche einseitige Stimmlippenrötungen während Monaten beobachteten und behandelten, wobei sie sowohl eine Tuberkulose als auch eine Syphilis und eine krebsige Entartung mit Sicherheit ausschließen konnten.

Der stroboskopische Befund. Der (scheinbare) *Stillstand einer Stimmlippe*, wenn er mit dem elektronischen Stroboskop im ganzen Bereich der Stimme erkannt wird, ist nach den Erfahrungen des Verf. immer ein schwerwiegendes

Symptom. Man kann allgemein sagen: es liegt ein *tiefgreifender* Prozeß vor. Dieses *Frühsymptom* einseitiger Infiltration führt dann auf die richtige Spur, selbst wenn die Stimmlippen bei der gewöhnlichen Spiegelung neben einer Rötung und Trockenheit eine normale Beweglichkeit aufweisen. Eine *Probeexzision* ist dann nötig, und der Patient muß in größeren Abständen laryngostroboskopisch kontrolliert werden.

Differentialdiagnose. Auch E. SCHÖNHÄRL (1960) hat darauf aufmerksam gemacht, wie notwendig es sei, trotz unverdächtigem Spiegelbefund beim *einseitigen* stroboskopisch festgestellten *Stillstand*, eine Probeexzision vorzunehmen. Dies brachte in 13 solcher Fälle eine Bestätigung seiner Vermutung. In 9 Fällen war durch die frühzeitig *histologische* Klärung der Diagnose, dem Operateur die Möglichkeit gegeben, mit einer Chordektomie auszukommen, wodurch dem Patienten der Kehlkopf erhalten blieb.

Zwei Jahre später trat dieser Phoniater erneut als Mahner auf, die Stroboskopie in der allgemeinen Laryngologie vermehrt einzusetzen. Es hat sich gezeigt, daß ein einseitiger Stillstand über längere Zeit (mehr als 14 Tage) für die Diagnosenstellung bösartiger Stimmlippengeschwülste oder Tbc ins Gewicht fällt: die hochgradige Bewegungseinschränkung (bei noch freier Beweglichkeit der Stimmlippen unter üblicher Kehlkopfspiegelung) *ist immer ein ernstzunehmendes Symptom.* Eine Probeexzision aus der vielleicht nur wenig verdickten, geröteten Stimmlippe ist dann dringend angezeigt. Von 69 Probeexzisionen in solchen Fällen waren 60 bösartig und nur 9 zeigten einen gutartigen Befund.

M. FLACH und HALBEDL (1965) vertreten die Ansicht, daß die routinemäßige Anwendung dieses Verfahrens nicht nur in die Hände des Phoniaters und in große Spezialkliniken gehört, sondern daß es auch vom poliklinischtätigen HNO-Arzt regelmäßig gebraucht werden sollte. So fanden sie in einem Krankengut von 350 stroboskopisch Untersuchten 16 Fälle mit einem stroboskopisch festgestellten Stillstand einer Stimmlippe, die sich dann histologisch als *karzinomatös* erwies. Es fehlte auch die wellenförmige Verschiebung (E. SCHÖNHÄRL) auf der erkrankten Seite. Wenn auch ein entzündlicher Prozeß eine vorübergehende Bewegungsstörung hervorgerufen kann, so muß doch heute ein über 14 Tage sich hinziehender Stillstand eines Stimmbandes als *Ca-suspekt* angesehen werden und es ist dann immer eine *Probeexzision* vorzunehmen.

Unter 10 von mir in meiner Privatpraxis beobachteten Patienten mit stroboskopisch festgestelltem *Stillstand* litten 5 Fälle (2 Männer, 3 Frauen) an *vegetativer Dystonie* oder entzündlichen Vorgängen. Diese konnten relativ leicht behoben werden. In einem Fall sah ich eine hartnäckige einseitige Rötung der linken Stimmlippe *bei Hypertension* (215/140 mm Hg). Im Elektrokardiogramm zeigte sich bei diesem Patienten ein deutlicher Linksschaden. In 2 Fällen *mit Residuen nach Entzündung der Stimmlippe* blieb der sogenannte scheinbare Stillstand weiter bestehen, wie auch die leichtgradige Heiserkeit. Schließlich bei 2 Fällen, die keine grobe Bewegungseinschränkung, jedoch eine deutliche einseitige Rötung und einen einseitigen stroboskopischen Stillstand darboten, ergab die Probeexzision *ein Karzinom.*

Beim Fehlen einer Infiltration hat TARNEAUD (1935) als erster zur Erklärung dieser so verschiedenartig ausgeprägten Grade unspezifischer Veränderungen des Stimmorgans eine *Störung des neuro-vegetativen Gleichgewichtes* angenommen, besonders bei Sängern, welche im Zusammenhang mit stimmlicher Überanstrengung und falscher Stimmtechnik zum Vorschein kommt. Seine vier mitgeteilten Fälle, Sänger von Beruf, wiesen alle eine einseitige Rötung mit Schwellung und gleichzeitig stroboskopisch feststellbarem Stillstand der erkrankten Stimmlippe auf. Manchmal konnte die Affektion erst nach längerem, übungsgemäßen Singen erkannt werden.

Wie frühere Autoren, so weist auch A. PRECECHTEL darauf hin, daß neben histologischen Untersuchungen von Exzisionen jede *weitere diagnostische Möglichkeit ausgenützt werden soll*, vor allem auch die moderne *Stroboskopie: Von 20* seiner Fälle *mit Präcancerosen* der Stimmlippen und beginnenden Krebstumoren ergaben *Krebsfälle* einen *nahezu vollständigen Stillstand der Vibration*, während leichtgradig entwickelte, hauptsächlich flache *Keratosen* die Schwingungsfähigkeit der Stimmlippen nicht beeinträchtigten. Dagegen sah er bei *warzenförmigen* Hyperkeratosen bis zu einem gewissen Grade meistens eine größere Einschränkung der Vibration. Im weiteren beschreibt der Autor sein Vorgehen bei der Behandlung der Hyperkeratosen. Bei kleineren, gut abgegrenzten Tumoren bevorzugt er die Abtragung; bei größerer Ausdehnung wird bestrahlt. Trotz der Wiederherstellung des anatomischen Status konnte jedoch auch ein Schwingungsstillstand beobachtet werden. Beim beginnenden Krebs kamen die Röntgenstrahlen und die Chordektomie zur Anwendung. Ausnahmsweise konnten 2 Krebsfälle durch die Probeexzision allein gemeistert werden. Es wurde auch festgestellt, daß nach der Bestrahlung des krebsigen Gewebes, die Stimmlippen wieder ihre Schwingungsfähigkeit zurückgewannen. Lagen jedoch nach Eingriffen *Narben* vor, so blieben die Schwingungen blockiert, selbst wenn die Fälle gut ausgeheilt waren. Es kann also gesagt werden: *Normale stroboskopische Stimmlippenschwingungen in solchen Fällen sprechen gegen Malignität.* Die Chordektomie hat gewöhnlich den scheinbaren Stillstand der Vibration zur Folge.

In Anbetracht, daß diese wenig bekannten Laryngopathien häufiger sind als es nach früheren Mitteilungen den Anschein hatte, sei folgende Krankengeschichte mitgeteilt:

M. Cornelio, 33 Jahre, Tenor. Ausbildungszeit zehn Jahre. Als Knabe hatte Pat. eine helle Stimme. Er merkte den Stimmwechsel nicht besonders. Mit 18 Jahren sang er zunächst im Chor und begann dann das Gesangstudium. Er machte einen mehrmaligen Lehrerwechsel durch, weil nach anfänglich mühelosem Singen die Töne in der Höhe abgeschnürt, manchmal nasal klangen und ein Druckgefühl im Hals auftrat. Ich sah den Pat. zum erstenmal, nachdem er einen akuten Katarrh durchgemacht hatte. Die Sprechstimme war nicht gestört.

Phonetische Untersuchung: Mittlere Sprechstimmlage bei e. Stimmumfang G bis g^2. Registerübergang Bruststimme/Kopfstimme bei d/e und Mittelstimme/Kopfstimme bei c'/d'. *Tonhalten:* 20″ auf dem Vokal o. Beim g' wurde die Stimme beim Pianosingen unsicher; es stellten sich flatternde Töne ein. Im Nasen-Rachenraum war nichts Krankhaftes festzustellen.

Bei der *Kehlkopfspiegelung* sah man die rechte Stimmlippe *stark gerötet*, mit erweiterten Gefäßen im hinteren Drittel. Diese Partie war etwas geschwollen, besonders am Rand. Es bestand eine leichte Schleimabsonderung aus der Luftröhre.

Bei der *stroboskopischen Untersuchung* fiel in der Mittelstimmlage auf, daß die rechte Stimmlippe einen anderen Schwingungsmodus zeigte als die linke. Während sich diese bei der leisen Phonation kaum bewegte, zeigte die rechte eine raschere Bewegung und eine verstärkte Amplitude.

Die *allgemeine Untersuchung* ergab eine *Dystrophia adiposo-genitalis* und Zeichen einer *vegetativen Dystonie.* Der Durchleuchtungsbefund und die *Funktionsprüfung* der *Lunge* ergaben normale Werte.

Diagnose: Monochorditis vasomotoria.

Therapie: Man verordne zunächst einige Tage Stimmruhe, Kalziumglukomat und Redoxon. Eine stroboskopische Kontrolle ist notwendig, ob sich wieder normale Gegenschlagsbewegungen zeigen. Der Sänger soll dann wieder seinem Gesangspädagogen überwiesen werden, der die weitere Stimmbildung und gesangliche Entwicklung sorgfältig überwachen und fördern soll.

W. RACINE (1946) hat von 2 Patienten berichtet, die im Alter der Menopause, nach mehr oder weniger ausgiebigem Singen, eine Rötung der einen Stimmlippe und Heiserkeit aufwiesen. Die bei einem weiteren Patienten ausgeführte Lungenfunktionsprüfung (in Ruhelage) ergab deutliche Spasmen. Auch bei einem weiteren Patienten (Chorsänger) mit *Laryngopathia vasomotoria* waren deutliche neurovegetative Stigmaten vorhanden. Eine Asymmetrie, die oftmals den Grund für schlecht ausheilende Laryngitiden bildet, konnte nicht aufgedeckt werden. Bei manchen Kranken wirkt zunächst ein akuter Infekt auslösend.

Seit der wichtigen Arbeit von W. RACINE über das *vegetative Nervensystem* des Kehlkopfes können wir uns den eigentlichen lokalen Ausdruck einer neurovegetativen Dystonie leichter vorstellen. Auf den Arbeiten von BOEKE, STÖHR, LANDEAU fußend, konnte dieser Forscher die plasmaförmigen Fäden und den sympathischen Grundplexus von BOEKE unter dem Epithel, vor allem unter den Stimmlippen nachweisen. Der Nachweis gelang nicht nur im subepithelialen Gewebe, sondern auch in der Muskulatur des M. thyreoarytaenoideus. In dem einen oder anderen Bild stellte er die Auffaserung auch zwischen den Acini und an den Kernen der Schleimdrüsen fest.

Tierexperimente haben gezeigt, daß der Halssympathikus vasokonstriktorische Fasern für den Kehlkopf führt. Die Reizung des peripheren Endes des N. laryngicus cranialis bringt eine Vasodilatation der entsprechenden Kehlkopfseite zustande (E. HÉDON, 1896). Im Gegensatz dazu konnten bei der Reizung des N. laryngicus caudalis keine wesentlichen Veränderungen festgestellt werden. Nur bei der Betrachtung der Kehlkopfschleimhaut mit der Lupe sah BOECKAERT Vasokonstriktion.

Beim Menschen konnten LERICHE und FONTAINE nach der Entfernung des mittleren cervicalen Ganglions nach zwei Tagen ein einseitiges Ödem des Kehlkopfes und der Zunge nachweisen, das einige Tage anhielt. Ebenso beobachtete REGULES nach der Exstirpation des Ganglion cervicale craniale und der Dekortikation der Tunica adventitia der Carotis im Verlaufe von etwa 6 bis 30 Tagen ödematöse Veränderungen der Stimmlippe, der Ventrikel und der Arygegend bis zur Epiglottis. Dabei fanden sich Störungen der Sensibilität und der Sekretion und kongestive Zustände (Sympathikolaryngeales Syndrom). Hervorzuheben ist, daß dabei auch Veränderungen der Sing- und Sprechstimme beobachtet wurden.

LANDEAU macht (1954) auf wechselnde *Stimmstörungen beim cervicalen Syndrom* aufmerksam. Aus den anatomischen und experimentellen Untersuchungen geht hervor, daß Läsionen des cervicalen Sympathikus, Rami communicantes (z. B. bei Osteophyten der Halswirbelsäule) auch vasomotorische Veränderungen verursachen können. Bei den zwei mitgeteilten Fällen (Sopranistinnen) wurde der Kehlkopf allerdings normal befunden.

Wir müssen annehmen, daß die stimmliche Überanstrengung (exzessiver Husten, lautes Rufen oder eine schlechte Stimmtechnik beim Singen) eine Überkompensation der ergriffenen Stimmlippe verlangt, was zu einer Blutüberfüllung und chronischen Stauungszuständen führt. Die von J. TARNEAUD gewählte Bezeichnung *Laryngopathie* ist zunächst für die leichteren Fälle passend. Man kennt übrigens auch in der Allgemeinmedizin einseitige neuro-vegetative Störungen, z. B. einseitige Rötung im Gesicht, halbseitiges Schwitzen). Oft genügen zur *Behandlung* Stimmruhe, Stimmpflege und Mittel, die auf das neuro-vegetative System wirken. Schwieriger gestalten sich die Fälle, die bereits veraltet sind, wobei die stroboskopische Untersuchung immer wieder die bereits schwereren Veränderungen des Schwingungsmodus aufdeckt.

E. Dunker und B. Schlosshauer (1961) haben ausgedehnte Schwingungsanalysen *bei funktionellen Stimmstörungen* durchgeführt. Im Gegensatz zum geübten Sänger, bei welchem regelmäßige gegenschlagende Stimmlippenschwingungen registriert werden können, zeigen sich bei *Ungeübten* zahlreiche Schwingungsänderungen: Differenzen der Glottisweite, seltene Verschiebung der Dauer der Öffnungs- und Schließungszeit bei Erhaltung der Schwingungssymmetrie beider Stimmlippen, *wobei keine Stimmunreinheit bemerkt wird.* Auch bei der als physiologisch betrachteten Schwankung in der Dauer der Schlußphase findet man nur eine geringe Unklarheit des Kehlkopftons. Dagegen geht *starke Heiserkeit* mit Störungen der Periodik und *großen Amplitudendifferenzen* sowie *dauernd wechselnde Glottisweite einher.* Da die Instillation von vasokonstringierenden Mitteln zu einem gewissen Ausgleich der Stimmlippenschwingungen führt, vermuten die Verff., daß durch Änderung der Oberfläche der Stimmlippe und der Größe der Schwingungsmasse, die reflektorischen Funktionskreise beeinflußt werden können. Es besteht nach diesen Autoren keine Parallelität zur Morphologie, der Erkrankung und der Schwingungsform.

XII. Funktionelle Dysphonien

Ätiologie. Unter diesem Überbegriff versteht man heute allgemein eine Stimmstörung als eine Folge mangelhaften Stimmgebrauchs, welche keine offensichtliche laryngoskopischen Befunde aufweist. Es ist hier wieder einmal am Platze, hervorzuheben, daß es schwierig ist, eine klare Linie zwischen organisch bedingten Störungen und funktionellen Veränderungen der Stimme zu ziehen. So können nervöse Störungen oder starke, unbegründete Angstgefühle die Stimmlippen dauernd reizen und schließlich auf diese Weise zu organischen Symptomen führen [P. Moses (1958)]. Es gibt ja auch funktionelle Störungen, die sich auf organische Zustände (z. B. bei Rekurrensparalysen) aufpfropfen [Ch. Jackson (1940), M. Nadoleczny (1926) u. a.]. Im Laufe der Zeit hat sich eine außerordentliche Zahl verschiedenster Einteilungen und Theorien über die Entstehungen entwickelt. Nach einem eingehenden Studium der Gesamtfrage als Referat im Auftrag der *Internationalen Gesellschaft für Logopädie und Phoniatrie* hat J. Perello (1962) den Mut gehabt, darauf zu dringen, daß bei den vielen Gruppen nach der Aetiologie 2 Genesen unterschieden werden können: eine mechanische und eine nervös bedingte. Diese sind eng miteinander verbunden und vermischen sich je nach dem Fall. Alle Grade sind möglich. Er schlägt daher ganz neue umfassende Benennungen vor: die *Phonoponose* (Stimmüberlastung) und die *Phononeurose*, die nervös bedingte Stimmstörung. Aus dem untenstehenden Schema ist aus den übergreifenden Klammern leicht ersichtlich, daß der Arzt und der Stimmsterapeut stets den psychischen und somatischen Faktoren Rechnung tragen müssen.

a) *Phonoponose* heißt also: eine Stimmstörung, die durch eine schlecht ausgeführte Stimmtätigkeit hervorgerufen worden ist.

Diese kann sein:

1. bedingt durch den *Willen*, z. B. wenn ein Kind zwängt und viel schreit;
2. durch den *Charakter*, bei jähzornigen, reizbaren Menschen;
3. durch die *Arbeit*. Das betrifft Personen, die beruflich singen oder sprechen und sich dabei überanstrengen. Diese sind vom Berufssänger abzugrenzen;
4. bei mangelnder *Hörkontrolle*;
5. *Phonodysponose:* obgleich die stimmliche Tätigkeit nicht außerordentlich ist, kommt es wegen falschen Gebrauchs des Stimmorgans zur Stimmüberlastung.

b) *Phononeurose:* Diese entsteht auf dem Boden einer psychischen Affektion, die sich auf die Stimme auswirkt. Man kennt hier:

1. die *hysterische*,
2. die *neurotische* Stimmstörung,
3. die Stimme bei der *Psychose* und
4. die *emotionellen* Störungen (vgl. Tab. 9).

Tabelle 9. *Funktionelle Dysphonien* (nach J. Perello)

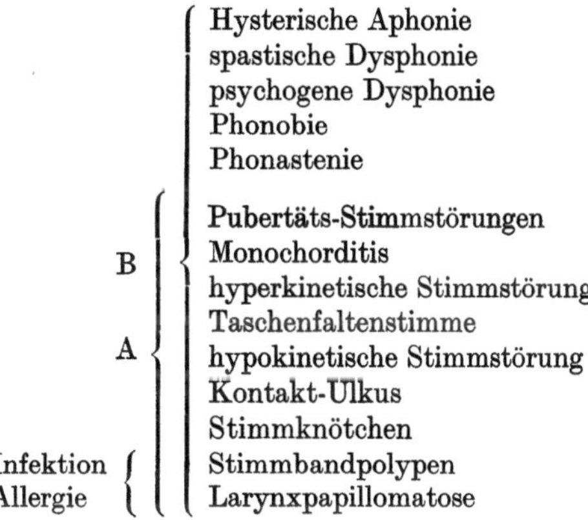

Weitaus am häufigsten findet man die hyper- und hypokinetischen Stimmstörungen (17% und 13% nach E. Schönhärl, 1961).

Unter 2697 Kranken verschiedenster phoniatrischer Abteilungen betreffen auf Grund zahlreicher Angaben 40% funktionelle Stimmstörungen [J. Perello (1962)]. Die Mutationsstimmstörungen machen nur 7% der Fälle aus und die spastische Dysphonie 1%.

Es seien daher im folgenden für klinische Zwecke die genannten Gruppen, wie früher, einzeln beschrieben und deren besondere Behandlung angefügt.

1. Hyperkinetische Dysphonie

Definition. Die hyperkinetische Dysphonie ist durch eine übertriebene Kontraktion der ganzen Phonations-Muskulatur oder eines Teiles derselben gekennzeichnet. Nicht nur die Muskulatur des Kehlkopfes, sondern auch diejenige des gesamten Atemapparates und des Halses ist daran beteiligt, so daß der Vorgang recht komplex wird. Diese Überanstrengung geht unwillkürlich, also ohne Absicht, vor sich. Die anfänglich, vielleicht aus stimmlichen Gründen, verstärkte Kontraktion wird schließlich zur Gewohnheit, was nicht ohne Folgen für die Stimme bleibt. Die Stimme klingt stark gepreßt, schließlich heiser. Man spricht dann von einer *habituellen hyperkinetischen Dysphonie*.

Ätiologie. Vielfach gehen diese Stimmstörungen auf eine angeborene Anomalie (Asymmetrie) des Kehlkopfes oder der Resonanzräume zurück, welche eine zusätzliche Anstrengung der Stimme verlangen. Manchmal handelt es sich um psychomotorische Störungen bei impulsiven Leuten, die mit lauter, gepreßter Stimme sprechen. Dies kann auch bei Familienmitgliedern von hochgradig Schwerhörigen vorkommen, wenn sie sich stimmlich viel anstrengen müssen, ebenso beim lauten unkorrekten Telephonieren. Sängern, denen es im Konzertsaal an auditiv-reflektorischer Einstellung gebricht, zeigen oft eine stimmliche Überanstrengung, besonders wenn sie mit falscher Technik (coup de glotte, falsches Stimmregister) singen. Auch endokrine Störungen (z. B. Basedow) müssen differentialdiagnostisch in Betracht gezogen werden. Findet man sich funktionellen Stimmstörungen gegenüber, so muß man sich erinnern, daß der Atemapparat, der Kehl- und Nasenrachenraum mit seiner Resonanz, und die Stimmlippenvibration, eine funktionelle Einheit bildet. Nur zu didaktischen Zwecken werden die einzelnen Teile abgesondert. So wird man z. B. bei Störungen der Stimmlippenschwingungen auch immer die Atemtätigkeit untersuchen.

Auch besteht eine enge Verbundenheit mit dem Zustand des Gesamtkörpers, welcher auf reflektorischem Wege an Stimmstörungen beteiligt sein kann. J. Tarneaud erwähnt den Sympathikusreflex, der durch die Arbeiten von Claude Bernard bekannt wurde, dann die reflektorische Beeinträchtigung der Stimme, infolge von hepatointestinalen Erkrankungen. Nadoleczny und L. Stein haben fokalbedingte Stimmstörungen bei Zahnerkrankungen beschrieben und in neuerer Zeit hat M. Baer auf den Zusammenhang funktioneller Phonationsschwäche mit Vitaminmangelzuständen (C und B_1) aufmerksam gemacht.

Symptome. Man beobachtet vor allem Atemstörungen, wobei Steifigkeiten vorkommen. Der Brustkasten und die Schulter werden beim Singen in toto hinaufgezogen. Die stark gespannten Muskeln des Kehlkopfes, des Rachens, des weichen und des äußeren Halses (M. sternothyreoideus und thyreohyoideus) treten hervor. Oft sieht man auch die geschwollenen Venen des Halses. Es handelt sich dabei zum Teil um Ausgleichsbestrebungen, um trotz Übermüdung, organischer Schwäche u. a. die erstrebten Leistungen zustande zu bringen, oder aber um unwillkürliche Mitbewegungen.

Die Hyperkinese der Atemmuskulatur wird oft übersehen, während sie sich doch leicht nachweisen läßt, wenn man das Tonhalten prüft. Solche Patienten halten den Ton (auf dem Vokal o, im piano) manchmal nur 8 bis 10″, obgleich die Lunge frei ist. Mittels der differentiellen Atemregistrierung (R. Luchsinger, G. Vogelsanger) (vgl. S. 11) läßt sich der exzessive unregelmäßige Luftverbrauch im Zusammenhang mit der Tonintensität und Tonhöhe nachweisen. Wichtige Einblicke in den unregelmäßigen Atemmechanismus gibt auch das *Röntgenkynogramm*. Während beim normalen Sänger, der einen Schwellton bildet, sich ein langsamer gleichmäßiger Anstieg des Diaphragmas erkennen läßt, finden wir bei den habituellen hyperkinetischen Dysphonien unregelmäßige, zackige Bewegungen mit einer geringeren Amplitude.

Bei der Kehlkopfspiegelung sieht man vielfach bei hohen Tönen ein aktives *Senken* der Epiglottis, so daß der Einblick in den Kehlkopf nahezu verdeckt ist. Die Stimmlippen zeigen manchmal als Folgezustand der hyperkinetischen Kontraktion eine Hyperaemie des freien Randes der Stimmlippen, variköse Gefäßerweiterungen einer Stimmlippe oder beidseits. Bei der Stroboskopie läßt sich die herabgesetzte Vibration der Stimmlippen erkennen. Bei einzelnen Fällen kann man reduzierte Schwingungen beobachten, die nur einen kleinen Abschnitt der Stimmlippen betreffen. Man kann alle Grade der Kontraktion bis zur Annäherung der Taschenfalten beim Spiegeln wahrnehmen. In seiner wichtigen Monographie über die Taschenfaltensprache hat G. PANCONCELLI-CALZIA solche hyperkinetische Bewegungen beim Singen mit wohl kräftiger, aber gepreßter Stimme (der rechten Taschenfalte, Bariton, Abb. 23) abgebildet.

Häufig sind diese Stimmstörungen von *vasomotorischen Symptomen* begleitet. Man sieht recht oft eine Rötung und Hypersekretion in der Regio interarytaenoidea. Dies erklärt das häufige Räuspern, das schließlich zum *Gewohnheitsräuspern* führen kann.

E. FRÖSCHELS (1938) machte den besonderen Versuch, den Sitz der Hauptanstrengungen (labial, buccal, pharyngeal, laryngeal und subglottisch) beim fehlerhaften Singen akustisch zu lokalisieren. In vielen Fällen kann sich die falsche Singtechnik auch in der Sprechstimme äußern, so daß das Vorlesenlassen eines Lesestückes nach dem Singen alsdann eine, wenn auch variable Belastungsprobe abgibt. Noch in neuerer Zeit bedauerte W. A. ZERFFI (1948), daß der Laryngologe über keine einfache Methode verfüge, bei Sängern die Hyperfunktion frühzeitig zu erkennen, so daß die Stimmen vor dem Ruin bewahrt werden können. Ausgehend von der Muskelspannung beim Schlucken, kam er zur Feststellung, daß man die hyperkinetische Dysphonie beim Singen leicht erkennen könne, wenn man den palpierenden Finger im Winkel zwischen Unterkiefer und oberer Kehlkopfbegrenzung auflege und somit einen Vergleich des Spannungsgefühls habe. Wenn nämlich die Muskelkontraktion, die man fühlt, ähnlich derjenigen des Schluckaktes ist, so ist das ein (allerdings unsicheres) Zeichen der zusätzlich ins Spiel tretenden äußeren Halsmuskulatur. Hier sind auch die Beobachtungen bei hyperkinetischen Dysphonien bei Gesangsschülern von WILHELM RUTH (1952) und seine Anregungen „zur Überwindung des Schluckmechanismus" zu nennen.

Auch C. ANDERSON schlägt vor, zur Prüfung der Folgen der Stimmüberanstrengung, den Finger in den Spalt der Schildknorpel zu legen und den Patienten aufzufordern, einen lauten, scharfen Ton zu äußern. Wenn der Schildknorpelspalt in die Höhe steigt oder gar unter dem Hyoid verschwindet, so ist die falsche Funktion offensichtlich.

Zur Kenntnis der häufigen, *hyperkinetischen Dysphonien der Kinder*, die durch eine Überanstrengung der Stimme, etwa aus seelischer Veranlagung, durch Sprechen im Lärm, durch Unmusikalität oder nach vorausgegangenen allergisch-entzündlichen Veränderungen im Kehlkopf, hat E. SEDLACKOVA in neuester Zeit einen wichtigen Beitrag beigesteuert. Die organischen Veränderungen der

Stimmlippen bei hyperkinetischen Stimmstörungen der Kinder sind durch eine diffuse Infiltration des gesamten Stimmbandgewebes charakterisiert. Bei diesen Sprechstimmübermüdungen, welche den unteren Bereich des Stimmumfanges betreffen, wo die gesamte Stimmlippe schwingt, findet man die größte Verdickung der Stimmlippe in ihrer Mitte. Durch diese örtliche Begrenzung unterscheidet sie sich von den Knötchen der Sänger, die sich meist in den vorderen Dritteln zeigen. Die Rauhigkeit der Kinderstimme verschwindet oft während der Pubertät. Sie kann aber leicht zu Dauerschäden führen (mangelhafter Stimmritzenschluß und Atrophien der Stimmlippen in Form von Furchen). Die Kinderstimmen sollen daher sorgfältig überwacht werden, um schwere Stimmschäden zu vermeiden.

Eine besondere Stimmqualität, eine Form der habituellen hyperkinetischen Dysphonie (im amerikanischen als „*glottal fry*" bezeichnet), die von einzelnen Autoren als pathologisch angesehen wurde, konnte von P. Moore und H. von Leden (1958) auf Grund von Hochgeschwindigkeitsfilmaufnahmen als physiologisch erkannt werden. Es wird hierfür eine neue Bezeichnung „*dyschrotische Dysphonie*" (mit doppeltem Öffnungs-Schwingungsablauf) vorgeschlagen, um die physiologischen Vorgänge der Schwingungsart zu kennzeichnen.

Es fehlt bisher noch eine systematische Gesamtschau dieser häufigen funktionellen Stimmstörung, wobei auch *Tomographie* und *Atemvolumenmessungen* pro Sekunde sowie *sonagraphische* Untersuchungen hinzugezogen werden müssen.

Die **Therapie** soll kausal sein und in erster Linie die Überanstrengung der Stimme korrigieren. Symptomatisch kommt zunächst Stimmruhe für die Dauer von etwa einer Woche in Frage neben Verabreichung von Kalziumglukonat (Kalzibronat) und Mitteln, die das neuro-vegetative System ausgleichen. Die Hauptschwierigkeit zeigt sich bei der Wiedererziehung der Stimme, die oft über längere Zeit fortgesetzt werden muß und vom Stimmtherapeuten und Patienten viel Ausdauer verlangt.

2. Hypokinetische Dysphonie

Definition und Ätiologie. Die hypokinetische Dysphonie ist durch die Hypotonie der Phonationsmuskeln gekennzeichnet. Diese Stimmschwäche kann der Folgezustand langdauernder hyperkinetischer Dysphonien sein. Man sieht sie hauptsächlich im vorgerückten Alter zwischen 40 und 50 Jahren.

Differentialdiagnose. Alle Krankheiten, die eine Hypotonie der Muskeln verursachen, kommen diagnostisch in Frage. Unter den Allgemeinerkrankungen sind vor allem die Anämie, die Hypotension des Blutdruckes und Kachexie zu nennen. Bei der Myasthenia gravis ist die sich langsam einstellende Hypotonie der Stimmlippenmuskeln sehr auffallend, ebenso auch bei endokrinen Störungen, die gewöhnlich nicht erkannt werden. Zahlreiche entzündliche Erscheinungen des H.N.O.-Bereiches gehen mit Hypotonie der Stimmuskeln einher. Bei Rekurrenslähmungen in Medianstellung kann diese zunächst eine beträchtliche Heiserkeit zu Folge haben und es ist wichtig, daß der Stimmtherapeut diese Fälle frühzeitig zur Behandlung bekommt. Schließlich führen auch gewohnheitsmäßige Fehlhaltungen oder Ängstlichkeit zu habitueller hypokinetischer Dysphonie.

Symptome. Die Stimme klingt verschleiert, matt und hauchig, indem sie von einer starken Luftverschwendung begleitet ist. Diese Dysphonie stellt sich langsam ein, der Kranke bemerkt, daß er beim Sprechen leicht ermüdet. Als Folge einer starken exspiratorischen Anstrengung, mit Neigung zur Erhöhung und Verstärkung, wird im Gesang das Pianosingen immer schwieriger und in den Registerbruchstellen zeigt sich „ein Loch“. So kommt durch die übertriebene Anwendung der Hilfsmuskeln eine starke Abschnürung des Kehlraumes zustande: die Muskeln der Taschenfalten und des Pharynx werden stark angespannt, die Ventrikel geschlossen, während der Stimmritzenschluß infolge einer Unterfunktion der Adduktoren (*habituelle hypokinetische Dysphonie*) immer schwächer wird.

Bei der überhauchten Stimme der hypokinetischen Dysphonie werden die Stimmlippen wohl adduziert, zeigen aber eine ovale Spalte oder schließen rückwärts nicht („funktionelle Internus- und Transversusinsuffizienz“). Selten beobachtet man das rasch wechselnde Bild der (beidseitigen) funktionellen Lateralislähmung Gewöhnlich ist die Schwäche doppelseitig. Manchmal sieht man auch einen △Spalt, wie bei der Flüsterstimme, als Zeichen der Stimmübermüdung. Auch bei diesen Fällen läßt die stroboskopische Untersuchung die herabgesetzten Stimmlippenvibrationen, Schwingungen mit verstärkter vertikaler Komponente oder alternierende Schwingungen erkennen.

A. ZALIOUK (1954) hat wichtige röntgentonographische Untersuchungen bei heiseren Patienten mit Hypotonie der Stimmlippen durchgeführt. Er konnte zeigen, wie einzelne Patienten beim Vokal a die Taschenfalten zusammenpressen, während sich die hypotonischen Stimmlippen nicht genügend schließen. Dagegen verschwindet die bitonale Stimme bei der Bildung des Vokals i und das Zusammenpressen der Taschenfalten ist im Tomogramm nicht mehr zu sehen.

Die **Therapie** richtet sich nach dem Allgemeinzustand. Man verordne je nach der Erkrankung Vitamin B_{12}, Prostigmin, Tonika und wende die Faradisation an. Wie bei allen diesen Stimmstörungen steht die Wiedererziehung der Stimme an erster Stelle.

3. Phonasthenie und Dysodie

Im deutschen Schrifttum (FLATAU, IMHOFER, H. STERN) findet man oft den Begriff *Phonasthenie* (Stimmschwäche). Zweifellos bedeutet dieser keine genügende Klassifikation und in Anlehnung an NADOLECZNY sollte eine sorgfältige Analyse bei jedem Fall von Phonasthenie heute eine Klärung bringen. Wenn hier dieser Ausdruck für den Bereich des berufsmäßigen Singens trotzdem verwendet wird, so geschieht es vor allem *wegen der nahen Beziehung zur neuropathischen Konstitution* (H. GUTZMANN SEN.).

Zum Teil beruhen diese Störungen auf falschem Stimmgebrauch. Solche falsche Stimmgewohnheiten stammen vielfach aus dem Kindesalter. Manchmal entwickeln sie sich nach Katarrhen und bleiben, einmal akquiriert, zäh haften. So kann sich nach einer Laryngitis bei Disponierten eine Taschenfalten- oder eine Fistelstimme entwickeln.

GUTZMANN hat zuerst darauf hingewiesen, daß ein großer Teil der kindlichen Heiserkeiten auf eine Gewohnheitslähmung (EHERT, OPPENHEIM, HUET) zurückgeht.

So erwähnt er den Fall eines vierjährigen Knaben, der nach einem Kehlkopfkatarrh wochenlang eine tiefe, rauhe Stimme (bis zum d) aufrechterhielt. Erst als man ihn lehrte, in seiner richtigen Stimmlage (h bis c′) zu sprechen, konnte man ihm seine falsche Stimmgebung abgewöhnen.

Ebenso kann nach GUTZMANN der bei Kindern häufig *inspiratorische Stridor*, das laute, keuchende Einatmen während des Redens, angewöhnt sein. Als Folge davon tritt oft Heiserkeit auf, welche daher zu den habituellen Dysfunktionen der Stimmritzenerweiterer zu zählen ist. Oftmals entsteht eine solche habituelle Stimmstörung auf dem Boden einer Asymmetrie, die angeboren sein kann (NADOLECZNY, REKER, LUCHSINGER u. a.).

NADOLECZNY (1926) beschreibt den Fall eines 15jährigen Mädchens, das seit der frühesten Jugend stets etwas heiser war. Die rechte Stimmlippe war leicht verdickt und etwas rosafarben, die linke schmal, mittellang, weiß. Er führt die stets leicht belegte Stimme auf das ungleichmäßige Wachstum des Kehlkopfes zurück. Die Neigung zu funktioneller Heiserkeit kommt nach seiner Erfahrung wohl im Zusammenhang mit Asymmetrien erblich vor.

Das tönende, keuchende Einatmen während der Rede findet man auch bei Erwachsenen, was dann recht unangenehm auffällt, während es der Redende gar nicht bemerkt. Die Untersuchung der oberen Luftwege muß immer mit großer Genauigkeit durchgeführt werden. Ist das Resultat negativ, so kann die Behandlung, welche viel Geduld erfordert, im Einüben einer geräuschlosen Einatmung bestehen.

Ähnlich ungünstig wirkt sich die inspiratorische Phonation, die Stimmgebung während des Einatmens aus, z. B. wenn etwa das Wort „ja“ inspiratorisch gesprochen wird. Wo ein solcher widersinniger Stimmmechanismus dauernd in Erscheinung tritt, wird man ihn der Hysterie zurechnen.

Wichtig ist besonders jene durch *falsche Stimmgewohnheit* entstandene Heiserkeit, die infolge Redens in zu hoher Stimmlage mit zu harten Stimmeinsätzen und falschem Tonabsatz zustande kommt. Diese Fehler der Stimm- und Sprechtechnik bilden eine der häufigsten Stimmstörungen. Vielfach haben die Patienten kein musikalisches Gehör für Tonhöhen und Klangfarbenunterschiede. Manchmal spielt dabei eine Allgemeinerkrankung eine Rolle.

Das Charakteristische der Phonasthenie besteht also darin, daß der Sänger oder Sprecher nicht mit der gewohnheitsmäßigen und daher unbemerkten Anspannung der Atem- und Kehlkopfmuskulatur die gewohnte Dauer und Klangschönheit der Töne hervorbringt, wodurch die verschiedensten Reizerscheinungen im Rachen und Stimmorgan entstehen, zu denen bei der gewöhnlichen Kehlkopfspiegelung ein entsprechender Befund fehlt. Wichtig ist die *Vorgeschichte der Kranken* (Prediger, Berufsredner, Lehrer an den unteren Lehranstalten, Schauspieler, Sänger).

E. NESSEL ist in seinem ausführlichen Referat (1964) über *die Berufsschäden des Kehlkopfes* auch auf die dysphonischen Schädigungen eingegangen. Es finden sich in der Literatur nur wenige Angaben, welche Berufe nachweislich am häufigsten von Berufsstimmschäden betroffen werden, so z. B. bei R. IMHOFER (1926), dessen Phonasthenikergruppe (185 Fälle von Dysodie und 36 von Rhesasthenie) sich zu $^2/_3$ aus Lehrer zusammensetzte. V. IMRE (1951) hat unter 900 Stimmkranken 317 haupt- oder nebenberufliche Sänger und Rednerberufe gezählt. Es besteht kein Zweifel, daß die sogenannten Stimmberufe (neben den Sängern und Schauspielern, Lehrern, Verkäufern, Geistlichen, Geschäftsführern und Managern u. a.) die Hauptquote für hyperkinetische dysphonische Erkrankungen mit und ohne Stimmlippenveränderungen liefern. Amerikanische Autoren weisen darauf hin, daß es nicht so sehr die Berufe mit besonders hohen Ansprüchen an Lautstärke sind (Feldwebel, Auktionäre, Vorarbeiter in Lärmbetrieben), die zu funktionellen Stimmstörungen führen, als vielmehr Berufsgruppen mit scharfem Konkurrenzkampf, hoher Verantwortung, emotioneller Belastung und betontem Sozialprestige. Darunter figuriert auch eine erstaunliche Anzahl von Hausfrauen des energischen, geltungsbedürftigen Typus.

Es liegen am häufigsten phoniatrische und stimmpädagogische Berichte über die Berufsgruppen der Lehrer und verwandten Berufe vor. A. GUNDERMANN und CH. LUETH (1964) haben die Lautstärke der Unterrichtsstimme bei 100 mitteldeutschen Oberschullehrkräften gemessen. Auffällig war, daß kein deutlicher Unterschied zwischen Lehrer und Lehrerinnen gefunden wurde. Der Schallpegel bewegte sich zwischen 60 bis 70 DIN-Phon. Stimmstörungen wurden bei 13 von 29 Lehrern und 32 von 71 Lehrerinnen festgestellt (vgl. NESSEL, S. 436). Auch E. NESSEL betont, daß die sogenannte „*Lehrerdysphonie*" nicht allein eine Folge der Berufsausübung ist. Dies zeigten die Erhebungen von E. HARTMANN (1960). Zu ähnlichen Resultaten kam W. KIRSCHBACH (1964) (zit. nach E. NESSEL). Nur ein Drittel des Untersuchungsgutes der Lehrer aus E. HARTMANNS Reihenuntersuchungen machten sogenannte „Naturstimmen" aus, die eine Sprecherziehung entbehren könnten. Einen wesentlichen Faktor bildet der ständig zunehmende *Verkehrslärm* für viele Stimmstörungen bei Lehrkräften (E. LUNGFIEL).

Schlußendlich soll die wichtige Expertise von E. SCHUBERT (1959) erwähnt werden, welcher dargetan hat, daß die Funktionsstörung bei *Kindergärtnerinnen* während der Ausbildungszeit nur in 20%, bei Berufsausübenden jedoch in 42,5% auftraten. Dieser Autor kommt dann auch zum Schluß, daß die bei der Berufsausübung entstehenden Krankheiten alle Bedingungen erfüllen, die mit dem Begriff der Berufskrankheit verbunden sind. Mit Recht fordern daher zahlreiche der erwähnten Untersucher, daß für die Erziehungs- und Lehrberufe nicht nur eine phoniatrische und phonetische Eignungsprüfung vor der Ausbildung durchgeführt werden soll, sondern eine *obligatorische Sprecherziehung* während der Ausbildung und weiterhin stimmärztliche Kontrollen resp. Behandlungen der beruflichen Tätigkeit.

E. LUNGFIEL hat über die phonetischen Befunde bei 262 Hamburger *Kindergärtnerinnen* aus 35 Kinderheimen berichtet. Er fand nur bei 37 (14,1%) der Untersuchten eine gesunde, allen Anforderungen gewachsene Stimme. 186 von ihnen wurden laryngoskopisch kontrolliert, wobei in 134 Fällen (72%) eine ausgeprägte Stimmstörung festgestellt wurde. 37 Kindergärtnerinnen wiesen nasale Atmungsbehinderungen auf, chronische Rhinitis oder Sinusitis; 22 standen deswegen in spezialärztlicher Behandlung. In etwa der Hälfte der Fälle zeigten sich organische Stimmstörungen: sechsmal lagen Sängerknötchen vor, 45mal mangelhafter Glottisschluß. Als Fehlbildungen sei folgendes notiert: zu harter Stimmeinsatz: 136mal, falsche Sprechatmung: 128mal, verspannte Kehlkopf-Fixationsmuskulatur: 107mal, Räusperzwang: 90mal. Fast regelmäßig wurde eine zu hohe Sprechstimmlage gefunden. Einschränkungen der Singstimme fand man besonders im oberen Bereich des Singstimmumfanges. Nur 22 der 186 Kindergärtnerinnen hatten während ihrer Ausbildung eine Stimmschulung genossen.

Meist kommen die Patienten mit der Diagnose „Katarrh" zum Arzt, obwohl in solchen Fällen in den oberen Luftwegen — auch bei mehrmaliger Untersuchung — kein oder nur ganz unwesentlicher Schleim festgestellt werden kann. Es sind vor allem die subjektiven Empfindungen, die sowohl den Patienten als auch den Arzt immer wieder einen Katarrh annehmen lassen. Es wird ein Kitzelgefühl, Räusperzwang oder ein Druckgefühl im Bereich der Luftröhre oder im Hals angegeben. Die Stimme, die früher mühelos ansprach, ermüdet rasch und zeigt alle Übergänge von der leisen, belegten bis zur heiseren Stimme. Oft ist die Sprechstimme vollständig frei, nur beim Singen beobachtet man vor allem beim Übergang der Bruststimme zur Mittelstimme, später aber auch in der Höhe flatternde Töne, vor allem im Piano, welche abbrechen, oder die Stimmklänge sind bereits verlorengegangen. So kommt es zur Unfähigkeit, den Ton auf gleicher Höhe zu halten oder genau zu treffen. Entweder sinkt dann der Ton nach unten oder er wird zu hoch (*Detonieren* oder *Distonieren*). Weiterhin beobachtet man oft ein falsches Tremolo oder Zwangsbewegungen.

Plötzliches Auftreten findet man nach NADOLECZNY häufig bei zu kurz oder ungenügend ausgebildeten Sängern (*Pseudophonasthenie*, H. STERN). Man soll daher immer nach der gesanglichen Ausbildung fragen, nach deren Dauer und Art (wie lange täglich, wie viele Jahre; was für Übungen, wann zuerst Lieder gesungen wurden). Was die Gesangsmethode anbetrifft, muß man wissen, ob die Stimme nicht hinaufgeschraubt, ob offenes Singen (was häufiger vorkommt als das übertriebene Decken) besonders viel gepflegt wurde, und speziell achte man auf etwaige fehlerhafte Atmung. Bei Lehrern und Lehrerinnen findet man häufig eine Überlastung der Stimme bei großen Klassen und zu zahlreichen Wochenstunden, wozu etwa noch eine außerberufliche gesangliche Tätigkeit kommt. Die auslösenden Ursachen bilden sehr oft Katarrhe, wobei die Stimme nicht geschont wird. Meist ist sie aber schon vorher leicht geschädigt gewesen. Manchmal wirkt auch ein örtlicher Eingriff (Ätzen, Kaustik) oder ein Schock schädigend.

Die *Symptomatologie* der Phonasthenie ist außerordentlich mannigfaltig. Oft findet man nur eine Rötung der Seitenstränge, eine graurote Verfärbung der Stimmlippen oder Erweiterung und Schlängelung von Gefäßen. Auch interarytaenoidale Rötungen und die leichte Randrötung (Chorditis marginalis) sowie geringe Schleimbildung im Kehlkopf werden häufig beobachtet. Dieser „Ermüdungskatarrh" (IMHOFER) ist mehr oder weniger belanglos, wird aber oft bei Nichtbeachtung der übrigen Zeichen der Phonasthenie mißdeutet. Auch ohne lokale Reizerscheinungen im Hals kommen bei sensiblen Sängern und Sängerinnen recht oft vegetative Störungen als Begleiterscheinungen von Ermüdungszuständen, oder ausgelöst durch Infektionskrankheiten, vor. So soll immer der körperliche Allgemeinzustand berücksichtigt werden, um eine (spastische) Obstipation, Neuralgie oder Myalgie nicht zu übersehen.

Ähnliche Verhältnisse finden wir bei der *Rufstimmstörung* (*Kleseasthenie*), deren Wesen von ZUMSTEEG und LOEBELL eingehend beschrieben wurde. Bei ihr stehen die subjektiven Beschwerden noch mehr im Vordergrund. Oft klagen die Patienten über nachhaltige Schmerzen, die Stimme klingt knarrend, rauh und trägt nicht mehr. Bezeichnenderweise stellen sich recht oft Stimmlippenknötchen ein.

Die *laryngologische Untersuchung* soll nicht nur nach stroboskopischen, sondern auch nach phonetischen Gesichtspunkten ausgerichtet werden. Nicht nur der Stimmumfang, die Registergrenzen, das Tonhalten, Forte- und Pianosingen, Schwelltöne, das Decken, etwaige Mitbewegungen des Körpers und der Atemorgane müssen beobachtet werden, sondern man wird gut tun, die meßbaren Bewegungen des Phonationsapparates zu registrieren. Zwar kann man fehlerhafte Atembewegungen mit dem Auge verfolgen, aber erst die pneumatographischen Aufnahmen von der Brust- und Bauchatmung beim Singen ermöglichen genauere Einblicke in einen falschen Atemmechanismus. Schließlich führe man auch die GUTZMANNsche *Druckprobe* aus: Übt man einen Druck auf den Schildknorpel aus, während ein Sington längere Zeit gehalten wird, so wird der Ton für einige Bruchteile von Sekunden vertieft; wenn der Druck auf den Schildknorpel plötzlich aufgehoben wird, stellt sich bei einer gesunden Stimme die ursprüngliche Tonlage sofort wieder ein. Bei Stimmkranken dagegen wird sie gar nicht oder nur verzögert wieder erreicht. Allerdings findet man auffällige Unterschiede nur bei schweren Stimmstörungen.

H. GUTZMANN empfiehlt, den Kehlkopf mit einem Stethoskop abzuhorchen, wodurch auch ein leiser Glottisschlag erkannt werden kann. Er hebt hervor, daß diese feinen Untersuchungsmittel durchaus nötig sind, weil der harte Stimmeinsatz (außer beim Staccatosingen) verpönt ist. Es ist leicht zu begreifen, daß der verstärkte Luftabfluß infolge des erhöhten subglottischen Druckes zu einem stärkeren Zusammenpressen der Stimmlippen führen muß, wenn der Stimmeinsatz fest sein soll. Auch bei einer Reihe von Stimmstörungen muß der Kranke lernen, den falschen und unschönen Stimmeinsatz durch sein eigenes Gehör zu erkennen.

Therapie. Es muß folgendes beachtet werden: *Organische Befunde.* Die Bewertung derselben bei Sängern und Sängerinnen ist sehr verantwortungsvoll und ein Urteil sollte nur im Rahmen einer vollständigen Beurteilung der Stimme gebildet werden. Gerade in bezug auf das Naseln sei man sehr zurückhaltend. Nur bedeutende Verengungen in der Nase (Deviatio septi, ausgedehnte Cristae und Spinae hypertrophicae) sollen operiert werden. Oftmals versteht sich hinter einer verstärkten nasalen Resonanz (funktionelles offenes Näseln) eine falsche Stimmgebung.

In bezug auf die *Stimmübungen sind die hypokinetischen Dysphonien* leichter zu behandeln. Wenn dieses Symptom gleich von Anfang an erscheint, muß man immer an eine *psychogene* Überlagerung denken. Die Aphonie ist schlußendlich meist die schwerste Form dieser Affektion. Die Stimmtherapie kann dann nur etwa ein Vehikel der ins Auge gefaßten Umerziehung des psychischen Gehabes sein.

Ist aber die Hyperfunktion das Endresultat einer längeren Überanstrengung der Stimme etwa bei Ausrufern, bei Lehrern und anderen Stimmberufen, so braucht es eine geraume Zeit zur Wiedererziehung der Stimme. In diesem Falle haben sich in meiner Praxis die bekannten sogenannten Stoßübungen von E. FRÖSCHELS bewährt. Bei diesen Übungen wird ein plötzlicher Schluß der Stimmritze erzwungen, wenn man mit den beiden Armen von der Brustwarzenhöhe heftig nach unten stößt. Es kommt dabei zu einer Mitbewegung der Muskulatur im Halsbereich, welche mithilft, die Stimme zu kräftigen. Diese täglichen Übungen müssen bald von anderen Stimmübungen abgelöst werden, damit der Patient lernt, ein neues Zusammenspiel seiner Stimmuskeln zu erreichen. Hier können auch die Übungen nach THAUSING (vgl. S. 201) nützlich sein, weil sie wieder die Stimmlippen übungsgemäß in eine erhöhte Spannung bringen.

Es gibt noch wenig *statistische Auswertungen* auf dem Gebiete der Stimmerziehung, weil sich der Phoniater meist auf genauere Studien seiner Privatpraxis stützen muß. Lediglich über kleine Gruppen von Polypen- und Knötchenträger (Kontakt-Ulkus) wurde bisher berichtet. Es war daher verdienstvoll, daß F. BRODNITZ (1963) über eine große Gruppe von 977 Patienten referiert hat, die er während 8 Jahren kontrolliert hatte. 748 Kranke litten an funktionellen Stimmstörungen und 295 zeigten eine organische Grundlage des Leidens. Die Fälle wurden hinsichtlich der Art, der Geschlechtsverteilung, des Alters und des Berufes eingereiht und die Wiederherstellung der Stimme kritisch gesichtet. Bei einer kleineren Gruppe von etwa 145 Kranken (hyper- und hypokinetische Dysphonien, Knötchen- und Polypenträger, Kontakt-Ulzerationen und Aphonien) konnte in etwa 40% eine erfolgreiche Behandlung festgestellt werden, was in Anbetracht der häufigen neurotischen Fixationen bei diesen Stimmstörungen ein ermutigendes Resultat darstellt.

Berufliche Probleme der Stimmerziehung. An dieser Stelle sei auch auf einen wichtigen „*Codex*" hingewiesen, den Prof. E. CASTERAN[1] (1961), Vorsteher der ORL-Klinik in Buenos Aires, für Stimm- und Sprecherzieher aufgestellt hat, der obwohl von den maßgebenden Ärzten als auch von den Fachpädagogen nicht ungeachtet bleiben sollte. Zu den Pflichten des Therapeuten gehört folgendes: Der Therapeut soll sich für die Schwierigkeiten und Bedürfnisse der Probleme des Patienten einsetzen im Zuge seines sozialen Ranges oder seiner ökonomischen Mittel. Sein Schulungszimmer soll ein neutraler Raum sein, wo die Patienten empfangen und behandelt werden können, sei es, daß es sich um den Arzt oder den Therapeuten handelt, der die Konsultationen gibt oder Behandlungen durchführt.

Er soll sich auch bewußt sein, daß jeder Patient, der seine Hilfe beansprucht, ein medizinisches Problem darbietet. Daher braucht der Stimm- und Sprachtherapeut die Orientierung durch den Arzt, der ihn über die klinische Seite des Kranken unterrichtet.

So soll er also ein Mitarbeiter des Arztes sein. Diese Haltung befreit ihn zum großen Teil von Verantwortungen, nämlich in denjenigen Fällen, wo diese von ihm in ungerechter Weise gefordert werden könnten.

Der Therapeut ist nicht zu illegaler Ausübung der Medizin befugt. Er kann dafür bestraft werden, wenn er z. B. den Patienten untersucht, indem er etwa die Methoden und Techniken der medizinischen Praxis dazu benutzt.

Die Wiedererziehung der Stimme und der Sprache soll möglichst klar sein und man vermeide die Verletzung des beruflichen Geheimnisses.

So unterlasse er öffentliche Ankündigungen, Zirkulare, worin etwa seine unfehlbare Technik gerühmt wird. Auch sollen in nichtmedizinisch-ausgerichteten Zeitschriften keine klinischen Fälle oder Behandlungen veröffentlicht werden.

Der Therapeut soll sich auch bewußt sein, daß er bei privater Tätigkeit einen besonderen Beruf ausübt und nicht einen Handel. So soll er die Stellung des

---

[1] Nach persönlicher Übermittlung, wofür ich auch an dieser Stelle herzlich danke.

Kranken, die Wirksamkeit der Behandlung und die üblichen Margen bei der Honorierung in Betracht ziehen.

Tonsillektomie und Stimme. Nach zahlreichen Untersuchern [HEYMANN, MOTTA (1939), PFAU (1954), denen sich auch J. BERENDES (1956) anschließt], ist der Einfluß der Folgezustände nach einer korrekten Tonsillektomie sicher nicht groß. Eine Verschlechterung der Stimme kann eintreten, wenn nach größeren Verletzungen bei der Operation die Gaumenbögen oder das Gaumensegel durch derbere Narbenzüge verzerrt worden sind. H. DROSTE hat an Hand von 30 Patienten vor und nach durchgeführter Mandeloperation untersucht. Er konnte feststellen, daß in den allermeisten Fällen weder die Sprache nach die Singstimme sich verändert.

Für die *Indikation* zur *Tonsillektomie* ist folgendes zu erwägen: Bei ausgesprochen nervösen Sängern mit ungünstigen stimmlichen Mitteln und falscher Atemführung sollte die Mandeloperation wie bei allen andern Menschen nur ausgeführt werden, wenn eine interne oder laryngologische dringende Anzeige — durch den übrigen körperlichen Befund begründet — besteht. (Jüngere, noch in der Ausbildung begriffene Sänger gewöhnen sich meist rasch an die veränderten Resonanzverhältnisse.) Denn auch bei einwandfrei ausgeführter Operation werden Künstler der oben erwähnten Kategorie den frühzeitigen Niedergang der Stimme (infolge ihrer ungenügenden Anlage oder fehlerhafter Stimmtechnik) immer auf die Folgen der Tonsillektomie zurückführen. Wird diese Einschränkung bei der Indikation beobachtet, so kann auch hier die Beseitigung einer chronischen Tonsillitis in bezug auf die Qualität und Quantität der Stimme sich sehr günstig auswirken. Dabei gehe man bei der Mandelausschälung möglichst schonend vor und vermeide die Verletzung des weichen Gaumens und der Gaumenbögen. Von diesen darf nichts entfernt werden! Mit Recht betont HEYMANN die Schädlichkeit der Kauterisation in solchen Fällen, da sie zu verstärkten Narbenbildungen führt und bei einer *chronischen Tonsillitis mit Streuungserscheinungen keinen vollen Ersatz für die Mandelausschälung* bietet. Bereits nach 14 Tagen soll mit der stimmlichen Nachbehandlung (Stimmarzt oder Gesangspädagoge) begonnen werden, um narbige Zusammenziehungen und bindegewebige Verdickungen möglichst zu vermeiden (L. STEIN, HEYMANN).

Auch J. ARNDT (1963) ist in einer außerordentlich gut dokumentierten Arbeit ebenfalls der Frage nachgegangen, ob die Singstimme durch die Tonsillektomie geschädigt wird, wie das Sänger immer wieder behauptet haben. Es wurden bei 18 Patienten vor dem Eingriff und 6 bis 8 Wochen danach klinisch phoniatrische Untersuchungen und elektroakustische Klanganalysen — Suchtonanalysen nach GRÜTZMACHER — durchgeführt. Der Autor fand 6 bis 8 Wochen nach der Tonsillektomie bei 4 von 18 Patienten ein Absinken der mittleren Sprechtonlage. In der Regel blieb sie unverändert. Der Stimmumfang nahm in 10 Fällen zu, in 3 ab und bei 5 Probanden blieb er unverändert. Die Erweiterung erfolgte 4mal dadurch, daß die untere Stimmgrenze herab- die obere aber heraufgesetzt wurde, 5mal allein durch Herabsetzung der unteren Stimmgrenze, einmal dadurch, daß die untere Stimmgrenze mehr absank als die obere. In über der Hälfte der Fälle (10mal) war die untere Stimmgrenze nach Tonsillektomie herabgesetzt, 3mal heraufgerückt, 5mal blieb sie unverändert. Die obere Stimmgrenze dagegen blieb 13mal unverändert, einmal war sie herabgerückt, 4mal heraufgesetzt. Abweichungen von der mittleren Sprechstimmlage nach unten standen in keinem Zusammenhang mit den Fällen, bei denen eine auffallende Veränderung in der Vokalklanganalyse eingetreten war; vielmehr betrafen sie nur Fälle ohne Änderung der Vokalkurve. Abweichungen der Tongrenzen des Stimmumfanges und des Kauversuches nach FRÖSCHELS verteilten sich gleichmäßig auf veränderte und nicht veränderte Vokalklänge.

Überzeugende Zusammenhänge zwischen Stimmuntersuchungen und Stimmklanganalysen konnte J. ARNDT somit nicht auffinden. Wenn man die Vermehrung der Obertöne als Zeichen einer Stimmklangverbesserung — und das erscheint nach den akustischen Klangvergleichen gerechtfertigt — ansieht, so muß also das Ergebnis der Untersuchungen als ausgesprochen günstig bewertet werden, da von den 18 Vp. 10 keine oder nur geringgradige Änderungen des Vokalklanges zeigten und bei 7 der Stimmklang nach dem Eingriff obertonreicher wurde. Nur einmal (bei 3 Vp.) trat bei niedriger Grundtonhöhe eine auffallende Verarmung an Obertönen ein. Das hatte offenbar funktionelle Gründe; denn in hoher Lage war der Stimmklang nach Tonsillektomie sogar obertonreicher als vorher. Eine bleibende Stimmschädigung schien also auch hier nicht vorzuliegen.

Es muß betont werden, daß ein obertonreicher Klang nach Tonsillektomie *nur bei erhaltenen Gaumenbögen festzustellen ist,* wobei ihre *oberflächliche Vernarbung* nicht zu stören scheint. Der Erhaltungszustand der Gaumenbögen wiederum hängt davon ab, ob Peritonsilliarabszesse vorangegangen sind oder nicht. Bei einer Abszeßanamnese scheinen Verwachsungen oder Vernarbungen der Gaumenbögen die Regel zu sein. Bei jungen Sängern mit gehäuften Anginen soll man also mit der Tonsillektomie nicht zu lange warten.

Auch J. ARNDT mahnt: „Wenn nach diesen Untersuchungsergebnissen die Angst der Sänger vor einer Tonsillektomie auch nur wenig begründet ist, so wird man doch gerade bei ihnen, deren Existenz von der Stimme abhängt, bei der Indikationsstellung besonders kritisch sein müssen. Falls nicht lebensnotwendige Gründe zum Eingriff zwingen, wird man bei folgenden Veränderungen in der Anzeigestellung Zurückhaltung üben:

1. bei großen, die tonsillenischen ausfüllenden Mandeln, weil hier mit einer Verwachsung beider Gaumenbögen ziemlich sicher gerechnet werden kann;

2. aus dem gleichen Grunde dann, wenn *Tonsilliarabszesse vorangegangen sind.*

Falls also solche Gegengründe nicht vorliegen, bestehen auch bei qualifizierten Sängern *keine Bedenken,* vorausgesetzt, daß der Eingriff fachkundig und unter größtmöglichster Schonung des umgebenden gesunden Gewebes durchgeführt wird.“

Bei etwaigen Schadenersatzklagen soll bei der *Begutachtung* folgendes erwogen werden: a) Daß Schwierigkeiten während der Operation sich einstellen können (Verwachsungen), die brüskeres Vorgehen zur Folge haben. Aus diesen Gründen sind oft narbige Verziehungen nicht zu vermeiden. b) Man soll *nicht vor einem Jahr* ein Urteil über die Stimme abgeben. c) Die Stimme kann bereits vor der Operation krank oder gesangstechnisch nicht einwandfrei gewesen sein; die subjektiven Empfindungen werden dann gelegentlich von labilen Individuen auf die Mandelausschälung bezogen (J. BERENDES). Die Forderung von VOORHEES, man solle an Sängern nicht operieren, ohne gewisse Vorkenntnisse vom Singen zu haben, möchte J. BERENDES dahin abgeändert haben, daß der Nasen-Hals-Ohrenarzt über möglichst genaue phonetische Kenntnisse verfügen soll.

Was die operative Entfernung der *Stimmlippenknötchen* anbetrifft, wurde deren Einschränkung bereits besprochen.

Recht zurückhaltend sei man auch mit der übrigen *örtlichen Behandlung*. Während bei akuten Erkrankungen die Allgemeinbehandlung im Vordergrund steht und im Bereich der oberen Luftwege lediglich reizmildernde Mittel angewendet werden sollten, tritt die Applikation von *Anaestheticis* (Anaesthesin, Orthoform, SPIESS, NADOLECZNY) bei den Reizzuständen der Phonastheniker, der geringen Sekretion (Ermüdungskatarrh) in ihr volles Recht. Ein Spray mit 1% Pantocainlösung und einigen Tropfen Sympatollösung hat sich mir voll bewährt, ebenso die trockene Wärme bei Schmerzen im Bereich der Halsmuskulatur. Auch die lokale Behandlung im Kehlkopf wirkt sich bei solchen Stimmstörungen ungünstig aus: Jod, Argentum nitr., Protargol und zahlreiche ölige Lösungen (auch Menthol in stärkerer Konzentration) werden recht schlecht vertragen.

Man vergesse auch die *Allgemeinbehandlung* und die Beachtung der Lebenshygiene des Sängers nicht. Dabei handelt es sich besonders um die seelische Aufrichtung, da oftmalige Lokalbehandlungen oder neue Gesangsmethoden, welche ihnen keine Hilfe brachten, die Kranken skeptisch gemacht haben. Es stellt sich nach den zahlreichen Mißerfolgen ein Depressionszustand und schließlich eine Erwartungsneurose ein. Es kommt zum weiteren Lehrer- und Arztwechsel. Hier hilft die Autorität des Arztes. Je genauer man daher diese Kranken untersucht, desto mehr gewinnt man ihr Vertrauen, desto leichter kann man sie beruhigen. „Statt also von nicht schließenden Stimmlippen zu reden, kläre man sie über die Ursachen auf", hat NADOLECZNY treffend gesagt.

Mit der *Übungsbehandlung* wird nach dem Abklingen örtlicher Reizerscheinungen schon nach kurzer Stimmruhe begonnen. Die einzelnen Teilvorgänge der Stimmgebung können getrennt oder gleich zusammen geübt werden, je nach der Schwere und Eigenart des Falles. Dabei ist auch der Vorstellungstypus zu berücksichtigen (FRÖSCHELS, TROJAN, NADOLECZNY).

Die ärztliche phonetische Behandlung kann durch die tonfrequente elektrische Vibration oder durch den pulsierenden Gleichstrom oder auch nur durch die aktive Kompression des Schildknorpels mit der Hand unterstützt werden. Diese Maßnahmen werden als „Ausgleichsverfahren" bezeichnet. Sie helfen nicht nur bei der Behandlung, sondern gestatten auch bis zu einem gewissen Maße, den Grad der Erkrankung zu erkennen. Diese Therapie hilft ganz wesentlich, die Stimmübungen nach oben und unten, von der Bruststimme, eventuell der unteren Mittellage ausgehend, auszudehnen. Am besten gelingen die Übungen anfangs auf dem Vokal o. Nach allmählicher Besserung der Stimme, wobei man nicht zu schnell in die Höhe fortschreiten soll, müssen auch die übrigen Vokale mit markanten Mundstellungen geübt werden.

A. ZALIOUK hat die Wichtigkeit der richtigen Stimmlage betont: „Die Vibrationen im Knochenmassiv beim angepaßten Tonansatz, wie er im Grundton der Stimme gebraucht wird, soll objektiviert werden. Die richtige Stimmführung erzeugt ein unbestimmtes Vibrationsgefühl, das man durch Auflegen der Hände unter festem Summen eines „m“ bei geschlossenem Mund direkt wahrnehmen kann. Wenn der optimale individuelle Ton erreicht ist, soll das Summen durch den Luftstrom ersetzt werden und man geht dann zur artikulierten Vokalisation über.“

F. Brodnitz (1961) wandte bei über 300 Fällen die sogenannte *Kaumethode* nach E. Fröschels an und bezeichnete sie auf Grund seiner Erfahrungen als eine ausgezeichnete Hilfe zur allgemeinen Entspannung der Stimmübungen.

Andere natürliche Mittel, um die Überkontraktion im Bereich des Stimmorgans zu überwinden, sind das „Seufzen“ und das „Gähnen“. W. Perkin (1957) und W. Vennard (1950) haben eine Kombination dieser Vorgänge empfohlen, um die freie Stimmgebung zu entfalten. Dazu kann auch das nützliche *Kieferschütteln* treten, nämlich dann, wenn im Bereich des Unterkiefers eine besondere Steifheit vorherrscht.

Bei mir selbst haben sich bei hyperkinetisch-spastischen Stimmstörungen die *inspiro-exspiratorischen Übungen* von A. Rethi (Budapest, 1964) gut bewährt: Der Patient wird angehalten, ein- und auszuatmen innerhalb kurzer Zeit. Dann soll er aufgefordert werden, einen Ton während des Inspiriums zu bilden und damit fortzufahren während der Ausatmung. Nach einigen Übungen kann der Stimmkranke bereits inspiratorisch ein längere Zeit gehaltenes [i] bilden; dann folgt das gleiche während der Exspiration. Anschließend folgen die verschiedenen Vokale, schließlich geht man zu Silben und zum Sprechen von Worten über.

Wenn Angst und neurotische Symptome im Vordergrund stehen, kommt eine eigentliche *Psychotherpaie* in Frage. J. Jellinek (1955) hat die kathartische Wirkung der sogenannten „spontanen Bildvorstellung“ (R. de Soille) gebraucht, zusammen mit der Stimmübungsbehandlung.

Mit geschlossenen Augen, aber vollständig wach, sieht der künstlerisch begabte Mensch Bilder und belebte Szenen wie in einem Film, die er bis ins einzelne beschreibt. Diese Methode kann sowohl zur Exploration, als auch zur Psychotherapie verwendet werden. Persönliche Probleme werden durchbesprochen und werden manifest in Verbindung mit den aus dem Unbewußten gewonnenen Bildern gebracht.

Wann sollen Patienten mit *Stimmschwäche* wieder dem Gesangsunterricht zugeführt werden?

Hier können wir Imhofer und Fröschels beipflichten, die alle Kranken dem Gesangspädagogen ganz überlassen wollen, bei denen ein bestimmter Fehler der Gesangstechnik im Vordergrund steht und wo die aus demselben resultierenden phonasthenischen Erscheinungen noch wenig entwickelt sind. Imhofer (1905) schreibt: „Ich habe ganz ausgesprochene phonasthenische Symptome unter Änderung der Methode des Singens und Herstellung eines einwandfreien Ansatzes, einer richtigen Atmung und Tonführung vollständig verschwinden sehen, ja, ich habe sogar Fälle beobachtet, wo schon anatomisch in Erscheinung getretene Veränderungen, also Verdickungen am Rande der Stimmbänder, vorhanden waren und wo unter Änderung des Ansatzes und Abstellung des falschen Coup de glotte (harter Einsatz) sowohl die subjektiven Symptome verschwanden als auch die anatomischen Veränderungen sich zurückbildeten.“ Der Stimmkranke soll aber andererseits erst dann zum Gesangslehrer gehen, wenn es ihm nach der ärztlichen Behandlung gelungen ist, einige Töne auch ohne Ausgleichsmethoden rein zu bilden. Dann kann der Pädagoge diese weiter üben, ohne über den Umfang der ausgeglichenen Töne hinauszugehen. Nach vollständiger Wiedergewinnung des Tonumfanges und einer genügenden Ausgeglichenheit der Stimme soll der Patient möglichst bald wieder seinem Lehrer übergeben werden; Gesangsunterricht zu erteilen, ist nicht Sache des Stimmarztes; er muß aber möglichst viel davon verstehen.

Prognose. Der Erfolg der Behandlung hängt nach FLATAU nicht nur von der Ausbreitung der Störung über den Stimmumfang und vom Grad der klanglichen Einbuße ab, sondern auch von der Dauer der Erkrankung. Jenseits des 40. Lebensjahres und nach einer drei- bis vierjährigen Dauer der ausgebildeten Phonasthenie wird die Vorhersage immer zweifelhaft, besonders wenn dabei andauernd noch stimmliche Berufsarbeit geleistet werden muß. Es ist daher von ausschlaggebender Bedeutung, daß der Sänger die Möglichkeit hat, eine gewisse Zeit die berufliche Tätigkeit auszusetzen, um sein Leiden in geeigneter Weise behandeln zu lassen. Dabei spielt auch seine seelische Verfassung und damit ihre Eignung für die Übungsbehandlung (Verständnis, Geduld, auch musikalisches Gehör) eine Rolle.

Ungünstig beurteilt NADOLECZNY die „veroperierten“ Fälle. Im allgemeinen sind die Aussichten für die Wiederherstellung der Stimme gut, wenn man von veralteten Fällen bei Sängern und Sängerinnen mit ganz ungenügenden Stimmmitteln, die nie korrekt singen gelernt haben, absieht.

Die Beurteilung und Behandlung der Phonasthenie erfordert, wie aus dem Gesagten hervorgeht, viel Geduld und Zeit.

4. Die habituelle hyper- und hypokinetische Dysphonie der Sprecher und Redner (Rhesasthenie)

Während das Krankheitsbild der Phonasthenie im engeren Sinne, nämlich der gestörten Singstimme, heute scharf umrissen und gut bekannt ist, sind die Erkrankungen der Sprechstimme noch lange nicht im gleichen Maße erforscht. Mit Recht hat SOKOLOWSKY (1928) darauf hingewiesen, daß man im allgemeinen den Kreis der Rhesastheniker zu eng zöge, d. h. ihn in der Hauptsache nur auf wirkliche Redner (also Lehrer, Pfarrer, Schauspieler, Advokaten usw.) beschränke. Tatsächlich gibt es auch außer den sogenannten Stimmberufen zahlreiche Leute, die zu starker Inanspruchnahme ihres Stimmorgans gezwungen sind (z. B. Angestellte in Geschäften, Banken, Eisenbahnbeamte u. a.). Besonders schlecht (zu laut und zu rasch) wird am Telephon gesprochen.

J. TARNEAUD (1946) macht bei den Störungen der Sprechstimme auf die sogenannte *Tiefstimme* (*Voix aggravée*) aufmerksam.

Solche Fälle sind im allgemeinen häufiger als gewöhnlich angenommen wird. Diese Kranken suchen nicht wie die Vertreter der phonischen Berufe den Sprach- und Stimmarzt oder die phoniatrische Abteilung einer Klinik auf, sondern den allgemein tätigen Nasen-Hals-Ohren-Arzt. So kommt es häufig vor, daß die Stimmerkrankungen verkannt und unter der Diagnose „Rachen- oder Kehlkopfkatarrh“ behandelt werden.

Bei den Rhesasthenikern findet man, abgesehen von einer schlechten Atmung und einer schlaffen Artikulation, am meisten die drei folgenden Fehler: 1. die zu *hohe* Sprechstimmlage, 2. die zu *harte* Sprache (infolge des übertrieben harten Stimmeinsatzes) und 3. das zu *laute* Sprechen. Seltener sind Fälle, bei denen eine abnorm *tiefe* Sprechstimme festgehalten wird.

Die Stimme klingt dann auffallend leise und matt, dabei aber nicht heiser. Man hat dann den Eindruck, daß die Kranken die Stimme etwa nach einem durchgemachten Halstrauma oder aus Furcht an einer schweren, unheilbaren Kehlkopferkankung zu leiden, schonen wollen. Ähnlich wie bei der Phonasthenie findet sich häufig bei diesen Kranken ein Gewohnheitsräuspern und eine leicht ermüdbare Stimme.

Über eine ungewöhnliche Form der Rhesasthenie bei Frauen hat SOKOLOWSKY (1928) berichtet: Es handelte sich um zwei Kranke, die beim Sprechen mit der Mittelstimme abnorm weit in das Gebiet der Bruststimme heruntergingen. Beide Frauen sprachen nicht — wie es zunächst schien — zu tief, sondern nur mit der Mittelstimme zu tief.

Die Zeichen dieser funktionellen Laryngopathie sind: 1. Ausgesprochene Verschleierung der Stimme, oft von Heiserkeit begleitet. 2. Herabgesetzte Stimmstärke, die bei längerem Sprechen immer schwächer wird. 3. Meist findet man eine zu tiefe Sprechstimmlage. Zeichen einer organischen Kehlkopferkrankung fehlen. Was die Ursachen dieser Laryngopathie anbetrifft, so stehen die Störungen der Stimmfunktion infolge einer unausgeglichenen Atemweise im Vordergrund. Da die meisten Kranken früher über eine gesunde Stimme verfügten, müssen sie nach verschiedenen Richtungen hin untersucht werden. Oft finden sich Allgemeinerkrankungen oder postinfektiöse Zustände im Gesamtkörper oder auch nur im Kehlkopf, die zunächst zu einer Schonung der Stimme und damit zu einer ungeeigneten Atmung resp. Stimmgebung führen. Auch gewisse psychische Faktoren können zu dieser Störung führen (gewohnheitsmäßiges zu tiefes und leises Sprechen aus Angst bei strenger Erziehung; gepreßte und zu tiefe Stimme aus Gründen der Haltung bei Lehrern und Rednern).

Als „*Myasthenia laryngis*" bezeichnet CHEVALIER JACKSON (1940) ein Krankheitsbild, das durch eine Schwäche der bei der Stimmgebung beteiligten Kehlkopfmuskeln, speziell des schwer überlasteten M. thyreoarytaenoideus charakterisiert ist. Die dauernde Stimmüberlastung führt nach und nach zu einer schweren Heiserkeit bis zur Stimmlosigkeit. Durch diese langsame Entwicklung unterscheidet sie sich von der hysterischen Aphonie, die gewöhnlich plötzlich auftritt. Man findet diese Stimmstörung häufig bei öffentlichen Rednern und Straßensängern. Bei der Kehlkopfspiegelung während der Phonation beobachtet man einen unvollständigen Stimmritzenschluß, in dem die Stimmlippen einen nach außen konvexen Bogen bilden. Bei der Stimmgebung muß sich der Patient sehr anstrengen, was eine krampfartige Zuschnürung des Kehlraumes zur Folge hat. Nach dieser Schilderung handelt es sich also um eine habituelle hyper- resp. hypokinetische Dysphonie.

XIII. Kontakt-Ulcus (Pachydermia laryngis)

Das Kontakt-Ulcus ist eine relativ seltene Krankheit des Kehlkopfes. F. BRODNITZ (1961) sah nur 26 Fälle während 8 Jahren in seiner stark frequentierten phoniatrischen Abteilung. Der Ausdruck stammt von CH. JACKSON (1928); aber diese Veränderungen waren schon VIRCHOW (1887) bekannt, der sie unter dem Namen *Pachydermia laryngis* beschrieben hat.

D. BAKER (1954) fand 19 Kranke in 16 Jahren. In Europa sieht man diese flachen, meist im hintersten Drittel gelegenen Ulcera viel seltener als in Amerika. Möglicherweise spielt die gespanntere Atmosphäre im Beruf und im übrigen Leben dabei eine Rolle. Es kann kein Zweifel sein, daß die Stimmüberlastung am meisten ins Gewicht fällt. So z. B., wenn in einem amerikanischen Schienenareal ein Techniker dauernde Anweisungen während des dabei herrschenden großen Lärms geben muß. G. FERGUSON (1955) fand in vielen Fällen emotionelle Störungen, die zu Kontakt-Ulcera führten und er empfiehlt daher eine sorgfältige psychologische und stimmliche Analyse. Von F. BRODNITZ werden auch wegen der gehäuft gefundenen gastrointestinalen Ulcera (4 auf 26 Fälle) vegetative Dystonien psychosomatische Störungen erwogen.

Immer ist in solchen Fällen eine *Biopsie* erforderlich, da man nie weiß, ob sich hinter dem oft chronischen Verlauf der Pachydermie nicht ein beginnender bösartiger Tumor versteckt.

Die Behandlung besteht bei gutartigem Befund in der Stimmübungsbehandlung (HOLINGER, PEACHER, JOHNSTEN, BRODNITZ u. a.). Die Methoden sind im wesentlichen die gleichen wie bei der Korrektur der Hyperfunktion der Stimme; aber die Zusammenhänge mit den Gemütsreaktionen des Patienten machen die Einbeziehung der gleichzeitigen sogenannten kleinen Psychotherapie eventuell unter Anwendung von Sedativa noch notwendiger als bei den übrigen hyperkinetischen Dysphonien.

G. M. PEACHER (1961) berichtet über die Nachuntersuchung von 70 Patienten mit Kontakt-Ulcera der Stimmlippen, von denen 65 keinen Rückfall erlitten. Davon hatten 61 immer eine klare Stimme, während 22 leicht heiser waren und 2 eine gelegentliche Heiserkeit zeigten. Ein Kranker wies eine Oesophagusstimme auf. Bei denjenigen Kranken (34), bei welchen ein Kehlkopf-Eingriff durchgeführt werden mußte, betrug die Heilungszeit im Durchschnitt $6^1/_2$ Monate; bei 36 Patienten ohne Operation lag das Mittel bei $2^1/_2$ Monaten. Bei der Gruppe mit späten Heilungen spielten seelische Schwierigkeiten eine Rolle. Bei massigen Granulomen und bei erfolgloser Stimmübungsbehandlung ist ein operativer Eingriff notwendig. Bei der Großzahl der Fälle genügt die Stimmübungsbehandlung, verbunden mit der sogenannten kleinen Psychotherapie. Nur selten wird eine Psychoanalyse durch einen Facharzt nötig sein.

XIV. Taschenfaltenstimme (Dysphonia plicarum ventricularum)

Definition. Bei der Taschenfaltenstimme kommt die Stimmgebung dadurch zustande, daß die Stimme durch Schwingungen der Taschenfalten erzeugt wird, anstatt durch die Stimmlippen. Das habituelle Taschenfaltenpressen ohne organische Ursache gehört zur Gruppe der Hyperkinesen; als deren Extremform sei sie hier aber gesondert geschildert.

Symptome. Bei der Kehlkopfspiegelung können deshalb die wahren Stimmlippen nicht gesehen werden. Bei Tracheotomierten konnte man jedoch beobachten, daß im Augenblick der Tongebung eine unvollkommene, oftmals völlig ungenügende Tätigkeit der Stimmlippen vorhanden war. In den meisten Fällen wurde die Stimmlippentätigkeit nur unwesentlich eingeengt; die Stimmlippen berührten sich nicht [L. OSWALD (1939)]. Die Stimme hat daher einen leicht heiseren, belegten Klang, meist weist sie einen ziemlich tiefen Grundton auf, etwa zwischen D und F [G. PANCONCELLI-CALZIA (1953)]. Die Behandlung erweitert den Umfang beträchtlich. Tonhöhenkurven ergeben starke Schwankungen (O. HEYMANN, G. PANCONCELLI-CALZIA).

Geschichtliches. In seiner bedeutsamen Monographie über die Taschenfaltenstimme gibt G. PANCONCELLI-CALZIA (1953) eine treffende Studie über die Lehre der Taschenfaltenstimme in ihrer geschichtlichen Entwicklung. Während die Alten, und noch einzelne berühmte Anatomen des 18. Jahrhunderts, keine genaue

Beschreibung der Taschenfalten gaben, wohl aber sie bereits gut abbildeten [z. B. SANTORINI (1775)], finden wir bei RUNGE (1753) die erste Benennung derselben: er nennt die Taschenfalten „ligamenta", die Stimmlippen bezeichnet er als „ligamenta inferiora". Nach ihm erzeugen die Plicae ventriculares die tiefen, die Stimmlippen die hohen Töne. Über die Bedeutung für die Stimmgebung war man sich lange Zeit im unklaren. CAGNIARD DE LA TOUR (1836) schreibt sogar, die Taschenfaltenbänder seien die eigentlichen Erzeuger der Stimme. Erst die experimentelle Erforschung und die Vivisektion brachten wichtige Klärungen. MALGAIGNE (1831) konnte bei der Vivisektion von Hunden feststellen, daß die Stimme bestehen bleibt, wenn man die Taschenfalten durchtrennt oder abträgt. Erwähnenswert sind die Versuche an der Leiche [HARLESS (1852)], woraus hervorging, daß die Taschenfalten bei der Stimmerzeugung mitschwingen. „Das sieht man", schreibt er, „teils ohne weitere Hilfsmittel, teils an den stehenden Wellen (HARLESS arbeitete unter Anwendung von Wasserdämpfen und Stroboskopie) in der auf ihrer Oberfläche ausgebreiteten Wasserschicht. Eine Akkomodation ihrer Schwingungen mit den Stimmlippen ist deswegen ganz unwahrscheinlich, weil eine Berührung derselben mit einer Nadel ganz erfolglos bleibt."

Aber die Spiegeluntersuchung [zum erstenmal angewendet vom berühmten Gesangspädagogen M. GARCIA (1854)] ermöglichte die genaue Inspektion der Stimmlippen und Taschenfalten beim Stimmechanismus. Er sagt von diesen Falten in seiner Abhandlung: "L'Art du Chant (1856)": "Ces replis laissent entre eux un espace qui est la glotte supérieure mais *qui ne se ferme jamais*." Damit waren auch für die ärztlichen Forschungen wichtige Voraussetzungen geschaffen, die sich bis in die neueste Zeit fortsetzen, nachdem I. N. CERMAK (1854), M. SCHMIDT (1893), FLATAU und GUTZMANN SEN. (1894), erkannt hatten, daß man es als Krankheit bezeichnen muß, wenn statt der Stimm- die Taschenlippen gebraucht werden.

G. PANCONCELLI spricht in den Fällen von perverser Mittätigkeit der Taschenfalten bei intakten Stimmlippen von einer *unechten* Taschenbandstimme (u. Tst.), wobei die Plicae ventricularis den von den Stimmlippen erzeugten Klang dämpfen, was sich sehr nachteilig auswirkt. Sind die Stimmlippen in ihrer Tätigkeit behindert, werden die Taschenfalten zur *Ersatzfunktion* herangezogen: *echte* Taschenfaltenstimme (e. Tst.). Außerdem kommen wohl auch Mischfälle vor (GUTZMANN, NADOLECZNY, OSWALD).

W. BERGER fand bei der Taschenfaltenstimme unharmonische Teiltöne. Die Klangkurven zeigten eine völlige Aperiodizität, ähnlich wie man sie bei Rekurrenslähmungen findet.

Der Zustand der wahren Stimmlippen gibt die Abgrenzung funktioneller Erkrankungen (1. Gruppe) gegenüber den Verhältnissen, bei denen das Gewebe der Stimmlippen geschädigt ist oder deren Beweglichkeit dauernd gestört bleibt (2. Gruppe). Als Ursache für die erstgenannten Störungen findet man eine Hypokinese der Stimmlippen (Innervationsschwäche, muskuläre Ermüdung, Erkrankungen der Cricoarytaenoidgelenke). Ebenso beobachtet man sie bei der Hyperkinese der wahren Stimmlippen infolge stimmlicher Überbeanspruchung bei akuter Kehlkopfentzündung mit später reaktiver Muskelhypertrophie. Als Ursachen für die 2. Gruppe werden angegeben: tuberkulöse und luetische Zerstörungen der Stimmlippen (auch Narben, Erkrankungen des Arytaenoidgelenkes, Kontaktulkus [CHEVALIER JACKSON (1937)], postoperativ entstandene

Narben, Verwachsungen nach Tracheotomie, das Fehlen der wahren Stimmlippen (postoperativ nach Entfernung einer oder beider Stimmlippen) oder kongenitale Formen rudimentärer Stimmlippenbildung. In seltenen Fällen kann eine Geschwulst (z. B. an der vorderen Kommissur) zu einer vikariierenden Taschenfaltenstimme führen.

Ein Verwechseln mit der *Dysphonia spastica* wird sich dem akustisch aufmerksamen Arzt, der den Kehlkopf sorgfältig spiegelt, kaum je ereignen: es handelt sich bei dieser Störung um einen phonischen Stimmritzenkrampf, wobei *gleichzeitig* die fest zusammengedrückten Taschenbänder den Luftstrom drosseln, so daß ein knarrendes, gepreßtes Sprechen entsteht. Das Singen zeigt bei der Dysphonia spastica keine Störung. Dagegen berühren sich bei der funktionell bedingten Taschenfaltenstimme (1. Gruppe) ganz eng die *Taschenfalten*, wobei die zwischen ihnen durchstreichende Luft eine heisere oder stark belegte, gepreßte Stimme erzeugt. Gelegentlich kommt abwechselnd bei der Taschenfaltenstimme auch eine spastische *Dysphonie* vor.

In manchen Fällen führen Stimmüberanstrengungen oder entzündliche Veränderungen zu muskulären *Hypertrophien*, so daß die Taschenfalten granuliert aussehen. Differential-diagnostisch ist dann eine *Probeexcision* nötig. Zur Klärung, wie sich die Stimmlippen verhalten, muß recht oft die direkte Laryngo-Tracheoskopie verwendet werden.

Die Taschenfaltenstimme kann auch ein Symptom einer zentralen Nervenstörung (ARNOLD) bilden. Verf. beobachtete solche Fälle ebenfalls bei Mittelhirnerkrankungen.

Therapie. Für die *Behandlung* der Taschenfaltensprache gibt es entsprechend ihrer Entstehung grundsätzlich zwei Wege: 1. Die Beseitigung des Taschenfaltenpressens. 2. Ausbildung oder Beibehaltung der Taschenfaltenstimme. J. TARNEAUD lehnt in Fällen, die eine Wiederherstellung der normalen Stimmlippentätigkeit erwarten lassen, chirurgische Eingriffe, Dilatationsverfahren und Elektrisation mit Recht entschieden ab. Es hat sich gezeigt, daß stimmerzieherische Maßnahmen, die durch Behandlung der Seitenstränge unterstützt werden können, den besten Weg für das therapeutische Handeln bilden.

Von J. FAUSTS Grundsätzen ausgehend, hat PANCONCELLI-CALZIA wertvolle Hauptkunstgriffe für die *Behandlung* der *unechten Taschenfaltenstimme* und damit auch für die spastischen und hyperkinetischen Dysphonien gegeben.

1. Der Patient muß eine Zeitlang schweigen, was besonders für Berufsredner und Sänger wichtig ist.

2. Der Kranke muß zu einer zweckmäßigen Atemführung gebracht werden, d. h. ein Patient mit Nur-Kostalatmung muß zur genügenden Bauchatmung umerzogen werden. Umgekehrt — wie das häufig vorhanden ist bei spastischer Dysphonie — soll die starre Bauchstütze gelockert werden, indem der Kranke auch die oberen Teile des Brustkorbes gleichmäßig zur Atembewegung heranzieht.

3. Sobald Fortschritte in der Atemführung zu verzeichnen sind, wird mit den *Resonanzübungen* begonnen. Wichtig ist, daß der Patient lernt, seine ungünstige und unschöne Mitinnervation, im Bereich der Gesichts-, Hals- und Nackenmuskulatur, aufzugeben.

Bei der Erziehung kann in folgender Weise vorgegangen werden: Bevor der Patient phoniert, muß er den Unterkiefer fallen lassen. Dabei nimmt er eine Gähnstellung, wobei er einen entspannten Mundschluß aufrecht hält. Nach den Vorschriften von PANCONCELLI-CALZIA darf das m (m-Resonanz) nicht im Kehlkopf gebildet werden, sondern es muß auf den Mundlippen klingen. Der Patient soll also nicht in den Fehler des Drückens, des Quetschens oder der Zurückhaltung der Stimme verfallen. Nach vielfältigen gesangspädagogischen Erfahrungen soll der Ton also „vorne" gebildet werden. Er kann sich selbst kontrollieren, ob er es richtig ausführt, wenn er auf Wangen und Mundlippen den Stimmfremitus (Energie vibratoire absorbée, disipée, R. HUSSON, 1950, Conclusion) fühlt. Man achte darauf, daß der

Übende weder zu laut noch zu hoch intoniert und beim Übergehen zum Vokal die für ihn günstige Resonanzhaltung beibehält. Darauf werden Übungen mit stimmhaften Konsonanten angeschlossen. wobei auch bei diesen auf die lockere Stimmuskulatur geachtet werden muß.

Die Voraussetzung für solche Übungen bilden allerdings eine gute stimmlich-motorische Begabung, eine gewisse Musikalität und ein genügendes Gehör des Patienten. Sind diese nicht erfüllt, so ist die unten erwähnte medikamentöse oder operative Behandlung zu erwägen.

Da fast immer wesentliche Konflikte der Patienten mit im Spiele sind, empfiehlt es sich, die Kranken aus dem Milieu zu hospitalisieren oder in eine neue adäquate Umgebung zu bringen.

Die medikamentöse Behandlung kann die Übungstherapie unterstützen. Anästhesierung empfahl RETHI (1952). Nach einem Spray mit Pantocain-Adrenalin werden in die bei der Taschenfaltensprache sichtbaren beiderseitigen Falten am Boden des Recessus piriformis (welche durch die Kontraktur der Stylopharyngeal-Muskulatur entstehen) — plicae palatostyleoidae pharyngicae (RETHI), 5 cm³ einer 1% Novocain-Adrenalin-Lösung injiziert. Nach einigen Minuten löst sich der Krampf der Taschenfalten und der Patient kann die normale Stimme wieder gebrauchen. Auch G. BECKMANN (1953) hat diese Methode zur Behandlung unerwünschter Taschenfaltenstimme empfohlen, da in einer Sitzung eine anhaltende Beseitigung dieser hyperkinetischen Stimme erreicht wird. Es ist allerdings zu bedenken, daß dieser Eingriff in einem gewissen Sinne eine suggestive Psychotherapie in sich schließt. Eine Durchschneidung des M. stylopharyngeus soll nach A. RETHI nur bei den hartnäckigsten Fällen vorgenommen werden. J. PERELLÓ empfiehlt zur Behandlung neben Stimmübungen das antispasmodische Mittel *Parpanit*, das direkt auf die Muskulatur einwirkt, indem es deren Tonus ändert.

Ist die Stimmgebung durch die Tätigkeit der Stimmlippen nicht mehr möglich, so muß die *Ausbildung* und Vervollkommnung der Taschenfaltenstimme das Ziel der stimmärztlichen Bestrebung sein. Man kann dann von einer *echten* Taschenfaltenstimme sprechen (e. Tst.). Unter solchen Umständen ist der pathologische Phonationsmechanismus unbedingt erwünscht (TH. FLATAU, M. NADOLECZNY u. a.). Die Behandlung und Erziehung der Taschenfaltenstimme erfordert viel Gedult und Energie sowohl von seiten des Arztes als auch des Kranken. Über die Stimmresultate der ausgebildeten Taschenfaltenstimme bei dauerndem Verlust der normalen Stimmlippentätigkeit haben O. HEYMANN (1931) und L. OSWALD (1939) berichtet. Nach Ausbildung der Ersatzstimme (e. Tst.) vergrößert sich bei sämtlichen Fällen der Stimmumfang und die Reichweite der Stimme. Auch die Tondauer konnte wesentlich verlängert werden und das Heraufrücken der früher sehr tiefen Sprechstimmlage wurde erreicht.

Ein Beispiel: R. Max, Orthopädist, 24 Jahre, erkrankte an entzündlichen Erscheinungen im Rachen und im Kehlkopf. Diese zeigten fast phlegmonösen Charakter, wobei damals von einem Halsarzt eine entzündliche Schwellung der linken Taschenfalte und der linken aryepiglottischen Falte festgestellt wurde. Untersuchungen auf Tbc und Lues fielen negativ aus. Obwohl sich die Entzündung zurückgebildet hatte, blieb Pat. drei Monate nach der Erkrankung immer noch heiser und es kam zu einem Taschenfaltenpressen. Lokale Applikationen wurden stets mit erneuter Reizung im Kehlkopf beantwortet. Kalziuminjektionen, Kurzwellen-Diathermie-Behandlung, täglich mehrmalige Ölinhalationen brachten keinen Erfolg. Schließlich wurden zur Behandlung sogar die Septumoperation und die Kauterisation erwogen. Da die Stimme während eines Jahres immer heiser blieb, trat Pat. schließlich in meine stimmärztliche Behandlung.

Lokalstatus: Nasen-Rachen o. B. Kehlkopf: Epiglottis, aryepiglottische Falten normal. Bei der Phonation sieht man die grauweißen, mittellangen Stimmlippen etwa im Bereich der hinteren zwei Drittel: sie berühren sich in der Medianlinie vollständig. Im vorderen Drittel aber werden sie von den deutlich hypertrophischen Taschenfalten überdeckt. Bei ruhigem Atmen sieht man die symmetrischen Wülste der Taschenfalten, welche die Sicht auf die Stimmlippen gleichmäßig verdecken. Bei künstlicher Vertäubung der Ohren mit doppelseitigen BÁRÁNYschen Lärmtrommeln bleibt die Stimme gleich.

Funktionelle Stimmprüfung: Der Kranke hat eine stark belegte, gepreßte Stimme, *die unnatürlich hoch klingt.* Vor dem Sprechen stößt er einen kurzen, gepreßten Ton, der ungefähr wie ein „ah“ klingt, aus. Dies passiert ihm besonders, wenn man seine Stimme prüft, und er einen bestimmten Ton hervorbringen soll (*Atemstörung*). Mittlere Sprechstimmlage: Bei *g*. Stimmumfang: Gis bis ais. Die Kopfstimme fehlt. Tonhalten: 12 bis 15″.

Stroboskopische Untersuchung: Bei den relativ gut erhaltenen tieferen Tönen (etwa beim e) zeigen die Stimmlippen beidseits symmetrische Gegenschlagsbewegungen. Auch dabei beobachtet man das starke Vorwölben der Taschenfalten, die ebenfalls beidseits in gleicher Weise entgegenschlagend schwingen.

Diagnose: Habituelles Taschenfaltenpressen. Die Behandlung wird in folgender Weise durchgeführt: Pat. erhält absolut keine Medikamente. Es werden Stimmübungen, unterstützt durch den abgestimmten Elektrovibrationsapparat, durchgeführt. Als erstes macht Pat. Entspannungsübungen auf „Mo“ — „Ma“, dann muß er ein- und zweisilbige Wörter auf dem Sprechton, der während der ganzen Untersuchung gleich hoch bleiben muß, sprechen. Auf diese Weise kann die unnatürlich hohe Stimmlage allmählich gesenkt werden. Außerdem lernt er nun mit Singübungen, in Begleitung mit einem kleinen Schulharmonium, die Stimmgrenzen nach oben und unten auszudehnen. Als wichtigstes wird zunächst das Räuspern und das eigentümliche „Vorschlagen“ vor das Sprechen bei gefühlsbetonten Fragen abgestellt. Dieses Zeichen führte auf das Psychische und es mußte Befürchtungen und falschen Krankheitsvorstellungen entgegengetreten werden.

Verlauf: Bereits am zehnten Tag der Stimmübungsbehandlung gelang es dem Pat. bis zum f′ zu singen. Er hatte den unangenahmen „Vorschlag“ vor dem Sprechen verloren. Bei den Übungen ging er leicht über die unteren Töne hinaus, ohne zu pressen. Dagegen schaute er bei den Stimmübungen gespannt auf die Tasten der obersten Töne des Harmoniums. So kam er anfänglich durch eine deutliche Hemmung nicht weiter. Er verstärkte den Ton jedesmal und dehnte ihn zu lange aus, trotz der Aufforderung, die Töne nur kurz zu bilden. Die Mittelstimme klang aber nach 14 Tagen bedeutend kräftiger und erreichte einen gewissen metallischen Beiklang. Bei gewöhnlichem Sprechen preßte Pat. in dieser Lage nicht mehr. Er verlor seither das Kratzen im Halse.

In Anbetracht dessen, daß der Kranke während der Behandlungszeit nicht arbeiten konnte, wurde die Behandlung abgebrochen, um nicht eine noch größere psychische Fixation auf den Kehlkopf aufkommen zu lassen und um seinen Arbeitswillen zu unterstützen. Pat. hatte eingesehen, daß seine fehlerhafte Sprech- und Atemgewohnheit der endgültigen Heilung im Wege stand. Er war mit dem Erreichten zufrieden und nach nach vier Wochen seine Arbeit wieder voll auf.

In neuester Zeit haben J. Arnold und S. Pinto die Taschenfaltenstimme als Einbruch eines „subkortikalen primitiven Mechanismus“ der Phonation gedeutet. Sie gehen davon aus, daß alle ursprünglichen Kehlkopfreflexe wie Husten, Schlucken und Erbrechen von einer Sphinkter-Aktion der Epiglottis der Stimmlippe und der Taschenfalten gekennzeichnet sind. Die modernen psychiatrischen Anschauungen beschäftigen sich mittels projektiver Testmethoden mit solchen Fällen. Die Psychotherapie steht in denjenigen Fällen im Vordergrund, wo die emotionellen Störungen auf Grund einer nervösen und unsteten Persönlichkeit zustande kommen.

XV. Psychogene Dysphonien

Definition. Es handelt sich dabei um rein psychisch bedingte Dyskinesen des Kehlkopfes, die bis zur *Aphonie* fortschreiten können.

Aetiologie. Wir fassen mit Kurt Schneider unter „psychogen“ ganz allgemein „seelisch entstandene und seelisch festgehaltene Reaktionen im Körperlichen“ zusammen. Man vermeidet besser die mit einer charakterlichen oder soziologischen Geringschätzung verbundene Bezeichnung „hysterisch“. Die Art und der Eintritt der psychogenen Aphonie geben auch heute noch Rätsel auf.

Kehlkopfspiegelung: Schon früh wurde die Dyskinese des Larynx beobachtet. BABINSKI (1872) sah bei einem an schwerer chronischer Hysterie leidenden Patienten regelmäßig zuckende Bewegungen der Stimmlippen bis zur Ruhestellung und verglich sie mit einem Nystagmus. Die Kehlkopfspiegelung ergibt oft sehr wechselnde Befunde, gelegentlich kommt das Bild der Lateralislähmung vor, das aber bald darauf wieder verschwindet. Manchmal findet man weit abduzierte Stimmlippen, die sich bei der Phonation nicht oder nur wenig einander nähern. In anderen Fällen führen die Stimmlippen nur zögernde, leicht ruckartige Bewegungen aus. Auch Taschenfaltenpressen kommt vor (J. TARNEAUD). BERGER sah sogar einseitigen Stillstand der Stimmlippe, der wenige Minuten später verschwunden war und bei einer erneuten Untersuchung wieder festgestellt werden konnte. Auch Seitenwechsel der Befunde innerhalb kurzer Zeit wurde beobachtet.

Nie beobachtet man Atrophien der Stimmlippen. Meist sind noch andere hysterische Stigmata vorhanden, so z. B. der sogenannte „nervöse Husten“ (FUNKE, IMHOFER), der bei vollständig normalem Befund der Respirationsorgane bald anfallsweise, bald kontinuierlich auftritt. Die stimmlichen Befunde schwanken erheblich, im Gegensatz zu den Gewohnheitslähmungen. So kommt es zu plötzlich auftretender Heiserkeit, Taschenfalten- oder Flüstersprache. Im Kindesalter findet sich die hysterische Stimmstörung selten (GUTZMANN). Zahlreiche Autoren haben neuerdings die Notwendigkeit der psychiatrischen Therapie in solchen Fällen betont. Man soll sich nicht einfach damit begnügen, nach einer (suggestiven) Überraschungsaktion die Patienten nach Hause zu entlassen, da sonst begreiflicherweise wegen der ungelösten psychischen Probleme früher oder später Rückfälle eintreten werden [TH. BARTOU (9162), G. CORNUT (1965), S. GUZE, L. BROWN (1962), J. POMMEZ (1957) und C. SIEGER (1963)].

J. MAXIMOV (1961) faßt die funktionelle Aphonie als eine monosymptomische „neurologische“ Form der Hysterie auf. Den tönenden Husten fand I. MAXIMOV unter 92 Fällen nur bei 23 Kranken. Sehr oft ist der Husten nicht volltönend, sondern überhaucht. Das laryngoskopische Bild ist sehr wechselnd, was geradezu charakteristisch für diese Krankheit erscheint. In bezug auf die Sensibilität stellt der Autor bei 60% der Fälle eine Hypo- und eine Areflexie fest. Auch dies paßt wieder zum Gesamtbild der Hysterie.

Elektromyographische Untersuchungen von psychogenen Stimmveränderungen sind bisher selten durchgeführt worden. T. YAMASHITA und Mitarbeiter (1964) geben einen Einblick in den komplizierten Mechanismus einer funktionellen *Aphonie*. Elektromyogramme wurden vom M. cricothyreoideus posticus gewonnen. Es konnte gezeigt werden, daß im Zustand der Aphonie die genannten Muskeln wider Erwarten selbst bei Stimmlosigkeit, ohne Zusammenhang mit der Atmung und Phonation, fast ununterbrochen in einem beträchtlichen Kontraktionszustand verblieben. Die bei dem vorliegenden Fall beobachtete Intermediärstellung während der Aphonie wird als eine Folge der Überlegenheit des M. posticus angesehen. Unter Psychotherapie und einer täglichen Verordnung von 2 mg Chlordiazpoxyd nicht mehr aufgetreten.

M. SUTTER und Y. PELISSIER (1961) haben 3 Fälle hysterischer Aphonien bei jüngeren Frauen von Muselmanen beschrieben. In Nordafrika sollen solche psychischen Erkrankungen im Zusammenhang mit allgemeinen Konflikten öfters vorkommen. Da die Fälle relativ einfach gelagert waren, verwendeten die Autoren nur die periphere Elektrotherapie, verbunden mit der üblichen psychischen Persuasion. Anhand von 2 Fällen psychogener Heiserkeit haben J. CALVET et al. (1964) beim Versagen der übrigen bekannten Methoden auf die erfolgreiche Anwendung einer kurzdauernden Allgemeinnarkose mit Pentothal (0,15 g) hingewiesen. Während dieses Barbitursäurepräparat langsam intravenös eingespritzt wird, läßt man den Kranken unter leichtem Druck auf den Kehlkopf langsam zählen, um ihn zu überzeugen, daß er eine vollständig normale Stimme wiedergewinnt. Es hat sich als günstig erwiesen, vor der Anwendung $^1/_2$ mg Atropin dieses Narkosemittels intravenös zu injizieren. Der Patient kann im Halbschlaf sprechen und die Fragen des behandelnden Arztes beantworten. Die Narkose dauert etwa 10 Sek. 0,30 g Pentothal sollten nicht überschritten werden und das Gerät für die Sauerstofftherapie muß bereitstehen.

Einteilung. Man unterscheidet nach G. ARNOLD:

1. Hyperkinetische, psychogene Taschenfaltenstimme und die psychogene Strohbaßstimme (GUTZMANN, G. ARNOLD)

2. Hypo- und hyperkinetische Aphonie

Übergänge zu den habituellen, *hyper-* oder *hypokinetische Dysphonien* mit dem wechselnden Bild eines Transversus- und Internusparese sind nicht leicht abzugrenzen. Auch eine *psychogen bedingte Fistelstimme* kommt vor. Ich behandelte einen jungen Akademiker, dessen Stimme sich ausgleichen ließ. Nur am Telephon, wenn er mit seiner Mutter sprach, wurde er rückfällig. Einige Jahre später starb er an einer Geisteskrankheit.

Eingehende Untersuchungen bei psychogenen Dysphonien hat in neuester Zeit L. CROATTO (1953) durchgeführt, wobei auch mittels *Röntgenkymogrammen* die funktionellen Störungen der Atmung zur Darstellung kamen. Es zeigen sich langsame Ausatmungen während der Phonation und unregelmäßiger Abfall der Zwerchfellbewegung, wie sie bereits bei der habituellen hyperkinetischen Dysphonie erwähnt worden sind. Nach den Angaben von L. CROATTO kamen unter 100 Fällen von Hysterie der neuro-psychiatrischen Klinik in Padua in 10% psychogene Stimmstörungen vor, vor allem mit hypokinetischen Erscheinungen. Anläßlich pupillometrischer Registrierung bei der Phonation oder im Moment des Sprechens im Vergleich zur Ruhelage konnte ich bei drei von fünf Fällen von psychogener Aphonie eine *deutliche Verschiebung des vegetativen Gleichgewichtes* feststellen, während der Gesunde beim Sprechen eines kurzen Testsatzes nie eine Veränderung der Pupillarweite erkennen läßt. Bei den zwei anderen Kranken, die zwar ganz schwach — kaum hörbar — phonierten, ließ sich die *vegetative Dystonie* nicht nachweisen.

S. GUZE und BROWN (1962) geben eine Übersicht über die *psychiatrischen Befunde* bei 12 Kranken, die an funktionellen Stimmstörungen und Aphonie litten. Diese Erkrankungen fanden sich häufiger bei Frauen als bei Männern; Neger waren ebenso davon oft ergriffen wie die Weißen. Es muß hervorgehoben werden, daß man solche Stimmstörungen auch ohne klinisch manifeste psychische Erkrankung beobachten kann. Aphonie findet sich jedoch häufiger mit einer psychischen Erkrankung vereinigt als die Dysphonie und am häufigsten trifft man die Hysterie unter den psychiatrischen Fällen, die mit Aphonie einhergeht. In etwa $^2/_3$ der Fälle dieser Stimmkranken fand man einen deutlichen Einfluß der Überlastung des Lebens („Stress") und der starken Gefühlsreaktionen, welche das Stimmleiden beeinflussen.

Therapie. Die Unterscheidung in hypo- und hyperkinetische Dysphonie ist deshalb wichtig, weil diese beiden Formen in verschiedener Weise zu behandeln sind. Für die erstere eignet sich der elektrische Strom, während er bei der letzteren die Überbewegungen nur zu vermehren pflegt und daher kontraindiziert ist.

Bei der Therapie der psychogenen *Aphonie*, die auf die Überraschung des Kranken abzielt, wobei derselbe plötzlich seine volle Stimme wieder hört, soll der Arzt in *einer* Konsultation zum Ziele kommen, auch wenn dabei die Sitzung mitunter lange dauert und die verschiedensten Mittel gebraucht werden müssen. (Rückfälle kommen öfters vor und verlangen dann die Hinzuziehung des Psychiaters.) Es sind dies die sogenannten „Überrumpelungsmethoden", zuerst angewandt von E. URBANSCHITSCH. Besonders bekannt geworden sind diese Verfahren von O. MUCK (1916) und F. KAUFMANN. Ersterer benutzte eine Metallkugel von 1 cm Durchmesser. Hiermit wurde ein Angstschrei ausgelöst durch eine vorübergehende herbeigeführte endolaryngeale Kehlkopfblockade. F. KAUFMANN hat stärkere und stärkste Ströme an indifferenten Körperteilen verwandt, wobei sein Hauptziel darin bestand, den seelischen Widerstand des Patienten zu brechen.

K. ULRICH (1919) gebrauchte erstmals die BARANYsche *Lärmtrommel*, um die Gehörkontrolle auf die Stimme auszuschalten; hierdurch wurde in vielen Fällen eine Heilung erzielt. Von dieser Wirkung geht u. a. die kombiniert-psychologische Behandlung von H. KRECH aus. Die während der Betäubung gemachte Tonbandaufnahme wird anschließend dem Patienten vorgespielt. Es wird im klargemacht, daß er sprechen kann.

Immermehr Laryngologen und Phoniater betonen die Notwendigkeit einer nachhaltigen Therapie, diese Fälle dem *Psychoanalytiker* zuzuweisen. J. POMMEZ (1957), R. T. BARTON (1960), G. CORNUT (1965), C. SIEGERT und ebenso E. SCHÖNHÄRL (1963) empfehlen, in besonders hartnäckigen Fällen, mit fixiertem Krankheitsbild, die RETHI*sche Methode* der Procainblockade anzuwenden, welche schließlich zum Erfolg führe. Diesem Eingriff kann man jedenfalls eine suggestive Wirkung nicht absprechen.

Endlich sei erwähnt, daß J. CALVET, J. COLL und J. SOUBIRAN (1964) bei psychogenen Dysphonien sogar die *Narkose* eingesetzt haben.

3. Phonophobie (Stimmangst)

Mit diesem Ausdruck bezeichnet man die Angst, die ein Patient bei der Bildung eines bestimmten Tones hat, oder die Furcht, die er vor dem freien Sprechen und Singen empfindet. Diese emotionell bedingte Schwäche geht oft auf eine allgemeine körperliche oder auf eine stimmliche Übermüdung zurück; den Großteil solcher Fälle liefern die Vertreter der Sprech- und Stimmberufe, die jedoch in keiner Weise eine organische Krankheit aufweisen. Diese Kranken geben oft an, daß sich nach einem vorhergehenden nervösen Schock, einer depressiven Phase oder einer Stimmüberanstrengung und einem leichten, schleimigen Katarrh eine eigentliche Stimmangst eingestellt hat. Der Sänger fürchtet sich, einen bestimmten Vokal zu bilden oder eine Melodie zu singen. Oft hat er Angst, die ersten oder sogar die letzten Töne eines Liedes zu modulieren. Einzelne Künstler werden unglücklich darüber, daß ihre Leistung nicht ganz einwandfrei war. So essen und schlafen sie zu Hause nicht recht. Die Phonophobien unterscheiden sich deutlich vom gewöhnlichen *Lampenfieber*. Dieses letztere ("le trac") bringt einen Zustand der Angst hervor, der mit einem Verlust der physischen und technischen Qualitäten von ungefähr 20 bis 25% einhergeht, wobei aber die Stimmgebung nie ausbleibt (LABARRAQUE). Die Behandlung dieser Phonophobien ist *nicht leicht:* sie muß sich auf die Psychotherapie, ja Psychoanalyse stützen und gleichzeitig mit doppelseitigen Lärmtrommeln auf die Stimmerziehung wirken, wobei die Gehörkontrolle des Sängers zunächst wegfällt. Darauf läßt sich der Kranke nach dem plötzlichen Aussetzen der Lärmtrommeln rasch von seiner stimmlichen Leistung überzeugen. In vielen Fällen müssen Brompräparate und Barbiturate verabreicht werden.

4. Spastische Dysphonie (Mogiphonie)

Definition. Unter spastischer Dysphonie versteht man eine eigentümliche Störung beim Sprechen, wobei die Stimme nach einem knarrenden Stimmeinsatz gepreßt klingt und die betonten Vokale oft in zwei Stöße unterteilt hervorgebracht werden. Diese ziemlich seltene Sprachstörung ist oft abhängig von der Situation und den Stimmungen. Sie wird daher von den meisten Autoren den Neurosen zugezählt. E. BARTH sah allerdings Leidende ohne jede neuropathische Erkrankung. Neben der Koordinationsschwäche der Kehlkopfmuskulatur findet sich auch eine solche der Atmung.

Symptome. Die erste Beschreibung des *Krankheitsbildes* stammt von TRAUBE (1871). Die ausführliche Beschreibung eines Falles von phonischem Stimmritzenkrampf gab SCHNITZLER (1875) und prägte dafür den Namen „Spastische Aphonie". Die Störung der Atmung erregte von jeher das Interesse der Forscher. So beobachtete OLTUSZEWSKY bei dieser Krankheit gleichzeitig einen Krampf des Zwerchfells und der Brustmuskulatur. GUTZMANN SEN. und in neuerer Zeit J. BERENDES (1939) haben die *Atmung* pneumographisch registriert. E. BARTH weist auf den komplizierten, in seinen Einzelheiten noch unübersehbaren Innervationsvorgang hin, der bei der Stimmgebung in Kraft trete und hebt hervor, daß für die Regulation der zentrifugalen Bahnen auch die von besonderer Wichtigkeit seien, die sich allerdings zunächst noch unseren diagnostischen Hilfsmitteln entzögen. Da neben der spastischen Dysphonie nicht selten noch andere spastische Störungen (z. B. Colitis spastica) vorkommen, liegt die Frage nahe, ob es nicht von vornherein spastisch disponierte Typen gibt (J. BERENDES). Ähnlich wie beim Stottern kommt es bei der Stimmgebung zu zuckend indendierenden, zu mehrmaligem kurzem Stimmlippenschluß führenden ataktischen Bewegungen der Stimmlippen, so daß schon früh die Verwandtschaft mit dem Stottern (GUTZMANN SEN.) betont wurde.

Laryngoskopisch sieht man auch in schweren Fällen beim Versuch zu phonieren einen krampfhaften Glottisschluß, wobei sich auch die Taschenfalten aneinanderlegen. PROSSER JAMES (1879) bezeichnete denn auch den phonischen Stimmritzenkrampf als „stammering of the vocal cords". Im weiteren wären auch die Fälle *astischer Bradylalie* hier einzubeziehen.

P. ARNOLDI (1915), G. ARNOLD und L. HEAVER (1959) sowie J. KIML (1965) haben jedoch schon bei 8- und 12jährigen Mädchen schwere typische spastische Aphonien beobachtet.

Meist beginnt das Leiden im mittleren Lebensalter wenn, wie G. ARNOLD schreibt, der Lebenskampf genügend Spuren in der Persönlichkeit des Leidenden hinterlassen hat. J. GREENE (1942) hat das Jünglings- und Erwachsenenalter als die typische Zeit angesehen.

Trotz eingehender Studien [J. KIML, P. BLOCH (1965)] ist die Pathogenese dieses Leidens noch nicht geklärt. J. KIML hat über die Diagnose und Behandlung von 84 hospitalisierten Patienten mit spastischer Dysphonie berichtet. Davon wiesen 73 eine spastische Heiserkeit („enrouement poussé") auf; 11 gehörten einer Gruppe von spastischen Stimmstörungen mit Aphonie, mit Fistelstimme, mit Pfeifton an, und es blieben schließlich diejenigen mit wechselnden Registern. Alle diese aufgestellten Untergruppen zeigen nur, wie wechselnd sich eine Stimmneurose gestalten kann. So ist zu begreifen, daß er sogar die spastische Aphonie miteinbezieht. Er hebt aber besonders 8 schwere Fälle mit Stottercharakter hervor. Alle hatten als Neurotiker in Behandlung gestanden: 7 Kranke in der neurologischen und 1 Patient in der psychiatrischen Klinik. Pneumographische, spirometrische und tomographische Untersuchungen ließen erneut die durch funktionelle Obstruktion der Glottis bewirkte unregelmäßige Tätigkeit des Atemapparates erkennen, die sich besonders bei der Phonation zeigt.

Pneumographische Untersuchungen haben auch LACINA ISUPACEK (1965) durchgeführt.

G. ARNOLD (1959) hat versucht, die spastische Dysphonie, den Einbruch der primitiven Sphinkteraktion in die hochentwickelten Funktionen der Stimmbildung als ein *regressives Phänomen* zu deuten, wozu L. HEAVER (1959) Untersuchungen mit projektiven Tests beigesteuert hatte.

Einen wichtigen Beitrag zu den neurologischen Aspekten der spastischen Dysphonie haben E. ROBE, J. BRUNLIK und P. MOORE (1960) geliefert. Sie führten in 10 Fällen neurologische und elektroenzephalographische Untersuchungen durch. In 9 Fällen zeigte sich ein pathologisches E. E. G. Ebenso häufig waren Störungen in den pyramidalen Bahnen vorhanden. Selten wurden zerebrale oder zerebellare Zeichen gefunden.

W. KIRSCHBERG (1963) beschreibt einen Fall einer spastischen Dysphonie, den er mit *Äther-Narkose* behandelt hat. Im Augenblick der Ansprechbarkeit erfolgte der Behandlungsversuch.

Es handelte sich um einen 29jährigen Traktoristen. Alle Sprechleistungen erfolgen mit deutlichem Spasmus und sehr häufig inspiratorisch. Teilweise tritt eine Aphonie ein. Mitbewegungen fehlen. Das Spasmus ist im Augenblick des Sprechbeginns deutlich an der gesamten Respirationsmuskulatur erkennbar. Beim Sprechen im Liegen wird die Bauchdecke bretthart angespannt und eingezogen. Singen ist unmöglich. Die Stimmlippen zeigen sich gerötet, aufgelockert, aber gut beweglich. Nach Angabe des Patienten besteht die Störung seit dem 15. Lebensjahr. Vorher habe er gut gesprochen und auch gerne gesungen.

Der neurologische Befund der Nerven-Poliklinik der Charité zeigte keine Besonderheiten. Seitens der Neurologie wurde für die Sprachstörung eine psychogene Ursache angenommen.

Der Patient gab dem Therapeuten klare Antworten, aber stets mit den Symptomen der spastischen Dysphonie. Resonanzübungen wurden eingeschaltet, um eine gleichmäßige Phonation zu erhalten. Auch dieser Versuch scheiterte. Insgesamt war keine Änderung der Sprechweise in der Narkose möglich. Auch ein Versuch, den Patienten singen zu lassen, mißlang. Hieraus konnte geschlossen werden, daß eine psychogene Ursache unwahrscheinlich war.

Diese Forscher nehmen deshalb als Ursache spezifische Störungen in den Bahnen für die expressive Sprache an. Der Verf. hat jedoch unter 6 typischen Fällen spastischer Dysphonie nur bei einem Kranken ein pathologisches E. E. G. entdecken können, wobei sich Zeichen einer Zwischenhirnerkrankung darboten. So steht also weiterhin die Dignität der Neurose ganz im Vordergrund der Erklärungen. Wenn man die spastische Dysphonie mit dem Stottern von verschiedenen Autoren in Zusammenhang bringt, muß immerhin beachtet werden, daß in wechselnder Zahl pathologische E. E. G. gefunden wurden. Es muß auch in Betracht gezogen werden, daß das eigentümliche, schwere Krankheitsbild der spastischen Dysphonie („Mogiphonie") in den meisten Kliniken und in phoniatrischen Privatpraxen eher *selten* gesehen wird, so daß eine Relation zum sogenannten „organischbedingten" Stottern nicht leicht konstruiert werden kann.

J. Kiml (1965) fand unter 10 Fällen (3 Frauen, 7 Männer) folgendes: Zeichen der Unreife in einem Fall (8 Jahre), leichtgradig abnormal in einem Fall. Normale Kurven zeigten sich in 6 Fällen. Interessant sind die Ergebnisse von Provokationen: inneres Sprechen, wobei Amplitudenverschiedenheiten bei 9 Kranken festgestellt werden konnten. Es ist sehr wünschenswert, daß diese wichtigen Forschungen fortgesetzt werden können.

P. Bloch schreibt in seinem ausführlichen und gut dokumentierten Referat (1965) deutlich, daß die spastische Dysphonie eine *psychogene Basis* habe. Diese schließe aber neurologische Zeichen nicht aus.

Er hebt auch mit Recht hervor, daß die sogenannten reinen Fälle spastischer Dysphonie (Mogiphonie) eventuell mit neurologischen Symptomen deutlich von sogenannten leichteren spastischen Dysphonien mit varibalen unvollständigen Symptomen abgegrenzt werden sollen. Der Phoniater wird in solchen Fällen zu seinem Vorteil mit dem Psychiater und Psychoanalytiker zusammenarbeiten, und zwar nach einer anfänglichen einfühlenden Psychotherapie des Phoniaters, verbunden mit Stimmübungen als „Vehikel".

Die Schwierigkeiten der Behandlung ergeben sich nach P. Bloch eben daraus. daß die Fälle sich oft an der Grenzlinie zwischen Neurose und Psychose bewegen.

Eine Form der Erwartungsneurose ist unter dem Namen *Mogiphonie* beschrieben worden, die eine ähnlich isolierte Störung der *beruflich gebrauchten* Stimme betrifft. Dabei kann jedoch der Patient bei anderen Gelegenheiten normal sprechen.

Ein Beispiel: J. P., Bäcker, 26 Jahre, erkrankte an einer wechselnden Stimmstörung, wobei er mit starker Preßstimme und gespanntem Atem zu sprechen anfing. Eine Zeitlang hatte er jedoch wieder eine ganz normale Sprache. Nach Hochtouren nahmen die Beschwerden zu. Bereits beim Eintritt ins Wartezimmer war die spastische Dysphonie deutlich zu erkennen, wenn der Patient die Schwester etwa fragte: „I-ist der He-err Doktr da?"

Kehlkopfspiegelung: Bei der Stimmgebung werden die Stimmlippen krampfhaft zusammengepreßt. Beim Sprechen wird der Bauch bretthart gespannt und eingezogen. Die Singstimme zeigt gar keine Störung.

Die Allgemeinuntersuchung ergibt folgendes: Geringgradiges Lidflattern. Gynaekomastie. Testis links haselnußgroß, atrophisch. Der rechte Hoden konnte nicht getastet werden. Der übrige Befund ist normal.

Behandlung. Der Kranke mußte eine Woche lang die Arbeit aussetzen. Während dieser Zeit wurden Atem- und Stimmübungen durchgeführt, unterstützt durch den faradischen Strom. Gleichzeitig kamen beim Eingehen auf die persönlichen Verhältnisse des Kranken Konflikte mit einem Nebenarbeiter zum Vorschein. Unser Kranker fühlte sich benachteiligt und litt unter einem angeblichen Zurückgestelltsein. Nach der Rückkehr in seinen Beruf und einer Aussprache mit seinem Vorgesetzten über seine Stellung im Beruf, ließ die Stimmstörung bald nach und die Sprache wurde wieder normal. Nach vier Jahren kam Pat. erneut in die Behandlung. Auch dieses Mal trat ein Pressen auf und es zeigte sich eine starke Reizbarkeit der Nerven. Der laryngologische Befund war derselbe wie früher. Bei der Unterhaltung verschwand das gepreßte Sprechen auffallend rasch, als ein erneuter Konfliktstoff in seinem Arbeitskreis erörtert wurde. Seither ist Pat. beschwerdefrei geblieben.

Während man bei der psychogenen, sogenannten hypokinetischen Aphonie eine schlaffe, flüsternde Stimmlosigkeit vorfindet, zeigt die spastische Dysphonie eine mühsame, gepreßte Stimmgebung oder qualvolle Aphonie. Von der habituellen Taschenfaltensprache unterscheidet sich die spastische Dysphonie durch die dabei zu beobachtende Mitbeteiligung des ganzen Respirationsapparates. Das Taschenfaltenpressen tritt nicht nur beim Sprechversuch, sondern auch beim Singen auf und kann daher bei der Spiegeluntersuchung leicht erkannt werden. Abzugrenzen ist die spastische Dysphonie ferner von jener seltenen Form, die als *Frühsymptom* der *multiplen Sklerose* vorkommt (E. Barh, H. Stern). Zur genauen Diagnose gehört daher auch die *neurologische Untersuchung*.

Die Therapie soll von zwei Seiten in Angriff genommen werden, von der psychischen und von der somatischen. Seiffert hat im Anschluß an Gutzmann besondere Lockerungs- und Atemübungen beschrieben. Dazu kommen Vokal-, Silben- und Wortübungen, wie wir sie aus der Stottererbehandlung kennen. Wichtig sind auch hier die Voraussetzungen und genügend Zeit. Diese Übungsbehandlung hat auch eine gute suggestive Wirkung. Für die einstimmbare Vibrationsmassage und in einzelnen Fällen auch für die Anwendung der Muckschen Kugel gilt das gleiche. Gaben von Baldrian und Brompräparate können unterstützend wirken.

Manchmal scheint auch die Hypnose zu nützen (J. Berendes). Die meisten Autoren betonen die schlechten Heilungsaussichten des spastischen Dysphonie, wie man das auch bei anderen Neurosen erlebt. Man kann aber doch viele Kranke, wenn nicht ganz heilen, so doch bessern und sie von der quälenden Sprechangst befreien.

Literatur

Kehlkopfverletzung. Funktionelle Störungen

Angirami, J., und P. Monnier: Stimmstörungen, durch den künstlichen Pneumothorax hervorgerufen. Ref. Tbc. (fr.) 5, Nr. 1. 1939. Schweiz. med. Wschr. Nr. 22, 506 (1939). — Arnold, G. E.: Subkutanes Halshämatom nach stimmlicher Überanstrengung. Mschr. Ohrenheilk. 74, 273 (1940); — Die Zusammenarbeit der Universitätslektoren für Sprechtechnik mit dem Stimmarzt. Wien. klin. Wschr. **54**, 706 (1941); — Über die Notwendigkeit der sprach- und stimmärztlichen Betreuung der Schuljugend. Wien. klin., Wschr. **55**, 484 (1942); — Die Sprach- und Stimmstörungen bei Kriegsverletzten. Aus ZIMMER, Wehrmedizin, Bd. 1, 567, Wien: F. Deuticke, 1944; — Ätiologie, Pathogenese und Therapie einer sekundären Laryngitis. Mschr. Ohrenheilk. **76**, H. 1. (1942); — Die phonetische Nachbehandlung mehrfach operierter und bestrahlter multipler Papillome des Kehlkopfes. Mschr. Ohrenheilk. **73**, H. 4. (1939); — Phonetische Beobachtungen bei einer Kehlkopfmißbildung. Mschr. Ohrenheilk. Wien: Urban und Schwarzenberg, 1947; — Verlust der Singstimme und schwere Sprachstörung infolge beidseitiger peripherer Hypoglossuslähmung. Mschr. Ohrenheilk. Wien: Urban und Schwarzenberg, 1947.

BECK, K. und P. SCHNEIDER: Mißbildungen und Anomalien des Kehlkopfes. Hb. Nasen-, Hals-, Ohrenheilk. **2**, 409 (1926). — BERENDES, J. und K. GÖTZMANN: Zur Unterscheidung zwischen funktionell und organisch bedingten Bewegungsstörungen im Kehlkopf. Arch. Ohr.-Nas.-KehlkHeilk. **144**, 239 (1938). — BERGER, W.: Beitrag zur Frage der doppelten Stimmlippen. Z. Ohrenheilk. **19**, 427 (1928).

CLERF, L. H.: Keratosis of the larynx. J. Amer. Med. Ass. **132**, 823 bis 826 (1946); — FOX, J. R. and J. A. FIELDS: Progress in Otolaryngology. Arch. Otolaryng. **44**, 337 bis 367 (1946); — Clinical Significance of Hoarseness; — Clinical Significance of Certain Respiratory Symptoms. Pennsyl. Med. J. 1946.

DENNECKE, H.: Zur Differentialdiagnose der Lues des Kehlkopfes. Hals-, Nas.-, Ohrenarzt, **33**, 303 (1943). — DÖHNE, E.: Stimmveränderungen, Heiserkeit und Schmerz bei organischen und funktionellen Störungen der Stimme. Arch. Sprach-StimmHeilk. **5**, 141 (1941); — und H. GREVEN: Bombensplitter im Stimmband. Arch. Ohr.-Nas.-KehlkHeilk. **151**, H. 1. (1942). — DROSTE, H.: Mandelausschälung und Stimme. Hals-, Nas.-, Ohrenarzt **27**, 81 bis 100 (1936).

FRÖSCHELS, E.: Neue Behandlungsmethode der Lähmungserscheinungen der Stimmlippen bei doppelseitiger Rekurrenslähmung. Mschr. Ohrenheilk. H. 6. (1935); — Erfahrungen mit der Übungsbehandlung der Stimme nach teilweiser oder vollkommener Entfernung eines Stimmbandes. Mschr. Ohrenheilk. H. 6, 684 (1936).

GUTHRIE, D.: The Pathology of Speech and Voice. Edinburgh Med. J. **47**, 391 (1940). — GUTZMANN, H.: Über die Grundlagen der Behandlung von Stimmstörungen mit harmonischer Vibration. Arch. Laryngol. **31** (1918).

HÜLSE, E.: Arch. Sprach. Stimmhkd. **2**, 237 (1935).

IMFELD, W.: Klinische und phonetische Spätbefunde nach kindlicher Larynxpapillomatosis, Pract. oto-rhino-laryng. **5**, Fasc. I/II (1943). — IMHOFER, R.: Die Gehörausschaltung durch Übertäubung in der Therapie der Krankheiten der Stimme und Sprache. Mschr. Ohrenheilk. **67**, H. 11 (1933).

JACHSON: Le larynx es ses maladies. Paris: Doin & Cie., 1940.

LERICHE: Presse méd. 1928. — LUCHSINGER, R.: Beobachtungen und Behandlung der Stimme nach chirurgisch-röntgenologischer Therapie des Kehlkopfkrebses. Schweiz. med. Wschr. **69**, 561 (1939); — Angeborene Heiserkeit und die Asymmetrie des Kehlkopfes. Z. Ohrenheilk. **50**, 107 bis 112 (1944); — Angeborene Heiserkeit und die Asymmetrie des Kehlkopfes. Pract. oto-rhino-laryng. 5; H. 5/6. (1943); — Monochorditis vasomotorica, Pract. oto-rhino-laryng. 9: H. 4/5 (1947).

MASSINI, V.: Osservazioni sopra alcuni casi di sifilide laryngea. Zbl. Hals.-Nas.-Ohrenheilk. **22**, H. 8. (1934). — MOTTA, R.: Voce parlata e cantata e polipi delle corde vocali. Vasalva, **20** (1942).

NADOLECZNY, M.: Wodurch kann eine chronische Heiserkeit bedingt sein? Münch. med. Wschr. Nr. 1, 13 (1935). — NÉMAI, J.: Minderwertige Stimmorgane. Mschr. Ohrenheilk. **65**, 1451 (1931).

OPFERMANN, E.: Gewohnheitsräuspern und Erwartungsneurose. Med. Diss. München 1938. — OSWALD, L.: Über die Taschenfaltenstimme. Arch. Sprach-Stimmheilk. **II**, H. 4 (1938).

PEACHER, G.: Contact ulcer of the Larynx. J. Speech Dis. **12**, 67 bis 76 (1947).

RAWLINS, A. G.: Operative Procedure for the Relief of Stenois in double Abductor Paralysis of the Larynx. Laryngoscope **49**, 260 (1939). — REKER, H.: Asymmetrien. Arch. Sprach-Stimmheilk. **2**, 215 (1938). — REGULES, P.: Simpatico laringeo, Soc. O. R. L. Rio-de-la-Plata. 1932.

SCHREINER, N.: Beitrag zur Kenntnis der schwangerschaftsbedingten Schleimhautveränderungen im Gebiete der oberen Luftwege. Mschr. Ohrenheilk. **76**, 351 (1942). — SILBIGER, B.: Zur Therapie der Sängerknötchen. Wien. med. Wschr. Nr. 29, 966 (1928). — SJÖSTRÖM, L.: Experimental-phonetische Untersuchungen des Vibratophänomens der Singstimme. Nord. oto-laryngol. Kongreß Stockholm 1947. — SOKOLOWSKY, R.: Beziehungen der Sprach- und Stimmheilkunde zur operativen Laryngo-Rhinologie. III. Vers. dtsch. Ges. Sprach-Stimmheilk. C. Kabitzsch, 1931; — Über eine seltenere Form der Stimmschwäche der Sprecher. Vers. dtsch. Ges. Sprach-Stimmheilk. 1928. — STEINMANN, R. P.: What we can do for our tracheotomized patients. Laryngoscope. **57**, 90 (1947).

TARNEAUD, J.: La vibration reduite des cordes vocales. Rev. franç. Phoniatr. Nr. 10 (1935); — La cordite trophique. Acta oto-rhino-laryngol. Belgica. fasc. 3 (1947). — THOST, A.: Die Geschwülste des Kehlkopfes (gutartige Neubildungen). Hb. Nasen-, Hals-, Ohrenheilk., 5: Berlin: Springer, 1929.

WESSELY, E.: Die Veränderungen der Stimme bei Larynxerkrankungen. Wien. med. Wschr. **88**, 574 (1938).

ZERFFI, A. C.: Tonsillectomy and its effect on singing. Arch. otolaryng. 35: 915 (1942).

Stimmpathologie (I)

BECK, K.: Über Aplasie der Epiglottis. Z. Ohrenheilk. **65** (1912). — BECK, K. und P. SCHNEIDER: Mißbildungen und Anomalien des Kehlkopfes, der Luftröhre und der großen Bronchien. Hb. Halses und Heilk. v. DENKER und KAHLER, Band **2** (1926). — BECKER, A.: Die virusbedingten Erkrankungen im Hals-, Nasen-, Ohrenbereich. Arch. Ohr.-Nas.-Kehlk.-Heilk. **167**, 106—236 (1955). — BECKER, P. E.: Myopathien. Hb. inn. Med. Heidelberg: Springer **VI** (1955). — BECKMANN, G.: Zur Behandlung der unerwünschten Taschenbandstimme. Arch. Ohr.-Nas.-KehlkHeilk. **163**, 488—490 (1953). — BELLUSSI, G.: Il principio di "Detensione" in foniatria, base di ogni trattamento ortofonico. Atti Clin. Otorinolaring. Univ. Torino **7** (1946—1947); — Sindromi pseudo-fonasteniche da muta vocale incompleta. Boll. Soc. ital. Fonet. sper. Fonet., Biol., Foniatr. **II**, 1 (1952). — BELLUSSI, G., e E. FAGIANO: Sull'importanza di una adeguata preparazione logopedica per il pediatra. Pediatria del Medico pratico **23**, 8 (1948). — BERENDES, J.: Neuere Ergebnisse über Bewegungsstörungen des Kehlkopfes. Arch. Ohr.-Nas.-KehlkHeilk. **169**, 1 und 173 (1956).

CAVANAGH, F.: Vocal palsies in children. Speech, October (1956). — CROATTO, L.: Malattie della voce di natura funzionale. I. congresso nazionale, Parma, 4.—5. **I**. 1953, Soc. coop. tipograf. Padova (1953). — CURRY, T.: EENT, Mthl. **32**, 518—520 (1953).

DELAINI, A.: La lussazione cricoaritenoidea, una sindrome laringea rara. Sua cura con nuovo intervento chrurgico. Atti Laboratorio Fonet. Univ. Padova **I**, 53—79 (1950); — Encyclopédie médico-chirurgicale, ORL **26**, 7, Recueil **16** (1955). — DELAINI, A., e G. B. STEFANI: Il doppiamento delle corde vocali. Atti Laboratorio Fonet. **2**, 107—116 (1952).

FLURIN, H., J. TARNEAUD et R. LUCHSINGER: Le soufre et la voix. Compte rendu du 1. Congrès International du soufre. Cauterets, 13.—15. Sept. (1948). — FROESCHELS, E.: Some important links between logopedics and otolaryngology. Folia phoniatr. **4**, 1 (1952).

GILLERT, O.: Galvanischer Strom, faradischer Strom, Exponentialstrom in der therapeutischen Praxis, München (1953).

HAAS, R.: Die Viruserkrankungen im Nasen-, Hals-, Ohrenbereich. Arch. Ohr.- usw. Heilk. **167**, 16—105 (1955). — HENSSGE, E.: Selektive niederfrequente Reizstromtherapie u. Elektromyographie, Schriftenreihe z. Arch. physikal. Therap. H. 1, Leipzig 1952. — HUSSON, R.: Genèse physiologique de la sensation de dissonance et reduction de l'esthétique musicale à la psycho-physiologie du nerf auditif et de ses différents relais encéphaliques. C. R. Acad. Sci. Paris **232**, 1589—1591 (1951); — Relations neuro-psychologiques entre la phonation et l'audition. Ann. Télécom. **6**, 10 (1951).

KNECHT, B.: Rückschlüsse bei glottiserweiternden Maßnahmen auf Stimmbandlähmungstheorien. Arch. Ohr.-Nas.-KehlkHeilk. **169**, 236 (1956).

LABARRAQUE, M. L.: Les phonophobies. Ann. Oto-Laryng. **69**, 200—207 (1952). — LANDEAU, M. J.: Etude physiologique des passages dans la voix chantée. Rapport au X. Congrès de la Société Française de Phoniatrie. J. franç. d'ORL **1**, 204 (1952); — Le baillement dans le chant. J. franç. d'ORL **1**, 201—204 (1952); — Troubles vocaux et syndrome sympathique cervical posterieur. J. franç. d'ORL 3, 374—382 (1954). — LASAGNA, F.: Die salzjodische, inhalatorische Therapie. A. Mattioli, Fidenza (1930). — LOEBELL, H.: Die gutachtliche Beurteilung von Nase, Nebenhöhlen, Mund, Rachen und Kehlkopf, einschließlich Stimme und Sprache. Z. Laryng. **30**, 26—49 (1941). — LUNGFIEL, E.: Stimmstörungen bei Kindergärtnerinnen. Arch. Orh.-Nas.-KehlkHeilk. **169**, 561 (1956).

MADURO, R.: Les dysphonies fonctionelles. Cours International de Phonologie et Phoniatrie. La voix, Paris: Librairie Maloine, 1953. — MONTREUIL, F.: Bifid epiglottis. Report of a case. Laryngoscope **59**, 194—199 (1949). — MONRAD-KROHN, G. H.: Dysprosody or altered Melody of language. Brain **70**, 405—415 (1947). — MOSER, F.: Morphologische Befunde bei den Innervationsstörungen des Kehlkopfes. Arch. Ohr.-Nas.-KehlkHeilk. **169**, 201 (1956). — MÜNDNICH, K.: Stimmbandstörungen nach Strumektomie. Arch. klin. Chir. **285**, 13 (1956).

ORTHMANN, W.: Sprechkundliche Behandlung funktioneller Stimmstörungen. Halle/ Saale: C. Marhold (1956); — Neue Erfahrungen in der Behandlung hyperkinetischer Stimmstörungen mit der Kaumethode. Arch. Ohr.-Nas.-KehlkHeilk. **169**, 548 (1956).

PLEWA, W.: Zur sprachärztlichen Diagnose der Myasthenia gravis pseudoparalytica. Arch. Ohr.-Nas.-KehlkHeilk. **169**, 546 (1956).

IMRE, V.: Die phoniatrische Untersuchung als Hilfsmittel für die neuro-psychiatrische Diagnosestellung. Mschr. Ohrenheilk. **86**, 174—177 (1952); — Berufsbedingte Stimmstörungen. Mschr. Ohrenheilk. **85**, 103—106 (1951); — Postoperative Veränderungen von Stimme und Sprache. Arch. Ohr.-Nas.-Kehlkheilk. **158**, 330—334 (1951); — Mschr. Ohrenheilk. **84**, 214 (1950).

JACKSON, CH.: Psychosomatic aphonia and ephemeral adductor paralysis. Laryngoscope **59**, 12 (1949); — JACKSON, CH., and L. CHEVALIER: Contact ulcer of the larynx. Arch. Otolaryng. **22**, 1—15 (1935); — Etiology and treatment of contact ulcer of the larynx. Laryngoscope **43**, 718—721 (1933); — Dysphonia plicae ventricularis. Arch. Otolaryng. **21**, 157 bis 167 (1935). — JELLINEK, A.: Treatment of vocal disorders with spontaneous imagery. Folia phoniatr. **7**, 4 (1955). — JANNOULIS, G. E.: Einige interessante tomographische Bilder des Larynx unter besonderer Berücksichtigung der Begutachtung frischer und alter Stimmbandlähmungen. Arch. Ohr.-Nas.-KehlkHeilk. **169**, 483 (1956).

KELEMEN, G.: Structure and performance in animal language. Arch. Otolaryng. **50**, 740—744 (1949). — KLOTZ, P., et M. LANDEAU: L'assurance la dégradation vocale sous l'angle de la clinique laryngo-phoniatrique. Folia phoniatr. **7**, 200—207 (1955). — KOCH, J., B. LANGENBECK und H. LOEBELL: Das Gutachten des Ohrenarztes. Stuttgart: G. Thieme. (1952). — KOWARSCHIK, J.: Physikal. Therap. München-Berlin (1954). — KRECH, H.: Zur Beeinflussung von Stimmlippenpolypen durch eine Übungstherapie. Folia Phoniatr. **8**, 233 (1956).

MUCK, O.: Münch. Med. Wschr. **12**, 441 (1916.

OPPIKOFER, E. K.: Über Sprach- und Schluckstörungen bei Myasthenia gravis pseudoparalytica und ihre Behandlung. Pract. oto-rhino-laryng. **5**, 5/6 (1943).

PANCONCELLI-CALZIA, G.: Die Taschenbandstimme. Akademie Verlag Berlin (1953). — PERELLÓ, J.: Le traitement de la voix de bandes ventriculaires. Folia phoniatr. **6**, 1 (1954).

RETHI, A.: Die Rolle des stylopharyngealen Muskelsystems im Krankheitsbild der Taschenfaltensprache und Dysphonia spastica. Folia phoniatr. **4**, 201—216 (1952). — ROHRMANN, A.: Beitrag zu den Mißbildungen des Kehlkopfes. Med. Diss. Patholog. Inst. Univ. Göttingen (1932). — RUMPF, W.: Elektromedizin. Strahlenkunde. München-Berlin (1954). — RUTH, W.: Kunstgerechte Stimmbildung durch Überwindung der Schluckmechanik. Berlin: Dünnebeil, 1951.

SARTORIO, G., e G. B. LEONARDELLI: Primi relievi sulla funzione fonatoria negli operati di cordectomia e di Laryngectomia parziale. Boll. Soc. It. Fonet. sper. **III**, 59—65 (1953). — SBERNINI, CL.: Sulla caratteristiche morfologiche de labbro vocale nell'nomo e in alcuni mammiferi. Boll. Soc. ital. Fonet. sper. **III**, 1, 66—67 (1953). — SCHLOSSHAUER, B., und R. TIMCKE: Stroboskopische Untersuchungen bei hemilaryngektomierten Patienten. Arch. Ohr.-, Nas.-KehlkHeilk. **168**, 404—413 (1956). — SÉGRE, R.: Disfonias funcionales hipokineticas. Rev. otolaryng. **II**, 1 (1950); — Spasmodie Aphonia. Folia phoniatr. **3**, 150—156 (1955); — La miastenia laringea grave. Rev. oto-laryng. **1**, 2 (1949). — STEFANI, B. DE, e A. DELAINI: Manifestazioni laryngee nella miastenia. Atti Labor. Fonet. **II**, 177—185 (1952). La Liberia Univ. Paddova.

TARNEAUD, J.: Le traitement des dysphonies, principes, applications cliniques. Cours de Phonologie et de Phoniatrie. La voix. Paris: Librairie Maloine, 1953; — Affections vocales et bandes ventriculaires. Ann. d'Oto-Laryngologie, 4, April (1937); — La laxité des articulations du larynx. Ann. otolaryng. **66**, 293—299 (1949). — TRENQUE, P. et L.: La crénothérapie dans les maladise de la voix. J. franç, O.R.L. **3**, 873—882 (1954).

ULRICH, K.: Arch. Laryngol. Rhinol. **33**, 377 (1919).

ZALIOUK, A.: La tomographie du larynx dans les troubles fonctionels de la voix. J. franç. d'ORL **3**, 363—372 (1954). — ZERFFI, W. A. C.: Vocal Musculatur Development. A. M. A. Arch. Otolaryng. **62**, 406—408 (1-55).

Monographien (I)

AMERSBACH, K.: Hdb. der N.-H.-Ohrenklinik. vol. Berlin: Springer, 1929. — ARNOLD, G. E.: Die traumatischen und konstitutionellen Störungen der Stimme und Sprache. Wien: Urban und Schwarzenberg, 1948.

BARRAUD, A., F. NAGER, L. RÜEDI, SCHLITTLER und TAILLENS: Lehrbuch der N.-H.-Ohrenheilk. 2. Aufl., Basel: Karger, 1953. — VAN DEN BERG, J.: Physica van de Stemvorming, met Toepassingen. (Uitgeverij Excelsior s'Gravenhage 1953).

CANUYT, G.: Les maladies du larynx. Paris: Masson, 1939; — Les troubles de l'innervation pharyngo-laryngeé et oesophagienne. Paris: Masson, 1946.

DIETH, E.: Vademekum der Phonetik. Bern: A. Francke, 1950.

FAUST, J.: Aktive Entspannungsbehandlung. Stuttgart: Hippokrates, 1954. — FRÖSCHELS, E.: Twentieth century speech and voise vorrection. New York: Philosophical Library, 1948.

GARDE, E.: La voix. Presses Universitaires de France (1954). — GEDDA, L.: Studio dei gemelli. Roma: Edizione Orizzonte Medico, 1951.

HABERMANN, G.: Physiologie und Phonetik des lauthaften Lachens. Leipzig: J. A. Barth, 1955. — HAMILTON, G. W.: Parlamentarische Logik, Taktik, Rhetorik. Zürich: Societas-Verlag, 1946. — HAYMANN, P.: Handbuch der Laryngologie und Rhinologie, Bd. 1. Wien: A. Hölder, 1898. — HILTY, K.: Lesen und Reden. Frauenfeld: Huber, 1922.

JACKSON: Diseases of the nose, throat and ear. Philadelphia and London: W. B. Saunders Company, 1945. — JASPERS, K.: Wesen und Kritik der Psychotherapie. München: R. Piper & Co.

VIII. *International Speech and Voice Therapy Conference.* Amsterdam 21.—26. 8. 1950. Basel: Karger, 1951. — IX. Zürich, 1.—5. 9. 1953. Basel: Karger. — X. Barcelona, 3.—7. 9. 1956, Acta O R. L. Ibero-Americana 1957.

KAINZ, F.: Psychologie der Sprache. I.—IV. Band (1941—1956). Stuttgart: Enke. — KATZENSTEIN, J., und ROTHMANN: Zur Lokalisation der Kehlkopfinnervation. Methoden zur Erforschung der Tätigkeit des Kehlkopfes sowie der Stimme und Sprache. Handbuch der biol. Arbeitsmethoden. Abt. V. Wien: Urban und Schwarzenberg, 1911. — KEITER, F.: Kurzes Lehrbuch der Rassenbiologie und Rassenhygiene für Mediziner. Stuttgart: E. Enke, 1941.

LUCHSINGER, R.: Stimmphysiologie und Stimmbildung. Wien: Springer, 1951. — LULLIES, H.: Physiologie der Stimme und Sprache. Berlin-Heidelberg: J. Springer, 1953. — LÜSCHER, E.: Lehrbuch der Nasen- und Halsheilkunde und der Endoskopie der Speiseröhre und der Luftwege. Wien: Springer, 1956.

MALMBERG, B.: La Phonétique. Presses Universitaires de France (1954). — MOSES, P. J.: Die Stimme der Neurose. Stuttgart: Thieme, 1956.

NADOLECZNY, M.: Kurzes Lehrbuch der Sprach- und Stimmheilkunde. S. 22/23, Vogel Leipzig 1926. — NEGUS, V. E.: The comparative anatomy and physiology of the larynx. W. Heinemann, Medical Books Ltd., 1949.

ORTHMANN, W.: Sprechkundliche Behandlung funktioneller Stimmstörungen. Halle/Saale: VEB C. Marhold, 1596.

PANCONCELLI-CALZIA, G.: Phonetik als Naturwissenschaft. Editionsgesellschaft m.b.H., Berlin 1948; — Die Taschenbandstimme. Berlin: Akademie-Verlag, 1953. — PERELLÓ, J.: Trastornos de la voz y de la palabra. Manuel Marin & Cie., 1954.

SCHEMINZKY, F.: Die Welt des Schalles. Graz-Wien: Deutsche Vereinsdruckerei, 1943. — SCHULZ, J. H.: Das autogene Training (konzentrative Selbstentspannung). 8., vermehrte und verbesserte Auflage. Stuttgart: G. Thieme, 1953; — Übungsheft für das autogene Training. Stuttgart: G. Thieme, 1953. — SCHWARZ, M.: Die Schleimhäute des Ohres und der Luftwege. Biologie und Klinik. Berlin: Springer, 1949. — STEIN, L.: Sprach- und Stimmstörungen und ihre Behandlung in der täglichen Praxis. Wien-Leipzig-Bern: Weidmann & Cie., 1937.

TARNEAUD, J.: Traité pratique de Phonologie et Phoniatrie. Maloine, Paris 1941; — Précis de thérapeutique vocale. Paris: Maloine, 1955. — TARNEAUD, J., et M. SEEMANN: La voix et la parole. Paris: Maloine, 1950.

La Voix: Cours international de Phonologie et de Phoniatrie, 2.—7. 3. 1953 Paris. Anatomie fonctionelle, physiologie, phonétique, phonométrie, dysphonies, dysodies, aphasis, bégaiement, traitement. Paris: Maloine, 1953.

WEISS, D., and H. BEEBE: The chewing approach in speech and voice therapy. S. Karger, Basel 1950. — WINCKEL, FR.: Klangwelt unter der Lupe. Berlin und Wunsiedel: Max Hesse, 1953.

Stimmpathologie (II)

ALAJOUANINE, T.: Contribution à l'analyse oscillographique des troubles de la parole. Larynx et Phonation, Presses Univ. France, p. 145—158 (1957). — ALAJOUANINE, TH., R. HOUDART, A. REMOND et J. MORIN: Résultats cliniques de la coagulation pallido-lenticulaire dans la maladie de Parkinson. Rev. neurol. **99**, 385—394 (1958). — ALAJOUANINE, TH., O. SABOURAUD et F. GRÉMY: Etude oscillographique dans la maladie de Parkinson. Effets précoces de la coagulation pallidale. Rev. franç. Et. clin. biol. **9**, 411—419 (1964). — AL-GEORGE, S., et I. METIANU: Quelques considérations sur la vibration d'une seule vocale chez un sujet avant subi une cordectomie. Rev. Laryng. **79**, 1330 (1958). — ANDERSON, G. H.: Practical Orthodontics. 9th ed. St. Louis: C. V. Mosby Co., 1960. — ANGIRANY, J., und P. MOUNIER-KUHN: Stimmstörungen durch den künstlichen Pneumothorax hervorgerufen. Schweiz. med. Wschr. **22**, 506 (1939): Referat. Rev. Tuberc., Paris **5**, 1 (1939). — APOLLONJ, G. M.: Zur Geschichte der Bäder von Chianciano. Aus „Neueste Forschungs-Ergebnisse über Leber- und Gallenkrankheiten" v. L. MICHELAZZI, C. CERVINI, A. LATTANZI, G. TONIOLO. Roma: Ed. Mediche e Scientifiche, 1955. — ARNDT, H. J.: Klinisch-phonetische und elektroakustische Studien über das Stimmansatzrohr des Menschen am Beispiel der Tonsillektomie. Arch. Ohr.-Nas.-KehlkHeilk. **175**, 562 (1959); — Untersuchungen über den Einfluß der Mandelausschälung auf die menschliche Stimme. Folia phoniatr. **15**, 99—146 (1963); — Stimmschäden bei Frauen durch androgene und anabole Hormone. Dtsch. med. Wschr. **88**, 2336 (1963.) — ARNOLD, G. E.: Vocal nodules. N.Y. St. J. Med. **63**, 3096 (1963); — Clinical application of recent advances in larygeal physiology Ann. Otol. Rhinol. Laryng. **73**, 426 (1964). — ARNOLD, G., and S. PINTO: Ventricular dysphonia: New interpretation of an old observation. Laryngoscope **LXX**, 1608—1627 (1960). — ARNOLDI, P.: Beitrag zur Aphonia (Dysphonia) spastica. Diss., Univ. Würzburg, (1915). — ARSLAN, M., G. PIVOTTI et G. MOLINARI: Les réflexes cochléo-récurrentiels effets des stimmulations acoustiques sur les potentiels d'action du nerf récurrent. J. franç. ORL **10**, 135—139 (1961). — ASHLEY, F. L., R. F. SLOAN, E. HAHN, W. HANAFEE and J. MIETKE: Cinefluorographic study of palatal incompetency cases during deglution and phonation. Plast. reconstr. Surg. **28**, 347—364 (1961). — AUBRY, M., et J. LABAYLE: Les grosses cordes vocales. Ann. Oto-laryng. **80**, 1014 (1963). — AUSUBEL, D. P.: Theory and problems of adolescent development. New York: 1954.

BABINSKI, J. F. F.: Exposé des travaux scientifiques du Dr. F. Babinski. Paris: Masson, 1963. — BABLIK, L.: Zur antibiotischen Therapie des Larynxpappilloms. Mschr. Ohrenheilk. **93**, 306 (1959). — BAKER, C. JR.: Contact ulcers of the larynx, Laryngoscope, **64**, 73—78 (1954); — Laryngeal problems in singers. Laryngoscope **72**, 902 (1962). — BARTON, R. T.: The whispering syndrome of hysterical dysphonia. Ann. Otol. Rhinol. Laryng. **69**, 156 (1960). — BATAILLE, R., J. LAUFER, G. LATTES, J. GANDET et S. ACHACHE: Macroglossies, troubles phonétiques et dysmorphiques, glossectomies. Rev. Stomat. (Paris) **65**, 809—817 (1964). — BAUER, H.: Stimm- und sprachpathologische Symptome neurologischer Krankheiten. Münch. Med. Wschr. **106**, Heft 48, 2183—2226 (1964); — Aphonie durch Kehlkopfasymmetrie infolge Wirbelsäulendeformierung bei einer Zwergin. „HNO" Wegweiser **7**, 342 (1959); — Die Bedeutung der Halstopographie für die Entstehung von Kehlkopf-Asymmetrien. Folia phoniatr. **13**, 112—120 (1961); — Aetiologie und Pathogenese der funktionellen Stimmstörungen im Blickfeld der Erb- und Konstitutionsforschung. Dtsch. med. J. **12**, 599—601 (1961); — Besondere Formen der Heiserkeit und ihre diferentialdiagnostische Abgrenzung. Arch. Ohr.-Nas.-KehlkHeilk. **185**, 828 (1965); — Phonetisch. Untersuch. eines Falles von cri-du-chat, 13. Versamm. der deutsch. Gesellsch. für Stimm- u. Sprachheilk. Bad Reichenhall, (1967). — Beck, J.: Z. Laryng Rhinol. **34**, 60 (1955). — Beck, J., und E. Schönhärl: Eine seltene Art der Ersatzstimmbildung. Medizinische H. **38**, 1742 (1959); — Die Bedeutung der Stroboskopie für die Diagnose der funktionellen Stimmstörungen. Arch. Ohr.-Nas.-KehlkHeilk. **175**, 449 (1959). — Beckmann, G.: Zum wechselseitigen Einfluß von funktioneller und psychischer Komponente in Aetiologie und Therapie von Stimmstörungen. Arch. Ohr.-Nas.-KehlkHeilk. **175**, 446 (1959). — Belou, A. P.: Intervencion quirurgica de los nodulos de cuerdas vocales y resultados foneticos. Cadern. Cient. **III**, 303 (1954). — Behrendt, W.: Zur morphologischen Feinstruktur des Stimmlippenknötchens. Arch. Ohr.-Nas.-KehlkHeilk. **184**, 88—108 (1964). — Berger, W.: Beitrag zur Frage der doppelten Stimmlippen. Z. Hals usw. Heilk. **19**, 426 (1928). — Biesalski, P.: Die zahlenmäßige Verteilung von Hör-, Stimm- und Sprachstörungen im Kindesalter und die daraus abzuleitenden fachärztlichen Konsequenzen. Arch. Ohr.-Nas.-KehlkHeilk. **185**, 801 (1965). — Birkmayer, W., und E. Neumayer: Die Sprachstimme als Maß des Biotonus. Wien. klin. Wschr. **73**, 376—377 (1961). — Bloch, P.: Neuro-Psychiatric Aspects of Spastic Dysphonia. Folia phoniatr. **17**, 302—366 (1965). — Boehme, G.: Stimm-, Sprach- und Hörstörungen als Folge frühkindlicher Hirnschädigungen. Folia phoniatr. **15**, 189 (1963); — Erfahrungen mit der Stroboskopie bei Stimmstörungen. Z. ärztl. Fortbild. **57**, 580 (1963); — Stimmstörungen bei cerebralen Erkrankungen. II. Wiss. Konferenz d. Institutes f. Sonderschulwesen d. Humblodt Univ. in Berlin. 9.—11. Juli 1963 in Berlin. Berlin: Volk und Wissen VEB. — Boehme, G., und F. W. Oeken: Klinisch-phoniatrische und frequenzanalytische Untersuchungen nach Teilresektion des Kehlkopfes. Z. Laryng. Rhinol. **45**, 640—649 (1966). — Breckwoldt, G. H.: An introduction to technique of Tomenic therapie as plied to cases of dysphonia. De. Therapia vocis et loquelae. Int. Kongr. in Wien (1966) der int. Gesellsch. für Log. und Phonet. 127—130. — Brewer, D. W., F. B. Griess and K. Faaborg-Andersen: Phonation. Clinical testing versus electromyography. Ann. Otol. Rhinol.-Laryng. **69**, 781 (1960). — Briess, B.: Voice therapy. A. M. Arch. Otolaryng. **66**, 375 (1957); — Voice therapy. A.M.A. Arch. Otolaryng. **69**, 61 (1959). — Brodal, A.: Some dato and perspectives on the anatomy of the so-called "extrapyramidal system", in "The so-called Extrapyramidal System". 17—38. Oslo: Universitats Forlaget, 1962. — Bruno, G.: Su di un caso di disfonia spastica. Osservazioni tomografiche prima e dopo anestesia locale faringo-laringea. Boll. Soc. Ital. Fonet. **7**, Fasc. Dec. (1957).

Calvet, J., J. Coll et J. Soubiran: Du traitement des dysphonies psychique. (Zur Behandlung psychisch bedingter Dysphonien). (Soc. Oto.-Neuro-Ophtalmol., Toulouse, 3. II. 64) Rev. Oto-neuro-ophtal. **36**, 107—109 (1964); — L'anésthesie par les barbituriques intraveineux dans le traitement des dysphonies pithiatiques rebelles a propos de 2 observations. Rev. Laryng. (Bordeaux) **85**, 456—468 (1964). — Casteran, E.: Disfonias, el Dia Médico, **34**, 369 (1962). — Casteran, E., C. Aranz and M. Polak: Tumores beñigos do larynge, Memoria do VI. Congresso Pan-Americano de ORL Rio de Janeiro (1958). — Casteran, E.: Disfonias. El Dia Médico **34**, 369 (1962). — Casteran, E., J. C. Arauz v M. Polak: Tumores benignos do laringe. Reimpresión de Memórias do VI Congr. Pan-Americ. ORL e BE (Rio de Janeiro, 1958). — Cornut, G.: Etude comparative de la mécanique externe de l'appareil respiratoire chez des sujets normaux et chez des sujets dysphonipques. J. franç. ORL **8**, 125 (1959); — Correction des troubles vocaux de la mue. Méd. infant. **68**, 41—42 (1961). — Chritie, R. V.: The elastic properties of the emphysematous lung and their clinical significance J. clin. Invest. **13**, 295)1934). — Croatto, L., et C. Croatto-Martinolli: Physiopathologie du voile Palais. Folia phoniatr. **11**, 124 (1959).

Damste, P. H.: Incomplete mutation as a cause of voice troubles in adults. Pract. oto-rhino-laryng. **24**, 118 (1962); — Virilization of the voice due to anabolic. Folia phoniatr. **16**, 10—18 (1964). — Damste, P. H., en A. J. Moolenaar-Bijl: Drie bijzondere vormen van spraak bij een patient metlarynxstenose. Logopedie en Foniatrie **32**, Nr. 4 (1960). — Deinse, J. B. van, et J. L. H. Keizer: Déclassification de la voix chantée, en particulier par une créte dur la cloison nasale. Pract. oto-rhino-laryng. **23**, 312—315 (1961). — Delajni, A., e G. F. Pistolesi: Disfonia precoce in un soggetto con laringocele esterno laterocervicale. Boll.

Soc. Ital. Fonet. **9**, 27 (1959). — Despons, J.: Le malmenage vocal et ses incidences fonctionnelles. J. franç. Oto-rhino-laryng. **12**, 215—220 (1963); — Laryngitis suffocantes de l'enfants. J. franç. Oto-rhino-laryng. Encycl. méd.-chir. O.R.L. 28 (1965). — Dieroff, H. G., und C. Siegert: Zum Problem der Stimmstörungen bei Kindergärtnerinnen. Mschr. Ohrenheilk. **98**, 272—280 (1964). — Dunker, E., und B. Schlosshauer: Unregelmäßige Stimmlippenschwingungen bei funktionellen Stimmstörungen. Z. Laryng. Rhinol. **40**, 919 bis 934 (1964).

Ellis, M.: Remarks on dysphonia. J. Laryng. **73**, 99 (1959). — Ernst, R.: Stroboskopische Erfassung funktioneller Stimmstörungen. Arch. Ohr.-Nas.-KehlkHeilk. **175**, 453 (1959).

Faaborg-Andersen, K., and A. Sonninen: The function of the extrinsic laryngeal muscles at different pitch. Acta oto-laryng. **51**, 89 (1960). — Faaborg-Andersen, K., and Vennard: Electromyography of extrinsic laryngeal muscles during phonation of different vowels. Ann. Otol. Rhinol. Laryng. **73**, 248 (1964). — Faaborg-Andersen, K.: Electromyographic investigation of intrinsic laryngeal muscles in humans. Acta physiol. scand. **41**, 140 (1957); — Electromyographische Untersuchungen der inneren Kehlkopfmuskeln des Menschen. Folia phoniatr. **10** (1958). — Fanconi, G., und A. Prader: Schweiz. med. Wschr. **8**, 186 (1953). — Ferguson, B.: Organic lesions of the larynx produced by mis-use of the voice. Laryngoscope **65**, 327—336 (1955). — Fitz-Hugh, H. G. S., D. E. Smith and A. T. Chioni: Pathology of three hundred clinically benign lesions of the vocal cords. Laryngoscope (St. Louis) **68**, 855—875 (1958). — Flach, M., und H. Schwickardi: Über die Folgen der Septumresektion und Tonsillektomie beim Sänger, objektiviert durch elektroakustische Klanganalysen. Folia phoniatr. **17**, 129—149 (1965). — Flach, M., und G. Halbedl: Die Bedeutung der Laryngostroboskopie in der praktischen Laryngologie. Medizintechnik **5**, 223—224 (1965). — Fleischer, K.: Funktion und Erkrankungen des Kehlkopfes. Münch. med. Wschr. **101**, 2231 (1959). — Flet, S. G.: Hypernasal voice as an indication of regional growth and developmental disturbances. Logos **3**, 3—12 (1960). — Flower, R. M.: Voice training in the management of dysphonia. Laryngoscope **69**, 940 (1959). — Fredrich, R. B.: Die „Lehrerstimme", eine Bilanz. Wiss. Univ. Halle. **XIV**, 73—80 (1965). — Freud Esti, D.: Some problems of function and dysfunction of the ventricular folds. Logopaedie en Phoniatrie **33**, 161—172 (1961); — Common vocal disturbances and suggestions for therapie. Logopaedie en Phoniatrie **35**, 61 (1963). — Froeschels, E.: Remarks on some pathologic and physiologic conditions of the human voce. A.M.A. Arch. Otolaryng. **71**, 787—788 (1960).

Garde, E. J.: Un cas de dysphonie fonctionnelle d'origine corticale. Rev. Laryng. **78**, 31 (1957); — Un cas d'arrêt unilatéral de la vibration des cordes vocales apparemment consécutif à une émotion. Rev. Laryng. **81**, 725—736 (1960); — Nodules et polypes des cordes vocalés. Ann. Oto-Laryng., Paris, **78**, 378—398 (1961); — Les dysphonies psychiques de la voix parlée. Ann. Oto-Laryng., Paris, **80**, 585 (1963). — Garde, E. J., J. Guilhot et C. Chevrie-Muller: A propos de 3 cas de dysphonie spastique: essai d'individualisation du syndrome. Rev. Laryng. Paris **85**, 495—514 (1964). — Garde, E., F. Gremy, J. Guilhot et G. Leblond: Etude clinique glottographique et psychologique d'un cas de dysphonie avec blocages et chevrotement de la voix parlée et chantée. Rev. Laryng., Bordeaux, **82**, 525—538 (1961). — Gebhardt, H.: Sprechvorgang und Sprechstörungen in der Sicht des zahnärztlichen Praktikers. Arch. ungedruckter wiss. Schriften dtsch. Bibliothek Frankfurt/Main-Berlin, 1958. — Gelder, van L.: E open neusspraak. Logopaedie en Phoniatrie. **31**, 49 (1959). — George, S. A., et I. Metianu: Quelques considérations sur la vibration d'une seule corde vocale chez un sujet avant une chordectomie. Rev. ORL. **79**, 1380 (1958). — Goldstein, R., W. M. Landau and F. R. Kleffner: Neurologic observations on a population of deaf and aphasic children. Ann. Otol. **69**, 756—767 (1960). — Greiner, G. F., C. Isch-Treussard, J. Ebtinger-Jouffoy, G. Klotz et M. Champy: L'électromyographie appliquée à la pathologie du larynx. Acta otolaryng. **51**, 319 (1960). — Greiner, G. F. E., Dillenschneider et D. Levy: Aspects sonographiques des paralyses récurrentielles avant et après reéducation fonctionnelles. Rev. Oto.-neuro.-ophtal. **38**, 287—294 (1966). — Gastaud, J. Henin-Robert et J. Pommez: A propos d'un cas d'épilepsie vocalisatrice. Rev. Laryng., Bordeaux, **84**, 413 (1963). — Grob, E.: Ein Fall von primärer systematischer Kleinhirnrindenatrophie vom Körnertypus bei familiärem konnatalem Kleinhirnsyndrom (Norman, Jervis, Ule); med. Diss. (Zürich 1912). — Gruenewald, L.: Atlas und Grundriß der Kehlkopfkrankheiten. München: J. F. Lehmann, 1897. — Guerrier, Y., et Y. Dejean: Electro-myographie pré-opératoire des cordes vocales pour une paralysie des dilatateurs. Premier signe d'une maladie de CHARCOT. J. franç. Oto-rhino-laryng. **11**, 253 (1962); — Laryngites aiguës et chroniques de l'adulte. Encycl. Méd.-chir. No. 12 (1963). — GUERRIER, Y., et J. CONDUZORGUES: Les dysphonies familiales. Rev. Laryng., Bordeaux, **83**, 638 (1962). — GUNDERMANN, H.: Die komplexe Stimmheilkur bei professionellen Stimmerkrankungen. Czechosl. otolaryng. Congr. Prag, 5.—10. Okt. (1964); — Über eine psychogene kombinierte Stimm- und Sprachstörung. Z. Laryng. Rhinol. **41**, 803 (1962); — Phoniatrische Symptome und Rehabilitation beim Littleschen Syndrom (Filmdemonstration) II. Wiss. Konf. d. Inst. für Sonderschulwesen der Humboldt-Univ. zu Berlin vom 8.—11. Juli 1963 in Berlin. Berlin: VEB Volk und Wissen; — Die Anamnese bei Stimm- und Sprachgestörten Kindern. Sprachheilarbeit **10**, 11 (1965). — GUNDERMANN, H., und CH. LUETH: Zur Problematik der Stimmleistung bei Lehrern während des Unterrichts. Folia phoniatr. (Basel) **16**, 243 (1964). — GUTZMANN, H.: Über psychogene Aphonien. Arch. Ohr.-Nas.-KehlkHeilk. **175**, 437 (1959). — GUZE, S. B., and O. L. BROWN: Psychiatric disease and functional dysphonia and aphonia. Arch. Otolaryng. **76**, 84 (1962).

HABERMANN, G.: Eine funktionelle Aphonie als Objekt dichterischer Gestaltung. Berl. Medizin **13**, 533—536 (1962). — HARRIS, G. W.: Neural control of the pituitary gland (London 1955). — HARRIS, H. H., and J. S. CARLETON: Clinical investigation of the use of RV. silastic S-5392 for paralytic dysphonia and its histological comparison to teflon in animals. Zentrbl. H.N.O. **70**, 48—58 (1966). — HARTMANN, E.: Beobachtungen bei Stimmprüfungen an künftigen Pädagogen. Z. Phonetik u. allg. Sprachwiss. (Berl.) **13**, 36 (1960). — HASSLER, R.: Extrapyramidale Rindensysteme und die zerebrale Regelung der Motorik. Dtsch. Z. Nervenheilk. **175**, 233—258 (1956). — HASSLER, R., und T. RIECHERT: Über die Symptomatik und operative Behandlung der extrapyramidalen Bewegungsstörungen. Med. Klin. **53**, 817 (1958). — HAVASHI, Y.: Über Stimm- und Sprachstörungen bei Encephalitis epidemica. Hals-Nas.-Ohrenarzt **28**, 122 (1937). — HEAVER, L., and G. E. ARNOLD: Rehabilitation of alaryngeal aphonia. Postgrad. Med. **32**, 11 (1962). — HEAVER, L.: Psychiatric observation on the personality structure of patients with habitual dysphonia. Logos **1**, 21 (1958). — Spastic dysphonia. Logos **2**, 15 (1959). — HENNER, R.: Psychomatic components of disease in otolaryngology. Arch. Otolaryng. **47**, 789 (1948). — HESS, W.: Operationen am Halse, aus: Fehler und Gefahren bei chirurgischen Operationen. Vierte Auflage. Herausgegeben von R. STICH, K. H. BAUER. Jena: G. Fischer, 227—340 (1958). — HEYMANN, O.: Die Stroboskopie im Dienste der Laryngoskopie. Arch. Ohr.-Nas.-KehlkHeilk. **136**, 64 (1933). — HILDERNISSE, L. W.: Stemclassificatie. Logopaedie en Phoniatrie **30**, 19—125 (1958); — Casuistiek. Logopaedie en Phoniatrie **31**, 33 (1959); — Some experimental data in the diagnosis of dysphonia. Proc. Int. Ass. Logoped. Phoniat. Basel—New York: Karger, 1960 p. 67. — HOMMERICH, K. W.: Störungen des Gehörs und des Geruchs bei endokraniellen Erkrankungen. Arch. Ohr.-Nas.-KehlkHeilk. **183**, 86—124 (Kongreßbericht). — HOSHIKO, M.: Electromyographic investigation of the intercostal muscles during speech. Arch. phys. Med. (Chicago) **43**, 115 (1962). — HUERZELER, D.: Der Stridor, akustische Aspekte. Pract. oto-rhino-laryng. **28**, 259—266 (1966).

IMRE, V.: Funktionelle Störungen im Bereiche von Pharynx und Larynx. Arch. Ohr.-Nas.-KehlkHeilk. **175**, 423 (1959). — IMHOFER, R.: Über Stimmlippenblutungen bei Sängern. Verh. Ges. dtsch. HNO-Ärzte Nürnberg 1921. Leipzig: C. KABITZSCH, 1922; — Über Sängerknötchen. Z. Laryng. Rhinol. **12**, 79 (1923); — Über Rheseasthenie. Z. Laryng. Rhinol. **14**, 434 (1926); desgl. I. Vers. Dtsch. Ges. Sprach- u. Stimmheilk., München 3. 8. 1926; ref. Zbl. Hals-, Nas.- u. Ohrenheilk. **9**, 895 (1927). — ISSHIKI, N., and H. VON LEDEN: Laryngeal Movements during Cough. Studia Phonologica **III**, 1—6 (1963).

JACKSON, CHEVALIER: Contact ulcer of the larynx. Ann. Otol. **37**, 227—230 (1928). — JAKOBI, H.: Laryngologische Eingriffe unter phoniatrischen Gesichtspunkten. Phoniatrie. Hals-Nas.-Ohrenheilk. H. **14**, Leipzig: Barth (1963). — JAKOBI, H., W. PFAU und K. W. ZSCHIESCHE: Stroboskopische Untersuchungen an laterofixierten Stimmlippen. HNO (Berl.) **10**, 86—90 (1962). — JAKOBS, P., A. STRONG, C. FORD, POLANI, P. BRIGGS u. P. BISHOP: Nature **183**, 1090 (1959). — JENTSCH, H.: Stimmtherapie im Katarrhbad. Wiss. Z. Univ. Halle **11**, 1569 (1962). — JOLLY, H.: Sexual precocity. Oxford: 1955. — JONGKEES, L. B. W.: Voor of tegen tonsillectomie. Logopaedie en Phoniatrie **37**, 17—27 (1965).

KELEMEN, G.: Sulcus glottidis (Citelli) bilateralis. Z. Hals- usw. Heilk. **22**, 475 (1929). — KIML, J.: Trouble de la voix de sillon des cordes vocales. Folia phoniatr. **14**, 272—279 (1962);

— Recherches expérimentales de la dysphonie spastique. Folia phoniatr. **17**, 241—301 (1965). — KIRSCHBACH, W.: Versuch der Sprachbehandlung einer spastischen Dysphonie in Narkose. Wiss. Z. Humboldt-Univ. **12**, 967 (1963); — Vergleichende Untersuchungen über Stimmstörungen bei Studienbewerbern für Pädagogik und bei Lehrern. Czechosl. otolaryng. Congr., Prag 5.—10. Okt. (1964). — KITTEL, G.: Sprachstörungen bei Kohlenoxydvergiftungen. De Therapia Vocis et loquelae der Int. Gesellsch. für Log. u. Phoniat. Int. Kongr. Wien, 161—166 (1965). — KRAYENBÜHL, H.: Parkinsonismus, in: Aktuelle Diagnostik. Festschrift 75 Jahre Hommel (1965). — KRAYENBÜHL, H., WYSS, OSCAR, A. M. and M. G. YASARGIL: Bilateral thalamotomy and pallidotomy as treatment for bilateral Parkinsonism. J. Neurosurg. **18**, 429 (1961). — KRECH, H.: Zur Beeinflussung von Stimmlippenpolypen durch eine Übungstherapie. Folia phoniat. (Basel) 8, 233—236 (1956). — Die kombiniert-psychologische Übungstherapie. Wiss. Z. Univ. Halle 8, 397 (1959); — Zur Frage des therapeutischen Erfolges in der Übungsbehandlung. Wiss. Z. Univ. Halle 8, 1245 (1959). — KUETTNER, W.: Psychogene Aphonie als Massenerkrankung in einem Kinderheim. Arch. Ohr.-Nas.-KehlkHeilk. **175**, 443 (1959). — KUILMAN, J.: The importance of the cervical syndrome in otorhino-laryngology. Pract. oto-rhino-laryng. **21**, 174 (1959). — KUMMER, A.: Die Behandlung mit Vibrationsaerosolen am Thermalkurort. Zbl. biol. Aerosol-Forschg. **12**, 285—297 (1965). — KURITA, Y.: On placental plasma for so-called singers nodules. Zit. nach Zbl. Hals.-Nas.- u. Ohrenheilk. **59**, 17 (1957/58). — KURKA, E., und G. MEINHOLD: Die Artikulation einer zungenlosen Patientin. Wiss. Z. Univ. Halle, XIV'65 M, H. 1, 89—94 XIV.

LAGUAITE, J. K., and W. F. WALDROP: Acoustic analysis of fundamental frequency of voices before and after therapy. Folia phoniatr. **16**, 183 (1964). — LANDEAU, M.: A propos d'une dysphonie spastique. J. franç. ORL 8, 136 (1959). — LANDEAU, M., et G. LOISEAU: Phonation et paralysies récurrentielles. Ann. laryng. (Paris) **82**, 849—851 (1965). — LASKIEWICZ, A.: Funktionelle und psychogene Störungen im Hals-, Nasen- und Ohrengebiet im Verlaufe der cervicalen Sponylosis. Arch. Ohr.-Nas.-KehlkHeilk. **175**, 419 (1959). — LAUER, J. G.: Pseudopubertät infolge Granulosazelltumor. Diss. Zürich (1957). — LAUTSCHLAEGER, E.: Ein Fall von Doppelmißbildung der Stimmbänder. Arch. Laryng. **26**, 706 (1912). — VON LEDEN, H.: The electronic synchron-stroboscope. Ann. Otol., Rhinol., Laryng. **70**, 881 (1961); — The electronic synchronstroboscope: its value for the practicing laryngologist. Laryngoscope. **71**, 1586 (1961). — VON LEDEN, H., and P. MOORE: Contact ulcer of the Larynx. A.M.A. Arch. Otolaryng. **72**, 746—752 (1960); — Vibratory pattern of the vocal cords in unilateral laryngeal paralysis. Acta oto-laryng. **53**, 493—506 (1961). — VON LEDEN, H., P. MOORE and R. TIMCKE: Laryngeal vibrations: Measurement of the glottis wave. III. The pathologic larynx. A.M.A. Arch. Otolaryng. **71**, 16 (1960). — VON LEDEN, H., and N. ISSHIKI: Hoarseness: Aerodynamic studies. Arch. Otolaryng. **80**, 206—214 (1964). — LEJEUNE, CH.: Le traitement des affections des voies aériennes supérieures et inférieures à Saint-Amand Thermal. La source „Nouvel Evêque d'Arras". J. franç. Oto-rhino-laryng. **11**, 347 (1962). — LEROUX-ROBERT, P.: Histopathologie et histogenése des polypes et nodules des chanteurs. Rev. Laryng. otol. Rhinol. **74**, 60 (1953). — LETTENBACH, K.: Das Lungenemphysem in: Handbuch der Inneren Medizin. 4. Bd. II. Teil 806—919. Berlin-Göttingen-Heidelberg: Springer (1956). — LOEBELL, H.: Leitsymptom: Störungen der Stimme. Münch. med. Wschr. **102**, 465 (1960). — LOEBELL, E. R.: Sprach- und Stimmstörungen in ästhetischer Sicht. Med. Kosmet. 8, 333—335 (1959). — LÜSCHER, E.: Psychische Faktoren bei Hals-, Nasen- und Ohrenleiden. Arch. Ohr.-Nas.-KehlkHeilk. **175**, 69 (1959). — LUETHI, P.: Shakespeare und die Medizin. Münch. med. Wschr. **106**, 1155 (1965).

MAXIMOV, I.: Die Behandlung der hysterischen Aphonien. HNO (Berl.) **9**, 143 (1961). — METTLER, F. A.: Substantia Nigra and Parkinsonism. Arch. Neurol. **11**, 529—542 (1964). — MINNIGERODE, B.: Über die Bedeutung einiger Formvarianten der Kehlkopfhinterwand und ihrer Nachbarschaft für den Verschluß der menschlichen Stimmritze und ihre Beziehungen zur Entstehung pachydermischer Veränderungen in diesem Bereich. Arch. Ohr.-Nas.-Kehlk-Heilk. **181**, 9 (1962); — Stenosierende Schleimhautwülste (sogenannte „Schnarchfalten") des Kehlkopfes als Folge hyperkinetischer Antriebsstörungen der Sprachmuskulatur. Folia phoniatr. **17**, 172—178 (1965). — MITRINOWICZ-MODRZEJEWSKA, A., und S. KRUSZEWSKI: Röntgenkinematographie und die Pathologie der Stimme. Folia phoniatr. **13**, 164—173 (1961). — MITRINOWICZ-MODRZEJEWSKA, A.: Physiologie und Pathologie der Resonanzräume. Folia phoniatr. **12**, 107 (1960); — Ergebnisse der phoniatrischen Behandlung bei Mittelohrentzündungen der Kleinkinder. Wiss. Z. Univ. Halle. 9, 57–59 (1960); – Posttraumatische Stimmstörungen und ihre phoniatrische Behandlung. Folia phoniatr. **14**, 15–22 (1962). – MOORE, P., and C. L. THOMPSON: Comments on Physiology of Hoarseness. Arch. Otolaryng. **81**, 97–102 (1965). – MOSES, P. J.: Psychosomatic aspects of inspiratory voice. A.M.A. Arch. Otol. **67**, 390 (1958); – Reorientation of concepts and facts in phonetics. Logos **1**, 45 (1958); – Pathology and therapy of the singing voice. A.M.A. Arch. Otol. **69**, 577 (1959); – The vocal expression of emotional disturbances. Kaiser Found. Med. Bull. **7**, 107 (1959). – MUCK, O.: Heilungen von schwerer funktioneller Aphonie. Münch. Med. Wschr. **12**, 441 (1916). – MUNDINGER, F.: Die stereotaktisch-operative Behandlung des Parkinsonsyndroms. Pathophysiologie, Ergebnisse und Indikationsstellung. Med. clin. **58**, 1181–1186 (1963). – MUSSAFIA, M.: Les rapports psychophysiologiques de la dysphonie fonctionnelle. Acta oto-rhino-laryng. belg. **17**, 394 (1963).

NEMEC, J.: The motivation background of hyperkinetic dysphonia in children. Logos **4**, 28 (1961). – NESSEL, E.: Über das Tonfrequenzspektrum der pathologisch veränderten Stimme. Acta Oto-Laryng., Suppl. **157**, 5–45 (1960).

OHLSSON-EDLUND, E.: Phoniatric treatment of children with cerebral palsy. Cerebral Palsy Bull. **3**, 222–226 (1961). – ORESKOVIC, M.: Le mécanisme de la production de la voix après les résections partielles du larynx. Rev. Laryng., Bordeaux, **82**, 1028–1039 (1961); – La chirurgie conservatrice du larynx et la phonation. Folia phoniatr. **14**, 280–287 (1962). – ORTHNER, H., und F. D. ROEDER: Das Parkinsonsyndrom und seine Behandlung durch Elektrokoagulation des Globus Pallidus. 1. vol., 117 p., p. 91. Stuttgart: Fischer 1959.

PAHN, J.: Zur Entwicklung und Behandlung funktioneller Singstimmerkrankungen. Folia phoniatr. **18**, 117–130 (1966). – PARKINSON, J.: An essay on the shaking palsy. London: Sherwood, Neely and Jones, 1817. – PEACHER GEORGIANA, M.: Vocal therapy for contact ulcer of the larynx. A follow up to 70 patients. Laryngoscope **71**, 37–47 (1961). – PECKER, M. J.: A propos de quelques problèmes O.N.O. posés par le traitement chirurgical de la maladie de Parkinson. Rev. Oto-Neuro-Ophtal. **33**, 244–247 (1961). – PENFIELD, W., and L. ROBERTS: Speech and brain mechanismus. 1 vol. Princeton, N. J.: Princeton Univ. Press, 1959. – PERKINS, W. H.: The challenge of functional disorders of the voice, In TRAVIS, ed., Handbook of Speech Pathology, New York: Appleton-Century-Crofts, 1957. – PFAU, W.: Psychogene Stimmstörungen. HNO-Wegweiser 6, 63 (1956). – Konservative und chirurgische Behandlung von Stimmlippengeschwülsten. HNO (Berl.) **6**, 315–316 (1958); – Seltener Fall der Beteiligung einer schwingenden Epiglottis am Phonationsvorgang bei einem hemilaryngektomierten Patienten. Z. Laryng. Rhinol. **40**, 139–141 (1961); – Kritisches zur medikamentösen Therapie bei Stimmstörungen. Phoniatrie. Hals-Nas.-Ohrenheilk. **14**, 131. Leipzig: Barth, 1963; – Psychogene Stimmstörungen. Phoniatrie. Hals.-Nas.-Ohrenheilk. **14**, 164. Leipzig: Barth, 1963. – PIAGET, F.: Une cause de dysphonie congénitale rare. La lipoidoprotéinose ou hyalinose cutanéo-muqueuse: maladie de „Urbach-Wiethe". J. franç. oto-rhino-laryng. **9**, 963–968 (1960). – PIALOUX, P.: Les troubles du langage dans les affections du système nerveux central. Problèmes act. Oto-Rhino-Laryng. p. 67 (1963). – PLATT, J. H.: Myasthenia laryngis. J. Speech Dis. **11**, 187 (1946). – POMMEZ, J.: Traitement tardif d'une voix eunuchoide. Rev. Laryng., Bordeaux, **83**, 886 (1962). – POLYZOIDES, ST., L. KELEKIS und A. LALOUNDAS: Ein Fall von Laryngoptosis. Pract. oto-rhino-laryng. **27**, 30–33 (1965). – PORTMANN, G., J. L. ROBIN, P. LAGET et F. DUNCOMBE: Electro-myographie de cordes vocales paralysées par section récurrentielle traumatique bilatérale. Rev. Laryng. **80**, 21 (1959) – PRADER, A.: In A. LABHART: Klinik der inn. Sekretion (Berlin–Göttingen–Heidelberg 1957); – Wachstumshormon und Wachstum beim Menschen. Triangel **7**, 200–208 (1966). – PUTNAM, T. J.: Treatment of athetosis and dystonia by section of extrapyramidal motor tracts. Arch. Neurol. Psychiat., Chicago, **29**, 504 (1953).

QUIROS, B. DE, M. SCHNIR, A. LOMBI, R. ORAMAS, D. POSTAN et F. SISATZKY, F.: Les arthropathies crico-aryténoidiennes. Rev. Laryng. Bordeaux, **81**, 382–402 (1960). – QUIROS, B. DE: Remarques phoniatriques faites sur des sujets des lésions du système nerveux central. Rev. Oto-neuro-ophtal. **31**, 79 (1959).

RABAUD-CARRIE, P.: Laryngitis et syphonies. Traitement phoniatrique et thermal à Cauterets. Presse therm. clin. **99**, 57 (1962). – RADU, I., L. BUTEA, D. CORDEANU, IONEL RADU, A. ROSSI, M. STREZA, ST. TOMESCU, M. ALDESCU und I. SOMLO: Consideratii asupra laringitelor cronice hiperplazice. Oto-Rino-Laring. Bukarest 8, 59 (1963). — REBAGLIATTI, H.: Losnodulos y polipos de las cuerdas. An. Oto-Rino-Laring. Urug. **29**, 1 (1959). — RETHI, A.: Inspiro-exspiratory vocal-exercises. (Congressus O.R.L. Pragae, 5.—10. Okt. 1964). — REUTER, S.: Zur Diagnose und Therapie der Myasthenia gravis pseudoparalytica. Münch. med. Wschr. **46**, 1240 (1941). — RIUS, M.: Algunas consideraciones sobre el tiempo septico en la laringectomia tolal. An. Oto-Rino-Laring. Urug. **36**, 10 (1966). — ROBE, E., J. BRUMLIK and P. MOORE: A study of spastic dysphonia. Laryngoscope **LXX**, 219 (1960).

SALINGER, S.: Benign tumors of the vocal cord, clinical versus histologic diagnosis. Ann· Otol., St. Louis, **65**, 783—792 (1956). — SANTIS, M. DE, e L. MARULLO: Su alcuni quadri stratigrafici laringei in disfonici di natura funzionale. Boll. Soc. ital. Fonet. **8**, 149 (1958). — SANTIS, M. DE: zit. nach Zbl. Hals-, Nas.- u. Ohrenheilk. **67**, 254 (1960). — SCHAERER, J. P.: Treatment of Parkinson's syndrom by stereotaxic technic. Sth. med. J. **56**, 312—316 (1963). — SCHICK, A.: Functional in Vocal Disabilities. Folia phoniatr. **18**, 138—143 (1966). — SCHILLING, A.: 3 Rundfunkvorträge über Sprach- und Stimmstörungen. 1. Vortrag: Stimmstörungen. Z. Heilpäd. **11**, 599—603 (1961). — SCHILLING, R.: Experimentell-phonetische Untersuchungen bei Erkrankungen des extrapyramidalen Systems. Arch. Psych. Nerv. Krankh. **75**, 419—471 (1925). — SCHOENHAERL, E.: Die wichtigsten Sprach- und Stimmstörungen im Kindes- und Jugendalter. Med. Welt. **22**, 1188—1191 (1960); — Pharmakotherapeutische Erfahrungen bei Sprach- und Stimmstörungen. Med. Exp. **2**, 179 (1960); — Zur klinischen Bedeutung der Stroboskopie. Z. Laryng. Rhinol. **41**, 568 (1962). — SCHROETELER, P.: Stellungnahme zum elektronen-optischen Virusnachweis. Arch. Ohr.-Nas.-KehlkHeilk. **183**, 413—415 (Kongreßbericht 1964). — VON SCHULTHESS, G.: Trophisch bedingte Tracheotomiekomplikationen bei Polyradikulitis Guillain-Barré. Arch. Ohr.-Nas.- u. KehlkHeilk. **183**, 419—421 (Kongreßbericht 1964). — SEDLACKOVA, E.: Les dysphonies hypercinétiques des enfants, causées par surménage vocal. Folia phoniatr. **12**, 48 (1960); — Laryngostroboskopische und elektroakustische Befunde bei spastischer Dysphonie. De Therapia vocis et loquelae der Intern. Gesellsch. für Log. u. Phoniat. Int. Kongr. Wien 1—3 (1965). — SEEMAN, M.: Ein Beitrag zum elektiven Mutismus. Wiss. Z. Univ. Halle **11**, 1675 (1962). — SERCER, A.: La voix après la reconstruction plastique de la lumière du larynx. Rev. ORL **80**, 642 (1959). — SIEGERT, C.: Die psychogene Aphonie und ihre Therapie. Z. ärztl. Fortbild. **57**, 576 (1963). — SIEGFRIED, J., et J. J. PITTELOUD: Etude de la fonction pulmonaire dans le parkinsonisme avant et après opération stéréotaxique portant sur le thalamus. Confin. neurol. **25**, 227—233 (1965). — SMITH, S.: Diplophonie und Luftschallexplosionen. Arch. Ohr.-Nas.-KehlkHeilk. **173**, 504 (1958). — SONNINEN, A.: Laryngeal signs and symptoms of goitre. Folia phoniatr. **12**, 41 (1960). — SONNINEN, A., and E. VAHERI: A case of voice disorder due to laryngeal asymmetry and treated by surgical medioposition of the vocal cord. Folia phoniatr. **10**, 193 (1958). — SPIESS, G.: Methodische Behandlung der nervösen Aphonie und einiger anderer Stimmstörungen. Arch. Laryngeal u. Rhinol. **9**, 368 (1899). — SRAM, F.: Elektromyographische Befunde bei psychogenen Aphonien und spastischen Dysphonien. De Therapia vocis et loquelae der Int. Ges. f. Log. u. Phoniat. Int. Kongr. 7—10 (1965). — STUTTE, H.: Pubertas praecox. In Sexualität des Menschen (Stuttgart 1954). — SUNDER-PLASSMANN, P., G. MENGES und L. BACKMANN: Thymusfunktion und Immun-Phänomen. Naturwissenschaft u. Medizin **13**, 55—64 (1966). — SUPACEK, I., and O. LACINA: Pneumographic findings in cases of hyperkinetic and spastic dysphonia. Logos **4**, 19—27 (1961). — SUTTER, J. M., et Y. PELICIER: Les aphonies hystériques. Rev. Oto-neuro-ophthal. **33**, 172—174 (1961). — STEINBACH, B.: Zur psychogenen Aphonie. II. Wiss. Konferenz d. Instituts für Sonderschulwesen der Humboldt-Universität zu Berlin vom 9.—11. Juli 1963 in Berlin. Berlin: VEB Volk und Wissen.

TEIRICH, H. R.: Musik im Rahmen einer nervenärztlichen Praxis. a. Musik in der Medizin. Stuttgart: G. Fischer, 1958. — TERRACOL, M. J.: La dysphonie dans la maladie de Parkinson. Montpellier Méd. **55**, 245 (1959). — THIELE, W.: Das psycho-vegetative Syndrom. Münch. med Wschr. **100**, 1918 (1958). — TONUTTI, E. O., E. WELLER, E. SCHUCHARAT und E. HEINKE: Die männliche Keimdrüse (Stuttgart 1960). — TROJAN, F.: Die Stimme des Hypnotiseurs. Folia phoniatr. **12**, 137 (1960); — Sprecherziehung auf entwicklungsgeschichtlicher Grundlage. Z. Phonetik **12**, 326 (1959); — Stimmlicher Ausdruck und Sprache. Proc. 4th Int. Congr. Phonetic Sciences, Helsinki p. 330 (1961); — Dynamischer und melischer Akzent. Folia phoniatr. **16**, 97 (1964). — TROJAN, F., und H. WEIHS: Die Polarität der sprach- und stimmheilkundlichen Behandlung. Sprachheilarbeit 9, 131 (1964). — TROSHANOV, T.: The therapy of spastic dysphonia. (Congressus ORL Pragae 5.—10. Okt. 1964).

ULRICH, K.: Eine neue Methode zur Diagnose, Therapie und Demonstration psychogener Stimm-Störungen. Arch. Laryngol. u. Rhinol. **33**, 377—382 (1919).

VENNARD, W.: Singing-The Mechanism and the Technic, Voice Dept., School of Music, University Southern California, Los Angeles, (1950). — VORWEG TRAGOTTF, M.: Trends in the field of habilitation of the cerebral palsied. J. South Afric. Logop. Soc. **6**, 11 (1959).

WALSHE, F. M. R.: A clinical analysis of the Paralysis agitans Syndrome, in "James Parkinson" edited by MACDONALD CRITSCHLEY, Macmillan & Co. Ltd., London, 245—268 (1955). — WAENGLER, H. H.: Psychophonetische Untersuchungen über die Stimme. Z. Phonetik **12**, 335 (1959); — Grundfragen der Stimmpädagogik. Sprachheilarb. **8**, 37 (1963). — WEBER, M.: Zur Therapie zur psychogenen Aphonie. Arch. Ohr.-Nas.-KehlkHeilk. **175**, 441 (1959). — WEIHS, H.: Die Rolle der Atmung, der äußeren Kehlkopf-, sowie Zungenmuskulatur bei der Behandlung verschiedener Stimmstörungen. Proc. Int. Ass. Logoped. Phoniat. Basel-New York: Karger, 126 (1960); — Haltungstyp der Halswirbelsäule und Stimmstörung. De Therapia vocis et loquelae der Int. Gesellsch. für Logoped. Phoniat. Int. Kongr. Wien (1965) 101—104. — WEISS, D. A.: Spastic Dysphonia and Stammering. De Therapia vocis et loquelae der Int. Gesellsch. f. Logoped. u. Phoniat. Int. Kongr. Wien (1965) 15—19. — WELLER, O.: Habilitationsschrift Med. Fak. Gießen (1959). — WILKINS, I.: The diagnosis and treatment of endocrine disorders in childhood and adolescence (Springfield 1953). —. WILSON, D. K.: Voice reeducation of adolescents with vocal nodules Arch. Otolaryng **76**, 68 (1962). — WITHERS, B. T.: Vocal nodules. Eye, Ear, Nose, Thr. Monthly **40**, 35—38 (1961). — WULFF, J.: Neue Gesichtspunkte in der Sprach- und Stimmbehandlung. Arch. Ohr.-Nas.-KehlkHeilk. **180**, 828 (1962). — WUNDERLI, J.: Über Anarthrie und Dysarthrie bei Parkinsonismus, infantiler Pseudobulbärparalyse und Schädeltrauma; med. Diss. (Zürich 1962).

YANNOTOS, G.: Le réflexe de la synergie pneumophonique dans le traitement des dysphonies fonctionnelles. L'importance de son étude radiologique. J. franç. ORL **7**, 143 (1958); — Le syndrome de la dysphonie spastique. J. franç. ORL **8**, 139 (1959). — YANAGIHARA, N.: Experimental observation on the noisy quality of hoarseness. Studia Phonologica III (1964). — YANNOILIS, G., and D. LAOUTATZIS: Larynx Tomography. Bulletin III. Congrès-Greco-Yougoslave D'O.N.O. (1962). — YASARGIL, M. G., A. M. WYSS OSCAR und H. KRAYENBÜHL: Beitrag zur Behandlung extrapyramidaler Erkrankungen mittels gezielter Hirnoperation. Schweiz. med. Wschr. **89**, 143 (1959).

ZALIOUK, A., et IZKOVITCH: Quelques données cliniques sur l'organique et le fonctionnel dans les troubles de la voix parlée. J. franç. ORL **6**, 429 (1957). — ZALIOUK, A.: The tactile approach in voice placement. Folia phoniatr. **15**, 147—154 (1963); — La restauration de la voix dans les dysphonies hyperkinétiques. J. franç. Oto-rhino-laryng. **13**, 247—265 (1964). — ZBORIL, M.: Electromyographic record from the inner laryngeal muscles in some neurodynamic Disorders of the voice. (Congressus ORL Pragae 5.—10. Okt. 1964). — ZENERI, L., e J. MILANESI: Le disfonie spastiche considerazioni personale contributo a lora trattamento. Arch. ital. otol. **75**, 655—666 (1964). — ZÜLCH, K. J.: Neurologische Diagnostik bei endokraniellen Komplikationen von otorhinologischen Erkrankungen. Arch. Ohr.-Nas.-Kehlk-Heilk. **183**, 79—85 (1964). — ZUERNECK, E.: Team-Arbeit bei der Behandlung aphasischer Störungen. a. Notwendigkeit und Problematik der Team-Arbeit bei der Therapie von Sprachstörungen. Berlin 1958; — Sind aphasische Kinder in der Taubstummenschule zu unterrichten? Arch. Ohr.-Nas.-KehlkHeilk. **180**, 830 (1962).

Monographien (II)

BRODNITZ, F.: Vocal Rehabilitation. Americ. Acad. of Opht. and Otolaryng. Rochester, Minnesota: Custom Printing Inc., 1965.

DARLINGTON, S. C.: The facts of life. London: Allen and Unwin, 1953. — DARLINGTON, S. C., and K. MATHER: The elements of genetics. London: Allen and Unwin, 1949. — Deutsche Hochschule für Musik, Berlin: Zehn Jahre Deutsche Hochschule für Musik, Berlin. Berlin: Henschelverlag, 1960.

EGENOLF, H.: Die menschliche Stimme. Ihre Erziehung, Erhaltung und Heilung. Ein Praktikum für Sänger, Sprecher und alle, die ihre Stimme pflegen wollen; p. 56. Stuttgart:

Paracelsus, 1959. — VON ESSEN, O.: Grundbegriffe der Phonetik; p. 66. Berlin: Marhold, 1962.

FANT, G.: Phonetics and speech research. Speech Transmission Laboratory. Roy. Inst. Technol., Stockholm 70, (1961).

GEDDA, L.: De Genetica. Allgemeine Probleme der Humangenetik, vol. II (Apud Mendelianum Institutum, Romae 1961); — De Genetica. Genetica de Morbis Oculorum. Genetica de Morbis Mentis (Apud Mendelianum Institutum, Romae 1962); — De Genetica Medica, vol. IV (Apud Mendelianum Institutum, Romae 1963). — VAN GELDER, L.: Velopharyngeal movements in oesophageal-speech after laryngectomy. Pract. oto-rhino-laryng., Basel, 28, 363 (1966). — GÉRARD DE PARREL, S.: Les troubles de la phonation. Paris: Gauthier-Villars, 1961.

HUSSON, R.: La voix chantée. Paris: Gauthier-Villars, 1960.

JOHNSON, W., F. L. DARLEY and D. C. SPRIESTERSBACH: Diagnostic methods in speech pathology. New York and Evanston: Harper & Row, 1963. — JORES, A.: Krankheiten der Hypophyse und des Hypophysenhirnsystems. Hb. d. Inn. Med., Innersekr. Krankh., vol. VII, 1. Teil. Berlin: Springer, 1952. — JAKOBI, H.: Phoniatrie. Grundsätze der Diagnostik und Therapie für die Praxis. Hals.-Nas.-Ohrenheilk. H. 14. Leipzig: Barth, 1963.

KLUENDER, A.: Ein Versuch die Fehler zu bestimmen, welche der Kehlkopf beim Halten eines Tones macht. Inaug. Diss. Marburg: Verlag C. L. Pfeil, 1872. — KOCH, J., and H. LOEBELL: Das Gutachten des Hals-Nasen-Ohrenarztes, vol. VIII. Stuttgart: Thieme, 1959.

LEVIN, N. M.: Voice and speech disorders: Medical aspects. Springfield (USA): C. C. Thomas, 1962. — LUCAS: 1. Die Familie der Elektronenröhren. 2. Die Oszillografenröhre. 3. Triode. Physikalische Grundlagen der Elektronik. Hamburg: Valvo, 1959.

MACH, E.: Optisch-akustische Versuche. Die spektrale und stroboskopische Untersuchung tönender Körper. Prag: J. G. Galvesche Universitäts-Buchh., 1873. — MAGONET, A. P.: The healing voice. Treatment by hypnosis (Heinemann, London, Melbourne, Toronto 1959).

SCHERCHEN, H.: Gravesaner Blätter. Mainz: Ars Viva-Verlag (Hermann Scherchen), 1961. — SCHOENHAERL, E.: Die Stroboskopie in der praktischen Laryngologie. Stuttgart: Thieme, 1960. — STEVENSON, R. S., and D. GUTHRIE: A history of oto-laryngology. Edinburgh: Livingstone, 1949. — STRIGLIONI, L.: Contribution à l'étude de la physiologie laryngée en voix parlée; med. Diss. (Marseille 1963).

TEIRICH, H. R.: Musik in der Medizin. Stuttgart: Fischer, 1958. — TSUIKI, Y.: Methods of laryngeal examination. Sendai: Kanehara Shuppan, 1957.

VENNARD, W.: Singing the mechanism and the technic. Ann Arbor, Michigan: Edwards Broth., Inc., 1950.

WAENGLER, H. H.: Leitfaden der pädagogischen Stimmbildung. Berlin-Charlottenburg: Marhold, 1961. — WUSTROW, F.: Kehlkopf. Vergleichende Anatomie und Entwicklungsgeschichte, Mißbildungen, Anomalien und Varianten; in BERENDES, LINKS und ZÖLLNERS Hdb. d. Hals-Nasen-Ohren-Heilk., vol. II, pp. 717—818. Stuttgart: Thieme, 1963.

Namenverzeichnis

Sachverzeichnis

5000/269/70

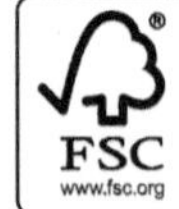

MIX
Papier aus verantwortungsvollen Quellen
Paper from responsible sources
FSC® C105338

If you have any concerns about our products,
you can contact us on
ProductSafety@springernature.com

In case Publisher is established outside the EU,
the EU authorized representative is:
Springer Nature Customer Service Center GmbH
Europaplatz 3, 69115 Heidelberg, Germany

Printed by Libri Plureos GmbH
in Hamburg, Germany